现代妇产科临床实践

主编　代　艳　李　静　冯彬彬　林少杰
　　　班积芳　刘　青　高清丽

黑龙江科学技术出版社
HEILONGJIANG SCIENCE AND TECHNOLOGY PRESS

图书在版编目(CIP)数据

现代妇产科临床实践 / 代艳等主编. -- 哈尔滨：
黑龙江科学技术出版社，2023.7
ISBN 978-7-5719-2005-0

Ⅰ．①现… Ⅱ．①代… Ⅲ．①妇产科病－诊疗 Ⅳ.
①R71

中国国家版本馆CIP数据核字（2023）第107041号

现代妇产科临床实践

XIANDAI FUCHANKE LINCHUANG SHIJIAN

主　　编	代　艳　李　静　冯彬彬　林少杰　班积芳　刘　青　高清丽
责任编辑	包金丹
封面设计	宗　宁
出　　版	黑龙江科学技术出版社
	地址：哈尔滨市南岗区公安街70-2号　邮编：150007
	电话：（0451）53642106　传真：（0451）53642143
	网址：www.lkcbs.cn
发　　行	全国新华书店
印　　刷	黑龙江龙江传媒有限责任公司
开　　本	787 mm×1092 mm　1/16
印　　张	31
字　　数	784千字
版　　次	2023年7月第1版
印　　次	2023年7月第1次印刷
书　　号	ISBN 978-7-5719-2005-0
定　　价	198.00元

前　言 FOREWORD

　　妇产科学是专门研究妇女在妊娠、分娩和产褥期的生理和病理，以及非妊娠状态下妇女生殖系统可能遇到的一切特殊变化的学科。随着医学模式的转变和传统医学观念的更新，妇产科疾病的理论知识、诊断方法和治疗技术都取得了长足的进步。妇产科临床医师需要不断学习新知识并掌握最新诊疗技术，从而更好地为患者提供高质量、高水平的医疗服务。为了进一步提高临床妇产科医师的诊疗水平，在医疗实践中少走弯路，减少误诊、漏诊率，我们特组织了一批长期从事临床一线工作的妇产科医师编写了《现代妇产科临床实践》。

　　本书以实用性为原则，首先介绍了女性生殖器官解剖结构和女性生殖系统生理等基础知识；然后系统地介绍了女性生殖系统炎症、女性生殖内分泌疾病、女性盆底功能障碍、女性生殖系统肿瘤等妇产科常见疾病的病因、临床表现、辅助检查、诊断和治疗等内容；最后叙述了妇产科疾病的中西医结合治疗、妇产科手术和妇产科保健的内容。本书在编写过程中不仅参考了国内外最新的文献资料以介绍国内外研究成果，而且吸收了临床妇产科医师宝贵的工作经验，内容涵盖面广、条理清晰、权威性及操作性强。本书可供各级医院妇产科医师及医学院校师生阅读参考。

　　编者们在编写过程中参考了大量书籍，但由于编写经验不足、水平有限，书中不足或疏漏之处在所难免，恳请广大读者在阅读过程中提出宝贵的意见，以便今后再版时修正完善。

《现代妇产科临床实践》编委会

2023 年 3 月

目 录 CONTENTS

第一章

女性生殖器官解剖结构

第一节　骨盆解剖结构

骨盆及其附属组织承托内生殖器官及其相邻器官,协助保持其正常位置。若骨盆及其组织异常,则可发生相应的妇科病变。同时,骨盆为胎儿娩出的骨产道,骨盆的结构、形态及其组成骨间径与阴道分娩密切相关。骨盆形态或组成骨间径线异常可引起分娩异常。因此,清晰地了解骨盆的解剖、形态和大小,将有助于提高妇科、产科的临床诊断和治疗技能。

一、骨盆的类型

根据骨盆的形状,骨盆可大致分为四种类型:①女性型骨盆。②男性型骨盆。③类人猿型骨盆。④扁平型骨盆。这种分类是以骨盆入口的前、后两部的形态作为基础的(图 1-1):在骨盆入口最长横径处虚拟一条线,将骨盆分为前、后两部分,后面的部分决定骨盆的形状,而前面的部分表示它的变异。很多女性骨盆不是单一型的,而是混合型的,例如,某一个女性型骨盆可以伴有男性型的倾向,即骨盆后部是女性型的,而前部是男性型的。

(一)女性型骨盆

骨盆入口呈横椭圆形,髂骨翼宽而浅,入口横径较前后径稍长,耻骨弓较宽,坐骨棘间径≥10 cm。骨盆侧壁直,坐骨棘不突出,骶骨既不前倾,亦不后倾,骶坐骨切迹宽度>2 横指。女性型骨盆为女性正常骨盆,最适宜分娩。在我国妇女,根据现有资料,占52.0％～58.9％。

(二)男性型骨盆

骨盆入口略呈三角形,两侧壁内聚,坐骨棘突出,耻骨弓较窄,坐骨切迹窄呈高弓形,骶骨较直而前倾,导致出口后矢状径较短。因男性骨盆呈漏斗型,往往造成难产。此型骨盆较少见,在我国妇女中仅占1.0％～3.7％。

(三)类人猿型骨盆

骨盆入口呈长椭圆形,骨盆入口、中骨盆和骨盆出口的横径均缩短,前后径稍长。坐骨切迹较宽,两侧壁稍内聚,坐骨棘较突出,耻骨弓较窄,但骶骨向后倾斜,故骨盆前部较窄而后部较宽。骶骨往往有 6 节且较直,故骨盆较其他类型深。在我国妇女中占 14.2％～18.0％。

1

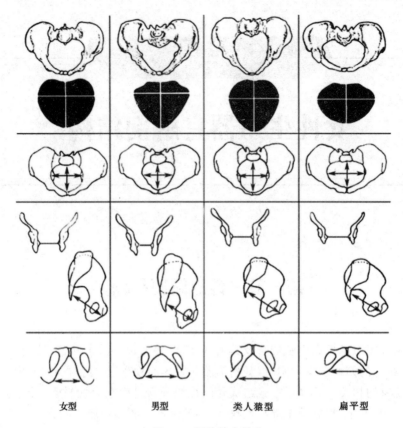

女型　　　　　男型　　　　类人猿型　　　　扁平型

图 1-1　四种基本骨盆

(四)扁平型骨盆

骨盆入口呈扁椭圆形前后径短而横径长。耻骨弓宽,骶骨失去正常弯度,变直后翘或深弧型,故骶骨短而骨盆浅。在我国妇女中较为常见,占 23.2%～29.0%。

女性骨盆的形态、大小除种族差异外,还受遗传、营养与性激素的影响。上述四种基本类型只是理论上归类,临床多见混合型骨盆。

二、骨盆的组成

骨盆由骨骼、韧带及关节组成。

(一)骨盆的骨骼

骨盆系由骶骨、尾骨及左右两块髋骨组成。每块髋骨又由髂骨、坐骨及耻骨融合而成(图 1-2)。骶骨形似三角,前面凹陷成骶窝,底的中部前缘凸出,形成骶岬(相当于髂总动脉分叉水平)。骶岬是妇科腹腔镜手术的重要标志之一及产科骨盆内测量对角径的重要据点。

(二)骨盆的关节

骶骨与髂骨之间以骶髂关节相连;骶骨与尾骨之间以骶尾关节相连;两耻骨之间有纤维软骨,形成耻骨联合(图 1-3)。骶尾关节为略可活动的关节。分娩时,下降的胎头可使尾骨向后。若骨折或病变可使骶尾关节硬化,尾骨翘向前方,致使骨盆出口狭窄,影响分娩。在妊娠过程中,骨盆的关节松弛,可能是由于激素的改变所致。妇女的耻骨联合于早中期妊娠时开始松弛,在妊娠最后 3 个月更为松弛,但分娩后立即开始消退,一般产后 3～5 个月可完全消退。妊娠过程中,耻骨联合宽度增加,经产妇比初产妇增宽得更多,而且在分娩后很快转为正常。X 线研究发现:足月妊娠时,由于骶髂关节向上滑动引起耻骨联合较明显的活动性,最大的耻骨联合移位是在膀胱截石卧位时。此移位可以使骨盆出口的直径增加1.5~2.0 cm。

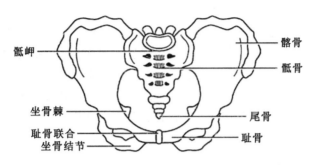

图 1-2 正常女性骨盆(前上观)

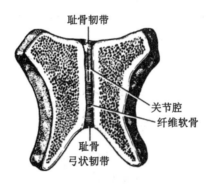

图 1-3 耻骨联合冠状面

(三)骨盆的韧带

有两对重要的韧带:骶结节韧带与骶棘韧带。骶结节韧带为骶、尾骨与坐骨结节之间的韧带;骶棘韧带则为骶、尾骨与坐骨棘之间的韧带(图 1-4)。

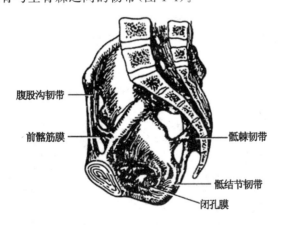

图 1-4 骨盆的韧带

骶棘韧带宽度即坐骨切迹宽度,是判断中骨盆是否狭窄的重要指标。妊娠期受性激素的影响,韧带较松弛,各关节的活动性亦稍有增加,有利于胎儿娩出。

三、骨盆分界

以耻骨联合上缘、髂耻线及骶岬上缘的连线为界,将骨盆分为上下两部分:上方为假骨盆(又称大骨盆),下方为真骨盆(又称小骨盆)。

假骨盆的前方为腹壁下部组织,两侧为髂骨翼,后方为第5腰椎。假骨盆与分娩无关,但其某些径线的长短关系到真骨盆的大小,测量假骨盆的径线可作为了解真骨盆情况的参考。

真骨盆是胎儿娩出的骨产道,可分为3部分:骨盆入口、骨盆腔及骨盆出口。骨盆腔为一前壁短、后壁长的弯曲管道:前壁是耻骨联合,长约4.2 cm;后壁是骶骨与尾骨,骶骨弯曲的长度约11.8 cm;两侧为坐骨、坐骨棘及骶棘韧带。坐骨棘位于真骨盆腔中部,在产程中是判断胎先露下降程度的重要骨性标志。

四、骨盆的平面、径线和倾斜度

由于骨盆的特殊形状,很难把骨盆腔内的形状描述清楚。长久以来,为便于理解,把骨盆分为四个虚拟的平面:①骨盆入口平面(图 1-5)。②骨盆出口平面。③骨盆的最宽平面。④骨盆中段平面。

骨盆的各个平面和径线见图 1-6。

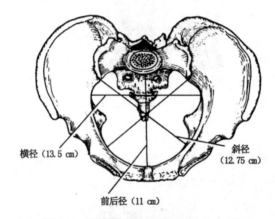

横径(13.5 cm)　　斜径(12.75 cm)

前后径(11 cm)

图 1-5　正常女性骨盆显示骨盆入口径线

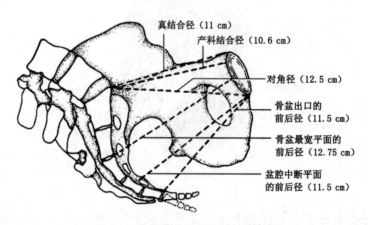

真结合径(11 cm)
产科结合径(10.6 cm)
对角径(12.5 cm)
骨盆出口的前后径(11.5 cm)
骨盆最宽平面的前后径(12.75 cm)
盆腔中断平面的前后径(11.5 cm)

图 1-6　骨盆的各个平面和各条径线

（一）骨盆入口平面

其后面以骶岬和骶骨翼部为界；两侧以髂耻缘为界；前面为耻骨横支和耻骨联合上缘。典型的女性骨盆入口平面几乎是圆的，而不是卵形的。

骨盆入口平面的四条径线，一般描述为前后径、横径和两条斜径。

骨盆入口平面的前后径又以耻骨联合与骶岬上缘中点的距离，分别虚拟为三条径线：解剖结合径、产科结合径和对角径（图1-7）。

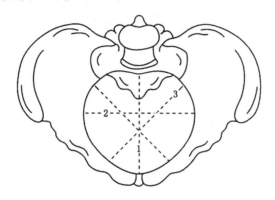

图1-7 骨盆入口平面各径线

真结合径又称解剖结合径，为耻骨联合上缘中点与骶岬上缘中点间的距离。

对角径（diagonal conjugate，DC）为耻骨联合下缘中点与骶岬上缘中点间的距离。

对角径减去1.5～2.0 cm则为产科结合径。在大多数骨盆中，这是胎头下降时，必须通过骨盆入口的最短直径。产科结合径是不能用手指直接测量到的。虽然人们设计了各种器械，但是除X线外，都未能获得满意的结果。临床上，如果没有X线设备，则只能测量出对角径的距离，然后减去1.5～2.0 cm，间接地估计产科结合径的长度。

骨盆入口横径与真结合径成直角，它代表两侧分界线之间最长的距离。横径一般在骶岬前面的5 cm处与真结合径交叉。卵形骨盆的横径约为13.5 cm，而圆形骨盆的横径则稍许短些。

任一斜径自一侧骶髂软骨结合伸至对侧的髂耻隆起，根据它们的起点位置，被称为左或右斜径，其长度约为12.75 cm。

（二）骨盆出口平面

骨盆出口平面是由两个近似三角区所组成。这两个三角区不在同一平面上，但有一条共同的基线，即在两侧坐骨结节之间的一条线。后三角的顶点是骶骨的尖端；两侧是骶结节韧带和坐骨结节。前三角的顶点是耻骨联合下缘，两侧是耻骨降支（图1-8）。骨盆出口平面有四条径线：出口前后径、出口横径、出口前矢状径和出口后矢状径。

1.出口前后径

耻骨联合下缘至骶尾关节间的距离，平均长11.5 cm。

2.出口横径

两坐骨结节间的距离，也称坐骨结节间径，平均长9 cm。是胎先露部通过骨盆出口的径线，此径线与分娩关系密切。

3.出口前矢状径

耻骨联合下缘中点至坐骨结节间径中点间的距离，平均长6 cm。

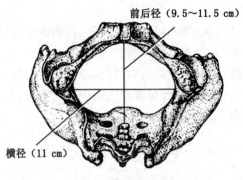

图 1-8　骨盆出口

4.出口后矢状径

骶尾关节至坐骨结节间径中点间的距离,平均长 8.5 cm。当出口横径稍短,而出口横径与后矢状径之和大于 15 cm 时,一般正常大小胎儿可以通过后三角区经阴道娩出。

(三)骨盆的最宽平面

它没有什么产科学意义。从定义来看,它表示盆腔最宽敞的部分。其前后径从耻骨联合的后面中间伸到第二、三节骶椎的结合处;横径处于两则髋臼中心之间。它的前后径和横径的长度均为 12.5 cm。因为其两条斜径在闭孔和骶坐骨切迹之间,它们的长度是不确定的。

(四)骨盆中段平面

骨盆中段平面又称中骨盆平面,位于两侧坐骨棘的同一水平,是骨盆的最窄平面。它对胎头入盆后分娩产道阻塞有特别重要的意义。骨盆中段平面有两条径线:中骨盆前后径和中骨盆横径。

1.中骨盆前后径

耻骨联合下缘中点通过两侧坐骨棘连线中点至骶骨下端间的距离,平均长11.5 cm。

2.中骨盆横径

也称坐骨棘间径。为两坐骨棘间的距离,平均长约 10 cm。是胎先露部通过中骨盆的重要径线,此径线与分娩有重要关系。

(五)骨盆倾斜度

女性直立时,其骨盆入口平面与地平面所形成之角度,称为骨盆倾斜度。一般女性的骨盆倾斜度为 60°(图 1-9)。骨盆倾斜度过大,往往影响胎头的衔接。

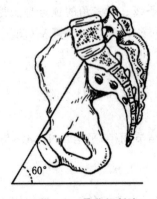

图 1-9　骨盆倾斜度

(六)骨盆轴

骨盆轴为连接骨盆腔各平面中点的假想曲线,代表骨盆轴。此轴上段向下向后;中段向下;下段向下向前(图 1-10)。分娩时,胎儿即沿此轴娩出。

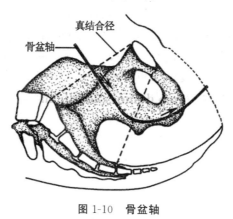

图 1-10 骨盆轴

(班积芳)

第二节 外生殖器官解剖结构

女性生殖器可分为外生殖器和内生殖器两部分。女性外生殖器(图 1-11)是指生殖器官外露的部分,又称外阴,位于两股内侧间,前为耻骨联合,后为会阴。

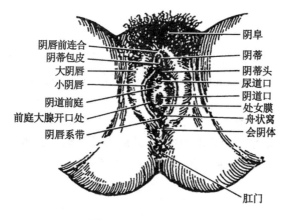

图 1-11 女性外生殖器

一、阴阜

阴阜是指耻骨联合前面隆起的脂肪垫。青春期后,其表面皮肤开始生长卷曲的阴毛,呈盾式分布:尖端向下三角形分布,底部两侧阴毛向下延伸至大阴唇外侧面。而男性的阴毛分布不似如此局限:阴毛可以向上分布,朝向脐部,或朝下扩伸而达左右大腿的内侧。阴毛的疏密与色泽因个体和种族不同而异。阴毛为第二性征之一。

二、大阴唇

大阴唇自阴阜向下、向后止于会阴的一对隆起的皮肤皱襞,其外形是根据所含脂肪量的多少而不同。一般女性的大阴唇长 7～8 cm,宽 2～3 cm,厚 1～1.5 cm。在女孩或未婚女性,两侧大阴唇往往互相靠拢而完全盖没它们后面的组织,而经产妇左右大阴唇多数是分开的。大阴唇的前上方和阴阜相连,左右侧大阴唇在阴道的下方融合,形成后联合,逐渐并入会阴部。

大阴唇外侧面为皮肤,皮层内有皮脂腺和汗腺,多数妇女的大阴唇皮肤有色素沉着;内侧面湿润似黏膜。大阴唇皮下组织松弛,脂肪中有丰富的静脉、神经及淋巴管,若受外伤,容易形成血肿,疼痛较甚。

解剖学上,女性的大阴唇相当于男性的阴囊。子宫的圆韧带终止在大阴唇的上缘。绝经后,大阴唇多呈萎缩状。

三、小阴唇

分开大阴唇后,可见到小阴唇。左、右侧小阴唇的前上方互相靠拢。其大小和形状可以因人而异,有很大差别。未产妇的小阴唇往往被大阴唇所遮盖,而经产妇的小阴唇可伸展到大阴唇之外。

左右小阴唇分别由两片薄薄的组织所组成。外观小阴唇呈湿润状,颜色微红,犹如黏膜一样,但无阴毛。小阴唇内含有勃起功能的组织、血管、少数平滑肌纤维和较多皮脂腺、偶有少数汗腺,外覆复层鳞状上皮。小阴唇因富有多种神经末梢,故非常敏感。

两侧小阴唇的前上方互相靠拢、融合,形成上下两层;下层为阴蒂的系带,而上层为阴蒂包皮。两侧小阴唇的下方可分别与同侧的大阴唇融合,或者在中线形成小阴唇后联合,又称阴唇系带。

四、阴蒂

阴蒂是小而长,且有勃起功能的小体,位于两侧小阴唇顶端下,由阴蒂头、阴蒂体和两侧阴蒂脚所组成。阴蒂头显露于阴蒂包皮和阴蒂系带之间,直径很少超过 0.5 cm,神经末梢丰富,极敏感,是使女性动欲的主要器官。

阴蒂相当于男性的阴茎,具有勃起性。阴蒂即使在勃起的情况下,长度也很少超过 2 cm。由于小阴唇的牵拉,所以阴蒂呈一定程度的弯曲,其游离端指向下内方,朝着阴道口。阴蒂头是由梭形细胞组成。阴蒂体包括两个海绵体,其壁中有平滑肌纤维。长而狭的阴蒂脚分别起源于左、右两侧坐耻支的下面。

五、前庭

前庭是指左、右小阴唇所包围的长圆形区域,为胚胎期尿生殖窦的残余部分。在前庭的前面有阴蒂,后方则以小阴唇后联合为界。

在前庭的范围内有尿道口、阴道口和左、右前庭大腺(即巴氏腺)的出口(图 1-12)。前庭的后半部,即小阴唇后联合与阴道之间,是所谓的舟状窝。除未产妇外,此窝很少能被观察到,因为经产妇在分娩时,多数妇女的舟状窝,由于受到损伤而消失。

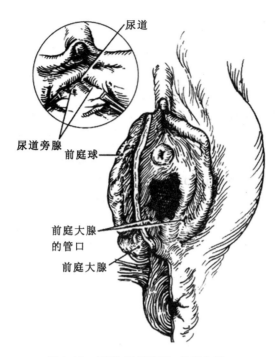

图 1-12 尿道、尿道旁腺、前庭大腺

六、前庭大腺

前庭大腺是前庭左右各一的复泡管状腺,其直径为 0.5～1.0 cm,位于前庭下方阴道口的左、右两侧。前庭大腺的出口管长 1.5～2.0 cm,开口于前庭的两侧,正好在阴道口两侧边缘之外。前庭大腺的管径很小,一般仅能插入细小的探针。在性交的刺激下,腺体分泌出黏液样分泌物,以资润滑。

七、尿道口

尿道口位于前庭的中央,耻骨弓下方 1.0～1.5 cm 处、阴道口的上方。尿道口往往呈轻度折叠状。排尿时,尿道口的直径可以放松到 4～5 mm。尿道的左、右两侧有尿道旁管,即 Skene 管,其往往开口于前庭,也偶有开口于尿道口内的后壁处。尿道旁管的口径很小,约为 0.5 mm,其长度可因人而稍异。

尿道下 2/3 与阴道前壁紧密相连,阴道下 1/3 的环状肌肉围绕尿道的上端和下端。

八、前庭球

前庭两侧黏膜下的一对具有勃起性的静脉丛,其长 3.0～4.0 cm,宽 1.0～2.0 cm,厚 0.5～1.0 cm。它们与坐耻支并列,部分表面覆有球海绵体肌和阴道缩肌。前庭球的下端,一般处于阴道口的中部,而其前端则向上朝着阴蒂伸展。

分娩时,前庭球往往被推到耻骨弓的下面,但因为它们尾部是部分环绕着阴道,所以容易受到损伤而造成外阴血肿或甚至大量出血。

九、阴道口和处女膜

阴道口位于前庭的后半部,其形状和大小可因人而异。处女的阴道口往往被小阴唇所盖没;如果推开小阴唇,则可见到阴道口几乎完全被处女膜所封闭。处女膜有否破裂,有时可以引起法律纠纷,因此,检查处女时应当详细检查,慎重结论。

阴道的表面和游离的边缘有较多的结缔组织乳头。处女膜的形状和坚固度均有明显的差异。处女膜两面均覆有未角化的复层鳞状上皮,间质大部分是由弹性和胶原性的结缔组织。处女膜没有腺性或肌性成分,亦没有很多神经纤维。女性新生儿的处女膜有很多血管;妊娠妇女的处女膜上皮较厚,并富有糖原;绝经后女性的处女膜上皮变薄,并可以出现轻微的角化。成年处女的处女膜仅是或多或少围绕阴道口的一片不同厚度的膜,并有一个小到如针尖、大到能容纳一个或两个指尖的孔。此开口往往呈新月形或圆形,但也偶可是筛状的、有中隔的或澈状的。澈状的处女膜可能被误认为是处女膜破裂。因此,由于法律的原因,在做出处女膜是否破裂的描述时,必须慎重。

一般来说,处女膜多数是在第一次性交时撕裂,裂口可以分散在数处,多数撕裂位于处女膜的后半部。撕裂的边缘往往很快结成瘢痕,此后处女膜即成为若干分段的组织。首次性交时,处女膜会撕裂的深度可因人而异。一般认为,处女膜撕裂时往往伴有少量出血,但很少引起大出血。个别处女的处女膜组织比较坚韧,需手术切开,但极为罕见。由分娩而引起处女膜解剖上的改变,往往比较明显、清楚,因而易识别而作出诊断。

处女膜无孔是一种先天性异常,此时阴道完全被闭锁。它的主要现象是经血滞留、性交受阻。一般需手术切开。

十、阴道

阴道的起源问题尚无统一的意见。阴道上皮的来源,有三种不同的看法:①米勒系统。②午非管。③尿生殖窦。目前,较为公认的是:阴道部分起源于米勒管和部分来自尿生殖窦。

阴道可以被称为是子宫的排泄管道,经过阴道,子宫排出经血。它亦是女性的性交器官,同时又是分娩时的产道的一部分。

阴道是由肌肉、黏膜组成的管道,其上接宫颈、下联外阴。阴道前方为膀胱,后为直肠。

阴道与膀胱及尿道之间有一层结缔组织,即所谓的"膀胱-阴道膈"。阴道中、下段和直肠之间,亦有由类似组织所形成的直肠-子宫间隔。阴道部分上段(即阴道后穹隆)参与组成直肠子宫陷凹(道格拉斯陷凹)的前壁。在正常情况下,阴道前壁与后壁的中间部分互相靠得较近,而在阴道的左、右两旁的侧壁之间,则有一定距离。这样便使阴道的横切面看来犹似空心的 H 字形状(图 1-13)。

阴道的顶端是个盲穹隆,子宫颈的下半部伸入此处。阴道穹隆可以分为四部分,即左、右、前、后穹隆。阴道和子宫颈的连接处,在子宫颈的后方要比子宫颈的前方高些,故阴道后穹隆比前穹隆深一些。阴道前壁也稍短于后壁,长度分别为 6～8 cm 和 7～10 cm。

阴道的前、后壁上,有纵行的皱褶柱。在未经产妇女中,还可以在此处见到与纵行柱成直角的横峭。当这些皱褶到达侧壁时,渐渐消失,在高年经产妇中,阴道壁往往变为平滑。

阴道的黏膜是由典型的不角化复层鳞状上皮细胞组成。黏膜下有一层结缔组织,其中血管丰富,偶尔有淋巴小结。阴道黏膜仅松松地与下面的组织相连,因此手术时,可以轻松地把阴道黏膜与其下的结缔组织分开。

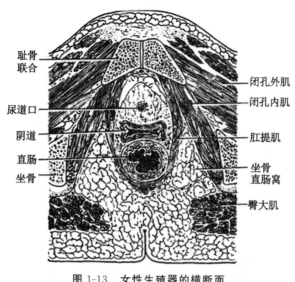

耻骨联合
尿道口
阴道
直肠
坐骨

闭孔外肌
闭孔内肌
肛提肌
坐骨直肠窝
臀大肌

图 1-13 女性生殖器的横断面
显示阴道内腔的 H 形状

正常情况下,阴道黏膜不含有典型的腺体。有时在经产妇的阴道中可见有些包涵囊肿,但不是腺体,而是在修补阴道撕裂时,黏膜碎片被埋没在缝合伤口下而后形成的囊肿。另外有些衬有柱状的或骰状的上皮的囊肿,也不是腺而是午非管或米勒管的残余物。

阴道的肌层可分为两层平滑肌,外层纵行,内层环行,但整个肌层并不明显。在阴道的下端,可见有一横纹肌带。它是阴道缩肌或括约肌,然而,主要关闭阴道的是肛提肌。肌层的外面有结缔组织把阴道与周围的组织连接起来。这些结缔组织内含有不少弹性纤维和很多静脉。

阴道有丰富的血管供应。它的上 1/3 是由子宫动脉的宫颈-阴道支供应;中 1/3 由膀胱下动脉供应;下 1/3 则由直肠中动脉和阴部内动脉供应。直接围绕阴道的是一个广泛的静脉丛,静脉与动脉伴行,最后汇入髂内静脉。阴道下 1/3 的淋巴,与外阴的淋巴一起流入腹股沟淋巴结;中 1/3 的淋巴流入髂内淋巴结,上 1/3 的淋巴则流入髂总淋巴结。

根据 Krantz 的论述,人的阴道没有特殊的神经末梢(生殖小体),但是在它的乳头中偶尔可见到游离的神经末梢。

阴道的伸缩性很大。在足月妊娠时,它可以被扩张到足以使正常足月胎儿顺利娩出,而在产褥期间,它又能逐渐恢复到产前状态。

十一、会阴

广义的会阴是指盆膈以下封闭骨盆出口的全部软组织结构,有承载盆腔及腹腔脏器的作用。它主要由尿生殖膈和盆膈所组成。尿生殖膈由上、下二层筋膜、会阴深横肌和尿道阴道括约肌所构成。盆膈是由上、下二层筋膜、肛提肌和尾骨肌所构成。肛提肌则由髂尾肌、耻骨直肠肌、耻尾肌所组成。它有加强盆底托力的作用,又因部分肌纤维在阴道和直肠周围密切交织,还有加强肛门和阴道括约肌的作用。处于阴道和肛门之间的中缝即会阴缝是由会阴的中心腱所加固。球海绵体肌、会阴浅横肌和肛门外括约肌在它的上面会聚。以上这些结构共同成为会阴体的主要支撑。在分娩时,它们往往被撕伤。

狭义的会阴是指阴道口与肛门之间的软组织结构。

(班积芳)

第三节 内生殖器官解剖结构

内生殖器包括子宫、输卵管和卵巢(图 1-14)。

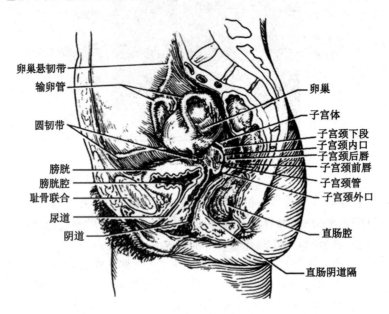

图 1-14 盆腔矢状切面

显示阴道、子宫、膀胱等的关系

一、子宫

子宫是一个主要由肌肉组成的器官,宫体部外覆腹膜,宫腔内衬子宫内膜。妊娠期,子宫接纳和保护受孕产物,并供以营养;妊娠足月时,子宫收缩,娩出胎儿及其附属物。

非妊娠期子宫位于盆腔内,处于膀胱与直肠之间,它的下端伸入阴道。子宫的后壁几乎全部被腹膜所覆盖,它的下段形成直肠子宫陷凹的前界。子宫前壁仅上段盖有腹膜,因为它的下段直接与膀胱后壁相连,在它们中间有一层清楚的结缔组织。

子宫形状为上宽下窄(图 1-15),可分为大小不同的上下两部:上部为宫体、呈三角形;下部呈圆筒形或梭形,即宫颈。宫体的前壁几乎是平的,而其后壁则呈清楚的凸形。双侧输卵管起源于子宫角部,即子宫上缘和侧缘交界之处。两侧输卵管内端之间的上面凸出的子宫部分,称为子宫底。自子宫的左、右侧角至盆腔底部之间的部分是子宫的侧缘,两侧腹膜呈翼形皱褶、形成阔韧带。

子宫的大小和形状,随女性的年龄和产次而有较大差别。女性新生儿的子宫的长 2.5～3.0 cm,成年而未产者的子宫 5.5～8.0 cm 长,而经产妇的子宫则为 9.0～9.5 cm。未产妇和经产妇的子宫重量,亦有很大差异,前者为 45～70 g,后者约为 80 g 或更重一些。在不同年龄的对象中,宫体与宫颈长度的比率亦有很大差异(图 1-16)。婴儿宫体的长度仅为宫颈长度的一半;年轻而未产者,则两者的长度约相等;经产妇宫颈长度仅为子宫总长度的 1/3。

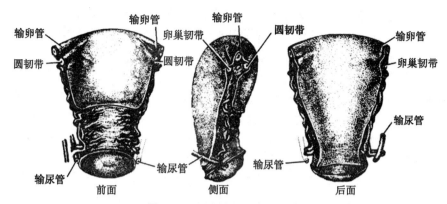

图 1-15　子宫的前、侧、后面观

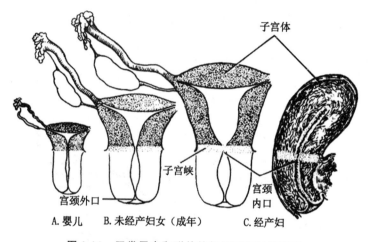

图 1-16　正常子宫和附件的额切面和矢状切面

子宫的主要组成成分是肌肉,宫体的前壁与后壁几乎互相接触,中间的子宫腔仅为一裂缝。宫颈呈梭形,其上、下两端各有一小孔,即宫颈内口和外口。额切面观,子宫体呈三角形,而子宫颈管则仍为梭形。经产妇子宫腔的三角形状,变得较不明显,因为原来凸出的侧缘,往往变为凹形。绝经期妇女子宫肌层和内膜层萎缩,子宫的体积变小。

子宫又分为子宫体和子宫颈两部分。

(一)子宫体

宫体的壁由三层组织所组成,即浆膜层、肌肉层和黏膜层。

1.浆膜层

浆膜层为覆盖宫体的盆腔腹膜,与肌层紧连不能分离。在子宫峡部处,两者结合较松弛,腹膜向前反折覆盖膀胱底部,形成膀胱子宫陷凹,反折处腹膜称膀胱子宫返折腹膜。在子宫后面,宫体浆膜层向下延伸,覆盖宫颈后方及阴道后穹隆再折向直肠,形成直肠子宫陷凹(亦称道格拉斯陷凹)。

2.肌层

肌层由大量平滑肌组织、少量弹力纤维与胶原纤维组成,非孕时厚约 0.8 cm。子宫体肌层可分3层。

(1)外层:肌纤维纵行排列,较薄,是子宫收缩的起始点。

13

（2）中层：占肌层大部分，呈交叉排列，在血管周围形成"8"字形围绕血管。

（3）内层：肌纤维环行排列，其痉挛性收缩可导致子宫收缩环形成。宫体肌层内有血管穿行，肌纤维收缩可压迫血管，能有效地制止血管出血。

3.子宫内膜层

子宫内膜是一层薄的、淡红色的绒样的膜。仔细观察，可以见到有许多微小的孔，即子宫腺体的开口。正常情况下，子宫内膜的厚度可以变动在 0.5 mm 至 3～5 mm。子宫内膜为一层高柱形，具有纤毛且互相紧密排列的细胞所组成。管形的子宫腺体是由表层上皮内陷所构成，其伸入子宫内膜层的全层、直达肌层。子宫内膜腺体可分泌稀薄的碱性液体，以保持宫腔潮湿。

子宫内膜与肌层直接相贴，其间没有内膜下层组织。内膜可分 3 层：致密层、海绵层及基底层。致密层与海绵层对性激素敏感，在卵巢激素影响下发生周期性变化，又称功能层。基底层紧贴肌层，对卵巢激素不敏感，无周期性变化。

子宫供血主要来自子宫动脉。子宫动脉上行支沿子宫侧缘上行，逐段分出与宫体表面平行的分支，称为弓形小动脉。弓形小动脉进入子宫肌层后呈辐射状分支为辐射状动脉。肌层内辐射状动脉以直角状再分支，形成螺旋小动脉，进入上 2/3 内膜层，供应功能层内膜。若肌层内辐射状动脉以锐角状再分支，则形成基底动脉，仅进入基底层内膜。螺旋小动脉对血管收缩物质和激素敏感，而基底动脉则不受激素的影响(图 1-17)。

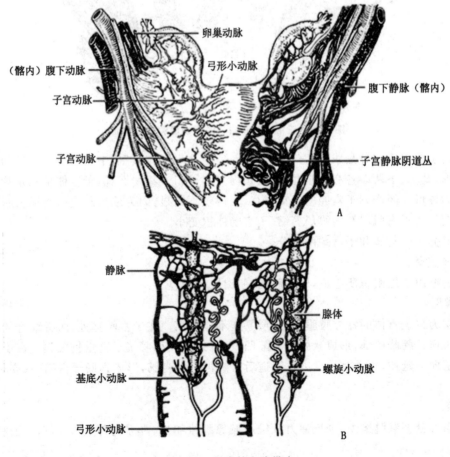

图 1-17　子宫的血液供应

子宫壁由富含弹性纤维的结缔组织及肌纤维束所组成。子宫肌纤维从上到下逐渐地减少，宫颈部仅含有10％的肌肉。宫体壁内层较外层含有相对多的肌纤维。妊娠期子宫上部的肌纤维肥大，而宫颈的肌纤维没有明显的变化。临产后，由于宫体肌纤维的缩复作用，宫颈呈被动地扩张。

（二）子宫颈

子宫颈是指子宫颈解剖学内口以下那部分子宫。在子宫的前方、子宫颈的上界，几乎是相当于腹膜开始反折到膀胱上之处。以阴道壁附着处为界，子宫颈分为阴道上和阴道两部分，称为宫颈阴道上部和宫颈阴道部。宫颈阴道上部的后面被腹膜所覆盖，而前面和左、右侧面与膀胱和阔韧带的结缔组织相连。宫颈阴道部伸入阴道，它的下端是子宫颈外口。

子宫颈外口的形状可以因人而异。未产妇子宫颈外口为小而齐整的卵圆形孔；因子宫颈在分娩时受到一定的损伤（损伤最容易发生于外口的两旁），故经产妇子宫颈外口往往变为一条横行的缝道，子宫颈外口分成为所谓的"前唇和后唇"。有时，初产妇子宫颈遭到较严重的多处撕裂后，宫颈外口变为很不规则。根据这种撕裂的痕迹，可以无疑地诊断为经产妇（图1-18、图1-19）。

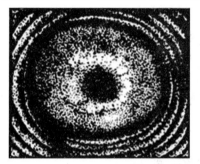

图1-18　未经产妇的宫颈外口

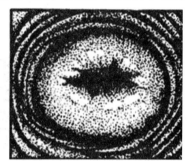

图1-19　经产妇的宫颈外口

宫颈阴道部的黏膜直接与阴道的黏膜相连，两者都由复层鳞状上皮组成，有时子宫颈管的腺体可以伸展到黏膜面。假如这些腺体的出口被阻塞，则会形成所谓的潴留囊肿。

子宫颈主要由结缔组织所组成，内含较多血管和弹性组织，偶有平滑肌纤维。宫颈的胶原性组织与宫体的肌肉组织的界线一般较明显，但亦可以是逐渐转变的，延伸范围约10 mm。宫颈的物理性能是根据它的结缔组织的状态而决定，在妊娠和分娩期，子宫颈之所以能扩张是和宫颈中的胶原组织的离解有关。

宫颈管的黏膜是由一层高柱形上皮所组成，它处在一层薄的基底膜之上。因无黏膜下层，故宫颈的腺体可直接从黏膜的表层延伸入到下面的结缔组织。颈管黏膜的黏液细胞分泌厚而粘的分泌物，形成黏液栓，将宫颈管与外界隔开。

正常情况下，在宫颈外口处，阴道部的鳞状上皮与宫颈管的柱状上皮之间有清楚的分界线，称原始鳞-柱交接部或鳞-柱交界。若体内雌激素变化、感染或损伤，则复层鳞状上皮可扩展到宫颈管的下1/3，甚至更高一些。而宫颈管的柱状上皮也可移至宫颈阴道部。这种变化在有宫颈前、后唇外翻的经产妇中，更为显著。这种随体内环境变化而移位所形成的鳞-柱交接部称生理性鳞-柱交接部。在原始鳞-柱交接部和生理性鳞-柱交接部间所形成的区域称移行带区，此区域是宫颈癌及其癌前病变的好发部位。

子宫峡部为宫颈阴道上部与子宫体相移行的部分，实际上属于子宫颈的一部分，也即宫颈解剖学内口和宫颈组织学内口之间的部分。在产科方面有特别重要的意义。非妊娠时，此部仅长

0.6～1.0 cm,妊娠晚期时,则可增长达 6～10 cm,临床上称其为子宫下段,是剖腹取胎切开子宫之处。

(三)子宫的韧带

子宫的韧带主要由结缔组织增厚而成,有的含平滑肌,具有维持子宫位置的功能。子宫韧带共有4 对:阔韧带、圆韧带、主韧带和宫骶韧带。

1.阔韧带

子宫两侧翼形腹膜皱褶。起自子宫侧浆膜层,止于两侧盆壁;上缘游离,下端与盆底腹膜相连。阔韧带由前后两叶腹膜及其间的结缔组织构成,疏松,易分离。阔韧带上缘腹膜向上延伸,内 2/3 包绕部分输卵管,形成输卵管系膜;外 1/3 包绕卵巢血管,形成骨盆漏斗韧带,又称卵巢悬韧带。阔韧带内有丰富的血管、神经及淋巴管,统称为子宫旁组织,阔韧带下部还含有子宫动静脉、其他韧带及输尿管。

阔韧带上部的直切面显示分为三部分,分别围绕输卵管、子宫、卵巢韧带和圆韧带(图 1-20)。

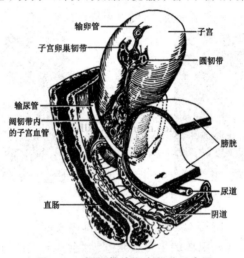

图 1-20 阔韧带的子宫断端示意图

输卵管下的阔韧带部分即为输卵管系膜,由两层腹膜所组成,其间是一些松弛的结缔组织,其中有时可见卵巢冠。

卵巢冠由许多含有纤毛上皮的狭窄垂直小管所组成。这些小管的上端与一条纵向管相接合,后者在输卵管下伸展到子宫的侧缘,在宫颈内口近处成为盲管。这个管是午非管的残余,称为加特内管(卵巢冠纵管)。

2 圆韧带

圆形条状韧带,长 12～14 cm。起自双侧子宫角的前面,穿行于阔韧带与腹股沟内,止于大阴唇前端。圆韧带由结缔组织与平滑肌组成,其肌纤维与子宫肌纤维连接,可使子宫底维持在前倾位置。

3.主韧带

主韧带为阔韧带下部增厚的部分,横行于宫颈阴道上部与子宫体下部侧缘达盆壁之间,又称宫颈横韧带。由结缔组织及少量肌纤维组成,与宫颈紧密相连,起固定宫颈的作用。子宫血管与输尿管下段穿越此韧带。

4.宫骶韧带

从宫颈后面上部两侧起（相当于子宫峡部水平），绕过直肠而终于第 2～3 骶椎前面的筋膜内，由结缔组织及平滑肌纤维组织组成，外有腹膜遮盖。短厚坚韧，牵引宫颈向后、向上维持子宫于前倾位置。

由于上述 4 对子宫韧带的牵拉与盆底组织的支托作用，使子宫维持在轻度前倾前屈位。

（四）子宫的位置

子宫的一般位置是轻度前倾、前屈。当妇女直立时，子宫几乎处于水平线和稍向前屈，子宫底处在膀胱上，而宫颈则向后朝着骶骨的下端，其外口大约处于坐骨棘的水平。上述器官的位置可依据膀胱和直肠的膨胀程度而变动。

正常子宫是一个部分可动的器官：宫颈是固定的，宫体则可在前后平面上活动。所以，姿势和地心引力可以影响子宫的位置。直立时，骨盆的前倾斜可能造成子宫的前屈。

（五）子宫的血管

子宫血管的供应主要来自子宫动脉。子宫动脉自髂内动脉分出后，沿骨盆侧壁向下向前行，穿越阔韧带基底部、宫旁组织到达子宫外侧（距子宫峡部水平）约 2 cm 处横跨输尿管至子宫侧缘。此后分为上、下两支：上支称宫体支，较粗，沿子宫侧迂曲上行，至宫角处又分为宫底支（分布于宫底部）、卵巢支（与卵巢动脉末梢吻合）及输卵管支（分布于输卵管）；下支称宫颈-阴道支，较细，分布于宫颈及阴道上段（图 1-21）。

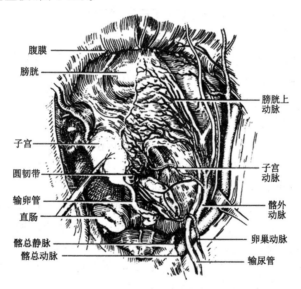

图 1-21　子宫和骨盆血管

由于子宫动脉在宫颈内口的水平、子宫侧缘 2 cm 处，跨过输尿管（喻为"桥下有水"），故行子宫切除术时，有可能误伤输尿管，需慎防之。

子宫两侧弓形静脉汇合成为子宫静脉，然后流入髂内静脉，最后汇入髂总静脉。

（六）淋巴

子宫内膜有丰富的淋巴网，但是真正的淋巴管则大部分限于基底部。子宫肌层的淋巴管汇聚于浆膜层，并在浆膜下面形成丰富的淋巴管丛，特别是在子宫的后壁，而在前壁则少些。

子宫淋巴回流有五条通路：①宫底部淋巴常沿阔韧带上部淋巴网、经骨盆漏斗韧带至卵巢、向上至腹主动脉旁淋巴结。②子宫前壁上部或沿圆韧带回流到腹股沟淋巴结。③子宫下段淋巴回流至宫旁、闭孔、髂内外、及髂总淋巴结。④子宫后壁淋巴可沿宫骶韧带回流至直肠淋巴结。⑤子宫前壁也可回流至膀胱淋巴结(图1-22)。

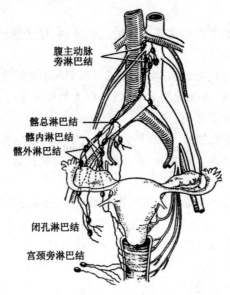

图1-22 子宫淋巴回流

(七)神经支配

子宫的神经分配主要来自交感神经系统,然而也有一部分来自脑脊髓和副交感神经系统。副交感神经系统由来自第二、三、四骶神经的稀少纤维所组成,分布于子宫的两侧,然后进入子宫颈神经节。交感神经系统经腹下丛进入盆腔,向两侧下行后,进入子宫阴道丛。上述两神经丛的神经供应子宫、膀胱和阴道的上部。有些神经支在肌肉纤维间终止,另一些则伴着血管进入子宫内膜。

交感神经和副交感神经两者都有运动神经和少许感觉神经纤维。交感神经使肌肉收缩和血管收缩,而副交感神经则抑制血管收缩,转为血管扩张。

盆腔内脏的神经支配有临床上的意义,因为有几种盆腔疼痛可以用切断腹下神经丛,永远获得解除。来自第十一和第十二胸神经的感觉神经纤维,可将子宫收缩的疼痛传至中枢神经系统。来自宫颈和产道上部的感觉神经,经过盆腔神经到达第二、三、四骶神经,而产道下部的神经则经过腹股沟神经和阴部神经。子宫的运动神经来自第七和第八腰椎水平的脊髓。运动神经与感觉神经分为层次,使在分娩时可应用脊尾麻醉和脊髓麻醉。

子宫平滑肌有自主节律活动,完全切除其神经后仍有节律收缩,还能完成分娩活动,临床上可见低位截瘫的产妇仍能顺利自然分娩。

二、输卵管

输卵管为卵子与精子结合场所及运送受精卵的管道(图1-23)。

(一)形态

自两侧子宫角向外伸展的管道,长8~14 cm。输卵管内侧与宫角相连,走行于输卵管系膜上端,外侧1.0~1.5 cm(伞部)游离。根据形态不同,输卵管分为以下4部分。

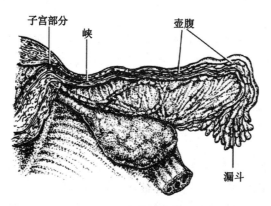

图 1-23　输卵管的纵切面
显示输卵管腔的各段不同大小,纵行折襞和输卵管系膜,子宫角以及卵巢的关系

1.间质部

潜行于子宫壁内的部分,短而腔窄,长约 1 cm。

2.峡部

紧接间质部外侧,长 2～3 cm,管腔直径约 2 mm。

3.壶腹部

峡部外侧,长 5～8 cm,管腔直径 6～8 mm。

4.伞部

输卵管的最外侧端,游离,开口于腹腔,管口为许多须状组织,呈伞状,故名伞部。伞部长短不一,常为 1～1.5 cm,有"拾卵"作用。

(二)解剖组织学

解剖组织学由浆膜层、肌层及黏膜层组成。

1.浆膜层

浆膜层即阔韧带上缘腹膜延伸包绕输卵管而成。

2.肌层

肌层为平滑肌,分外、中及内 3 层。外层纵行排列;中层环行,与环绕输卵管的血管平行;内层又称固有层,从间质部向外伸展 1 cm 后,内层便呈螺旋状。肌层有节奏地收缩可引起输卵管由远端向近端的蠕动。

3.黏膜层

黏膜层由单层高柱状上皮组成。黏膜上皮可分纤毛细胞、无纤毛细胞、楔状细胞及未分化细胞。四种细胞具有不同的功能:纤毛细胞的纤毛摆动有助于输送卵子;无纤毛细胞可分泌对碘酸-雪夫反应(PAS)阳性的物质(糖原或中性黏多糖),又称分泌细胞;楔形细胞可能为无纤毛细胞的前身;未分化细胞又称游走细胞,为上皮的储备细胞。

输卵管肌肉的收缩和黏膜上皮细胞的形态、分泌及纤毛摆动均受卵巢激素影响,有周期性变化。

三、卵巢

卵巢是产生与排出卵子,并分泌甾体激素的性器官。

（一）形态

卵巢呈扁椭圆形,位于输卵管的后下方。以卵巢系膜连接于阔韧带后叶的部位称卵巢门,卵巢血管与神经由此出入卵巢。卵巢的内侧(子宫端)以卵巢固有韧带与子宫相连,外侧(盆壁端)以卵巢悬韧带(骨盆漏斗韧带)与盆壁相连。青春期以前,卵巢表面光滑;青春期开始排卵后,表面逐渐凹凸不平,表面呈灰白色。体积随年龄不同而变异较大,生殖年龄女性卵巢约 4 cm× 3 cm×1 cm 大小,重5～6 g,绝经后卵巢逐渐萎缩变小变硬。

（二）解剖组织学

卵巢的表面无腹膜覆盖。卵巢表层为单层立方上皮即生发上皮,其下为一层纤维组织,称卵巢白膜。白膜下的卵巢组织,分皮质与髓质两部分:外层为皮质,其中含有数以万计的始基卵泡和发育程度不同的囊状卵泡,年龄越大,卵泡数越少,皮质层也变薄;髓质是卵巢的中心部,无卵泡,与卵巢门相连,含有疏松的结缔组织与丰富的血管与神经,并有少量平滑肌纤维与卵巢韧带相连接。

卵巢受交感神经和副交感神经支配。大部分交感神经来自伴同卵巢血管的神经丛,而小部分则来自围绕子宫动脉卵巢支的神经丛。卵巢还有丰富的无髓鞘神经纤维。这些神经纤维的大部分也是伴同血管的,仅仅是血管神经。其他部分则形成花环样,围绕正常的和闭锁的卵泡,并伸出许多微细的神经支。

（班积芳）

第二章

女性生殖系统生理

第一节 女性各阶段生理特点

女性从胚胎形成到衰老是一个渐进的生理过程,它体现了下丘脑-垂体-卵巢轴功能发育、成熟和衰退的变化过程。根据年龄和生理特征可将女性一生分为七个阶段,但其并无截然界限,可因遗传、环境、营养等因素的影响而有个体差异。

一、胎儿期

胎儿期是指从卵子受精至出生,共 266 天(从末次月经算起 280 天)。受精卵是由父系和母系来源的 23 对(46 条)染色体组成的新个体,其中 1 对染色体在性发育中起决定性作用,称性染色体。性染色体X 与Y 决定着胎儿的性别,即 XY 合子发育为男性,XX 合子发育为女性。胚胎 6 周后原始性腺开始分化。若胚胎细胞不含 Y 染色体即无 H-Y 抗原时,性腺分化缓慢,至胚胎 8~10 周性腺组织才出现卵巢的结构。卵巢形成后,因无雄激素,无副中肾管抑制因子,所以中肾管退化,两条副中肾管发育成为女性生殖道。

二、新生儿期

出生后 4 周内称新生儿期。女性胎儿由于受胎盘及母体性腺产生的女性激素影响,其外阴较丰满,子宫、卵巢有一定程度的发育,乳房略隆起或少许泌乳。出生后脱离母体环境,血中女性激素水平迅速下降,可出现少量阴道流血。这些均属生理现象,短期内即可消退。

三、儿童期

从出生 4 周到 12 岁左右称儿童期。儿童早期(8 岁之前)下丘脑-垂体-卵巢轴功能处于抑制状态,这与下丘脑、垂体对低水平雌激素($\leqslant 10$ pg/mL)的负反馈及中枢性抑制因素高度敏感有关。此期生殖器为幼稚型。外阴和阴道上皮很薄,阴道狭长,无皱襞,细胞内缺乏糖原,阴道酸度低,抵抗力弱,易发生炎症;宫体较小,而宫颈较长,两者比例为 1:2,子宫肌层薄;输卵管弯曲而细长;卵巢长而窄,卵泡虽能大量自主生长,但仅发育到窦前期即萎缩、退化。子宫、输卵管及卵巢均位于腹腔内。儿童后期(约 8 岁起)下丘脑促性腺激素释放激素抑制状态解除,卵巢内卵泡受促性腺激素的影响有一定发育并分泌性激素,但仍达不到成熟阶段。卵巢形态逐步变为扁卵圆形。子宫、输卵管及卵巢逐渐降至盆腔。皮下脂肪在胸、髋、肩部及外阴部堆积,乳房开始发育,初显女性特征。

四、青春期

由儿童期向性成熟期过渡的一段快速生长时期,是内分泌、生殖、体格、心理等逐渐发育成熟的过程。世界卫生组织规定青春期为 10～19 岁。

青春期的发动通常始于 8～10 岁,此时中枢性负反馈抑制状态解除,促性腺激素释放激素(gonadotropin releasing hormone,GnRH)开始呈脉冲式释放,继而引起促性腺激素和卵巢性激素水平升高、第二性征出现,并最终获得成熟的生殖功能。青春期发动的时间主要取决于遗传因素,此外,尚与地理位置、体质、营养状况以及心理精神因素有关。

女性青春期第一性征的变化是在促性腺激素作用下,卵巢增大,卵泡开始发育和分泌雌激素,生殖器从幼稚型变为成人型。阴阜隆起,大、小阴唇变肥厚并有色素沉着;阴道长度及宽度增加,阴道黏膜变厚并出现皱襞;子宫增大,尤其宫体明显增大,宫体与宫颈的比例为 2∶1;输卵管变粗,弯曲度减小,黏膜出现许多皱襞与纤毛;卵巢增大,皮质内有不同发育阶段的卵泡,致使卵巢表面稍呈凹凸不平。此时虽已初步具有生育能力,但整个生殖系统的功能尚未完善。

除生殖器以外,其他女性特有的性征即第二性征包括音调变高,乳房发育,出现阴毛及腋毛,骨盆横径发育大于前后径、胸、肩部皮下脂肪增多等,这些变化呈现女性特征。

青春期按照顺序先后经历以下四个不同的阶段,各阶段有重叠,共需大约 4.5 年的时间。

(一)乳房萌发

乳房萌发是女性第二性征的最初特征。一般女孩接近 10 岁时乳房开始发育,约经过 3.5 年时间发育为成熟型。

(二)肾上腺功能初现

青春期肾上腺雄激素分泌增加引起阴毛和腋毛的生长,称为肾上腺功能初现。阴毛首先发育,2 年后腋毛开始发育。该阶段肾上腺皮质功能逐渐增强,血循环中脱氢表雄酮、硫酸脱氢表雄酮和雄烯二酮升高,肾上腺 17α-羟化酶和 17,20-裂解酶活性增强。肾上腺功能初现提示下丘脑-垂体-肾上腺雄性激素轴功能渐趋完善。

(三)生长加速

11～12 岁青春期少女体格生长呈直线加速,平均每年生长 9 cm,月经初潮后生长减缓。青春期生长加速是由于雌激素、生长激素(GH)和胰岛素样生长因子-1(IGF-1)分泌增加所致。

(四)月经初潮

女孩第一次月经来潮称月经初潮,为青春期的重要标志。月经初潮平均晚于乳房发育 2.5 年时间。月经来潮提示卵巢产生的雌激素足以使子宫内膜增殖,雌激素达到一定水平且有明显波动时,引起子宫内膜脱落即出现月经。由于此时中枢对雌激素的正反馈机制尚未成熟,即使卵泡发育成熟也不能排卵,故月经周期常不规律,经 5～7 年建立规律的周期性排卵后,月经才逐渐正常。

此外,青春期女孩发生较大心理变化,出现性别意识,对异性有好奇心,情绪和智力发生明显变化,容易激动,想象力和判断力明显增强。

五、性成熟期

卵巢功能成熟并有周期性性激素分泌及排卵的时期称为性成熟期,一般自 18 岁左右开始,历时约 30 年。在性成熟期,生殖器及乳房在卵巢分泌的性激素作用下发生周期性变化,此阶段是妇女生育功能最旺盛的时期,故也称生育期。

六、绝经过渡期

卵巢功能开始衰退至最后一次月经的时期。可始于 40 岁,历时短为 1～2 年,长至 10 余年。此期由于卵巢功能逐渐衰退,卵泡不能发育成熟及排卵,因而月经不规律,常为无排卵性月经。最终由于卵巢内卵泡自然耗竭,对垂体促性腺激素丧失反应,导致卵巢功能衰竭,月经永久性停止,称绝经。中国妇女平均绝经年龄在 50 岁左右。以往一直采用"更年期"一词来形容女性这一特殊生理变更时期。由于更年期概念模糊,WHO 废除"更年期"这一术语,推荐采用"围绝经期"一词,将其定义为从卵巢功能开始衰退直至绝经后 1 年内的时期。在围绝经期由于雌激素水平降低,可出现血管舒缩障碍和精神神经症状,在机体自主神经系统的调节和代偿下,大多数妇女无明显症状,部分妇女可出现潮热、出汗、失眠、抑郁或烦躁等,称为绝经综合征。

七、绝经后期

为绝经后的生命时期。在早期阶段,卵巢虽然停止分泌雌激素,但其间质仍能分泌少量雄激素,此期由雄激素在外周转化而来的雌酮成为循环中的主要雌激素。妇女 60 岁以后机体逐渐老化,进入老年期。此期卵巢功能已完全衰竭,除整个机体发生衰老改变外,生殖器进一步萎缩老化,主要表现为雌激素水平低落,不足以维持女性第二性征,易感染发生老年性阴道炎,骨代谢失常引起骨质疏松,易发生骨折。

（代　艳）

第二节　卵巢周期调节

卵巢为女性的性腺,其主要功能为产生卵子并排卵和分泌女性激素。

从青春期开始到绝经前,卵巢在形态和功能上发生周期性变化称为卵巢周期。

一、卵泡发育和排卵

胚胎期,卵泡即已自主发育和闭锁;从青春期开始,卵泡周而复始地不断发育、成熟直至绝经前。

(一)卵泡发育

卵泡发育主要包括卵巢周期前卵泡形成与发育和卵巢周期中卵泡发育和成熟。

1.卵巢周期前卵泡形成与发育

胚胎 6～8 周时,原始生殖细胞不断有丝分裂,细胞数增多,体积增大,称为卵原细胞,约 60 万个。自胚胎 11～12 周开始卵原细胞进入第一次减数分裂,并静止于前期双线期,改称为初级卵母细胞。胚胎16～20周时生殖细胞数目达到高峰,两侧卵巢共含600～700万个(卵原细胞占1/3,初级卵母细胞占2/3)。胚胎16周至生后6个月,单层梭形前颗粒细胞围绕着停留于减数分裂双线期的初级卵母细胞形成始基卵泡,这是女性的基本生殖单位,也是卵细胞储备的唯一形式。胎儿期的卵泡不断闭锁,出生时约剩200万个,儿童期多数卵泡退化,至青春期只剩下约30万个。

卵泡自胚胎形成后即进入自主发育和闭锁的轨道,此过程不依赖于促性腺激素,其机制尚不清楚。

2.卵巢周期中卵泡发育和成熟

进入青春期后,卵泡由自主发育推进至发育成熟的过程则依赖于促性腺激素的刺激。生育期每月发育一批(3～11个)卵泡,经过募集、选择,其中一般只有一个优势卵泡可达完全成熟,并排出卵子。其余的卵泡发育到一定程度通过细胞凋亡机制而自行退化,称卵泡闭锁。女性一生中一般只有400～500个卵泡发育成熟并排卵,仅占总数的0.1%左右。

卵泡的发育始于始基卵泡到初级卵泡的转化,始基卵泡可以在卵巢内处于休眠状态数十年。始基卵泡发育远在月经周期起始之前,从始基卵泡至形成窦前卵泡需9个月以上的时间,从窦前卵泡发育到成熟卵泡经历持续生长期(1～4级卵泡)和指数生长期(5～8级卵泡),共需85天时间,实际上跨越了3个月经周期。一般卵泡生长的最后阶段正常需15天,是月经周期的卵泡期。

根据卵泡的形态、大小、生长速度和组织学特征,可将其生长过程分为以下几个阶段(图2-1)。

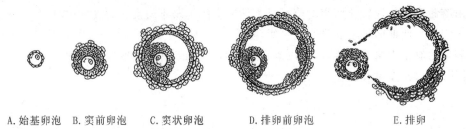

A.始基卵泡　B.窦前卵泡　C.窦状卵泡　D.排卵前卵泡　E.排卵

图 2-1　不同发育阶段的卵泡形态

(1)始基卵泡:由停留于减数分裂双线期的初级卵母细胞被单层梭形前颗粒细胞围绕而形成。

(2)窦前卵泡:始基卵泡的梭形前颗粒细胞分化为单层立方形细胞之后成为初级卵泡。与此同时,颗粒细胞合成和分泌黏多糖,在卵子周围形成一透明环形区,称透明带。颗粒细胞的胞膜突起可穿过透明带与卵子的胞膜形成缝隙连接,这些胞膜的接触为卵子的信息传递和营养提供了一条通道。最后初级卵泡颗粒细胞的增殖使细胞的层数增至6～8层(600个细胞以下),卵泡增大,形成次级卵泡。颗粒细胞内出现卵泡刺激素(follicle-stimulating hormone,FSH)、雌激素(estrogen,E)和雄激素(androgen,A)三种受体,具备了对上述激素的反应性。卵泡基底膜附近的梭形细胞形成两层卵泡膜,即卵泡内膜和卵泡外膜。卵泡内膜细胞出现黄体生成素(LH)受体,具备了合成甾体激素的能力。

(3)窦状卵泡:在雌激素和FSH的协同作用下,颗粒细胞间积聚的卵泡液增加,最后融合形成卵泡腔,卵泡增大直径达500 μm,称为窦状卵泡。窦状卵泡发育的后期,相当于前一卵巢周期的黄体晚期及本周期卵泡早期,血清FSH水平及其生物活性增高,超过一定阈值后,卵巢内有一组窦状卵泡群进入了"生长发育轨道",这种现象称为募集。约在月经周期第 7 天,在被募集的发育卵泡群中,FSH 阈值最低的一个卵泡,优先发育成为优势卵泡,其余的卵泡逐渐退化闭锁,这个现象称为选择。月经周期第 11~13 天,优势卵泡增大至 18 mm,分泌雌激素量增多,使血清雌激素量达到 300 pg/mL。不仅如此,在 FSH 刺激下,颗粒细胞内又出现了 LH 受体及催乳激素(PRL)受体,具备了对 LH、PRL 的反应性。此时便形成了排卵前卵泡。

(4)排卵前卵泡:为卵泡发育的最后阶段,亦称格拉夫卵泡。卵泡液急骤增加,卵泡腔增大,卵泡体积显著增大,直径可达 18~23 mm,卵泡向卵巢表面突出,其结构从外到内如下。

卵泡外膜:为致密的卵巢间质组织,与卵巢间质无明显界限。

卵泡内膜:由卵巢皮质层间质细胞衍化而来,细胞呈多边形,较颗粒细胞大。此层含丰富血管。

颗粒细胞:细胞呈立方形,细胞间无血管存在,营养来自外周的卵泡内膜。

卵泡腔:腔内充满大量清澈的卵泡液和雌激素。

卵丘:呈丘状突出于卵泡腔,卵细胞深藏其中。

放射冠:直接围绕卵细胞的一层颗粒细胞,呈放射状排列。

透明带:在放射冠与卵细胞之间有一层很薄的透明膜,称透明带。

(二)排卵

卵母细胞及包绕它的卵丘颗粒细胞一起排出的过程称排卵。排卵过程包括卵母细胞完成第一次减数分裂和卵泡壁胶原层的分解及小孔形成后卵子的排出活动。排卵前,由于成熟卵泡分泌的雌二醇在循环中达到对下丘脑起正反馈调节作用的峰值($E_2 \geqslant 200$ pg/mL),促使下丘脑 GnRH 的大量释放,继而引起垂体释放促性腺激素,出现 LH/FSH 峰。LH 峰是即将排卵的可靠指标,出现于卵泡破裂前 36 小时。LH 峰使初级卵母细胞完成第一次减数分裂,排出第一极体,成熟为次级卵母细胞。在 LH 峰作用下排卵前卵泡黄素化,产生少量黄体酮。LH/FSH 排卵峰与黄体酮协同作用,激活卵泡液内蛋白溶酶活性,使卵泡壁隆起尖端部分的胶原消化形成小孔,称排卵孔。排卵前卵泡液中前列腺素显著增加,排卵时达高峰。前列腺素可促进卵泡壁释放蛋白溶酶,有助于排卵。排卵时随卵细胞同时排出的还有透明带、放射冠及小部分卵丘内的颗粒细胞。排卵多发生在下次月经来潮前 14 天左右,卵子可由两次卵巢轮流排出,也可由一侧卵巢连续排出。卵子排出后,经输卵管伞部捡拾、输卵管壁蠕动以及输卵管黏膜纤毛活动等协同作用通过输卵管,并被运送到子宫腔。

(三)黄体形成及退化

排卵后卵泡液流出,卵泡腔内压下降,卵泡壁塌陷,形成许多皱襞,卵泡壁的卵泡颗粒细胞和卵泡内膜细胞向内侵入,周围由结缔组织的卵泡外膜包围,共同形成黄体。

卵泡颗粒细胞和卵泡内膜细胞在 LH 排卵峰的作用下进一步黄素化,分别形成颗粒黄体细胞及卵泡膜黄体细胞。两种黄体细胞内都含有胡萝卜素,该色素含量多寡决定黄体颜色的深浅。黄体细胞的直径由原来的 12~14 μm 增大到 35~50 μm。在血管内皮生长因子(VEGF)作用下颗粒细胞血管化。排卵后 7~8 天(相当于月经周期第 22 天左右)黄体体积和功能达到高峰,直径 1~2 cm,外观黄色。正常黄体功能的建立需要理想的排卵前卵泡发育,特别是 FSH 刺激,以及一定水平的持续性 LH 维持。

若排出的卵子受精,则黄体在胚胎滋养细胞分泌的绒毛膜促性腺激素(human chorionic gonado tropin,HCG)作用下增大,转变为妊娠黄体,至妊娠 3 个月末才退化。此后胎盘形成并分泌甾体激素维持妊娠。

若卵子未受精,黄体在排卵后 9～10 天开始退化,黄体功能限于 14 天,其机制尚未完全明确,可能与其分泌的雌激素溶黄体作用有关,其作用由卵巢局部前列腺素和内皮素-1 所介导。黄体退化时黄体细胞逐渐萎缩变小,周围的结缔组织及成纤维细胞侵入黄体,逐渐由结缔组织所代替,组织纤维化,外观色白,称白体。黄体衰退后月经来潮,卵巢中又有新的卵泡发育,开始新的周期。

二、卵巢性激素的合成及分泌

卵巢合成及分泌的性激素主要为雌激素、孕激素及少量雄激素,均为甾体激素。卵泡膜细胞为排卵前雌激素的主要来源,黄体细胞在排卵后分泌大量的孕激素及雌激素。雄激素(睾酮)主要由卵巢门细胞产生。

(一)甾体激素的基本化学结构

甾体激素属类固醇激素,其基本化学结构为环戊烷多氢菲环,由 3 个 6-碳环和 1 个 5-碳环组成,其中第 1 个为苯环,第 2 个为萘环,第 3 个为菲环外加环戊烷。它们是构成类固醇激素的核心结构。根据碳原子数目分为 3 组。

(1)21-碳类固醇,包括黄体酮,基本结构是孕烷核。

(2)19-碳类固醇,包括所有雄激素,基本结构是雄烷核。

(3)18-碳类固醇,包括雌二醇、雌酮、雌三醇,基本结构为雌烷核。

(二)甾体激素的生物合成与分泌

卵巢甾体激素生物合成需要多种羟化酶及芳香化酶的作用,它们都属于细胞色素 P450 超基因家族。在 LH 的刺激下,卵泡膜细胞内胆固醇经线粒体内细胞色素 P450 侧链裂解酶催化,形成孕烯醇酮,这是性激素合成的限速步骤。孕烯醇酮合成雄烯二酮有 Δ^4 和 Δ^5 两条途径。卵巢在排卵前以 Δ^5 途径合成雌激素,排卵后可通过 Δ^4 和 Δ^5 两条途径合成雌激素。黄体酮的合成是通过 Δ^4 途径。卵巢雌激素的合成是由卵泡膜细胞与颗粒细胞在 FSH 与 LH 的共同作用下完成的:LH 与卵泡膜细胞 LH 受体结合后可使胆固醇形成睾酮和雄烯二酮,后二者进入颗粒细胞内成为雌激素的前身物质;FSH 与颗粒细胞上 FSH 受体结合后激活芳香化酶,将睾酮和雄烯二酮分别转化为雌二醇和雌酮,进入血循环和卵泡液中。这就是 Falck 提出的雌激素合成的两细胞-两促性腺激素学说。

(三)甾体激素的代谢

甾体激素主要在肝内代谢。雌二醇的代谢产物为雌酮及其硫酸盐、雌三醇、2-羟雌酮等,主要经肾脏排出;有一部分经胆汁排入肠内可再吸收入肝,即肝肠循环。孕激素主要代谢为孕二醇,经肾脏排出体外;睾酮代谢为雄酮、原胆烷醇酮,主要以葡萄糖醛酸盐的形式经肾脏排出体外。

(四)卵巢性激素分泌的周期性变化

1.雌激素

卵泡开始发育时,只分泌少量雌激素;至月经第 7 天卵泡分泌雌激素量迅速增加,于排卵前形成高峰,排卵后稍减少。在排卵后 1～2 天,黄体开始分泌雌激素使血循环中雌激素又逐渐上升。在排卵后 7～8 天黄体成熟时,形成血循环中雌激素第二高峰,此峰低于排卵前第一高峰。此后,黄体萎缩,雌激素水平急剧下降,于月经期前达最低水平。

2.孕激素

卵泡期卵泡不分泌黄体酮,排卵前成熟卵泡的颗粒细胞在 LH 排卵高峰的作用下黄素化,并开始分泌少量黄体酮;排卵后黄体分泌黄体酮逐渐增加,至排卵后 7~8 天黄体成熟时,分泌量达最高峰,以后逐渐下降,到月经来潮时降至卵泡期水平。

3.雄激素

女性雄激素主要来自肾上腺;卵巢也能分泌部分雄激素,包括睾酮、雄烯二酮和脱氢表雄酮。卵巢内泡膜层是合成分泌雄烯二酮的主要部位,卵巢间质细胞和门细胞主要合成与分泌睾酮。排卵前循环中雄激素升高,一方面可促进非优势卵泡闭锁,另一方面可提高性欲。

(五)卵巢性激素的作用

1.雌激素的生理作用

(1)子宫内膜:使内膜间质和腺体增殖和修复。

(2)子宫肌:促进子宫平滑肌细胞的增生肥大,使肌层增厚;增进血运,促使和维持子宫发育;增加子宫平滑肌对缩宫素的敏感性。

(3)宫颈:使宫颈口松弛、扩张,宫颈黏液分泌增加,性状变稀薄,富有弹性易拉成丝状,有利于精子通过。

(4)输卵管:促进输卵管肌层发育及上皮的分泌活动,并可加强输卵管肌节律性收缩的振幅。

(5)阴道上皮:促进阴道上皮基底层细胞增生、分化、成熟及表浅上皮细胞角化,黏膜变厚,并增加细胞内糖原含量,使阴道维持酸性环境。

(6)外生殖器:使阴唇发育、丰满、色素加深。

(7)第二性征:使乳腺管增生,乳头、乳晕着色,促使其他第二性征的发育。

(8)卵巢:协同促性腺激素促使卵泡发育。

(9)下丘脑、垂体:通过对下丘脑和垂体的正负反馈调节,控制促性腺激素的分泌。

(10)代谢作用:促进水钠潴留;促进肝脏高密度脂蛋白合成,抑制低密度脂蛋白合成,降低循环中胆固醇水平,维持血管张力,保持血流稳定;维持和促进骨基质代谢,对肠道钙的吸收,肾脏钙的重吸收及钙盐、磷盐在骨质中沉积均具有促进作用,以维持正常骨质。

2.孕激素的生理作用

孕激素通常在雌激素的作用基础上发挥作用。

(1)子宫内膜:使增殖期子宫内膜转化为分泌期内膜,为受精卵着床及其后的胚胎发育作好准备。

(2)子宫肌:降低子宫平滑肌兴奋性及其对缩宫素的敏感性,从而抑制子宫收缩,有利于胚胎及胎儿宫内生长发育。

(3)宫颈:使宫颈口闭合,黏液变黏稠,形成黏液栓阻塞宫颈口,阻止精子及微生物进入。

(4)输卵管:使输卵管上皮纤毛细胞和管腔黏液的分泌减少,抑制输卵管肌节律性收缩的振幅。

(5)阴道上皮:加快阴道上皮细胞脱落。

(6)乳房:促进乳腺腺泡发育。

(7)下丘脑、垂体:孕激素在月经中期具有增强雌激素对垂体 LH 排卵峰释放的正反馈作用;在黄体期对下丘脑、垂体有负反馈作用,抑制促性腺激素分泌。

(8)代谢作用:促进水钠排泄。

(9)体温:黄体酮对体温调节中枢具有兴奋作用,可使基础体温(basal body temperature, BBT)在排卵后升高 0.3 ℃～0.5 ℃。临床上可以此作为判断是否排卵、排卵日期及黄体功能的标志之一。

(10)孕激素与雌激素的协同和拮抗作用:一方面,孕激素在雌激素作用的基础上,进一步促使女性生殖器和乳房的发育,为妊娠准备条件,二者有协同作用;另一方面,雌激素和孕激素又有拮抗作用,雌激素促进子宫内膜增生及修复,孕激素则限制子宫内膜增生,并使增生的子宫内膜转化为分泌期。其他拮抗作用表现在子宫收缩、输卵管蠕动、宫颈黏液变化、阴道上皮细胞角化和脱落以及水钠潴留与排泄等方面。

3.雄激素的生理作用

(1)对女性生殖系统的影响:自青春期开始,雄激素分泌增加,促使阴蒂、阴唇和阴阜的发育,促进阴毛、腋毛的生长。但雄激素过多会对雌激素产生拮抗作用,如减缓子宫及其内膜的生长和增殖,抑制阴道上皮的增生和角化。长期使用雄激素,可出现男性化的表现。雄激素还与性欲有关。

(2)对机体代谢功能的影响:雄激素能促进蛋白合成,促进肌肉生长,并刺激骨髓中红细胞的增生。在性成熟期前,促使长骨骨基质生长和钙的保留;性成熟后可导致骨骺的关闭,使生长停止。可促进肾远曲小管对水、钠的重吸收并保留钙。

(六)甾体激素的作用机制

甾体激素具有脂溶性,主要通过扩散方式进入细胞内,与胞浆受体结合,形成激素-胞浆受体复合物。靶细胞胞浆中存在的甾体激素受体是蛋白质,与相应激素结合具有很强的亲和力和专一性。当激素进入细胞内与胞浆受体结合后,受体蛋白发生构型变化和热休克蛋白(HSP)解离,从而使激素-胞浆受体复合物获得进入细胞核内的能力,并由胞浆转移至核内,与核内受体结合,形成激素-核受体复合物,从而引发 DNA 的转录过程,生成特异的 mRNA,在胞浆核糖体内翻译,生成蛋白质,发挥相应的生物效应。

三、卵巢分泌的多肽物质

卵巢除分泌甾体激素外,还分泌一些多肽激素、细胞因子和生长因子。

(一)多肽激素

在卵泡液中可分离到三种多肽,根据它们对 FSH 产生的影响不同,分为抑制素、激活素和卵泡抑制素(follistatin,FS)。它们既来源于卵巢颗粒细胞,也产生于垂体促性腺细胞,与卵巢甾体激素系统一样,构成调节垂体促性腺激素合成与分泌的激活素-抑制素-卵泡抑制素系统。

1.抑制素

有两个不同的亚单位(α 和 β)通过二硫键连接,β 亚单位再分为 β_A 和 β_B,形成抑制素 A($\alpha\beta_A$)和抑制素 B($\alpha\beta_B$)。它的主要生理作用是选择性地抑制垂体 FSH 的产生,包括 FS 的合成和分泌,另外,它也能增强 LH 的活性。

2.激活素

由抑制素的两个 β 亚单位组成,形成激活素 A($\beta_A\beta_A$)、激活素 AB($\beta_A\beta_B$)和激活素 B($\beta_B\beta_B$)。近年来发现激活素还有其他亚单位,如 βc、βd、βe 等。激活素主要在垂体局部通过自分泌作用,增加垂体细胞的 GnRH 受体数量,提高垂体对 GnRH 的反应性,从而刺激 FSH 的产生。

3.卵泡抑制素

卵泡抑制素是一个高度糖基化的多肽,它与抑制素和激活素的 β 亚单位具有亲和力。激活素与之结合后,失去刺激 FSH 产生的能力。卵泡抑制素的主要功能是通过自分泌/旁分泌作用,抑制 FSH 的产生。

(二)细胞因子和生长因子

白细胞介素-1、肿瘤坏死因子-α、胰岛素样生长因子、血管内皮生长因子、表皮生长因子、成纤维细胞生长因子、转化生长因子、血小板衍生生长因子等细胞因子和生长因子通过自分泌或旁分泌形式也参与卵泡生长发育的调节。

(代　艳)

第三节　生殖器其他部位周期调节

在卵巢性激素周期性作用下,阴道黏膜、宫颈黏液、输卵管以及乳房组织也发生相应性变化。

一、阴道黏膜周期性变化

月经周期中阴道黏膜上皮呈现周期性变化,以阴道上段最为明显。排卵前,阴道上皮在雌激素的作用下,底层细胞增生,逐渐演变成中层与表层细胞,使阴道黏膜增厚;表层细胞角化程度增高,至排卵期程度最高;细胞内糖原含量增多,经阴道内的乳酸杆菌分解成乳酸,使阴道内保持酸性环境,从而抑制了致病菌的繁殖。排卵后在孕激素作用下,阴道表层细胞脱落。临床上可借助阴道脱落细胞的变化了解体内雌激素水平和有无排卵。

二、宫颈黏液周期性变化

宫颈黏膜腺细胞分泌的黏液在卵巢性激素的影响下也有明显的周期性改变。雌、孕激素可调节宫颈黏膜腺细胞的分泌功能。月经来潮后,体内雌激素水平降低,此时宫颈管分泌的黏液量很少。随着雌激素水平提高,黏液分泌量不断增加,至排卵期宫颈分泌的黏液变得非常稀薄、透明,拉丝度可达 10 cm 以上。宫颈黏液涂片干燥后置于显微镜下检查,可见羊齿植物叶状结晶。这种结晶在月经周期第 6~7 天即可出现,到排卵期结晶形状最清晰而典型。排卵后受孕激素影响,黏液分泌量逐渐减少,质地变黏稠而浑浊,拉丝度差,易断裂。涂片检查可发现结晶逐渐模糊,至月经周期第 22 天左右完全消失,而代之以排列成行的椭圆体。临床上根据宫颈黏液检查,可了解卵巢的功能状态。

宫颈黏液是含有糖蛋白、血浆蛋白、氯化钠和水分的水凝胶。宫颈黏液中的氯化钠含量在月经周期中发生明显变化。在月经前后,氯化钠含量仅占黏液干重的 2%~20%,而排卵期则为 40%~70%。由于黏液是等渗的,排卵期宫颈黏液氯化钠比例的增加使其水分亦相应增加,故排卵期的宫颈黏液稀薄而量多。宫颈黏液中的糖蛋白排列成网状。近排卵时,在雌激素影响下网眼变大,以适宜精子通过。雌、孕激素的作用使宫颈在月经周期中对精子穿透发挥生物阀的作用。

三、输卵管周期性变化

输卵管的形态及功能在雌、孕激素作用下同样发生周期性变化。在雌激素的作用下,输卵管黏膜上皮纤毛细胞生长,体积增大;非纤毛细胞分泌增加,为卵子提供运输和种植前的营养物质。雌激素还促进输卵管的发育及加强输卵管肌层节律性收缩的振幅。孕激素则能抑制输卵管收缩的振幅,并可抑制输卵管黏膜上皮纤毛细胞的生长,降低分泌细胞分泌黏液的能力。在雌、孕激素的协同作用下,受精卵才能通过输卵管正常到达子宫腔。

四、乳房周期性变化

雌激素促进乳腺管增生,而孕激素则促进乳腺小叶及腺泡生长。某些女性在经前期有乳房肿胀和疼痛感,可能是由于乳腺管的扩张、充血以及乳房间质水肿所致。由于雌、孕激素撤退,月经来潮后上述症状大多消退。

（高清丽）

第四节　月经周期调节

女性生殖系统周期性变化是其重要的生理特点,而月经是该变化的重要标志。月经周期调节是一个非常复杂的过程,主要涉及下丘脑、垂体和卵巢。下丘脑分泌促性腺激素释放激素通过调节垂体促性腺激素的分泌来调控卵巢功能。卵巢分泌的性激素对下丘脑-垂体又有反馈调节作用。下丘脑、垂体与卵巢之间相互调节、相互影响,形成一个完整而协调的神经内分泌系统,称为下丘脑-垂体-卵巢轴(hypothalamic-pituitary-ovarian axis,HPO)。除下丘脑、垂体和卵巢激素之间的相互调节外,抑制素-激活素-卵泡抑制素系统也参与 HPO 对月经周期的调节。此外,HPO 的神经内分泌活动还受到大脑高级中枢的影响。

一、下丘脑促性腺激素释放激素

促性腺激素释放激素(gonadotropin-releasing hormone,GnRH)是下丘脑弓状核神经细胞分泌的一种十肽激素,通过垂体门脉系统输送到腺垂体,其生理功能是调节垂体促性腺激素的合成和分泌。其分泌特征是脉冲式释放,脉冲频率为 60～120 分钟,其频率与月经周期时相有关。正常月经周期的生理功能和病理变化均伴有相应的 GnRH 脉冲式分泌模式变化。GnRH 的脉冲式释放可调节 LH/FSH 的比值。脉冲频率减慢时,血中 FSH 水平升高,LH 水平降低,从而导致 LH/FSH 比值下降;频率增加时,LH/FSH 比值升高。

下丘脑是 HPO 的启动中心,GnRH 的分泌受垂体促性腺激素和卵巢性激素的反馈调节,包括起促进作用的正反馈和起抑制作用的负反馈调节。反馈调节包括长反馈、短反馈和超短反馈三种。长反馈指卵巢分泌到循环中的性激素对下丘脑的反馈作用;短反馈是指垂体激素对下丘脑 GnRH 分泌的负反馈调节;超短反馈是指 GnRH 对其本身合成的负反馈调节。这些激素反馈信号和来自神经系统高级中枢的神经信号一样,通过多种神经递质,包括去甲肾上腺素、多巴胺、内啡肽、5-羟色胺和降黑素等调节 GnRH 的分泌。去甲肾上腺素促进 GnRH 的释放,内源性

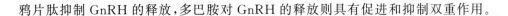

鸦片肽抑制 GnRH 的释放,多巴胺对 GnRH 的释放则具有促进和抑制双重作用。

二、垂体生殖激素

腺垂体分泌的直接与生殖有关的激素有促性腺激素和催乳激素。

(一)促性腺激素

腺垂体的促性腺激素细胞分泌卵泡刺激素(follicle-stimulating hormone,FSH)和黄体生成素(lute inizing hormone,LH)。它们对 GnRH 的脉冲式刺激起反应,自身亦呈脉冲式分泌,并受卵巢性激素和抑制素的调节。FSH 和 LH 均为糖蛋白激素,皆由 α 与 β 两个亚单位肽链以共价键结合而成。它们的 α 亚基结构相同,β 亚基结构不同。β 亚基是决定激素特异抗原性和特异功能的部分,但必须与 α 亚基结合成完整分子才具有生物活性。人类的促甲状腺激素(TSH)和人绒毛膜促性腺激素(HCG)也均由 α 和 β 两个亚单位组成。这四种糖蛋白激素的 α 亚单位中的氨基酸组成及其序列基本相同,它们的免疫反应也基本相同,各激素的特异性均存在于 β 亚单位。

FSH 是卵泡发育必需的激素,其主要生理作用包括:①直接促进窦前卵泡及窦状卵泡颗粒细胞增殖与分化,分泌卵泡液,使卵泡生长发育;②激活颗粒细胞芳香化酶,合成与分泌雌二醇;③在前一周期的黄体晚期及卵泡早期,促使卵巢内窦状卵泡群的募集;④促使颗粒细胞合成分泌 IGF 及其受体、抑制素、激活素等物质,并与这些物质协同作用,调节优势卵泡的选择与非优势卵泡的闭锁退化;⑤在卵泡期晚期与雌激素协同,诱导颗粒细胞生成 LH 受体,为排卵及黄素化作准备。

LH 的生理作用包括:①在卵泡期刺激卵泡膜细胞合成雄激素,主要是雄烯二酮,为雌二醇的合成提供底物;②排卵前促使卵母细胞最终成熟及排卵;③在黄体期维持黄体功能,促进孕激素、雌二醇和抑制素 A 的合成与分泌。

(二)催乳激素(prolactin,PRL)

PRL 是由腺垂体的催乳细胞分泌的由 198 个氨基酸组成的多肽激素,具有促进乳汁合成功能。其分泌主要受下丘脑释放入门脉循环的多巴胺(PRL 抑制因子)抑制性调节。促甲状腺激素释放激素(TRH)亦能刺激 PRL 的分泌。由于多巴胺与 GnRH 对同一刺激或抑制作用常同时发生效应,因此,当 GnRH 的分泌受到抑制时,可出现促性腺激素水平下降,而 PRL 水平上升,临床表现为闭经泌乳综合征。另外,由于 TRH 升高,可使一些甲状腺功能减退的妇女出现泌乳现象。

三、卵巢性激素的反馈调节

卵巢分泌的雌、孕激素对下丘脑-垂体的反馈调节作用如下。

(一)雌激素

雌激素对下丘脑产生负反馈和正反馈两种作用。在卵泡期早期,一定水平的雌激素负反馈作用于下丘脑,抑制 GnRH 释放,并降低垂体对 GnRH 的反应性,从而实现对垂体促性腺激素脉冲式分泌的抑制。在卵泡期晚期,随着卵泡的发育成熟,当雌激素的分泌达到阈值(≥200 pg/mL)并维持 48 小时以上,雌激素即可发挥正反馈作用,刺激 LH 分泌高峰。在黄体期,协同孕激素对下丘脑有负反馈作用。

(二)孕激素

在排卵前,低水平的孕激素可增强雌激素对促性腺激素的正反馈作用。在黄体期,高水平的孕激素对促性腺激素的脉冲分泌产生负反馈抑制作用。

四、月经周期调控过程

(一)卵泡期

在一次月经周期的黄体萎缩后,雌、孕激素和抑制素 A 水平降至最低,对下丘脑和垂体的抑制解除,下丘脑又开始分泌 GnRH,使垂体 FSH 分泌增加,促进卵泡发育,分泌雌激素,子宫内膜发生增生期变化。随着雌激素逐渐增加,其对下丘脑的负反馈增强,抑制下丘脑 GnRH 的分泌,加之抑制素 B 的作用,使垂体 FSH 分泌减少。随着卵泡逐渐发育,接近成熟时卵泡分泌的雌激素达到200 pg/mL 以上,并持续 48 小时,即对下丘脑和垂体产生正反馈作用,形成 LH 和 FSH 峰,两者协同作用,促使成熟卵泡排卵。

(二)黄体期

排卵后循环中 LH 和 FSH 均急剧下降,在少量 LH 和 FSH 作用下,黄体形成并逐渐发育成熟。黄体主要分泌孕激素,也分泌雌二醇,使子宫内膜发生分泌期变化。排卵后第 7～8 天循环中孕激素达到高峰,雌激素亦达到又一高峰。由于大量孕激素和雌激素以及抑制素 A 的共同负反馈作用,又使垂体 LH 和 FSH 分泌相应减少,黄体开始萎缩,雌、孕激素分泌减少,子宫内膜失去性激素支持,发生剥脱而月经来潮。雌、孕激素和抑制素 A 的减少解除了对下丘脑和垂体的负反馈抑制,FSH 分泌增加,卵泡开始发育,下一个月经周期重新开始,如此周而复始。

月经周期主要受 HPO 的神经内分泌调控,同时也受抑制素-激活素-卵泡抑制素系统的调节,此外,其他腺体内分泌激素对月经周期也有影响。HPO 的生理活动还受大脑皮层神经中枢的调节,如外界环境、精神因素等均可影响月经周期。大脑皮层、下丘脑、垂体和卵巢任何一个环节发生障碍,都会引起卵巢功能紊乱,导致月经失调。

(高清丽)

第五节 其他内分泌腺对生殖系统的影响

机体其他内分泌腺及前列腺素也对生殖系统产生影响,尤以肾上腺和甲状腺最为明显。

一、肾上腺

除卵巢外,肾上腺是合成并分泌甾体激素最重要的器官。它不仅具有合成和分泌糖皮质激素、盐皮质激素的功能,还能合成和分泌少量雄激素和极微量雌激素、孕激素。肾上腺皮质是女性雄激素的主要来源。少量雄激素为正常妇女的阴毛、腋毛、肌肉和全身发育所必需。若雄激素分泌过多,可抑制下丘脑分泌 GnRH,并对抗雌激素的作用,使卵巢功能受到抑制而出现闭经及男性化表现。多囊卵巢综合征的病因之一即为肾上腺源性的雄激素过多所致。先天性肾上腺皮质增生症患者存在 21-羟化酶缺陷,皮质激素合成不足,引起促肾上腺皮质激素(ACTH)代偿性增加,促使肾上腺皮质网状带雄激素分泌过多,导致女性男性化或女性假两性畸形。

二、甲状腺

甲状腺分泌的甲状腺素(thyroxine,T_4)和三碘甲状腺原氨酸(triiodothyronine,T_3)受下丘脑分泌的 TRH 调控。T_4 和 T_3 不仅参与机体各种物质的新陈代谢,还对性腺的发育成熟、维持正常月经和生殖功能具有重要影响。如甲状腺功能减退发生在青春期之前,可表现为性发育障碍、原发性闭经、月经初潮延迟等;如发生在青春期之后,则表现为月经过少、稀发,甚至闭经。患者多合并不孕,自然流产和畸胎发生率增加。甲状腺功能轻度亢进时甾体激素分泌与释放增加,子宫内膜过度增生,临床表现为月经过多、过频,甚至发生功能失调性子宫出血。当甲状腺功能亢进进一步加重时,甾体激素的分泌、释放及代谢等过程受到抑制,临床表现为月经稀发、月经减少,甚至闭经。

三、胰腺

胰岛素不仅参与糖代谢,而且对维持正常的卵巢功能有重要影响。胰岛素依赖型糖尿病患者常伴有卵巢功能低下。胰岛素拮抗的高胰岛素血症患者,过多的胰岛素将促进卵巢产生过多雄激素,从而发生高雄激素血症,导致月经失调,甚至闭经。

四、前列腺素

前列腺素(prostaglandin,PG)广泛存在于机体组织和体液中,含量极微,而效应很强。PG在卵巢、输卵管黏膜、子宫内膜及月经血中均有分布,对女性生殖功能有一定影响。

(一)对下丘脑-垂体功能的影响

PG 有诱发释放 GnRH、LH 的功能。

(二)对卵巢功能的影响

PG 可促使卵泡发育、卵巢激素分泌、诱发排卵、参与黄体维持及溶解过程。

(三)对月经的影响

子宫内膜能合成 PG,其含量随月经周期而异。其中前列腺素 $F_{2\alpha}$($PGF_{2\alpha}$)可引起子宫收缩,而前列腺素 E_2(PGE_2)则可抑制子宫收缩。研究发现 $PGF_{2\alpha}$ 能促使子宫内膜螺旋小动脉收缩,加速内膜缺血、坏死及血管断裂,因此,月经来潮可能与 $PGF_{2\alpha}$ 密切相关。原发性痛经妇女经血中 $PGF_{2\alpha}$ 含量较正常妇女增高,可能是痛经的原因之一。

(四)对子宫肌的影响

PG 对子宫肌的作用,因 PG 的类型和子宫生理状态而异。前列腺素 E(PGE)能使非妊娠子宫肌松弛,妊娠子宫肌收缩;PGF 则使非妊娠及妊娠子宫肌均收缩。

(五)对分娩的影响

妊娠期,羊水中含有多种 PG。在分娩过程中,子宫收缩时,羊水和母体静脉血中 PG 浓度升高,子宫收缩间歇期 PG 浓度则下降,妊娠子宫尤其近分娩期子宫对 PG 极为敏感,提示 PG 可能为参与分娩发动的重要体液因素。另外,在分娩时,宫颈特异性产生大量 PGE_2,尤其在宫颈成熟过程中,PGE_2 明显增加,提示 PGE_2 可能在宫颈成熟中起较大作用。

(六)对输卵管的影响

输卵管黏膜内含有高浓度的 PG。前列腺素 F(PGF)促进输卵管收缩,而 PGE 则抑制其收缩。PG 通过影响输卵管的活动来调节卵子运输。

(高清丽)

第三章

妇产科疾病常见症状

第一节 白带异常

　　白带是由阴道黏膜渗出液、宫颈管、子宫内膜及输卵管黏膜腺体分泌物混合而成,正常白带呈白色稀糊状或蛋清样,高度黏稠,无腥臭味,量少。白带量多少与雌激素相关:月经前后2～3天量少,排卵期增多,青春期前、绝经后少,妊娠期量多。生殖道炎症或肿瘤时,白带量明显增多且特点有改变。

一、原因

　　白带异常主要见于两类疾病:生殖器炎症和生殖器肿瘤。

(一)生殖器炎症

　　阴道炎(较常见的有滴虫阴道炎、假丝酵母菌阴道炎、细菌性阴道症、萎缩性阴道炎),宫颈炎,盆腔炎等。

(二)生殖器肿瘤

　　子宫黏膜下肌瘤、阴道癌、宫颈癌、子宫内膜癌、输卵管癌等。

(三)其他

　　阴道腺病、卵巢功能失调、阴道内异物、放置宫内节育器等。

二、鉴别要点

(一)灰黄色或黄白色泡沫状稀薄白带

　　此为滴虫阴道炎的特征,多伴外阴瘙痒。

(二)凝乳或豆渣样白带

　　此为假丝酵母菌阴道炎的特征,多伴外阴奇痒或灼痛。

(三)灰白色匀质白带

　　此常见于细菌性阴道症,有鱼腥味,可伴外阴瘙痒。

(四)透明黏性白带

　　外观正常,量明显增多,应考虑卵巢功能失调、阴道腺病或宫颈高分化腺癌。

（五）脓性白带

此为细菌感染所致，色黄或黄绿，黏稠，有臭味，可见于阴道炎、急性宫颈炎及宫颈管炎、宫腔积脓、阴道内异物、阴道癌或宫颈癌并发感染。

（六）血性白带

血性白带是指白带中混有血液，血量多少不定，可考虑宫颈癌、子宫内膜癌、宫颈息肉、子宫黏膜下肌瘤、放置宫内节育器等。

（七）水样白带

水样白带是指持续流出淘米水样白带，具奇臭者，一般为晚期宫颈癌。间断性排出清澈黄红色水样白带，应考虑为输卵管癌。

（高清丽）

第二节　外阴瘙痒

外阴瘙痒是多种不同病变引起的一种症状，但也可能发生在正常妇女。严重时影响生活、工作和休息。

一、病因

（一）局部原因

1.阴道分泌物刺激

患有慢性宫颈炎及各种阴道炎时，由于其分泌物增多刺激外阴部皮肤而常引起外阴瘙痒，滴虫性阴道炎和假丝酵母菌性阴道炎是引起外阴瘙痒的最常见原因。

2.外阴营养不良

外阴发育营养不良者，其外阴瘙痒难忍。

3.不良卫生习惯

不注意外阴清洁，经血、大小便等长期刺激，月经垫不洁及穿不透气的化纤内裤等，均能诱发外阴瘙痒。

4.化学物品、药品刺激及过敏

肥皂、避孕套、某些药物等的直接刺激或过敏，均能引起外阴瘙痒。

5.其他

阴虱、疥疮、疱疹、尖锐湿疣、外阴湿疹、蛲虫感染等亦能引起外阴瘙痒。

（二）全身原因

糖尿病及黄疸患者尿液对外阴皮肤的刺激，维生素缺乏，尤其是维生素 A、B 族维生素的缺乏，妊娠期肝内胆汁淤积病，妊娠期或经前期外阴部充血等均可引起外阴不同程度的瘙痒。另有部分患者虽外阴瘙痒十分严重，但原因不明，可能与精神或心理方面因素有关。

二、临床表现及诊断

主要症状是外阴瘙痒，瘙痒多位于阴蒂、大小阴唇、会阴、肛周。一般在夜间或食用刺激性食物或经期加重。瘙痒程度因个体及病因不同而有差异。局部检查可见局部潮红或有抓痕,或皮肤粗糙及色素减退等。有时继发感染。诊断时应详细询问病史,进行局部检查及必要的化验,尽可能查出病因。

三、治疗

(一)一般治疗

保持外阴皮肤清洁、干燥,切忌搔抓。不用热水烫洗,忌用肥皂,有感染时可用高锰酸钾液坐浴。内裤应宽松透气。

(二)病因治疗

积极治疗引起外阴瘙痒的疾病,如各种阴道炎、糖尿病等。若有阴虱应剔净阴毛,内裤和被褥要煮洗、消毒,局部应用氧化氨基汞软膏,配偶也应同时治疗。

(三)对病治疗

1.外用药

急性炎症期可用3%硼酸液湿敷,洗后局部涂搽40%氧化锌软膏、炉甘石洗剂等。慢性瘙痒可使用皮质激素或2%苯海拉明软膏涂擦,有止痒作用。

2.内服药

症状严重者,服用镇静、脱敏药物,如氯苯那敏、苯海拉明等。

3.乙醇注射法

对外阴皮肤正常、瘙痒严重、其他疗法无效的难治性患者,可采用纯乙醇皮下注射。

4.中药熏洗

(1)蛇床子散:蛇床子、花椒、明矾、百部、苦参各9～15 g,煎水先熏后坐浴,每天2次,连用10天。

(2)茵苦洗剂:茵陈、苦参各9 g,煎水熏洗。

(3)皮炎洗剂:透骨草9 g,蒲公英、马齿苋、紫花地丁、黄芩、防风、独活、羌活各5 g,艾叶6 g,甘草3 g,煎水熏洗。

(班积芳)

第三节　阴　道　流　血

阴道流血为女性患者就诊时最常见的主诉,指妇女生殖道任何部位的出血,包括宫体、宫颈、阴道和外阴等处。虽然绝大多数出血来自宫体,但无论其源自何处,除正常月经外,均称"阴道流血"。阴道流血也可为凝血功能异常的一种表现,如白血病、再生障碍性贫血、特发性血小板减少性紫癜及肝功能损害等。

一、原因

根据患者年龄及性生活等情况鉴别阴道流血的病因。

(一)若患者为青春期女性

应首先排除卵巢内分泌功能变化引起的子宫出血,包括无排卵性功能失调性子宫出血及排卵性月经失调两类。另外月经间期卵泡破裂,雌激素水平短暂下降也可致子宫出血。

(二)若患者为生育期女性且性生活正常

应首先考虑与妊娠有关的子宫出血,常见的有先兆流产、不全流产、异位妊娠、妊娠滋养细胞疾病、产后胎盘部分残留、胎盘息肉和子宫复旧不全等。其次考虑卵巢内分泌功能变化引起的出血,包括无排卵性和排卵性异常子宫出血,以及月经间期卵泡破裂。最后考虑生殖器炎症,如外阴出血见于外阴溃疡、尿道肉阜等;阴道出血见于阴道溃疡、阴道炎;宫颈出血见于急、慢性宫颈炎,宫颈糜烂,宫颈溃疡,宫颈息肉等;子宫出血见于急、慢性子宫内膜炎,慢性子宫肌炎,急、慢性盆腔炎等;以及生殖器肿瘤,如子宫肌瘤、宫颈癌、子宫内膜癌等。此外,性交所致处女膜或阴道损伤、放置宫内节育器、雌激素或孕激素使用不当(包括含性激素保健品使用不当)也可引起不规则阴道出血。

(三)若患者为绝经过渡期和绝经后女性

应首先排除生殖器肿瘤,如外阴癌、阴道癌、宫颈癌、子宫内膜癌、子宫肉瘤、绒毛膜癌、某些具有内分泌功能的卵巢肿瘤。其次考虑生殖器炎症,如外阴炎、阴道炎、宫颈炎和子宫内膜炎等,以及卵巢内分泌功能变化引起的子宫出血,如无排卵性功能失调性子宫出血。

(四)若患者为儿童期女性

首先排除损伤、异物和外源性性激素等因素,如外阴、阴道骑跨伤、幼女将别针等放入阴道而引起的出血。其次考虑有性早熟或生殖道恶性肿瘤可能。新生女婴出生后数天有少量阴道流血,是因为离开母体后雌激素水平骤然下降、子宫内膜脱落所致。

(五)与全身疾病有关的阴道流血

如白血病、再生障碍性贫血、特发性血小板减少性紫癜及肝功能损害等均可导致子宫出血。

二、临床表现

阴道流血的形式有以下几种。

(一)经量增多

月经周期基本正常,但经量多(>80 mL)或经期延长,为子宫肌瘤的典型症状,其他如子宫腺肌病、排卵性月经失调、放置宫内节育器,均可有经量增多。

(二)周期不规则的阴道流血

多为无排卵性功能失调性子宫出血,但围绝经期妇女应注意排除早期子宫内膜癌。性激素药物应用不当或使用避孕药后也会引起周期不规则阴道流血。

(三)无任何周期可辨的长期持续阴道流血

多为生殖道恶性肿瘤所致,首先应考虑宫颈癌或子宫内膜癌的可能。

(四)停经后阴道流血

若患者为育龄妇女,伴或不伴有下腹疼痛、恶心等症状,应首先考虑与妊娠有关的疾病,如流产、异位妊娠、葡萄胎等;若患者为青春期无性生活史女性或围绝经期女性,多为无排卵性功能失调性子宫出血,但应排除生殖道恶性肿瘤。

(五)阴道流血伴白带增多

一般应考虑晚期宫颈癌、子宫内膜癌或子宫黏膜下肌瘤伴感染。

(六)接触性出血

于性交后或阴道检查后立即有阴道出血,色鲜红,量可多可少,应考虑急性宫颈炎、早期宫颈癌、宫颈息肉或子宫黏膜下肌瘤可能。

(七)月经间期出血

发生于下次月经来潮前 14~15 天,历时 3~4 天,一般出血量少于月经量,偶可伴有下腹疼痛和不适。此类出血是月经间期卵泡破裂、雌激素水平暂时下降所致,又称排卵期出血。

(八)经前或经后点滴出血

月经来潮前数天或来潮后数天持续少量阴道流血,常淋漓不尽。可见于排卵期月经失调或为放置宫内节育器的不良反应。此外,子宫内膜异位病亦可能出现类似情况。

(九)绝经多年后阴道流血

一般流血量较少,历时 2~3 天即净,多为绝经后子宫内膜脱落引起的出血或萎缩性阴道炎;若流血量较多,流血持续不净或反复阴道流血,应考虑子宫内膜癌的可能。

(十)间歇性阴道排出血性液体

应警惕有输卵管癌可能。

(十一)外伤后阴道流血

常见于骑跨伤后,流血量可多可少。

(林少杰)

第四节 下 腹 疼 痛

下腹疼痛是女性疾病常见的临床症状之一,是盆腔脏器器质性病变或功能紊乱的信号,也是促使患者就医的警钟和临床诊断的重要线索,临床上按起病急缓与病程长短可分为急性或慢性腹痛两大类型。

一、病史采集要点

(一)起病的急缓或诱因

生育年龄女性出现停经、阴道出血、反复下腹隐痛后突然出现撕裂样剧痛,应想到输卵管妊娠破裂或流产可能,若同时伴有腹腔内出血表现者更应考虑宫外孕。停经后伴阵发性下腹痛,与流产、早产或分娩关系较大。体位改变后出现下腹痛,卵巢肿瘤或浆膜下子宫肌瘤蒂扭转可能性大。卵巢肿瘤做妇科检查时,突然下腹剧痛,复查肿瘤缩小或消失,注意有肿瘤破裂。在行人工流产等宫内操作时,突然出现下腹痛,应考虑子宫穿孔。在分娩过程中,先露下降受阻,产程延长,出现下腹痛,考虑子宫破裂。起病缓慢而逐渐加剧者,多为内生殖器炎症或恶性肿瘤所引起。子宫肌瘤合并妊娠,在妊娠期或产褥期出现剧烈下腹痛及发热时多为子宫肌瘤红色变性。

(二)腹痛的部位

下腹正中疼痛多为子宫引起。一侧下腹痛多为该侧卵巢囊肿蒂扭转、破裂或输卵管卵巢炎症及异位妊娠流产或破裂。右侧下腹痛应排除急性阑尾炎。双侧下腹痛常见于子宫附件炎性病变。整个下腹痛甚至全腹痛见于卵巢囊肿破裂、输卵管破裂或盆腔腹膜炎时。

（三）腹痛性质

炎症或腹腔内积液多为持续性钝痛；晚期肿瘤产生顽固性疼痛；阵发性绞痛多为子宫或输卵管等空腔器官收缩所致；输卵管或卵巢肿瘤破裂可引起撕裂性锐痛。

（四）下腹痛的时间

痛经或子宫内膜异位病多在经期出现下腹痛；无月经来潮伴下腹周期性疼痛，多为经血潴留或人工流产术后宫颈、宫腔粘连所致；排卵所致下腹痛多发生在两次月经中间。

（五）腹痛放射部位

一侧子宫附件病变，其疼痛可放射至同侧腹股沟及大腿内侧；放射至肩部考虑为腹腔内出血，为出血刺激膈肌的膈神经所致；放射至腰骶部多为宫颈、子宫病变所致。

二、体格检查重点

（一）全身检查

血压、脉搏、呼吸、体温、面色、心肺及姿势等。

（二）腹部检查

视诊时腹部肿胀形似蛙腹，多为腹水；下腹正中隆起主要是子宫或巨大卵巢肿瘤；触诊时注意肿瘤的大小、质地、压痛、活动度及边界；急性盆腔炎时腹肌紧张，下腹明显压痛及反跳痛，叩诊了解有无移动性浊音及肠管鼓音所在处。听诊用于肠鸣音、胎盘杂音、脐血流音及胎心音的鉴别。

（三）妇科检查

利用双合诊、三合诊或肛腹诊，了解阴道分泌物颜色，有无异味，阴道后穹隆是否饱满，宫颈是否充血及举痛，宫颈口是否扩张或组织嵌顿，子宫位置、大小、质地及有无压痛，附件有无肿块及压痛。

三、实验室与辅助检查

（1）血常规：血红细胞或血红蛋白是否下降，了解贫血程度及内出血情况，有炎症者血白细胞升高或核左移。

（2）尿妊娠试验或血 β-HCCT 检查，排除与妊娠有关的疾病。

（3）腹腔穿刺或阴道后穹隆穿刺确定有无腹腔内出血，怀疑为恶性肿瘤时，穿刺液送检找癌细胞，穿刺液为脓性液体时应考虑为炎症引起，送病原体培养加药敏。

（4）B超显示盆腔实性、囊实性或囊性包块，子宫腔或宫外的胎心搏动可确诊为宫内妊娠或宫外孕。

（5）部分下腹痛的病因，在腹腔镜下才能明确，必要时在腹腔镜下行手术治疗。

（6）放射线检查、诊断性刮宫等在下腹痛病因诊断中起一定作用。

四、常见疾病诊断

（一）急性下腹疼痛伴休克

1.异位妊娠

异位妊娠是指受精卵在子宫腔以外着床，又称为宫外孕。

（1）症状体征特点：①停经、腹痛、阴道出血。②早孕反应。少数患者可能出现。③面色苍白、血压下降、脉搏细速、下腹膨隆,腹部压痛及反跳痛,以病变侧为甚,移动性浊音阳性。④妇科检查见后穹隆饱满、触痛明显,宫颈有举痛,子宫增大但较停经时间为小,子宫有漂浮感,病变侧附件可触及肿块,有压痛。

(2)辅助检查:①妊娠试验阳性。②腹腔穿刺或后穹隆穿刺抽出不凝固血。③超声检查、腹腔镜检查、诊断性刮宫。

(3)诊断鉴别要点:①停经、腹痛、不规则阴道出血是异位妊娠常见三联征。②结合妊娠试验和超声检查即可确诊。

2.卵巢滤泡或黄体破裂

卵巢滤泡或黄体由于某种原因引起包壁破损、出血时,可引起腹痛,严重者可发生剧烈腹痛或休克。

(1)症状体征特点:①腹痛一般在月经中、后期突然出现一侧下腹剧痛,无停经、阴道出血史。②症状轻者腹部压痛不明显;重者腹痛明显,伴有恶心、呕吐、头晕、出冷汗、晕厥、休克、腹部压痛、反跳痛,以病侧明显,移动性浊音阳性。③妇科检查见后穹隆饱满、触痛明显,宫颈有举痛,子宫正常大小,病变侧附件可触及肿块,有压痛。

(2)辅助检查:①妊娠试验阴性。②腹腔穿刺或后穹隆穿刺抽出不凝固血。③超声检查、腹腔镜检查。

(3)诊断鉴别要点:根据有无停经史、有无不规则阴道出血、妊娠试验结果可与异位妊娠进行鉴别。

3.侵蚀性葡萄胎或绒毛膜癌子宫自发性穿孔

侵蚀性葡萄胎或绒毛膜癌子宫自发性穿孔是由侵蚀性葡萄胎或绒毛膜癌侵犯子宫肌层所致。

(1)症状体征特点:①常突然出现下腹剧痛,伴肛门坠胀感、恶心、呕吐。②停经史,早孕反应较重,不规则阴道出血。贫血貌,腹部膨隆,压痛、反跳痛明显,移动性浊音阳性。③妇科检查见宫颈举痛明显,子宫明显大于停经月份,质软,轮廓不清,子宫压痛明显,可能在附件区扪及囊性肿块。

(2)辅助检查:①血、尿人绒毛膜促性腺激素(HCCT)值异常升高。②超声、CT、MRI、X 线检查。

(3)诊断鉴别要点:①本病患者有先行病史,如葡萄胎、流产、足月产史。②有其他转移灶的症状和体征,妇科检查子宫异常增大,人绒毛膜促性腺激素(HCCT)异常升高,因此应与异位妊娠鉴别。

4.出血性输卵管炎

急性输卵管炎时,如发生输卵管间质层出血,突破黏膜上皮进入管腔,由伞端流入腹腔,引起腹腔内出血,称为出血性输卵管炎。

(1)症状体征特点:①突然出现下腹疼痛、阴道出血、肛门坠胀,伴发热、白带增多。②多数患者有分娩、流产、宫腔操作史。体温升高,下腹压痛、反跳痛明显,移动性浊音阳性。③妇科检查见白带较多,宫颈举痛明显,附件区扪及条索状肿块。

(2)辅助检查:①妊娠试验阴性,血红蛋白指数下降,白细胞和中性粒细胞指数升高。②后穹隆穿刺,腹腔镜检查。

(3)诊断鉴别要点:①本病可发生于月经周期的任何时期,无停经史,有附件炎史,有发热、腹痛、白带增多等炎症表现,为其特点。②腹腔镜检查或剖腹探查可确诊。

5.急性盆腔炎伴感染性休克

急性盆腔炎的感染多数为混合性感染,其中厌氧菌感染所产生的内毒素是引起感染性休克的主要原因。

(1)症状体征特点:①下腹痛加剧。压痛、反跳痛及肌紧张明显,肠鸣音减弱或消失。②有急性盆腔炎的症状和体征。寒战,高热,体温不升,伴面色苍白、四肢厥冷等休克症状。有少尿、无尿等肾衰竭症状。③妇科检查见宫颈举痛明显,子宫及双侧附件区触痛明显,可在附件区触及囊性肿块。

(2)辅助检查:①血白细胞、中性粒细胞指数升高,并可出现中毒颗粒。②血或病灶分泌物细菌培养可找到致病菌。

(3)诊断鉴别要点:①本病盆腔炎症史明确,随病情发展腹痛加剧,继而出现休克的症状和体征。②辅助检查有感染迹象为本病的特点。

6.肠系膜血液循环障碍

肠系膜血液循环障碍可导致肠管缺血坏死,多发生于肠系膜动脉。

(1)症状体征特点:①突然发生剧烈腹部绞痛,持续性,止痛剂不能缓解,恶心、呕吐频繁。②起病早期腹软、腹部平坦,可有轻度压痛,肠鸣音活跃或正常;随着肠坏死和腹膜炎的发展,腹胀明显,肠鸣音消失,腹部压痛、反跳痛及肌紧张明显,并出现呕血和血便。③严重者症状和体征不相称为本病的特点,但血管闭塞范围广泛者可较早出现休克。

(2)辅助检查:①腹腔穿刺可抽出血性液体。表现为血液浓缩,白细胞计数升高。②腹部放射线检查见大量肠胀气,腹腔有大量渗出液;放射线平片显示肠管扩张、肠腔内有液平面。③选择性动脉造影显示闭塞的血管。

(3)诊断鉴别要点:①早期主要表现为突发脐周剧烈腹痛,恶心、呕吐频繁而腹部体征轻微。②盆腔检查无异常发现,较少阳性体征与剧烈的持续性绞痛症状不符合,为本病特征性表现。

(二)急性下腹疼痛伴发热

1.急性化脓性子宫内膜炎

急性化脓性子宫内膜炎多为由链球菌、葡萄球菌及大肠埃希菌等化脓性细菌感染所致的子宫内膜急性化脓性炎症。

(1)症状体征特点:①多见于分娩、流产及其他宫腔手术后。②术后即感下腹痛,继而出现畏寒、寒战、发热、全身乏力、出汗,下腹持续性疼痛,逐渐加重。③阴道分泌物增多,呈脓性或血性,有臭味。④妇科检查见阴道内及宫颈口大量脓性或血性带臭味的分泌物,宫颈有举痛,宫体增大且压痛明显。

(2)辅助检查:①血白细胞及中性粒细胞增多。②宫腔分泌物培养找到致病菌。

(3)诊断鉴别要点:①起病前有宫腔手术、经期性交或分娩史。②下腹痛,发热,白带增多呈脓性或脓血性,有臭味,妇科检查子宫压痛明显,为本病特点。

2.急性淋菌性子宫内膜炎

急性淋菌性子宫内膜炎多由阴道淋病向上扩散感染子宫内膜引起的急性炎症。患者多有不洁性生活史。

(1)症状体征特点:①不洁性生活史,起病前有急性尿路炎、宫颈炎、前庭大腺炎等症状。②阴道分泌物为脓性、有臭味,有持续性阴道出血。③下腹绞痛,伴畏寒、发热。④妇科检查见阴道内有大量脓性白带,宫颈中有脓栓堵塞,宫颈举痛明显,宫体增大且有压痛。

(2)辅助检查:①外周血白细胞及中性粒细胞指数增高。②宫腔脓性分泌物涂片或培养可找到革兰阴性双球菌。

(3)诊断鉴别要点:患者有不洁性生活史或有已确诊的淋病史为本病特点。

3.急性输卵管炎

急性输卵管炎指输卵管发生的急性炎症,是一种化脓性病理过程,其病原菌多来自外阴、阴道、子宫,常发生于流产、足月产、月经期或宫内手术后。

(1)症状体征特点:①下腹部两侧剧烈疼痛,压痛、反跳痛,肌紧张。②常发生于流产、足月产、月经期及宫腔手术后,白带增多,阴道不规则出血。③轻者低热,重者寒战、高热,甚至发生败血病。④妇科检查见阴道内脓性白带,宫颈举痛,子宫一侧或两侧触痛,可及增粗的输卵管。

(2)辅助检查:①外周血白细胞总数和中性粒细胞增高。②后穹隆穿刺抽出脓液或脓性渗出物,分泌物培养找到致病菌。

(3)诊断鉴别要点:①本病常发生于流产、足月产、月经期及宫腔手术后。②下腹痛为一侧或双侧,妇科检查一侧或双侧附件压痛,输卵管增粗、触痛明显为其典型特征。

4.急性盆腔结缔组织炎

急性盆腔结缔组织炎是指盆腔结缔组织初发的炎症,不是继发于输卵管、卵巢的炎症,是初发于子宫旁的结缔组织,然后再扩展到其他部位。

(1)症状体征特点:①寒战、发热,呈持续高热,转为弛张热,形成脓肿时,反复出现寒战,并出现全身中毒症状。伴恶心、呕吐、腹胀、腹泻、尿频、尿急、尿痛、里急后重及肛门坠胀感。②下腹部弥漫性压痛、反跳痛及肌紧张。持续疼痛,向臀部及两下肢放射。③妇科检查见宫颈举痛,子宫及宫旁组织压痛明显,有增厚感,子宫增大、压痛,活动度受限。

(2)辅助检查:①外周血白细胞总数及中性粒细胞数升高。②高热时血培养偶可培养出致病菌。③后穹隆穿刺抽出脓液。

(3)诊断鉴别要点:①本病有明确的病史,患者有明显的感染性全身症状。②检查示下腹部弥漫性压痛、反跳痛及肌紧张,子宫及宫旁压痛明显,为本病特征性表现。

5.急性阑尾炎

急性阑尾炎是指阑尾发生的急性炎症,常引起下腹痛,当急性阑尾炎的腹痛转移到右下腹时,易与相关的妇产科疾病混淆。

(1)症状体征特点。①转移性右下腹痛:开始为上腹部或全腹、脐周痛,后局限于右下腹部。②发热,伴恶心、呕吐。③体检:右下腹麦氏点压痛、反跳痛及肌紧张,肠鸣音减弱或消失。④妇科检查:生殖器无异常发现。

(2)辅助检查:①外周血白细胞总数及中性粒细胞数升高。②超声检查子宫、附件无异常。

(3)诊断鉴别要点:①本病起病急,腹痛在先,发热在后,有典型的转移性右下腹痛发病经过。②妇科检查无阳性体征为本病特征。

6.子宫肌瘤红色变性

子宫肌瘤红色变性多见于妊娠期或产褥期,是一种特殊类型的坏死,子宫肌瘤发生红色变性时,肌瘤体积迅速改变,发生血管破裂,出血弥散于组织内。

(1)症状体征特点:①有月经过多史或已确诊有子宫肌瘤史。②剧烈腹痛,多于妊娠期或产褥期突然出现。③伴发热、恶心、呕吐。④下腹压痛,肌瘤较大时可及肿块,并有压痛。

(2)辅助检查:①外周血白细胞总数及中性粒细胞数升高。②超声检查、CT、MRI 检查。

(3)诊断鉴别要点:①有子宫肌瘤史,于妊娠期或产褥期突然出现剧烈腹痛、发热。②检查子宫肌瘤迅速增大,局部压痛明显,为本病的特征。

7.急性肠系膜淋巴结炎

急性肠系膜淋巴结炎在 7 岁以下小儿好发,以冬春季节多见,常在上呼吸道感染或肠道感染中并发。小儿肠系膜淋巴结在回肠末端和回盲部分布丰富,且小肠内容物常因回盲瓣的作用在回肠末端停留,肠内细菌和病毒产物易在该处吸收进入回盲部淋巴结,致肠系膜淋巴结炎。

(1)症状体征特点:①多见于儿童及青少年,有上呼吸道感染史。②高热、腹痛、呕吐三联征。有时腹泻并高热。右下腹压痛、反跳痛及肌紧张。③妇科检查无阳性体征。

(2)辅助检查:①外周血白细胞总数及中性粒细胞数升高。②B 超检查子宫附件无异常。

(3)诊断鉴别要点:①多见于儿童及青少年,常有上呼吸道感染史。②下腹痛、发热,检查下腹压痛点广泛且与肠系膜根部方向一致。③妇科检查无阳性体征为本病的特征。

(三)急性下腹疼痛伴盆腔肿块

1.卵巢肿瘤蒂扭转

卵巢肿瘤蒂扭转好发于瘤蒂较长、瘤体中等大小、活动度大的卵巢肿瘤,因子宫的上下移动、肠蠕动、体位骤变可使肿瘤转动,其蒂(骨盆漏斗韧带、卵巢固有韧带和输卵管)随之扭转,当扭转超过某一角度且不能恢复时,可使走行于其间的肿瘤静脉回流受阻,致使瘤内高度充血或血管破裂,进而使瘤体急剧增大,瘤内发生出血,最后动脉血流因蒂扭转而受阻,肿瘤发生坏死、破裂、感染。

(1)症状体征特点。①活动或体位改变后突然出现一侧下腹剧烈持续性疼痛,伴恶心、呕吐。②体检:患侧腹部压痛,早期无明显的反跳痛及肌紧张,随病程延长,肿瘤坏死,继发感染,腹痛加剧,检查有反跳痛及肌紧张。③妇科检查:在子宫一侧可扪及肿块,张力较大,有压痛,其蒂部最明显。

(2)辅助检查:超声检查。

(3)诊断鉴别要点:①患者原有盆腔肿块病史。②突然出现一侧下腹剧烈持续绞痛,其发生与体位改变有关,为本病的特征。

2.卵巢肿瘤破裂

卵巢肿瘤发生破裂的原因有外伤和自发两种,外伤性破裂常因腹部遭受重击、分娩、性交、妇科检查或穿刺等引起;自发性破裂常因肿瘤生长过速所致,多数为恶性肿瘤浸润性生长所致。

(1)症状体征特点。①腹痛:卵巢小囊肿或单纯性囊腺瘤破裂时,腹痛轻微;卵巢大囊肿或成熟性畸胎瘤破裂时,腹痛剧烈,伴恶心、呕吐、腹膜炎症状;卵巢恶性肿瘤破裂时,腹痛剧烈,伴腹腔内出血,甚至休克。②下腹压痛、反跳痛及肌紧张。③妇科检查:宫颈举痛,原有的肿瘤缩小或消失。

(2)辅助检查:①后穹隆穿刺抽出相应的囊液或血液。②超声检查。

(3)诊断鉴别要点:①患者原有卵巢肿块史,有腹部外伤、性交、分娩、妇科检查或肿块穿刺等诱因。②腹痛后原有的卵巢肿块缩小或消失,为本病特征。

3.盆腔炎性肿块

盆腔炎性肿块起自急性输卵管炎。因输卵管腔内的炎性分泌物流到盆腔,继发盆腔腹膜炎、卵巢周围炎,使输卵管、卵巢、韧带、大网膜及肠管等粘连成一团,形成盆腔炎性肿块。

（1）症状体征特点。①下腹疼痛、发热。②妇科检查：在子宫旁有肿块，形态不规则，呈实性或囊实性，活动度差，压痛。

（2）辅助检查：①外周血白细胞总数及中性粒细胞数升高。②超声检查、CT、MRI 等检查。

（3）诊断鉴别要点：①患者先出现下腹痛、发热，继而出现盆腔肿块。②肿块形态不规则，呈实性或囊实性，活动度差，压痛，常与子宫粘连，为本病的特征。

4.子宫肌瘤

子宫肌瘤是女性生殖器最常见的良性肿瘤，也是人体最常见的肿瘤，主要由平滑肌细胞增生而成，其间有少量纤维结缔组织。

（1）症状体征特点：①既往有月经紊乱、子宫肌瘤病史。②多为轻微坠痛，如浆膜下肌瘤蒂扭转，则出现剧烈疼痛；在妊娠期或产褥期突然出现腹痛、发热、肌瘤迅速增大，多为子宫肌瘤红色变性。

（2）辅助检查：超声检查。

（3）诊断鉴别要点：本病患者有明确子宫肌瘤病史，妇科检查及盆腔 B 超可明确诊断。

5.盆腔脓肿

盆腔脓肿包括输卵管积脓、卵巢脓肿、输卵管卵巢脓肿、子宫直肠陷凹脓肿及阴道直肠隔脓肿。

（1）症状体征特点：①腹痛剧烈，下腹部耻骨区域触痛明显，有反跳痛及肌紧张。②伴有寒战、高热。③妇科检查：阴道内及宫口有脓性分泌物，宫颈举痛明显，子宫压痛，在宫旁可触及肿块，张力大呈囊性，触痛明显。

（2）辅助检查：①外周血白细胞总数及中性粒细胞数升高。②超声、CT、MRI 检查。

（3）诊断鉴别要点：①本病先有急性盆腔炎的症状和体征，后出现盆腔肿块、持续高热、下腹痛。②肿块张力大有波动感，触痛明显，为本病特征。

（四）周期性下腹疼痛

1.子宫腺肌病

子宫腺肌病是指当子宫内膜侵入子宫肌层的疾病。

（1）症状体征特点：①继发性痛经，并进行性加重。②伴月经增多，经期延长，继发性不孕。③妇科检查：子宫均匀性增大，局部有局限性结节突起，质地较硬，经前、经期更增大、变软，有压痛，经后子宫稍缩小。

（2）辅助检查：超声检查。

（3）诊断鉴别要点：超声对本病与子宫肌瘤的鉴别帮助较大。

2.子宫内膜异位病

子宫内膜异位病是指当具有生长功能的子宫内膜组织出现在子宫腔被覆黏膜以外的身体其他部位时导致的疾病。

（1）症状体征特点：①痛经大多数表现为继发性、进行性加重。②性交痛、月经失调、不孕。③妇科检查：子宫正常大小，后倾固定，直肠子宫陷凹或宫骶韧带或子宫后壁下段触痛性结节，在附件可及肿块，呈囊性或囊实性，活动差，有压痛。

（2）辅助检查：超声检查、CA125 检测、腹腔镜检查。

（3）诊断鉴别要点：①育龄女性有进行性痛经、不孕和月经紊乱。②妇科检查有触痛性结节或宫旁有不活动的囊性包块，为本病特征性表现。

3.先天性处女膜闭锁

处女膜闭锁又称无孔处女膜,由于处女膜闭锁,经血无法排出,最初积在阴道内,反复多次月经来潮后,逐渐发展成宫腔积血、输卵管积血,甚至腹腔内积血。

(1)症状体征特点:①月经来潮前无任何症状,来潮后出现周期性下腹痛。②妇科检查:处女膜向外膨隆,表面呈紫蓝色,无阴道开口;肛门检查可扪及阴道膨隆呈球状向直肠突起,阴道包块上方的子宫压痛明显,下压包块,处女膜膨隆更明显。

(2)辅助检查:超声检查。

(3)诊断鉴别要点。①本病仅见于青春期少女,患者无月经来潮,但第二性征发育良好,进行性加重的周期性腹痛。②妇科检查:处女膜向外膨隆,表面呈紫蓝色,无阴道开口;肛门检查可扪及阴道膨隆呈球状向直肠突起,阴道包块上方的子宫压痛明显,下压包块,处女膜膨隆更明显,为本病特征。

4.Asherman 综合征

Asherman 综合征即宫腔粘连综合征,为患者在人工流产、中期妊娠引产或足月分娩后造成宫腔广泛粘连而引起的闭经、子宫内膜异位病、继发不孕和再次妊娠引起流产等一系列综合征。

(1)症状体征特点:①人工流产或刮宫后,出现闭经或月经减少。②进行性加重的下腹周期性疼痛,呈痉挛性,伴肛门坠胀感。③闭经用人工周期治疗无撤退性出血。④继发性不孕、流产、早产、胎位不正、胎儿死亡或胎盘植入。⑤妇科检查:子宫正常大小或稍大,较软,压痛明显,宫颈闭塞,宫腔探针不能通过,宫颈举痛,附件压痛明显,宫旁组织、宫骶韧带处压痛。

(2)辅助检查:超声检查、宫腔碘油造影、宫腔镜检查。

(3)诊断鉴别要点。①本病继发子宫腔操作后,患者有周期性下腹痛,呈进行性加重,无月经来潮。②妇科检查见宫颈闭塞,为本病特征。

(五)慢性下腹疼痛伴白带增多

1.慢性盆腔炎

慢性盆腔炎常由急性盆腔炎未能彻底治疗,或患者体质较差,病程迁延所致。

(1)症状体征特点。①下腹坠胀、疼痛、腰骶部酸痛,在劳累、性交后及月经前后加剧。②月经过多、经期延长、白带增多、不孕。③妇科检查:盆腔(子宫、附件)有压痛等炎症表现。

(2)辅助检查:超声检查。

(3)诊断鉴别要点:①既往有急性盆腔炎症史,继而出现慢性下腹痛。②妇科检查发现子宫一侧或两侧片状增厚,子宫骶韧带增厚变硬,发病时压痛明显,为本病特征。

2.盆腔淤血综合征

盆腔淤血综合征是由于盆腔静脉充盈、扩张及血流明显缓慢所致的一系列综合征。

(1)症状体征特点:①多见于早婚、早育、多产、子宫后位、习惯性便秘及长时间从事站立工作的女性。②下腹部坠痛、酸胀及骶臀部疼痛。③伴有月经过多、经期延长、乳房胀痛、性交痛、白带增多。④妇科检查示外阴、阴道呈蓝色,伴有静脉曲张,子宫体增大而软,附件区可及柔软增厚感。

(2)辅助检查:体位试验阳性、盆腔静脉造影、盆腔血流图、腹腔镜检查。

(3)诊断鉴别要点:①疼痛在久立、劳累或性交后加重。②妇科检查见外阴、阴道呈蓝色,静脉曲张,宫颈肥大而质软,略呈蓝色。③体位试验、盆腔静脉造影、盆腔血流图及腹腔镜检查等有助于诊断。

3.慢性宫颈炎

慢性宫颈炎是妇科疾病中最常见的一种。因性生活、分娩、流产后,细菌侵入宫颈管而引起炎症。多由急性宫颈炎未治疗或治疗不彻底转变而来。

(1)症状体征特点:①外阴轻度瘙痒。②白带增多,通常呈乳白色黏液状,有时呈淡黄色脓性,有息肉形成时伴有血丝或接触性出血。③月经期、排便或性生活后下腹或腰骶部有疼痛;或者有部分患者出现膀胱刺激症状,有尿频或排尿困难,但尿液常规检查正常。④妇科检查见宫颈有红色细颗粒糜烂区及颈管分泌脓性黏液样白带,子宫颈有不同程度的糜烂、肥大,有时质硬,有时可见息肉、外翻、腺体囊肿等病理变化。

(2)辅助检查:①须常规做宫颈刮片检查,必要时做活组织检查。②慢性宫颈炎须排除宫颈癌,可行阴道镜检查、宫颈刮片、宫颈活组织检查或宫颈锥切。

(3)诊断鉴别要点:须常规做宫颈刮片检查,必要时做活组织病理检查以排除宫颈癌。

4.后位子宫

后位子宫包括子宫后倾及后屈。

(1)症状体征特点:①痛经、腰背痛。②不孕、白带增多、月经异常、性生活不适。③妇科检查示子宫后倾,质软,轻压痛,附件下垂至直肠窝。

(2)辅助检查:B超检查见子宫极度后位,余无异常。

(3)诊断鉴别要点:经手法复位后症状好转是本病的特征。

(六)慢性下腹疼痛伴阴道出血

1.陈旧性宫外孕

陈旧性宫外孕指输卵管妊娠流产或破裂,若长期反复内出血所形成的盆腔血肿不消散,血肿机化变硬并与周围组织粘连导致的疾病。

(1)症状体征特点:①停经史、不规则阴道出血、下腹痛。②妇科检查示子宫无增大,子宫旁可扪及形态不规则的肿块,有压痛。

(2)辅助检查:后穹隆穿刺、妊娠试验、超声检查、腹腔镜检查。

(3)诊断鉴别要点:①停经史、不规则阴道出血、下腹痛。妊娠试验阳性。后穹隆穿刺抽出暗红色不凝固血液,为本病特征。②腹腔镜检查可确诊。

2.子宫内膜异位病

(1)症状体征特点:①慢性下腹胀痛或肛门胀痛、性交痛。②月经增多、经期延长。③妇科检查示子宫后倾固定,可在子宫直肠陷凹、宫骶韧带、子宫后壁触及痛性结节,在子宫一侧或两侧可及囊性或囊实性肿块。

(2)辅助检查:超声检查、CA125检测、腹腔镜检查。

(3)诊断鉴别要点:①育龄女性有进行性痛经、不孕和月经紊乱。②妇科检查有触痛性结节或宫旁有不活动的囊性包块,为本病特征性表现。

3.宫腔内放置节育器后

宫腔内放置节育器后最常见的并发病为慢性下腹痛及不规则阴道出血,这是由于节育器在宫腔内可随宫缩而移位引起的,如节育器过大或放置节育器时未移送至宫底部而居宫腔下段时,更易发生。

(1)症状体征特点:①宫腔内放置节育器后出现慢性下腹胀痛或腰骶部酸痛。②阴道出血、经期延长、淋漓不尽、白带中带血。③妇科检查无其他病变体征。

(2)辅助检查:超声检查宫内节育器是否下移或异常情况。

(3)诊断鉴别要点:①放置节育器后出现上述症状,一般药物治疗无效。②妇科检查无其他异常发现,取出节育器后症状消失,为本病的特征。

(七)慢性下腹疼痛伴发热、消瘦

1.结核性盆腔炎

结核性盆腔炎指由结核杆菌感染女性盆腔引起的盆腔炎症。

(1)症状体征特点:①下腹疼痛,经期加剧。②经期或午后发热、盗汗、乏力、食欲缺乏、体重减轻。③月经过多、减少、闭经,不孕。④妇科检查可扪及不规则的囊性肿块,质硬,子宫轮廓不清,严重时呈冰冻骨盆。

(2)辅助检查:①子宫内膜病理检查。②胸部、消化道及泌尿道 X 线检查。③子宫输卵管碘油造影、超声检查、腹腔镜检查。④结核菌素试验、结核菌培养。

(3)诊断鉴别要点:①患者有原发不孕、月经稀少或闭经。②有低热、盗汗时,既往有结核病接触史或本人有结核病史可为本病诊断提供参考。

2.卵巢恶性肿瘤

卵巢恶性肿瘤是女性生殖器三大恶性肿瘤之一。由于卵巢位于盆腔深部,卵巢恶性肿瘤不易早期发现。

(1)症状体征特点。①有卵巢癌早期症状:食欲缺乏、消化不良、体重下降、下腹胀痛、腹痛、下腹包块、腹水。②邻近脏器受累出现压迫直肠、膀胱、输尿管的症状。③妇科检查示盆腔内触及散在、质硬结节,肿块多为双侧性,实性或囊实性,表面高低不平,固定不动。

(2)辅助检查:①腹水细胞学检查。②后穹隆肿块穿刺活检。③超声、CT、MRI 检查,肿瘤标志物检查,腹腔镜检查。

(3)诊断鉴别要点:超声、CT、MRI 检查,肿瘤标志物检查,肿块活组织检查可助本病诊断。

3.艾滋病

艾滋病又称为获得性免疫缺陷综合征,是由人类免疫缺陷病毒感染引起的性传播疾病。可引起 T 细胞损害,导致持续性免疫缺陷、多器官机会性感染及罕见恶性肿瘤,最终导致死亡。

(1)症状体征特点:①高热、多汗、乏力、周身痛、消瘦、腹泻、呕吐等。②常合并阴道真菌感染等,以白色念珠菌感染较多见,白带增多。③体格检查示全身淋巴结肿大。

(2)辅助检查:①白细胞计数低下,淋巴细胞比例降低。②血 HIV 抗体检测常用 ELISA 法、荧光免疫法和 Western Blot 法。

(3)诊断鉴别要点:①本病有全身淋巴结肿大、高热、乏力、周身痛等以免疫缺陷为基础而发生的一系列艾滋病症状和体征。②检查血 HIV 抗体可确诊。

(金　颖)

第四章

妇产科疾病常用检查技术

第一节 输卵管通畅检查

输卵管通畅检查的主要目的是检查输卵管是否畅通,了解子宫和输卵管腔的形态及输卵管的阻塞部位。常用的方法有输卵管通气术、输卵管通液术、子宫输卵管造影术。其中,输卵管通气术因有发生气栓的潜在危险,且准确率仅为 45%～50%,故临床上已逐渐被其他方法所取代。近年来随着内窥镜的临床应用,已普遍采用腹腔镜直视下输卵管通液检查、宫腔镜下经输卵管口插管通液试验和腹腔镜联合检查等方法。

一、输卵管通液术

输卵管通液术是检查输卵管是否通畅的一种方法,并具有一定的治疗功效。即通过导管向宫腔内注入液体,根据注液阻力大小、有无回流及注入液体量和患者感觉等判断输卵管是否通畅。由于操作简便,无须特殊设备,广泛应用于临床。

(一)适应证

(1)不孕症,男方精液正常,疑有输卵管阻塞者。

(2)检验和评价输卵管绝育术、输卵管再通术或输卵管成形术的效果。

(3)对输卵管黏膜轻度粘连有疏通作用。

(二)禁忌证

(1)内外生殖器急性炎症或慢性炎症的急性或亚急性发作者。

(2)月经期或有不规则阴道流血者。

(3)可疑妊娠期者。

(4)严重的全身性疾病,如心、肺功能异常等,不能耐受手术者。

(5)体温高于 37.5 ℃者。

(三)术前准备

(1)月经干净 3～7 天,禁止性生活。

(2)术前半小时肌内注射阿托品 0.5 mg 解痉。

(3)患者排空膀胱。

(四)方法

1.器械

阴道窥器、宫颈钳、长弯钳、宫颈导管、20 mL 注射器、压力表、Y 形管等。

2.常用液体

生理盐水或抗生素溶液(庆大霉素 8 万 U、地塞米松 5 mg、透明质酸酶 1 500 U,注射用水 20～50 mL),可加用 0.5％的利多卡因 2 mL,以减少输卵管痉挛。

3.操作步骤

(1)患者取膀胱截石位,外阴、阴道、宫颈常规消毒,铺无菌巾,双合诊了解子宫的位置及大小。

(2)放置阴道窥器充分暴露子宫颈,再次消毒阴道穹隆部及宫颈,以宫颈钳钳夹宫颈前唇。沿宫腔方向置入宫颈导管,并使其与宫颈外口紧密相贴。

(3)用 Y 形管将宫颈导管与压力表、注射器相连,压力表应高于 Y 形管水平,以免液体进入压力表。

(4)将注射器与宫颈导管相连,并使宫颈导管内充满生理盐水,缓慢推注,压力不可超过 21.3 kPa(160 mmHg)。观察推注时阻力大小、经宫颈注入的液体是否回流,患者下腹部是否疼痛。

(5)术毕取出宫颈导管,再次消毒宫颈、阴道,取出阴道窥器。

(五)结果评定

1.输卵管通畅

顺利推注 20 mL 生理盐水无阻力,压力维持在 8.0～10.7 kPa(60～80 mmHg);或开始稍有阻力,随后阻力消失,无液体回流,患者也无不适感,提示输卵管通畅。

2.输卵管阻塞

勉强注入 5 mL 即感有阻力,压力表见压力持续上升而不见下降,患者感下腹胀痛,停止推注后液体又回流至注射器内,表明输卵管阻塞。

3.输卵管通而不畅

注射液体有阻力,再经加压注入又能推进,说明有轻度粘连已被分离,患者感轻微腹痛。

(六)注意事项

(1)所用无菌生理盐水温度以接近体温为宜,以免液体过冷造成输卵管痉挛。

(2)注入液体时必须使宫颈导管紧贴宫颈外口,防止液体外漏。

(3)术后 2 周禁盆浴及性生活,酌情给予抗生素预防感染。

二、子宫输卵管造影

子宫输卵管造影(HSG)是通过导管向子宫腔及输卵管注入造影剂,X 线下透视及摄片,根据造影剂在输卵管及盆腔内的显影情况了解输卵管是否通畅、阻塞的部位及子宫腔的形态。该检查损伤小,能对输卵管阻塞作出较正确诊断,准确率可达 80％,且具有一定的治疗作用。

(一)适应证

(1)了解输卵管是否通畅及其形态、阻塞部位。

(2)了解宫腔形态,确定有无子宫畸形及类型,有无宫腔粘连、子宫黏膜下肌瘤、子宫内膜息肉及异物等。

(3)内生殖器结核非活动期。

(4)不明原因的习惯性流产,于排卵后做造影了解宫颈内口是否松弛,宫颈及子宫是否畸形。

(二)禁忌证

(1)内、外生殖器急性或亚急性炎症。

(2)严重的全身性疾病,不能耐受手术者。

(3)妊娠期、月经期。

(4)产后、流产、刮宫术后6周内。

(5)碘过敏者。

(三)术前准备

(1)造影时间以月经干净3~7天为宜,术前3天禁止性生活。

(2)做碘过敏试验,阴性者方可造影。

(3)术前半小时肌内注射阿托品0.5 mg解痉。

(4)术前排空膀胱,便秘者术前行清洁灌肠,以使子宫保持正常位置,避免出现外压假象。

(四)方法

1.设备及器械

X线放射诊断仪、子宫导管、阴道窥器、宫颈钳、长弯钳、20 mL注射器。

2.造影剂

目前国内外均使用碘造影剂,分油溶性与水溶性两种。油剂(40%碘化油)密度大,显影效果好,刺激小,过敏少,但检查时间长,吸收慢,易引起异物反应,形成肉芽肿或形成油栓;水剂(76%泛影葡胺液)吸收快,检查时间短,但子宫输卵管边缘部分显影欠佳,细微病变不易观察,有的患者在注药时有刺激性疼痛。

3.操作步骤

(1)患者取膀胱截石位,常规消毒外阴、阴道,铺无菌巾,检查子宫位置及大小。

(2)以窥器扩张阴道,充分暴露宫颈,再次消毒宫颈及阴道穹隆部,用宫颈钳钳夹宫颈前唇,探查宫腔。

(3)将40%碘化油充满宫颈导管,排出空气,沿宫腔方向将其置入宫颈管内,徐徐注入碘化油,在X线透视下观察碘化油流经输卵管及宫腔情况并摄片,24小时后再摄盆腔X线片,以观察腹腔内有无游离碘化油。若用泛影葡胺液造影,应在注射完后立即摄片,10~20分钟后第二次摄片,观察泛影葡胺液流入盆腔情况。

(4)注入碘油后子宫角圆钝而输卵管不显影,则考虑输卵管痉挛,可保持原位,肌内注射阿托品0.5 mg或针刺合谷、内关穴,20分钟后再透视、摄片;或停止操作,下次摄片前先使用解痉药物。

(五)结果评定

1.正常子宫、输卵管

宫腔呈倒三角形,双侧输卵管显影形态柔软,24小时后摄片,盆腔内见散在造影剂。

2.宫腔异常

患宫腔结核时子宫失去原有的倒三角形态,内膜呈锯齿状不平;患子宫黏膜下肌瘤时可见宫腔充盈缺损;子宫畸形时有相应显示。

3.输卵管异常

患输卵管结核时显示输卵管形态不规则、僵直或呈串珠状,有时可见钙化点;有输卵管积水时输卵管远端呈气囊状扩张;24 小时后盆腔 X 线摄片未见盆腔内散在造影剂,说明输卵管不通;输卵管发育异常,可见过长或过短的输卵管、异常扩张的输卵管、输卵管憩室等。

(六)注意事项

(1)碘化油充盈宫颈导管时,必须排尽空气,以免空气进入宫腔造成充盈缺损,引起误诊。

(2)宫颈导管与子宫内口必须紧贴,以防碘油流入阴道内。

(3)导管不要插入太深,以免损伤子宫或引起子宫穿孔。

(4)注入碘化油时用力不可过大,推注不可过快,防止损伤输卵管。

(5)透视下发现造影剂进入异常通道,同时患者出现咳嗽,应警惕发生油栓,立即停止操作,取头低脚高位,严密观察。

(6)造影后 2 周禁止盆浴及性生活,可酌情给予抗生素预防感染。

(7)有时可因输卵管痉挛而造成输卵管不通的假象,必要时重复进行造影。

三、妇产科内镜输卵管通畅检查

近年来,随着妇产科内镜的大量采用,为输卵管通畅检查提供了新的方法,包括腹腔镜直视下输卵管通液检查、宫腔镜下经输卵管口插管通液试验和腹腔镜联合检查等方法,其中腹腔镜直视下输卵管通液检查准确率可达 90%～95%。但由于内镜手术对器械要求较高,且腹腔镜仍是创伤性手术,故并不推荐作为常规检查方法。通常在对不孕、不育患者行内镜检查时例行输卵管通液(加用亚甲蓝染液)检查。内镜检查注意事项同上。

(刘 青)

第二节 宫腔镜检查

宫腔镜检查直接检视宫腔内病变,并可以定位取材,较传统的诊刮、子宫输卵管碘油造影及 B 超检查更为直观、准确,明显提高了诊断的准确率,被誉为宫腔内病变诊断的金标准。

一、术前评估与准备

宫腔镜检查前应先对患者进行全面评估并完善各项术前检查。

(1)确认检查指征。

(2)询问病史:尤其是有无糖尿病、高血压及重要脏器疾病,有无出血倾向,能否耐受较长时间的膀胱截石位,能否耐受检查术造成的不适,宫颈松弛程度,有无发生并发症的高危因素等,决定是否采取麻醉及麻醉方式,选择适合的手术器械及是否预防性应用抗生素。

(3)查体:常规测量体温、血压、脉搏,妇科检查有无生殖道急性炎症。

(4)化验检查:血、尿常规,凝血功能,肝、肾功能,乙肝表面抗原,HIV 等多项指标检查,阴道分泌物检查。

(5)充分沟通:向患者讲解宫腔镜检查的必要性及操作过程,以取得患者的理解及配合。签署检查术协议书。

(6)检查时间选择:除特殊情况外,一般以月经干净 5 天内为宜。此时子宫内膜薄、黏液少,不易出血,观察效果满意。对于不规则流血患者可在血止后任何时间进行检查。在子宫出血时如有必要检查,可酌情给予抗生素后进行。

二、适应证与禁忌证

(一)适应证

对任何疑有宫腔内病变或要对宫腔内病变作出诊断及治疗的患者,均为宫腔镜检查的适应证。

(1)异常子宫出血(abnormal uterine bleeding,AUB)是宫腔镜检查的主要适应证,包括生育期、围绝经期及绝经后的异常子宫出血。对于怀疑子宫内膜癌的患者,因宫腔镜检查可能造成癌细胞向腹腔内扩散,实施检查时膨宫压力不宜过高。

(2)怀疑宫腔内占位性病变,如息肉、肌瘤等。

(3)怀疑子宫畸形,如单角子宫、子宫中隔等。

(4)宫腔粘连的诊断及分型。

(5)检查不孕症的宫内因素。

(6)检查习惯性流产及妊娠失败的子宫颈管及子宫内原因。

(7)宫内异物。

(8)诊断及纠正节育器位置异常,节育器嵌顿、断裂等。

(9)检查与妊娠有关的疾病,如多次清宫后仍考虑不全流产者、胎盘或胎骨残留、葡萄胎、绒癌等。

(10)检查幼女阴道异物及恶性肿瘤。

(11)判定子宫颈癌的范围及放疗的效果。

(12)宫腔镜手术后的疗效观察。

(13)经宫腔镜放置输卵管镜检查输卵管异常。

(14)评估药物对子宫内膜的影响。

(二)禁忌证

(1)体温达到或超过 37.5 ℃时,应暂缓手术。

(2)严重心、肺、肝、肾疾病,难以耐受宫腔镜检查者。

(3)血液系统疾病无后续治疗措施。

(4)急性、亚急性生殖道炎症。

(5)近期子宫穿孔史。

(6)子宫大量出血。

(7)宫颈过硬,难以扩张,宫腔过度狭小难以膨宫影响观察。

(8)浸润性宫颈癌。

(9)早孕欲继续妊娠者。

三、宫腔镜检查操作

(一)麻醉及镇痛

麻醉及镇痛对于保障手术安全至关重要,可减少迷走神经功能亢进的发生,避免心脑综合征

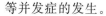

等并发症的发生。

常用的镇痛、麻醉方法如下。

1.吲哚美辛栓

检查前 20 分钟将吲哚美辛栓 50～100 mg 塞入肛门深处。

2.扶他林

检查前 30 分钟口服扶他林 25～50 mg。

3.宫颈管黏膜表面麻醉

用长棉签浸 2% 利多卡因插入宫颈管内,上达内口水平,保留 1 分钟。

4.子宫内膜喷淋麻醉

将利多卡因凝胶经宫颈管喷注于子宫内膜表面,5 分钟后检查。

5.宫颈旁神经阻滞麻醉

于两侧宫颈旁各注入 1% 普鲁卡因 5～10 mL 或 0.5% 利多卡因 5～10 mL。

6.静脉麻醉

静脉注入异丙酚等药物。

(二)检查方法

(1)体位:截石位;双合诊或 B 超检查确定子宫位置、大小。

(2)常规消毒外阴、阴道,铺无菌巾,外阴部覆盖带袋的粘贴手术巾;暴露宫颈,宫颈管内置入无痛碘长棉签消毒。

(3)接通宫腔镜:确认宫腔镜检查设备连接正确,置镜前必须排空注水管及鞘套、光学视管间的空气;膨宫压力设定为 9.3～13.3 kPa(70～100 mmHg),液体流速为 200～300 mL/min。

(4)宫颈局部麻醉:将宫颈扩张至大于检查镜镜鞘直径 0.5～1.0 mm 为宜。

(5)检查顺序:①镜体自宫颈沿宫颈管、宫腔自然腔道方向缓慢、轻柔推入,避免推起子宫内膜或形成假道,观察宫颈管。②镜体缓慢进入宫腔,观察整个宫腔形态。边观察边转动镜轴柄,顺序观察宫腔前壁、左侧宫壁、后壁、右侧宫壁。观察内膜有无发育异常、宫内占位、宫腔粘连等异常情况。③镜体到达宫底,转动镜轴柄将检查镜分别对向宫腔两侧,观察双侧宫角及输卵管子宫开口。对于有生育要求的患者,可调节膨宫压力,观察输卵管开口蠕动情况。④检查完毕,在退出镜体时再次观察宫颈管。

(6)对无性生活女性进行宫腔镜检查,可不放置阴道窥器及宫颈钳,保留处女膜的完整性,满足患者需要。

(三)宫腔镜检查中的常见问题及处理

1.宫腔镜进入困难

宫颈狭窄、宫颈管粘连及子宫曲度过大均可导致宫腔镜进入困难。如宫颈管粘连、子宫曲度过大,可使用探针探寻宫腔方向;如宫颈狭窄,可使用 Hegar 扩张器扩张宫颈。必要时可使用麻醉。

2.宫腔内有血凝块或出血

可加大膨宫压力及液体流速将血块及血液冲出。

3.膨宫不良导致视野不清

多因宫颈过松,膨宫液外漏造成。可调整宫颈钳,钳闭宫颈外口,加大膨宫压力及液体流速。

四、宫腔镜检查的并发症及预防

(一)损伤

1.原因

在扩宫及插入宫腔镜时,由于子宫曲度过大、动作粗暴可能发生宫颈撕裂、子宫穿孔。子宫穿孔的发生率约为0.1%,镜体进入宫颈内口,发生子宫穿孔的机会明显减少。因膨宫压力过高导致已闭塞的输卵管破裂,极为罕见。

2.预防措施

(1)警惕发生子宫穿孔、宫颈裂伤的高危因素,如哺乳期、绝经后妇女及子宫曲度过大、疑有恶性肿瘤的患者。高危患者可于检查前放置宫颈扩张棒,或阴道放置米索前列醇200 μg,促使宫颈软化,防止损伤。

(2)注意膨宫压力设置,一般在13.3 kPa(100 mmHg)以下。

(3)B超监护引导下置镜可减少因置镜方向错误导致的损伤。

(4)如有出血增多或患者有剧烈腹痛时,应用B超全面扫查盆腔,注意子宫周围有无游离液体,结合镜下图像,判断有无子宫穿孔及假道形成。

(二)心脑综合征

扩张宫颈及膨胀宫腔可导致迷走神经张力增加,表现出与人工流产时相同的心脑综合征,临床出现眩晕、胸闷、流汗、恶心、呕吐,脉搏、心率减慢等症状,一般给予阿托品0.5～1.0 mg肌内注射或静脉推注后症状均可缓解。术前对患者的心理护理、术中轻柔操作、避免过度牵拉宫颈及快速膨宫可减少心脑综合征的发生。

(三)气体栓塞

膨宫时注水管内空气未排净,可能引起空气栓塞,表现为胸闷、气急、呛咳等,应立即停止操作,对症处理。

(四)出血

一般宫腔镜检查后均可有少量出血,多在术后1周内干净。出血较多可对症处理。

(五)感染

若严格按照正规程序操作,感染发生率很低。据报道发生率约为0.2%。偶发病例均有慢性盆腔炎史。因此,术前应详细询问病史、盆腔检查,必要时术中及术后酌情给予抗生素。

(刘 青)

第五章

女性生殖系统炎症

第一节　外　阴　炎

外阴与阴道、尿道、肛门相毗邻,经常受到阴道分泌物、经血、尿液和粪便的刺激,若不注意局部清洁,常诱发外阴皮肤与黏膜的炎症。

一、非特异性外阴炎

凡由一般化脓性细菌引起的外阴炎称为非特异性外阴炎,大多为混合性细菌感染,常见病原菌有金黄色葡萄球菌、乙型溶血性链球菌、大肠埃希菌、变形杆菌、厌氧菌等。临床上可分为单纯性外阴炎、毛囊炎、外阴脓疱病、外阴疖病、蜂窝织炎及汗腺炎等。

(一)单纯性外阴炎

1.病因

当宫颈或阴道发炎时,阴道分泌物流出刺激外阴可引起外阴炎;穿着透气性差的化纤内裤,外阴皮肤经常湿润或尿瘘、粪瘘患者外阴长期被尿液、大便浸渍均可继发感染而导致外阴炎。

2.临床表现

炎症多发生于小阴唇内、外侧或大阴唇甚至整个外阴部,急性期表现为外阴发红、肿胀、灼热、疼痛,亦可发生外阴糜烂、表皮溃疡或成片湿疹样变。有时并发腹股沟淋巴结肿大、压痛。慢性患者由于长期刺激可出现皮肤增厚、粗糙、皲裂,有时呈苔藓化或色素减退。

3.治疗

(1)去除病因:积极治疗宫颈炎、阴道炎;改穿棉质内裤;有尿瘘或粪瘘者行修补术;糖尿病尿液刺激引起的外阴炎则应治疗糖尿病。

(2)局部用药:1∶5 000高锰酸钾温热水坐浴,每天2次,清洁外阴后涂1%硫酸新霉素软膏或金霉素软膏。

(3)物理疗法:红外线、微波或超短波局部治疗,均有一定的疗效。

(二)外阴毛囊炎

1.病因

外阴毛囊炎为细菌侵犯毛囊及其所属皮脂腺引起的急性化脓性感染。病原体多为金黄色葡萄球菌,其次为白色葡萄球菌。当全身抵抗力下降,外阴局部不洁或肥胖使表皮摩擦受损均可诱发此病。屡发者应检查有无糖尿病。

2.临床表现

最初出现一个红、肿、痛的小结节,逐渐增大,呈锥状隆起,数天后结节中央组织坏死变软,出现黄色小脓栓,再过数天脓栓脱落,排出脓液,炎症逐渐消退,但常反复发作。

3.治疗

(1)保持外阴清洁,勤换内裤,勤洗外阴,避免进食辛辣食物或饮酒。

(2)出疹较广泛时,可口服头孢类大环内酯类抗生素。已有脓疱者,可用消毒针刺破,并局部涂上1%新霉素软膏或2%莫匹罗星软膏。

(三)外阴疖病

1.病因

由金黄色葡萄球菌或白色葡萄球菌引起。屡发者应检查有无糖尿病。

2.临床表现

开始时毛囊口周围皮肤轻度充血肿痛,逐渐形成高于周围皮肤的紫红色硬结,皮肤表面紧张,有压痛,硬结边缘不清楚,常伴腹股沟淋巴结肿大,以后疖肿中央变软,表面皮肤变薄,并有波动感,继而中央顶端出现黄白色点,不久溃破,脓液排出后,疼痛减轻,红肿消失,逐渐愈合。

3.治疗

保持外阴清洁,早期用1:5 000高锰酸钾温热水坐浴后涂敷抗生素软膏,以促使炎症消散或局限化,亦可用红外线照射以促使疖肿软化。有明显炎症或发热者应口服抗生素,有人主张用青霉素20万~40万U溶于0.5%普鲁卡因10~20 mL做封闭治疗,封闭时应在疖肿边缘外2~3 cm处注射。当疖肿变软,有波动感时,应切开引流。切口要适当大,以便脓液及坏死组织能顺利排出。但切忌挤压,以免炎症扩散。

(四)外阴急性蜂窝织炎

1.病因

外阴急性蜂窝织炎为外阴皮下、筋膜下、肌间隙或深部蜂窝组织的一种急性弥漫性炎症。致病菌以溶血性链球菌为主,其次为金黄色葡萄球菌及厌氧菌。炎症由皮肤或软组织损伤引起。

2.临床表现

特点是病变不易局限化,迅速扩散,与正常组织无明显界限。表浅的急性蜂窝织炎局部明显红肿、剧痛,并向四周扩大,病变中央常因缺血而坏死。深部的蜂窝织炎,局部红肿不明显,只有局部水肿和深部压痛,疼痛较轻,但病情较严重,有高热、寒战、头痛、全身乏力、白细胞计数升高,压迫局部偶有捻发音。蜂窝组织和筋膜有坏死,以后可有进行性皮肤坏死,脓液恶臭。

3.治疗

早期采用头孢类或青霉素类抗生素口服或静脉滴注。局部可采用热敷或中药外敷,若不能控制,应多处切开引流(切忌过早引流),去除坏死组织,伤口用3%过氧化氢溶液冲洗和湿敷。

(五)外阴汗腺炎

1.病因

青春期外阴部汗腺分泌旺盛,分泌物黏稠,加上继发性葡萄球菌或链球菌感染,致使腺管堵塞导致外阴汗腺炎。

2.临床表现

外阴部有多个瘙痒的皮下小结节,若不及时治疗则会形成脓疱,最后穿破。

3.治疗

保持外阴清洁,宣传教育了解外阴清洁的重要性,避免穿尼龙内裤。早期治疗可用1:5 000高锰酸钾液温热坐浴,每天2～3次。外阴清洁后保持干爽。严重时口服或肌内注射抗生素,形成脓疱时切开排脓。

二、婴幼儿外阴炎

(一)病因

由于婴幼儿卵巢功能尚未成熟,外阴发育较差,自我防御机制不健全,因而外阴易受到各种病原体感染导致婴幼儿外阴炎。常见病原体为大肠埃希菌、葡萄球菌、链球菌、淋病奈瑟菌、假丝酵母菌、滴虫或蛲虫等。传播方式为母亲或保育员的手、衣物、毛巾、浴盆等间接传播;也可由于自身大便污染或外阴不洁等。

(二)临床表现

局部皮肤红肿、疼痛或瘙痒致使婴幼儿烦躁不安及哭闹。检查发现外阴、阴蒂部红肿,尿道口或阴道口充血、水肿或破溃,严重时可致小阴唇粘连,因阴唇粘连覆盖尿道口,尿液由粘连部上方或下方裂隙排出,婴幼儿排尿时因尿液刺激致使疼痛加重而哭闹。

(三)治疗

(1)注意卫生,不穿开裆裤,减少外阴受污染机会。婴幼儿大小便后尤其大便后应清洗外阴,避免用刺激性强的肥皂。清洁外阴后撒布婴儿浴粉或氧化锌粉,以保持外阴干燥。

(2)急性炎症时,用1:5 000高锰酸钾液坐浴,每天2～3次。坐浴后擦干外阴,可选用下列药物涂敷:①40%紫草油纱布;②炉甘石洗剂;③15%氧化锌粉;④瘙痒明显者可用10%氢化可的松软膏。

(3)阴唇粘连时,粘连处可用两大拇指将两侧阴唇向外、向下轻轻按压使粘连分离。分离后创面用40%紫草油涂敷,以免再度粘连,也可涂擦0.1%雌激素软膏。

(4)口服或静脉滴注抗生素治疗。

三、老年性外阴炎

(一)病因

绝经后,雌激素水平明显降低,外阴脂肪减少,大小阴唇变平,皮肤变薄,弹性消失,阴毛稀疏,腺体减少,容易出现老年性外阴炎。

(二)临床表现

外阴因干枯发痒而搔抓,抓破后易导致感染,轻度摩擦均会引起外阴皮肤损伤。若外阴萎缩范围达肛门周围,导致肛门括约肌张力降低而发生轻度大便失禁,亦可因粪便污染而致炎症。

(三)治疗

保持外阴清洁。外阴瘙痒时可用氢化可的松软膏外涂以缓解瘙痒,而且软膏的润滑作用可使皮肤不会因干燥而发生磨损。症状严重者,如无禁忌证可给予雌激素治疗,口服倍美力0.625 mg,每晚 1 次,亦可用倍美力阴道软膏局部涂搽。

四、慢性肥厚性外阴炎

(一)病因

慢性肥厚性外阴炎又称外阴象皮肿。病原体为丝虫。其微丝蚴寄生于外阴淋巴系统中,引起淋巴管炎性阻塞,导致皮肤增厚。

(二)临床表现

外阴部皮肤(阴蒂、大小阴唇)呈局限性或弥漫性增厚,表面粗糙,有时凹凸不平呈结节状、乳头状或疣状。因外阴皮肤肥厚肿大,导致患者坐立不安、大小便困难、性生活受影响。病变局部瘙痒,抓破后容易引起继发性感染,出现溃疡、渗液、疼痛等。患者可有丝虫感染史或乳糜尿。

(三)治疗

乙胺嗪,4～6 mg/kg,每天 3 次,7 天为 1 个疗程,也有人主张用短程疗法,即每天 1.5 g 分2 次口服,连服 2 天。局部病灶要注意干燥清洁,预防继发性感染,病灶增大及肥厚严重者,可考虑手术切除。

五、前庭大腺炎

(一)病因

前庭大腺为一对管泡状结构的腺体,位于两侧大阴唇下 1/3 深部,腺管开口于处女膜与小阴唇之间。因解剖部位的特点,在性交、流产、分娩等情况污染外阴时,病原体易侵入引起前庭大腺炎。炎症一般发生于生育年龄妇女。病原体多为金黄色葡萄球菌、大肠埃希菌、厌氧菌(类杆菌)或淋病奈瑟菌等混合感染。

(二)临床表现

前庭大腺炎可分为 3 种类型:前庭大腺导管炎、前庭大腺脓肿和前庭大腺囊肿。

1.前庭大腺导管炎

初期感染阶段多为导管炎,局部红肿、疼痛及性交痛,检查可见患侧前庭大腺开口处呈白色小点,有明显压痛。

2.前庭大腺脓肿

导管开口处闭塞,脓性分泌物不能排出,积聚于导管及腺体中,并逐渐扩大形成前庭大腺脓肿。脓肿直径达 3～6 cm,多为单侧,局部有红肿热痛,皮肤变薄,触痛明显,有波动感,脓肿继续增大,壁薄,可自行破溃,症状随之减轻,若破口小,脓液引流不畅,症状可反复发作。全身症状可有发热,白细胞计数增高,患侧腹股沟淋巴结肿大。

3.前庭大腺囊肿

前庭大腺导管因非特异性炎症阻塞,使腺体内分泌物积聚,形成囊性扩张所致,但腺体无炎症。小者长期存在而无自觉症状,大者囊肿阻塞阴道口,导致患者行动不便,有肿胀感。检查可见大阴唇下方有囊性块状物,椭圆形,肿物大小不等,囊肿内含清澈透明液体,感染时可呈脓性。

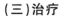

（三）治疗

1.前庭大腺导管炎

多卧床休息；口服青霉素类、头孢菌素类、喹诺酮类抗生素；局部可用 1：5 000 高锰酸钾液坐浴。

2.前庭大腺脓肿

待脓肿成熟有波动感时行切开引流术。消毒外阴后，在脓肿表面皮肤最薄处（大阴唇内侧）做一半弧形切口，切口不宜过小，便于脓液充分引流排出，术后应置纱条于脓腔内引流，防止切口过早闭合。切开引流术后症状可迅速消除，但愈合后有可能反复发作，故可在炎症消除后，行前庭大腺摘除术。

3.前庭大腺囊肿

有感染时，按前庭大腺脓肿处理。无继发感染，则可行囊肿造口术。于大阴唇内侧皮肤与黏膜交界处行半弧形切口，剪去菱形状黏膜及囊壁一小块，然后将黏膜与囊壁间断缝合。由于前庭大腺开口未闭塞，故腺体仍有正常分泌功能。亦可采用 CO_2 激光造口术，复发率较低。

六、外阴前庭炎

外阴前庭炎为一慢性持续性临床综合征，其特点为外阴前庭部发红，性交时阴道口有剧痛不适，或触摸、压迫前庭时局部疼痛。

（一）病因

尚不清楚。可能与感染尤其是人乳头瘤病毒（HPV）感染、尿中尿酸盐刺激及心理因素有关。

（二）临床表现

好发于性生活活跃的妇女。主要症状为性交时阴道口剧痛或长期阴道口处烧灼感，可伴有尿痛、尿频，严重者导致性交畏惧感。检查见前庭部充血、肿胀，压痛明显。

（三）治疗

由于病因不明，治疗效果不理想。对症状较轻者，可采用药物治疗；对病变严重或药物治疗无效者，可采用手术治疗。

1.药物治疗

1：5 000 高锰酸钾温水坐浴，性交前液状石蜡润滑前庭部，1％氢化可的松或 0.025％氟轻松软膏局部外涂，亦可同时应用 2％～5％利多卡因溶液外涂。近年报道前庭局部黏膜下注射 α-干扰素有一定疗效，有效率为 50％。

2.手术治疗

切除前庭部疼痛处黏膜层，然后潜行游离部分阴道黏膜予以覆盖。前庭大腺开口处被切除后仍能自行重建。

七、外阴接触性皮炎

（一）病因

外阴皮肤直接接触某些刺激性物质或变应原而发生的炎症，如接触消毒剂、卫生巾、肥皂、阴茎套、紧身内裤等。

(二)临床表现

外阴接触刺激物或变应原后,局部有灼热感、疼痛、瘙痒,检查见皮肤潮红、皮疹、水肿、水疱甚至坏死、溃疡。

(三)治疗

去除病因,避免用刺激性物质。可口服赛庚啶、阿司咪唑或肾上腺皮质激素,局部用3%硼酸溶液冲洗后,涂抹炉甘石洗剂。若有继发感染时,可给予1%新霉素软膏涂抹。

(林少杰)

第二节 阴 道 炎

女性阴道及其特定的菌群共同形成了一个巧妙的平衡生态体系,当此平衡被破坏时,即可导致阴道炎。改变阴道生态平衡的药物和其他因素有抗生素、激素、避孕药、阴道冲洗、阴道用药、性交、性传播疾病、紧张和多性伴侣等。

阴道内主要需氧菌有革兰阳性乳酸杆菌、类白喉杆菌、革兰阳性表皮葡萄球菌、链球菌、肠球菌和革兰阴性大肠埃希菌及阴道杆菌。主要厌氧菌有革兰阳性消化球菌属及消化链球菌属、革兰阴性类杆菌属、梭状芽孢杆菌。除细菌外尚有衣原体、支原体、病毒、原虫、真菌等。

阴道炎主要病因:①外阴阴道假丝酵母菌病;②滴虫性阴道炎;③细菌性阴道病;④老年性阴道炎;⑤阿米巴性阴道炎;⑥婴幼儿阴道炎;⑦过敏性阴道炎。

一、外阴阴道假丝酵母菌病

外阴阴道假丝酵母菌病是由假丝酵母菌引起的一种常见外阴阴道炎,约75%妇女一生中至少患过1次外阴阴道假丝酵母菌病。

(一)病因

假丝酵母菌呈卵圆形,有芽生孢子及细胞发芽伸长而形成的假菌丝,80%～90%病原体为白色假丝酵母菌,10%～20%为光滑假丝酵母菌、近平滑假丝酵母菌、热带假丝酵母菌等。假丝酵母菌系阴道内常驻菌种,也可由肠道传染来,其繁殖、致病、发病取决于宿主抵抗力及阴道内环境的变化。当阴道内糖原增多,酸度增高时,最适宜假丝酵母菌繁殖而引起炎症。妊娠、避孕药、抗生素、激素和免疫抑制剂的使用均有利于假丝酵母菌繁殖,阴道和子宫颈有病理改变时,假丝酵母菌发病率亦增高,肥胖及甲状旁腺、甲状腺和肾上腺功能减退等均影响假丝酵母菌的繁殖和生长且与发病有关,亦与大量雌激素应用、糖尿病、穿紧身化纤内裤、性交过频、性传播、偏嗜甜食有关。

(二)临床表现

主要表现为外阴阴道瘙痒,严重时抓破外阴皮肤,可有外阴烧灼感、阴道痛、性交疼痛及排尿灼热感,排尿或性交可使症状加剧,阴道分泌物增多,典型的白带为白色豆渣样,稠厚,无臭味。

检查时可见阴道黏膜被白色膜状豆渣样分泌物覆盖,擦除后见黏膜充血、水肿或为表浅糜烂面,外阴因搔抓或分泌物刺激可出现抓痕、表皮剥脱、肿胀和红斑。

（三）诊断

典型病例不难诊断,若在分泌物中找到假丝酵母菌的芽孢及菌丝即可确诊。检查时可用悬滴法(加 1 滴生理盐水或 10%氢氧化钾)在显微镜下找芽孢和假菌丝。若有症状而多次检查阴性时,可改用培养法。顽固病例应检查尿糖,必要时查血糖,并详细询问有无服用大量皮质激素和长期应用抗生素的病史,以寻找发病的可能诱因。

（四）治疗

1.去除诱因

及时了解存在的诱因并及时消除,如停服广谱抗生素、雌激素等。合并糖尿病时要同时予以治疗,宜选用棉质内裤,患者的毛巾、内裤等衣物要隔离洗涤,用开水烫,以免传播。假丝酵母菌培养阳性但无症状者无须治疗,因为 10%～20%妇女阴道内有假丝酵母菌寄生。

2.改变阴道酸碱度

假丝酵母菌在 pH 5.5～6.5 环境下最适宜生长繁殖,因此可改变阴道酸碱度造成不利于其生长的环境。方法是用碱性溶液如 2%～4%碳酸氢钠溶液冲洗阴道或坐浴,每天 2 次,10 天为 1 个疗程。

3.药物治疗

(1)制霉菌素栓(米可定泡腾阴道片):每枚 10 万 U,每晚置阴道内 1 枚,10～14 天为 1 个疗程,怀疑为肠道假丝酵母菌传播致病者,应口服制霉菌素片剂,每次 50 万～100 万 U,每天 3 次,7～11 天为 1 个疗程,以消灭自身的感染源。

(2)咪唑类药物:包括布康唑、咪康唑、克霉唑、酮康唑、益康唑、伊曲康唑、特康唑、氟康唑等,已成为治疗外阴阴道假丝酵母菌病的推荐疗法。①布康唑:阴道霜,5 g/d,睡时阴道内用,共 3 天。②咪康唑:阴道栓剂,每晚 1 粒,每粒 200 mg,共 7 天或每粒 400 mg,共 3 天。2%咪康唑乳膏,5 g/d,睡时阴道内用,共 7 天。③克霉唑:又称三苯甲咪唑,克霉唑阴道片 100 mg,每晚 1 次,7 天为 1 个疗程,或 200 mg,每晚 1 次,3 天为 1 个疗程;亦有用 1%克霉唑阴道乳膏 5 g 每晚涂于阴道黏膜上,7～14 天为 1 个疗程。油膏亦可涂在外阴及尿道口周围,以减轻瘙痒症状及小便疼痛。克霉唑 500 mg 单剂阴道给药,疗效与上述治疗方案相近。④酮康唑:是一种新型口服吸收的抗真菌药物,200 mg,每天 1 次或 2 次口服,5 天为 1 个疗程,疗效与克霉唑或咪康唑阴道给药相近。对于复发性外阴阴道假丝酵母菌病患者,现主张用酮康唑口服治疗。⑤益康唑:为咪唑类药物,抗菌谱较广,对深部或浅部真菌均有效,制剂有 50 mg 或 150 mg 的阴道栓剂,1%的阴道霜剂,3 天为 1 个疗程。⑥伊曲康唑:每片 200 mg,口服每天 2 次,每次 1 片即可,也可 200 mg 口服,每天 1 次,共 3 天。⑦特康唑:0.4%霜剂,5 g/d,阴道内给药,共 7 天;0.8%霜剂,5 g/d,阴道内给药,共 3 天;阴道栓剂 80 mg/d,共 3 天。⑧氟康唑:唯一获得 FDA 许可的治疗假丝酵母感染的口服药物,每片 150 mg,仅需服用 1 片即可。

(3)顽固病例的治疗:外阴阴道假丝酵母菌病患者经过治疗,临床症状及体征消失,真菌学检查阴性后,又出现症状,真菌学检查阳性,并且一年内发作 4 次或 4 次以上者,称为复发性外阴阴道假丝酵母菌病,复发原因可能与性交传播或直肠假丝酵母菌感染有关。①查尿糖、血糖,除外糖尿病。②月经期间不能中断治疗,治疗期间不能性交。③最佳方案尚未确定,推荐一开始给予积极治疗 10～14 天,随即维持治疗 6 个月。如酮康唑每次 100 mg,每天 1 次,维持 6 个月;或者治疗 1 个疗程结束后 6 个月内,每次经前用阴道栓剂,共 3 天。④应用广谱抗生素治疗其他感染性疾病期间,应同时用抗真菌软膏涂抹阴道,以防复发。⑤口服氟康唑、伊曲康唑、制霉菌素治疗直肠假丝酵母菌感染。⑥当与滴虫性阴道炎并存时,应注意同时治疗。

(4)妊娠期感染的治疗:为避免新生儿感染,应进行局部治疗。目前认为制霉菌素或咪康唑妊娠期局部用药对胎儿无害,可用 2%碳酸氢钠溶液冲洗外阴后,阴道置上述栓剂,孕中期阴道给药时不宜塞入过深。

二、滴虫性阴道炎

(一)病因

滴虫性阴道炎由阴道毛滴虫引起。阴道毛滴虫为厌氧可活动的原虫,梨形,全长 15～20 μm,虫体前端有 4 根鞭毛,在 pH 5.5～6.0 时生长繁殖迅速。月经前后阴道 pH 发生变化时,隐藏在腺体及阴道皱襞中的滴虫常得以繁殖,引起炎症发作。滴虫能消除或吞噬阴道细胞内的糖原,阻碍乳酸的生成。本病可因性交引起,也与使用不洁浴具或穿着污染衣裤、接触污染便盆、被褥等有关。

(二)临床表现

20%～50%患者无症状,称为带虫者。滴虫单独存在时可不导致炎症反应。但由于滴虫消耗阴道细胞内糖原,改变阴道酸碱度,破坏其防御机制,故常在月经前后、妊娠期或产后等阴道 pH 改变时,继发细菌感染,引起炎症发作。

临床症状表现为阴道分泌物异常增多,常为稀薄泡沫状,有臭味,当混合细菌感染时分泌物呈脓性。10%患者诉外阴、阴道口瘙痒,有时伴性交痛、尿频、尿痛、血尿。

检查可见阴道黏膜呈散在红色点状皮损或草莓状宫颈,后穹隆有较多的泡沫状分泌物。单纯带虫者阴道黏膜可无异常发现。

(三)诊断

采用悬滴法在阴道分泌物中找到滴虫即可确诊。阴道分泌物涂片可见大量白细胞而未能从镜下检出滴虫者,可采用培养法。采集分泌物前 24～48 小时应避免性交、阴道冲洗或局部用药,且不宜行双合诊检查,窥阴器不涂抹润滑剂。近来开始运用荧光标记单克隆抗体检测、酶联免疫吸附法和多克隆抗体乳胶凝集法诊断,敏感度为 76%～95%。

(四)治疗

1.甲硝唑

传统治疗方案:200 mg 口服,每天 3 次,7 天为 1 个疗程,或 400 mg 口服,每天 2 次,5 天为 1 个疗程。亦可 2 g 单次口服。单剂量治疗的好处是总药量少,患者乐意接受,但因剂量大,可出现不良反应,因此选用单剂量疗法一定要慎重。用药期间或用药后 24 小时内不能饮用含酒精的饮料,配偶亦需同时采用甲硝唑口服治疗。

2.替代方案

有以下几种:①替硝唑 500 mg,每天 2 次,连服 7 天。②甲苯达唑 100 mg,每天 2 次,连服 3 天。③硝呋拉太 200 mg,每天 3 次,连服 7 天。

3.阴道局部用药

阴道局部用药症状缓解相对较快,但不易彻底杀灭滴虫,停药后易复发。先采用 0.5%醋酸清洗阴道后,将甲硝唑 200 mg 置入阴道内,每晚 1 次,7 天为 1 个疗程,或用甲硝唑泡腾片 200 mg,滴维净(每片含乙酰胂胺 250 mg、硼酸 30 mg)、卡巴胂 200 mg,曲古霉素栓 10 万 U,每晚 1 枚置阴道内,7 天为 1 个疗程。

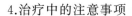

4.治疗中的注意事项

月经干净后阴道 pH 偏碱性,利于滴虫生长,因而可能在月经干净后复发,故应在下次月经净后再治疗 1 个疗程,以巩固疗效。

三、细菌性阴道病

(一)病因

细菌性阴道病为阴道内正常菌群失调所致的一种混合感染。以往曾称非特异性阴道炎、嗜血杆菌性阴道炎、棒状杆菌性阴道炎、加德纳菌性阴道炎、厌氧性阴道病,后被正式命名为细菌性阴道病。此病非单一致病菌引起,而是多种致病菌大量繁殖导致阴道生态系统失调的一种阴道病理状态,因局部无明显炎症反应,分泌物中白细胞少,故而称作阴道病。

细菌性阴道病为生育妇女最常见的阴道感染性疾病。有统计在性传播疾病门诊的发生率为15％～64％,年龄在 15～44 岁,妊娠妇女发病率 16％～29％。正常阴道内以产生过氧化氢的乳杆菌占优势,细菌性阴道病时,乳杆菌减少而其他细菌大量繁殖,主要有加德纳菌、动弯杆菌、普雷沃菌、类杆菌等厌氧菌,以及人型支原体,其数量可增加 100～1 000 倍。阴道生态环境和 pH的改变,是加德纳菌等厌氧菌大量繁殖的致病诱因,其发病与妇科手术、既往妊娠数、性伴侣数目有关。口服避孕药有支持乳杆菌占优势的阴道环境的作用,对细菌性阴道病起到一定防护作用。

(二)临床表现

20％～50％患者无症状,有症状者表现为阴道分泌物增多,呈灰白色或灰黄色,稀薄,腥臭味,尤其是性交后更为明显,因碱性黏液可使阴道 pH 升高,促进加德纳菌等厌氧菌的生长,引起胺类释放所致。少数患者可有外阴瘙痒及灼热感。细菌性阴道炎可引起宫颈上皮不典型增生、子宫内膜炎、输卵管炎、盆腔炎、异位妊娠与不孕。孕期细菌性阴道炎感染可引起早产、胎膜早破、绒毛膜羊膜炎、产褥感染、新生儿感染。

检查见阴道口有分泌物流出,可闻到鱼腥味,分泌物稀薄并黏着于阴道壁,易擦掉,阴道黏膜无充血等炎症改变。

(三)诊断

根据临床特征和阴道分泌物镜检多能明确诊断。临床上如按滴虫性阴道炎、外阴阴道假丝酵母菌病治疗无效时,应考虑细菌性阴道炎。细菌性阴道炎诊断的 4 项标准,有其中的 3 项即可诊断:①阴道分泌物增多,均匀稀薄。②阴道 pH＞4.5。③胺试验阳性,取阴道分泌物少许置玻片上,加入 10％氢氧化钾溶液 1～2 滴,立即可闻及一种鱼腥味即为阳性。这是由于厌氧菌产生的胺遇碱释放氨所致,但非细菌性阴道炎患者性生活后由于碱性精液的影响,胺试验也可为阳性。④线索细胞阳性,取少许阴道分泌物置玻片上,加 1 滴生理盐水于高倍镜下观察,视野中见到 20％以上的线索细胞即为阳性。线索细胞系阴道壁脱落的表层细胞,于细胞边缘吸附大量颗粒状物质,即各种厌氧菌尤其是加德纳菌,以致细胞边缘不清,呈锯齿状。

(四)治疗

治疗目的是缓解阴道症状和体征。治疗原则:①无症状者无须治疗;②性伴侣不必治疗;③妊娠期细菌性阴道炎应积极治疗;④经阴道手术如子宫内膜活检、宫腔镜、节育环放置、子宫输卵管碘油造影检查、刮宫术等应在术前积极治疗。

1.全身治疗

(1)首选药物为口服甲硝唑。甲硝唑有助于细菌性阴道炎患者重建正常阴道内环境。美国疾病控制中心的推荐方案是:甲硝唑 500 mg 口服,每天 2 次,或 400 mg 口服,每天 3 次,共 7 天,治愈率达 82%～97%。备用方案有:甲硝唑 2 g 单次顿服,治愈率 47%～85%。

(2)克林霉素对厌氧菌及加德纳菌均有效。用法:300 mg 口服,1 天 2 次,共 7 天,治愈率 97%,尤其适用于妊娠期细菌性阴道炎患者及甲硝唑治疗失败或不能耐受者。不良反应有腹泻、皮疹、阴道刺激症状,均不严重,无须停药。

2.局部治疗

(1)甲硝唑 500 mg 置于阴道内,每晚 1 次,7～10 天为 1 个疗程,或 0.75%甲硝唑软膏(5 g)阴道涂布,每天 2 次,5～7 天为 1 个疗程。

(2)2%克林霉素软膏 5 g 阴道涂布,每天 1 次,7 天为 1 个疗程,治愈率 80%～85%,适用于妊娠期细菌性阴道炎治疗。

(3)乳酸(pH 3.5)5 mL 置入阴道内,每天 1 次,7 天为 1 个疗程。

(4)3%过氧化氢冲洗阴道,每天 1 次,7 天为 1 个疗程。

(5)对于混合感染如合并滴虫性阴道炎、外阴阴道假丝酵母菌病患者,可采用聚甲酚磺醛阴道栓 1 枚,每天 1 次,或保菌清阴道栓(含硫酸新霉素、多黏菌素 B、制霉菌素、乙酰胂胺)1 枚,每天 1 次,6 天为 1 个疗程。

3.妊娠期细菌性阴道炎的治疗

推荐方法为甲硝唑 200 mg,每天 3 次,共 7 天。替代疗法为甲硝唑 2 g 顿服或克林霉素 300 mg,每天 2 次,共 7 天。妊娠期不宜阴道内给药,有可能增加早产的危险。

四、老年性阴道炎

(一)病因

绝经后妇女由于卵巢功能衰竭,雌激素水平下降,阴道黏膜变薄,皱褶消失,细胞内缺乏糖原,阴道内 pH 多呈碱性,杀灭病原菌能力降低,加之血供不足,当受到刺激或被损伤时,毛细血管容易破裂,出现阴道不规则点状出血,如细菌侵入繁殖,可引起老年性阴道炎。

(二)临床表现

阴道分泌物增多,水样、脓性或脓血性。可有下腹坠胀不适及阴道灼热感。由于分泌物刺激,患者感外阴及阴道瘙痒。

检查见阴道呈老年性改变,皱襞消失,上皮菲薄,阴道黏膜充血,有点状出血,严重时形成表浅溃疡。若溃疡面相互粘连,阴道检查分离时可引起出血,粘连严重者可导致阴道闭锁,闭锁段上端分泌物不能排出可形成阴道或宫腔积脓。长期炎性刺激后可因阴道黏膜下结缔组织纤维化,致使阴道狭窄。

(三)诊断

根据临床表现不难诊断,但必须除外滴虫性阴道炎或外阴阴道假丝酵母菌病。此外,发现血性白带时还需警惕子宫恶性肿瘤的存在,必要时应行分段诊断性刮宫或局部活检予以确诊。

(四)治疗

治疗原则为增强阴道抵抗力和抑制细菌生长。

1.保持外阴清洁和干燥

分泌物多时可用 1%乳酸或 0.5%醋酸或 1:5 000 高锰酸钾坐浴或冲洗阴道。

2.雌激素制剂全身给药

尼尔雌醇,每半月 2～4 mg 口服;结合雌激素,每天 0.625 mg 口服;戊酸雌二醇,每天 1～2 mg 口服;克龄蒙(每片含戊酸雌二醇 2 mg,醋酸环丙孕酮1 mg),每天 1 片;诺更宁(每片含雌二醇 2 mg,醋酸炔诺酮 1 mg),每天 1 片。以上药物可任意选用一种。

3.雌激素制剂局部给药

己烯雌酚 0.5 mg,每晚 1 次,7 天为 1 个疗程;或结合雌激素阴道软膏 0.5～2 g/d,7 天为 1 个疗程。

4.抗生素软膏或粉剂局部给药

甲硝唑、氧氟沙星、磺胺异唑、氯霉素局部涂抹,隔天 1 次,7 次为 1 个疗程。

五、婴幼儿阴道炎

(一)病因

婴幼儿卵巢尚未发育,阴道细长,黏膜仅由数层立方上皮组成,阴道上皮糖原很少,阴道 pH 6.0～7.5,故对细菌的抵抗力弱,阴道内乳杆菌极少,而杂菌较多,这些细菌作用于抵抗力较弱或受损的阴道时,极易产生婴幼儿阴道炎。婴幼儿阴道炎常与外阴炎并存,多见于 1～5 岁的幼女。80％为大肠埃希菌属感染,葡萄球菌、链球菌、变形杆菌、淋病奈瑟菌、滴虫、假丝酵母菌、蛲虫也可引起感染。年龄较大儿童阴道内异物亦常致继发性感染。

(二)临床表现

主要症状为阴道口处见脓性分泌物,味臭。由于阴道分泌物刺激可导致外阴瘙痒,患者常用手搔抓外阴,甚至哭闹不安。检查可见外阴红肿、破溃、前庭黏膜充血。慢性外阴炎可致小阴唇粘连,慢性阴道炎可致阴道闭锁。

(三)诊断

根据症状、体征,临床诊断并不困难。应取分泌物找滴虫、假丝酵母菌或涂片染色查找致病菌,必要时做细菌培养。还应做肛门检查以排除阴道异物及肿瘤。

(四)治疗

(1)保持外阴清洁、干燥,不穿开裆裤。如阴道分泌物较多,可在尿布内垫上消毒棉垫并经常更换棉垫与尿布。

(2)婴幼儿大小便后用 1∶5 000 高锰酸钾温热水冲洗外阴,年龄较大的小儿可用 1∶5 000 高锰酸钾温水坐浴,每天 3 次。外阴擦干后,可用下列药物:15％氧化锌粉、15％滑石粉、炉甘石洗剂、紫草油。瘙痒剧烈时可用制霉菌素软膏或氢化可的松软膏,外阴及阴道口可适量涂抹雌激素霜剂或软膏,也可口服己烯雌酚 0.1 mg,每晚 1 次,连服 7 天。

(林少杰)

第三节　盆　腔　炎

一、概述

盆腔炎是妇女常见疾病,包括子宫内膜炎、附件炎、盆腔腹膜炎、盆腔结缔组织炎、女性生殖器结核等。美国疾病控制与预防中心已将这一临床综合征定义为盆腔炎性疾病。既往盆腔炎性疾病多因产后、剖宫产后、流产后及妇科手术后细菌进入创面感染而致病,近年来则多由下生殖道的性传播疾病及细菌性阴道病上行感染造成。发病可局限于一个部位、几个部位或整个盆腔脏器。

(一)发病率

盆腔炎性疾病在一些性生活紊乱及性病泛滥的国家中是最常见的疾病。在工业化国家中,生育年龄组妇女每年盆腔炎性疾病的发生率可达 2%,估计美国每年有高达 100 万人患此病,其中需住院治疗者约 20 万人。我国盆腔炎性疾病发病率亦有升高的趋势,但尚无此方面确切的统计数字。

(二)病原体

通过对上生殖道细菌培养的研究,明确证明盆腔炎性疾病的发生为多重微生物感染所致,且许多细菌为存在于下生殖道的正常菌群。常见的致病菌有以下几种。

1.需氧菌

(1)葡萄球菌:属革兰阳性球菌,其中以金黄色葡萄球菌致病力最强,多于产后、剖宫产后、流产后或妇科手术后细菌通过宫颈上行感染至子宫、输卵管黏膜。葡萄球菌对一般常用的抗生素可产生耐药,根据药物敏感试验用药较为理想,耐青霉素的金黄色葡萄球菌对头孢唑林钠、万古霉素、克林霉素及第三代头孢菌素敏感。

(2)链球菌:也属革兰阳性球菌,其中以乙型链球菌致病力最强,能产生溶血素及多种酶,使感染扩散。本菌对青霉素敏感,患病后只要及时、足量、足疗程治疗基本无死亡。此菌可在成年女性阴道长期寄居,有报道妊娠后期此类菌在阴道的携带率为 5%~29%。

(3)大肠埃希菌:为肠道的寄生菌,一般不致病,但在机体抵抗力下降,或因外伤等侵入肠道外组织或器官时可引起严重的感染,甚至产生内毒素休克,常与其他致病菌混合感染。本菌对卡那霉素、庆大霉素、头孢唑林钠、羧苄西林敏感,但易产生耐药菌株,可在药敏试验指导下用药。

此外尚有肠球菌、克雷伯杆菌属、奈瑟淋病双球菌、阴道嗜血杆菌等。

2.厌氧菌

厌氧菌是盆腔感染的主要菌种。厌氧菌主要来源于结肠、直肠、阴道及口腔黏膜,肠腔中厌氧菌与需氧菌的数量比为 100:1,阴道内两者的比例为 10:1。女性生殖道内常见的厌氧菌有以下几种。

(1)消化链球菌:属革兰阳性菌,易滋生于产后子宫内坏死的蜕膜碎片或残留的胎盘中,其内毒素毒力低于大肠埃希菌,但能破坏青霉素的 β-内酰胺酶,对青霉素有抗药性,还可产生肝素酶,溶解肝素。促进凝血,导致血栓性静脉炎。

(2)脆弱类杆菌:是革兰阴性菌,为严重盆腔感染中的主要厌氧菌,这种感染易造成盆腔脓肿,恢复期长,伴有恶臭。本菌对甲硝唑、克林霉素、头孢菌素、多西环素敏感,对青霉素易产生耐药。

(3)产气荚膜梭状芽孢杆菌:是革兰阴性菌,多见于创伤组织感染及非法堕胎等的感染,分泌物恶臭,组织内有气体,易产生中毒性休克、弥漫性血管内凝血及肾衰。对克林霉素、甲硝唑及三代头孢菌素敏感。

除上述 3 种常见的厌氧菌外,二路拟杆菌和二向拟杆菌也是常见的致病菌,对青霉素耐药,对抗厌氧菌抗生素敏感。

3.性传播的病原体

如淋球菌、沙眼衣原体、支原体等,是工业化国家中导致盆腔炎性疾病的主要病原体,占60%～70%。性传播病原体与多种微生物感染导致的盆腔炎性疾病常可混合存在,且在感染过程中可相互作用。淋球菌、衣原体所造成的宫颈炎、子宫内膜炎为阴道内的细菌上行感染创造了条件,也有人认为在细菌性阴道病时,淋球菌及衣原体更易进入上生殖道。

(三)感染途径

盆腔炎性疾病主要由病原体经阴道、宫颈的上行感染引起。其他途径有以下几种。

1.经淋巴系统蔓延

细菌经外阴、阴道、宫颈裂伤、宫体创伤处的淋巴管侵入内生殖器及盆腔腹膜、盆腔结缔组织等部分,可形成产后感染,流产后感染或手术后感染。

2.直接蔓延

盆腔中其他脏器感染后,直接蔓延至内生殖器。如阑尾炎可直接蔓延到右侧输卵管,发生右侧输卵管炎。盆腔手术损伤后的继发感染亦可引起严重的盆腔炎。

3.经血液循环传播

病原体先侵入人体的其他系统,再经过血液循环达内生殖器,如结核菌感染,由肺或其他器官的结核灶可经血液循环而传至内生殖器,菌血病也可导致盆腔炎症。

4.盆腔炎性疾病的预防

盆腔炎性疾病可来自产后、剖宫产、流产及妇科手术操作后。因此必须做好宣传教育,注意孕期的体质,分娩时减少局部的损伤,对损伤部位的操作要轻,注意局部的消毒。月经期生殖器官抵抗力较弱,宫颈口开放,易造成上行感染,故应避免手术。手术前应详细检查患者的体质,有无贫血及其他脏器的感染灶,如有应予以治疗。此外也存在一些盆腔手术后发生的盆腔炎性疾病,妇科围术期应选用广谱类抗生素,常用的有氨苄西林、头孢羟氨苄、头孢唑林钠、头孢西丁钠、头孢噻肟钠、头孢替坦、头孢曲松钠等。多数学者主张抗生素应在麻醉诱导期,即术前30分钟1次足量静脉输注,20分钟后组织内抗生素浓度可达高峰。必要时加用抗厌氧菌类抗生素如甲硝唑、替硝唑、克林霉素等。如手术操作60～90分钟,在4小时内给第2次药。剖宫产术可在钳夹脐带后给药,可选用抗厌氧菌类药物,如甲硝唑、替硝唑、克林霉素等。给药剂量及次数还需根据病变种类、手术的复杂性及患者情况而定。

可导致盆腔炎性疾病常见的其他手术,有各类需将器械伸入宫腔的操作,如人工流产,放、取环术,子宫输卵管造影等。我国在进行宫腔的计划生育手术前,需常规检查阴道清洁度、滴虫、真菌等,发现有阴道炎症者先给予治疗,有助于预防术后盆腔炎性疾病的发生。

性乱史是导致盆腔炎性疾病的重要因素。应加强对年轻妇女及其性伴侣的性传播疾病教育工作,包括延迟初次性交的时间,限制性伴侣的数量,避免与有性传播疾病者进行性接触,坚持使用屏障式的避孕工具,积极诊治无并发病的下生殖道感染等。

二、子宫内膜炎

子宫内膜炎是妇科常见的疾病,多与子宫体部的炎症并发,有急性子宫内膜炎及慢性子宫内膜炎两种。

(一)急性子宫内膜炎

1.概述

急性子宫内膜炎多发生于产后、剖宫产后、流产后及宫腔内的手术后。一些妇女在月经期、身体抵抗力虚弱时性交,或医务人员在不适当的情况下(如宫腔或其他部位的脏器已有感染)进行刮宫术,宫颈糜烂的电熨术,输卵管通液或造影术等均可导致急性子宫内膜炎。感染的细菌最常见者为链球菌、葡萄球菌、大肠埃希菌、淋球菌、衣原体及支原体、厌氧菌等,细菌可突破子宫颈的防御功能侵入子宫内膜发生急性炎症。

(1)病理表现:子宫内膜炎时子宫内膜充血、肿胀,有炎性渗出物,可混有血,也可为脓性渗出物;重病子宫内膜炎内膜坏死,呈灰绿色,分泌物可有恶臭。镜下见子宫内膜有大量多核白细胞浸润,细胞间隙内充满液体,毛细血管扩张,严重者细胞间隙内可见大量细菌,内膜坏死脱落形成溃疡。如果宫颈开放,引流通畅,宫腔分泌物清除可自愈;但也有炎症向深部侵入导致子宫肌炎、输卵管炎;如宫颈肿胀,引流不畅则形成子宫腔积脓。

(2)临床表现:急性子宫内膜炎患者可见白带增多,下腹痛,白带呈水样、黄白色、脓性,或混有血,如系厌氧菌感染,则分泌物带有恶臭。下腹痛可向双侧大腿放射,疼痛程度根据病情而异。发生在产后、剖宫产后或流产后者则有恶露长时间不净,如炎症未治疗,可扩散至子宫肌层及输卵管、卵巢、盆腔结缔组织,症状可加重,高热可达 39～40 ℃,下腹痛加剧,白带增多。体检子宫可增大,有压痛,全身体质衰弱。

2.诊断要点

主要根据病史和临床表现来诊断。

3.治疗方案

(1)全身治疗:本病全身治疗较重要,需卧床休息,给予高蛋白流食或半流食,在避免感冒情况下,开窗通风,体位以头高脚低位为宜,以利于宫腔分泌物引流。

(2)抗生素治疗:在药物敏感试验无结果前给予广谱抗生素,如青霉素,氨基糖苷类抗生素如庆大霉素、卡那霉素等对需氧菌有效,而甲硝唑对厌氧菌有效。细菌培养药物敏感试验结果得出后,可更换敏感药物。①庆大霉素:80 mg 肌内注射,每 8 小时 1 次。②头孢菌素:可用第三代产品,对革兰阳性、阴性菌,球菌及杆菌均有效,急救情况下,可将此药 1 g 溶于 0.9％盐水100 mL 中同时加入地塞米松 5～10 mg,静脉点滴,每天 1～2 次,经 3 天治疗后体温下降病情好转时,可改服头孢唑林钠 0.25 g 每天 4 次,皮质激素也应逐渐减量至急性症状消失。如对青霉素过敏,可换用林可霉素 300～600 mg,静脉滴注,每天 3 次,体温平稳后,可改口服用药,每天1.5～2 g,分 4 次给药,持续 1 周,病情稳定后停药。③诺氟沙星片:对变形杆菌、铜绿假单胞菌具有强大的抗菌作用,可抑制细菌 DNA 合成,服药后可广泛分布于全身,对急性子宫内膜炎有良好的治疗作用。每次 0.2 g,每天 3 次,连服 10～14 天,或氧氟沙星 200 mg 静脉滴注,每天 2～3 次,对喹诺酮类药物过敏者最好不用。④有条件者可对急性子宫内膜炎患者进行住院治疗,以解除症状及保持输卵管的功能。可选择抗生素方案:头孢西丁 2 g 静脉注射,每 6 小时 1 次,或头孢替坦 2 g 静脉注射,每 12 小时 1 次,加强力霉素 100 mg 每 12 小时 1 次口服或静脉注射,共 4 天,症状改善后 48 小时,继续使用多西环素 100 mg,每天 2 次,共 10～14 天。此方案对淋球菌及衣原体感染均有效。克林霉素 900 mg 静脉注射,每 8 小时 1 次,庆大霉素 2 mg/kg 静脉或肌内注射,此后约 1.5 mg/kg,每8 小时 1 次,共 4 天,用药 48 小时后,如症状改善,继续用多西环素 100 mg,每天 2 次口服,共给药 10～14 天,此方案对厌氧菌及兼性革兰阴性菌有效。使用上述方案治疗后,体温下降或症状消失 4 小时后患者可出院,继续服用多西环素 100 mg,每 12 小时 1 次,共 10～14 天,对淋球菌及衣原体感染均有效。

(3)手术治疗:一般急性子宫内膜炎不做手术治疗,以免引起炎症扩散,但如宫腔内有残留

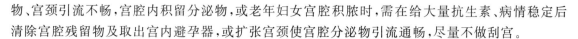

物、宫颈引流不畅,宫腔内积留分泌物,或老年妇女宫腔积脓时,需在给大量抗生素、病情稳定后清除宫腔残留物及取出宫内避孕器,或扩张宫颈使宫腔分泌物引流通畅,尽量不做刮宫。

(二)慢性子宫内膜炎

1.概述

慢性子宫内膜炎常因宫腔内分泌物通过子宫口流出体外,症状不甚明显,仅有少部分患者因防御机制受损,或病原体作用时间过长,对急性炎症治疗不彻底而形成。其病因如下。

(1)分娩、产后、剖宫产术后:有少量胎膜或胎盘残留于子宫腔,子宫复旧不全,引起慢性子宫内膜炎。

(2)宫内避孕器:宫内避孕器的刺激常可引起慢性子宫内膜炎。

(3)更年期或绝经期:体内雌激素水平降低,子宫内膜菲薄,易受细菌感染,发生慢性子宫内膜炎。

(4)宫腔内有黏膜下肌瘤、息肉、子宫内膜腺癌:子宫内膜易受细菌感染发生炎症。

(5)子宫内膜下基底层炎症:常可感染子宫内膜功能层而发生炎症。

(6)老年性子宫内膜炎:常可与老年性阴道炎同时发生。

(7)细菌性阴道病:病原体上行感染至子宫内膜所致。

2.病理表现

其内膜间质常见有大量浆细胞及淋巴细胞,内膜充血、肿胀,有时可见到肉芽组织及纤维性变。

3.临床表现

慢性子宫内膜炎患者常诉有不规则阴道流血或月经不规则,有时有轻度下腹痛及白带增多。妇科检查子宫可增大,有触痛。少数子宫内膜炎可导致不孕。

4.诊断要点

主要依据患者病史和临床表现来诊断。

5.治疗方案

慢性子宫内膜炎在治疗上应去除原因,如在产后、剖宫产后、人工流产后疑有胎膜、胎盘残留者,如无急性出血,可给抗生素3～5天后做刮宫术;如因宫内避孕器而致病者,可取出宫内避孕器;如有黏膜下息肉、肌瘤或内膜腺癌者,可做相应的处理;如合并有输卵管炎、卵巢炎等则应做相应的处理;同时存在细菌性阴道病者,抗生素中应加用抗厌氧菌药物。

三、附件炎、盆腔腹膜炎

(一)概述

附件炎和盆腔腹膜炎为多发病,国外以淋球菌及沙眼衣原体感染为最多,占60%～80%,其他为厌氧菌及需氧菌多种微生物的混合感染;国内以后者感染为主,但由性传播疾病引起者亦有增加趋势。主要原因有以下几种。

1.产后、剖宫产后及流产后感染

内在及外来的细菌上行通过剥离面或残留的胎盘、胎膜、子宫切口等至肌层、输卵管、卵巢及盆腔腹膜发生炎症,也可经破损的黏膜、胎盘剥离面通过淋巴、血行播散到盆腔。通过对上生殖道细菌培养的研究,明确证明盆腔炎性疾病是多重微生物感染,包括阴道的需氧菌、厌氧菌、阴道加德纳菌、流感嗜血杆菌等,其中厌氧菌占70%～80%。厌氧菌中以各类杆菌及脆弱类杆菌最常见。

2.月经期性交

月经期宫颈口开放,子宫内膜剥脱面有扩张的血窦及凝血块,均为细菌的上行及滋生提供了良好的环境。如在月经期性交或使用不洁的月经垫,可使细菌侵入发生炎症。

3.妇科手术操作

任何通过宫颈黏液屏障的手术操作导致的盆腔感染,都称医源性盆腔炎性疾病,如放置宫内避孕器、人工流产、输卵管通液、造影等。其他妇科手术如宫颈糜烂电熨术、腹腔镜绝育术、人工流产子宫穿孔,盆腔手术误伤肠管等均可导致急性炎症。

4.邻近器官炎症的蔓延

邻近器官的炎症最常见者为急性阑尾炎、憩室炎、腹膜炎等。

5.盆腔炎性疾病

再次急性发作盆腔炎性疾病所造成的盆腔粘连、输卵管积水、扭曲等后遗病,易造成盆腔炎性疾病的再次急性发作,尤其是在患者免疫力低下、有不洁性交史等情况下。

6.全身性疾病

如败血病、菌血病等,细菌也可波及输卵管及卵巢发生急性盆腔炎性疾病。

7.淋球菌及沙眼衣原体

多为上行性急性感染,病原体多来自尿道炎、前庭大腺炎、宫颈炎等。

(二)病理表现

1.附件炎

当多重微生物造成产后、剖宫产后、流产后的急性输卵管炎、卵巢炎、输卵管卵巢脓肿时,病变可通过子宫颈的淋巴播散至子宫颈旁的结缔组织,首先侵及输卵管浆膜层再达肌层,输卵管内膜受侵较轻,或可不受累。病变是以输卵管间质炎为主,由于输卵管管壁增粗,可压迫管腔变窄,轻者管壁充血、肿胀,重者输卵管肿胀明显,且弯曲,并有纤维素性渗出物,引起周围组织粘连。炎症如经子宫内膜向上蔓延,首先引起输卵管内膜炎,使输卵管内膜肿胀、间质充血、肿胀及大量中性多核白细胞浸润,重者输卵管内膜上皮可有退行性变或成片脱落,引起输卵管管腔粘连闭塞或伞端闭锁,如有渗出物或脓液积聚,可形成输卵管积脓,与卵巢粘连形成炎性包块。卵巢表面有一层白膜包被,很少单独发炎,卵巢多与输卵管伞端粘连,发生卵巢周围炎,进一步形成卵巢脓肿,如脓肿壁与输卵管粘连贯通则形成输卵管卵巢脓肿。脓肿可发生于初次感染之后,但往往是在反复发作之后形成。脓肿多位于子宫后方、阔韧带后叶及肠管间,可向阴道、直肠间贯通,也可破入腹腔,发生急性弥漫性腹膜炎。

2.盆腔腹膜炎

病变腹膜充血、肿胀,伴有含纤维素的渗出液,可形成盆腔脏器粘连,渗出物聚集在粘连的间隙内,形成多个小脓肿,或聚集在子宫直肠窝形成盆腔脓肿,脓肿破入直肠,症状可减轻;如破入腹腔则可引起弥漫性腹膜炎,使病情加重。

(三)临床表现

视病情及病变范围大小,表现的症状不同,轻者可以症状轻微或无症状。重者可有发热及下腹痛,发热前可先有寒战、头痛,体温可达39~40℃,下腹痛多为双侧下腹部剧痛或病变部剧痛,可与发热同时发生。如疼痛发生在月经期则可有月经的变化,如经量增多、月经期延长;在非月经期发作则可有不规则阴道出血,白带增多,性交痛等。由于炎症的刺激,少数患者也可有膀胱

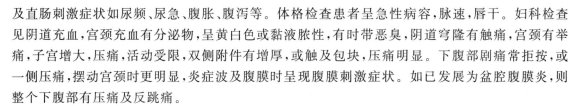

及直肠刺激症状如尿频、尿急、腹胀、腹泻等。体格检查患者呈急性病容,脉速,唇干。妇科检查见阴道充血,宫颈充血有分泌物,呈黄白色或黏液脓性,有时带恶臭,阴道穹隆有触痛,宫颈有举痛,子宫增大,压痛,活动受限,双侧附件有增厚,或触及包块,压痛明显。下腹部剧痛常拒按,或一侧压痛,摆动宫颈时更明显,炎症波及腹膜时呈现腹膜刺激症状。如已发展为盆腔腹膜炎,则整个下腹部有压痛及反跳痛。

(四)诊断要点

重病及典型的盆腔炎性疾病病例根据病史、临床及实验室检查所见,诊断不难,但此部分患者只占盆腔炎性疾病的4%左右。临床上绝大多数盆腔炎性疾病为轻到中度及亚临床感染者。这部分患者可无明确病史,临床症状轻微,或仅表现有下腹部轻微疼痛,白带稍多,给临床诊断带来困难。有研究显示因感染造成的输卵管性不孕患者中,30%～75%无盆腔炎性疾病病史,急性盆腔炎性疾病有发热者仅占30%,有下腹痛、白带多、宫颈举痛者仅占20%。有鉴于此,美国疾病控制与预防中心提出了新的盆腔炎性疾病诊断标准:①至少必须具备下列3项主要标准,下腹痛、宫颈举痛、附件区压痛。②此外,下列标准中具备一项或一项以上时,增加诊断的特异性。体温>38 ℃、异常的宫颈或阴道排液、沙眼衣原体或淋病双球菌的实验室证据、血沉加快或C反应蛋白升高。③对一些有选择的病例必须有下列的确定标准。阴道超声或其他影像诊断技术的阳性发现如输卵管增粗、伴或不伴管腔积液、输卵管卵巢脓肿或腹腔游离液体、子宫内膜活检阳性、腹腔镜下有与盆腔炎性疾病一致的阳性所见。

盆腔炎性疾病中有10%～20%伴有肝周围炎或局部腹膜炎,多在腹腔镜检查时发现,被认为是感染性腹腔液体直接或经淋巴引流到膈下区域造成,以沙眼衣原体引起者最多见,偶见有淋球菌及厌氧菌引起者。腹腔镜下见肝周充血、炎性渗出,以及肝膈面与上腹、横膈形成束状、膜状粘连带。此种肝周炎很少侵犯肝实质,肝功能多正常。

1.阴道分泌物涂片检查

此方法简便、经济、实用。阴道分泌物涂片检查中每个阴道上皮细胞中多于1个以上的多形核白细胞就会出现白带增多,每高倍视野有3个以上白细胞诊断盆腔炎性疾病的敏感性达87%,其敏感性高于血沉、C反应蛋白,以及经过内膜活检或腹腔镜证实的有症状的盆腔炎性疾病所呈现出来的外周血的白细胞计数值。

2.子宫内膜活检

可得到子宫内膜炎的组织病理学诊断,被认为是一种比腹腔镜创伤小而又能证实盆腔炎性疾病的方法,因子宫内膜炎常合并有急性输卵管炎。子宫内膜活检与腹腔镜检查在诊断盆腔炎性疾病上有90%的相关性。子宫内膜活检的诊断敏感性达92%,特异性为87%,并可同时取材做细菌培养,但有被阴道细菌污染的机会。

3.超声等影像学检查

在各类影像学检查方法中,B超是最简便、实用和经济的方法,且与腹腔镜检查有很好的相关性。在急性、严重的盆腔炎性疾病时,经阴道超声可见输卵管增粗、管腔积液或盆腔有游离液体。B超还可用于监测临床病情的发展,出现盆腔脓肿时,B超可显示附件区肿块,伴不均匀回声。CT、MRI有时也可显示出较清晰的盆腔器官影像,但由于其价值昂贵而不能普遍用于临床。对于早期、轻度的盆腔炎性疾病,B超敏感性差。

4.腹腔镜检查

目前被认为是诊断盆腔炎性疾病的金标准,因可在直视下观察盆腔器官的病变情况,并可同时取材行细菌鉴定及培养而无阴道污染之虑。腹腔镜下诊断盆腔炎性疾病的最低标准为输卵管表面可见充血、输卵管壁肿胀及输卵管表面与伞端有渗出物,也可显示肝包膜渗出、粘连。

5.其他实验室检查

其他实验室检查包括白细胞计数增多、血沉增快、C反应蛋白升高、血清 CA125 升高等,虽对临床诊断有所帮助,但均缺乏敏感性与特异性。

(五)治疗方案

盆腔炎性疾病治疗目的是缓解症状、消除当前感染及降低远期后遗病的危险。

1.全身治疗

重病者应卧床休息,给予高蛋白流食或半流食,体位以头高脚低位为宜,以利于宫腔内及宫颈分泌物排出体外,盆腔内的渗出物聚集在子宫直肠窝内而使炎症局限。补充液体,纠正电解质紊乱及酸碱平衡,高热时给予物理降温,并应适当给予止痛药,避免无保护性交。

2.抗生素治疗

近年来由于新的抗生素不断问世,细菌培养技术的提高,以及药物敏感试验的配合,使临床上得以合理使用抗生素,对急性炎症可达到微生物学的治愈(治愈率为 84%～98%),一般在药物敏感试验做出以前,先使用需氧菌、厌氧菌,以及淋球菌、沙眼衣原体兼顾的广谱抗生素,待药敏试验做出后再更换,一般是根据病因及发病后已用过何种抗生素作为参考来选择用药。急性附件炎、盆腔腹膜炎常用的抗生素如下。

(1)青霉素或红霉素与氨基糖苷类药物及甲硝唑联合:青霉素 G 每天 240 万～1 000 万单位,静脉滴注,病情好转后改为每天 120 万～240 万单位,每 4～6 小时 1 次,分次给药或连续静脉滴注。红霉素每天 0.9～1.25 g 静脉滴注,链霉素0.75 g 肌内注射,每天 1 次。庆大霉素每天 16 万～32 万单位,分 2～3 次静脉滴注或肌内注射,一般疗程<10 天。甲硝唑 500 mg 静脉滴注,每 8 小时 1 次,病情好转后改口服400 mg,每 8 小时 1 次。

(2)第 1 代头孢菌素与甲硝唑合用:对第 1 代头孢菌素敏感的细菌有 β 溶血性链球菌、葡萄球菌、大肠埃希菌等。头孢噻吩每天 2 g,分 4 次肌内注射;头孢唑林钠每次 0.5～1 g,每天 2～4 次,静脉滴注;头孢拉定,静脉滴注每天量为100～150 mg/kg,分次给予,口服每天 2～4 g,分 4 次空腹服用。

(3)克林霉素与氨基糖苷类药物联合:克林霉素每次 600 mg,每 6 小时 1 次,静脉滴注,体温降至正常后24～48 小时改口服,每次 300 mg,每 6 小时 1 次。克林霉素对多数革兰阳性和厌氧菌(如类杆菌,消化链球菌等)及沙眼衣原体有效。与氨基糖苷类药物合用有良好的效果。但此类药物与红霉素有拮抗作用,不可与其联合。

(4)林可霉素:其作用与克林霉素相同,用量每次 300～600 mg,每天 3 次,肌内注射或静脉滴注。

(5)第 2 代头孢菌素:对革兰阴性菌的作用较为优越,抗酶性能强,抗菌谱广。临床用于革兰阴性菌。如头孢呋辛,每次 0.75～0.5 g,每天 3 次肌内注射或静脉滴注;头孢孟多轻度感染每次0.5～1 g,每天 4 次静脉滴注,较重的感染每天 6 次,每次 l g;头孢西丁对革兰阳性及阴性需氧菌与厌氧菌包括脆弱类杆菌均有效,每次 1～2 g,每 6～8 小时 1 次静脉注射或静脉滴注,可单独使用。

(6)第 3 代头孢菌素:对革兰阴性菌的作用较第 2 代头孢菌素更强,抗菌谱广,耐酶性能强,对第 1、2 代头孢菌素耐药的一些革兰阴性菌株常可有效。头孢噻肟对革兰阴性菌有较强的抗菌

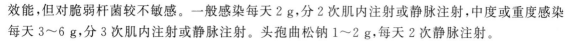

效能,但对脆弱杆菌较不敏感。一般感染每天 2 g,分 2 次肌内注射或静脉注射,中度或重度感染每天 3~6 g,分 3 次肌内注射或静脉注射。头孢曲松钠 1~2 g,每天 2 次静脉注射。

(7)哌拉西林:对多数需氧菌及厌氧菌均有效,每天 4~12 g,分 3~4 次静脉注射或静脉滴注,严重感染每天可用 16~24 g。

(8)喹诺酮类药物:如诺氟沙星、氧氟沙星、环丙沙星等,其抗菌谱广,对革兰阳性、阴性菌均有抗菌作用,且具有较好的组织渗透性,口服量每天 0.2~0.6 g,分 2~3 次服用。其中氟罗沙星由于其半衰期长,每天 1 次服 0.2~0.4 g 即可。

3.中药治疗

主要为活血化瘀、清热解毒,如用银翘解毒汤、清营汤、安宫牛黄丸、紫雪丹等。

4.手术治疗

(1)经药物治疗 48~72 小时,体温持续不降,肿块增大,出现肠梗阻、脓肿破裂或中毒症状时,应及时行手术处理。年轻妇女要考虑保留卵巢功能,对体质衰弱的患者,手术范围需根据具体情况决定。如为盆腔脓肿,可在 B 超、CT 等影像检查引导下经腹部或阴道切开排脓,也可在腹腔镜下行盆腔脓肿切开引流,同时注入抗生素。

(2)输卵管脓肿、卵巢脓肿,经保守治疗病情好转,肿物局限,也可行手术切除肿物。

(3)脓肿破裂,患者出现腹部剧痛,伴高热、寒战、恶心、呕吐,腹胀、拒按等情况时应立即剖腹探查。

四、盆腔结缔组织炎

(一)急性盆腔结缔组织炎

1.概述

盆腔结缔组织是腹膜外的组织,位于盆腔腹膜的后方,子宫两侧及膀胱前间隙处,这些部位的结缔组织间并无明显的界限。急性盆腔结缔组织炎是指盆腔结缔组织初发的炎症,不是继发于输卵管、卵巢的炎症,是初发于子宫旁的结缔组织,然后再扩展至其他部位。

本病多由于分娩或剖宫产时宫颈或阴道上端的撕裂,困难的宫颈扩张术时宫颈裂伤,经阴道的子宫全切除术时阴道残端周围的血肿及人工流产术中误伤子宫及宫颈侧壁等情况时细菌侵入发生感染。

本病的常见病原体多为链球菌、葡萄球菌、大肠埃希菌、厌氧菌、淋球菌、衣原体、支原体等。

2.病理表现

发生急性盆腔结缔组织炎后,局部组织出现肿胀、充血,并有多量白细胞及浆细胞浸润。炎症初起时多位于生殖器官受到损伤的部位,如自子宫颈部的损伤浸润至子宫颈一侧盆腔结缔组织,逐渐可蔓延至盆腔对侧的结缔组织及盆腔的前半部分。病变部分易化脓,形成大小不等的脓肿,如未能及时控制,炎症可通过淋巴向输卵管、卵巢或髂窝处扩散,由于盆腔结缔组织与盆腔内血管接近,可引起盆腔血栓性静脉炎。如阔韧带内已形成脓肿未及时切开引流,脓肿可向阴道、膀胱、直肠破溃,高位的脓肿也可向腹腔破溃引起弥漫性腹膜炎,脓毒血病使病情急剧恶化,但引流通畅后,炎症可逐渐消失。如排脓不畅,也可引起发生长期不愈的窦道。

3.临床表现

炎症初期患者可有高热,下腹痛,体温可达 39~40 ℃,下腹痛多与急性输卵管卵巢炎相似。如病史中在发病前曾有全子宫切除术、剖宫产术时有单侧壁或双侧壁损伤,诊断更易。如已形成脓肿,除发热、下腹痛外,常见有直肠、膀胱压迫症状如便意频数、排便痛、恶心、呕吐、尿频、尿痛等症状。

妇科检查在发病初期,子宫一侧或双侧有明显的压痛与边界不明显的增厚感,增厚可达盆壁,子宫略大,活动差,压痛,一侧阴道或双侧阴道穹隆可触及包块,包块上界常与子宫底平行,触痛明显。如已形成脓肿则因脓液向下流入子宫后方,阴道后穹隆常可触及较软的包块,且触痛明显。

4.诊断要点

根据病史、临床症状及妇科检查所见诊断不难,但需做好鉴别诊断。

(1)输卵管妊娠破裂:有停经史、下腹痛突然发生,面色苍白,急性病容,腹部有腹膜刺激症状,阴道出血少量、尿 HCG(＋)、后穹隆穿刺为血液。

(2)卵巢囊肿蒂扭转:有突发的一侧性下腹痛,有或无肿瘤史,有单侧腹膜刺激症状,触痛明显,妇科检查子宫一侧触及肿物及触痛,无停经史。

(3)急性阑尾炎:疼痛缓慢发生,麦氏点有触痛,妇科检查无阳性所见。

5.治疗方案

与急性输卵管卵巢炎同。

(1)抗生素治疗:可用广谱抗生素如青霉素、头孢菌素、氨基糖苷类抗生素、林可霉素、克林霉素、多西环素及甲硝唑等。待细菌药物敏感试验出结果后,改用敏感的抗生素。

(2)手术治疗:急性盆腔结缔组织炎,轻病者一般不做手术治疗,以免炎症扩散或出血,但有些情况需手术处理。①宫腔内残留组织伴阴道出血:首先应积极抗感染,如无效或出血较多时,在用药物控制感染的同时,用卵圆钳清除宫腔内容物,而避免做刮宫术。②子宫穿孔:如无肠管损伤及内出血,可不必剖腹修补。③宫腔积脓:应扩张宫口使脓液引流通畅。④已形成脓肿者:根据脓肿的部位采取切开排脓手术,如系接近腹股沟韧带的脓肿,应等待脓肿扩大后再作切开;如脓肿位于阴道一侧则应自阴道作切开,尽量靠近中线,以免损伤输尿管或子宫动脉。

(二)慢性盆腔结缔组织炎

1.概述

慢性盆腔结缔组织炎多由于急性盆腔结缔组织炎治疗不彻底,或患者体质较差,炎症迁延而成慢性。由于宫颈的淋巴管直接与盆腔结缔组织相通,故也可因慢性宫颈炎发展至盆腔结缔组织炎。

2.病理表现

本病的病理变化多为盆腔结缔组织由充血、肿胀,转为纤维组织,增厚、变硬的瘢痕组织,与盆壁相连,子宫被固定不能活动,或活动受限,子宫常偏于患侧的盆腔结缔组织。

3.临床表现

轻度慢性盆腔结缔组织炎,一般多无症状,偶尔于身体劳累时有腰痛,下腹坠痛,重度者可有较严重的下腹坠痛,腰酸痛及性交痛。妇科检查,子宫多呈后倾后屈位,三合诊时触及宫骶韧带增粗呈索条状,有触痛,双侧宫旁组织肥厚,有触痛,如为一侧性者可触及子宫变位,屈向于患侧,如已形成冰冻骨盆,则子宫的活动完全受到限制。

4.诊断要点

根据有急性盆腔结缔组织炎史、临床症状与妇科检查,诊断不难,但需与子宫内膜异位病、结核性盆腔炎、卵巢癌及陈旧性异位妊娠等鉴别。

（1）子宫内膜异位病：多有痛经史，且进行性加重。妇科检查可能触及子宫骶韧带处有触痛结节，或子宫两侧有包块，B超及腹腔镜检查有助于诊断。

（2）结核性盆腔炎：多有其他脏器结核史，腹痛常为持续性，腹胀，偶有腹部包块，有时有闭经史，可同时伴子宫内膜结核，X线检查下腹部可见钙化灶，包块位置较慢性盆腔结缔组织炎高。

（3）卵巢癌：包块多为实质性，较硬，表面不规则，常有腹水，患者一般情况差，晚期患者有下腹痛，诊断时有困难，B超、腹腔镜检查、肿瘤标志物及病理活组织检查有助于诊断。

（4）陈旧性异位妊娠：多有闭经史及阴道出血，下腹痛偏于患侧，妇科检查子宫旁有境界不清的包块，触痛，B超及腹腔镜检查有助于诊断。

5.治疗方案

需积极治疗慢性宫颈炎及急性盆腔结缔组织炎。慢性宫颈炎的治疗包括物理治疗如超短波、激光、微波，中波直流电离子透入紫外线等。对慢性盆腔结缔组织炎可用物理治疗，以减轻疼痛。对急性盆腔结缔组织炎需积极彻底治疗，不使病原体潜伏于体内。应用抗生素治疗可取得一定的疗效，与物理治疗合用效果较好。慢性盆腔结缔组织炎经治疗后症状可减轻，但易复发，如月经期后、性交后及过度体力劳动后。

五、女性生殖器结核

（一）概述

由人型结核杆菌侵入机体后在女性生殖器引起的炎症性疾病称为女性生殖器结核，常继发于肺、肠、肠系膜淋巴结、腹膜等器官的结核，也有少数患者继发于骨、关节结核，多数患者在发现生殖器结核时原发病灶已愈。结核杆菌首先侵犯输卵管，然后下行传播至子宫内膜和卵巢，很少侵犯子宫颈，阴道及外阴结核更属罕见。由于本病病程缓慢，症状不典型，易被忽视。

（二）传播途径

生殖器结核是全身结核的一种表现，一般认为是继发性感染，主要来源于肺或腹膜结核。传播途径可有以下几种。

1.血行传播

最为多见。结核杆菌一般首先感染肺部，短时间即进入血液循环，传播至体内其他器官，包括生殖器官。有研究发现，肺部原发感染发生在月经初期时结核菌通过血行播散可被单核-吞噬细胞系统清除，但在输卵管内可形成隐性传播灶，处于静止状态可达1～10年，直至机体免疫功能低下时细菌重新激活发生感染。青春期时生殖器官发育，血供较为丰富，结核菌易借血行传播。

2.淋巴传播

较少见。多为逆行传播，如肠结核通过淋巴管逆行传播至生殖器官。

3.直接蔓延

结核性腹膜炎和肠系膜淋巴结核可直接蔓延到输卵管。腹膜结核与输卵管结核常并存，平均占生殖器结核的50%，两处结核病灶可通过直接接触相互传染。

4.原发性感染

极为少见。一般多为男性附睾结核的结核菌通过性交传染给女性。

（三）病理表现

女性生殖器结核绝大多数首先感染输卵管，其次为子宫内膜、卵巢、宫颈、阴道及外阴。

1.输卵管结核

多为双侧性。典型病变输卵管黏膜皱襞可有广泛的肉芽肿反应及干酪样坏死,镜下可见结核结节。由于感染途径不同,结核性输卵管炎初期大致有 3 种类型。

(1)结核性输卵管周围炎:输卵管浆膜面充血、肿胀,见散在黄白色粟米状小结节,可与周围器官广泛粘连,常为盆腔腹膜炎或弥漫性腹膜炎的一部分。可能出现少量腹水。

(2)结核性输卵管间质炎:由血行播散而来。输卵管黏膜下层或肌层最先出现散在小结节,后波及黏膜和浆膜。

(3)结核性输卵管内膜炎:多由血行播散所致,继发于结核性腹膜炎者较少见,结核杆菌可由输卵管伞端侵入。输卵管黏膜首先受累,发生溃疡和干酪样坏死,病变以输卵管远端为主,伞端黏膜肿胀,黏膜皱襞相互粘连,伞端可外翻呈烟斗状但并不一定闭锁。

输卵管结核随病情发展可有两种类型:①增生粘连型。较多见,此型病程进展缓慢,临床表现多不明显。输卵管增粗僵直,伞端肿大开放呈烟斗状,但管腔可发生狭窄或阻塞。切面可在黏膜及肌壁找到干酪样结节,慢性病例可见钙化灶。当病变扩展到浆膜层或整个输卵管被破坏后,可有干酪样物质渗出,随后肉芽组织侵入,使输卵管与邻近器官如卵巢、肠管、肠系膜、膀胱和直肠等广泛紧密粘连,形成难以分离的实性肿块,如有积液则形成包裹性积液。②渗出型:此型病程急性或亚急性。渗出液呈草黄色,澄清,为浆液性,偶可见血性液体,量多少不等。输卵管管壁有干酪样坏死,黏膜有粘连,管腔内有干酪样物质潴留而形成输卵管积脓。与周围器官可无粘连而活动,易误诊为卵巢囊肿。较大的输卵管积脓可波及卵巢而形成结核型输卵管卵巢脓肿。

2.子宫内膜结核

多由输卵管结核扩散而来。由于子宫内膜有周期性脱落而使内膜结核病灶随之排出,病变多局限于子宫内膜,早期呈散在粟粒样结节,极少数严重者病变侵入肌层。宫体大小正常或略小,外观无异常。刮取的子宫内膜镜下可见结核结节,严重者出现干酪样坏死。典型的结核结节中央为 1~2 个巨细胞,细胞呈马蹄状排列,周围有类上皮细胞环绕,外侧有大量淋巴细胞和浆细胞浸润。子宫内膜结核结节的特点是结核结节周围的腺体对卵巢激素反应不敏感,表现为持续性增生或分泌不足。严重的内膜结核可出现干酪样坏死而呈表浅的溃疡,致使内膜大部分或全部被破坏,以后还可形成瘢痕,内膜的功能全部丧失而发生闭经。子宫内膜为干酪样组织或形成溃疡时可形成宫腔积脓;全部为干酪样肉芽肿样组织时可出现恶臭的浆液性白带,需排除子宫内膜癌。

3.卵巢结核

病变多由输卵管结核蔓延而来,多为双侧性,卵巢表面可见结核结节或干酪样坏死或肉芽肿。卵巢虽与输卵管相邻较近,但因有白膜包裹而较少受累,常仅有卵巢周围炎。若由血行传播引起的感染可在卵巢深层间质中形成结节,或发生干酪样坏死性脓肿。

4.子宫颈结核

常由子宫内膜结核下行蔓延形成,或经血行淋巴播散而来。肉眼观病变呈乳头状增生或溃疡型而不易与宫颈癌鉴别,确诊需经病理组织学检查。宫颈结核一般有四种类型:溃疡型、乳头型、间质型和子宫颈黏膜型。

5.外阴、阴道结核

多由子宫和子宫颈向下蔓延而来或血行传播。病灶表现为外阴和阴道局部单个或数个表浅溃疡,久治不愈可形成窦道。

(四)临床表现

1.病史

病史对本病的诊断极为重要。需详细询问家族结核史、本人结核接触史及本人生殖器以外脏器结核史,生殖器结核患者中约有1/5的患者有结核家族史。

2.症状

患者的临床症状多为非特异性的。不少患者无不适主诉,而有的则症状严重。

(1)月经失调:为女性生殖器结核较常见的症状,与病情有关。早期患者因子宫内膜充血或形成溃疡而表现为月经量过多、经期延长或不规则阴道出血,易被误诊为功能失调性子宫出血。多数患者就诊时发病已久,此时子宫内膜已遭受不同程度的破坏,表现为月经量过少,甚至闭经。

(2)下腹坠痛:盆腔炎症和粘连,结核性输卵管卵巢脓肿等均可引起不同程度的下腹坠痛,经期尤甚。

(3)不孕:输卵管结核患者输卵管管腔可狭窄、阻塞,黏膜纤毛丧失或粘连,输卵管间质发生炎症者输卵管蠕动异常,输卵管失去正常功能而导致不孕。子宫内膜结核是引起不孕的另一主要原因。在原发性不孕患者中,生殖器结核常为主要原因之一。

(4)白带增多:多见于合并子宫颈结核者,尤其当合并子宫颈炎时,分泌物可呈脓性或脓血性,组织脆,有接触性出血,易误诊为癌性溃疡。

(5)全身症状:可有疲劳、消瘦、低热、盗汗、食欲下降或体重减轻等结核的一般症状。无自觉症状的患者临床亦不少见。有的患者可仅有低热,尤其在月经期比较明显,每次经期低热是生殖器结核的典型临床表现之一。生殖器结核常继发于肺、脑膜、肠和泌尿系统等脏器的结核,因而可有原发脏器结核的症状,如咯血、胸痛、血尿等。

3.体征

因病变部位、程度和范围不同而有较大差异。部分病例妇科检查子宫因粘连而活动受限,双侧输卵管增粗,变硬,如索条状。严重病例妇科检查可扪及盆腔包块,质硬,不规则,与周围组织广泛粘连,活动差,无明显触痛。包裹性积液患者可扪及囊性肿物,颇似卵巢囊肿。生殖器结核与腹膜结核并存患者腹部可有压痛,腹部触诊腹壁揉面感,腹水积液征阳性。个别患者于子宫旁或子宫直肠窝处扪及小结节,易误诊为盆腔子宫内膜异位病或卵巢恶性肿瘤。生殖器结核患者常有子宫发育不良,子宫颈结核患者窥阴器检查时可见宫颈局部乳头状增生或小溃疡形成。

(五)诊断要点

症状、体征典型的患者诊断多无困难,多数因无明显症状和体征极易造成漏诊或误诊。有些患者仅因不孕行诊断性刮宫,经病理组织学检查才证实为子宫内膜结核。如有以下情况应首先考虑生殖器结核可能:①有家族性结核史,既往有结核接触史,或本人曾患肺结核、胸膜炎和肠结核者。②不孕伴月经过少或闭经,有下腹痛等症状,或盆腔有包块者。③未婚妇女,无性接触史,主诉低热、盗汗、下腹痛和月经失调,肛门指诊盆腔附件区增厚有包块者。④慢性盆腔炎久治不愈者。

由于本病患者常无典型临床表现,需依靠辅助诊断方法确诊。常用的辅助诊断方法有以下几种。

1.病理组织学检查

盆腔内见粟粒样结节或干酪样物质者一般必须做诊断性刮宫。对不孕及可疑患者也应取子宫内膜做病理组织学检查。诊刮应在月经来潮后12小时之内进行,因此时病变表现较为明显。

刮宫时应注意刮取两侧子宫角内膜,因子宫内膜结核多来自输卵管,使病灶多首先出现在宫腔两侧角。刮出的组织应全部送病理检查,最好将标本做系统连续切片,以免漏诊。如在切片中找到典型的结核结节即可确诊。子宫内膜有炎性肉芽肿者应高度怀疑内膜结核。无结核性病变但有巨细胞体系存在也不能否认结核的存在。可疑患者需每隔2~3个月复查,如3次内膜检查均阴性者可认为无子宫内膜结核存在。因诊刮术有引起结核扩散的危险性,术前、术后应使用抗结核药物预防性治疗。其他如宫颈、阴道、外阴等病灶也须经病理组织学检查才能明确诊断。

2.结核杆菌培养、动物接种

取经血、刮取的子宫内膜、宫颈分泌物、宫腔分泌物、盆腔包块穿刺液或盆腔包裹性积液等作培养,到2个月时检查有无阳性结果。或将这些物质接种于豚鼠腹壁皮下,6~8周后解剖检查,如在接种部位周围的淋巴结中找到结核杆菌即可确诊。如果结果为阳性,可进一步做药敏试验以指导临床治疗。经血培养(取月经第1天的经血6~8 mL)可避免刮宫术引起的结核扩散,但阳性率较子宫内膜细菌学检查为低。一般主张同时进行组织学检查、细菌培养和动物接种,可提高阳性确诊率。本法有一定技术条件要求,而且需时较长,尚难推广使用。

3.X线检查

(1)胸部X线摄片:必要时还可做胃肠系统和泌尿系统X线检查,以便发现其原发病灶。但许多患者在发现生殖器结核时其原发病灶往往已经愈合,而且不留痕迹,故X线片阴性并不能排除盆腔结核。

(2)腹部X线摄片:如显示孤立的钙化灶,提示曾有盆腔淋巴结结核。

(3)子宫输卵管碘油造影:子宫输卵管碘油造影对生殖器结核的诊断有一定的价值。其显影特征:①子宫腔形态各不相同,可有不同程度的狭窄或变形,无刮宫或流产病史者边缘亦可呈锯齿状。②输卵管管腔有多发性狭窄,呈典型的串珠状或细小僵直状。③造影剂进入子宫壁间质、宫旁淋巴管或血管时应考虑有子宫内膜结核。④输卵管壶腹部与峡部间有梗阻,并伴有碘油进入物卵管间质中的灌注缺损。⑤相当于输卵管、卵巢和盆腔淋巴结部位有多数散在粟粒状透亮斑点阴影,似钙化灶。子宫输卵管碘油造影有可能将结核菌或干酪样物质带入盆腹腔,甚至造成疾病扩散而危及生命,因此应严格掌握适应证。输卵管有积脓或其他疾病时不宜行造影术。造影前后应给予抗结核药物,以防病情加重。造影适宜时间在经净后2~3天内。

4.腹腔镜检查

腹腔镜检查在诊断妇女早期盆腔结核上较其他方法更有价值。对于宫内膜组织病理学和细菌学检查阴性的患者可行腹腔镜检查。镜下观察子宫和输卵管的浆膜面有无粟粒状结节,输卵管周围有无膜状粘连,以及输卵管卵巢有无肿块等,同时可取可疑病变组织做活检,并取后穹隆液体做结核菌培养等。

5.聚合酶链反应检测

经血或组织中结核杆菌特异的荧光聚合酶链反应定量测定可对疾病作出迅速诊断,但判断结果时要考虑病程。

6.血清CA125值测定

晚期腹腔结核患者血清CA125水平明显升高。伴或不伴腹水的腹部肿块患者血清CA125值异常升高也应考虑结核的可能,腹腔镜检查结合组织活检可明确诊断,以避免不必要的剖腹手术。血清CA125值的检测还可用于监测抗结核治疗的疗效。

7.宫腔镜检查

宫腔镜检查可直接发现子宫内膜结核病灶,并可在直视下取活组织做病理检查。但有可能使结核扩散,且因结核破坏所致的宫腔严重粘连变形可妨碍观察效果,难以与外伤性宫腔粘连鉴别,故不宜作为首选。如必须借助宫腔镜诊断,镜检前应排除有无活动性结核,并应进行抗结核治疗。宫腔镜下可见子宫内膜因炎症反应而充血发红,病灶呈黄白色或灰黄色。轻度病变子宫内膜高低不平,表面可附着粟粒样白色小结节;重度病变子宫内膜为结核破坏,致宫腔粘连,形态不规则,腔内可充满杂乱、质脆的息肉状突起,瘢痕组织质硬,甚至形成石样钙化灶,难以扩张和分离。

8.其他检查

如结核菌素试验、血常规、血沉和血中结核抗体检测等,但这些检查对病变部位无特异性,仅可作为诊断的参考。

(六)治疗方案

1.一般治疗

增强机体抵抗力及免疫力对治疗有一定的帮助。活动性结核患者,应卧床休息,至少休息3个月。当病情得到控制后,可从事部分较轻工作,但需注意劳逸结合,加强营养,适当参加体育活动,增强体质。

2.抗结核药物治疗

(1)常用的抗结核药物:理想的抗结核药物具有杀菌、灭菌或较强的抑菌作用,毒性低,不良反应小,不易产生耐药菌株,价格低廉,使用方便,药源充足;经口服或注射后药物能在血液中达到有效浓度,并能渗入吞噬细胞、腹膜腔或脑脊液内,疗效迅速而持久。

目前常用的抗结核药物分为4类:①对细胞内外菌体效力相仿者,如利福平、异烟肼、乙硫异烟胺和环丝氨酸等。②细胞外作用占优势者,如链霉素、卡那霉素、卷曲霉素和紫霉素等。③细胞内作用占优势者,如吡嗪酰胺。④抑菌药物,如对氨基水杨酸钠、乙胺丁醇和氨硫脲等。

链霉素、异烟肼和对氨基水杨酸钠称为第一线药物;其他各药称为第二线药物。临床上一般首先选用第一线药物,在第一线药物产生耐药菌株或因毒性反应患者不能耐受时则可换用1~2种第二线药物。

常用的抗结核药物如下:①异烟肼具有杀菌力强、可以口服、不良反应小、价格低廉等优点。结核杆菌对本药的敏感性很易消失,故多与其他抗结核药物联合使用。其作用机制主要是抑制结核菌脱氧核糖核酸(DNA)的合成,并阻碍细菌细胞壁的合成。口服后吸收快,渗入组织杀灭细胞内外代谢活跃或静止的结核菌,局部病灶药物浓度亦相当高。剂量:成人口服1次0.1~0.3 g,1天0.2~0.6 g;静脉用药1次0.3~0.6 g,加5%葡萄糖注射液或等渗氯化钠注射液20~40 mL缓慢静脉注射,或加入250~500 mL液体中静脉滴注;局部(子宫腔内、子宫直肠窝或炎性包块内)用药1次50~200 mg;也可1天1次0.3 g顿服或1周2次,1次0.6~0.8 g口服,以提高疗效并减少不良反应。本药常规剂量很少发生不良反应,大剂量或长期使用时可见周围神经炎、中枢神经系统中毒(兴奋或抑制)、肝脏损害(血清丙氨酸氨基转移酶升高)等。异烟肼急性中毒时可用大剂量维生素 B_6 对抗。用药期间注意定期检查肝功能。肝功能不良、有精神病和癫痫史者慎用。本品可加强香豆素类抗凝药、某些抗癫痫药、降压药、抗胆碱药、三环抗抑郁药等的作用,合用时需注意。抗酸药尤其是氢氧化铝可抑制本品吸收,不宜同时服用。②利福平是广谱抗生素。其杀灭结核菌的机制在于抑制菌体的 RNA 聚合酶,阻碍 mRNA 合成。对细胞内、外代谢旺盛及偶尔繁殖的结核菌均有作用,常与异烟肼联合应用。剂量:成人每天 1 次,空腹口服 0.45～0.6 g。本药不良反应轻微,除消化道不适、流感综合征外,偶有短暂性肝功能损害。与 INH、PAS 联合使用可加强肝毒性。用药期间检查肝功能,肝功能不良者慎用。长期服用本品可降低口服避孕药的作用而导致避孕失败。服药后尿、唾液、汗液等排泄物可呈橘红色。③链霉素为广谱氨基糖苷类抗生素,对结核菌有杀菌作用。其作用机制在于干扰结核菌的酶活性,阻碍蛋白合成。对细胞内的结核菌作用较小。剂量:成人每天 0.75～1.0 g,1 次或分 2 次肌内注射,50 岁以上或肾功能减退者用 0.5～0.75 g。间歇疗法每周 2 次,每次肌内注射 1 g。本药毒副作用较大,主要为第 8 对脑神经损害,表现为眩晕、耳鸣、耳聋等,严重者应及时停药;对肾脏有轻度损害,可引起蛋白尿和管型尿,一般停药后可恢复,肾功能严重减损者不宜使用;其他变态反应有皮疹、剥脱性皮炎和药物热等,过敏性休克较少见。单独用药易产生耐药性。④吡嗪酰胺能杀灭吞噬细胞内酸性环境中的结核菌。剂量:35 mg/(kg·d),分 3～4 次日服。不良反应偶见高尿酸血病、关节痛、胃肠不适和肝损害等。⑤乙胺丁醇对结核菌有抑菌作用,与其他抗结核药物联用时可延缓细菌对其他药物产生耐药性。剂量:0.25 克/次,1 天 0.5～0.75 g,也可开始 25 mg/(kg·d),分 2～3 次口服,8 周后减量为 15 mg/(kg·d),分 2 次给予;长期联合用药方案中,可 1 周 2 次,每次 50 mg/kg。不良反应甚少为其优点,偶有胃肠不适。剂量过大或长期服用时可引起球后视神经炎、视力减退、视野缩小和中心盲点等,一旦停药多能缓慢恢复。与 RFP 合用有加强视力损害的可能。糖尿病患者须在血糖控制基础上方可使用,已发生糖尿病性眼底病变者慎用本品。⑥对氨基水杨酸钠为抑菌药物。其作用机制可能在结核菌叶酸的合成过程中与对氨苯甲酸竞争,影响结核菌的代谢。与链霉素、异烟肼或其他抗结核药联用可延缓对其他药物发生耐药性。剂量:成人每天 8～12 g,每次 2～3 g 口服;静脉用药每天 4～12 g(从小剂量开始),以等渗氯化钠或 5% 葡萄糖液溶解后避光静脉滴注,5 小时内滴完,1 个月后仍改为口服。不良反应有食欲减退、恶心、呕吐和腹泻等,饭后服用或与碳酸氢钠同服可减轻症状。忌与水杨酸类同服,以免胃肠道反应加重和导致胃溃疡。肝肾功能减退者慎用。能干扰 RFP 的吸收,两者同用时给药时间最好间隔 6～8 小时。

(2)用药方案:了解抗结核药物的作用机制并结合药物的不良反应是选择联合用药方案的重要依据。

长程标准方案:采用 SM、INH 和 PAS 三联治疗,疗程 1.5～2 年。治愈标准为病变吸收,处于稳定而不再复发。但因疗程长,部分患者由于症状消失而不再坚持正规用药导致治疗不彻底,常是诱发耐药变异菌株的原因。治疗方案为开始 2 个月每天用 SM、INH 和 PAS,以后 10 个月用 INH 和 PAS;或 2 个月用 SM、INH 和 PAS,3 个月每周用 SM2 次,每天用 INH 和 PAS,7 个月用 INH 和 PAS。

短程方案:与长程标准方案对照,减少用药时间和药量同样可达到治愈效果。近年来倾向于短程方案,以达到疗效高、毒性低和价格低廉的目的。短程治疗要求:①必须含两种或两种以上杀菌剂。②INH 和 RFP 为基础,并贯穿疗程始末。③不加抑菌剂,但 EMB 例外,有 EMB 时疗程应为 9 个月。治疗方案有:前 2 个月每天口服 SM、INH、RFP 和 PZA,然后每天用 INH、RFP 和 EMB 4 个月;每天用 SM、INH、RFP 和 PZA 2 个月,然后 6 个月每周 3 次口服 INH、RFP 和 EMB;每天给予 SM、INH 和 RFP 2 个月,然后每周 2 次给予 SM、INH 和 RFP 2 个月,再每周 2 次给予 SM、INH5 个月,每天给予 SM、INH、RFP 和 PZA 治疗 2 个月,以后 4～6 个月用氨硫脲(T)和 INH。

（3）抗结核药物用药原则：①早期用药。早期结核病灶中结核杆菌代谢旺盛，局部血供丰富，药物易杀灭细菌。②联合用药。除预防性用药外，最好联合用药，其目的是取得各种药物的协同作用，并降低耐药性。③不宜同时给予作用机制相同的药物。④选择对细胞内和细胞外均起作用的药物，如 INH、RFP、EMB。⑤使用不受结核菌所处环境影响的药物，如 SM 在碱性环境中起作用，在酸性环境中不起作用；PZA 则在酸性环境中起作用。⑥须考虑抗结核药物对同一脏器的不良影响，如 RFP、INH、乙硫异烟胺等对肝功能均有影响，联合使用时应注意检测血清谷丙转氨酶。⑦规则用药。中断用药是治疗失败的主要原因，可使细菌不能被彻底消灭，反复发作，出现耐药。⑧适量用药。剂量过大会增加不良反应；剂量过小则达不到治疗效果。⑨全程用药。疗程的长短与复发率密切相关，坚持合理全程用药，可降低复发率。⑩宜选用杀菌力强、安全性高的药物，如 INH、RFP 的杀菌作用不受各种条件影响，疗效高；SM、PZA 的杀菌作用受结核菌所在环境影响，疗效较差。

3.免疫治疗

结核病病程中可引起 T 细胞介导的免疫应答，也有 I 型超敏反应。结核患者处于免疫紊乱状态，细胞免疫功能低下，而体液免疫功能增强，出现免疫功能严重失调，对抗结核药物的治疗反应迟钝，往往单纯抗结核药物治疗疗效不佳。辅助免疫调节剂可及时调整机体的细胞免疫功能，提高治愈率，减少复发率。常用的结核免疫调节剂有以下几种。

（1）卡提素（PNS）：PNS 是卡介苗的菌体热酚乙醇提取物，含 BCG 多糖核酸等 10 种免疫活性成分，具有提高细胞免疫功能及巨噬核酸功能，使 T 细胞功能恢复，提高 H_2O_2 的释放及自杀伤细胞的杀菌功能。常用 PNS 1 mg 肌内注射，每周 2 次。与 INH、SM、RFP 并用作为短程化疗初活动性肺结核。

（2）母牛分枝杆菌菌苗：其作用机制一是提高巨噬细胞产生 NO 和 H_2O_2 的水平杀灭结核菌，二是抑制变态反应。每 3～4 周深部肌内注射 1 次，0.1～0.5 mg，共用 6 次，并联合抗结核药物治疗初始和难治性肺结核，可缩短初治肺结核的疗程，提高难治性结核病的治疗效果。

（3）左旋咪唑：主要通过激活免疫活性细胞，促进淋巴细胞转化产生更多的活性物质，增强单核-吞噬细胞系统的吞噬能力，故对结核患者治疗有利，但对正常机体影响并不显著。LMS 作为免疫调节剂治疗某些难治性疾病已被临床日益重视。LMS 一般联合抗结核药物辅助治疗初始肺结核。用法：150 mg/d，每周连服 3 天，同时每天抗结核治疗，疗程 3 个月。

（4）γ-干扰素：可使巨噬细胞活化产生 NO，从而抑制或杀灭分枝杆菌。常规抗结核药物无效的结核患者在加用 γ-IFN 后可以缓解临床症状。25～50 $\mu g/m^2$，皮下注射，每周 2 次或 3 次。作为辅助药物治疗难治性播散性分枝杆菌感染的用量为 50～100 $\mu g/m^2$，每周至少 3 次。不良反应有发热、寒战、疲劳、头痛，但反应温和而少见。

4.耐药性结核病的治疗

耐药发生的结果必然是近期治疗失败或远期复发。一般结核杆菌对 SM、卡那霉素、紫霉素有单相交叉耐药性，即 SM 耐药的结核杆菌对卡那霉素和紫霉素敏感，对卡那霉素耐药者对 SM 也耐药，但对紫霉素敏感，对紫霉素耐药者则对 SM、卡那霉素均耐药。临床上应按 SM、卡那霉素、紫霉素的顺序给药。

初治患者原始耐药不常见，一般低于 2%，主要是对 INH 和/或 SM 耐药，而对 RFP、PZA 或 EMB 耐药者很少见。用药前最好做培养和药敏，以便根据结果调整治疗方案，要保证至少2种药敏感。如果患者为原发耐药，必须延长治疗时间，才能达到治疗目的。怀疑对 INH 和/或 SM

有原发耐药时,强化阶段应选择 INH、RFP、PZA 和 EMB,巩固阶段则用 RFP 和 EMB 治疗。继发耐药是最大也是最难处理的耐药形式,一般是由于药物联合不当、药物剂量不足、用药不规则、中断治疗或过早停药等原因引起。疑有继发耐药时,选用化疗方案前一定要做培养和药敏。如果对 INH、RFP、PZA 和 EMB 等多药耐药,强化阶段应选用 4~5 种对细菌敏感的药物,巩固阶段至少用 3 种药物,总疗程 24 个月。为防止出现进一步耐药,必须执行短程化疗法。

5.手术治疗

(1)手术适应证:①输卵管卵巢脓肿经药物治疗后症状减退,但肿块未消失,患者自觉症状反复发作。②药物治疗无效,形成结核性脓肿者。③已形成较大的包裹性积液。④子宫内膜广泛破坏,抗结核药物治疗无效。⑤结核性腹膜炎合并腹水者,手术治疗联合药物治疗有利于腹膜结核的痊愈。

(2)手术方法:手术范围应根据年龄和病灶范围决定。由于患者多系生育年龄妇女,必须手术治疗时也应考虑保留患者的卵巢功能。如患者要求保留月经来潮,可根据子宫内膜结核病灶已愈的情况予以保留子宫。对于输卵管和卵巢已形成较大的包块并无法分离者可行子宫附件切除术。盆腔结核导致的粘连多,极为广泛和致密,以致手术分离困难,若勉强进行可造成不必要的损伤,手术者应及时停止手术,术后抗结核治疗 3~6 个月,必要时进行二次手术。

(3)手术前后和手术时用药:一般患者在术前已用过 1 个疗程的化疗。如行子宫双侧附件切除者,除有其他脏器结核尚需继续正规药物治疗外,一般术后只需再予以药物治疗一个月左右即可。如果术前诊断未明确,术中发现结核病变,清除病灶引流通畅,术中可予 4~5 g SM 腹腔灌注,术后正规抗结核治疗。

6.预防生殖器结核

原发病灶以肺最常见,预防措施与肺结核相同。加强防痨的宣传教育,增加营养,增强体质。加强儿童保健,防痨组织规定:体重在 2 200 g 以上的新生儿出生 24 小时后即可接种卡介苗;体重不足 2 200 g 或出生后未接种卡介苗者,3 个月内可补种;出生 3 个月后的婴儿需先作结核菌素试验,阴性者可给予接种。青春期少女结核菌素试验阴性者应行卡介苗接种。

生殖器结核患者的阴道分泌物和月经血内可有结核菌存在,应加强隔离,避免传染给接触者。

(林少杰)

第四节 子宫颈炎

子宫颈炎(简称宫颈炎)是妇科常见疾病之一。正常情况下,宫颈具有多种防御功能,包括黏膜免疫、体液免疫及细胞免疫,是阻止病原菌进入上生殖道的重要防线,但宫颈也容易受分娩、性交及宫腔操作的损伤,且宫颈管柱状上皮抗感染能力较差,易发生感染。临床上一般将宫颈炎分为急性和慢性两种类型。

一、急性宫颈炎

(一)病因

急性宫颈炎常发生于不洁性交后,分娩、流产、宫颈手术等亦可导致宫颈损伤而继发感染。

此外,接触高浓度刺激性液体、药物,阴道内异物如遗留的纱布、棉球也是引起急性宫颈炎的原因。最常见病原体为淋病奈瑟菌和沙眼衣原体,淋病奈瑟菌感染时 45%～60% 常合并沙眼衣原体感染,其次为一般化脓菌如链球菌、葡萄球菌、肠球菌、大肠埃希菌、假丝酵母菌、滴虫、阿米巴原虫等。淋病奈瑟菌及沙眼衣原体主要侵犯宫颈管柱状上皮,如直接向上蔓延可导致上生殖道黏膜感染,亦常侵袭尿道移行上皮、尿道旁腺和前庭大腺。一般化脓菌则侵入宫颈组织较深,并可沿两侧宫颈淋巴管向上蔓延导致盆腔结缔组织炎。

(二)临床表现

主要表现为白带增多,呈脓性或脓血性,常伴有下腹坠痛、腰背痛、性交疼痛和尿路刺激症状,体温可轻微升高。妇科检查见宫颈充血、红肿,颈管黏膜水肿,宫颈黏膜外翻,宫颈触痛,脓性分泌物从宫颈管内流出,若尿道、尿道旁腺、前庭大腺感染,则可见尿道口、阴道口黏膜充血、水肿及大量脓性分泌物。沙眼衣原体性宫颈炎则症状不典型或无症状,有症状者表现为宫颈分泌物增多,点滴状出血或尿路刺激症状,妇科检查宫颈口可见黏液脓性分泌物。

(三)诊断

根据病史、症状及妇科检查,诊断急性宫颈炎并不困难,关键是确定病原体。疑为淋病奈瑟菌感染时,应取宫颈管内分泌物做涂片检查(敏感性 50%～70%)或细菌培养(敏感性 80%～90%),对培养可疑的菌落,可采用单克隆抗体免疫荧光法检测。检测沙眼衣原体感染时,可取宫颈管分泌物涂片染色查找细胞质内包涵体,但敏感性不高,培养法技术要求高,费时长,难以推广,目前推荐的方法是直接免疫荧光法或酶免疫法,敏感性为 89%～98%。注意诊断时要考虑是否合并上生殖道感染。

(四)治疗

采用抗生素全身治疗。抗生素选择、给药途径、剂量和疗程则根据病原体和病情严重程度决定。目前,淋菌性宫颈炎推荐的首选药物为头孢曲松钠,备用药物有大观霉素、青霉素、氧氟沙星、左旋氧氟沙星、依诺沙星等,治疗时需同时加服多西环素。沙眼衣原体性宫颈炎推荐的首选药物为阿奇霉素或多西环素,备用药物有米诺环素、氧氟沙星等。一般化脓菌感染最好根据药敏试验进行治疗。急性宫颈炎的治疗应力求彻底,以免形成慢性宫颈炎。

二、慢性宫颈炎

(一)病因

慢性宫颈炎常由于急性宫颈炎未予治疗或治疗不彻底转变而来。急性宫颈炎容易转为慢性的原因主要是宫颈黏膜皱褶较多,腺体呈葡萄状,病原体侵入腺体深处后极难根除,导致病程反复、迁延不愈所致。阴道分娩、流产或手术损伤宫颈后继发感染亦可表现为慢性过程,此外,不洁性生活、雌激素水平下降、阴道异物均可引起慢性宫颈炎。病原体一般为葡萄球菌、链球菌、沙眼衣原体、淋病奈瑟菌、厌氧菌等。

(二)病理

1.宫颈糜烂

宫颈外口处的宫颈阴道部外观呈细颗粒状的红色区,称为宫颈糜烂。目前,已废弃宫颈糜烂这一术语,而改称为宫颈柱状上皮异位,并认为其不是病理改变,而是宫颈生理变化。在此沿用宫颈糜烂一词,专指病理炎性糜烂。宫颈糜烂是慢性宫颈炎最常见的一种表现,糜烂面呈局部细小颗粒状红色区域,其边界与正常宫颈上皮的界限清楚,甚至可看到交界线呈现一道凹入的线沟,有的糜烂可见到毛细血管浮现在表面上,表现为局部慢性充血。镜下见黏膜下有白细胞及淋巴细胞浸润,间质有小圆形细胞和浆细胞浸润。

根据糜烂面外观和深浅常分为 3 种类型:①单纯型糜烂,糜烂面仅为单层柱状上皮覆盖,浅而平坦,外表光滑。②颗粒型糜烂,由于腺体和间质增生,糜烂表面凹凸不平,呈颗粒状。③乳突型糜烂,糜烂表面组织增生更明显,呈乳突状。

根据糜烂区所占宫颈的比例可分为 3 度:①轻度糜烂。糜烂面积占整个宫颈面积的 1/3 以内。②中度糜烂:糜烂面积占宫颈的 1/3~2/3。③重度糜烂:糜烂面积占宫颈的 2/3 以上。

宫颈糜烂愈合过程中,柱状上皮下的基底细胞增生,最后分化为鳞状上皮。邻近的鳞状上皮也可向糜烂面的柱状上皮生长,逐渐将腺上皮推移,最后完全由鳞状上皮覆盖而痊愈。糜烂的愈合呈片状分布,新生的鳞状上皮生长于炎性糜烂组织的基础上,故表层细胞极易脱落而变薄,稍受刺激又可恢复糜烂,因此愈合和炎症的扩展交替发生,不容易彻底治愈。

2.宫颈肥大

由于慢性炎症的长期刺激,宫颈组织充血、水肿,腺体和间质增生,纤维结缔组织增厚,导致宫颈肥大,但表面仍光滑,严重者较正常宫颈增大 1 倍以上。

3.宫颈息肉

慢性炎症长期刺激,使宫颈管局部黏膜增生并向宫颈外口突出而形成一个或多个息肉,直径在 1 cm 左右,色红,舌形,质软而脆,血管丰富易出血,蒂长短不一,蒂根附着于宫颈外口或颈管壁内。镜检特点为息肉表面被柱状上皮覆盖,中心为充血、水肿及炎性细胞浸润的结缔组织。息肉的恶变率不到 1%,但极易复发。

4.宫颈腺囊肿

宫颈糜烂愈合过程中,宫颈腺管口被新生的鳞状上皮覆盖,腺管口堵塞,导致腺体分泌物排出受阻,液体潴留而形成囊肿。检查时见宫颈表面突出数毫米大小青白色囊泡,内含无色黏液。

5.宫颈管内膜炎

炎症局限于宫颈管黏膜及黏膜下组织,宫颈口充血,有脓性分泌物,而宫颈阴道部外观光滑。

(三)临床表现

主要症状为白带增多,常刺激外阴引起外阴不适和瘙痒。由于病原体种类、炎症的范围、程度和病程不同,白带的量、颜色、性状、气味也不同,可为乳白色黏液状至黄色脓性,可有血性白带或宫颈接触性出血。若白带增多,似白色干酪样,应考虑可能合并假丝酵母菌感染;若白带呈稀薄泡沫状,有臭味,则应考虑滴虫性阴道炎。严重感染时可有腰骶部疼痛、下腹坠胀,由于慢性宫颈炎可直接向前蔓延或通过淋巴管扩散,当波及膀胱三角区及膀胱周围结缔组织时,可出现尿路刺激症状。较多的黏稠脓性白带有碍精子上行,可导致不孕。妇科检查可见宫颈不同程度的糜烂、肥大,有时可见宫颈息肉、宫颈腺囊肿等,宫颈口多有分泌物,亦可有宫颈触痛和宫颈触血。

(四)诊断

宫颈糜烂诊断并不困难,但必须除外宫颈上皮内瘤样病变、早期宫颈癌、宫颈结核、宫颈尖锐湿疣等,因此应常规进行宫颈细胞学检查。目前已有电脑超薄细胞检测系统,准确率显著提高。必要时须作病理活检以明确诊断,电子阴道镜辅助活检对提高诊断准确率很有帮助。宫颈息肉、宫颈腺囊肿可根据病理活检确诊。

(五)治疗

局部治疗为主,方法有物理治疗、药物治疗及手术治疗。

1.物理治疗

目的在于使糜烂面坏死、脱落,原有柱状上皮为新生鳞状上皮覆盖。

(1)电灼(熨)治疗:采用电灼器或电熨器对整个病变区电灼或电熨,直至组织呈乳白色或微黄色为止。一般近宫口处稍深,越近边缘越浅,深度为 2 mm 并超出病变区 3 mm,深入颈管内 0.5~1.0 cm,治愈率为 50%~90%。术后涂抹磺胺粉或呋喃西林粉,用醋酸冲洗阴道,每天 1 次,有助于创面愈合。

(2)冷冻治疗:利用液氮快速达到超低温(-196 ℃),使糜烂组织冻结、坏死、变性、脱落,创面修复而达到治疗目的。一般采用接触冷冻法,选择相应的冷冻头,覆盖全部病变区并略超过其范围 2~3 mm,根据快速冷冻、缓慢复温的原则,冷冻 1 分钟、复温 3 分钟、再冷冻 1 分钟。进行单次或重复冷冻,治愈率 80% 左右。

(3)激光治疗:采用 CO_2 激光器使糜烂部分组织炭化、结痂,痂皮脱落后,创面修复而达到治疗目的。激光头距离糜烂面 3~5 cm,照射范围应超出糜烂面 2 mm,轻病的烧灼深度为 2~3 mm,重病可达 4~5 mm,治愈率为 70%~90%。

(4)微波治疗:微波电极接触局部病变组织时,瞬间产生高热效应(44~61 ℃)而达到组织凝固的目的,并可出现凝固性血栓形成而止血,治愈率 90% 左右。

(5)波姆光治疗:采用波姆光照射糜烂面,直至变为均匀灰白色为止,照射深度为 2~3 mm,治愈率可达 80%。

(6)红外线凝结法:红外线照射糜烂面,局部组织凝固、坏死,形成非炎性表浅溃疡,新生鳞状上皮覆盖溃疡面而达到治愈,治愈率 90% 以上。

(7)高强度聚焦超声治疗:高强度聚焦超声是治疗宫颈糜烂的一种新方法,通过超声波在焦点处产生的热效应、空化效应和机械效应,破坏病变组织。与传统物理治疗方法有所不同的是,利用聚焦超声良好的组织穿透性和定位性,将声波聚焦在宫颈病变深部,对宫颈组织的损伤部位是在表皮下的一定深度,而不是直接破坏表面黏膜层,深部病变组织被破坏后,由深及浅,促进健康组织的再生和表皮的重建。

物理治疗的注意事项:①治疗时间应在月经干净后 3~7 天进行。②排除宫颈上皮内瘤样病变、早期宫颈癌、宫颈结核和急性感染期后方可进行。③术后阴道分泌物增多,甚至有大量水样排液,有时呈血性,脱痂时可引起活动性出血,如量较多先用过氧化氢清洗伤口,用消毒棉球局部压迫止血,24 小时后取出。④物理治疗的次数、持续时间、强度、范围应严格掌握。⑤创面愈合需要一段时间(2~8 周),在此期间禁止盆浴和性生活。⑥定期复查,随访有无宫颈管狭窄。

2.药物治疗

药物治疗适用于糜烂面积小和炎症浸润较浅的病例。

(1)硝酸银或重铬酸钾液:为强腐蚀剂,局部涂擦进行治疗,方法简单,但因疗效不佳,现基本已弃用。

(2)聚甲酚磺醛浓缩液或栓剂:目前临床上应用较多,聚甲酚磺醛是一种高酸物质,可使病变组织的蛋白质凝固脱落,对健康组织无损害且可增加阴道酸度,有利于乳酸杆菌生长。用法:将浸有聚甲酚磺醛浓缩液的棉签插入宫颈管,转动数次取出,然后将浸有浓缩液的纱布块轻轻敷贴于病变组织,纱布块应稍大于糜烂面,浸蘸的药液以不滴下为度,持续 1~3 分钟,每周 2 次,1 个月经周期为 1 个疗程;聚甲酚磺醛栓剂为每隔天晚阴道放置 1 枚,12 次为 1 个疗程。

(3)免疫治疗:采用重组人 α 干扰素栓,每晚一枚,6 天为 1 个疗程。近年报道用红色奴卡放线菌细胞壁骨架 N-CWs 菌苗治疗宫颈糜烂,该菌苗具有非特异性免疫增强及消炎作用,能促进鳞状上皮化生,修复宫颈糜烂病变达到治疗效果。

(4)宫颈管内膜炎时,根据细菌培养和药敏试验结果,采用抗生素全身治疗。

3.手术治疗

对于糜烂面积广而深,或用上述方法久治不愈的患者可考虑行宫颈锥形切除术,多采取宫颈环形电切除术。锥形切除范围从病灶外缘 0.3~0.5 cm 开始,深入宫颈管 1~2 cm,锥形切除,术后压迫止血。宫颈息肉可行息肉摘除术或电切术。

(林少杰)

第六章

女性生殖内分泌疾病

第一节 性 早 熟

一、性早熟的发生机制和分类

对女孩来说，8岁之前出现第二性征就称为性早熟。根据发病机制，性早熟可分为GnRH依赖性性早熟和非GnRH依赖性性早熟两大类。

(一)正常青春期的启动机制

了解正常的青春期启动机制是理解性早熟发生机制的基础。正常女孩的青春期启动发生在8岁以后，临床上表现为8岁以后开始出现第二性征的发育。性早熟患儿在8岁前就出现青春期启动。

正常青春期启动是由两个生理过程组成，它们分别被称为性腺功能初现和肾上腺皮质功能初现。女性性腺功能初现是指青春期下丘脑-垂体-卵巢轴（H-P-O轴）被激活，卵巢内有卵泡的发育，卵巢性类固醇激素分泌显著增加，临床上表现为乳房发育和月经初潮。肾上腺皮质功能初现是指肾上腺皮质雄激素分泌显著增加，临床上主要表现为血脱氢表雄酮（DHEA）和硫酸脱氢表雄酮（DHEAS）水平升高及阴毛出现，青春期阴毛出现称为阴毛初现。目前认为，性腺功能初现和肾上腺功能初现是两个独立的过程，两者之间不存在因果关系。对女性来讲，青春期启动主要是指卵巢功能被激活。

青春期出现的最主要的生理变化是第二性征的发育和体格生长加速。女性第二性征的发育表现为乳房发育、阴毛生长和外阴发育。乳房是雌激素的靶器官，乳房发育反映的是卵巢的内分泌功能，Tanner把青春期乳房发育分成5期（表6-1）。阴毛生长是肾上腺皮质分泌的雄激素作用的结果，因此反映的是肾上腺皮质功能初现，Tanner把青春期阴毛生长也分成5期。Tanner 2期为青春期启动的标志。一般来说，肾上腺皮质功能初现的时间较性腺功能初现的时间早，月经初潮往往出现在乳房开始发育后的2~3年。

青春期体格生长加速又称为生长突增，女孩青春期生长突增发生的时间与卵巢功能初现发生的时间一致，临床上表现为生长突增发生在乳房开始发育的时候。青春期启动前女孩生长速度约为每年 5 cm,生长突增时可达 9~10 cm。生长突增时间持续 2~3 年,初潮后生长速度明显减慢,整个青春期女孩身高可增加 25 cm。

表 6-1　女孩青春发育分期(Tanner 分期)

女性	乳房发育	阴毛发育	同时的变化
1 期	青春前	无阴毛	
2 期	有乳核可触及,乳晕稍大	有浅黑色阴毛稀疏地分布在大阴唇	生长速度开始增快
3 期	乳房和乳晕继续增大	阴毛扩展到阴阜部	生长速度达高峰,阴道黏膜增厚角化,出现腋毛
4 期	乳晕第二次凸出于乳房	类似成人,但范围小,阴毛稀疏	月经初潮(在 3 期或 4 期时)
5 期	成人型	成人型	骨骺闭合,生长停止

(二)性早熟的发生机制及病因分类

性早熟的病因分类见表 6-2。GnRH 依赖性性早熟又称为真性性早熟或中枢性性早熟(CPP),是由下丘脑-垂体-卵巢轴提前激活引起的。其中未发现器质性病变的 GnRH 依赖性性早熟,称为特发性 GnRH 依赖性性早熟。非 GnRH 依赖性性早熟又称为假性性早熟或外周性性早熟,该类性早熟不是由下丘脑-垂体-卵巢轴功能启动引起的,患者体内性激素水平的升高与下丘脑 GnRH 的作用无关。所谓同性性早熟是指提前出现的第二性征与患者的性别一致,如女性提前出现乳房发育等女性第二性征。异性性早熟是指提前出现的第二性征与其性别相反或不一致,如女性提前出现男性的第二性征。不完全性性早熟又称为部分性性早熟。单纯乳房早发育可以认为是正常的变异,其中一部分可以发展为中枢性性早熟,因此需要长期随访。单纯性阴毛早现是由肾上腺皮质功能早现引起的,多数单纯的月经初潮早现与分泌雌激素的卵巢囊肿有关。

表 6-2　性早熟的病因分类

GnRH 依赖性性早熟

　　1.特发性

　　2.中枢性神经系统异常

　　　　先天性:如下丘脑错构瘤、中隔神经发育不良、蛛网膜囊肿等

　　　　获得性:化疗、放疗、炎症、外伤、手术等

　　　　肿瘤

　　3.原发性甲状腺功能减退

非 GnRH 依赖性性早熟

　　1.女性同性性早熟

　　　　McCune-Albright 综合征

　　　　自发性卵泡囊肿

　　　　分泌雌激素的卵巢肿瘤

　　　　分泌雌激素的肾上腺皮质肿瘤

　　　　异位分泌促性腺激素的肿瘤

　　　　外源性雌激素

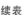

续表

> 2.女性异性性早熟
>
> 先天性肾上腺皮质增生症
>
> 分泌雄激素的卵巢肿瘤
>
> 分泌雄激素的肾上腺皮质肿瘤
>
> 外源性雄激素
>
> **不完全性性早熟**
>
> 1.单纯性乳房早发育
>
> 2.单纯性阴毛早现
>
> 3.单纯性月经初潮早现

McCune-Albright 综合征是一种少见的 G 蛋白病,临床上以性早熟、多发性骨纤维异常增殖症及皮肤斑片状色素沉着为最常见的症状,病因是胚胎形成过程中的鸟嘌呤核苷酸结合蛋白(G 蛋白)α 亚基(Gsα)基因发生突变,使 α 亚基的 GTP 酶活性增加,引起腺苷酸环化酶活性持续被激活,导致 cAMP 水平升高,最后出现卵巢雌激素分泌。McCune-Albright 综合征是一个典型的假性性早熟,它还可以有其他内分泌异常:结节性甲状腺增生伴甲状腺功能亢进、甲状旁腺腺瘤、多发性垂体瘤伴巨人症或高催乳素血症、肾上腺结节伴皮质醇增多症等。

原发性甲状腺功能减退引起性早熟的机制与促甲状腺素释放激素(TRH)有关。一般认为TRH 水平升高时不仅使促甲状腺素(TSH)和催乳素分泌增加,也可使促卵泡生长激素(FSH)和促黄体生成素(LH)分泌增加,这可能是原发性甲状腺功能减退引起性早熟的原因。有学者认为原发性甲状腺功能减退引起性早熟的机制与过多的 TSH 和 FSH 受体结合,导致雌激素分泌有关。

(三)诊断及鉴别诊断

8 岁之前出现第二性征就可以诊断为性早熟。为区别性早熟的类型和病因,临床上要做一系列辅助检查。

1.骨龄测定

骨龄超过实际年龄 1 年或 1 年以上就视为提前,是判断骨质成熟度最简单的指标。

2.超声检查

可了解子宫和卵巢的情况。卵巢功能启动的标志是卵巢容积＞1 mL,并有多个直径＞4 mm 的卵泡。另外盆腔超声可鉴别卵巢肿瘤,肾上腺超声可鉴别肾上腺肿瘤。

3.头颅 MRI 检查

对 6 岁以下的女性性早熟患者应常规做头颅 MRI 检查,目的是除外中枢神经系统病变。

4.激素测定

性早熟儿体内的雌激素水平明显升高,升高程度与 Tanner 分期相关。另外肿瘤患者体内的激素水平异常升高,21-羟化酶患者体内的睾酮水平常≥2 ng/mL,17-羟孕酮水平超过正常水平的数十倍或数百倍。

非 GnRH 依赖性性早熟患者体内的促性腺激素水平通常不升高,但异位分泌促性腺激素的肿瘤患者例外。从理论上讲,GnRH 依赖性性早熟患者体内的促性腺激素水平升高,但临床上测定时却可能发现GnRH依赖性性早熟患者体内的促性腺激素水平并无升高。这与青春期启动早期促性腺激素分泌存在昼夜差别有关,在青春期早期促性腺激素分泌增加只出现在晚上。因此,白天测定出来的促性腺激素水平并无增加。

测定甲状腺功能对鉴别甲状腺功能减退是必要的。

5.促性腺激素释放激素(GnRH)兴奋试验

该试验是鉴别 GnRH 依赖性性早熟和非 GnRH 依赖性性早熟的重要方法:GnRH 50～100 μg 或 2.5～3.0 $\mu g/kg$ 静脉注射,于 0、30、60 和 90 分钟分别采集血样,测定血清 FSH 和 LH 浓度。如果 LH 峰值＞12 U/L,且 LH 峰值/FSH 峰值＞1,则考虑诊断为 GnRH 依赖性性早熟。

(四)性早熟的处理原则

性早熟的处理原则是去除病因,抑制性发育,减少不良心理影响,改善最终身高。对由中枢神经系统病变引起的 GnRH 依赖性性早熟,有手术指征者给予手术治疗,无手术指征者治疗原则同特发性 GnRH 依赖性性早熟。特发性 GnRH 依赖性性早熟主要使用 GnRH 类似物(GnRHa)治疗,目的是改善成年身高,防止性早熟和月经早初潮带来的心理问题。甲状腺功能减退者需补充甲状腺素。

二、特发性 GnRH 依赖性性早熟的治疗

特发性 GnRH 依赖性性早熟的治疗目的是阻止性发育,使已发育的第二性征消退;抑制骨骺愈合,提高成年身高;消除不良心理影响,避免过早性交。目前,临床上常用的药物有孕激素、GnRH 类似物、达那唑和生长激素等,首选 GnRH 类似物。

(一)孕激素

用于治疗特发性 GnRH 依赖性性早熟的孕激素有甲羟孕酮、甲地孕酮和环丙孕酮。

1.甲羟孕酮

主要作用机制是通过抑制下丘脑-垂体轴抑制促性腺激素的释放,另外甲羟孕酮还可以直接抑制卵巢类固醇激素的合成。可使用口服或肌内注射给药。口服,10～40 mg/d;肌内注射 100～200 mg/m²,每周 1 次或每 2 周 1 次。临床上多选口服制剂。

长期大量使用甲羟孕酮的主要不良反应有:①皮质醇样作用,能抑制 ACTH 和皮质醇的分泌;②增加食欲,使体重增加;③可引起高血压和皮质醇增多症样表现。

2.甲地孕酮

其作用机制和不良反应与甲羟孕酮相似。用法:甲地孕酮 10～20 mg/d,口服。

3.环丙孕酮

环丙孕酮有抗促性腺激素、孕激素活性,作用机制和不良反应与甲羟孕酮相似。环丙孕酮最大的特点是有抗雄激素活性。用法:每天 70～100 mg/m²,口服。

由于孕激素无法减缓骨龄增加速度,因此对改善最终身高没有益处。另外,许多患儿不能耐受长期大量使用孕激素。目前临床上更主张用 GnRH 类似物来代替孕激素。

(二)达那唑

达那唑能抑制下丘脑-垂体-卵巢轴,增加体内雌二醇的代谢率,因此能降低体内的雌激素水平。临床上常用达那唑治疗雌激素依赖性疾病,如子宫内膜异位症、子宫内膜增生症和月经过多等。有作者用达那唑治疗 GnRH 依赖性性早熟也取得了不错的疗效。北京市儿童医院李文京等用 GnRH 激动剂治疗特发性 CPP 1～2 年后,改用达那唑治疗 1 年,剂量为 8～10 mg/kg,结

果发现达那唑药物治疗可以促进骨龄超过12岁的性早熟患儿身高生长。另外,达那唑还可以作为 GnRH 激动剂停药后继续用药的选择(表 6-3)。

表 6-3　GnRH 激动剂治疗最后 1 年与达那唑治疗 1 年后的比较

项目	GnRH 激动剂治疗的最后 1 年	达那唑治疗 1 年后
生物年龄(CA)(岁)	(9.76±1.7)	(10.6±1.7)
骨龄(BA)(岁)	(11.85±0.99)	(12.81±0.78)
△BA/△CA	(0.58±0.36)	(0.95±0.82)
身高增长速度(厘米/年)	(4.55±2.63)	(6.78±3.11)
预测身高(PAH)(cm)	(156.79±7.3)	(158.01±6.66)

达那唑的主要不良反应如下。①胃肠道反应:恶心、呕吐等不适;②雄激素过多的表现:皮脂增加、多毛等;③肝功能受损。由于达那唑的不良反应比较明显,因此许多患儿无法耐受。事实上,在临床上达那唑也很少用于治疗性早熟。

(三)GnRH 类似物

根据作用机制可以将 GnRH 类似物分为 GnRH 激动剂和 GnRH 拮抗剂两种,它们均可用于治疗 GnRH 依赖性性早熟。目前,临床上最常用的是长效 GnRH 激动剂,如亮丙瑞林、曲普瑞林、戈舍瑞林等,一般每 4 周肌内或皮下注射一次。长效 GnRH 激动剂对改善第二性征、抑制下丘脑-垂体-卵巢轴有非常好的疗效。另外,由于它能延缓骨龄增加速度,增加骨骺愈合时间,所以能改善最终身高。

1.GnRH 激动剂治疗规范

关于 GnRH 激动剂的使用,中华医学会儿科学分会内分泌遗传代谢学组提出以下建议供参考。

(1)GnRH 激动剂的使用指征:为改善成年身高,建议使用指征如下。①骨龄:女孩≤11.5 岁,骨龄>年龄 2 岁或以上;②预测成年身高:女孩<150 cm;③骨龄/年龄>1,或以骨龄判断身高的标准差积分(SDS)≤−2 ;④发育进程迅速,骨龄增长/年龄增长>1。

(2)慎用指征:有以下情况时,GnRH 激动剂改善成年身高的疗效差,应酌情慎用。①开始治疗时骨龄:女孩>11.5 岁;②已有阴毛显现;③其靶身高低于同性别、同年龄正常身高平均值 2 个标准差($\overline{x}$−2S)。

(3)不宜使用指征:有以下情况不宜应用 GnRH 激动剂,因为治疗几乎不能改善成年身高。①骨龄:女孩≥12.5 岁;②女孩月经初潮。

(4)不需应用的指征:因性发育进程缓慢(骨龄进展不超越年龄进展)而对成年身高影响不大的 CPP 不需要治疗,但需定期复查身高和骨龄变化。

(5)GnRH 激动剂使用方法。

剂量:首剂为 80～100 $\mu g/kg$,2 周后加强 1 次,以后每 4 周 1 次,剂量为 60～80 $\mu g/kg$,根据性腺轴功能抑制情况(包括性征、性激素水平和骨龄进展)而定,抑制差者可参照首次剂量,最大剂量为每次3.75 mg。为确切了解骨龄进展的情况,临床医师应自己对治疗前后的骨龄进行评定和对比,不宜只按放射科的报告。

治疗监测:首剂 3 个月末复查 GnRH 激发试验,LH 激发值在青春前期水平说明剂量合适,以后对女孩只需定期复查基础血清雌二醇(E_2)浓度判断性腺轴功能抑制状况。治疗过程中每2～3个月测量身高和检查第二性征。每6个月复查骨龄,同时超声复查子宫和卵巢。

疗程:为改善成年身高,GnRH激动剂的疗程至少需要2年。一般在骨龄12～12.5岁时可停止治疗。对年龄较小开始治疗者,在年龄已追赶上骨龄,且骨龄已达正常青春期启动年龄时可停药,使其性腺轴功能重新启动。

停药后监测:治疗结束后第1年内应每6个月复查身高、体重和第二性征。

2.GnRH激动剂的不良反应

GnRH激动剂没有明显的不良反应。少部分患者有变态反应及注射部位硬结或感染等。临床上人们最关心的是GnRH激动剂对患者的远期影响,目前的研究表明长期使用GnRH激动剂不会给下丘脑-垂体-卵巢轴造成永久性的抑制。一旦停用GnRH激动剂,受抑制的下丘脑-垂体-卵巢轴会很快恢复活动。另外,有患者担心使用GnRH激动剂可造成将来的月经失调,目前尚无证据说明患者以后的月经失调与GnRH激动剂治疗之间存在着联系。

3.GnRH拮抗剂

GnRH拮抗剂也可用于治疗GnRH依赖性性早熟,它与GnRH激动剂的区别在于开始使用时就会对下丘脑-垂体-卵巢轴产生抑制作用。

(四)生长激素

生长激素(GH)是由垂体前叶生长激素细胞产生的一种蛋白激素,循环中的生长激素可以单体、二聚体或聚合体的形式存在。80%为相对分子质量22×10^3单体,含有191个氨基酸,20%为相对分子质量20×10^3单体,含有176个氨基酸。GH对正常的生长是必需的。青春期性激素和GH的水平同步增加提示这两类激素之间存在着相互调节作用,一般认为是性激素驱动GH的分泌和促生长作用。

GnRH激动剂可以减慢生长速率及骨骼成熟、提高患儿最终身高,但一部分患儿生长速率过缓,以致不能达到成年预期身高。近年来,为了提高CPP患者的最终身高,采取了与生长激素联合治疗的方案。Pasquino等用曲普瑞林治疗20例特发性中枢性性早熟(ICCP)2～3年后发现这些患儿的身高比正常同龄儿童低25个百分点,随后他们把这些患儿平均分成两组:一组继续单用曲普瑞林,而另一组同时加用GH继续治疗2～4年后发现,GnRH激动剂加生长激素组的平均成年身高比治疗前预期成年身高高(7.9 ± 1.1)cm,而单用GnRH激动剂组只比治疗前预期成年身高高(1.6 ± 1.2)cm。国内一些学者的研究也得出了类似的结果。这说明GnRH激动剂联合生长激素治疗可提高患者的成年身高。

临床上使用的生长激素是用基因重组技术合成的,与天然生长激素具有完全相同的药效学和药代学的人生长激素(HGH)。HGH半衰期为3小时,皮下注射后4～6小时出现GH峰值。用法:每周皮下注射0.6～0.8 U/kg,分3次或6次给药,晚上注射。一般连续治疗6个月以上才有意义。

不良反应:①注射部位脂肪萎缩,每天更换注射部位可避免;②亚临床型甲状腺功能减退,约30%的用药者会出现,此时需要补充甲状腺激素;③少数人会产生抗rGH抗体,但在多数情况下抗体不会影响生长速度。

(五)心理教育

青春期过早启动可能会对儿童的心理产生不利影响。为了避免这种情况的发生,家长和医师应告诉患儿有关知识,让她们对性早熟产生正确的认识。另外,还应对患儿进行适当的性教育。

三、其他性早熟的治疗

对于除特发性 GnRH 依赖性性早熟以外的性早熟治疗来说,治疗的关键是去除原发病因。

(一)颅内疾病

颅内疾病包括颅内肿瘤、脑积水及炎症等。颅内肿瘤主要是下丘脑和垂体部位的肿瘤,这些肿瘤可以引起GnRH依赖性性早熟,治疗主要采用手术、放疗或化疗。脑积水者应行引流减压术。

(二)自发性卵泡囊肿

自发性卵泡囊肿是非 GnRH 依赖性性早熟的常见病因。青春期前儿童卵巢内看到生长卵泡属于正常现象,但这些卵泡直径通常小于 10 mm。个别情况下,卵泡增大成卵泡囊肿,直径可大于 5 cm。如果这些卵泡囊肿反复存在且分泌雌激素,就会导致性早熟的出现。

自发性卵泡囊肿发生的具体机制尚不清楚,有研究提示部分患者可能与 FSH 受体或 LH 受体基因突变,导致受体被激活有关。

自发性卵泡囊肿有时需要与卵巢颗粒细胞瘤相鉴别。另外,自发性卵泡囊肿与其他卵巢囊肿一样,也可出现扭转或破裂,临床上表现为急腹症,此时需要手术治疗。

自发性卵泡囊肿的处理:可以在超声监护下行卵泡囊肿穿刺术。另外,也可口服甲羟孕酮抑制雌激素的合成。

(三)卵巢颗粒细胞瘤

青春期儿童可以发生卵巢颗粒细胞瘤,由于卵巢颗粒细胞瘤能分泌雌激素,因此这些儿童会发生性早熟。一旦诊断为卵巢颗粒细胞瘤,应立即手术,术后需要化疗。

卵巢颗粒细胞瘤能分泌抑制素和抗苗勒管激素(AMH),这两种激素被视为卵巢颗粒细胞瘤的肿瘤标志物,可用于诊断和治疗后随访。

(四)McCune-Albright 综合征

McCune-Albright 综合征的发病机制和临床表现见前面所述。治疗为对症处理。对性早熟可用甲羟孕酮治疗。

(五)先天性肾上腺皮质增生症

导致肾上腺皮质雄激素分泌过多的先天性肾上腺皮质增生症患者会发生女性异性性早熟,临床上表现为女性儿童有男性化体征。这些疾病中最常见的是 21-羟化酶缺陷。

(六)芳香化酶抑制剂的使用

芳香化酶是合成雌激素的关键酶,其作用是将雄激素转化成雌激素。芳香化酶抑制剂可以抑制芳香化酶的活性,阻断雌激素的合成,从而降低体内的雌激素水平。目前临床上有作者认为可用芳香化酶抑制剂如来曲唑等,治疗非 GnRH 依赖性性早熟,如 McCune-Albright 综合征等。

(李 静)

第二节 经前期综合征

经前期综合征(premenstrual syndromes,PMS)又称经前紧张症(premenstrual tension,PMT)或经前紧张综合征(premenstrual tension syndrome,PMTS),是育龄妇女常见的问题。

PMS是指月经来潮前7～14天(即在月经周期的黄体期),周期性出现的躯体症状(如乳房胀痛、头痛、小腹胀痛、水肿等)和心理症状(如烦躁、紧张、焦虑、嗜睡、失眠等)的总称。PMS症状多样,除上述典型症状外,自杀倾向、行为退化、嗜酒、工作状态差甚至无法工作等也常出现于PMS。由于PMS临床表现复杂且个体差异巨大,因此,诊断的关键是症状出现的时间及严重程度。PMS发生于黄体期,随月经的结束而完全消失,具有明显的周期性,这是区分PMS和心理性疾病的重要依据;上述心理及躯体症状只有达到影响女性正常的工作、生活、人际交往的程度才称为PMS。

一、历史、概念及在疾病分类学中的位置

有关PMS的定义、概念以及其在疾病分类学中的位置在相当一段时间并无定论。Dalton(1984)的定义为"经前再发症状,月经后期则缺乏症状"。美国精神疾病协会(APA)出版的《诊断统计手册》第三修订版(DSM-Ⅲ-R,1987)用"黄体后期心境恶劣障碍(late-luteal phasedysphoric disorder,LLPDD)"来概括经前出现的一组症状,后来在《诊断统计手册第四版》(DSM-Ⅳ,1994)更名为"经前心境恶劣障碍(premenstrual dysphoric disorder,PMDD)"。国际疾病分类系统(ICD-9,1978;ICD-10,1992)将大多数疾病实体按他们的主要表现分类,PMS被包括在"泌尿生殖疾病"类目之下,犹如伴发于女性生殖器官和月经周期的疼痛或其他状态一样。因此,国际上两大分类系统对PMS作了不同的处理,DSM认为它可能是一种心境障碍,ICD则视为妇科疾病。《中国精神疾病分类方案与诊断标准第二版》修订(CCMD-2-R,1995)将PMS列入"内分泌障碍所致精神障碍"类目中,认为PMS"能明确内分泌疾病性质",但命名为经期精神障碍(经前期综合征)。

PMS的临床特点必须考虑:①在大多数月经周期的黄体期,再发性或循环性出现症状;②症状于经至不久缓解,在卵泡期持续不会超过1周;③招致情绪或躯体苦恼或日常功能受累或受损;④症状的再发、循环性和定时性,症状的严重性和无症状期均可通过前瞻性逐日评定得到证实。

二、流行病学研究

PMS的患病率各地报道不一,这与评定方法(回顾性或前瞻性)、调查者的专业、调查样本人群、症状严重水平不一,以及一些尚未确定的因素有关。在妇女生殖阶段可发生,初潮后未婚少女的患病率低,产后倾向出现PMS。

美国妇产科学院委员会声明66号指出,一般认为20%～40%妇女在经前体验到一些症状,只有5%对工作或生活方式带来一定程度的显著影响。

对生活方式不同(包括尼姑、监狱犯人、女同性恋者)的384名妇女进行147项问卷研究,结果发现家庭主妇和教育水平低者有较多的水潴留,自主神经症状和负性情感,但年龄、种族、性偏向、显著的体育活动、婚姻状态或收入与PMS的发生率不相关(Friedman和Jaffe,1985)。双生儿研究显示单卵双生儿发生PMS的同病率为94%,双卵双生儿为44%,对照组为31%(Dalton等,1987)。另一项来自伯明翰的462对妇女双生儿的研究也支持Dalton等的结果,并认为PMS是具遗传性的。口服避孕药(OC)似可降低PMS的发生率。爱丁堡大学曾调查3 298名妇女,其中756人服用OC,2 542人未服,结果发现口服OC者较少发生PMS。月经长周期(>40天)和周期不规律者PMS发生率低,而且主要表现为躯体症状如胃痛、背痛和嗜睡。月经

周期长度在31～40天者体验到较多的经前症状,而且躯体症状和情绪症状均明显。短而不规律的月经周期妇女则经前症状主要表现为情绪症状,如抑郁、紧张和激惹。

PMS与产后抑郁症呈正相关,已得到证实。Dalton报道610例PMS妇女中,56％在产后出现抑郁症。一些妇女回忆PMS是继产后抑郁症之后发生的,另一些则报道受孕前出现PMS,但PMS的严重程度却在产后抑郁症减轻后加重。

PMS与围绝经期综合征的相关性也为多数学者研究证实。PMS与围绝经期综合征均有心理症状及躯体症状,均可表现为与卵巢激素水平波动相关的烦躁、抑郁、疲惫、失眠及乳房胀痛、水肿等,在激素水平稳定后(月经结束及绝经后数年)原有症状及体征消失。在经前期和围绝经期原有的抑郁等心理疾病可表现增强,因此PMS和围绝经期抑郁均需和原发心理疾病相鉴别。除了临床表现的相关性,围绝经期综合征和PMS在流行病学上也密切相关。Harlow等的研究发现,围绝经期综合征的女性在抑郁流行病学评分(CES-D)中表现为明显抑郁者,多数患有PMS。同样Becker等用视觉模拟评分(VAS)评价女性的心情状态,也发现女性围绝经期的情绪感受与既往经前期的心境变化明显相关。Freeman等的研究认为患有PMS的女性在围绝经期出现抑郁、失眠、性欲低下的可能性大。因此,PMS在一定程度上可以预测围绝经期抑郁的出现。在易感人群中,PMS和围绝经期抑郁不但易相继出现,还常常同时发生。围绝经期女性,患有围绝经期抑郁的较未患者出现月经周期相关症状及PMDD的明显增多。在Richards等的研究中有21％的围绝经期抑郁患者同时伴有中度以上的PMDD,而仅有3％的围绝经期非抑郁女性出现这一疾病。此外,患有PMS及围绝经期抑郁的女性也常伴有其他激素相关的情绪异常如产褥抑郁,及其他激素非相关的心理疾病如抑郁症。

经前期综合征与精神疾病关系受到妇科学家、心理学家、精神疾病学家较多的重视与研究。妇女复发性精神疾病状态,不论是认知、情感或混合功能障碍均易于在经前复发。Schukit和Wetzel报道类似结果,情感性疾病患者不仅PMS发生率高(72％),症状严重,出现经前不适症状也较正常人多,并且现存的情感症状在经前趋向恶化。精神分裂症患者往往在经前恶化,急性精神疾病症状掩盖了经前不适,导致对检出PMS发生率带来困难。多数研究指出,经前期和月经期妇女自杀较其他阶段多,但这些资料的取得多系回顾性。Mackinnon的研究并非回顾性,而系死后病理检查子宫内膜改变以确定月经周期。他们指出,黄体期自杀者增多,其高峰在黄体期的早、中期,死于黄体中期者约占60％;与其他死亡者比较,自然死亡发生于黄体期者占84％,意外事故为90％,自杀为89％,提示在月经周期后半期内妇女容易死于自杀、外伤、中毒和疾病。

三、病因与发病机制

近年研究表明,PMS病因涉及诸多因素的联合,如社会心理因素、内分泌因素及神经递质的调节等。但PMS的准确机制仍不明,一些研究结果尚有矛盾之处,进一步的深入研究是必要的。

(一)社会心理因素

情绪不稳定及神经质、特质焦虑者容易体验到严重的PMS症状。应激或负性生活事件可加重经前症状,而休息或放松可减轻之,均说明社会心理因素在PMS的发生或延续上发挥作用。

(二)内分泌因素

1.孕激素

英国妇产科学家Dalton推断PMS是由于经前孕酮不足或缺陷,而且应用黄体酮治疗可以获得明显效果。然而相反的报道则发现 PMS 妇女孕酮水平升高。Hammarback 等对 18 例 PMS 妇女连续 2 月逐日测定血清雌二醇和孕酮,发现严重 PMS 症状与黄体期血清这两种激素水平高相关。孕酮常见的不良反应如心境恶劣和焦虑,类似普通的经前症状。

这一疾病仅出现于育龄女性,青春期前、妊娠期、绝经后期均不会出现,且仅发生于排卵周期的黄体期。给予外源性孕激素可诱发此病,在激素替代治疗(hormone replace therapy,HRT)中使用孕激素建立周期引发的抑郁情绪和生理症状同 PMS 相似;曾患有严重 PMS 的女性,行子宫加双附件切除术后给予 HRT,单独使用雌激素不会诱发 PMS,而在联合使用雌孕激素时 PMS 复发。相反,卵巢内分泌激素周期消失,如双卵巢切除或给予促性腺激素释放激素激动剂(GnRHa)均可抑制原有的 PMS 症状。因此,卵巢激素尤其是孕激素可能与 PMS 的病理机制有关,孕激素可增加女性对甾体类激素的敏感性,使中枢神经系统受激素波动的影响增加。

2.雌激素

(1)雌激素降低学说:正常情况下雌激素有抗抑郁效果,经前雌激素水平下降可能与 PMS,特别是经前心境恶劣的发生有关。Janowsky 强调雌激素波动(中期雌激素明显上升,继之降低)的作用。

(2)雌激素过多学说:持此说者认为雌激素水平绝对或相对高,或者对雌激素的特异敏感性可招致 PMS。Morton 报道给妇女注入雌激素可产生 PMS 样症状。Backstrom 和 Cartenson 指出,具有经前焦虑的妇女,雌激素/黄体酮比值较高。雌孕激素比例异常可能与 PMS 发生有关。

3.雄激素

Lahmeyer 指出,妇女雄激素来自卵巢和肾上腺。在排卵前后,血中睾酮水平随雌激素水平的增高而上升,且由于大部分来自肾上腺,故于围月经期并不下降,其时睾酮/雌激素及睾酮/孕激素之比处于高值。睾酮作用于脑可增强两性的性驱力和攻击行为,而雌激素和孕酮可对抗之。经前期雌激素和孕酮水平下降,脑中睾酮失去对抗物,这至少与一些人 PMS 的发生有关,特别是心境改变和其他精神疾病理表现。

(三)神经递质

研究表明在 PMS 女性中血清性激素的浓度表现为正常,这表明除性激素外还可能有其他因素作用。PMS 患者常伴有中枢神经系统某些神经递质及其受体活性的改变,这种改变可能与中枢对激素的敏感性有关。一些神经递质可受卵巢甾体激素调节,如 5-羟色胺(5-HT)、乙酰胆碱、去甲肾上腺素、多巴胺等。

1.乙酰胆碱(Ach)

Janowsky 推测 Ach 单独作用或与其他机制联合作用与 PMS 的发生有关。在人类 Ach 是抑郁和应激的主要调节物,引起脉搏加快和血压上升,负性情绪,肾上腺交感胺释放和止痛效应。Rausch 发现经前胆碱能占优势。

2.5-HT 与 γ-氨基丁酸

经前 5-HT 缺乏或胆碱能占优势可能在 PMS 的形成上发挥作用。选择性 5-HT 再摄取阻断剂(SSRIs),如氟西汀、舍曲林问世后证明它对 PMS 有效,而那些主要作用于去甲肾上腺素能的三环类抗抑郁药的效果较差,进一步支持 5-HT 在 PMS 病理生物学中的重要作用。PMDD 患者与患 PMS 但无情绪障碍者及正常对照组相比,5-HT 在卵泡期增高,黄体期下降,波动明显增大,因此 Inoue 等认为,5-HT 与 PMS、PMDD 出现的心理症状密切相关。5-羟色胺能系统对情绪、睡眠、性欲、食欲和认知具有调节功能,在抑郁的发生发展中起到重要作用。雌激素可增加

5-HT 受体的数量及突触后膜对 5-HT 的敏感性,并增加5-HT 的合成及其代谢产物 5-羟吲哚乙酸的水平。有临床研究显示选择性 5-HT 再摄取抑制剂(SSRIs)可增加血液中 5-HT 的浓度,对治疗 PMS/PMDD 有较好的疗效。

另外,有研究认为在抑郁、PMS、PMDD 的患者中 γ-氨基丁酸(GABA)活性下降,Epperson 等用磁共振质谱分析法测定 PMDD 及正常女性枕叶皮质部的 GABA、雌激素、孕激素等水平发现,PMDD 者卵泡期 GABA 水平明显低于对照组;同时 Epperson 等认为 PMDD 患者可能存在 GABA 受体功能的异常。PMS 女性黄体期异孕烷醇酮水平较低,而异孕烷醇酮有 GABA 激活作用,因此低水平的异孕烷醇酮使 PMS 女性 GABA 活性降低,产生抑郁。此外,雌激素兼具增加 GABA 的功能及 GABA 受体拮抗剂的双重功能。

3.类阿片物质与单胺氧化酶

Halbreich 和 Endicott 认为内啡肽水平变化与 PMS 的发生有关。他们推测 PMS 的许多症状类似类阿片物质撤出。目前认为在性腺类固醇激素影响下,过多暴露于内源性阿片肽并继之脱离接触可能参与 PMS 的发生。持单胺氧化酶(MAO)学说则认为 PMS 的发生与血小板 MAO 活性改变有关,而这一改变是受孕酮影响的。正常情况下,雌激素对 MAO 活性有抑制效应,而黄体酮对组织中 MAO 活性有促进作用。MAO 活性增强被认为是经前抑郁和雌激素/孕激素不平衡发生的中介。MAO 活性增加可以减少有效的去甲肾上腺素,导致中枢神经元活动降低和减慢。MAO 学说可解释经前抑郁和嗜睡,但无法说明其他众多的症状。

4.其他

前列腺素可影响钠潴留,以及精神、行为、体温调节及许多 PMS 症状,前列腺素合成抑制剂能改善 PMS 躯体症状。一般认为此类非甾体抗炎药物可降低引起 PMS 症状的中介物质的组织浓度起到治疗作用。维生素 B_6 是合成多巴胺与五羟色胺的辅酶,维生素 B_6 缺乏与 PMS 可能有关,一些研究发现维生素 B_6 治疗似乎比安慰剂效果好,但结果并非一致。

四、临床表现

历来提出的症状甚为分散,可达 200 项之多,近年研究提出大约 20 类症状是常见的,包括躯体、心理和行为 3 个方面。其中恒定出现的是头痛、疼痛、肿胀、嗜睡、易激惹和抑郁,行为笨拙,渴望食物。但表现有较大的个体差异,取决于躯体健康状态、人格特征和环境影响。

(一)躯体症状

1.水潴留

经前水潴留一般多见于踝、小腿、手指、腹部和乳房,可导致乳房胀痛、体重增加、面部虚肿或水肿,腹部不适或胀满或疼痛,排尿量减少。这些症状往往在清晨起床时明显。

2.疼痛

头痛较为常见,背痛、关节痛、肌肉痛、乳房痛发生率也较高。

3.自主神经功能障碍

常见恶心、呕吐、头晕、潮热、出汗等。可出现低血糖,许多妇女渴望摄入甜食。

(二)心理症状

主要为负性情绪或心境恶劣。

1.抑郁

心境低落、郁郁不乐、消极悲观、空虚孤独,甚至有自杀意念。

2.焦虑、激动

烦躁不安,似感到处于应激状态。

3.运动共济和认知功能改变

可出现行动笨拙、运动共济不良、记忆力差、自感思路混乱。

(三)行为改变

可表现为社会退缩,回避社交活动;社会功能减低,判断力下降,工作时失误;性功能减退或亢进等改变。

五、诊断与鉴别诊断

(一)诊断标准

PMS 具有三项属性(经前期出现;在此以前无同类表现;经至消失),诊断一般不难。

美国国立精神卫生研究院的工作定义如下:一种周期性的障碍,其严重程度是以影响一个妇女生活的一些方面(如为负性心境,经前一周心境障碍的平均严重程度较之经后一周加重30%),而症状的出现与月经有一致的和可以预期的关系。这一定义规定了 PMS 的症状出现与月经有关,对症状的严重程度做出定量化标准。美国精神学会对经前有精神症状(premenstrual dysphoric disorder,PMDD)的 PMS 测定的诊断标准见表 6-4。

表 6-4　PMS 的诊断标准

对患者 2～3 个月经周期所记录的症状前瞻性评估。在黄体期的最后一个星期存在 5 个(或更多个)下述症状,并且在经后消失,其中至少有 1 种症状必须是 1、2、3 或 4

1.明显的抑郁情绪,自我否定意识,感到失望

2.明显焦虑、紧张、感到"激动"或"不安"

3.情绪不稳定,比如突然伤感、哭泣或对拒绝增加敏感性

4.持续和明显易怒或发怒或与他人的争吵增加

5.对平时活动(如工作、学习、友谊、嗜好)的兴趣降低

6.主观感觉注意力集中困难

7.嗜睡、易疲劳或能量明显缺乏

8.食欲明显改变,有过度摄食或产生特殊的嗜食渴望

9.失眠

10.主观感觉不安或失控

11.其他身体症状,如乳房触痛或肿胀、头痛、关节或肌肉痛、肿胀感、体重增加

这些失调必是明显干扰工作、学习或日常的社会活动及与他人的关系(如逃避社会活动,生产力和工作学习效率降低)

这些失调务必不是另一种疾病加重的表现(如重症抑郁症、恐慌症、恶劣心境或人格障碍)

(二)诊断方法

前瞻性每天评定计分法目前获得广泛应用,它在确定 PMS 症状的周期性方面是最为可信的,评定周期需患者每天记录症状,记录 2～3 个周期,见表 6-5。

表 6-5 经前症状日记

姓名		日期		末次月经		
	周一	周二	周三	周四	周五	周六	周日
月经(以×表示)							
体重增加							
臂/腿肿胀							
乳房肿胀							
腹部肿胀							
痛性痉挛							
背痛							
身体痛							
神经紧张							
情绪波动							
易怒							
不安							
失去耐心							
焦虑							
紧张							
头晕							
抑郁							
健忘							
哭闹							
精神错乱							
失眠							
嗜甜食							
食欲增加							
头痛							
疲劳							
兴奋							
松弛							
友好							
活力							
每天体重							
每天基础体温							

①每晚记下你注意到的上述症状:无,空格;轻,记1;中,记2(干扰每天生活);重,记3(不能耐受)。②记录每天清晨的体重(排空膀胱)。③起床前测基础体温。

(三)鉴别诊断

1.月经周期性精神疾病

PMS 可能是在内分泌改变和心理社会因素作用下起病的,而月经周期性精神疾病则有着更为深刻的原因和发病机制。PMS 的临床表现是以心境不良和众多躯体不适组成,不致发展为重型精神疾病形式,可与月经周期性精神疾病区别。

2.抑郁症

PMS 妇女有较高的抑郁症发生风险以及抑郁症患者较之非情感性障碍患者有较高的 PMS 发生率已如上述。根据 PMS 和抑郁症的诊断标准,可做出鉴别。

3.其他精神疾病经前恶化

根据 PMS 的诊断标准与其他精神疾病经前恶化进行区别。

需注意疑难病例诊断过程中妇科、心理、精神疾病专家协作的重要性。

六、治疗

PMS 的治疗应针对躯体、心理症状、内在病理机制和改变正常排卵性月经周期等方面。此外,心理治疗和家庭治疗也受到较多的重视。轻症 PMS 病例采取环境调整、适当膳食、身体锻炼、改善生活方式、应激处理和社会支持等措施即可,重症患者则需实施以下治疗。

(一)调整生活方式

调整生活方式包括合理的饮食与营养、适当的身体锻炼、戒烟、限制盐和咖啡的摄入。可改变饮食习惯,增加钙、镁、维生素 B_6、维生素 E 的摄入等,但尚没有确切、一致的研究表明以上维生素和微量元素治疗的有效性。体育锻炼可改善血液循环,但其对 PMS 的预防作用尚不明确,多数临床专家认为每天锻炼 20～30 分钟有助于加强药物治疗和心理治疗。

(二)心理治疗

心理因素在 PMS 发生中所起的作用是不容忽视的。精神刺激可诱发和加重 PMS。要求患者日常保持乐观情绪,生活有规律,参加运动锻炼,增强体质,行为疗法曾用以治疗 PMS,放松技术有助于改善疼痛症状。生活在经前综合征妇女身边的人,如父母、丈夫、子女等,要多关心患者,对她们在经前出现的心境烦躁、易激惹等给以容忍和同情。工作周围的人也应体谅她们经前发生的情绪症状,在各方面予以照顾,避免在此期间从事驾驶或其他具有危险性的作业。

(三)药物治疗

1.精神药物

(1)抗抑郁药:5-羟色胺再摄取抑制剂(selective serotonergic reuptake inhibitors,SSRIs)对 PMS 有明显疗效,达 60%～70%且耐受性较好,目前认为是一线药物。如氟西汀(百忧解) 20 mg 每天一次,经前口服至月经第 3 天。减轻情感症状优于躯体症状。舍曲林(Sertraline)剂量为每天 50～150 mg。三环类抗抑郁药氯丙咪嗪(Clomipramine)是一种三环类抑制 5-羟色胺和去甲肾上腺素再摄取的药物,每天 25～75 mg 对控制 PMS 有效,黄体期服药即可。SSRIs 与三环类抗抑郁药物相比,无抗胆碱能、低血压及镇静等不良反应,并具有无依赖性和无特殊的心血管及其他严重毒性作用的优点。SSRIs 除抗抑郁外也有改善焦虑的效应,目前应用明显多于三环类。

(2)抗焦虑药:苯二氮䓬类用于治疗 PMS 已有很长时间,如阿普唑仑为抗焦虑药,也有抗抑郁性质,用于 PMS 获得成功,起始剂量为 0.25 mg,1 天 2～3 次,逐渐递增,每天剂量可达 2.4 mg 或 4 mg,在黄体期用药,经至即停药,停药后一般不出现戒断症状。

2.抑制排卵周期

(1)口服避孕药:作用于 H-P-O 轴可导致不排卵,常用以治疗周期性精神疾病和各种躯体症状。口服避孕药对 PMS 的效果不是绝对的,因为一些亚型用本剂后症状不仅未见好转反而恶化。就一般病例而论复方短效单相口服避孕药均有效。国内多选用复方炔诺酮或复方甲地孕酮。

（2）达那唑：一种人工合成的 17α-乙炔睾酮的衍生物，对下丘脑-垂体促性腺激素有抑制作用。100～400 mg/d 对消极情绪、疼痛及行为改变有效，200 mg/d 能有效减轻乳房疼痛。但其雄激素活性及致肝功能损害作用，限制了其在 PMS 治疗中的临床应用。

（3）促性腺激素释放激素激动剂（GnRHa）：GnRHa 在垂体水平通过降调节抑制垂体促性腺激素分泌，造成低促性腺激素水平及低雌激素水平，达到药物切除卵巢的疗效。有随机双盲安慰剂对照研究证明 GnRHa 治疗 PMS 有效。单独应用 GnRHa 应注意低雌激素血症及骨量丢失，故治疗第 3 个月应采用反加疗法（add-back therapy）克服其不良反应。

（4）手术切除卵巢或放射破坏卵巢功能：虽然此方法对重症 PMS 治疗有效，但卵巢功能破坏导致绝经综合征及骨质疏松性骨折、心血管疾病等风险增加，应在其他治疗均无效时酌情考虑。对中、青年女性患者不宜采用。

3.其他

（1）利尿剂：PMS 的主要症状与组织和器官水肿有关。醛固酮受体拮抗剂螺内酯不仅有利尿作用，对血管紧张素功能也有抑制作用。剂量为 25 mg，每天 2～3 次，可减轻水潴留，并对精神症状也有效。

（2）抗前列腺素制剂：经前子宫内膜释放前列腺素，改变平滑肌张力、免疫功能及神经递质代谢。抗前列腺素如甲芬那酸 250 mg 每天 3 次，于经前 12 天起服用。餐中服可减少胃刺激。如果疼痛是 PMS 的标志，抗前列腺素有效。除对痛经、乳胀、头痛、痉挛痛、腰骶痛有效，对紧张易怒症状也有报道有效。

（3）多巴胺拮抗剂：高催乳素血症与 PMS 关系已有研究报道。溴隐亭为多巴胺拮抗剂，可降低 PRL 水平并改善经前乳房胀痛。剂量为 2.5 mg，每天 2 次，餐中服药可减轻不良反应。

（李　静）

第三节　痛　经

痛经是指伴随着月经的疼痛。疼痛可以出现在行经前后或经期，主要集中在下腹部，常呈痉挛性，通常还伴有其他症状，包括腰腿疼、头痛、头晕、乏力、恶心、呕吐、腹泻、腹胀等。痛经是育龄期妇女常见的疾病，发生率很高，文献报道为 30%～80%，每个人的疼痛阈值差异及临床上缺乏客观的评价指标使得人们对确切的发病率难以评估。全国抽样调查结果表明：痛经发生率为 33.19%，其中原发性痛经占 36.06%，其余为继发性痛经。不同年龄段痛经发生率不同，初潮时发生率较低，随后逐渐升高，16～18 岁达顶峰，30～35 岁时下降，生育期稳定在 40% 左右，以后更低，50 岁时为 20% 左右。

痛经分为原发性和继发性两种。原发性痛经（primary dysmenorrhea）是指不伴有其他明显盆腔疾病的单纯性功能性痛经；继发性痛经（secondary dysmenorrhea）是指因盆腔器质性疾病导致的痛经。

一、原发性痛经

青春期和年轻的成年女性的痛经大多数是原发性痛经,是功能性的,与正常排卵有关,没有盆腔疾病;但有大约 10% 的严重痛经患者可能会查出有盆腔疾病,如子宫内膜异位症或先天性生殖道发育异常。原发性痛经的发病原因和机制尚不完全清楚,研究发现原发性痛经发作时有子宫收缩的异常,而造成收缩异常的原因有局部前列腺素、白三烯类物质、血管升压素、缩宫素的增高等。

(一)病因和病理生理

1.子宫收缩异常

正常月经期子宫的基础张力<1.33 kPa,宫缩时可达 16 kPa,收缩频率为 3~4 次/分。痛经时宫腔的基础压力提高,收缩频率增高且不协调。因此原发性痛经可能是子宫肌肉活动增强、过渡收缩所致。

2.前列腺素(PG)的合成和释放过多

子宫内膜是合成前列腺素的主要场所,子宫合成和释放前列腺素过多可能是导致痛经的主要原因。PG 的增多不仅可以刺激子宫肌肉过度收缩,导致子宫缺血,并且使神经末梢对痛觉刺激敏感化,使痛觉阈值降低。

3.血管紧张素和缩宫素过高

原发性痛经患者体内的血管紧张素增高,血管紧张素可以引起子宫肌层和血管的平滑肌收缩加强,因此,被认为是引起痛经的另一重要因素。缩宫素是引起痛经的另一原因,临床上应用缩宫素拮抗剂可以缓解痛经。

4.其他因素

主要是精神因素,紧张、压抑、焦虑、抑郁等都会影响对疼痛的反应和主观感受。

(二)临床表现

原发性痛经主要发生在年轻女性身上,初潮或初潮后数月开始,疼痛发生在月经来潮前或来潮后,在月经期的 48~72 小时持续存在,疼痛呈痉挛性,集中在下腹部,有时伴有腰痛,严重时伴有恶心、呕吐、面色苍白、出冷汗等,影响日常生活和工作。

(三)诊断与鉴别诊断

诊断原发性痛经,首先要排除器质性盆腔疾病的存在。全面采集病史,进行全面的体格检查,必要时结合辅助检查,如 B 超、腹腔镜、宫腔镜、子宫输卵管碘油造影等,排除子宫器质性疾病。鉴别诊断主要排除子宫内膜异位症、子宫腺肌症、盆腔炎等疾病引起的于继发性痛经,还要与慢性盆腔痛相区别。

(四)治疗

1.一般治疗

对痛经患者,尤其是青春期少女,必须进行有关月经的生理知识教育,消除其对月经的心理恐惧。痛经时可卧床休息,热敷下腹部,还可服用非特异性的止痛药。研究表明,对痛经患者施行精神心理干预可以有效减轻症状。

2.药物治疗

(1)前列腺素合成酶抑制剂:非甾体抗炎药是前列腺素合成酶抑制剂,通过阻断环氧化酶通路,抑制前列腺素合成,使子宫张力和收缩力下降,达到止痛的效果。有效率 60%~90%,服用简单,不良反应小,还可以缓解其他相关症状,如恶心、呕吐、头痛、腹泻等。用法:一般于月经来潮、痛经出现前开始服用,连续服用 2~3 天,因为前列腺素在月经来潮的最初 48 小时释放最多,连续服药的目的是减少前列腺素的合成和释放。因此疼痛时临时间断给药效果不佳,难以控制疼痛。

常用于治疗痛经的非甾体类药物及剂量见表 6-6。

表 6-6　常用治疗痛经的非甾体类止痛药

药物	剂量
甲芬那酸	首次 500 mg,250 mg/6 h
氟芬那酸	100~200 mg/6~8 h
吲哚美辛(消炎痛)	25~50 mg/6~8 h
布洛芬	200~400 mg/6 h
酮洛芬	50 mg/8 h
芬必得	300 mg/12 h

布洛芬和酮洛芬的血药浓度 30~60 分钟达到峰值,起效很快。吲哚美辛等对胃肠道刺激较大,容易引起消化道大出血,不建议作为治疗痛经的一线药物。

(2)避孕药具:短效口服避孕药和含左炔诺孕酮的宫内节育器(曼月乐)适用于需要采用避孕措施的痛经患者,可以有效地治疗原发性痛经。口服避孕药可以使 50% 的患者疼痛完全缓解,40% 明显减轻。曼月乐对痛经的缓解的有效率也高达 90% 左右。避孕药的主要作用是抑制子宫内膜生长、抑制排卵、降低前列腺素和血管升压素的水平。各类雌、孕激素的复合避孕药均可以减少痛经的发生,它们减轻痛经的程度无显著差异。

(3)中药治疗:中医认为痛经是由于气血运行不畅引起,因此一般以通调气血为主,治疗原发性痛经一般用当归、川芎、茯苓、白术、泽泻等组成的当归芍药散,效果明显。

3.手术治疗

以往对原发性痛经药物治疗无效者的顽固性病例,可以采用骶前神经节切除术,效果良好,但有一定的并发症。近年来,主要用子宫神经部分切除术。无生育要求者,可进行子宫切除术。

二、继发性痛经

继发性痛经是指与盆腔器官的器质性病变有关的周期性疼痛。常在初潮后数年发生。

(一)病因

有许多妇科疾病可能引起继发性痛经,它们包括以下几种。

1.典型周期性痛经的原因

处女膜闭锁、阴道横隔、宫颈狭窄、子宫异常(先天畸形、双角子宫)、子宫腔粘连(Asherman综合征)、子宫内膜息肉、子宫平滑肌瘤、子宫腺肌病、盆腔淤血综合征、子宫内膜异位症、IUD 等。

2.不典型的周期性痛经的原因

子宫内膜异位症、子宫腺肌病、残留卵巢综合征、慢性功能性囊肿形成、慢性盆腔炎等。

(二)病理生理

研究表明,子宫内膜异位症和子宫腺肌症患者体内产生过多的前列腺素,可能是痛经的主要原因之一。前列腺素合成抑制制剂可以缓解该类疾病的痛经症状。环氧化酶（COX）是前列腺素合成的限速酶，在子宫内膜异位症和子宫腺肌症患者体内表达量过度增高。这些均说明前列腺素合成代谢异常与继发性痛经的疼痛有关。

宫内节育器（IUD）的不良反应主要是月经过多和继发痛经，其痛经的主要原因可能是子宫的局部损伤和 IUD 局部的白细胞浸润导致的前列腺素合成增加。

（三）临床表现

痛经一般发生在初潮后数年，生育年龄妇女较多见。疼痛多发生在月经来潮之前，月经前半期达到高峰，此后逐渐减轻，直到结束。继发性痛经症状常有不同，伴有腹胀、下腹坠痛、肛门坠痛等。但子宫内膜异位症的痛经也有可能发生在初潮后不久。

（四）诊断和鉴别诊断

诊断继发性痛经，除了详细询问病史外，主要通过盆腔检查，相关的辅助检查，如 B 超、腹腔镜、宫腔镜及生化指标的化验等，找出相应的病因。

（五）治疗

继发性痛经的治疗主要是针对病因进行治疗，具体方法请参阅相关章节。

（李　静）

第四节　异常子宫出血

异常子宫出血是青春期和育龄期女性常见的妇科疾病，给患者健康及生活造成严重的不良影响。排卵障碍性异常子宫出血是无排卵、稀发排卵和黄体功能不足引起的异常子宫出血，多与下丘脑-垂体-卵巢轴功能异常有关。本节将主要介绍无排卵和黄体功能不足引起的异常子宫出血。

一、无排卵性异常子宫出血

（一）发病机制

从青春期到绝经前，女性均可发生排卵障碍，但它们的发病机制各不相同。年轻女性不排卵的原因是下丘脑-垂体-卵巢轴功能障碍，雌激素正反馈机制未建立或存在缺陷。围绝经期女性不排卵的原因是卵巢储备功能下降，雌激素正反馈可能正常；由于卵巢对促性腺激素不敏感，卵泡发育不良，卵泡分泌的雌激素达不到诱发正反馈的阈值水平。

在一个正常的排卵性周期中，卵巢内依次出现卵泡生长发育、排卵、黄体生长和黄体溶解，排卵前卵巢只分泌雌激素，排卵后卵巢同时分泌雌激素和孕激素。黄体晚期黄体溶解，女性体内的雌激素和孕激素撤退，水平下降。在卵巢雌、孕激素的序贯作用下，子宫内膜依次出现增殖变厚、分泌反应、子宫内膜脱落和修复。在排卵性月经周期中，月经周期、月经期和月经量相对稳定，可预测。

无排卵时卵巢只分泌雌激素，不分泌孕激素。在无孕激素对抗的雌激素长期作用下，子宫内膜增殖变厚。当雌激素水平急速下降时，大量子宫内膜脱落，子宫出血很多，这种情况称为雌激素撤退性出血。在雌激素水平下降幅度小时，脱落的子宫内膜量少，子宫出血也少，这种出血称为雌激素突破性出血。另外,当增殖变厚的内膜需要更多的雌激素而卵巢分泌的雌激素却未增加时也会出现子宫出血,这种出血也属于雌激素突破性出血。

由于没有孕激素的作用,无排卵时的子宫内膜脱落和修复变得不规律、不可预测,临床上表现为月经周期不固定、出血时间长度不等、出血量多少不定。雌激素水平升高时,子宫内膜增殖并覆盖创面,出血停止。孕激素可以使增殖的内膜发生分泌反应,子宫内膜间质呈蜕膜样改变,这是孕激素止血的机制。

(二)临床表现

临床上主要表现为月经失调,即月经周期、经期和月经量的异常变化。

1.症状

无排卵多见于青春期及围绝经期妇女,临床上表现为月经周期紊乱,经期长短不一,出血量时多时少。出血少时患者可以没有任何自觉症状,出血多时会出现头晕、乏力、心悸等贫血症状。

2.体征

体征与出血量多少有关,大量出血导致继发性贫血时,患者皮肤、黏膜苍白,心率加快;少量出血无上述体征。妇科检查无异常发现。

(三)辅助检查

1.基础体温测定

基础体温单相提示无排卵。

2.激素测定

激素测定包括生殖功能、甲状腺功能及肾上腺皮质功能等有关激素的测定。

3.影像学检查

最常用的影像学检查是超声检查,在评估脑垂体时,可能需要进行 CT 和 MRI 检查。

(四)诊断和鉴别诊断

1.诊断

根据病史、临床表现和辅助检查,无排卵性异常子宫出血不难诊断。由于异常子宫出血可以由单个或多个病因引起,因此在诊断无排卵性异常子宫出血时,还要注意鉴别其他类型的异常子宫出血。病史对排除其他系统疾病具有重要意义。对有性生活史者,应做妊娠试验,以排除妊娠相关疾病;对子宫内膜病变高危人群,需要刮宫排除子宫内膜病变。超声检查在异常子宫出血的诊断中具有重要意义,如果超声发现有引起异常出血的器质性子宫病变,则可排除排卵障碍性异常子宫出血。另外,超声检查对治疗也有指导意义。如果超声提示子宫内膜厚,那么孕激素止血的效果可能较好;如果内膜薄,雌激素治疗的效果可能较好。

2.鉴别诊断

排卵障碍性异常子宫出血须与各种子宫器质性疾病引起的异常子宫出血相鉴别。在排卵障碍性异常子宫出血诊断建立后,还需要完善各项内分泌检查、影像学检查以确定导致排卵障碍的基础病因。

(五)处理

根据具体病因选择合适的治疗方案,尽量做到对因治疗,例如高雄激素血症者首选抗高雄激素治疗,年轻高催乳素血症者首选多巴胺受体激动剂治疗等。但大多数排卵障碍性异常子宫出血患者无法做到对因治疗,只能对症处理。急性出血时以止血为首要治疗,出血停止后应选择适当的孕激素或以孕激素为主的治疗方案调整周期,减少远期并发症的发生;有生育要求者选择促排卵治疗。

1.急性出血的治疗

止血的方法包括激素止血和手术止血。激素止血治疗的方案有多种,应根据具体情况,如患者年龄、诊断、既往治疗的效果、出血时间、出血量等来决定激素的种类和剂量。在开始激素治疗前必须明确诊断,需要强调的是除青春期患者外,其他患者尤其是绝经前妇女更是如此。刮宫术和分段刮宫术既可以刮净子宫内膜,刺激宫缩、迅速止血,又可进行病理检查以了解有无内膜病变。

(1)雌激素止血:雌激素止血的机制是使子宫内膜继续增生,覆盖子宫内膜脱落后的创面,起到修复作用。另外雌激素还可以升高纤维蛋白原水平,增加凝血因子,促进血小板凝集,使毛细血管通透性降低,从而起到止血作用。雌激素止血适用于内膜较薄的大出血患者。

己烯雌酚:开始用量为 1 次 1~2 mg,每 8 小时 1 次,止血 3 天后开始减量,每 3 天减 1 次,每次减量不超过原剂量的 1/3。维持量为 0.5~1 mg/d。止血后维持治疗 20 天左右,在停药前 5~10 天加用孕激素,如醋酸甲羟孕酮片 10 mg/d。停用己烯雌酚和醋酸甲羟孕酮片 3~7 天会出现撤药性出血。由于己烯雌酚胃肠道反应大,许多患者无法耐受,因此现在多改用戊酸雌二醇片。

戊酸雌二醇:片剂,每片 2 mg。出血多时 1 次口服 2~6 mg,每 6~8 小时 1 次。止血 3 天后开始减量,维持量为 2 mg/d。具体用法同己烯雌酚。

苯甲酸雌二醇:针剂,每支 2 mg。出血多时每次注射 1 支,每 6~8 小时肌内注射 1 次。止血 3 天后开始减量,具体用法同己烯雌酚,减至 2 mg/d 时,可改口服戊酸雌二醇。由于肌内注射不方便,因此目前很少使用苯甲酸雌二醇止血。

在使用雌激素止血时,停用雌激素前一定要加孕激素。如果不加孕激素,停用雌激素就相当于人为地造成了雌激素撤退性出血。围绝经期妇女是子宫内膜病变的高危人群,因此在排除子宫内膜病变之前,应慎用雌激素止血。子宫内膜比较厚时,需要的雌激素量较大,使用孕激素或复方口服避孕药治疗可能更好。

(2)孕激素止血:孕激素的作用机制主要是转化内膜,其次是抗雌激素。临床上根据病情,采用不同方法进行止血。孕激素止血既可以用于年轻女性患者的治疗,也可以用于围绝经期患者的治疗。少量出血和中量出血时多选用孕激素;大量出血时既可以选择雌激素,也可以选择孕激素,他们的疗效相当。一般内膜较厚时,多选用孕激素;内膜较薄时,多选用雌激素。

临床上常用的孕激素有醋酸炔诺酮、醋酸甲羟孕酮、醋酸甲地孕酮和黄体酮,止血效果最好的是醋酸炔诺酮,其次是醋酸甲羟孕酮和醋酸甲地孕酮,最差的是黄体酮,因此大出血时不选用黄体酮。

少量子宫出血时的止血:孕激素使增生期子宫内膜发生分泌反应后,子宫内膜可以完全脱落。通常用药后阴道流血减少或停止,停药后产生撤药性阴道流血,7~10 天出血自行停止。该法称为药物性刮宫,适用于少量长期子宫出血者。方法:黄体酮针 10 mg/d,连用 5 天;或用醋酸甲羟孕酮片 10~12 mg/d,连用 7~10 天;或醋酸甲地孕酮片 5 mg/d,连用 7~10 天。

中多量子宫出血时的止血:①醋酸炔诺酮片为 19-去甲基睾酮衍生物,止血效果较好,临床上常用。每片剂量为 0.625 mg,每次服 5 mg,每 6~12 小时 1 次(大出血时每 6~8 小时 1 次,中量出血时每 12 小时 1 次)。阴道流血多在半天内减少,3 天内止血。止血 3 天后开始减量,每 3 天减 1 次,每次减量不超过原剂量的 1/3,维持量为 5 mg/d,止血 20 天左右停药。如果出血很多,开始时1次5～10 mg,每3小时1次,用药2～3次时改为8小时1次。治疗时应叮嘱患者按时、按量用药,并告知停药后会有撤药性出血。用药期间注意肝功能。②醋酸甲地孕酮片为孕酮类衍生物,每片1 mg,中多量出血时每次口服10 mg,每6～12小时1次,止血后逐渐减量,减量原则同上。与醋酸炔诺酮片相比,醋酸甲地孕酮片的止血效果差,但对肝功能的影响小。③醋酸甲羟孕酮片为孕酮衍生物,对子宫内膜的止血作用不如醋酸炔诺酮片,但对肝功能影响小。中多量出血时每次口服10～12 mg,每6～12小时1次,止血后逐渐减量,递减原则同上,维持量为10～12 mg/d。

(3)复方口服避孕药:复方口服避孕药是以孕激素为主的雌、孕激素联合方案。大出血时每次服复方口服避孕药1～2片,每8～12小时1次。止血2～3天开始减量,每2～3天减1次,每次减量不超过原剂量的1/3,维持量为1～2片/天。大出血时国外最常用的是复方口服避孕药,24小时内多数出血会停止。

(4)激素止血时停药时机的选择:一般在出血停止20天左右停药,主要根据患者的一般情况决定停药时机。如果患者一般情况好、恢复快,就可以提前停药,停药后2～5天,会出现撤药性出血。如果出血停止20天后,贫血还没有得到很好地纠正,可以适当延长使用激素的时间,以便患者得到更好地恢复。

(5)其他药物治疗雄激素:雄激素既不能使子宫内膜增生,也不能使增生的内膜发生分泌反应,因此它不能止血。虽然如此,但雄激素可以减少出血量。雄激素不可单独用于无排卵性功能失调性子宫出血的治疗,它需要与雌激素和/或孕激素联合使用。临床上常用丙酸睾酮,每支25 mg,在出血量多时每天25～50 mg肌内注射,连用2～3天,出血明显减少时停止使用。注意为防止发生男性化和肝功能损害,每月总量不宜超过300 mg。

其他止血药如巴曲酶、6-氨基己酸、氨甲苯酸、氨甲环酸和非甾体抗炎药等。由于这些药不能改变子宫内膜的结构,只能减少出血量,所以不能从根本上止血。大出血时静脉注射巴曲酶1 KU后的30分钟内,阴道出血会显著减少。因此巴曲酶适用于激素止血的辅助治疗。6-氨基己酸、氨甲苯酸和氨甲环酸属于抗纤维蛋白溶解药,它们也可减少出血。

大出血时,为迅速减少出血,可同时使用雌激素和孕激素(如复方口服避孕药)、雄激素、巴曲酶和抗纤维蛋白溶解药。出血明显减少或停止时,停止使用一般止血药,仅用激素维持治疗。

(6)手术治疗:①刮宫术。围绝经期女性首选刮宫术,一方面可以止血,另一方面可用于明确有无子宫内膜病变。怀疑有子宫内膜病变的妇女也应做诊断性刮宫。少数青春期患者药物止血效果不佳时,也需要刮宫。止血时要求刮净,刮不干净就起不到止血的作用。刮宫后7天左右,一些患者会有阴道流血,出血不多时可使用抗纤维蛋白溶解药,出血多时使用雌激素治疗。由于刮宫不彻底造成的出血,建议使用复方口服避孕药治疗,或者选择再次刮宫。②子宫内膜去除术。目前有多种去除子宫内膜的方法,但均不作为一线治疗。理论上讲,单一的子宫内膜去除术不能避免子宫内膜病变的发生。

2.调整周期

对排卵障碍性异常子宫出血患者来说,止血只是治疗的第一步,几乎所有的患者都需要调整周期。年轻女性发生不排卵的根本原因是下丘脑-垂体-卵巢轴功能紊乱,雌激素正反馈机制存在缺陷。雌激素正反馈机制受精神、营养等因素影响,容易受到干扰,部分患者可能在整个青春期和育龄期都存在排卵障碍。因此,年轻的排卵障碍性异常子宫出血患者需定期随访。

围绝经期排卵障碍性异常子宫出血发生的原因是卵巢功能衰退,随着年龄的增加,卵巢功能只能越来越差。因此,理论上讲,围绝经期排卵障碍性异常子宫出血患者不可能恢复正常,这些患者需要长期随访、调整周期,直到绝经。

目前常用的调整周期方法如下。

(1)序贯治疗:适用于青春期和生育期妇女。月经周期(或撤退性出血)的第3~5天开始服用雌激素(戊酸雌二醇片1~2 mg/d或炔雌醇片0.05 mg/d),连用22天,在服药的最后7~10天加用孕激素(醋酸甲羟孕酮片10 mg/d或黄体酮针10 mg/d或,醋酸甲地孕酮片5 mg/d)。停药3~7天会出现撤药性出血。

(2)联合治疗:适用于雌激素水平偏高或子宫内膜较厚者。可服用短效口服避孕药,如复方去氧孕烯片、复方孕二烯酮片、复方炔诺酮片、复方甲地孕酮片和炔雌醇环丙孕酮片等。此类复合制剂含有雌、孕激素,长期使用使子宫内膜变薄,撤退性出血减少。月经周期(撤退出流血)的第3~5天开始服用,连用21天。有高雄激素血症的患者也选择雌、孕激素联合治疗,因为雌、孕激素联合使用可抑制卵巢雄激素的合成。疗效最好的是炔雌醇环丙孕酮片。

(3)孕激素治疗:适用于各个年龄段的妇女,但多用于围绝经期妇女。传统的孕激素治疗称为孕激素后半周期治疗,从月经周期的第14天开始,每天口服醋酸甲羟孕酮片10 mg,连用10天左右。有学者认为孕激素后半周期治疗太死板,无法满足不同患者的需要,不符合个体化用药的原则。对大多数患者来说,每1~2个月来1次月经就可以避免发生大出血和子宫内膜病变。用法:从月经周期的第14~40天开始,每天口服醋酸甲羟孕酮片10 mg,连用10天左右。对青春期和生育年龄的女性来说,一般使用3~6个周期停药观察。如果月经还不正常,需要继续随访治疗。围绝经期妇女应一直随访治疗到绝经。

(4)左炔诺孕酮宫内缓释系统:该系统内含有左炔诺孕酮,开始时每天释放左炔诺孕酮20 μg,使用超过5年平均每天释放左炔诺孕酮15 μg。该系统可以有效减少子宫出血量,降低子宫内膜病变的发生率,目前认为适用于各个年龄段的有性生活史,但没有生育要求的排卵障碍性异常子宫出血的患者。

3.促卵泡发育和诱发排卵

仅适用于有生育要求的妇女,不主张用于青春期女性,不可用于围绝经期妇女。氯米芬是经典促排卵药,月经周期(或撤药性出血)的第3~5天给予50~150 mg/d,连用5天。其他药物还有HCG和尿促性素,在卵泡发育成熟时肌内注射HCG 10 000~10 000 U诱发排卵;尿促性素1支含有FSH和LH各75 U,可与氯米芬联合使用,也可单独使用。

二、黄体功能不足

排卵后,在黄体分泌的孕激素的作用下子宫内膜发生分泌反应。在整个黄体期,子宫内膜的组织学形态(子宫内膜分泌反应)是持续变化的;分泌期时相不同,子宫内膜组织学形态也不同。若排卵后子宫内膜组织学变化比黄体发育晚2天以上,则称为黄体功能不足或黄体期缺陷。导致黄体功能不足的原因有两个:黄体内分泌功能不足和子宫内膜对孕激素的反应性下降,前者是名副其实的黄体功能不足,后者实质上为孕激素抵抗。

(一)发病机制

1.卵泡发育不良

黄体是由卵泡排卵后演化而来的,卵泡的颗粒细胞演变成黄体颗粒细胞,卵泡膜细胞演变成黄体卵泡膜细胞。当促性腺激素分泌失调或卵泡对促性腺激素的敏感性下降时,卵泡发育不良,

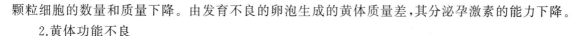

颗粒细胞的数量和质量下降。由发育不良的卵泡生成的黄体质量差,其分泌孕激素的能力下降。

2.黄体功能不良

黄体的形成和维持与 LH 有关。当 LH 峰和黄体期 LH 分泌减少时,会发生黄体功能不足。另外,如前所述,即使 LH 峰和 LH 分泌正常,如果卵泡发育不良,也会出现黄体功能不足。黄体功能不足体现在 2 个方面:①黄体内分泌功能低下,分泌的孕酮减少;②黄体生存时间缩短,正常的黄体生存时间为 12～16 天,黄体功能不足时≤11 天。

3.子宫内膜分泌反应不良

黄体功能不足时孕激素分泌减少,子宫内膜分泌反应不良,子宫内膜形态学变化比应有的组织学变化落后 2 天以上。子宫内膜存在孕激素抵抗时,虽然孕激素水平正常,但由于子宫内膜对孕激素的反应性下降,因此也将出现子宫内膜分泌反应不良。

(二)临床表现

黄体功能不足属于亚临床疾病,其对患者的健康危害不大。患者往往因为不孕来就诊。

1.月经紊乱

由于黄体生存期缩短,黄体期缩短,表现为月经周期缩短、月经频发。如果卵泡期延长,月经周期也可在正常范围内。

2.不孕或流产

由于黄体功能不足,患者不容易受孕。即使怀孕,也容易发生早期流产。据报道 3%～20%的不孕症与黄体期缺陷有关,另外诱发排卵时常出现黄体功能不足。

(三)辅助检查

临床表现只能为黄体功能不足的诊断提供线索,明确诊断需要一些辅助检查。

1.子宫内膜活检

子宫内膜活检是诊断黄体功能不足的"金标准"。Noyes 和 Shangold 对排卵后每天的子宫内膜特征进行了描述,如果活检的内膜比其应有的组织学变化落后 2 天以上,即可诊断。活检的关键是确定排卵日,有条件者可通过 B 超监测和 LH 峰测定确定排卵日。临床上多选择月经来潮前 1～3 天活检,但该方法的误差较大。

2.基础体温测定

孕激素可以上调体温调定点,使基础体温升高。一般认为基础体温升高天数≤11 天、上升幅度≤3 ℃或上升速度缓慢时,应考虑黄体功能不足。需要注意的是,只测定基础体温对诊断黄体功能不足是不够的。

3.孕酮测定

孕酮是黄体分泌的主要激素,孕酮水平可反映黄体功能。黄体中期血孕酮水平＜10 ng/mL 时,可以诊断黄体功能不足。由于孕酮分泌变化很大,因此单靠 1 次孕酮测定进行诊断很不可靠。

4.B超检查

B超检查可以从形态学上了解卵泡的发育、排卵情况和子宫内膜的情况,对判断黄体功能有一定的帮助。

(四)诊断和鉴别诊断

明确诊断需要子宫内膜活检。根据常规检查很难明确诊断子宫内膜对孕激素的反应性下降。

（五）处理

目前的处理仅针对黄体功能不足。如果子宫内膜对孕激素的反应性下降，则没有有效的治疗方法。

1.黄体支持

因为 HCG 和 LH 的生物学作用相似，因此可用于黄体支持治疗。用法：黄体早期开始肌内注射 HCG，1 次 1 000 IU，每天 1 次，连用 5～7 天；或 HCG 1 次 2 000 IU，每 2 天 1 次，连用 3～4 次。

在诱发排卵时，如果有发生卵巢过度刺激综合征的风险，则应禁用 HCG，因为 HCG 可以引起卵巢过度刺激综合征或使卵巢过度刺激综合征病情加重。

2.补充孕酮

治疗不孕症时选用黄体酮制剂，因为天然孕激素对胎儿最安全。如果不考虑生育，而是因为月经紊乱来治疗，可以选择人工合成的口服孕激素，如醋酸甲羟孕酮和醋酸甲地孕酮等。

（1）黄体酮针剂：在自然周期或诱发排卵时，每天肌内注射黄体酮 10～20 mg；在使用促性腺激素释放激素激动剂和拮抗剂的周期中，需要加大黄体酮剂量至 40～80 mg/d。

（2）微粒化黄体酮胶囊：口服利用度低，因此所需剂量大，根据情况每天口服 200～600 mg。

（3）醋酸甲羟孕酮片：下次月经来潮前 7～10 天开始用药，每天 8～10 mg，连用 7～10 天。

（4）醋酸甲地孕酮片：下次月经来潮前 7～10 天开始用药，每天 6～8 mg，连用 7～10 天。

3.促进卵泡发育

首选氯米芬，从月经的第 3～5 天开始，每天口服 25～100 mg，连用 5 天，停药后监测卵泡发育情况。氯米芬疗效不佳者，可联合使用尿促性素和 HCG 治疗。

（李　静）

第五节　多囊卵巢综合征

多囊卵巢综合征（PCOS）是青春期少女和育龄期妇女最常见的妇科内分泌疾病之一，据估计其在育龄期妇女中的发生率为 5%～10%。1935 年，Stein 和 Leventhal 首次描述了多囊卵巢综合征，因此它又被称为 Stein-Leventhal 综合征。PCOS 在临床上主要表现为功能性高雄激素血症和不排卵，近年来发现继发于胰岛素抵抗的高胰岛素血症也是它的特征性表现之一。

1970 年以来，已对 PCOS 做了大量的研究工作，可是其发病机制迄今仍不清楚。20 世纪 70 年代发现许多 PCOS 患者的血清LH/FSH比值偏高，因此当时认为促性腺激素分泌紊乱是 PCOS 发病的主要原因。从 20 世纪 80～90 年代迄今对 PCOS 发病机制的研究主要集中在雄激素分泌过多和胰岛素抵抗方面。目前认为 PCOS 的发病机制非常复杂，H-P-O 轴紊乱、胰岛素抵抗、肾上腺皮质功能异常，一些生长因子和遗传因素都牵涉其中。

PCOS 不但影响生殖健康，而且还引起糖尿病、高血压、子宫内膜癌等远期并发症，对健康的危害很大。但是由于 PCOS 的发病机制尚不清楚，因此现在的治疗往往都达不到根治的目的。

一、病理生理机制

关于 PCOS 发病的病理生理机制,人们做了许多研究,提出了一些假说,如促性腺激素分泌失调、性激素分泌失调、胰岛素抵抗和遗传因素等。近年来又发现,脂肪细胞分泌的一些激素也可能与 PCOS 的发生有关。

(一)促性腺激素分泌失调和性激素分泌失调

卵巢合成雄激素受促性腺激素调节,LH 刺激卵泡膜细胞分泌雄激素。20 世纪 70 年代发现 PCOS 患者体内的 LH 水平异常升高,FSH 水平相对偏低,当时认为 PCOS 患者体内过多的雄激素是促性腺激素分泌紊乱的结果。

PCOS 患者体内过多的雄激素在周围组织的芳香化酶作用下转化成雌酮。与排卵正常的妇女相比,PCOS 患者体内的雌酮/雌二醇比值偏高。雌激素对促性腺激素的分泌有反馈调节作用,过去认为雌酮/雌二醇的比值不同,反馈作用也有差异。当雌酮/雌二醇比值偏高时可引起 LH 分泌增加,从而加重 PCOS 的促性腺激素分泌紊乱。

过去认为在 PCOS 患者体内,促性腺激素分泌失调和性激素分泌失调相互影响形成恶性循环是 PCOS 发病的关键,因此当时把 LH/FSH 比值作为 PCOS 的诊断标准之一。目前认为,促性腺激素分泌失调和性激素分泌失调很可能只是 PCOS 的临床表现,因此新的 PCOS 诊断标准没有考虑 LH/FSH 比值。

(二)胰岛素抵抗

胰岛素抵抗指机体对胰岛素不敏感,在正常人群中的发生率为 10%～25%,在 PCOS 妇女中的发生率为 50% 以上。在胰岛素抵抗时,机体为代偿糖代谢紊乱会分泌大量的胰岛素,从而导致高胰岛素血症。PCOS 患者往往同时存在高胰岛素血症和高雄激素血症,目前认为高胰岛素血症与高雄激素血症之间存在因果关系。

1. 在 PCOS 中高胰岛素血症引起高雄激素血症

由于人们观察到有胰岛素抵抗和高胰岛素血症的妇女常常有男性化表现,因此考虑胰岛素可能影响雄激素代谢。Taylor 第 1 次提出有胰岛素抵抗的 PCOS 患者体内过多的睾酮是高胰岛素血症直接作用于卵巢的结果。以后又有许多临床观察结果支持这一假说,部分或全部切除卵巢或用长效 GnRHa 抑制卵巢雄激素合成后,胰岛素抵抗依然存在,高胰岛素血症没有得到改善。黑棘皮症患者在青春期就存在胰岛素抵抗和高胰岛素血症,可是在若干年后才能观察到血雄激素水平升高。因此,如果说高胰岛素血症与高雄激素血症之间存在因果关系,很可能是高胰岛素血症引起高雄激素血症。

近年来,许多实验证实胰岛素对血雄激素水平具有一定的调节作用。这些实验一般采用高胰岛素——正常血糖钳夹技术或口服葡萄糖方法,使胰岛素水平在短期内迅速提高,结果发现无论是胰岛素水平正常的妇女还是高胰岛素血症患者的血雄激素水平都有不同程度的升高。笔者也发现高胰岛素血症患者体内的雄激素水平明显高于胰岛素水平正常的妇女,尽管她们体内的 LH 水平及 LH/FSH 差别无统计学意义,这提示胰岛素能刺激卵巢合成更多的睾酮,胰岛素水平升高可能会引起高雄激素血症。为研究慢性高胰岛素血症对雄激素合成的影响,一些实验用二甲双胍改善胰岛素抵抗降低胰岛素水平,结果发现睾酮水平也相应降低。口服二甲双胍并不影响血 LH 的脉冲频率和振幅、LH/FSH 值、LH 对 LHRH 的反应和体内性激素合成。这些研究的结果从反面进一步证实,胰岛素能增加卵巢雄激素的合成。

2.高胰岛素血症引起高雄激素血症的机制

胰岛素增强细胞色素 $P_{450c}17\alpha$ 的活性,从而刺激卵巢雄激素的合成。细胞色素 $P_{450c}17\alpha$ 是一种双功能酶,同时有 17α-羟化酶和 17,20-裂解酶活性,是性类固醇激素合成的关键酶。在许多 PCOS 患者的卵巢内,细胞色素 $P_{450c}17\alpha$ 的活性显著增强。二甲双胍能抑制肝糖原的合成,提高周围组织对胰岛素的敏感性,从而减少胰岛素的分泌,降低胰岛素水平。伴有高胰岛素血症的 PCOS 患者口服二甲双胍 4～8 周后,血胰岛素水平降低,细胞色素 $P_{450c}17\alpha$ 的活性也显著降低,睾酮的合成也受到抑制。用控制饮食的方法改善肥胖型 PCOS 患者的胰岛素抵抗做类似实验得到同样的结果。这表明 PCOS 患者卵巢中细胞色素 $P_{450c}17\alpha$ 活性增强可能是高胰岛素直接刺激的结果。

高胰岛素增强胰岛素样生长因子-1(IGF-1)的生物活性。IGF-1 是一种能促进合成代谢的多肽,其结构类似于胰岛素。IGF-1 的作用是由 IGF-1 受体介导的,该受体在结构和功能上类似于胰岛素受体,与胰岛素也有一定的亲和力。另外,体内还存在胰岛素和 IGF-1 的杂交受体,其两条链中一条来自胰岛素受体,另一条来自 IGF-1 受体,同胰岛素和 IGF-1 均有较高的亲和力。体内大多数 IGF-1 与 IGF 结合球蛋白(IGFBP)结合,只有少部分是游离的,具有生物活性。体内共有 6 种 IGFBP,其中 IGFBP-1 是由肝脏合成的,在调节 IGF-1 活性方面最重要。

IGF-1 能直接刺激卵泡膜细胞合成雄激素,也能协同 LH 的促雄激素合成作用。许多研究证明胰岛素能通过影响 IGF-1 系统促进卵巢雄激素的生物合成,这可能是高胰岛素诱发高雄激素的机制之一。体内升高的胰岛素则竞争性地结合于 IGF-1 受体或杂交受体,发挥类似 IGF-1 的生物学效应,从而促进卵巢雄激素的合成。

更多的研究表明胰岛素主要通过影响 IGFBP-1 的合成来促进卵巢雄激素的合成,胰岛素能抑制肝脏 IGFBP-1 的合成,提高卵巢组织 IGF-1 的生物活性,促进雄激素的合成。PCOS 患者血胰岛素水平升高时,血 IGFBP-1 浓度明显降低。PCOS 患者胰岛素抵抗得到改善,胰岛素水平降低后,血 IGFBP-1 会相应升高。

LH 主要作用于已分化的卵泡膜细胞,促进其合成雄激素。LH 是促进雄激素合成的最重要的因子,它能增强细胞色素 $P_{450c}17\alpha$ 的活性,促进雄激素的生物合成。体外实验发现胰岛素能协同 LH 促进卵巢雄激素的合成,这可能是高胰岛素血症引起高雄激素血症的又一机制。另外,有学者认为胰岛素可能在垂体水平调节 LH 的分泌,从而增强卵巢雄激素的合成。

近年来的研究还表明,高胰岛素对雄激素代谢的调控不仅与直接参与卵巢雄激素的合成有关,而且还可能与影响性激素结合球蛋白(SHBG)合成有关。SHBG 是由肝脏合成的,与睾酮有很高的亲和力,而与其他性类固醇激素的亲和力则较低。体内大多数睾酮都与 SHBG 结合,只有小部分是游离的。被组织直接利用的只是游离的睾酮,而不是与 SHBG 结合的部分。因此,SHBG 能调节雄激素的生物利用度。

胰岛素能抑制肝细胞 SHBG 的生物合成,SHBG 降低能增加游离睾酮浓度,诱发高雄激素血症。青春期性成熟过程中常伴有胰岛素抵抗和高胰岛素血症,此时女孩体内 SHBG 水平偏低。生育年龄妇女中也发现血胰岛素水平与 SHBG 水平呈负相关,高胰岛素血症患者的血 SHBG 水平显著低于胰岛素正常的正常妇女。当高胰岛素血症患者的胰岛素抵抗改善后,胰岛素水平下降,SHBG 水平也明显升高。在离体培养的肝细胞中发现,胰岛素能直接抑制 SHBG 的生物合成。

高胰岛素血症引起高雄激素血症的机制非常复杂,一些脂肪细胞分泌的激素或因子也可能参与其中,如瘦素、脂联素和抵抗素等。

(三)肾上腺皮质与 PCOS

肾上腺皮质是雄激素的又一重要来源,由于 95% 以上的硫酸脱氢表雄酮(DHEAS)来自肾上腺皮质,因此临床上把 DHEAS 水平作为衡量肾上腺皮质雄激素分泌的指标。研究发现一半以上的 PCOS 患者伴有 DHEAS 的分泌增加,这提示肾上腺皮质可能在 PCOS 的发病机制中发挥一定的作用。

有学者认为肾上腺皮质功能早现与 PCOS 的发生有关。作为第二性征的阴毛和腋毛是肾上腺皮质分泌的雄激素作用的结果,正常女孩在 8 岁以后,肾上腺皮质分泌的雄激素开始增加,临床上主要表现为血脱氢表雄酮和硫酸脱氢表雄酮水平升高及阴毛出现,这被称为肾上腺皮质功能初现。另外,青春期阴毛的出现称为阴毛初现。8 岁以前发生肾上腺皮质功能启动称为肾上腺皮质功能早现,许多研究发现肾上腺功能早现在 PCOS 的发病机制中可能扮演一定的角色。

(四)遗传因素

PCOS 具有家族集聚性。与普通人群相比,多囊卵巢(PCO)患者的姐妹更容易发生月经紊乱、高雄激素血症和多囊卵巢;PCOS 患者的姐妹发生 PCOS 的概率是普通人群的 4 倍左右;早秃是男性雄激素过多的临床表现,PCOS 患者的一级男性亲属有较高的早秃发病风险。目前许多学者认为遗传因素在 PCOS 的发病机制中起重要作用,但是 PCOS 的高度异质性却提示 PCOS 的遗传模式可能非常复杂。

目前,国内外学者对 PCOS 的相关基因做了大量研究,其中包括类固醇激素代谢相关基因、糖代谢和能量平衡基因、与下丘脑和垂体激素活动有关的基因等。目前,对调节类固醇激素合成和代谢的酶的基因研究较多。文献表明 PCOS 患者的 CYP11A、CYP17、CYP11B2、SHBG、雄激素受体、GnRH、LH、ISNR、IGF 和瘦素的基因都可以发生表达水平或单核苷酸多态性变化。虽然已对 PCOS 的遗传学做了很多研究,可是迄今仍未发现能导致 PCOS 的特异基因。目前发现的与 PCOS 有关的基因,只是对 PCOS 临床表现的严重程度有所修饰,而对 PCOS 的发生没有决定作用。疾病基因连锁分析和关联分析均不能证明这些基因与 PCOS 存在特异的遗传学关系。

随着遗传学的发展,人们发现人类疾病有半数原因与基因遗传有关,另一半则取决于基因组外遗传变化,这种基因组外遗传变化不改变遗传信息,但可导致细胞遗传性质发生变化,这就是表观遗传学。表观遗传调控可以影响基因转录活性而不涉及 DNA 序列改变,其分子基础是 DNA 甲基化及染色质的化学修饰和物理重塑。大量的临床和基础研究结果表明环境因素在疾病发生、发展中有巨大的影响,而表观遗传调控在遗传因素和环境因素的互动关系中起着桥梁的作用。

PCOS 除了有高雄激素血症、排卵障碍和多囊卵巢以外,还常伴有胰岛素、血糖和血脂的变化,因此近年来人们认为 PCOS 也是一种代谢性疾病。饮食结构、生活方式可以影响 PCOS 的发生,控制饮食、增加锻炼、降低体重等措施能明显改善 PCOS 的症状,这提示 PCOS 的发生、发展与环境因素有密切关系。由于一直没找到导致 PCOS 的特异基因,因此笔者推测,PCOS 的发生可能是 PCOS 易感基因与环境因素共同作用的结果。也就是说,在环境因素的影响下,人体启动了表观遗传调控,PCOS 易感患者的相关基因表达发生了变化,从而导致了 PCOS 的发生。虽然目前关于其他代谢性疾病与表观遗传学关系的研究已经有了大量的报道,可是关于 PCOS

与表观遗传学变化关系的研究国内外却鲜有报道。

二、临床表现

PCOS临床表现呈高度异质性,有月经稀发或闭经、多毛、痤疮、肥胖、黑棘皮症、多囊卵巢、不孕、LH/FSH升高、血睾酮水平升高、血清性激素结合球蛋白(SHBG)降低和空腹胰岛素水平升高等。

(一)症状

1.月经失调

月经失调是由排卵障碍引起的,多表现为月经稀发或闭经,少数可表现为月经频发或月经规则。

2.不孕

PCOS是排卵障碍性不孕的主要病因,许多患者正是由于不孕才来就诊的。有统计表明,约75%的PCOS患者有不孕。

(二)体征

1.肥胖

一半以上的PCOS患者有肥胖表现。体质量指数[BMI,体质量(kg)/身高^2(m^2)]是常用的衡量肥胖的指标。肥胖的标准为BMI≥25。

腰臀围比(WHR)＝腰围/臀围,WHR的大小与腹部脂肪的量呈正相关。根据WHR可以把肥胖分为两类:WHR≥0.85时称为男性肥胖、腹部型肥胖、上身肥胖或中心型肥胖;WHR<0.85时称为女性肥胖、臀股肥胖、下身肥胖或外周型肥胖。PCOS多与男性肥胖有关。

2.多毛、雄激素性脱发和痤疮

多毛、雄激素性脱发和痤疮是由高雄激素血症引起的。多毛是指性毛过多,妇女的性毛主要分布于上唇、下唇、腋下、胸中线、腹中线和外阴,雄激素水平过高时这些部位的毫毛就会变成恒毛,临床上表现为多毛(图6-1)。四肢和躯干的毛发生长受雄激素的影响较少,它们主要与体质和遗传有关,这些部位的毛发增多不一定与高雄激素血症有关。约2/3的PCOS患者有多毛。

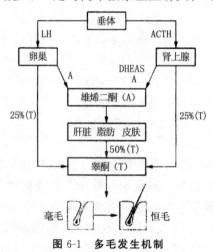

图 6-1　多毛发生机制

临床上多用 Ferriman-Gallway 半定量评分法(即 FG 评分)来评判多毛的严重程度(图6-2)。Ferriman 和 Gallway 把对雄激素敏感的毛发分为9个区,根据性毛生长情况,分别评

0～4分。对每个区进行评分,最后把9个区的评分相加作为总评分。如果总评分＞7分,则诊断为多毛。

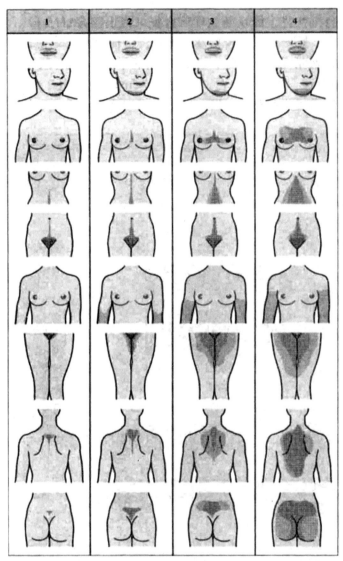

图 6-2　Ferriman-Gallway 评分

雄激素性脱发为进行性头发密度减少,男女均可发生,但女性症状较轻。临床上表现为头顶部毛发变得稀疏,其病理特点是生长期毛囊与休止期毛囊比例下降,毛囊逐渐缩小,毛囊密度减少。

痤疮主要分布于面部,部分患者的背部和胸部也可有较多的痤疮。痤疮是高雄激素血症的一个重要体征,不少患者因面部痤疮过多而就诊。

3.黑棘皮症

继发于胰岛素抵抗的高胰岛素血症患者常有黑棘皮症。黑棘皮症是一种较常见的皮肤病变,受累部位皮肤增厚成乳头瘤样斑块,外观像天鹅绒;病变皮肤常伴有色素沉着,呈灰褐色至黑色,故称为黑棘皮症。黑棘皮症多发生于皮肤皱褶处,如腋、颈部和项部、腹股沟、肛门生殖器等部位,且呈对称性分布。黑棘皮症评分标准如下。

(1)0:无黑棘皮症。

(2)1+:颈部和腋窝有细小的疣状斑块,伴有或不伴有受累皮肤色素沉着。

(3)2+:颈部和腋窝有粗糙的疣状斑块,伴有或不伴有受累皮肤色素沉着。

(4)3+:颈部、腋窝及躯干有粗糙的疣状斑块,伴有或不伴有受累皮肤色素沉着。

4.妇科检查

可发现阴毛呈男性分布,有时阴毛可延伸至肛周和腹股沟外侧;阴道、子宫、卵巢和输卵管无异常。

(三)辅助检查

1.内分泌检查

测定血清促卵泡激素(FSH)、黄体生成素(LH)、催乳素(PRL)、睾酮、硫酸脱氢表雄酮(DHEAS)、性激素结合球蛋白(SHBG)、雌二醇、雌酮和空腹胰岛素。有月经者在月经周期的第3~5天抽血检测,闭经者随时抽血检测。

PCOS患者的FSH在正常卵泡早期水平范围,为3~10 U/L。约60%患者的LH水平较正常妇女高,LH/FSH>2.5,如LH/FSH≥3,有助于诊断。多数患者的PRL水平在正常范围(<25 ng/mL),少部分患者的PRL水平可轻度升高(40 ng/mL)。

妇女体内的睾酮水平往往升高,如伴有肾上腺皮质分泌雄激素过多时,DHEAS水平也可升高。一般来说,大多数PCOS患者体内的睾酮水平偏高(>0.55 ng/mL),一半患者体内的DHEAS水平偏高。妇女体内的大多数睾酮是与SHBG结合的,只有少部分是游离的。当SHBG水平降低时,游离睾酮会增加,此时即使总睾酮在正常范围,也可有多毛和痤疮等表现。PCOS患者的SHBG水平往往较低。

PCOS患者的雌二醇水平往往低于雌酮水平,这是过多的雄激素在周围组织中转化成雌酮的缘故。

有胰岛素抵抗的患者空腹胰岛素水平升高,大于20 mU/L。

2.超声检查

已常规用于PCOS的诊断和随访,PCOS患者在做超声检查时常发现卵巢体积增大,皮质增厚,皮质内有多个直径为2~10 mm的小卵泡。

3.基础体温(BBT)

由于患者存在排卵障碍,因此BBT呈单相反应。

4.腹腔镜检查

腹腔镜下见卵巢体积增大,皮质增厚,皮质内有多个小卵泡。

(四)PCOS临床表现的异质性

不同的PCOS患者,临床表现不完全相同。前面介绍的各种表现可以有多种组合,这些不同的组合均可以诊断为PCOS(图6-3)。

三、诊断标准

PCOS是一个综合征,因此严格来说没有一个诊断标准能完全满足临床诊断要求。目前,临床上最为广泛接受的诊断标准是鹿特丹诊断标准。该标准是从NIH诊断标准发展而来的,其依据的基础是几十多年来的临床研究结果。鹿特丹诊断标准不可能是PCOS的最终诊断标准。

随着对 PCOS 认识的深入,将来可能会在鹿特丹诊断标准的基础上修订出一个更好的诊断标准。由于国内缺乏大样本、多中心的 PCOS 临床流行病学资料,因此国内学者无法基于自己的资料建立一个适合中国人的诊断标准。目前国内多采用鹿特丹诊断标准(表 6-7)。

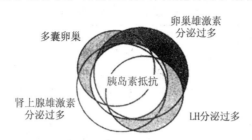

图 6-3 PCOS 临床表现的异质性过多

表 6-7 PCOS 鹿特丹诊断标准

修正的鹿特丹诊断标准(3 项中符合 2 项)

1.排卵稀发或无排卵

2.高雄激素血症的临床和/或生化证据

3.多囊卵巢

以及排除其他病因(先天性肾上腺皮质增生、分泌雄激素的肿瘤和皮质醇增多症)

(一)排卵障碍的诊断

多数患者有月经稀发或继发性闭经,故排卵障碍不难诊断。如患者月经正常,则需要测定基础体温或做卵泡监测来了解有无排卵。

(二)高雄激素血症的诊断标准

高雄激素血症的诊断标准见表 6-8。女性体内雄激素有 3 个来源:卵巢、肾上腺皮质和周围组织转化。人体内的雄激素有雄烯二酮、睾酮、双氢睾酮、DHEA 和 DHEAS 等,任何一种雄激素水平的异常升高都可引起高雄激素血症的临床表现。目前,临床上能常规测定的雄激素是睾酮,由于游离睾酮测定的技术要求高,因此国内包括上海市各医院只测定总睾酮。多数 PCOS 有总睾酮的升高,但总睾酮不升高并不意味着可除外高雄激素血症。

表 6-8 高雄激素血症的诊断标准

1.有高雄激素血症的生化证据:血睾酮升高或 DHEAS 升高或血 SHBG 下降

2.有高雄激素血症的临床证据:多毛或痤疮

只要满足上述两项中的一项即可诊断为高雄激素血症

多毛是指性毛异常增多,单纯的临床诊断不需要做 FG 评分。上唇、颏、胸部中线、乳头周围、下腹中线等部位出现毛发即可诊断,阴毛增多也可诊断。脱发也是高雄激素血症的临床表现,但临床上较少见。

痤疮出现也是高雄激素血症存在的标志,单纯的临床诊断不需要做 Rosenfield 评分。反复出现的痤疮是诊断高雄激素血症的有力证据。

(三)多囊卵巢的诊断

多囊卵巢的诊断标准见表 6-9。由于卵巢体积也是多囊卵巢的诊断标准之一,因此在做超声检查时应同时测定卵巢的 3 个径线。该诊断标准不适用于正在口服避孕药的妇女,因为使用口服避孕药能改变正常妇女和 PCOS 妇女的卵巢形态。如果存在优势卵泡(>10 mm)或黄体的证据,需在下个周期再做超声检查和测定基础体温。

表 6-9 多囊卵巢的诊断标准

1.每侧卵巢至少有 12 个直径为 2~9 mm 的卵泡
2.卵巢体积增大(>10 mL),用简化的公式 0.5×长(cm)×宽(cm)×厚度(cm)来计算卵巢的体积只要一侧卵巢满足上述两项中的一项即可诊断为多囊卵巢

(四)排除相关疾病

排除先天性肾上腺皮质增生、皮质醇增多症和分泌雄激素的肿瘤等临床表现相似的疾病,对诊断 PCOS 非常重要。当血睾酮水平≥1.5 ng/mL 时应除外分泌雄激素的肿瘤,患者有向心性肥胖、满月脸等体征时应除外皮质醇增多症。当环丙孕酮/炔雌醇对降低雄激素的疗效不明显时,应考虑排除 21-羟化酶缺陷引起的不典型肾上腺皮质增生症。

高雄激素血症患者常规除外甲状腺功能失调的意义有限,因为其在高雄激素血症患者中的发生率并不比正常生育年龄妇女中的发病率高。在评估高雄激素血症患者时应常规测定催乳素,目的是排除高催乳素血症。需要注意的是许多高雄激素血症患者的催乳素水平可处于正常范围的上限或稍微超过正常范围。严重的胰岛素抵抗综合征(如高雄激素血症-胰岛素抵抗-黑棘皮综合征或 Hairan 综合征)不难诊断,因为这些患者往往有典型的黑棘皮症。

(五)胰岛素抵抗

胰岛素抵抗在 PCOS 妇女中,无论是肥胖的还是不肥胖的,都很常见(高达 50%)。但基于以下理由鹿特丹标准并未把胰岛素抵抗列为 PCOS 的诊断标准。

(1)PCOS 妇女中所报道的胰岛素抵抗的发生率,因所使用试验的敏感性和特异性的不同以及 PCOS 的异质性而不同。

(2)缺乏标准的全球性的胰岛素分析。

(3)目前尚没有在普通人群中探查胰岛素抵抗的临床试验。公认的评估胰岛素抵抗的最佳方法是正常血糖钳夹试验,但该方法操作复杂,患者依从性差,因此只适于小样本的科学研究,不适于临床应用。

国内、外许多学者都通过计算 OGTT 试验的胰岛素水平曲线下面积与血糖水平曲线下面积比值,来评估胰岛素抵抗状况,可是该方法无法给出判断胰岛素抵抗的参考值,因此不能用于胰岛素抵抗的诊断。目前,临床上常用的诊断胰岛素抵抗的指标有胰岛素敏感指数(ISI)和胰岛素抵抗指数(HOMA-IR),这两个指数都是根据空腹胰岛素水平和葡萄糖水平计算出来的。它们的优点是计算简便,患者依从性高;缺点是不能反映胰岛素水平的正常生理变化和 β 细胞的功能变化。目前使用的 ISI 和 HOMA-IR 的参考值不是来自大规模的多中心研究,因此其可靠程度令人质疑。

(4)目前缺少资料证明,胰岛素抵抗的指标可预测对治疗的反应,因此这些指标在诊断 PCOS 及筛选治疗方面的作用尚不明确。鹿特丹共识关于代谢紊乱筛选的总结如下:①对诊断 PCOS 来说没有一项胰岛素抵抗试验是必需的,它们也不需要选择治疗;②应该对肥胖型 PCOS 妇女做代谢综合征的筛选,包括用口服糖耐量试验筛选葡萄糖不耐受;③对不肥胖的 PCOS 妇女有必要做进一步的研究以确定这些试验的使用,尽管在胰岛素抵抗额外危险因素如糖尿病家族史存在时需要对这些试验加以考虑。

(六)鉴别诊断

1.多囊卵巢

虽然患者的卵巢皮质内见多个小卵泡,呈多囊改变,但患者的月经周期规则、有排卵,内分泌激素测定无异常发现。

2.皮质醇增多症

由于肾上腺皮质增生,肾上腺皮质分泌大量的皮质醇和雄激素。临床上表现为月经失调、向心性肥胖、紫纹和多毛等症状。内分泌激素测定,LH 在正常范围、皮质醇水平升高,小剂量的地塞米松试验无抑制作用。

3.迟发性 21-羟化酶缺陷症

临床表现与 PCOS 非常相似,诊断的依据是 17-羟孕酮的升高和有昼夜规律的 ACTH-皮质醇分泌。

4.卵巢雄激素肿瘤

患者体内的雄激素水平更高,睾酮多数 >3 ng/mL,男性化体征也更显著。超声检查可协助诊断。

5.高催乳素血症

患者虽有月经稀发或闭经,可是常伴有溢乳。内分泌激素测定除发现催乳素水平升高外,余无特殊。

四、治疗

由于 PCOS 的具体发病机制尚不清楚,因此现在的治疗都达不到治愈的目的。PCOS 治疗的目的是解决患者的需求,减少远期并发症。

(一)一般治疗

对于肥胖的 PCOS 患者来说,控制体重是最重要的治疗手段之一。控制体重的关键是减少饮食和适当增加体育锻炼。一般来说不主张使用药物控制体重,除非患者极度肥胖。

1.控制饮食

节食是治疗肥胖最常见的方法,优点是短时间内就可使体重下降。如果每天膳食能量减少 5 021 kJ(1 200 kcal),10~20 周后患者的体重就可以下降 15%。节食的缺点是不容易坚持,为了达到长期控制体重的目的,现在不主张过度节食。刚开始减肥时,每天膳食能量减少 2 092 kJ (500 kcal),坚持 6~12 个月体重可以下降 5~10 kg。每天膳食减少 418 kJ(100 kcal)时,可以保持体重不增加。

在节食的同时,还应注意食物结构。建议患者总的能量摄入不低于 5 021 kJ/d,其中 15%~30% 的能量来自脂肪,15% 的能量来自蛋白质,55%~60% 来自糖类。患者应不吃零食,少吃或不吃油炸食品和含油脂高的食品,多吃蔬菜和水果。喝牛奶时,应选择脱脂牛奶或脂肪含量少的牛奶。另外,每天的膳食还应保证提供足够的维生素和微量元素。

2.增加体力活动

体力活动可以消耗能量,因此对控制体重有帮助。为降低体重,患者每天应坚持中等强度的体育锻炼 60 分钟。如果做不到上述要求,那么适当增加体力活动也是有意义的。步行或骑自行车 1 小时,可以消耗能量 251~836 kJ(60~200 kcal)。

每天坚持体育锻炼对很多人来说不现实。但是,每天适当增加体力活动还是可行的。为此建议患者尽量避免长时间的久坐少动,每天坚持有目的的步行 30～60 分钟(有条件的可以做中等强度的体育锻炼),这对控制体重很有帮助。

体重减少 5%～10%后,患者有可能恢复自发排卵。体重减轻对改善胰岛素抵抗和高雄激素血症也有益,临床上表现为空腹胰岛素、睾酮水平降低,SHBG 水平升高,黑棘皮症、多毛和痤疮症状得到改善。另外,控制体重对减少远期并发症,如糖尿病、心血管疾病、子宫内膜癌等也有帮助。

(二)治疗高雄激素血症

高雄激素血症是 PCOS 的主要临床表现。当患者有高雄激素血症,但无生育要求时,采用抗高雄激素血症疗法。有生育要求的患者,也应在雄激素水平恢复正常或下降后,再治疗不孕症。

1.螺内酯

螺内酯又名安体舒通。该药原本用作利尿剂,后来发现它有抗雄激素的作用,所以又被用于治疗高雄激素血症。治疗方案:螺内酯20 mg,每天 3 次,口服,最大剂量每天可用至 200 mg,连续使用 3～6 个月。在治疗的早期患者可能有多尿表现,数天以后尿量会恢复正常。肾功能正常者一般不会发生水和电解质的代谢紊乱。如果患者有肾功能损害,应禁用或慎用该药。在使用螺内酯时,往往会出现少量、不规则出血。由于螺内酯没有调节月经的作用,因此如果患者仍然有月经稀发或闭经,须定期补充孕激素,以免发生子宫内膜增生症或子宫内膜癌。

2.复方口服避孕药

PCOS 的雄激素主要来自卵巢,卵巢分泌雄激素的细胞主要是卵泡膜细胞。LH 能刺激卵泡膜细胞分泌雄激素,当 LH 水平降低时,卵泡膜细胞分泌的雄激素减少。复方口服避孕药能负反馈地抑制垂体分泌 LH,减少卵巢雄激素的分泌,因此可用于治疗多毛和痤疮。另外,复方口服避孕药还有调整月经周期的作用。

(1)复方甲地孕酮片:又称避孕片 2 号,每片含甲地孕酮 1 mg、炔雌醇 35 μg。治疗方案:从月经周期的第 3～5 天开始每天服用 1 片,连服 21 天后等待月经来潮。

(2)复方去氧孕烯片:为短效复方口服避孕药,每片复方去氧孕烯片含去氧孕烯 150 μg、炔雌醇 30 μg。治疗方案:从月经周期的第 3～5 天开始每天服用 1 片,连服 21 天后等待月经来潮。

(3)环丙孕酮/炔雌醇:为短效复方口服避孕药,每片环丙孕酮/炔雌醇含环丙孕酮 2 mg、炔雌醇 35 μg。由于环丙孕酮具有很强的抗雄激素活性,因此环丙孕酮/炔雌醇除了能通过抑制LH 的分泌来治疗高雄激素血症外,还能通过环丙孕酮直接对抗雄激素来治疗高雄激素血症。总的来讲,环丙孕酮/炔雌醇的疗效优于复方甲地孕酮片和复方去氧孕烯片。治疗方案:从月经周期的第 3～5 天开始每天服用 1 片,连服 21 天后等待月经来潮。

3.地塞米松

地塞米松为人工合成的长效糖皮质激素制剂,它对下丘脑-垂体-肾上腺皮质轴有负反馈抑制作用,对肾上腺皮质雄激素的分泌有抑制作用。如果患者体内的 DHEAS 水平升高,提示肾上腺皮质来源的雄激素增多,可给予地塞米松治疗。一般情况下较少使用地塞米松,往往在氯米芬疗效欠佳且 DHEAS 升高时才使用地塞米松。方法:地塞米松 0.5～0.75 mg/d。一旦确诊怀孕,应立即停用地塞米松。为了避免肾上腺皮质功能受到抑制,地塞米松治疗时间一般不超过3 个月。

4.非那雄胺

非那雄胺是 20 世纪 90 年代研制开发的新一类Ⅱ型 5α-还原酶抑制剂,其结构与睾酮相似,临床上主要用于治疗前列腺疾病,近年也开始用于治疗女性高雄激素血症。非那雄胺每片 5 mg,治疗前列腺增生时的剂量是 5 mg/d,女性用药的剂量需要摸索。

5.氟他胺

氟他胺为非类固醇类雄激素受体拮抗剂。临床证据表明,其抗高雄激素血症的疗效不亚于螺内酯。用法:氟他胺每次 250 mg,每天 1～3 次。抗雄激素治疗 1～2 个月后痤疮体征就会得到改善,6～12 个月后多毛体征得到改善。在治疗高雄激素血症时,一般至少治疗 6 个月才停药。在高雄激素血症改善后,改用孕激素疗法。患者往往在停止抗高雄激素血症治疗一段时间后又复发,复发后可以再选用抗高雄激素疗法。有学者认为没有必要在高雄激素血症缓解后仍长期使用抗高雄激素疗法。

(三)治疗高胰岛素血症

1.控制体重

对肥胖患者来说,治疗高胰岛素血症首选控制体重。控制体重的关键是减少饮食和适当增加体育锻炼。

2.二甲双胍

二甲双胍能抑制肝糖原的合成,提高周围组织对胰岛素的敏感性,从而减少胰岛素的分泌。降低血胰岛素水平,是目前用于改善胰岛素抵抗最常见的药物。由于 PCOS 中胰岛素抵抗的发生率较高,因此从 20 世纪 90 年代以来二甲双胍越来越普遍地用于治疗 PCOS。治疗方案:二甲双胍 250～500 mg,每天 3 次,口服。部分患者服用后有恶心、呕吐、腹胀或腹泻不适,继续服药 1～2 周后症状会减轻或消失,少部分患者会因无法耐受该药而终止治疗。

许多研究均报道二甲双胍能通过改善胰岛素抵抗来降低雄激素水平,促进排卵。因此,许多学者在联合使用二甲双胍和氯米芬治疗耐氯米芬的 PCOS 患者时取得了很好的疗效。可是,在对 1966－2002 年发表的有关文献分析后却发现,根据当时的资料无法确定二甲双胍治疗 PCOS 不孕症的疗效。二甲双胍也可用于无生育要求的育龄期 PCOS 患者,研究报道胰岛素抵抗和高雄激素血症可因此得到改善。无胰岛素抵抗的育龄期 PCOS 患者可否使用二甲双胍,尚有待进一步的研究。

青春期 PCOS 患者可否使用二甲双胍治疗,目前还存在很大的争议。理论上讲,二甲双胍能改善胰岛素抵抗,减少糖尿病和心血管疾病的发生率。可是糖尿病和心血管疾病多发生在 40 岁以后,青春期 PCOS 患者使用二甲双胍治疗 20 年(或以上)是否安全,根据目前的文献无法回答该问题。间断或短期使用二甲双胍与不使用二甲双胍有何区别一,目前也不清楚。

3.罗格列酮

该药为噻唑烷二酮类药物,其主要功能是改善胰岛素抵抗,因此被称为胰岛素增敏剂。用法:罗格列酮 2～8 mg/d。其疗效优于二甲双胍。罗格列酮可能有肝毒性作用,因此在使用期间应严密随访肝功能。目前,在治疗胰岛素抵抗时往往首选二甲双胍,如果二甲双胍疗效欠佳,则加用罗格列酮。对重度胰岛素抵抗,开始时就可以联合使用二甲双胍和罗格列酮。

改善胰岛素抵抗时首选饮食控制和体育锻炼,当饮食控制和体育锻炼效果不佳时才加用二甲双胍和罗格列酮。在药物治疗时应继续坚持饮食控制和体育锻炼,一旦确诊患者怀孕应停用二甲双胍或罗格列酮。

一般来说,一旦选用二甲双胍治疗,至少使用 6 个月。一般在使用二甲双胍 6 个月后对患者进行评价,如果胰岛素抵抗得到改善,则停用二甲双胍。在停药随访期间,如果再次出现明显的胰岛素抵抗,则再选用二甲双胍治疗。

(四)建立规律的月经周期

如果多毛和痤疮不严重,且又无生育要求,可采用补充激素的方式让患者定期来月经,这样可以避免将来发生子宫内膜增生或子宫内膜癌。

1.孕激素疗法

每月使用孕激素 5～7 天,停药后 1～7 天可有月经来潮。例如,甲羟孕酮 8～12 mg,每天 1 次,连续服用 5～7 天;甲地孕酮 6～10 mg,每天 1 次,连续服用 5～7 天。该方案适用于体内有一定雌激素水平的患者(如子宫内膜厚度≥7 mm),停药后 1 周左右会有月经来潮。如果撤药性出血较多,可适当延长孕激素的使用天数。

孕激素疗法的优点是使用方便,患者容易接受。如果没有特殊情况,该方案可以长期使用。在采用孕激素治疗时,如果患者出现明显的高雄激素血症的临床表现,需要改用降雄激素治疗。如果患者有生育要求,可改用促排卵治疗。

2.雌、孕激素序贯治疗

每月使用雌激素 20～22 天,在使用雌激素的最后 5～7 天加用孕激素。例如,戊酸雌二醇 1～2 mg,每天 1 次,连续服用 21 天;从使用戊酸雌二醇的第 15 天开始加用甲羟孕酮 10 mg,每天 1 次,连续服用7 天。停药后 1～7 天有月经来潮。使用 3～6 个周期后可停药,观察患者下一周期有无月经自发来潮,如果有月经自发来潮可继续观察下去;如无月经自发来潮,则继续使用激素治疗。

由于许多 PCOS 患者体内的雌激素水平并不低,所以大多数情况下不需要采用此方案。如果患者体内雌激素水平偏低,单用孕激素治疗。患者的月经量偏少或无"月经",可以选择该方案。

3.雌、孕激素联合治疗

每月同时使用雌激素和孕激素 20～22 天。例如,戊酸雌二醇 1～2 mg,每天 1 次,连续服用 21 天;在使用戊酸雌二醇的同时服用甲羟孕酮 4 mg。停药后 1～7 天就有月经来潮。长期使用雌、孕激素联合治疗,患者的月经会逐步减少,如果停药后无月经来潮,应首先排除妊娠可能,如果没有怀孕则说明子宫内膜生长受到抑制,此时可改用雌、孕激素序贯治疗。雌、孕激素连续治疗 3～6 个周期后可停药,观察下一周期有无月经自发来潮,如果有月经自发来潮则继续观察下去;如无月经自发来潮,可继续使用激素治疗。

复方口服避孕药属于雌、孕激素联合治疗。由于复方口服避孕药使用方便,治疗高雄激素血症和多囊卵巢综合征的疗效好,因此临床上在考虑雌、孕激素联合治疗时往往选择复方口服避孕药。

(五)促卵泡发育和诱发排卵

仅适用于有生育要求者。无生育要求者一般不采用此治疗方法。为提高受孕的成功率,在促排卵之前往往先治疗高雄激素血症和胰岛素抵抗,使血睾酮、LH 和胰岛素水平恢复至正常范围,增大的卵巢恢复正常,卵泡数减少。

1.氯米芬

氯米芬为雌激素受体拮抗剂,它能竞争性地结合下丘脑、垂体上的雌激素受体,解除雌激素对下丘脑-垂体-卵巢轴的抑制,促进卵泡的发育。氯米芬为 PCOS 患者促卵泡发育的首选药。氯米芬治疗 PCOS 时,排卵成功率可高达 80%,但受孕率却只有 40%。目前认为受孕率低下与氯米芬拮抗雌激素对子宫内膜和宫颈的作用有关。

从月经周期的第 2～5 天开始服用氯米芬,开始剂量为 50 mg,每天 1 次,连续服用 5 天。停药 5 天开始进行卵泡监测。宫颈黏液评分,可了解氯米芬是否抑制宫颈黏液的分泌。超声检查,可了解卵泡发育情况和子宫内膜厚度。

一般停用氯米芬 5～10 天会出现直径＞10 mm 的卵泡。如果停药 10 天还没有出现直径＞10 mm 的卵泡,则视为氯米芬无效。卵泡直径＞10 mm 时,应每 2～3 天做一次卵泡监测。当成熟卵泡直径＞16 mm 时,肌内注射 HCG 6 000～10 000 U 诱发排卵,一般在注射 HCG 36 小时后发生排卵。

如果低剂量的氯米芬无效,下个周期可以增加剂量。氯米芬的最大剂量可以用到 200 mg/d。不过,许多医师认为没必要使用大剂量的氯米芬(＞100 mg/d),有研究表明使用大剂量的氯米芬并不增加诱发排卵的成功率。当氯米芬治疗无效时,应改用 HMG＋HCG。与 HMG 治疗相比,氯米芬治疗的受孕率较低,不易引起严重的卵巢过度刺激综合征(OHSS)。

如果氯米芬抑制宫颈黏液分泌,就表现为卵泡发育与宫颈黏液不同步。此时可加用戊酸雌二醇 1～2 mg/d,以改善宫颈黏液。部分患者的宫颈黏液因此得到改善,但是也有许多患者无效。如果无效,则采用人工授精。肌内注射 HCG 前停用戊酸雌二醇。

如果氯米芬抑制子宫内膜的生长,就表现为卵泡发育与子宫内膜的厚度不一致。此时也可加用戊酸雌二醇 2 mg/d,以刺激内膜生长。但是该治疗方法往往无效。临床上如果出现氯米芬抑制内膜生长的情况,往往改用其他药物治疗,如 HMG 等。对诊断为氯米芬抵抗的患者来说,加用地塞米松或二甲双胍可能有效。许多报道发现地塞米松或二甲双胍,尤其是二甲双胍,能提高氯米芬治疗的成功率。

氯米芬的不良反应有多胎和卵巢过度刺激。一般来说,氯米芬很少引起严重的卵巢过度刺激综合征,所以还是很安全的。

2.他莫昔芬

他莫昔芬与氯米芬一样也是雌激素受体拮抗剂,其作用机制与氯米芬相似,也是通过解除雌激素对下丘脑-垂体-卵巢轴的抑制,促进卵泡的发育。临床上较少使用他莫昔芬。从月经周期的第 2～5 天开始服用他莫昔芬 20～40 mg,每天 1 次,连续服用 5 天。用药过程中需监测卵泡的发育。当成熟卵泡的直径达到 18～20 mm 时,肌内注射 HCG 6 000～10 000 U,36 小时后发生排卵。

他莫昔芬也可以抑制宫颈黏液的分泌和子宫内膜的生长。如果出现这些情况,可以参考氯米芬的处理方法。

3.来曲唑

来曲唑是第 3 代非类固醇芳香化酶抑制剂,临床上主要用于治疗乳腺癌,近年来也开始用于诱发排卵的治疗。来曲唑能抑制雌激素的合成,减轻雌激素对下丘脑-垂体-卵巢轴的抑制作用,这是来曲唑诱发排卵的机制。用法:从月经周期的第 2～4 天开始服用来曲唑 2.5～7.5 mg,每天 1 次,连续服用 5 天。用药过程中需监测卵泡的发育。当成熟卵泡的直径达到 18～20 mm 时,肌内注射 HCG 6 000～10 000 U,36 小时后发生排卵。

有研究表明来曲唑诱发排卵的成功率优于氯米芬。另外,来曲唑没有对抗宫颈和子宫内膜的缺点。由于来曲唑半衰期短,因此有作者推测它可能对胎儿无不利影响。来曲唑用于诱发排卵的时间还很短,远期不良反应还有待于进一步的观察。

由于来曲唑治疗的资料还很少,因此临床上应慎用。

4.人绝经期促性腺激素(HMG)

该药是从绝经妇女的尿液中提取的,每支含 FSH 和 LH 各 75 U,适用于氯米芬治疗无效的患者。

从月经周期的第 2~5 天开始每天肌内注射 HMG,起步剂量是 1 支/天,治疗期间必须监测卵泡发育的情况。一般在使用 3~5 天后做第一次超声监测,如果卵泡直径>10 mm,应缩短卵泡监测间隔时间。当 B 超提示优势卵泡直径达 16~20 mm 时,停用 HMG,肌内注射 HCG 5 000~10 000 U,48 小时后复查 B 超了解是否排卵。

如果卵泡持续 1 周不增大,则增加剂量至 2 支/天。如果治疗 2 周还没有优势卵泡出现,应考虑该周期治疗失败。

HMG 治疗的并发症有卵巢过度刺激综合征(OHSS)和多胎妊娠。严重的 OHSS 可危及患者的生命,因此在使用 HMG 时应严密监测卵泡的发育,一旦发现有 OHSS 的征象,应立即采取适当的措施。当超声检查发现一侧卵巢有 3 个以上直径>14 mm 的优势卵泡或卵巢直径>5 cm时容易发生严重的 OHSS,此时应建议患者放弃使用 HCG。在采用雌激素测定监测卵泡发育时,雌二醇浓度>2 000 pg/mL 提示有发生 OHSS 的可能。

HMG+FSH 治疗可能对减少 OHSS 的发生有帮助。由于患者不同,具体用法也不相同。临床上应根据卵泡监测的结果调整剂量。

在使用 HMG 治疗前,如果发现卵巢体积大、卵泡数多,可以先用环丙孕酮/炔雌醇或 GnRHa 治疗,待卵巢体积缩小后,再给予促排卵治疗。

使用药物怀孕的患者常有黄体功能不全,因此一旦确诊怀孕,立即给予黄体酮或 HCG 肌内注射。用法:黄体酮 20~40 mg/d 或 HCG 1 000~2 000 U/d。有卵巢过度刺激的患者,不宜采用 HCG 保胎。

5.体外受精-胚胎移植术(IVF-ET)

当患者经上述治疗仍达不到怀孕目的时,可以选择 IVF-ET。

6.未成熟卵泡体外培养

近年来,未成熟卵泡体外培养也开始用于治疗 PCOS 引起的不孕,该方法的优点是可以避免 OHSS。

(六)手术治疗

由于手术疗效有限,因此近年来不主张手术治疗。手术治疗仅限于迫切要求生育且要求手术治疗的患者。在手术治疗后的 3~6 个月,由于卵泡液的丢失,卵巢局部雄激素水平有所降低,所以患者可能有自发排卵。手术 6 个月后,卵巢局部雄激素水平又恢复至手术前水平,卵泡发育及排卵存在障碍,此时患者很难自然怀孕。

1.腹腔镜下行皮质内卵泡穿刺及多点活检

术中注意避免过多使用电凝,否则会灼伤周围组织,从而影响卵巢的功能,引起卵巢早衰。

2.经腹卵巢楔形切除术

此法是最早用于多囊卵巢的手术方法,由于术后输卵管、卵巢周围的粘连率高,近年来已被腹腔镜手术所替代。本手术楔形切除的卵巢组织不应大于原卵巢组织的 1/3,以免引起卵巢早衰。

(李　静)

第六节　卵巢过度刺激综合征

卵巢过度刺激综合征(ovarian hyperstimulation syndrome,OHSS)是一种以促排卵为目的而进行卵巢刺激时,特别在体外受精(IVF)辅助生育技术中,所发生的医源性疾病,是辅助生殖技术最常见且最具潜在危险的并发症,严重时可危及生命,偶有死亡病例报道。

OHSS为自限性疾病,多发生于超促排卵周期中的黄体期与早妊娠期,发病与HCG的应用密不可分。按发病时间分为早发型与晚发型两种;早发型多发生于HCG应用后的3～9天,其病情严重程度与卵泡数目、E_2水平有关。如无妊娠,10天后缓解,如妊娠则病情加重。晚发型多发生于HCG应用后10～17天,与妊娠尤其是多胎妊娠有关。

一、流行病学

大多数OHSS病例的发生与应用促性腺激素进行卵巢刺激有关,尤其发生在体外受精助孕技术应用促性腺激素进行卵巢刺激后;也有病例在应用氯米芬后被观察到;非常个别的病例报道发生在未行卵巢刺激而自然受孕的早孕期,称为自发性OHSS。

(一)OHSS的高危因素

OHSS的高危因素包括原发性高危因素和继发性高危因素。

1.原发性高危因素

(1)年龄<35岁。

(2)身体瘦弱。

(3)PCOS患者或B超下卵巢表现为"项链"征的患者。

(4)既往有OHSS病史。

2.继发性高危因素

(1)血E_2>3 000 pg/mL。

(2)取卵日卵泡数>20个。

(3)应用HCG诱导排卵与黄体支持。

(4)妊娠。

(二)发病率

OHSS发病率的不同依赖于患者因素、监测方法与治疗措施。轻度20%～33%;中度3%～6%;重度0.1%～2%。轻度病例的发生在用促性腺激素进行控制性卵巢刺激的IVF中将近30%或更多,但由于症状与体征的温和往往不被认识。通常IVF中少于5%的患者将可能发展为中度症状,1%患者将发展为重度症状。妊娠患者的发病率是非妊娠患者的4倍。

二、病理生理学

OHSS是在促排卵后卵泡过度反应的结果,但发生在黄体期LH峰后或外源性HCG应用后。其严重性与持续时间因为应用外源性HCG进行黄体支持及内源性HCG水平的升高而加重与延长。其病理生理机制Haning等首次提出,现已认为促排卵后卵巢内生成一种或几种由黄体颗粒细胞分泌的血管活性因子,其释放入血,可以引起血管通透性升高、液体渗出,导致第三腔隙液体积聚,从而形成胸腔积液、腹水,继而导致血液浓缩与血容量减少,甚至血栓形成(图 6-4)。

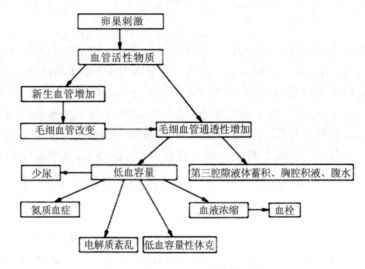

图 6-4　OHSS 的病理生理改变

可能参与 OHSS 病理生理的因子目前研究认为有肾素-血管紧张素系统(RAS)中的活性肾素与血管紧张素Ⅱ、血管内皮生长因子(VEGF)、其他细胞因子家族与内皮素等。这些因子较多文献报道参与了卵泡与黄体生成的正常生理过程。促排卵后过多卵泡被刺激生长,HCG 应用后形成的黄体使这些血管活性因子生成量增加,它们直接或间接进入血循环甚至腹腔,引起广泛的血管内皮通透性增加从而形成胸腔积液与腹水,偶有严重者发生心包积液、全身水肿。胸腔、腹腔穿刺后这些物质的减少有助于毛细血管通透性的降低,临床上可改善病情。

文献报道表明血管紧张素Ⅱ在 OHSS 患者的血清、卵泡液中含量比促排卵未发生 OHSS 者显著升高,并且随着病情好转明显降低;免疫组化显示排卵前卵泡的颗粒细胞与黄体细胞内均存在血管紧张素Ⅱ与其两型受体 AT_1、AT_2;动物实验中应用 ACEI 阻断血管紧张素Ⅱ生成,降低了 OHSS 的发生率。因此我们的研究提示卵巢内 RAS 以自分泌的形式引起或参与了 OHSS 的发病。

与 OHSS 发生的相关因子还包括 VEGF。过多的 VEGF 引起的血管过度新生导致血管通透性增加。颗粒细胞生成的 VEGF 可被 HCG 升高调节,血与腹水中非结合性 VEGF 的水平随 OHSS 的发展而升高,因此有作者认为非结合性 VEGF 的水平与 OHSS 的严重性相关。VEGF 的作用是通过 VEGFR-2 完成的,动物实验中应用 VEGFR-2 的特异抗体(SU5416)可以阻断 VEGFR-2 的细胞内磷酸化而致血管通透性降低,从而抑制 OHSS 的发展。

家族自发性 OHSS 可能是由于 FSH 受体的变异,导致其对 HCG 的过度敏感所致,因此本病多在同一患者重复发生,或同一家族中多人发病。发病与妊娠相关,其中最多一例患者 6 次妊娠均发病。与医源性 OHSS 不同,其发病时间多在妊娠 8~14 周,也即内源性 HCG 升高之后,作用于变异的 FSH 受体,引发卵巢内窦卵泡生长发育,之后 HCG 又作用于 LH 受体,而致卵泡黄素化,启动 OHSS 的病理生理过程。

三、对母儿的影响

(一)OHSS 与妊娠

1.OHSS 对妊娠率的影响

OHSS 的发生与妊娠密切相关,妊娠是晚发型 OHSS 的发病因素之一,因此在 OHSS 人群妊娠率往往高于非 OHSS 人群。有资料显示 OHSS 患者妊娠率约 82.8%,明显高于非 OHSS 人群 32.5%,符合 OHSS 的发病患者群的倾向性。但是对于早发型 OHSS 对移植后是否影响胚胎着床一直存在争议。有学者认为 OHSS 患者中过高的 E_2 水平以及 P/E_2 比例的改变,尤其是后者对内膜的容受性产生影响,从而降低妊娠率;过高的细胞因子如 IL-6 也将降低妊娠率;OHSS 患者的卵子与胚胎质量较非 OHSS 患者差,从而影响妊娠率;但也有研究发现相反结论:OHSS 妊娠患者与未妊娠患者相比 E_2 水平反而略高;OHSS 患者虽高质量卵子比例低于非 OHSS 患者,但因其获卵数多,最终高质量胚胎数与非 OHSS 患者无差异。而也有学者观察到早发型 OHSS 患者移植后的妊娠率为 60.5%,较非 OHSS 人群 32.5% 的妊娠率高,支持后者观点。

2.妊娠对 OHSS 的影响

有研究发现妊娠与晚发型 OHSS 密切相关,并影响了 OHSS 病程的长短;妊娠与病情轻重虽无显著性相关,但病情重者与多次腹腔穿刺患者均为妊娠患者,进一步说明了妊娠影响了 OHSS 病情的发展与转归。

(二)中重度 OHSS 对孕期流产的影响

中重度 OHSS 是否会增加妊娠流产率,文献报道较少。多数研究认为过高的 E_2 水平,血管活性因子包括肾素-血管紧张素、细胞因子、前列腺素水平改变,以及 OHSS 病程中的血流动力学变化、血液浓缩、低氧血症、肝肾功能异常等,都将增加早期妊娠流产率。有学者对同期 OHSS 与非 OHSS 患者进行了对比分析,两组总体流产率(早期流产+晚期流产)相近,分别为 16.9% 与 18.7%,与 Mathur 的结果相同。我们同时观察到妊娠丢失与患者的继发妊娠所致病情加重、病程延长有一定的相关性,但并未改变总体流产率。这一点可能与我们在发病早期就积极进行扩容治疗有关,扩容后改变了原先的血液浓缩状态,甚至降低了妊娠期的血液浓缩状态,减轻了因高凝状态、低氧血症等对妊娠的不良影响,因此中度、病程短的患者妊娠丢失率降低,而病情越重、病程越长,引起的血液改变、肝功能转氨酶升高等持续时间延长,相应地增加了妊娠丢失。

(三)中重度 OHSS 对远期妊娠的影响

有文献报道 OHSS 患者因血液浓缩,血栓素与肾素-血管紧张素水平升高,孕期并发症如子痫前期与妊娠期糖尿病的发生率升高;但 Wiser 的研究显示 OHSS 患者中子痫前期与妊娠期糖尿病的发病率与对照组无差异。也有研究发现妊娠期并发症包括妊娠期高血压(PIH)、妊娠期糖尿病(GDM)与前置胎盘的发病率略高于对照组,但无统计学差异,支持后者观点;且与对照组相比正常分娩比例、出生缺陷率相同;早产与低体重儿比例略高于对照组,但无统计学差异,这点可能与 OHSS 组双胎率略高有关;发病早晚、病情轻重、病程长短也均未影响早产率与低体重儿比例,而双胎与早产、双胎与低体重儿均显著性相关,此结果与常规妊娠结局相同。因此,我们认为 OHSS 的发生并未影响远期的妊娠发展,未增加妊娠期并发症,对妊娠的分娩结局(包括早产率与低体重儿率)也未产生不良影响。

四、临床表现

(一)胃肠道症状

轻度患者可有恶心、呕吐、腹泻,因卵巢增大与腹水增多腹胀逐渐加重。

(二)腹水

腹胀加重,腹部膨隆,难以平卧;腹壁紧绷即称为张力性腹水,有腹痛感;膈肌被压迫上抬可出现呼吸困难。

(三)胸腔积液

多数单独发生,30%患者合并有腹水;胸腔积液可单侧或双侧发生;表现为咳嗽,胸腔积液加重致肺组织萎缩出现呼吸困难。

(四)呼吸系统症状

胸腔积液与大量腹水可致胸闷、憋气、呼吸困难;发生肺栓塞或成人呼吸窘迫综合征(ARDS)时出现呼吸困难,并有低氧血症。

(五)外阴水肿

张力性腹水致腹部压力增大,特别是久坐或久立后,压迫下腔血管使其回流受阻,甚至引起整个大阴唇水肿。

(六)肝功能异常

液体渗出可致肝水肿,约25%患者出现肝酶升高,AST↑,ALT↑,ALP往往处于正常值上限,肝酶升高水平与OHSS病情轻重相关,并随病情的好转恢复正常。

(七)肾功能异常

血容量减少或因大量腹水致腹腔压力增大,导致肾灌注减少,出现少尿、低钠血症、高钾血症与酸中毒,严重时出现BUN↑,Cr↑,也随病情好转恢复正常。

(八)电解质紊乱

液体渗出同时入量不足,出现少尿甚至无尿;另外,可能出现低钠、高钾血症或酸中毒表现。

(九)低血容量性休克

液体渗出至第三腔隙,血容量减少可发生低血容量性休克。

(十)血栓

发病率在重度OHSS患者中约占10%,多发生于下肢、脑、心脏与肺,出现相应部位症状,发病时间甚至出现在OHSS好转后的数周。血栓形成是OHSS没有得到及时正确的治疗而发生的极严重后果,危及患者生命,甚至可留下永久性后遗症,必须予以积极防治。

OHSS具有自限性,如未妊娠它将在月经来潮时随着黄体溶解自然恢复。表现为腹水的进行性减少与尿量的迅速增多。如果妊娠,在排卵后的第2周,由于升高的内源性HCG,症状与体征将进一步持续或加重,如果胚胎停育,OHSS症状也可自行缓解。临床处理经常需要持续2~4周时间,一般在孕6周后逐渐改善。

五、诊断

依据促排卵史、症状与体征,结合B超下腹水深度与卵巢大小的测量,检测血细胞比容(Hct)、WBC、电解质、肝功能、肾功能等,以诊断OHSS及其分度,并确定病情严重程度。

六、临床分级

1989 年 Golan 等根据临床症状、体征、B 超以及实验室检查将其分为轻、中、重三度及 5 个级别(表 6-10)。

表 6-10 OHSS 的 Golan 分级

	轻	中	重
I	仅有腹胀及不适		
II	I＋恶心、呕吐,腹泻,卵巢增大(5～12 cm)		
III		II＋B 超下有腹水	
IV			III＋临床诊断胸腔积液/腹水,呼吸困难
V			IV＋低血容量改变,血液浓缩,血液黏度增加,凝血异常,肾血流减少,少尿、肾功能异常,低血容量休克

Navot 等于 1992 年又将重度 OHSS 分为严重与危重 2 组,其依据更为重视实验室检查(表 6-11)。

表 6-11 OHSS 的 Navot 分级

重度症状	严重	危重
卵巢增大	≥12 cm	≥12 cm
腹水、呼吸困难	大量腹水,伴或不伴呼吸困难	大量腹水致腹部胀痛,伴或不伴呼吸困难
血液浓缩	Hct＞45％,WBC＞15×10^9/L	Hct＞55％,WBC＞25×10^9/L
少尿	少尿	少尿
血肌酐	0～133 μmol/L	≥141.4 μmd/L
重度症状	严重	危重
肌酐清除率	≥50 mL/min	＜50 mL/min
低蛋白血症	重度	重度
	肝功能异常	肾衰竭
	全身水肿	血栓
		AIDS

2010 年 Peter Humaidan 等根据 OHSS 各项客观与主观指标将其分为轻、中、重三度,这一分度临床应用似更简便、明晰(表 6-12)。

表 6-12 OHSS 的 Peter Humaidan 分级

指标	轻	中	重
客观指标			
直肠窝积液	√	√	√
子宫周围积液(盆腔)		√	√
肠间隙积液			√

续表

指标	轻	中	重
Hct>45%		√[a]	√
WBC>15×10^9/L		±[a]	√
低尿量<600 mL/d		±[a]	√
Cr>133 μmol/L		±[a]	±
肝酶升高		±[a]	±
凝血异常			±[c]
胸腔积液			±[c]
主观指标			
腹胀	√	√	√
盆腔不适	√	√	√
呼吸困难	±[b]	±[b]	√
急性疼痛	±[b]	±[b]	±[b]
恶心、呕吐	±	±	±
卵巢增大	√	√	√
妊娠	±	±	√

±可有可无;a≥2次,住院;b≥1次,住院;c≥1次,加强监护。

七、治疗

(一)治疗原则

OHSS 为医源性自限性疾病,OHSS 的病情发展与体内 HCG 水平相关,未妊娠患者随着月经来潮病情好转;妊娠患者早孕期病情加重。

1.轻度 OHSS

被认为在超促排卵中几乎不可避免,患者无过多不适,可不予处理,但需避免剧烈活动以防止卵巢扭转,也应警惕长期卧床休息而致血栓。

2.中度 OHSS

可在门诊观察,记 24 小时尿量,称体质量,测腹围。鼓励患者进食,多饮水,尿量应不少于 1 000 mL/d,2 000 mL/d 以上最佳,必要时可于门诊静脉滴注扩容。

3.重度 OHSS

早期与中度 OHSS 相同,可在门诊观察与治疗,适时监测血常规、电解质与肝功能、肾功能,静脉滴注扩容液体,必要时行腹腔穿刺;病情加重后应住院治疗。

(1)住院指征:①严重的腹痛与腹膜刺激征;②严重的恶心呕吐,以致影响每天食水摄入;③严重少尿(<30 mL/h)甚至无尿;④张力性腹水;⑤呼吸困难或急促;⑥低血压、头昏眼花或晕厥;⑦电解质紊乱(低钠,血钠<135 mmol/L;高钾,血钾>5.5 mmol/L);⑧血液浓缩(Hct>45%,WBC>15×10^9/L);⑨肝功能异常。

(2)病情监护:每天监测 24 小时出入量、腹围、体重,监测生命体征,检查腹部或肺部体征;每天或隔天检测血细胞比容(Hct)、WBC、尿渗透压;每 3 天或 1 周监测电解质、肝功能、肾功能,

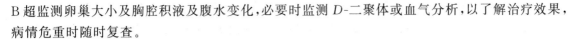

B超监测卵巢大小及胸腔积液及腹水变化,必要时监测D-二聚体或血气分析,以了解治疗效果,病情危重时随时复查。

(二)治疗方法

1.扩容

OHSS因液体外渗第三腔隙致血液浓缩,扩容是最主要的治疗。扩容液体包括晶体液与胶体液。晶体液可选用5％葡萄糖、10％葡萄糖、5％葡萄糖盐水或乳酸林格液,但避免使用盐林格液;一般晶体液用量500～1 500 mL。只用晶体液不能维持体液平衡,因此需加用胶体液,如清蛋白、羟乙基淀粉注射液(贺斯)、低分子右旋糖酐、冰冻血浆等胶体液扩容。

(1)清蛋白:为低分子量蛋白质,由肝产生,75％的胶体渗透压由其维持,50 g的清蛋白可以使大约800 mL液体15分钟内回流至血循环中;同时可以结合并运送大分子物质如一些激素、脂肪酸、药物等,以减少血中血管活性物质的生物浓度。OHSS患者因液体外渗,血中清蛋白浓度降低,因此最初选用清蛋白作为扩容药物,可用10～20 g/d静脉滴注,如病情加重,最大剂量可用至50 g/d。但因清蛋白为血液制品,有传播病毒等风险,现在临床应用已严格控制,因此仅用于低蛋白血症的患者。

(2)羟乙基淀粉:平均分子量为200 000,半衰期大于12小时,可有效降低血液黏度、血细胞比容,减少红细胞聚集;因其为糖原结构,在肝内分解,因此不影响肝肾功能,并可显著改善肌酐清除率;因无抗原性,是血浆代用品中变态反应率最低的一种。静脉滴注剂量为500～1 000 mL/d,应缓慢静脉滴注以避免肺部充血。因其价格低于清蛋白,且为非血液制品,现已作为中重度OHSS时首选扩容药物。

(3)低分子右旋糖酐:可以增加肾灌注量、尿量,降低血液黏滞度,改善微循环,防止血栓形成。但低分子右旋糖酐有降低血小板黏附的作用,有出血倾向者禁用,个别患者存在变态反应,且有临床死亡病例报道,因此临床使用应慎重,一般应用剂量为500 mL/d。

2.保肝治疗

肝酶升高者需用保肝药物治疗,轻度升高者可用葡醛内酯400～600 mg/d、维生素C 2～3 g/d静脉滴注;肝酶升高,ALT＞100 U/L时,可加用注射用还原型谷胱甘肽钠(古拉定)0.6～1.2 g/d静脉滴注。经治疗后肝功能一般不会进一步恶化,并随OHSS症状的好转而恢复。

3.胸腔、腹腔穿刺

适应证:①中等量以上胸腔积液伴明显呼吸困难。②重度腹水伴呼吸困难。③纠正血液浓缩后仍少尿(＜30 mL/h)。④张力性腹水。但是在有腹腔内出血或血流动力学不稳定的情况下禁忌腹腔穿刺;腹腔穿刺放水可采用经腹与经阴道两途径,一般多采用经腹途径。穿刺应在扩容后进行,要在B超定位下施行,避免损伤增大的卵巢。穿刺不仅可以减少腹腔压力,增加肾血流灌注,从而增加尿量。同时减少了与发病相关的血管活性因子而缩短病程,腹水慢放至不能留出为止,有研究表明最多曾放至约6 000 mL;穿刺后症状明显缓解,且不增加流产率。有学者认为穿刺后临床治疗效果好于扩容效果,故建议适应证适宜时尽早穿刺。

4.多巴胺

肾衰竭或扩容并腹腔穿刺后仍少尿的患者可应用低剂量多巴胺静脉滴注,用法为多巴胺20 mg＋5％葡萄糖250 mL静脉滴注,速度为0.18 mg/(kg·h)(不影响血压和心率),同时监测中心静脉压、肺楔压。但应注意的是大剂量多巴胺静脉滴注作用于α受体,有收缩外周血管作用;而低剂量多巴胺作用于β_1受体与DA受体,具有扩血管作用,特别是直接扩张肾血管,增加肾血流,同时抑制醛固酮释放,减少肾小管上皮细胞对水钠的重吸收,从而起到排钠利尿的作用。

有文献报道口服多卡巴胺 750 mg/8 h,临床症状与腹水逐渐好转。也有人曾于腹腔穿刺时于腹腔内应用多巴胺,同样起到增加尿量作用。

5.利尿剂

已达到血液稀释仍少尿(Hct<38%)的患者可静脉应用呋塞米 20 mg。血液浓缩、低血容量、低钠血症时禁用。过早、过多应用利尿剂,将加重血液浓缩与低血容量而致血栓,视为禁忌。

6.肝素

个人或家族血栓史或确诊血栓者可静脉应用肝素 5 000 U/12 h,另外也有学者认为 48 小时扩容后仍不能纠正血液高凝状态,也应该静脉滴注肝素。如妊娠则肝素用至早孕末,或依赖于OHSS病程及高危因素的存在与否。为了防止血栓栓塞综合征,对于各种原因需制动的患者,可以应用低剂量阿司匹林,但是腹腔穿刺时有出血风险。

7.卵巢囊肿抽吸

B超下抽吸卵巢囊肿可以减少卵巢内血管活性物质的生成,但有引起囊肿破裂、出血可能,因此原则上不建议囊肿抽吸。促排卵后多个卵泡未破裂但妊娠的患者,如病情危重,卵巢>12 cm,放腹水后病情无改善时,可行 B超指引下卵巢囊肿抽吸,术后应严密观察有无腹腔内出血征象。

8.终止妊娠

合并严重并发症,如血栓、ARDS、肾衰竭或多脏器衰竭,在持续扩容并反复多次放腹水后仍不能缓解症状时,也可考虑终止妊娠。终止妊娠是 OHSS 不得已而行的有效治疗方法,随着HCG 的下降,OHSS症状迅速好转。终止妊娠的方法首选人工流产术,同时应监测中心静脉压、肺楔压、尿量、血肌酐,以及肌酐清除率、血气分析。

八、预防

(一)个体化刺激方案

首先确认 OHSS 高危人群。对于瘦小、年轻、有 PCO 卵巢表现的患者,以及既往发生过OHSS 的高危人群,在刺激方案上应慎重。对于 PCO 患者多采用 r-FSH 75~150 U 起始,同时可用去氧孕烯炔雌醇片(妈富隆)等避孕药物抑制卵巢反应性。促排卵后一定要 B超监测卵泡生长,并应根据个体对药物的敏感性不同及时调整药物剂量。需注意长方案、短方案与拮抗剂方案都可能发生 OHSS,即使氯米芬促排卵也有可能。

(二)HCG 的应用

因 OHSS 与 HCG 密切相关,故 HCG 的应用与否、应用剂量及使用时间与 OHSS 的发生密切相关。

1.不用 HCG 促卵子成熟

在高危人群中不用 HCG,可抑制排卵与卵泡黄素化,避免 OHSS 的发生;但是未应用GnRH 激动剂降调节的患者,停用 HCG 并不能避免自发性 LH 峰的出现,不能完全防止 OHSS的发生。

2.减少 HCG 量

HCG 剂量减至 5 000 U 甚至 3 000 U,与 10 000 U 相同,均可达到促卵泡成熟效果,并可减少 OHSS 的发病率并减轻病情,但不能完全避免 OHSS 的发生。

3.GnRHa 替代 HCG 促排卵

对未用 GnRH 激动剂降调节患者,或应用 GnRH 拮抗剂的患者,可用短效 GnRHa 代替 HCG 激发内源性 LH 峰,促卵泡成熟。因其作用持续时间明显短于 HCG,从而减少 OHSS 的发生。但 GnRHa 有溶黄体作用,未避免临床妊娠率下降,应相应补充雌、孕激素,同时监测血中 E$_2$ 与 P 水平,及时调整雌孕激素剂量,维持 E$_2$>200 pg/mL,P>20 ng/mL,文献报道临床妊娠率较 HCG 组无显著性降低。也有文献报道在使用 GnRHa 同时加用小剂量 HCG 1 000~2 000 U,使得临床妊娠率可不受影响。GnRHa 可用 Triptorelin(商品名达菲林)0.2~0.4 mg,或 Buserelin 200 mg×3 次。

4.Coasting

对于 OHSS 高危人群,当有 30% 卵泡直径超过 15 mm,血 E$_2$>3 000 pg/mL,总卵泡数>20 个时,停止促性腺激素的使用,而继用 GnRHa,此后每天测定血中 E$_2$ 浓度,当 E$_2$ 再次降到 3 000 pg/mL 以下时,再应用 HCG,可明显降低 OHSS 的发生率。其理论是根据 FSH 阈值学说,停用促性腺激素后,部分小卵泡因为"饥饿"而闭锁,但大卵泡生长不受影响,从而使得活性卵泡数量减少,以及生成血管活性因子的颗粒细胞数量减少,因而 OHSS 发生率降低。Coasting 的时间如过长则会影响卵母细胞质量、受精率、胚胎质量及妊娠率,因此一般不超过 3 天。

(三)GnRH 拮抗剂方案

对易发生 OHSS 高危人群,促排卵可采用 GnRH 拮抗剂方案,因为此方案可用短效 GnRHa 代替 HCG 促卵泡成熟,以降低 OHSS 发生。

(四)黄体支持

HCG 的应用增加了 OHSS 的发病率,因而对于高危人群不用 HCG 支持黄体,仅用孕激素支持黄体,可降低 OHSS 发病率。

(五)静脉应用清蛋白

对于高危患者在取卵时静脉应用有渗透活性的胶体物质可以降低 OHSS 的危险与严重程度。对于雌激素峰值达到 3 000 pg/mL 的患者,或大量中小卵泡的患者,推荐在取卵时或取卵后即刻静脉应用清蛋白(25 g)。基于 meta 分析,估计每 18 例清蛋白治疗的患者,有 1 例患者将避免 OHSS。然而对高危患者预防性应用清蛋白仍存在争议,就像关于它的花费与安全性问题存在争议一样。

(六)静脉应用贺斯

取卵后应用贺斯 500~1 000 mL 替代清蛋白静脉滴注,同样可以减少 OHSS 的发生。在我们的随机对照研究中,取卵后静脉滴注贺斯 1 000 mL×3 天,与静脉滴注清蛋白 20 g×3 天,同样起到了减少 OHSS 发病的作用。因其为非生物制品,可避免应用清蛋白所致的感染问题。

(七)选择性一侧卵泡提前抽吸术(ETFA)

应用 HCG 后 10~12 小时行选择性一侧卵泡提前抽吸,可降低 OHSS 发生率,但因结果的不确定性并不过多推荐使用。

(八)多巴胺激动剂

文献报道血管内皮生长因子(VEGF)是参与 OHSS 病理生理机制的重要血管活性因子,内皮细胞上的 VEGFR-2 是其引起血管通透性增加的作用受体;经研究证实多巴胺激动剂可以减少 VEGFR-2 酪氨酸位点的磷酸化,而磷酸化对于 VEGFR-2 的下游信号传导至关重要。因此,多巴胺激动剂通过抑制了 VEGF 的生物学活性而起到减少 OHSS 发病的作用。因此文献报道高危患者自 HCG 应用日开始使用多巴胺激动剂卡麦角林0.5 mg/d×8 天,OHSS 的发病率、腹水与血液浓缩显著性降低,而着床率与妊娠率并未受影响。

(九)二甲双胍

对于有胰岛素抵抗的 PCOS 患者,口服二甲双胍 1 500 mg/d,可以降低胰岛素与雄激素水平,相应地降低了 OHSS 发病率。

(十)腹腔镜 PCOS 患者卵巢打孔

对于 OHSS 高危的 PCOS 患者可以采用腹腔镜进行双侧卵巢打孔的方法,术后血中雄激素与 LH 水平下降,从而在超促排卵后 OHSS 的发病率得以下降,且妊娠率增加,流产率降低,打孔时应注意控制打孔操作的时间与电功率,避免过度损伤卵巢组织。

(十一)单囊胚移植

对于已有中度 OHSS 的患者可以观察到取卵后 5～6 天,如症状未加重,可行单囊胚移植,以避免多胎妊娠对 OHSS 发病的影响。

(十二)未成熟卵体外成熟培养(IVM)

此技术最早由 Cha 等提出并报道了妊娠个案。其将卵巢中不成熟卵母细胞取出,使之脱离高雄激素环境于体外培养,成熟后应用卵胞浆内单精子注射(ICSI)技术使之受精,从而避免了超排卵所致 OHSS 的发生。

(十三)冷冻胚胎

OHSS 高危者可冷冻胚胎,从而避免因妊娠产生的内源性 HCG 的作用,避免了晚发型 OHSS 的发生。虽然不可以完全避免早发型 OHSS 的发生,但因其避免了妊娠致病情的进一步加重,从而缩短了病程。

(李　静)

第七节　高催乳素血症

机体受到内外环境因素(生理性或病理性)的影响,血中催乳素(PRL)水平升高,其升高值达到或超过 30 ng/mL 时,称高催乳素血症(HPRL)。发生高催乳素血症时,除有泌乳外常伴性功能低下,女性则有闭经不孕等表现。若临床上妇女停止授乳半年到 1 年仍有持续性溢乳,或非妊娠妇女有溢乳伴有闭经者,称闭经-溢乳综合征(AGS)。HPRL 在妇科内分泌疾病中较常见,其发病率约29.8%。引起催乳素增高的原因十分复杂。

一、催乳素的来源和内分泌调节

PRL 来源于垂体前叶分泌细胞,妊娠和产褥期此种分泌细胞占垂体 20%～40%,其余时间占 10%。下丘脑分泌多巴胺,经门脉系统进入垂体抑制 PRL 的分泌。也有人认为下丘脑分泌 PRL 抑制因子(PIF)抑制 PRL 分泌。下丘脑的促甲状腺释放激素(TRH)在促使垂体释放促甲状腺激素(TSH)的同时又能促使 PRL 的释放。5-羟色胺也可促使 PRL 的分泌。通常 PRL 的分泌是受下丘脑的控制和调节。正常情况下,PRL 主要受下丘脑的持续性抑制控制。

二、病因

正常情况,PRL 的分泌呈脉冲式释放,其昼夜节律对乳腺的发育、泌乳和卵巢功能起重要调节作用,一旦此调节作用失衡即可引起 HPRL。

(一)生理性高催乳素血症

日常的生理活动可使 PRL 暂时性升高,如夜间睡眠(2~6 Am),妊娠期、产褥期 3~4 周,乳头受吸吮性刺激、性交、运动和应激性刺激,低血糖等均可使 PRL 有所升高,但升高幅度不会太大,持续时间不会太长,否则可能为病理状态。

(二)病理性高催乳素血症

1.下丘脑-垂体病变

垂体 PRL 腺瘤是造成高催乳素血症主要原因,一般认为大于 10 mm 为大 PRL 腺瘤,小于 10 mm 称 PRL 微腺瘤,一般说来血中 PRL 大于 250 ng/mL 者多为大腺瘤,100~250 ng/mL 多为微腺瘤。随着 CT、MRI、放免测定使 PRL 腺瘤的检出率逐年提高。微小腺瘤有时临床长期治疗观察中才能确诊。

颅底炎症、损伤、手术,空泡蝶鞍综合征,垂体柄病变、压迫等也可引起发病。

2.原发性和/或继发性甲状腺功能低下

由于甲状腺素分泌减少,解除了下丘脑-垂体的抑制作用,使 TRH 分泌增加,从而使 TSH 分泌增加,也刺激 PRL 分泌增加并影响卵巢与生殖功能。

(三)医源性高催乳素血症

药物治疗其他疾病时往往造成 PRL 的增高。

1.抗精神失常药物

氯丙嗪、阿米替林、丙咪嗪、舒必利、苯海索(安坦)、索拉西泮(罗拉)、奋乃静、甲丙氨酯(眠尔通)、甲氧氯普胺(灭吐灵)等,以上药物可影响多巴胺的产生,影响 PIF 的作用而导致 PRL 分泌增多。

2.甾体激素

雌激素和口服避孕药可通过对丘脑抑制 PIF 的作用或直接刺激 PRL 细胞分泌,使 PRL 升高。

3.其他药物

α-甲基多巴、利血平、苯丙胺、异烟肼、吗啡等也可使 PRL 升高。

(四)其他疾病

其他疾病也可同时引起 PRL 的升高,例如:未分化支气管肺癌、肾上腺瘤、胚胎癌、艾迪生病、慢性肾衰竭、肝硬化、妇科手术、乳头炎、胸壁外伤、带状疱疹等。

(五)特发性闭经-溢乳综合征

此类患者与妊娠无关,临床也查不到垂体肿瘤或其他器质性病变,许多学者认为可能系下丘脑-垂体功能紊乱,促性腺激素分泌受到抑制,而 PRL 分泌增加。其中部分病例经数年临床观察,最后发现垂体 PRL 腺瘤,故此类患者可能有无症状性潜在垂体瘤。所以对所有 HPRL 患者应定期随诊,早期发现肿瘤。

三、临床表现

(一)月经失调-闭经

当 PRL 升高超过生理水平时,则对性功能有影响,可表现为功能性出血、月经稀发以至闭经。有学者报道 PRL 小于 60 ng/mL 仅表现月经稀发,PRL 大于 60 ng/mL 易产生闭经。月经的改变可能是渐进而非急剧的变化,病早期时可能有正常排卵性月经,然后发展到虽有排卵而黄体功能不全、无排卵月经、月经稀发以至闭经。

(二)溢乳

溢乳的程度可表现不同,从挤压出一些清水或乳汁到自然分泌出不等量的乳汁。多数患者在检查乳房时挤压乳房才发现溢乳。有人报道,当 PRL 很高时则雌激素很低,而泌乳反停止,故溢乳与 PRL 水平不呈正相关。

(三)不孕/习惯性早期流产史

(1)高 PRL 血症伴无排卵,即使少数患者不闭经,但从基础体温(BBT)、宫内膜活检及孕酮测定均证实无排卵,所以常有原发不孕。

(2)高 PRL 血症伴黄体功能不全,主要表现为:①BBT 示黄体期短于 12 天,黄体期温度上升不到 0.3 ℃;②宫内膜活检显示发育迟缓;③黄体中期孕酮值小于 5 ng/mL。故高 PRL 血症患者易不孕,有习惯性早期流产史。

(四)其他表现

若发病在青春期前,第二性征不发育。成年妇女可有子宫萎缩,性功能减退,部分患者由于雌素水平低落而出现更年期症状。微小腺瘤(小于 1 cm 直径)时,很少有自觉症状,肿瘤长大向上压迫视交叉时,则有头痛、视力障碍、复视、偏盲,甚至失明等。

四、诊断

(一)病史及体格检查

重点了解月经史、婚育史、闭经和溢乳出现的始因、诱因、全身疾病史和引起 HPRL 相关的药物治疗史。查体时应注意有无肢端肥大和黏液性水肿。妇科检查了解性器官和性征有无萎缩或器质性病变。乳房检查注意乳房发育、形态、有无肿块、炎症、观察溢乳(多用双手轻挤压乳房)溢出物性状和数量。

(二)内分泌检查

1.PRL 的测定

取血前患者至少 1 个月未服用激素类药物或多巴胺拮抗剂,当天未做乳房检查,一般在晨8～10点空腹取血,取血前静坐 0.5 小时,两次测定值均不低于 30 ng/mL 为异常。药物引起的 HPRL 很少超过80 ng/mL,停药后则 PRL 恢复正常。当 PRL 大于 100 ng/mL 时应首先除外垂体瘤可能性。一般认为 PRL 值的升高与垂体瘤体积呈正相关。巨大腺瘤出血坏死时 PRL 值可不升高。需指出的是目前所用 PRL 放免药盒仅测定小分子 PRL(相对分子质量 25 000),而不能测定大/大大分子(相对分子质量5 万～10 万)PRL,故某些临床症状明显而 PRL 正常者,不能排除所谓隐匿型高催乳素血症。

2.其他相关内分泌测定

各种原发的或继发的内分泌疾病均可能与高催乳素血症有关。除测定 PRL 外应测 FSH、LH、E_2、P,了解卵巢及垂体功能。TRH 测定除外原发性甲状腺功能低下,肾上腺功能检查和生长激素测定等。

(三)催乳素功能试验

1.催乳素兴奋试验

(1)促甲状腺激素释放激素试验(TRH Test):正常妇女 1 次静脉注射 TRH 100～400 μg 后,25～30 分钟 PRL 较注药前升高 5～10 倍,TSH 升高 2 倍,垂体瘤不升高。

(2)氯丙嗪试验:氯丙嗪促进 PRL 分泌。正常妇女肌内注射 25～50 mg 后 60～90 分钟血 PRL 较用药前升高 1～2 倍。持续 3 小时,垂体瘤时不升高。

(3)灭吐灵兴奋试验:该药为多巴胺受体拮抗剂,促进 PRL 合成和释放。正常妇女静脉注射 10 mg 后 30～60 分钟,PRL 较注药前升高 3 倍以上。垂体瘤时不升高。

2.催乳素抑制试验

(1)左旋多巴试验:该药为多巴胺前体物,经脱羧作用生成多巴胺,抑制 PRL 分泌。正常妇女口服 500 mg 后 2～3 小时 PRL 明显降低。垂体瘤时不降低。

(2)溴隐亭试验:该药为多巴胺受体激动剂,强力抑制 PRL 合成和释放。正常妇女口服 2.5～5 mg 后 2～4 小时 PRL 下降达到 50%,持续 20～30 小时,特发性 HPRL 和 PRL 腺瘤时下降明显。

(四)医学影像学检查

1.蝶鞍断层扫描

正常妇女蝶鞍前后径小于 17 mm、深度小于 13 mm、面积小于 130 mm²,若出现以下现象应做 CT 或 MRI 检查:①蝶鞍风船状扩大;②双蝶底或重像;③鞍内高/低密度区或不均质;④平面变形;⑤鞍上钙化灶;⑥前后床突骨质疏松或鞍内空泡样变;⑦骨质破坏。

2.CT 和 MRI 扫描

可进一步确定颅内病灶定位和放射测量。

3.各种颅内造影

各种颅内造影包括海绵窦造影,气脑造影和脑血管造影。

(五)眼科检查

明确颅内病变压迫现象,包括视力、眼压、眼底检查等。

五、治疗

针对病因不同,治疗目的不同,合理选择药物和手术方式等。

(一)病因治疗

若病因是由原发性甲状腺功能低下引起的 HPRL,可用甲状腺素替代疗法。由药物引起者,停药后一般短期 PRL 可自然恢复正常,如停药后半年 PRL 仍未恢复,再采用药物治疗。

(二)药物治疗

1.溴隐亭

溴隐亭为治疗高 PRL 血症的首选药物,它是麦角生物碱的衍生物,多巴胺受体激动剂,直接作用于下丘脑和垂体,抑制 PRL 合成与分泌,且抑制垂体瘤的生长使肿瘤缩小或消失。用药方法较多,一般先每天 2.5 mg,5～7 天,若无不良反应可增加到 5～7.5 mg/d(分 2～3 次服),根据 PRL 水平增加剂量,连续治疗 3～6 个月或更长时间。一般治疗 4 周左右,血 PRL 降到正常。2～14 周溢乳停止,月经恢复。治疗期间一旦妊娠即应停药。

不良反应:治疗初期有恶心、头痛、眩晕、腹痛、便秘、腹泻,有时尚可出现直立性低血压等。

不良反应一般症状不重,在1～2周内自行消失。

2.溢乳停(甲磺酸硫丙麦角林)

20世纪80年代新开发的拟多巴胺药物,其药理作用和临床疗效与溴隐亭相似,但剂量小,毒副作用少,作用时间长。目前已由天津药物研究院完成Ⅱ期临床研究,并开始临床试用,剂量每片50μg。用法每天25～50μg,1周后无不良反应加量,根据PRL水平增加剂量,直至PRL水平降至正常。

3.左旋多巴

左旋多巴在体内转化为多巴胺作用于下丘脑,抑制PRL分泌,但作用时间短,需长期服药。剂量每天0.5mg,3次/天,连续半年。大部分患者用药后1个月恢复月经,1.5～2个月溢乳消失。此药对垂体瘤无效。

4.维生素B_6可抑制泌乳

其作用机制可能是作为多巴脱羧酶的辅酶,增加下丘脑内多巴向多巴胺转化,刺激PIF作用,而抑制PRL分泌。用法为每天200～600mg,可长期应用。

5.其他药物

长效溴隐亭(LA)注射剂每次50mg,每天肌内注射1次,最大剂量可达100mg。

CV205-502(苯并喹啉衍生物)是一种新的长效非麦角类多巴胺激动剂,作用时间长达24小时。剂量每天0.06～0.075mg。

(三)促排卵治疗

对HPRL患者中无排卵和不孕者,单纯用以上药物不能恢复排卵和妊娠。因此,除用溴隐亭治疗外,应配伍促排卵药物治疗,具体方法有以下3种方式。①溴隐亭-CC-HCG。②溴隐亭-HMG-HCG。③GnRH脉冲疗法-溴隐亭。

综合治疗,除缩短治疗的周期并可提高排卵率和妊娠率。

(四)手术治疗

对垂体瘤患者手术切除效果良好,对微腺瘤治疗率可达85%。目前经蝶鞍显微手术切除垂体瘤安全、方便、易行,损伤正常组织少,多恢复排卵性月经。但对较大垂体瘤,因垂体肿瘤没有包膜,与正常组织界限不清,不易切除彻底,故遗留HPRL血症,多伴有垂体功能不全症状。因此有人建议对较大肿瘤术前选用溴隐亭治疗,待肿瘤缩小再手术,可提高手术疗效。如术后肿瘤切除不完全,症状未完全消除,服用溴隐亭等药物仍可获得疗效,术后出现部分垂体功能不全,PRL仍高可用HMG/HCG联合治疗,加用溴隐亭等药物,若有其他内分泌腺功能不全现象,可根据检查结果补充甲状腺素、泼尼松等。

(五)放射治疗

放射治疗适用肿瘤已扩展到蝶鞍外或手术未能切除干净术后持续PRL高水平者。方法可行深部X线、^{60}Co、α-粒子和质子射线治疗,同位素^{198}Au种植照射。

(六)综合疗法

综合疗法对那些HPRL合并有垂体瘤患者单纯手术或单纯放疗疗效均不满意。Chun报道垂体瘤单纯手术、放疗、手术后加放疗,肿瘤的控制率分别为85%、50%、93%,而平均复发时间为3年、4年、4.5年。因此,有人主张对有浸润性PRL大腺瘤先用溴隐亭治疗使肿瘤缩小再手术,术后加放疗,可提高肿瘤的治愈率。对溢乳闭经综合征患者,不论采用何种疗法均应定期随访检查,包括PRL测定和蝶鞍X线复查。

(李 静)

第八节 围绝经期综合征

围绝经期综合征是指妇女在自然绝经前后或因其他原因丧失卵巢功能,而出现一系列性激素减少所致的症状,包括自主神经功能失调的表现。

一、病因及病理生理

更年期的变化包括两个方面:一方面是卵巢功能衰退,此时期卵巢逐渐趋于排卵停止,雌激素分泌减少,体内雌激素水平低落;另一方面是机体老化,两者常交织在一起。神经血管功能不稳定的综合征主要与性激素水平下降有关,但发生机制尚未完全阐明。

二、诊断

(一)临床表现
临床表现主要根据患者的自觉症状,而无其他器质性疾病。

(1)血管舒缩综合征:潮热、面部发红、出汗,瞬息即过,反复发作。

(2)精神神经症状:情绪不稳定、易激动,自己不能控制,忧郁失眠,精力不集中等。

(3)生殖道变化:外阴与阴道萎缩,阴道干燥疼痛,外阴瘙痒。子宫萎缩、盆底松弛导致子宫脱垂及阴道膨出。

(4)尿频急或尿失禁;皮肤干燥、弹性消失;乳房萎缩、下垂。

(5)心血管系统:胆固醇、甘油三酯和致动脉粥样硬化脂蛋白增高,抗动脉粥样硬化脂蛋白降低,可能与冠心病的发生有关。

(6)全身骨骼发生骨质疏松。

(二)鉴别诊断
必须排除心血管、神经精神和泌尿生殖器各处的病变;潮热、出汗、精神症状、高血压等需与甲状腺功能亢进症和嗜铬细胞瘤相鉴别。

(三)辅助检查
(1)血激素测定:FSH 及 LH 增高、雌二醇下降。

(2)X 线检查:脊椎、股骨及掌骨可发现骨质疏松。

三、治疗

(一)一般治疗
加强卫生宣教,解除不必要的顾虑,保证劳逸结合与充分的睡眠。轻症者不必服药治疗,必要时可选用适量镇静药,如地西泮2.5～5 mg/d或氯氮䓬 10～20 mg/d 睡前服,谷维素 20 mg,每天 3 次。

(二)性激素治疗
绝经前主要用孕激素或雌孕激素联合调节月经异常;绝经后用替代治疗。

1.雌激素

对于子宫已切除的妇女,可单纯用妊马雌酮 0.625 mg 或 17β-雌二醇 1 mg,连续治疗3个月。

对于存在子宫的妇女,可用尼尔雌醇片每次 5 mg,每月 1 次,症状改善后维持量 1～2 mg,每月 2 次,对稳定神经血管舒缩活动有明显的疗效,而对子宫内膜的影响少。

2.雌激素、孕激素序贯疗法

雌激素用法同上,后半期加用 7～10 天炔诺酮,每天 2.5～5 mg;或黄体酮 6～10 mg,每天 1 次;或甲羟孕酮 4～8 mg,每天 1 次,可减少子宫内膜癌的发生率。但周期性子宫出血的发生率高。

3.雌激素、雄激素联合疗法

妊马雌酮 0.625 mg 或 17β-雌二醇 1 mg,每天 1 次,加甲睾酮 5～10 mg,每天 1 次,连用 20 天,对有抑郁型精神状态患者较好,且能减少对子宫内膜的增殖作用,但有男性化作用,而且常用雄激素有成瘾可能。

4.雌激素替代治疗的注意事项

(1)激素替代治疗(HRT)应该是维持围绝经期和绝经后妇女健康的全部策略(包括关于饮食、运动、戒烟和限酒)中的一部分。在没有明确应用适应证时,比如雌激素不足导致的明显症状和身体反应,不建议使用 HRT。

(2)绝经后 HRT 不是一个给予女性的标准单一的疗法,HRT 必须根据临床症状,预防疾病的需要,个人及家族史,相关试验室检查,女性的偏好和期望做到个体化治疗。

(3)没有理由强制性限制 HRT 使用时限。她们也可以有几年时间中断 HRT,但绝经症状可能会持续许多年,应该给予她们最低有效的治疗剂量。是否继续 HRT 治疗取决于具有充分知情权的医患双方的审慎决定,并视患者特殊的目的或对后续的风险与收益的客观评估而定。只要女性能够获得症状的改善,并且了解自身情况及治疗可能带来的风险,就可以选择 HRT。

(4)使用 HRT 的女性应该至少 1 年进行一次临床随访,包括体格检查,更新病史和家族史,相关试验室和影像学检查,与患者进行生活方式和预防及减轻慢性病策略的讨论。

(5)总体来说,在有子宫的所有妇女中,全身系统雌激素治疗中应该加入孕激素,以防止子宫内膜增生或是内膜癌。无子宫者,无须加用孕激素。用于缓解泌尿生殖道萎缩的低剂量阴道雌激素治疗,可被全身吸收,但雌激素还达不到刺激内膜的水平,无须同时给予孕激素。

(6)乳腺癌与绝经后 HRT 的相关性程度还存在很大争议。但与 HRT 有关的可能增加的乳腺癌风险是很小的(少于每年 0.1%),并小于由生活方式因素如肥胖、酗酒所带来的风险。

(7)禁忌证,如血栓栓塞性疾病、镰状细胞贫血、严重肝病、脑血管疾病、严重高血压等。

(李　静)

第七章

女性盆底功能障碍

第一节 阴道脱垂

阴道脱垂包括阴道前壁脱垂与阴道后壁脱垂。

一、阴道前壁脱垂

阴道前壁脱垂常伴有膀胱膨出和尿道膨出，以膀胱膨出为主(图 7-1)。

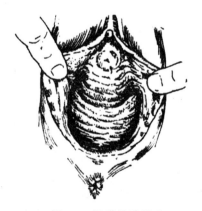

图 7-1 阴道前壁脱垂

(一)病因病理

阴道前壁的支持组织主要是耻骨尾骨肌、耻骨膀胱宫颈筋膜和泌尿生殖膈的深筋膜。

若分娩时，上述肌肉、韧带和筋膜，尤其是耻骨膀胱宫颈筋膜、阴道前壁及其周围的耻尾肌过度伸张或撕裂，产褥期又过早从事体力劳动，使阴道支持组织不能恢复正常，膀胱底部失去支持力，膀胱及与其紧连的阴道前壁上 2/3 段向下膨出，在阴道口或阴道口外可见，称为膀胱膨出。膨出的膀胱随同阴道前壁仍位于阴道内，称Ⅰ度膨出；膨出部暴露于阴道口外称Ⅱ度膨出；阴道前壁完全膨出于阴道口外，称Ⅲ度膨出。

若支持尿道的耻骨膀胱宫颈筋膜严重受损，尿道及与其紧连的阴道前壁下 1/3 段则以尿道

141

外口为支点,向后向下膨出,形成尿道膨出。

(二)临床表现

轻者可无症状。重者自觉下坠、腰酸,并有块物自阴道脱出,站立时间过长、剧烈活动后或腹压增大时,阴道"块物"增大,休息后减小。仅膀胱膨出时,可因排尿困难而致尿潴留,易并发尿路感染,患者可有尿频、尿急、尿痛等症状。膀胱膨出合并尿道膨出时,尿道膀胱后角消失,在大笑、咳嗽、用力等增加腹压时,有尿液溢出,称张力性尿失禁。

(三)诊断及鉴别诊断

主要依靠阴道视诊及触诊,但要注意是否合并尿道膨出及张力性尿失禁。患者有上述自觉症状,视诊时阴道口宽阔,伴有陈旧性会阴裂伤。阴道口突出物在屏气时可能增大。若同时见尿液溢出,表明合并膀胱膨出和尿道膨出。触诊时突出包块为阴道前壁,柔软而边界不清。如用金属导尿管插入尿道膀胱中,则在可缩小的包块内触及金属导管,可确诊为膀胱或尿道膨出,也除外阴道内其他包块的可能,如黏膜下子宫肌瘤、阴道壁囊肿、阴道肠疝、肥大宫颈及子宫脱垂(可同时存在)等。

(四)预防

正确处理产程,凡有头盆不称者及早行剖宫产术,避免第二产程延长和滞产;提高助产技术,加强会阴保护,及时行会阴侧切术,必要时手术助产结束分娩;产后避免过早参加重体力劳动;提倡做产后保健操。

(五)治疗

轻者只需注意适当营养和缩肛运动。严重者应行阴道壁修补术;因其他慢性病不宜手术者,可置子宫托缓解症状,但需日间放置、夜间取出,以防引起尿瘘、粪瘘。

二、阴道后壁脱垂

阴道后壁脱垂常伴有直肠膨出。阴道后壁脱垂可单独存在,也可合并阴道前壁脱垂。

(一)病因病理

经阴道分娩时,耻尾肌、直肠-阴道筋膜或泌尿生殖膈等盆底支持组织由于长时间受压而过度伸展或撕裂,如在产后未能修复,直肠支持组织消弱,导致直肠前壁向阴道后壁逐渐脱出,形成伴直肠膨出的阴道后壁脱垂(图 7-2)。

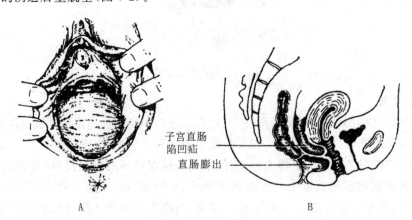

图 7-2　阴道后壁脱垂

A.直肠膨出;B.直肠膨出矢状面观

若较高处的耻尾肌纤维严重受损,可形成子宫直肠陷凹疝,阴道后穹隆向阴道内脱出,内有肠管,称肠膨出。

(二)临床表现

轻者无明显表现,严重者可感下坠、腰酸、排便困难,甚至需要用手向后推移膨出的直肠方能排便。

(三)诊断与鉴别诊断

检查可见阴道后壁呈球形膨出,肛诊时手指可伸入膨出部,即可确诊。

(四)预防

同阴道前壁脱垂。

(五)治疗

轻度者不需治疗,重者需行后阴道壁及会阴修补术。

（于兆梅）

第二节 子宫脱垂

子宫脱垂是子宫从正常位置沿阴道下降,宫颈外口达坐骨棘水平以下,甚至子宫全部脱出阴道口以外。子宫脱垂常伴有阴道前壁和后壁脱垂。

一、临床分度与临床表现

(一)临床分度

我国采用全国部分省、市、自治区"两病"科研协作组的分度,以患者平卧用力向下屏气时,子宫下降最低点为分度标准。将子宫脱垂分为3度(图7-3)。

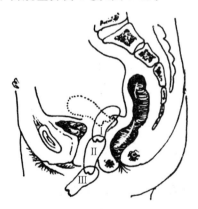

图 7-3 子宫脱垂

1.Ⅰ度

(1)轻型,宫颈外口距处女膜缘小于 4 cm,未达处女膜缘。

(2)重型,宫颈外口已达处女膜缘,阴道口可见子宫颈。

2.Ⅱ度

(1)轻型,宫颈已脱出阴道口外,宫体仍在阴道内。

(2)重型,宫颈及部分宫体脱出阴道口。

3.Ⅲ度

宫颈与宫体全部脱出阴道口外。

(二)临床表现

1.症状

(1)Ⅰ度:患者多无自觉症状。Ⅱ、Ⅲ度患者常有程度不等的腰骶区疼痛或下坠感。

(2)Ⅱ度:患者在行走、劳动、下蹲或排便等腹压增加时有块状物自阴道口脱出,开始时块状物在平卧休息时可变小或消失。严重者休息后块状物也不能自行回缩,常需用手推送才能将其还纳至阴道内。

(3)Ⅲ度:患者多伴Ⅲ度阴道前壁脱垂,易出现尿潴留,还可发生压力性尿失禁。

2.体征

脱垂子宫有的可自行回缩,有的可经手还纳,不能还纳的,常伴阴道前后壁脱出,长期摩擦可致宫颈溃疡、出血。Ⅱ、Ⅲ度子宫脱垂患者宫颈及阴道黏膜增厚角化,宫颈肥大并延长。

二、病因

分娩损伤,产后过早体力劳动,特别是重体力劳动;子宫支持组织疏松薄弱,如盆底组织先天发育不良;绝经后雌激素不足;长期腹压增加。

三、诊断

通过妇科检查结合病史很容易诊断。检查时嘱患者向下屏气或加腹压,以判断子宫脱垂的最大程度,并分度。同时注意观察有无阴道壁脱垂、宫颈溃疡、压力性尿失禁等,必要时做宫颈细胞学检查。如可还纳,需了解盆腔情况。

四、处理

(一)支持疗法

加强营养,适当安排休息和工作,避免重体力劳动,保持大便通畅,积极治疗增加腹压的疾病。

(二)非手术疗法

1.放置子宫托

适用于各度子宫脱垂和阴道前后壁脱垂患者。

2.其他疗法

包括盆底肌肉锻炼、物理疗法和中药补中益气汤等。

(三)手术疗法

适用于国内分期Ⅱ度及以上子宫脱垂或保守治疗无效者。

1.阴道前、后壁修补术

适用于Ⅰ、Ⅱ度阴道前、后壁脱垂患者。

2.曼氏手术

手术包括阴道前后壁修补、主韧带缩短及宫颈部分切除术。适用于年龄较轻、宫颈延长、希望保留子宫的Ⅱ、Ⅲ度子宫脱垂伴阴道前、后壁脱垂患者。

3.经阴道子宫全切术及阴道前后壁修补术

适用于Ⅱ、Ⅲ度子宫脱垂伴阴道前、后壁脱垂、年龄较大、无须考虑生育功能的患者。

4.阴道纵隔形成术或阴道封闭术

适用于年老体弱不能耐受较大手术、不需保留性交功能者。

5.阴道、子宫悬吊术

可采用手术缩短圆韧带,或利用生物材料制成各种吊带,以达到悬吊子宫和阴道的目的。

五、预防

推行计划生育,提高助产技术,加强产后体操锻炼,产后避免重体力劳动,积极治疗和预防使腹压增加的疾病。

（于兆梅）

第三节　子宫损伤

一、子宫穿孔

子宫穿孔多发生于流产刮宫,特别是钳刮人工流产手术时,但诊断性刮宫、安放和取出宫腔内节育器(intrauterine device,简称 IUD)均可导致子宫穿孔。

(一)病因

1.术前未做盆腔检查或判断错误

刮宫术前未做盆腔检查或对子宫位置、大小判断错误,即盲目操作,是子宫穿孔的常见原因之一,特别是当子宫前屈或后屈,而探针,吸引头或刮匙放入的方向与实际方向相反时,最易发生穿孔。双子宫或双角子宫畸形患者,早孕时勿在未孕侧操作,亦易导致穿孔。

2.术时不遵守操作常规或动作粗暴

初孕妇宫颈内口较紧,强行扩宫,特别是跳号扩张宫颈时,可能发生穿孔。此外,如在宫腔内粗暴操作,过度搔刮或钳夹子宫某局部区域,均可引起穿孔。

3.子宫病变

以往有子宫穿孔史、反复多次刮宫史或剖宫产后瘢痕子宫患者,当再次刮宫时均易发生穿孔。子宫绒癌或子宫内膜癌累及深肌层者,诊断性刮宫或宫腔镜检查时,可导致或加速其穿孔或破裂。

4.萎缩子宫

当体内雌激素水平低落,如产后子宫过度复旧或绝经后,子宫往往小于正常,且其肌层组织脆弱、肌张力低,探针很容易直接穿透宫壁,甚至可将 IUD 直接放入腹腔内。

5.强行取出嵌入肌壁的 IUD

IUD 已嵌入子宫肌壁,甚至部分已穿透宫壁时,如仍强行经阴道取出,有引起子宫穿孔的可能。

(二)临床表现

绝大多数子宫穿孔均发生在人工流产手术,特别是大月份钳刮手术时。子宫穿孔的临床表现可因子宫原有状态、引起穿孔的器械大小、损伤的部位和程度,以及是否并发其他内脏损伤而有显著不同。

1.探针或 IUD 穿孔

凡探针穿孔,由于损伤小,一般内出血少,症状不明显,检查时除可能扪及宫底部有轻压痛外,余无特殊发现。产后子宫萎缩,在安放 IUD 时,有时可穿透宫壁将其直接放入腹腔而未察觉,直至以后 B 超随访 IUD 或试图取出 IUD 失败时方始发现。

2.卵圆钳、吸管穿孔

卵圆钳或吸管所致穿孔的孔径较大,特别是当穿孔后未及时察觉仍反复操作时,常伴急性内出血。穿孔发生时患者往往感突发剧痛。腹部检查,全腹均有压痛和反跳痛,以下腹部最为明显,但肌紧张多不显著,如内出血少,移动性浊音可为阴性。妇科检查宫颈举痛和宫体压痛均极显著。如穿孔部位在子宫峡部一侧,且伤及子宫动脉的下行支时,可在一侧阔韧带内扪及血肿形成的块物;但也有些患者仅表现为阵性颈管内活跃出血,宫旁无块物扪及,宫腔内亦已刮净而无组织残留。子宫绒癌或葡萄胎刮宫所导致的子宫穿孔,多伴有大量内、外出血,患者在短时间内可出现休克症状。

3.子宫穿孔并发其他内脏损伤

人工流产术发生穿孔后未及时发现,仍用卵圆钳或吸引器继续操作时,往往夹住或吸住大网膜、肠管等,以致造成内脏严重损伤。如将夹住的组织强行往外牵拉,患者顿感刀割或牵扯样上腹剧痛,术者亦多觉察往外牵拉的阻力极大,有时可夹出黄色脂肪组织、粪渣或肠管,严重者甚至可将肠管内黏膜层剥脱拉出。因肠管黏膜呈膜样,故即使夹出亦很难肉眼辨认其为何物。肠管损伤后,其内容物溢入腹腔,迅速出现腹膜炎症状。如不及时手术,患者可因中毒性休克死亡。

如穿孔位于子宫前壁,伤及膀胱时可出现血尿。当膀胱破裂,尿液流入腹腔后,则形成尿液性腹膜炎。

(三)诊断

凡经阴道宫腔内操作出现下列征象时,均提示有子宫穿孔的可能。

(1)使用的器械进入宫腔深度超过事先估计或探明的长度,并感到继续放入无阻力时。

(2)扩张宫颈的过程中,如原有阻力极大,但忽而阻力完全消失,且患者同时感到有剧烈疼痛时。

(3)手术时患者有剧烈上腹痛,检查有腹膜炎刺激征,或移动性浊音阳性;如看到夹出物有黄色脂肪组织、粪渣或肠管,更可确诊为肠管损伤。

(4)术后子宫旁有块物形成或宫腔内无组织物残留,但仍有反复阵性颈管内出血者,应考虑在子宫下段侧壁阔韧带两叶之间有穿孔可能。

(四)预防

(1)术前详细了解病史和做好妇科检查,并应排空膀胱。产后 3 个月哺乳期内和宫腔 <6 cm者不放置 IUD。有刮宫产史、子宫穿孔史或哺乳期受孕而行人工流产术时,在扩张宫颈后即注

射子宫收缩剂,以促进子宫收缩变硬,从而减少损伤。

(2)经阴道行宫腔内手术若不用超导可视是完全凭手指触觉的"盲目"操作,故应严格遵守操作规程,动作轻柔,安全第一,务求做到每次手术均随时警惕有损伤的可能。

(3)孕12～16周而行引产或钳刮术时,术前2天分四次口服米菲司酮共150 mg,同时注射利凡诺100 mg至宫腔,以促进宫颈软化和扩张。一般在引产第3天,胎儿胎盘多能自行排出,如不排出时,可行钳刮术。钳刮时先取胎盘,后取胎体,如胎块长骨通过宫颈受阻时,忌用暴力牵拉或旋转,以免损伤宫壁。此时应将胎骨退回宫腔最宽处,换夹胎骨另一端则不难取出。

(4)如疑诊子宫体绒癌或子宫内膜腺癌而需行诊断性刮宫确诊时,搔刮宜轻柔。当取出的组织足以进行病理检查时,则不应再做全面彻底的搔刮术。

(五)治疗

手术时一旦发现子宫穿孔,应立即停止宫腔内操作。然后根据穿孔大小、宫腔内容物干净与否、出血多少和是否继续有内出血、其他内脏有无损伤以及妇女对今后生育的要求等而采取不同的处理方法(图7-4)。

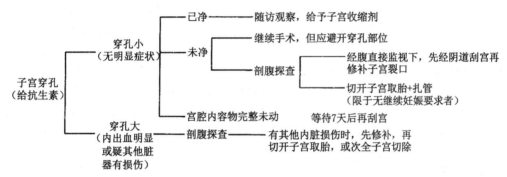

图7-4 人工流产导致子宫穿孔的处理方法

(1)穿孔发生在宫腔内容物已完全清除后,如观察无继续内、外出血或感染,三天后即可出院。

(2)凡穿孔较小者(用探针或小号扩张器所致),无明显内出血,宫腔内容物尚未清除时,应先给予麦角新碱或缩宫素以促进子宫收缩,并严密观察有无内出血。如无特殊症状出现,可在7天后再行刮宫术;但若术者刮宫经验丰富,对仅有部分宫腔内容物残留者,可在发现穿孔后避开穿孔部位将宫腔内容物刮净。

(3)如穿孔直径大,有较多内出血,尤其合并有肠管或其他内脏损伤者,则不论宫腔内容物是否已刮净,应立即剖腹探查,并根据术时发现进行肠修补或部分肠段切除吻合术。子宫是否切开或切除,应根据有无再次妊娠要求而定。已有足够子女者,最好做子宫次全切除术;希望再次妊娠者,在肠管修补后再行子宫切开取胎术。

(4)其他辅助治疗:凡有穿孔可疑或证实有穿孔者,均应尽早经静脉给予抗生素预防和控制感染。

二、子宫颈撕裂

子宫颈撕裂多发生于产妇分娩时,一般均在产后立即修补,愈合良好。但中孕人流引产时亦可引起宫颈撕裂。

(一)病因

多因宫缩过强但宫颈未充分容受和扩张,胎儿被迫强行通过宫颈外口或内口所致。一般见于无足月产史的中孕引产者。加用缩宫素特别是前列腺素引产者发生率更高。

(二)临床表现

临床上可表现为以下三种不同类型。

1.宫颈外口撕裂

宫颈外口撕裂与一般足月分娩时撕裂相同,多发生于宫颈6或9点处,长度可由外口处直达阴道穹隆部不等,常伴有活跃出血。

2.宫颈内口撕裂

内口尚未完全扩张,胎儿即强行通过时,可引起宫颈内口处黏膜下层结缔组织撕裂,因黏膜完整,故胎儿娩出后并无大量出血,但因宫颈内口闭合不全以致日后出现复发性流产。

3.宫颈破裂

凡裂口在宫颈阴道部以上者为宫颈上段破裂,一般同时合并有后穹隆破裂,胎儿从后穹隆裂口娩出。如破裂在宫颈的阴道部为宫颈下段破裂,可发生在宫颈前壁或后壁,但以后壁为多见。裂口呈横新月形,但宫颈外口完整。患者一般流血较多。窥阴器扩开阴道时即可看到裂口,甚至可见到胎盘嵌顿于裂口处。

(三)预防和治疗

(1)凡用利凡诺引产时,不应滥用缩宫素特别是不应采用米索前列醇加强宫缩。引产时如宫缩过强,产妇诉下腹剧烈疼痛,并有烦躁不安,而宫口扩张缓慢时,应立即肌内注射哌替啶100 mg及莨菪碱0.5 mg以促使子宫松弛,已加用静脉注射缩宫素者应尽速停止滴注。

(2)中孕引产后不论流血多少,应常规检查阴道和宫颈。发现撕裂者立即用人工合成可吸收缝线修补。

(3)凡因宫颈内口闭合不全出现晚期流产者,可在非妊娠期进行手术矫正,但疗效不佳。现多主张在妊娠14~19周用10号丝线前后各套2 cm长橡皮管绕宫颈缝合扎紧以关闭颈管。待妊娠近足月或临产前拆除缝线。

(于兆梅)

第四节　压力性尿失禁

压力性尿失禁(stress urinary incontinence,SUI)是指由于腹压增高引起的尿液不自主流出。真性压力性尿失禁(genuine stress incontinence,GSI)指在膀胱肌肉无收缩状态下,由于膀胱内压大于尿道压而发生的不自主性尿流出,是由于压力差导致的尿流出。压力性尿失禁患者的常见主诉是当腹压增高时,如咳嗽、打喷嚏等,出现无法抑制的漏尿现象。急迫性尿失禁是由于膀胱无抑制性收缩使膀胱内压力增加导致的尿液自尿道口溢出。弄清这两种尿失禁区别的意义在于,真性压力性尿失禁可以通过手术恢复尿道及其周围组织的正常解剖关系,达到治疗的目的。而急迫性尿失禁主要依靠药物和行为的治疗,使膀胱的自发性收缩得到抑制。如果这2种尿失禁同时存在,那么诊断和治疗起来就比较复杂。

一、病因学

压力性尿失禁的病因复杂,主要的有年龄因素、婚育因素和既往妇科手术史等因素。其他可能的危险因素包括体重指数过高、类似的家族史、吸烟史、慢性便秘等。由于这些因素的复杂关系,很难预测出现尿失禁的概率。

二、控尿机制

GSI 是由于腹部压力增加,这种压力又传递到膀胱,尽管此时膀胱无收缩,但突然升高的腹压传到膀胱,使膀胱内压的升高超过膀胱颈和尿道括约肌产生的阻力而导致漏尿。尿道闭合压力的异常有多方面的原因,但主要有以下 3 个方面,主动控尿机制缺陷、解剖损伤及尿道黏膜封闭不全。

(一)主动控尿功能

女性主动控尿功能由尿道括约肌和膀胱颈肌肉的主动收缩产生,这些肌肉的主动收缩提供了膀胱出口闭合的力量。这些收缩彼此独立并且和传递到近端尿道的力结合在一起,形成了尿道关闭压。正常情况下,尿道主动收缩发生在腹压内升高前 250 μs,咳嗽或喷嚏导致腹压升高,首先主动提前收缩膀胱关闭膀胱出口,抵抗腹压压迫膀胱产生的排尿作用。分娩创伤和其他尿失禁的诱发因素可使的支配相关肌肉的神经受到损伤或肌肉本身的损伤后由瘢痕组织替代,这些可使盆底肌和括约肌的质量和数量发生变化,导致压力性尿失禁。

(二)维持控尿的解剖基础

女性尿道是膀胱闭合控制机制的功能部分,其本身并无真正的内括约肌。一般说只要上端一半尿道是完整的,且有适当的功能,排尿即可自行节制。膀胱控制良好的决定性因素是尿道膀胱颈和膀胱周围的韧带筋膜等支持组织,如解剖上这些支持组织完整,则尿道中上段是作为腹腔内器官存在。腹压增高时,在传递到膀胱表面时也以同样程度和大小传递到腹内的尿道近端;同时支持膀胱颈和尿道的韧带筋膜的韧性对腹压产生反作用力,从而挤压尿道,使得膀胱出口关闭。控尿正常的女性,这种传递来的挤压力在腹压传递到来后,或传递到膀胱颈部和尿道的同时就开始了。相反,患有压力性尿失禁女性的这些韧带较松弛和受到牵拉,造成膀胱颈下降,以致腹压不能传递到近端尿道和膀胱颈部(图 7-5)。因此,对于这类患者的咳嗽和喷嚏等增加的腹压仅作用于膀胱,不作用于膀胱颈部和尿道近端,产生较强的排尿力量。

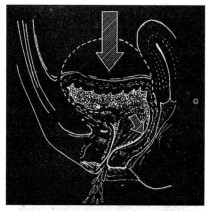

图 7-5 压力性尿失禁发生机制
膀胱尿道结合部支撑不良,腹内压增加时周围支撑组织失去对腹压的抵抗,发生漏尿

（三）尿道黏膜与黏膜下

柔软的尿道上皮和尿道黏膜下血管丛产生的黏膜密封作用是参与控尿的第三个机制。女性尿道平滑肌与上皮内层之间有丰富的血液供应，大大增厚并加强了黏膜层，使得尿道壁自然关闭，提高了尿道静压。尿道上皮黏膜血管丛对雌激素敏感，雌激素的作用使其血流丰富、黏膜柔软且厚实。如果尿道失去了柔软性或者由于手术、放疗、雌激素缺乏使黏膜下血液供应不良，也会影响尿道严密闭合（图7-6）。

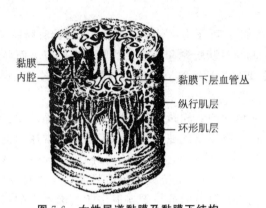

图 7-6　**女性尿道黏膜及黏膜下结构**

雌激素影响尿道黏膜及黏膜下血供，增加尿道血流及黏膜厚度

上述三种机制的同时作用维持控尿。这可以解释为什么当一个年轻女性经过多次生产，并有韧带损伤（控尿的解剖机制丧失），却无压力性尿失禁，直到绝经期后，雌激素水平下降（尿道黏膜的封闭机制减弱）才出现压力性尿失禁。这也可以解释为什么不是所有患尿道过度移动的女性都发生压力性尿失禁，因为增加主动机制的作用和尿道黏膜保持完好可以代偿解剖机制的丧失。在深入了解控尿机制的相互作用后，可以理解为什么有些女性对标准的膀胱悬吊术效果不佳。

三、压力性尿失禁的分类

尿失禁的分类方法有许多种，但多数的分类方法都是依据解剖和生理学方面的变化。这些分类的意义在于能够预测手术的成功率。有学者注意到无尿失禁女性的尿道侧位观，其上部尿道与垂直线的夹角<30°（即尿道倾斜角为10°～30°），膀胱尿道后角在90°～100°。而尿失禁患者由于解剖支撑不良，尿道高活动性，有力时尿道旋转下降，使尿道倾斜角增大，如角度倾斜30°～45°，为压力性尿失禁Ⅰ；>45°为Ⅱ型（图7-7）。

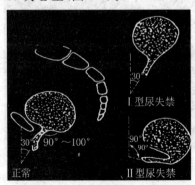

图 7-7　**Ⅰ型和Ⅱ型真性压力性尿失禁膀胱颈及尿道后角形态改变示意图**

压力性尿失禁的概念包括尿道的解剖和功能。有学者把影像学诊断技术和流体力学技术结合起来。同时观察尿道的解剖和功能,提出固有括约肌缺损的概念,此类尿失禁属于Ⅲ型尿失禁。人们发现,膀胱颈悬吊术治疗Ⅲ型尿失禁不如尿道吊带术效果好。提出Ⅲ型尿失禁是压力性尿失禁的认识和诊断中的一项重要的进步。许多医师主张尿道悬吊治疗Ⅰ型和Ⅱ型尿失禁,对Ⅲ型尿失禁主张尿道吊带悬吊术。

(一)影像尿流动力学分型

1.0 型(ype 0)SUI

典型 SUI 病史,但临床和尿动力学检查未能显示 SUI,影像尿动力学示膀胱颈后尿道位于耻骨联合下缘上方,应力状态下膀胱颈后尿道开放并有所下降。

2.Ⅰ型(ypeⅠ)SUI

静止状态膀胱颈关闭并位于耻骨联合下缘上方,应力状态下膀胱颈开放并下移,但下移距离<2 cm。应力状态下常出现尿失禁,无或轻微膀胱膨出。

3.ⅡA 型(typeⅡA)SUI

静止状态膀胱颈关闭并位于耻骨联合下缘之上,应力状态下膀胱颈后尿道开放,尿道扭曲下移膀胱膨出。应力状态下通常会出现明显尿失禁。

4.ⅡB 型(typeⅡB)SUI

静止状态膀胱颈关闭并位于耻骨联合下缘或其之下,应力状态下膀胱颈可不下移,但颈部后尿道开放并出现尿失禁。

5.Ⅲ型(ypeⅢ)SUI

静止状态逼尿肌未收缩时膀胱颈后尿道即处于开放状态。腹压轻微升高或仅重力作用即可出现明显的尿失禁。

(二)腹压漏尿点压(ALPP)分型

(1)Ⅰ型 SUI:ALPP≥90 cmH₂O。

(2)Ⅱ型 SUI:ALPP 60~90 cmH₂O。

(3)Ⅲ型 SUI:ALPP≤60 cmH₂O。

(三)尿道压分型

1.尿道固有括约肌功能障碍型

最大尿道闭合压(maximum urethral close pressure,MUCP)≤20 cmH₂O 的压力性尿失禁患者(另一意见为<30 cmH₂O)。

2.解剖型

最大尿道闭合压(MUCP)>20 cmH₂O 的压力性尿失禁患者(另一意见为>30 cmH₂O)。

四、压力性尿失禁的分度

压力性尿失禁分轻、中、重三度。

(一)主观分度

1.轻度

一般活动及夜间无尿失禁,腹压增加时偶发尿失禁,不需要佩戴尿垫。

2.中度

腹压增加及起立活动时,有频繁的尿失禁,日常生活中需要佩戴尿垫。

3.重度

起立活动或卧位体位变化时即有尿失禁。

(二)客观分度

以尿垫试验为基准,可有 24 小时尿垫、3 小时尿垫及 1 小时尿垫试验,因 24 小时、3 小时受时间、环境及患者依从性影响太大,目前较推荐 1 小时尿垫试验,但目前尚无统一标准,尚需积累经验。应用较多的 1 小时尿垫试验为依据的分度如下。

1.轻度

1 小时尿垫试验<2 g。

2.中度

1 小时尿垫试验 2～10 g。

3.重度

1 小时尿垫试验>10 g。

五、压力性尿失禁的临床评估

(一)压力性尿失禁病史

1.与压力性尿失禁相关的症状和病史

病史和体检是尿失禁诊断的基础。详尽的病史能提供有关尿失禁病因的相关信息,也能为选择进一步的检查而提供依据。引起尿失禁的病因很多,如泌尿系统感染、萎缩性阴道炎、急性谵妄状态、运动受限、便秘等和各种药物可引起暂时性尿失禁。Resnick 曾归纳了几种引起暂时性尿失禁的最常见病因,创建了"DIAPPERS"记忆法。而女性压力性尿失禁与生育、肥胖、盆腔手术等因素有关;男性压力性尿失禁多为前列腺手术所致。

在病史采集中需对患者的主诉进行一定的分析。如主诉尿急,有可能指突然出现强烈的排尿感(常为急迫性尿失禁),或患者因担心尿液溢出而做出的过度反应(压力性尿失禁的表现),或患者憋尿时感觉下腹部严重不适或疼痛并无急迫排尿感或未曾出现过急迫性尿失禁(感觉型尿急或间质性膀胱炎表现)。尿频通常指每天排尿次数超过 7 次。尿频可为过多、服用利尿剂或咖啡因等能刺激利尿的饮料。但这种尿频为尿量过多所致,表现为排尿次数增加而排尿量基本正常,又称多尿。而因泌尿系统疾病产生的尿频为排尿次数增加的同时每次排尿量明显减少(24 小时平均每次排尿量<200 mL)。原因有泌尿系统感染(感觉型尿急)、逼尿肌过度活动(运动型尿急)、膀胱排空障碍(残余尿增多或慢性尿潴留)等。其他膀胱内病理改变如膀胱内结石、膀胱结核和膀胱癌也会出现尿频症状。另外,泌尿系统外疾病如盆腔肿物、妊娠、盆腔炎、前列腺炎等也是造成尿频的常见原因。如需进一步了解尿频的原因需询问以上所有疾病的病史才能做出准确的诊断。夜尿增多与多种因素有关,如逼尿肌过度活动,残余尿增多所致的膀胱有效容量减少和夜间尿量过多,也有可能与睡眠方面的疾病有关。白天尿频而夜间正常者常提示有精神因素作用,或与饮水过多、口服利尿药和饮食中有利尿成分(如咖啡因)等有关。

女性膀胱膨出者,常因膀胱颈后尿道下移出现压力性尿失禁,而膨出严重者则因尿道扭曲反而出现排尿困难,甚至充盈性尿失禁。

各种各样可能影响到膀胱尿道功能的神经系统疾病均可导致尿失禁的发生。如糖尿病早期可出现逼尿肌过度活动所致的急迫性尿失禁,而糖尿病性膀胱病变严重者因逼尿肌收缩无力而出现充盈性尿失禁。高位截瘫多因逼尿肌反射亢进导致急迫性尿失禁,而骶髓损伤则常导致充盈性尿失禁。

2.反映压力性尿失禁特征和严重程度的症状

女性压力性尿失禁为尿道功能障碍所致,根据其发病机制不同分为两型:解剖型压力性尿失禁,表现为膀胱颈后尿道明显下移;固有尿道括约肌缺陷型压力性尿失禁(intrinsic sphincter deficiency,ISD)。两种压力性尿失禁的鉴别极为重要,标准的膀胱颈悬吊术对 ISD 疗效极差。根据定义,ISD 的产生与尿道固有括约肌机制下降有关,产生或提示尿道固有括约肌功能受损的因素很多,在询问病史时应加以考虑。一般来说,解剖型压力性尿失禁多为轻或中度,而 ISD 者尿失禁严重;此外还可以通过尿动力学检查(腹压型漏尿点压力低于 $60~cmH_2O$)鉴别是否为 ISD。通过临床表现可以对压力性尿失禁的严重程度进行初步评估。有资料显示 Stamey 分级系统与ISD 的严重程度成正相关,如患者压力性尿失禁症状严重时应考虑 ISD 的可能性。咳嗽、大笑或打喷嚏等出现轻~中度压力性尿失禁者多与膀胱颈后尿道下移有关,因此需了解患者有无膀胱膨出及其严重程度。如询问下蹲时有无阴道口肿物膨出感,或下蹲时是否有明显的排尿困难等,这些症状均提示可能存在膀胱后壁膨出(膀胱颈后尿道随之下移)。同时需了解有无生育、难产、子宫切除等可能损害盆底肌功能,造成膀胱后壁膨出的因素。如平卧有咳嗽漏尿,但下蹲确有排尿困难者常提示有严重的膀胱后壁膨出(或称阴道前壁膨出)。有时膀胱后壁膨出者常主诉排尿困难,并无明显压力性尿失禁症状,但并非无压力性尿失禁,一旦将膨出的阴道前壁复位后即可表现出典型的压力性尿失禁。

3.既往史

既往史应包括过去及现在疾病史、手术史、妇产科病史和目前药物史。神经系统状态会影响膀胱和括约肌功能,如多发性硬化症、脊柱损伤、腰椎疾病、糖尿病、脑卒中、帕金森病和脊柱发育不良等。应了解患者以前有否神经系统疾病,如肌肉萎缩、瘫痪、震颤、麻木、麻刺感。了解有否肌肉痛、瘫痪或不协调运动及双眼视力情况。前列腺手术、阴道手术或尿失禁手术可能导致括约肌损伤;直肠和根治性子宫切除术可能会造成神经系统损伤;放射治疗可以导致小容量低顺应性膀胱或放射性膀胱炎。

药物治疗可加重或导致尿失禁,如老年人常服用的利尿剂、α-受体激动剂和 α-受体阻滞剂(可影响到膀胱颈平滑肌的张力);抗胆碱能药物可通过阻断神经肌肉接头而抑制逼尿肌收缩,导致尿潴留,进而引起充溢性尿失禁。钙通道阻滞剂亦可抑制逼尿肌收缩。

妇女按激素水平分为绝经前期、绝经期和绝经后期。如果为绝经后期必须注意是否接受激素补充治疗,因为低雌激素导致的尿道黏膜萎缩对尿道结合部有不良影响。分娩史应当包括活产总数、最大胎儿体重、分娩方式及第二产程。胎儿高体重和第二产程延长可造成盆神经的损伤。应当询问患者尿失禁的出现与妊娠、分娩、绝经、手术的关系,为病理生理分析提供线索。

(二)体格检查

尿失禁患者的体格检查分为 3 个步骤:①腹部和背部检查;②盆底检查,女性检查内容包括有无器官膨出,阴道疾病应行阴道双合诊了解子宫和附件;③神经系统的评估。

1.初步评估

初步评估包括望诊有无肥胖、先前手术瘢痕或有无腹部和腹股沟疝。有无神经系统疾病的体表征象,如骶部皮肤凹陷、皮下脂肪瘤、毛发、色素沉着和隆起等。腹部触诊有无下腹部压痛和胀满等尿潴留体征。耻骨上叩诊可了解膀胱充盈程度。背部和脊柱检查了解有无骨骼畸形、外伤和手术瘢痕等。

2.女性盆底的检查

对病史及尿失禁严重程度的了解,可初步判断尿失禁的类型和产生原因。但女性尿失禁患者盆底的检查往往能提供有关的客观证据。如曾有膀胱颈悬吊术病史而症状复发者,经阴道检查发现阴道前壁支撑良好,提示该患者压力性尿失禁的类型为ISD。

女性盆底检查最主要的目的是了解女性患者有无膀胱后壁、直肠和子宫的膨出或下垂。如存在严重的膀胱前后壁膨出或子宫下垂,单纯进行压力性尿失禁手术不但会造成压力性尿失禁手术的失败,还可因术后尿道扭曲造成排尿困难等,也会给日后进行生殖器官膨出或下垂的修补手术带来困难。

(1)阴道窥器检查:患者取截石位,先观察女性外生殖器有无异常,如小阴唇过度向后分开或肛门后移提示会阴体张力减退或去神经化。放入窥器之前应通过阴道口连接有无黏膜萎缩和阴道口狭窄。

放入阴道窥器后,应有次序地系统检查3个方面:阴道前壁、阴道顶部和阴道后壁。具体如下:①阴道前壁,采用阴道拉钩压住阴道后壁即可显示阴道前壁。观察有无尿道肉阜、尿道旁囊肿和尿道旁腺炎等,尿道硬结常提示尿道炎症,憩室或肿瘤。如有尿道憩室挤压之尿道口可见脓性分泌物。苍白、薄而发亮的阴道黏膜或黏膜皱襞消失则提示为缺乏雌激素所致的阴道炎。如曾有耻骨后阴道前壁悬吊术,阴道前壁留有瘢痕且固定,压力性尿失禁症状仍然严重提示为ISD。静止时阴道后壁平坦而前壁隆起则提示存在膀胱膨出,可根据患者屏气增加腹压是评估膀胱膨出的严重程度。目前临床上将膀胱膨出分为4级:轻度或Ⅰ级膨出仅行膀胱颈悬吊术即可;Ⅱ级膨出选择膀胱四角悬吊术;Ⅲ级以上者应在行膀胱颈悬吊术同时行膀胱膨出修补(表7-1)。②阴道顶部,再用一阴道拉钩沿阴道前壁置入并向上提拉以暴露阴道顶部。观察子宫颈位置或子宫全切术后患者的阴道顶部位置。增加腹压时子宫颈下移提示子宫脱垂。如发现子宫颈位置异常或阴道黏膜病变,应进行详尽的妇科检查。③阴道后壁,子宫切除术后患者增加腹压时阴道顶部出现下移,提示可能存在肠道膨出或阴道穹隆脱垂。测量阴道后壁的长度可鉴别是否为肠道膨出或阴道穹隆脱垂,如为阴道穹隆脱垂,阴道后壁长度缩短;而阴道顶部膨出为肠道脱垂所致则阴道后壁长度可无明显变化。如可疑肠道膨出,应同时进行直肠和阴道检查。患者取立位,检查者拇指和示指分别置入阴道和直肠内,嘱患者咳嗽或增加腹压,在两指间膨出疝囊处可感觉因咳嗽或增加腹压所产生的脉冲波动。

表 7-1　膀胱膨出临床分级

分级	表现
Ⅰ级	膀胱后壁轻度下移
Ⅱ级	增加腹压时膀胱后壁下移至阴道口
Ⅲ级	静止时膀胱后壁下移至阴道口
Ⅳ级	静止或腹压增加时膀胱膨出至阴唇处

用阴道拉钩固定后,如仍有阴道壁膨出(阴道前壁修补术后),则可能为直肠膨出(或称阴道后壁膨出)。阴道后壁膨出更接近阴道口。有时阴道后壁膨出严重或位置较高则难与阴道穹隆部膨出相鉴别,常在手术中才能区别。怀疑阴道后壁膨出者,还应了解患者会阴体的完整性,会阴中心腱会阴肌的张力。

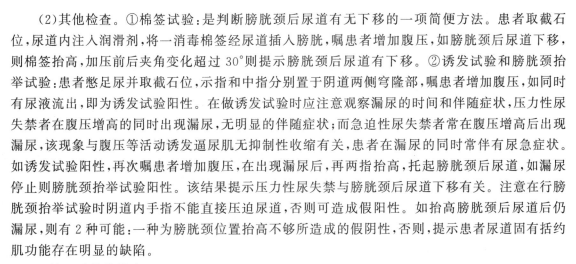

（2）其他检查。①棉签试验：是判断膀胱颈后尿道有无下移的一项简便方法。患者取截石位，尿道内注入润滑剂，将一消毒棉签经尿道插入膀胱，嘱患者增加腹压，如膀胱颈后尿道下移，则棉签抬高，加压前后夹角变化超过 30°则提示膀胱颈后尿道有下移。②诱发试验和膀胱颈抬举试验：患者憋足尿并取截石位，示指和中指分别置于阴道两侧穹隆部，嘱患者增加腹压，如同时有尿液流出，即为诱发试验阳性。在做诱发试验时应注意观察漏尿的时间和伴随症状，压力性尿失禁者在腹压增高的同时出现漏尿，无明显的伴随症状；而急迫性尿失禁者常在腹压增高后出现漏尿，该现象与腹压等活动诱发逼尿肌无抑制性收缩有关，患者在漏尿的同时常伴有尿急症状。如诱发试验阳性，再次嘱患者增加腹压，在出现漏尿后，再两指抬高，托起膀胱颈后尿道，如漏尿停止则膀胱颈抬举试验阳性。该结果提示压力性尿失禁与膀胱颈后尿道下移有关。注意在行膀胱颈抬举试验时阴道内手指不能直接压迫尿道，否则可造成假阳性。如抬高膀胱颈后尿道后仍漏尿，则有 2 种可能：一种为膀胱颈位置抬高不够所造成的假阴性，否则，提示患者尿道固有括约肌功能存在明显的缺陷。

3.神经系统的检查

详尽的神经系统检查应包括 4 个方面：①精神状态；②感觉功能；③运动功能；④反射的完整性。首先观察患者有无痴呆、麻痹性痴呆、瘫痪、震颤以及有无不同程度的运动障碍。通过检查患者的方向感、语言表达能力、认知水平、记忆和理解能力等评估其精神状态。排尿障碍性疾病可与痴呆、脑卒中、帕金森病或多发硬化等所致的精神状态改变有关，也可为这类疾病所致的神经系统损伤所致。可根据不同皮区感觉的缺失了解神经损伤的水平。在检查某一特定皮区时应同时检查其位置感、震颤感、针刺感、轻触感和温度觉等。常用的脊髓水平皮区标志有乳头（$T_4 \sim T_5$），脐（T_{10}），阴茎底部、阴囊上部和大阴唇（L_1），阴囊中部和小阴唇（$L_1 \sim L_2$），膝前部（L_3），足底和足外侧面（S_1），会阴及肛周（$S_1 \sim S_5$）。

运动系统评估中首先应检查有无肌肉萎缩，运动功能的不完全丧失定义为"麻痹"，而功能完全丧失则定义为"瘫痪"。下肢应检查的肌肉有胫前肌（$L_4 \sim S_1$），腓肠肌（$L_5 \sim S_2$）、趾展肌（$L_4 \sim S_1$）。可通过背屈、跖屈和趾展活动来了解以上这些肌肉的功能。

通常采用一定部位的皮肤感觉评估了解骶皮神经反射功能。骶神经根（$S_2 \sim S_4$）主要分布于尿道外括约肌和肛门外括约肌，在临床上一般认为肛门外括约肌是会阴所有横纹肌的代表，因此通过肛门外括约肌来预测尿道外括约肌的功能。最常用的反射是皮肤肛门反射（$S_2 \sim S_5$），即轻触肛门黏膜皮肤交界处可引起肛门外括约肌的收缩。该反射消失提示骶神经的损害，但有时正常老年人此反射也不甚明显。还应行直肠指诊，除了解有关前列腺的情况外，怀疑有神经系统疾病者应评估患者肛门括约肌张力和肛门自主收缩的能力。肛门自主收缩能力正常则提示盆底肌肉神经支配和骶髓圆锥功能的完整，如肛门括约肌张力和肛门自主收缩能力明显减弱或消失，则提示骶神经或外周神经受到损害，甚至圆锥功能完全丧失。而肛门括约肌张力存在，但不能自主收缩者常提示存在骶上神经的损伤。

尽管球海绵体肌反射专指球海绵体的反射性收缩，但该反射可用于检查所有会阴横纹肌的神经系统。球海绵体肌反射为反映骶髓（$S_2 \sim S_4$）活动的骶髓局部反射。球海绵体肌反射检查男女不同，检查者预先将右手示指置入患者的肛门内（通常在直肠指诊时进行），然后用左手突然挤压患者的阴茎头，如肛门括约肌出现收缩，提示球海绵体肌反射存在。女性患者则通常采用挤压阴蒂进行球海绵体肌反射检查。留着导尿管者可通过突然向外牵拉导尿管刺激膀胱颈来诱发球海绵体肌反射。球海绵体肌反射消失通常提示骶神经受到损害，但大约 20%正常女性其球海绵体肌反射可缺失。

六、压力性尿失禁的治疗

当尿失禁的诊断、分类和严重程度被确定下来,就要选择治疗方法。以下是一些应用于压力性尿失禁的非手术和手术治疗方法。

(一)非手术治疗

一般认为,非手术治疗是 SUI 的第一线治疗方法,主要用于轻、中度患者,同时还可以作为手术治疗前后的辅助治疗。SUI 的非手术治疗方法主要包括:生活方式干预、盆底肌肉锻炼、盆底电磁刺激、膀胱训练、佩戴止尿器、子宫脱和药物治疗等。

1.生活方式干预

主要包括减轻体重、戒烟、禁止饮用含咖啡因饮料、生活起居规律、避免强体力劳动和避免参加增加腹压的体育活动等。

2.盆底肌肉锻炼

盆底肌肉锻炼又称凯格尔运动,由德国医师 Arnold Kegel 提出,半个多世纪以来一直在尿失禁的治疗中占据重要地位,目前仍然是 SUI 最常用和效果最好的非手术治疗方法。其主要内容是:通过持续收缩盆底肌(提肛运动)2～6 秒,松弛休息 2～6 秒,如此反复 10～15 次。每天训练 3～8 次,持续 6～8 周为 1 个疗程。

3.盆底电磁刺激

从 1998 年开始,磁场刺激被用来治疗尿失禁。目前用于临床的神经肌肉刺激设备能产生脉冲式超低频地磁场,有固定式和便携式两种。便携式家庭装治疗仪的使用极为方便,可以穿戴于下腹部,无须脱去贴身衣服。盆底电磁刺激每次 20 分钟,一周 2 次,6 周为 1 个疗程。治疗 3 个月后,其有效率可达 50%,尿失禁的量和生活质量评分均明显提高。有资料表明,盆底电磁场刺激后盆底肌肉最大收缩压的改变程度高于 PFMT。盆底电磁刺激可能的不良反应主要为下腹部及下肢疼痛不适,但发生率很低。

4.射频治疗

利用射频电磁能的振荡发热使膀胱颈和尿道周围局部结缔组织变性,导致胶原沉淀、支撑尿道和膀胱颈的结缔组织挛缩,结果抬高了尿道周围阴道旁结缔组织,恢复并稳定尿道和膀胱颈的正常解剖位置,从而达到控尿的目的。该方法可靠、微创、无明显不良反应,但尚在探索应用阶段。

5.膀胱训练

(1)方法一:延迟排尿,逐渐使每次排尿量大于 300 mL。①治疗原理:重新学习和掌握控制排尿的技能;打断精神因素的恶性循环;降低膀胱的敏感性。②禁忌证:低顺应性膀胱,充盈期末逼尿肌压大于 40 cmH$_2$O。③要求:切实按计划实施治疗。④配合措施:充分的思想工作;排尿日记;其他。

(2)方法二:定时排尿。①目的:减少尿失禁次数,提高生活质量。②适应证:尿失禁严重,且难以控制者。③禁忌证:伴有严重尿频。

6.佩戴止尿器

其作用原理是乳头产生的负压将尿道外口黏膜和远端尿道吸入使之对合,同时对尿道远端组织起稳定及支托作用。外用止尿器对轻、中度的 SUI 效果较好,对年轻患者,还具有使会阴肌

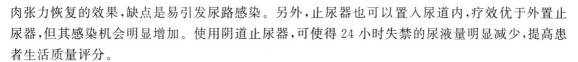

肉张力恢复的效果,缺点是易引发尿路感染。另外,止尿器也可以置入尿道内,疗效优于外置止尿器,但其感染机会明显增加。使用阴道止尿器,可使得 24 小时失禁的尿液量明显减少,提高患者生活质量评分。

7.子宫托

其设计目的是为尿道和膀胱颈提供不同程度的支撑,以改善 SUI 的症状。对于配合 PFMT 依从性较差的患者或治疗无效的患者,尤其是不适合手术治疗者,可考虑使用子宫托。

8.药物治疗

主要适用于轻、中度女性压力性尿失禁患者。其主要作用原理在于增加尿道闭合压,提高尿道关闭功能,以达到控尿的目的,而对膀胱尿道解剖学异常无明显作用。目前主要有 3 种药物用于 SUI 的治疗:α-肾上腺素能激动剂、三环抗抑郁药和雌激素补充。

(1)α_1-肾上腺素能激动剂。①原理:激活尿道平滑肌 α_1 受体以及躯体运动神经元,增加尿道阻力。②不良反应:高血压、心悸、头痛和肢端发冷,严重者可发作脑卒中。③常用药物:米多君、甲氧明。米多君的不良反应较甲氧明更小。美国 FDA 禁止将去甲麻黄碱用于压力性尿失禁治疗。④用法:2.5 mg/次,每天两次。⑤疗效:有效,尤其合并使用雌激素或盆底肌训练等方法时疗效较好。

(2)三环抗抑郁药。①原理:抑制肾上腺素能神经末梢的去甲肾上腺素和 5-羟色胺再吸收,增加尿道平滑肌的收缩力;并可以从脊髓水平影响尿道横纹肌的收缩功能;抑制膀胱平滑肌收缩,缓解急迫性尿失禁。②用法:50~150 mg/d。③疗效:尽管有数个开放性临床试验显示它可以缓解压力性尿失禁症状以及增加尿道闭合压,其疗效仍需随机对照临床试验(RCT)研究加以证实。④不良反应:口干、视力模糊、便秘、尿潴留和直立性低血压等胆碱能受体阻断症状;镇静、昏迷等组胺受体-Ⅰ阻断症状;心律失常、心肌收缩力减弱;有成瘾性;过量可致死。目前此类药物常用有丙米嗪。更新型制剂,不良反应较小,但在中国未上市。

(3)雌激素。①原理:促进尿道黏膜、黏膜下血管丛及结缔组织增生;增加 α 肾上腺素能受体的数量和敏感性。通过作用于上皮、血管、结缔组织和肌肉 4 层组织中的雌激素敏感受体来维持尿道的主动张力。②用法:口服或经阴道黏膜外用。③疗效:雌激素曾经广泛应用于压力性尿失禁的治疗,可以缓解尿频尿急症状,但不能减少尿失禁,且有诱发和加重尿失禁的风险。④不良反应:最新研究对雌性激素特别是过去常用的单纯性雌激素如己烯雌酚在治疗女性压力性尿失禁中的作用提出了质疑,有资料显示这类激素在应用的早期阶段有一定疗效,但如果长期应用不仅有较多的不良反应如增加子宫内膜癌、乳腺癌和心血管病的风险,且有加重压力性尿失禁症状的可能性。

(二)手术治疗

女性压力性尿失禁患者治疗方法选择需考虑下列几个重要问题:①SUI 是单纯解剖性、内在括约肌失功能,还是两者混合所致;②SUI 伴有尿频、尿急的患者,是否存在 UUI 的病因,在手术纠正解剖因素后,尿频、尿急、尿失禁是否仍然存在;③SUI 患者伴有膀胱膨出,在施行尿道悬吊术后是否会发生排尿困难、残余尿甚至尿潴留。要解决上述问题,需进行全面检查。

1.Marshall 实验

用示、中指在膀胱颈下、尿道两旁将阴道壁抬高后,用腹压时可阻止尿液外流;做 Q-tip 试验将轻探针插入尿道深部,在使用腹压时探针与躯体水平抬高超过 30°角。上述两个试验提示尿道过度活动所致的解剖性 SUI。

2.测量尿道长度

若短于 3 cm,外阴、阴道及尿道呈老年性萎缩,或曾有医源性膀胱尿道神经损伤史,应考虑为内在尿道括约肌失功能所致的尿失禁。

3.做尿液常规检查及尿道按摩后首段尿液检查

注意有无泌尿生殖道感染或炎症,必要时做尿动力学检查,以排除膀胱过度活动症及 UUI。

4.妇科检查

注意有无膀胱膨出及子宫脱垂,必要时取站立抬高一侧股部,观察用腹压时阴道壁膨出及子宫脱垂的程度。

上述检查若证实合并 OAB、泌尿生殖系统感染或炎症,或明显有膀胱膨出、子宫脱垂等情况,应分别予以处理。伴有内在括约肌失功能的患者,尿道悬吊手术可能收效,病情严重者需要施行尿道括约肌假体手术。伴有尿频、尿急的解剖性压力性患者,若无导致急迫症状的病因,是否应实施尿道悬吊手术,是较难取舍的问题,此类患者经各种药物治疗、物理治疗及针灸治疗,若症状无改善,在取得患者理解及同意后,可以施行尿道悬吊术。Schrepferman 通过临床观察,发现 SUI 伴低压运动性急迫症状者(尿动力学检查于膀胱内压 <15 cmH$_2$O 时产生逼尿肌不稳定收缩的振幅),术后 91% 患者急迫症状缓解;而在伴有高压运动性急迫症状者中仅 28% 缓解,在感觉性急迫症状者仅 39% 术后急迫症状缓解。提示术前伴有低压运动性急迫症状的妇女在施行膀胱颈悬吊术后,极少遗留尿急症状。

压力性尿失禁的手术有 150 多种式式,许多方法之间往往仅有很小的差异,而更多的是解剖学名词的纷繁和操作技巧的细微不同。目前用于压力性尿失禁的手术主要有以下四类。

(1)泌尿生殖膈成形术:阴道前壁修补术和 Kely 折叠术。

(2)耻骨后尿道悬吊术:Burch 手术。

(3)悬吊带术:悬吊带术可用自身筋膜(腹直肌、侧筋膜、圆韧带)或合成材料医用材料带(阴道无张力尿道中段悬吊术 TVT、经阴道悬吊带术 IVS、SPARC 悬吊术、经闭孔阴道无张力尿道中段悬吊术 TVTO/TOT 等)。

(4)膀胱颈旁填充剂注射:明胶醛交叉连接牛胶原蛋白及已被允许用于治疗 SUI。

经过实践检验,美国尿控协会对女性 SUI 治疗的临床规范上提出:耻骨后尿道悬吊术和悬吊带术是治疗女性 SUI 的有效方法。

SUI 手术治疗的主要适应证包括:①非手术治疗效果不佳或不能坚持,不能耐受,预期效果不佳的患者。②中重度压力性尿失禁,严重影响生活质量的患者。③生活质量要求较高的患者。④伴有盆腔脏器脱垂等盆底功能病变需行盆底重建者,应同时行抗压力性尿失禁手术。

SUI 手术治疗的主要禁忌证包括:①伴尿道原因的排空困难;②膀胱逼尿肌不稳定;③严重的心、肝、肺、肾等疾病。

行手术治疗前应注意:①征询患者及家属的意愿,在充分沟通的基础上做出选择;②注意评估膀胱尿道功能,必要时应行尿动力学检查;③根据患者的具体情况选择式式,要考虑手术的疗效、并发症及手术费用,并尽量选择创伤小的式式;④尽量考虑到尿失禁的分类及分型;⑤对特殊病例应灵活处理,如多次手术或尿外渗导致的盆腔固定患者,在行抗尿失禁手术前应对膀胱颈和后尿道行充分的松解;对尿道无显著移动的Ⅲ型 ISD 患者,式式选择首推为经尿道注射,次为人工尿道括约肌及尿道中段吊带。

(于兆梅)

第五节 术后下尿路功能障碍

一、术后下尿路功能障碍的病因及诊治注意事项

术后下尿路功能障碍是妇产科常见的手术并发症之一。由于膀胱、尿道和妇科脏器同属盆腔脏器,妇产科手术,如盆腔脏器切除或盆底重建术,常在女性盆腔深部操作,因此可能会损伤下段输尿管、膀胱,破坏盆底支持结构,损伤分布于泌尿系的神经和血管,从而导致下尿路功能障碍。

妇产科术后下尿路功能障碍性疾病包括术后排尿障碍、术后尿失禁、膀胱过度活动及泌尿系统感染等。下尿路症状(lower urinary tract symptoms,LUTS)由损伤的部位、类型和严重程度决定,如盆底支持结构的破坏可导致压力性尿失禁;盆底神经丛的损伤会产生充盈性尿失禁;膀胱或尿道周围水肿、血肿等可引起短暂的排尿困难、尿急或尿频。

LUTS都将明显影响患者术后的生活质量,因此要求妇产科医师除了考虑原发病的治疗外,也应尽可能考虑保留患者术后的膀胱及尿道功能。对需进行相关手术操作的患者,妇产科医师应对包括下尿路功能障碍在内的手术风险、发病机制及相关治疗有充分认识,并充分告知患者,有助于预防相关并发症、改善患者术后生活质量和避免医患纠纷。本节将阐述妇产科术后下尿路功能障碍的病因、诊断、治疗进展及相关注意事项。

(一)妇科术后下尿路功能障碍影响的病因

不同手术对下尿路功能障碍产生不同影响,如根治性手术通过破坏盆底支持结构和神经支配导致下尿路症状,而卵巢切除后通过激素水平改变可能导致膀胱功能受影响;同一种手术术后下尿路功能障碍可能存在多种表现,如根治性手术可表现为逼尿肌功能亢进或减弱;而同一种下尿路功能障碍可能存在多种机制参与,如根治性手术术后压力性尿失禁与术中分离阴道上段和腹膜时损伤了膀胱支持结构和尿道膀胱间隙有关,也可能与内脏神经和盆神经的损伤及尿道旁组织的部分切除有关,而术前高龄和绝经的状态可加重膀胱颈的薄弱性,故对每个发生术后下尿路功能障碍患者的病因应个体化分析,并采取针对性的治疗措施。以下是造成下尿路功能障碍几种常见的病因。

1.术后血肿、组织水肿和感染

盆腔操作后局部可能形成血肿、组织水肿和感染,从而进一步影响到术后膀胱和尿道功能的恢复。膀胱和尿道的症状在术后即可出现,如排尿困难、尿急或尿频等。这些症状多是由于手术对膀胱的刺激,膀胱或尿道周围水肿、血肿等引起,常在患者出院以前就得以缓解,而长期存在的下尿路症状可能提示尿道和膀胱、其支持结构、自主神经支配或血供的直接破坏。

2.下尿路神经损伤

盆腔神经的损伤是盆腔器官切除术后下尿路功能障碍的主要原因之一。下尿路的神经解剖学研究表明,切除盆腔脏器可能影响到邻近脏器的支配神经与血供。

下尿路神经支配由自主神经和体神经组成。

下尿路的副交感盆腔神经来自骶髓 $2\sim4$ 节,与交感神经纤维会合,在骶前区形成腹下神经

丛(盆丛),该神经丛沿两侧向下分布于直肠两侧宫颈旁、阴道穹隆部、膀胱后壁,并继续向下分布于两侧阔韧带,其中膀胱丛支配膀胱与尿道,具有收缩膀胱逼尿肌、松弛尿道内括约肌及加强输尿管的蠕动的功能。该神经分布区域为手术中分离的重要部位,手术横切、牵拉、肿瘤侵犯和感染等均可导致不同程度的神经损伤和排尿障碍。例如,盆腔神经丛主干在子宫动静脉下方走行,故离断主韧带时常易损伤该神经。Hanson 指出,残留的盆腔神经丛不足以向膀胱发放足够的脉冲,从而导致膀胱功能失调;另有观点认为,当手术范围足够大以至于大部分阴道穹隆被切除时,如广泛全子宫切除,才会涉及盆腔神经丛。由于盆腔神经丛位于宫颈侧后方,行走于主韧带下方,故单纯全子宫切除术中,大部分盆腔神经丛得以保存,对神经功能的影响不大。Butler-Manuel 指出宫骶韧带与主韧带中外侧 1/3 包含大量自主神经组织,故若从靠近宫颈和宫体处离断宫颈骶主韧带复合物,仅仅会损伤少量进入宫体和宫颈的神经纤维,而对其他盆腔脏器的自主神经无明显损伤,故认为次全子宫切除术对盆腔功能障碍无明显影响。

下尿路的交感神经纤维来自胸 10~12 节,在盆腔缘和骶骨岬附近形成上腹下丛。在以下两种情况下可能会损伤该神经丛:前后位切除游离直肠中动脉、腹膜后和主动脉旁淋巴结清扫。上腹下丛交感神经纤维的损伤可导致膀胱颈和近段尿道张力下降,造成患者尿频、尿急和尿失禁,而副交感神经的损伤可导致逼尿肌收缩力减低,如逼尿肌反射低下,严重者甚至逼尿肌反射丧失。当交感神经和副交感神经同时受到不同程度的损伤,可能会出现比较复杂的排尿功能障碍,需要尿动力学检查才能了解患者膀胱尿道功能。

在直肠手术时,常可损伤阴部神经,而导致尿道膜部括约肌功能受损,严重者因括约肌功能完全丧失而出现真性完全性尿失禁。此外,盆腔局部恶性肿瘤侵犯盆腔神经丛或下腹神经丛也可造成膀胱尿道的功能障碍。

下尿路神经损伤后膀胱储尿功能障碍分为两个阶段:以体积缩小、痉挛膀胱为特征的高张状态以及以过度扩张膀胱为特征的低张状态。在低张状态,膀胱与尿道中段括约肌主要处于交感神经的支配。这两相的转变,在术后膀胱修复机制中起重要作用。

局部的去神经作用将导致膀胱平滑肌细胞的高张状态,非随意逼尿肌收缩的稳定性不足直接影响到膀胱容积。膀胱顺应性的改变及黏膜水肿对膀胱容积亦有不利影响。膀胱的高张状态被认为是直接手术创伤及去神经支配后以副交感神经为主导的状态两个原因造成的。由于位于盆腔的内脏神经和下腹神经内的副交感纤维的离断,从而改变了膀胱内压力传感器的敏感性。

膀胱高张状态是最常见的术后膀胱功能障碍形式,通常持续短暂,术后 8~12 周消失或缓解。通过动物实验已观察到这一时期局部神经纤维的再生和膀胱直肠功能的恢复现象。组织水肿和血肿在这一时期也基本消退。之后出现的膀胱低张状态是膀胱自身调节和适应不良及术后初始阶段过度扩张的表现。术后持续导尿在术后早期有利于减少上述并发症。在膀胱处于低张时,逼尿肌为休息状态,尿道中段括约肌仍关闭。在不显著增加膀胱内压力的情况下,膀胱容积却明显增加(容受)。与此相反的是,在排尿状态,膀胱主要受副交感神经控制,交感神经受到抑制,从而使膀胱逼尿肌收缩,尿道中段括约肌开放。阴部神经的活性也受到抑制,尿道外括约肌得以开放,尿液流出。

损伤内侧盆腔神经丛的自主神经纤维可能增加膀胱颈的阻力,同时使逼尿肌及感受器受损。因此,逼尿肌难以发动及维持足够的收缩力,尿道括约肌难以放松,造成排尿困难。最大排尿压力及最大流速压力在术后均增加,提示尿道出口阻力增加;而最大排尿速度下降,提示逼尿作用抑制。为克服低张状态,耻骨弓加压(Crede 动作)或腹腔加压(Valsalva 动作)有助于排尿。腹

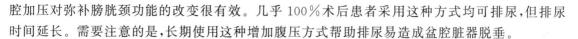

腔加压对弥补膀胱颈功能的改变很有效。几乎100%术后患者采用这种方式均可排尿,但排尿时间延长。需要注意的是,长期使用这种增加腹压方式帮助排尿易造成盆腔脏器脱垂。

3.盆底支持结构改变

术后解剖结构改变也是手术引起下尿路功能障碍的重要原因。子宫切除使膀胱颈失去支撑,产生排尿功能障碍;尿失禁术后由于尿道或膀胱颈位置改变导致流出道梗阻可致尿潴留;前壁脱垂矫正后解除了尿道的解剖学梗阻状态,使术前可以"控尿"的患者在 Valsalva 动作时出现术后压力性尿失禁(postoperative stress urinary incontinence,POSUI);后壁脱垂患者腹压增加时,后壁脱垂的阴道壁向前施加压力,使得尿道压力增加,从而获得"控尿"效果,可能掩盖或减轻原本的尿失禁症状,术后出现或加重。

4.膀胱与尿道直接损伤

膀胱或尿道的直接损伤,如 TVT 术中造成膀胱穿孔可引起显著的下尿路症状;膀胱尿道间隙或逼尿肌平滑肌纤维的损伤可能诱发逼尿肌的非自主性收缩从而导致术后尿失禁。

此外,盆腔手术中对输尿管、膀胱、尿道的直接损伤可造成尿液从损伤部位漏出,形成尿生殖瘘,目前对此类尿失禁常称之为尿瘘或称尿道外尿失禁,也是广义尿失禁的一种,但其处理原则和经尿道尿失禁却有明显不同。妇科盆腔大手术有0.5%可能出现输尿管损伤,经腹子宫切除术损伤膀胱者大约为1.8%,而经阴道子宫切除术者仅为0.4%。如术中泌尿系器官损伤未能及时发现,术后将出现伤口漏尿、尿囊肿或尿瘘形成。

膀胱阴道瘘是女性尿生殖瘘中最常见的一种,尽管目前在发达国家妇科手术膀胱阴道瘘的发生率低于0.02%,但其中80%发生于良性疾病手术后,如月经过多、盆腔纤维化和盆腔器官膨出等。在发展中国家多数膀胱阴道瘘与产科有关,而且漏尿症状严重,其中只有20%可自愈而逸尿逐渐消失,而其他大部分仍需手术修补。

其他泌尿系瘘较为少见。输尿管阴道瘘与根治性子宫切除术后输尿管损伤有关。尿道阴道瘘多见于尿道憩室修补术后,尿道损伤和阴道前壁修补术后合并症等。膀胱子宫瘘更为少见,多见于剖宫产时膀胱损伤未能及时发现。

尿生殖瘘也可同时合并膀胱尿道功能障碍,产生的原因与盆腔疾病和盆腔手术有关。

(二)妇产科术后膀胱尿道功能障碍诊治注意事项

下尿路功能障碍的常用诊断方法:①实验室检查。尿常规、尿培养、血生化等。②泌尿道特殊检查。泌尿系及残余尿测定、尿流率。③选择性检查。病原学检查、细胞学检查、内镜、CT 或MRI 检查、尿动力学检查。对不同类型的下尿路功能障碍患者,应结合病史、症状与体征,选择适合的诊断方法。

1.高危因素

对存在上述高危因素的人群,术后应积极预防和警惕术后下尿路功能障碍的发生。OAB 易患因素包括:年龄因素、多产生育史及 OAB 家族史等。尿潴留易患因素包括:年龄因素、下尿道感染、高体重指数、排尿困难史、肛门括约肌撕裂病史、巨大儿分娩史、阴道干涩感及术前已存在尿潴留疾病(糖尿病、盆底膨出性疾病)等。

2.手术方式

不同手术方式对术后排尿困难的发生也有影响。广泛子宫切除较次广泛子宫切除根治手术更易发生术后尿潴留;开腹、阴式及腹腔镜子宫切除相比,术后尿潴留及泌尿系统感染的发生率以开腹最高,阴式次之,腹腔镜最低。TOT 相比 TVT,尿潴留发生率明显降低,而 TVT 与

Butch 之间无显著差异。另有研究发现,Butch 术中使用 2 号缝线者尿潴留发生率较使用 0 号线者明显为高,故建议 Butch 手术中尽量使用 0 号缝线,以减少术后尿潴留的发生。

3.术后镇痛

使用镇痛泵持续硬膜外给药,将抑制腰骶部脊髓的盆神经,膀胱内括约肌张力提高,导致尿潴留。其中,鞘内和硬膜外使用阿片类药物致尿潴留的发生率为 42%～80%。此外,大量输液、麻醉过深、麻醉时间长(＞2 小时)也是术后尿潴留的危险因素。

4.尿路感染与尿潴留

需警惕尿路感染与尿潴留相互作用。广泛性全子宫切除术后,尿路感染者有 71.9% 合并尿潴留,而尿潴留者有 24% 并发尿路感染,提示感染可导致逼尿肌炎性水肿,影响膀胱逼尿功能,加重尿潴留。术后保留导尿管超过 4 天者,尿培养阳性率为 94.4%,故对长时间导尿的患者应警惕由于感染所致尿潴留的风险。

5.手术操作

为避免术后下尿路功能障碍并发症,各种涉及切除泌尿生殖器官的盆腔手术需遵循以下基本原则。

(1)适当引流:适当使用支架和引流装置,可降低泌尿道瘘管和狭窄风险。

(2)保持组织血供丰富无张力:该原则适用于单纯性膀胱修补复杂的尿道-小肠吻合等多种盆腔手术。

(3)避免重叠缝合:大网膜和肌瓣有助于避免瘘管形成,特别是在既往接受放疗的区域。

(4)制订个性化治疗方案:在考虑行改道术前,应将既往放疗、大量肠道切除、总体健康状况、肾功能等因素进行综合考虑;不同尿流改道术的优缺点及可用的肠道节段均有很大差异。

6.尿失禁类型

术前准确判断尿失禁的类型。术前对压力性尿失禁的全面评估,其中包括有无混合性尿失禁、压力性尿失禁的类型和有无合并盆腔器官的膨出及其膨出的严重程度,确定有效的治疗方案,以避免术后合并症的发生。如压力性尿失禁合并膀胱严重膨出,应同时进行盆底修补术,单纯行膀胱颈悬吊术常造成术后出现排尿困难或单纯前壁悬吊造成术后尿失禁加重。

7.悬吊手术

尿失禁手术术中避免过度悬吊,过度悬吊可造成膀胱不稳定,产生急迫性尿失禁,严重者造成膀胱颈梗阻,出现充盈性尿失禁。

8.充盈性尿失禁

注意鉴别尿潴留与尿失禁。部分患者盆腔大手术后可出现尿失禁,是由于尿潴留、尿流率下降导致的充盈性尿失禁。如患者残余尿量增多,尿流率下降,应警惕充盈性尿失禁的可能。

9.药物

有些药物,如钙通道阻滞剂、镇痛药和麻醉药物等对逼尿肌收缩有明显抑制作用,适当控制这些药物,也能明显缓解盆腔手术对膀胱尿道功能的影响。α受体激动剂可造成膀胱出口阻力增加,也是造成充盈性尿失禁或加重尿失禁的因素之一,但是药物的调整应考虑到患者所患相关疾病的需要。

10.尿动力学检查

由于术后早期膀胱尿道功能障碍的病因很多,如对于术后早期水肿、盆底结构的重新分布组合、外科创伤、神经暂时性损害等,多数患者膀胱尿道功能逐渐恢复正常,一般不需要做尿动力学

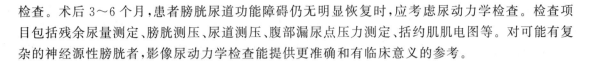

检查。术后 3～6 个月,患者膀胱尿道功能障碍仍无明显恢复时,应考虑尿动力学检查。检查项目包括残余尿量测定、膀胱测压、尿道测压、腹部漏尿点压力测定、括约肌肌电图等。对可能有复杂的神经源性膀胱者,影像尿动力学检查能提供更准确和有临床意义的参考。

二、妇产科术后排尿障碍及处理

术后排尿功能障碍包括尿潴留、排尿无力、排尿延迟、排尿间断、排尿不尽感、尿频、尿急和夜尿等,是妇科手术后常见的泌尿系并发症。由于尿潴留可以导致上述所有症状,并进而导致肾功能障碍和泌尿系统感染,所以诊断与干预必须及时。文献报道,广泛及次广泛子宫切除术后尿潴留发生率为 3.8%～44.9%;尿失禁手术后尿潴留发生率为 35%。

(一)妇产科术后排尿障碍的病因

术后尿潴留是一较为常见但对其知之甚少的事件,与其发生有关的 8 个互不排斥的影响因素:①有创性操作;②膀胱过度扩张;③膀胱敏感度降低;④膀胱收缩性降低;⑤流出道阻力增高;⑥排尿反射活力降低;⑦伤害性抑制反射;⑧原有膀胱出口病变。麻醉和止痛可以影响第 ②、③、④和⑥条。疼痛或不适引起的伤害性抑制反射是一个重要因素,因为交感神经传出支可以直接影响第④、⑤、⑥条因素。

(二)病理生理

绝对或相对的排尿功能障碍多起因于膀胱收缩功能的降低(收缩幅度或持续时间的下降)或流出道阻力的升高。

1.低活动性膀胱

膀胱收缩功能绝对或相对障碍可由诱发和维持正常逼尿肌收缩所必需的神经肌肉机制的某一环节暂时或者永久性改变导致。神经功能正常的个体中在排空反射受到抑制时也可以发生。排空障碍也可继发于骨盆和会阴区域发出的传出冲动增加而产生的反应结果或者由心理因素造成。非神经因素包括膀胱过度扩张导致的膀胱肌肉的损伤,中枢或者外周激活药物的反应,严重的感染及纤维化。

2.膀胱出口过度活动或梗阻

病理性的出口阻力增高在男性患者中比在女性更容易出现。尽管这种情况经常继发于解剖性梗阻,但也可以继发于膀胱收缩时尿道内、外括约肌舒张功能的障碍或者过度活动。外括约肌协同功能失调是神经疾病或损伤患者常见的非解剖性梗阻的原因(与确定的解剖性因素相对),女性最常见的流出道梗阻的原因为括约肌性尿失禁术后继发的流出道受压或纤维化。

(三)临床表现

术后排尿障碍常常合并感染与排尿刺激症状,如排尿困难、尿频、尿急或急迫性尿失禁均可能是尿路梗阻的表现,液体摄入与排尿日记可反映症状的严重程度,但目前尚缺乏统一的诊断标准。对抗尿失禁手术后仍能排尿的患者常表现为梗阻性症状,如排尿延迟、尿流缓慢、排尿费力和排尿不尽感。

(四)诊断

妇科手术后出现排尿障碍,体检常发现尿道在耻骨后位置偏高及角度异常,棉签试验可用于检测尿道轴角度;残余尿≥100 mL。使用排尿后导尿或超声均可以诊断尿潴留。膀胱容量＞600 mL(超声诊断)且在 30 分钟内不能自行排尿可诊断尿潴留。

尿失禁术后尿道梗阻可结合病史(如术前患者有无梗阻或刺激性排尿症状)及体检综合考

虑。排尿后残余尿可反映膀胱排空能力,但不能区分是否是由于逼尿肌收缩功能减退或尿道阻力增加所致。

此外,尿培养可排除感染的可能;尿道径测量也不能代替尿动力学检查用于反映尿道阻力;膀胱镜检查偶尔可以发现尿道角度异常或膀胱小梁,虽无法准确判断尿道阻力,但可用于排除异物或肿瘤的可能;影像尿动力学检查可确定梗阻的部位,膀胱颈缺陷、近端尿道扩张,伴膀胱内压升高、低流速(排尿压力>50 cmH$_2$O 合并尿流速<15 mL/min),提示尿道梗阻,但仍需结合临床对个体进行综合分析。

(五)治疗

排尿功能障碍的治疗目标:①保护或改善上尿路功能;②无或抑制了感染;③低膀胱内压足够储尿;④低膀胱内压恰当排尿;⑤适当的控制;⑥不使用尿管或造瘘;⑦社会接受度和适应性;⑧职业接受度和适应性。

术后短暂性尿潴留不需要手术处理,持续性尿潴留可能由流出道梗阻所致,常需手术干预。

膀胱排空障碍的治疗通常包括:提高膀胱内压和逼尿肌压力,排尿反射的训练、降低出口阻力或上述方面的联合治疗。如果上述方法都无效,间歇性导尿同样是一种非常有效的治疗方法。

1.非手术治疗

(1)导尿:导尿仍是现今治疗术后尿潴留的最常用方法。膀胱的过度膨胀将延迟恢复自发性排尿并导致膀胱输尿管反流、肾积水、泌尿道感染和尿失禁,长期尿潴留和反复泌尿系统感染将导致膀胱壁纤维化和膀胱顺应性的丧失,故排尿困难的患者通过间歇或连续导尿解除膀胱高压状态至关重要。目前观点认为,应提倡周期性导尿,急性尿潴留应持续保留导尿一周,但定期夹闭尿管的训练意义目前存在争议;清洁间断导尿较长期留置导尿管显著降低感染率,并提高患者满意度,应使膀胱容量小于 500 mL 并持续到盆神经功能恢复和残余尿正常;对于无法行清洁间歇导尿的患者,可考虑经尿道或耻骨上膀胱持续引流,但感染率较高。此外,长期引流也会引发膀胱尿道炎症、降低膀胱容积、膀胱结石等。此外,一种由磁性控制单位激活的尿道植入性装置是可代替导尿的简便有效方法;尿道扩张器对解除梗阻的疗效尚存争议,不推荐使用。

如果尿潴留持续 4～6 周不缓解,需行尿动力学检查测定尿流率和膀胱压,以排除膀胱流出道梗阻。

(2)药物治疗:对于由麻醉导致的尿潴留可以使用麻醉药的拮抗剂,如阿片受体拮抗剂(纳洛酮 0.1～0.2 mg,此剂量常可影响镇痛效果)或阿片类药物外周拮抗剂(甲基纳曲酮 0.3 mg/kg,不影响镇痛效果);α 受体阻滞剂作用于膀胱括约肌与三角肌中的 α 受体,发挥抗肾上腺素能神经的作用,抑制胆碱酯酶的生成,作用于膀胱表面平滑肌,促进排尿。抗胆碱酯酶药(如新斯的明)和拟胆碱药(如氯贝胆碱)可通过减少乙酰胆碱破坏及模拟乙酰胆碱的作用来改善尿潴留,但应注意药物不良反应,如心动过缓、呕吐、肌束震颤等。

(3)其他非手术疗法:其他非手术治疗方法还包括限制液体摄入量、定时排尿及盆底肌肉康复疗法等。

2.手术治疗

(1)尿道松解术:适用于抗尿失禁术后顽固性尿急伴或不伴急迫性尿失禁、残余尿量持续上升和尿潴留者;间歇性或持续性导尿 4 周后无法自主排尿者;残余尿持续 3 个月者。若患者术前排尿功能正常或体检发现尿道被抬高,则无须另行尿动力学检查。对未达到尿潴留诊断标准但有梗阻症状者,应先行非手术治疗,无效者方可考虑尿道松解术。术后新发尿急或急迫性尿失禁者可通过药物、限制液体摄入量、定时排尿和盆底肌肉康复疗法,无效者方可考虑尿道松解术。术后约 19% 压力性尿失禁复发,与尿道过度活动和/或内在括约肌缺陷有关,患者术前应被告知尿道松解术引起压力性尿失禁复发的风险。

对尿道松解术无效的患者,多由于尿道与耻骨再次形成了粘连带所致。有学者主张在尿道与耻骨间放置隔离组织(如带蒂大网膜脂肪垫或 Martius 唇),以防止黏附,但疗效不确定。

(2)骶神经调节:将脉冲发生器植入患者骶孔内,将原本失衡的尿路控制系统的兴奋与抑制重新调节到一个平衡状态,适用于非梗阻性尿潴留。对照评估术前术后残余尿量、膀胱容量及最大尿流率,均有大幅度好转,70% 尿潴留患者的每次导尿量减少 50% 以上,其中 58% 治愈(无须导尿),患者满意度为 100%,但费用昂贵。

三、妇产科手术后尿失禁及处理

术后尿失禁可分为急迫性和压力性,包括术后新发急迫性尿失禁和术后压力性尿失禁,多数情况下两者同时存在。压力性尿失禁是腹压增加时非自主溢尿;急迫性尿失禁与膀胱不稳定、容积降低或顺应性下降有关。在排除尿潴留与感染后,尿动力检查可以明确单纯的急迫性尿失禁,使用抗胆碱药物治疗。

(一)术后压力性尿失禁

1.病因

(1)手术损伤,影响盆底组织复旧,致使尿道膨出,尿道内压力减低,膀胱颈下降,后尿道膀胱角消失,使尿道变得短而宽。另外,由于泌尿生殖膈及浅层肌肉的损伤,外括约肌失去功能,发生尿失禁。

(2)隐匿性尿失禁是引起术后压力性尿失禁的主要原因。子宫脱垂及阴道前壁膨出时,由于膀胱过度下垂,膀胱尿道角度消失,尿道内括约肌受牵拉而关闭不全,发生压力性尿失禁,如合并尿道膨出,则尿失禁症状更加明显。子宫脱垂患者中约 39% 合并尿失禁。隐匿性尿失禁机制可能为腹压增加时,后壁脱垂的阴道壁向前施加压力,使得尿道压力增加,从而获得"控尿"效果,而在手术治疗脱垂纠正了尿道的解剖学梗阻状态后患者表现出增加腹压后尿失禁。

2.临床表现及分度

患者有妇科手术病史,术后在腹压突然增加时发生遗尿。多发生在咳嗽、打喷嚏、大笑、提重物、便秘加腹压时。在各年龄妇女中均有轻微至较明显的尿失禁。最常见于 45 岁以上曾有分娩创伤的妇女,50% 左右的老年妇女有尿失禁。

尿失禁程度轻重不一,由偶发几滴遗尿到全部尿不能控制流出。常依症状的轻重分为 4 度。Ⅰ度:腹压增加时偶有尿失禁;Ⅱ度:腹压增加时常有尿失禁;Ⅲ度:直立时即有尿失禁;Ⅳ度:平卧时即有尿失禁。Nario 等根据尿失禁的状态、频率、数量给予临床评分。如尿失禁发生在咳嗽、打喷嚏、举重物、跑步时,评 1 分;如发生在上楼梯、行走、大笑、性交时,评 2 分。在尿失禁的频率上,如每周发生,评 1 分;如每天发生,评 2 分。在尿失禁的数量上,如每天少于一张卫生巾,评 1 分;如每天多于两张卫生巾,评 2 分。累计总分 1~3 分为轻度,4~7 分为中度,≥8 分为重度。

3.诊断

详细询问病史,鉴别是压力性尿失禁还是急迫性尿失禁;有无尿频、尿急、尿痛及脓尿,与膀胱炎及尿道炎鉴别;注意询问尿失禁与增加腹压的关系;神经性尿失禁多伴有其他神经支配障碍。妇科检查注意有无尿瘘、子宫脱垂、膀胱膨出、尿道膨出及盆腔肿物等。可进行以下实验和检查。

(1)诱发试验:患者仰卧位,双腿屈曲外展,检查者压患者腹壁,如有尿液溢出,而患者无排尿感,腹压解除后溢出停止,即为阳性。

(2)膀胱颈抬高试验:检查者右手伸入阴道,中、示指置阴道壁尿道的两侧,指尖位于膀胱及尿道交接处,向前上方将膀胱颈抬高,再行诱发试验,如无尿液溢出,即为阳性。

(3)膀胱尿道造影:可发现尿道后角消失伴尿道倾斜角>45°;膀胱尿道位置下移,膀胱颈位置为膀胱的最下缘,膀胱颈开放如锥状。

(4)尿道压力测定:用测压导尿管测定。正常人最大尿道压平均为 6.86 kPa,最大尿道关闭压一般在 4.90 kPa 以上。尿失禁患者最大尿道压明显下降,最大尿道关闭压低于 4.96 kPa。

(5)超声波检查:阴道超声波诊断张力性尿失禁的标准如下。①休息状态的膀胱角≥90°;②膀胱角至耻骨弓的距离≥2.3 cm;③膀胱颈的活动度≥20°。符合以上标准的 2 项即可诊断。

4.治疗

隐匿性尿失禁被认为是术后压力性尿失禁的主要原因,术前加强对隐匿性尿失禁的筛选有助于降低 POSUI。

隐匿性尿失禁被认为是在无逼尿肌收缩及脱垂脏器完全回纳的情况下,在膀胱充盈 300 mL、Valsalva 动作时出现的尿失禁,通常在尿动力学检查(urodynamics,UDS)监测膀胱内压时进行上述试验。若膀胱截石位不能明确诊断,则取坐位或站立位重复检查。患者若主诉脱垂前有 SUI 史,而脱垂发生后尿失禁症状消失,则应高度怀疑隐匿性尿失禁。在实际操作中,回纳脱垂脏器的程度及阴道壁内压力并无公认标准,故同一患者可能在不同的测量状态得出不同结果。

此外,术前可采用压力-流速动态尿动力检查评估排尿功能。排尿困难、膀胱出口梗阻(bladder outlet obstruction,BOO)、逼尿肌不稳定及尿道活动度增加与脱垂相关;而逼尿肌收缩受损和内括约肌缺陷则与脱垂无关。有学者推荐尿道中段闭合压或漏尿点时压力转化率(pressure transmission ratio,PTR)显著降低至<0.9 或 1.0 作为筛查隐匿性尿失禁的指标。尿道逆行性压力测定(urethra retro-resistance pressure,URP)和膀胱过度活动异常对诊断亦有一定帮助。膀胱尿道造影的影像学参数和棉签试验的尿道活动度对鉴别隐匿性尿失禁帮助不大。

对可疑的隐匿性压力性尿失禁,主要有两种处理方式:①纠正脱垂同时实施预防性压力性尿失禁手术;②先纠正脱垂,术后再评估是否需要行尿失禁手术。前者的优势在于术后极少患者会出现压力性尿失禁症状,但可能增加术后并发症(梗阻性尿频、膀胱过度活动及尿潴留等)的风险,同时也存在过度治疗的情况;选择后者避免了增加术后并发症和过度治疗的风险,术后出现 POSUI 可行二次手术纠正 POSUI。手术治疗如尿道中段悬吊术,可在一定程度上纠正盆腔手术操作导致的解剖学异常,5 年治愈率较满意。

(二)术后急迫性尿失禁与膀胱过度活动

急迫性尿失禁指有强烈尿意,有意识性抑制排尿但不能控制而尿液经尿道漏出者。膀胱过度活动症(overactive bladder syndrome,OAB)是指无明显病理或代谢性疾病的前提下出现尿急,伴或不伴急迫性尿失禁,常伴夜尿与尿频,这些症状提示逼尿肌功能亢进,但其他形式的排尿功能障碍也有上述症状,但需排除感染和其他原因所致。尿动力学检查可以表现为非自主性逼尿肌过度活动,也可为其他形式的尿道-膀胱功能障碍。

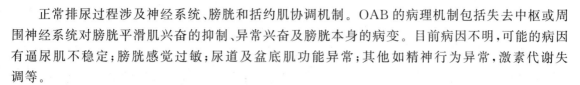

正常排尿过程涉及神经系统、膀胱和括约肌协调机制。OAB的病理机制包括失去中枢或周围神经系统对膀胱平滑肌兴奋的抑制、异常兴奋及膀胱本身的病变。目前病因不明,可能的病因有逼尿肌不稳定;膀胱感觉过敏;尿道及盆底肌功能异常;其他如精神行为异常,激素代谢失调等。

1.病因

术后急迫性尿失禁的原因可能为膀胱逼尿肌过度活动或原发性膀胱敏感性异常。膀胱逼尿肌的非自主收缩可能与支配膀胱的神经状态(多发性硬化、脑损伤及脊柱损伤等)有密切关系,被认为是神经源性膀胱逼尿肌过度活动。若排除上述原因后,逼尿肌的过度活动被认为是原发性膀胱逼尿肌过度活动。

原发性膀胱逼尿肌过度活动发生的原因可能由于术中组织分离时导致逼尿肌的去神经损伤,从而提高平滑肌细胞的兴奋性和肌细胞间神经冲动的传导速度,导致逼尿肌平滑肌细胞一过性协调性收缩。其他可能导致术后急迫性尿失禁的原因在于SUI缓解后,膀胱容量上升,从而使原本隐匿性的膀胱过度活动性表现出来。此外,膀胱流出道梗阻为SUI术后急迫性尿失禁的原因之一。膀胱出口阻力增加必然导致逼尿肌收缩性增强,从而诱发急迫性尿失禁。

术后急迫性尿失禁的另一个可能原因是术前存在未被诊断的混合型尿失禁,即同时存在膀胱过度活动与SUI。常规尿动力学对急迫性尿失禁的诊断率并不高,使术前未发现的混合型尿失禁患者在术后出现急迫性尿失禁症状。

2.临床表现

典型的临床表现为手术后尿急,突发、强烈的排尿欲望,且很难被主观抑制而延迟排尿;尿频,患者自觉每天排尿次数过于频繁。在主观感觉的基础上,成人排尿次数达到:日间≥8次,夜间≥2次,每次尿量<200 mL;夜尿,因尿意而排尿≥2次/夜的主诉;常伴发急迫性尿失禁。

3.诊断

依据病史、体检和尿动力检查,排除泌尿系统感染等即可诊断。但膀胱的非自主收缩本身可能是其他排尿功能障碍的表现,故OAB为排他性诊断,目前尚无统一诊断标准。

按照国际泌尿协会对OAB的定义,OAB属用评估症状、体检、尿液分析和其他评估形成的经验性诊断。作为经验性诊断,只能使用非侵入或可重复的治疗手段进行干预。当明确排除其他疾病可能,包括感染、膀胱结石、肿瘤后,才能明确诊断OAB。世界卫生组织第二次国际控尿论坛发表了下尿路功能障碍的基本评估方法推荐意见。评估需选择最大成本收益方案,在一系列物理与实验室检查中进行选择。

4.治疗

在给予任何治疗前,需要确认患者需要或愿意接受治疗,以及治疗对患者生活质量的影响。术后出现急迫性尿失禁首先应测定膀胱容积及明确是否存在非自主性收缩,干预的目标是增加膀胱容积及减少非自主性收缩。

行为疗法适用于任何OAB患者的初始治疗,由一系列的治疗策略组成,包括加强教育(使患者认知下泌尿道结构与功能)、液体摄入与饮食管理、排尿日记、定时排尿、延迟排尿(逐渐使每次排尿量>300 mL)、PFE生物反馈和盆底功能锻炼等。行为治疗可帮助患者重新掌握控制排尿的技能,打断精神因素的恶性循环,从而降低膀胱敏感性。对膀胱排空时无漏尿,但充盈是尿失禁的患者,可定时排空膀胱以控制症状。

药物治疗可增加膀胱流出道阻力,包括三环抗抑郁剂和α受体激动剂,主要为非选择性

M受体拮抗剂(酒石酸托特罗定片2 mg,每天2次;奥昔布宁5 mg,每天2次;其他药物:丙米嗪、地西泮、吲哚美辛等)。非选择性M受体拮抗剂对OAB治疗的疗效肯定,但有口干、便秘、视物模糊等不良反应,将来可能被膀胱选择性更好的药物将替代。

对药物和行为治疗无效的患者,可考虑骶神经调节,涉及电刺激骶神经和周围神经、电刺激使得肌肉收缩、放松,并调节中枢神经系统功能。电刺激控制下尿路的骶神经根部可同时用于治疗尿失禁与尿潴留。

对于神经调节无效的严重OAB患者,可考虑更具侵入性的治疗手段,如膀胱扩大成形术和尿流改道术。由膀胱容积缩小所致的难治性急迫性尿失禁病例可利用肠道组织行膀胱扩大成形术。作为最早使用的尿流改道术,输尿管乙状结肠吻合术有较高的电解质失衡、上尿路感染、梗阻率和吻合部位的肿瘤发生风险,已逐渐被其他改道术取代。输尿管皮肤造瘘术也由于吻合口狭窄和难以收集尿液而不再采用。目前最常使用的是肠带膀胱修补术、可插管可控尿流改道术和原位新膀胱术。根据临床情况,可使用各种大肠与小肠组织。

其他的治疗策略还包括其他类型的药物、膀胱内给药,包括拮抗剂、膀胱逼尿肌内注射A型肉毒毒素、采用组织工程学方法简化膀胱扩大成形术、基因干预逆转神经重构、针灸及综合治疗等。目前,还有两种潜在的治疗处于临床研究阶段:膀胱内注入辣椒素受体使神经元感受器失活,以及向逼尿肌直接注射肉毒毒素。其他治疗尝试:如电磁疗法与去神经疗法的疗效不能肯定。

四、术后泌尿系统感染

经阴道手术的住院时间较经腹手术显著缩短,但可能增加尿路感染风险。术后泌尿系统感染(urinary tract infection,UTI)按解剖学部位分为上尿路感染(肾盂肾炎)与下尿路感染(膀胱炎/尿道炎);按病程长短分为急性感染与慢性感染。

(一)病因

大多数尿路感染是由细菌引起的,这些细菌通常来自于肠道。细菌毒力因子、包括黏附素在决定细菌侵入和感染范围上起了决定性作用。上皮细胞感受性的增加,使患者易患复发性尿路感染,是一种遗传型特征。尿流梗阻是增加宿主对尿路感染的易感性的关键因素。

(二)临床表现

术后膀胱炎通常伴有排尿困难、尿频、尿急、耻骨上疼痛和血尿。下尿路症状是最常出现的,并且通常比上尿路症状提前数天出现。肾盂肾炎典型的表现为发热、寒战和腰痛。恶心和呕吐也可能出现。肾脏或肾周脓肿可能导致无痛的发热、腰部肿块和压痛。在老年人中,这些症状可能更弱。留置导尿的患者通常伴有无症状的菌尿,但是也可能迅速发生与菌血症相关的发热并威胁生命。

(三)诊断

推定尿路感染的诊断靠直接或间接的尿液分析,并经尿液培养确诊。尿液的评估提供了关于尿路情况的临床信息。尿液和尿路在正常情况下是不存在细菌和炎症的。在患有尿路感染时可能发生尿液分析和培养的假阴性,尤其是在感染的早期,细菌和白细胞的数量较低,或因液体摄入增加以及随后的利尿作用导致的尿液稀释。在偶然的情况下,尽管存在细菌定植和尿路上皮炎症,但尿液中可能检测不到细菌和白细胞。尿液分析和培养的假阴性是由收集尿液标本时细菌和白细胞污染造成的。自行排尿留取的标本最易发生污染,但是也可以发生在导尿的过程中。耻骨上穿刺留取膀胱中的尿液受污染的可能性最小,这种方式能够提供对膀胱尿液状况最精确地评价,但由于它会带来一些损伤,因此在临床中仅做有限的使用。

急性非复杂性 UTI 诊断标准为尿培养菌数≥10^3cfu/mL;复杂性 UTI(合并泌尿道解剖或功能异常)诊断标准为尿培养菌数≥10^5cfu/mL。

(四)治疗

常规治疗包括休息、大量饮水、尿量＞2 000 mL/d;改善营养、热水坐浴/下腹热敷;碳酸氢钠碱化尿液,缓解疼痛,托特罗定可减轻膀胱刺激征,症状重时短时服用止痛镇静药。

抗菌治疗应选择尿中浓度较高的广谱抗革兰阴性菌药物,据疗效和药敏试验调整,其中喹诺酮类药物 85% 以原形经肾排泄,带来尿内高浓度,故治疗尿路感染多选择氟喹诺酮类,半合成青霉素类及头孢菌素类亦为常用药物。

预防性使用抗生素可降低阴道手术术后 UTI 风险。盆底妇科术后不使用预防性抗生素时,UTI 的发生率为 10%～64%,使用头孢菌素类作为术前预防性抗生素类药物后降到 0～15%。使用复方磺胺甲噁唑(28%)、氨苄西林/舒巴坦(13.6%)、甲硝唑加氨苄西林(20%)、甲硝唑(10%～22.7%)、环丙沙星(27.2%)后 UTI 的发生率较高。头孢菌素类联合呋喃妥因(1.8%)或克林霉素(2.5%)作为预防性抗生素 UTI 的发生率较低。

头孢菌素类是预防 UTIs 的首选药物,一般术前给药一次,术后给药 2～3 次。Rogers 等认为联合应用呋喃妥因是治疗 UTI 最常用的抗菌药,可扩展抗菌谱(包括大肠埃希菌或克雷白菌),进一步降低 UTI 发生率,但该研究基于经腹手术病例,该方法是否对盆底手术病例有效尚待探讨。

然而预防性抗生素在抑制泌尿系统病原微生物的同时,也可打破正常阴道菌群平衡,从而诱发泌尿系统病原体增殖导致 UTIs 发生。抗生素的种类和治疗期限是决定疗效的关键。很多因素影响盆底术后 UTIs。手术与持续时间是重要的因素。如后盆腔阴道手术区域更靠近肛门,UTIs 的发生率较尿道中段悬吊增加;不规范的导尿操作也会增加 UTIs;其他术中或术后的并发症与 UTIs 复发相关,包括术中损伤泌尿道、术后排尿功能障碍和膀胱阴道瘘或直肠阴道瘘形成;与患者相关的危险因素包括年龄、肥胖、神经源性膀胱、心血管疾病、糖尿病以及既往 UTIs 史。术后长期导尿为病原微生物提供了繁殖场所,从而增加了 UTIs 风险。UTIs 风险与导尿方式与持续时间相关。文献报道,耻骨上导尿较经尿道导尿降低术后 UTIs 风险,但由于前者属侵入式操作,故很少使用。术前应用雌激素可降低术后 UTIs,可能由于雌激素降低阴道 pH 并促进乳酸杆菌增殖。绝经患者接受激素代替治疗者,雌激素可帮助调节阴道菌群以及尿道上皮功能从而降低 UTIs,但 Mikkelsen 认为术前雌二醇虽然减少了菌尿,但未能降低膀胱炎的复发率。

单纯下尿路综合征时经验用药,予以短疗程(3 天)治疗 7 天后复查。如果无尿路症状,尿培养阴性,则可拟诊膀胱炎,无须给予治疗。嘱患者 1 个月后复查;如尿培养仍有真性细菌尿,则可拟诊隐匿性肾盂肾炎,给予敏感的抗菌药物治疗 2 周;如患者仍有下尿路症状,尿培养有真性细菌尿及再发性肾盂肾炎,则需按肾盂肾炎常规治疗。

(于兆梅)

第八章

女性生殖系统肿瘤

第一节 外 阴 肿 瘤

一、外阴良性肿瘤

外阴良性肿瘤较少见。根据良性肿瘤的性状可划分为两大类:囊性或实质性。根据肿瘤的来源也可将其划分为四大类:①上皮来源的肿瘤;②上皮附件来源的肿瘤;③中胚叶来源的肿瘤;④神经源性肿瘤。本节将常见的外阴良性肿瘤按肿瘤的来源归类,介绍如下。

(一)上皮来源的肿瘤

1.外阴乳头瘤

外阴部鳞状上皮的乳头瘤较少见。病变多发生在大阴唇,也可见于阴阜、阴蒂和肛门周围。外阴乳头瘤多见于中老年妇女,发病年龄大多在40~70岁。

(1)病理特点。①大体所见:单发或多发的突起,呈菜花状或乳头状,大小可由数毫米至数厘米直径,质略硬。②显微镜下所见:复层鳞形上皮中的棘细胞层增生肥厚,上皮向表面突出形成乳头状结构,上皮脚变粗向真皮层伸展。但上皮细胞排列整齐,细胞无异型性。

(2)临床表现:常常无明显的症状,有一些患者有外阴瘙痒;如肿瘤较大,因反复摩擦,表面可溃破、出血和感染。有时,妇科检查时才发现外阴部有乳头状肿块,可单发或多发,质略硬。

(3)诊断和鉴别诊断:根据临床表现,可作出初步的诊断。确诊应根据活检后病理学结果。诊断时应与外阴尖锐湿疣进行鉴别。外阴尖锐湿疣属于 HPV 病毒感染,在显微镜下可见典型的挖空细胞。据此,可进行鉴别。

(4)治疗:以局部切除为主要的治疗方法,在病灶外 0.5~1 cm 处切除整个肿瘤,切除物必须送病理组织学检查。

2.软垂疣

软垂疣有时也称为软纤维瘤、纤维上皮性息肉或皮垂,常常较小且软,多见于大阴唇。

(1)病理特点。①大体所见:外形呈球形,直径为 1~2 cm,可有蒂。肿瘤表面有皱襞,肿瘤质地柔软。②显微镜下所见:肿瘤由纤维结缔组织构成,表面覆盖较薄的鳞形细胞上皮层,无细胞增生现象。

（2）临床表现：通常无症状，当蒂扭转或破溃时出现症状，主要为疼痛、溃破、出血和感染。有时肿块受摩擦而有不适感。妇科检查时可见外阴部有肿块，质地偏软。

（3）诊断和鉴别诊断：根据临床表现，基本可作出诊断。如肿瘤表面皱襞较多，需与外阴乳头瘤进行鉴别，显微镜下检查可鉴别。

（4）治疗：如患者因肿瘤而担忧、有症状，或肿瘤直径超过 2 cm，则肿瘤应予以切除。同样，切除物应送病理组织学检查。

（二）上皮附件来源的肿瘤

1.汗腺瘤

汗腺瘤是由汗腺上皮增生而形成的肿瘤，一般为良性，极少数为恶性。由于大汗腺在性发育成熟后才有功能，因此这种汗腺瘤发生于成年之后。生长部位主要在大阴唇。

（1）病理特点。①大体所见：肿块直径一般<1 cm，结节质地软硬不一。有时囊内的乳头状生长物可突出于囊壁。②显微镜下所见：囊性结节，囊内为乳头状结构的腺体和腺管，腺体为纤维小梁所分隔。乳头部分表面有两层细胞：近腔面为立方形或低柱状上皮，胞质淡伊红色呈顶浆分泌状，核圆形位于底部；其外为一层梭形或圆形、胞质透亮的肌上皮细胞。

（2）临床表现：汗腺瘤病程长短不一，有些汗腺瘤可长达十余年而无变化。汗腺瘤小而未破时，一般无症状，仅偶然发现外阴部有一肿块。有时患者有疼痛、刺痒、灼热等症状。如继发感染则局部有疼痛、溢液、出血等症状。

妇科检查时可发现外阴部肿块，肿块可为囊性、实质性或破溃而成为溃疡型。

（3）诊断和鉴别诊断：诊断常常需要根据病理组织学检查。因汗腺瘤易与皮脂腺囊肿、女阴癌、乳头状腺癌等混淆，若单凭肉眼观察，确实不易鉴别，故必须在活组织检查以后，才能确诊。

（4）治疗：汗腺瘤一般为良性，预后良好，故治疗方法大都先做活组织检查，明确诊断后再做局部切除。

2.皮脂腺腺瘤

皮脂腺腺瘤为一圆形或卵圆形的肿块，发生于外阴者较少，一般为黄豆大小，单发或多发，稍隆起于皮肤。

（1）病理特点。①大体所见：肿块为黄色，直径 1～3 mm，有包膜，表面光滑，质地偏硬。②显微镜下所见：镜下见皮脂腺腺瘤的细胞集合成小叶，小叶的大小轮廓不一。瘤细胞有三种：①成熟的皮脂腺细胞，细胞大呈多边形，胞质透亮空泡；②较小色深的鳞形样细胞，相当于正常皮脂腺的边缘部分细胞，即生发细胞；③介于两者之间的为成熟中的过渡细胞。

（2）临床表现：一般无症状。妇科检查时可发现肿块多发生于小阴唇，一般为单个，扪之质偏硬。

（3）诊断和鉴别诊断：诊断可根据临床表现而做出。有时需行切除术，术后病理检查才能确诊。

（4）治疗：一般可行手术切除。

（三）中胚叶来源的肿瘤

1.粒细胞成肌细胞瘤

粒细胞成肌细胞瘤可发生于身体的很多部位，其中 35％发生于舌，30％在皮肤及其邻近组织，7％发生于外阴，其余的发生于其他部位，包括上呼吸道、消化道和骨骼肌等。

（1）病理特点。①大体所见:肿瘤直径一般为 0.5～3 cm,肿块质地中等,淡黄色。②显微镜所见:瘤细胞集合成粗条索状或巢状,为细纤维分隔,细胞大,胞质丰富,含有细伊红色颗粒,核或大或小,位于中央,核仁清晰。

特殊染色提示细胞质颗粒并非黏液,也不是糖原,但苏丹黑 B 染色结果为阳性,经 PAS 染色经酶消化后仍为阳性,说明细胞质颗粒很有可能是糖蛋白并有类脂物,这一点支持其为神经源性的组织来源学说。

（2）临床表现:一般无特异的症状,有时患者偶然发现外阴部的肿块,生长缓慢,无压痛,较常发生于大阴唇。妇科检查时可见外阴部肿块质地中等,常为单个,有时为多个,无压痛。

（3）诊断和鉴别诊断:一般需病理检查后才能确诊。同时,需与纤维瘤、表皮囊肿进行鉴别。

（4）治疗:治疗原则是要有足够的手术切除范围,一般在切除标本的边缘应做仔细的检查,如切缘有病变存在,则需再做扩大的手术切除范围。一般预后良好。

2.平滑肌瘤

平滑肌瘤发生于外阴部者还是很少见的。可发生于外阴的平滑肌、毛囊的立毛肌或血管的平滑肌组织中。外阴平滑肌瘤与子宫平滑肌瘤有相似的地方,如好发于生育年龄的妇女,如肌瘤小,可无任何症状。

（1）病理特点。①大体所见:肿块为实质性,表面光滑,切面灰白色,有光泽。②显微镜所见:平滑肌细胞排列成束状,内含胶原纤维,有时可见平滑肌束形成漩涡状结构,有时也可见肌瘤的变性。

（2）临床表现:患者一般无不适症状,有时会感到外阴不适,外阴下坠感,也有患者因自己发现外阴肿块而就诊。外阴平滑肌瘤常常发生在大阴唇,有时可位于阴蒂、小阴唇。妇科检查可见外阴部实质性肿块,边界清楚,可推动,无压痛。

（3）诊断和鉴别诊断:外阴平滑肌瘤的诊断并不困难,有时需与纤维瘤、肉瘤进行鉴别。纤维瘤质地较平滑肌瘤更硬。而肉瘤边界一般不清,有时在术前鉴别困难。

（4）治疗:以手术切除,如果肌瘤位于浅表,可行局部切除;如果位置较深,可打开包膜,将肌瘤剜出。切除之组织物送病理组织学检查。

3.血管瘤

血管瘤实际上是先天性血管结构异常形成的,所以,应该说它不是真正的肿瘤。多见于新生儿或幼儿。

（1）病理特点。①大体所见:肿块质地柔软,呈红色或暗红色。②显微镜下所见:常表现为两种结构。一种为无数毛细血管,有的血管腔不明,内皮细胞聚积在一起,有人称其为毛细血管瘤;另一种为腔不规则扩大,壁厚薄不一的海绵状血管瘤,管壁衬以单层扁平内皮细胞,扩大的腔内常有血栓形成,有人称此种血管瘤为海绵状血管瘤。

（2）临床表现:多见于婴幼儿,直径从数毫米至数厘米。常高出皮肤,色鲜红或暗红,质软,无压痛。有时因摩擦而出血。

（3）诊断和鉴别诊断:主要根据临床表现,进行初步的诊断。有时需与色素痣进行鉴别诊断。

（4）治疗:如果血管瘤不大,可手术切除;如果面积大或部位不适合手术,则可用冷冻治疗,也可应用激光进行治疗。

(四)神经源性肿瘤

1.神经鞘瘤

发生于外阴部的神经鞘瘤常常为圆形,生长缓慢。目前一般认为它是来源于外胚层的雪旺鞘细胞。以往有人认为其来源于中胚层神经鞘。

(1)病理特点。①大体所见:肿块大小不等,一般中等大小,有完整的包膜。②显微镜所见:肿瘤组织主要由神经鞘细胞组成。此种细胞呈细长的梭形或星形,细胞质嗜酸,胞核常深染,大小一致,疏松排列成束状、螺旋状或漩涡状结构。

(2)临床表现:外阴部的神经鞘瘤常表现为圆形的皮下结节,一般无症状,质地偏实。

(3)诊断:根据临床表现,进行初步的诊断,确诊需要病理组织学检查结果。

(4)治疗:手术切除,切除物送病理组织学检查。

2.神经纤维瘤

外阴神经纤维瘤为孤立的肿块,常位于大阴唇。它主要由神经束衣、神经内衣和神经鞘细胞组成。此肿瘤为中胚层来源。

(1)病理特点。①大体所见:肿瘤无包膜,边界不清。②显微镜下所见:主要为细纤维,平行或交错排列,其中有鞘细胞和轴索的断面,还有胶原纤维。

(2)临床表现:一般无症状,检查发现肿块质地偏实,与周围组织分界不清。

(3)诊断:根据临床表现,进行初步的诊断,确诊需要病理组织学检查结果。

(4)治疗:手术切除,切除物送病理组织学检查。

二、外阴恶性肿瘤

外阴恶性肿瘤主要发生于老年妇女,尤其60岁以上者。外阴恶性肿瘤占女性生殖系统恶性肿瘤的3%～5%。外阴恶性肿瘤包括来自表皮的癌,如外阴鳞状细胞癌、基底细胞癌、Paget病、汗腺癌和恶性黑色素瘤;来自特殊腺体的腺癌,如前庭大腺癌和尿道旁腺癌;来自表皮下软组织的肉瘤,如平滑肌肉瘤、横纹肌肉瘤、纤维肉瘤和淋巴肉瘤。

(一)外阴鳞状细胞癌

外阴鳞状细胞癌是外阴最常见的恶性肿瘤,占外阴恶性肿瘤的90%,好发于大、小阴唇和阴蒂。

1.发病因素

确切的病因不清,可能与下列因素有一定的关系。

(1)人乳头状瘤病毒感染:人乳头状瘤病毒感染与宫颈癌的发生有密切的关系。目前研究发现,人乳头状瘤病毒与外阴癌前病变及外阴癌也有相关性。

(2)外阴上皮内非瘤变:外阴上皮内非瘤变中的外阴鳞状上皮细胞增生及硬化性苔藓合并鳞状上皮细胞增生有一定的恶变率,其恶变率为2%～5%。有时,对可疑病变需行活检以明确诊断。

(3)吸烟:吸烟抑制了人体的免疫力,导致人体的抵抗力下降,不能抵抗病毒等感染,可导致肿瘤的发生。

(4)与VIN关系密切:如VIN未及时发现和治疗,可缓慢发展至浸润癌,尤其是VIN3的患者。

(5)其他:性传播性疾病和性卫生不良也与此病的发生有一定的关系。

2.病理

大体检查:肿瘤可大可小,直径一般为1～8 cm,常为质地较硬的结节,常有破溃而成溃疡,周围组织僵硬。显微镜下可分为:①角化鳞形细胞癌。细胞大而呈多边形,核大而染色深,在底部钉脚长短大小和方向不一,多而紊乱,侵入间质。癌细胞巢内有角化细胞和角化珠形成。②非角化鳞形细胞癌。癌细胞常为多边形大细胞,细胞排列紊乱,核质比例大,核分裂多,无角化珠,角化细胞偶见。③基底样细胞癌。由类似鳞形上皮基底层组成。癌细胞体积小,不成熟,核质比例很大。角化细胞偶见或见不到。

3.临床表现

(1)症状:最常见的症状是外阴瘙痒,外阴疼痛或排尿时灼痛,自己发现外阴肿块,肿瘤破溃出血和渗液;若肿瘤累及尿道,可影响排尿;偶尔患者扪及腹股沟肿大的淋巴结而就诊。

(2)体征:病灶可发生于外阴的任何部位,常见于大小阴唇。肿瘤呈结节状质硬的肿块,与周围分界欠清。可见破溃和出血。检查时,需注意有无腹股沟淋巴结的肿大,还须注意阴道和宫颈有无病变。

4.转移途径

以直接浸润和淋巴转移为主,晚期可血行转移。

(1)直接浸润:肿瘤在局部不断增殖和生长,体积逐渐增大,并向周围组织延伸和侵犯:向前方扩散可波及尿道和阴蒂,向后方扩散可波及肛门和会阴,向深部可波及脂肪组织和泌尿生殖膈,向内扩散至阴道。进一步还可累及到膀胱和直肠。

(2)淋巴转移:外阴淋巴回流丰富,早期单侧肿瘤的淋巴回流多沿同侧淋巴管转移,而位于中线部位的肿瘤,如近阴蒂和会阴处的淋巴回流多沿双侧淋巴管转移,一般先到达腹股沟浅淋巴结,再回流至腹股沟深淋巴结,然后进入盆腔淋巴结。若癌灶累及直肠和膀胱,可直接回流至盆腔淋巴结。

(3)血行转移:肿瘤细胞进入静脉,常播散至肺和脊柱,也可播散至肝脏。

5.诊断

(1)根据患者病史、症状和检查结果,初步得出结果。

(2)活组织检查:在病灶处取活检,送病理学检查。取活检时,需一定的组织,组织少,会给病理诊断造成困难;同时,也应避开坏死处活检。

(3)其他辅助检查:宫颈细胞学检查,CT或MRI了解腹股沟和盆腔淋巴结的情况。必要时可行膀胱镜检查或直肠镜检查,了解有无膀胱黏膜或直肠黏膜的侵犯情况。

6.鉴别诊断

需与外阴鳞状上皮细胞增生、外阴尖锐湿疣和外阴良性肿瘤相鉴别,确诊需根据活检病理学检查结果。

7.治疗

外阴癌的治疗强调个体化和综合治疗,了解病史和体格检查,血常规,活检、影像学检查、麻醉下膀胱镜或直肠镜检查、戒烟或咨询、HPV检测。对早期患者,在不影响预后的基础上,尽量缩小手术范围,以减少手术创伤和手术的并发病。对晚期的患者则采用手术+化疗+放疗,以改善预后,提高患者的生活质量。

(1)T_1,T_2(肿块≤4 cm),浸润深度≤1 mm,局部广泛切除。

(2)T_1,T_2(肿块≤4 cm),浸润深度>1 mm,离中线≥2 cm,根治性女阴切除和单侧腹股沟淋巴结评估或切除;中线型,根治性女阴切除和双侧腹股沟淋巴结评估或切除;切缘阴性,手术结束;切缘阳性,能切则继续切,不能切则手术结束,选择术后辅助治疗。

(3)肿块>4 cm 或累及尿道、阴道和肛门,影像学检查淋巴结无转移,可行腹股沟淋巴结切除,切除淋巴结有转移,针对原发肿瘤及腹股沟及盆腔淋巴结放化疗;切除淋巴结无转移可行针对原发肿瘤放化疗±腹股沟淋巴结放疗;影像学检查淋巴结疑转移,可行细针穿刺行活检,再针对原发肿瘤及腹股沟及盆腔淋巴结放化疗。

(4)远处转移,放化疗及支持治疗。

8.治疗注意点

(1)手术治疗。手术切口:目前一般采用三个切口的手术方式,即双侧腹股沟各一个切口,广泛外阴切除则为一个切口。也有双侧腹股沟淋巴结切除应用腔镜进行。若尿道口累及,则可以切除1 cm 的尿道,一般不影响排尿。切缘距肿瘤边缘1~2 cm,<8 mm 建议再切,但也需注意尿道、肛门的情况以及淋巴结有无累及。影像学检查淋巴结有无转移,对治疗有一定的指导作用。

危险因素:淋巴血管浸润;切缘距肿瘤边缘<8 mm;肿瘤大小;浸润深度;浸润方式(spray 或 diffuse);淋巴结累及。

前哨淋巴结切除:由于淋巴结清扫增加了死亡率,增加伤口感染的机会以及导致淋巴水肿,目前也推荐选择合适的患者行前哨淋巴结切除。

(2)放疗:外阴鳞状细胞癌对放疗敏感,但外阴皮肤不易耐受放疗。所以,放疗仅在下列情况下应用:肿块大,肿块位于特殊部位如近尿道口或肛门,腹股沟淋巴结有转移。放疗一般作为术前缩小病灶或术后辅助治疗。

(3)化疗:晚期患者可采用静脉或介入化疗。常用的药物有顺铂,博莱霉素及表柔比星等。

9.预后

预后和肿瘤的分期有密切关系:临床期别早,预后好;肿块小,无转移,预后好;淋巴结无转移,预后好;如有淋巴结转移,则转移的个数和包膜有无累及,均与预后相关。

(二)外阴恶性黑色素瘤

外阴恶性黑色素瘤发生率仅次于外阴鳞状细胞癌,最常发生的部位是小阴唇或阴蒂部。

1.临床表现

(1)症状:外阴瘙痒,以往的色素痣增大,破溃出血,周围出现小的色素痣。

(2)体征:病灶稍隆起,结节状或表面有溃破,黑色或褐色。仔细检查可见肿块周围有小的色素痣。

2.临床分期

FIGO 分期并不适合外阴恶性黑色素瘤,因为与恶性黑色素瘤预后相关的主要是肿瘤浸润的深度。目前常用的分期方法为 Clark 分期法或 Breslow 分期法(表 8-1)。

表 8-1　Clark 分期法、Breslow 分期法

级别	Clark	Breslow(浸润深度)
Ⅰ	局限在上皮层内(原位癌)	<0.76 mm
Ⅱ	侵入乳头状的真皮层	0.76~1.5 mm
Ⅲ	乳头状及网状真皮层交界处	1.51~2.25 mm

续表

级别	Clark	Breslow(浸润深度)
Ⅳ	侵犯网状真皮层	2.26～3.0 mm
Ⅴ	侵犯皮下脂肪层	>3.0 mm

也可参考美国癌病联合会(AJCC)和国际抗癌联盟(UICC)制定的皮肤黑色素瘤分期系统,见表 8-2。

表 8-2　UICC 皮肤黑色素瘤分期法

分期	肿瘤侵犯深度(mm)	区域淋巴结转移	远处转移
ⅠA期	≤0.75	—	—
ⅠB期	0.76～1.40	—	—
ⅡA期	1.50～4.00	—	—
ⅡB期	>4	—	—
Ⅲ期		+*	
Ⅳ期			+#

注:*包括卫星转移;#包括远处淋巴结或其他部位转移

3.诊断

根据临床表现及病理检查可明确诊断。建议外阴色素痣切除送病理,不建议激光气化。医师检查时需仔细观察有无卫星病灶。

4.治疗

外阴恶性黑色素瘤的治疗一般采用综合治疗。由于肿瘤病灶一般较小,故可行局部广泛切除,切除的边缘要求离病灶 1 cm。是否行腹股沟淋巴结清扫术目前仍有争议。有研究认为:如肿瘤侵犯深度超过1～2 mm,则建议行腹股沟淋巴结清扫术。晚期肿瘤考虑给予化疗和免疫治疗。目前,应用免疫治疗恶性黑色素瘤有一些有效的报道,如 anti-CTLA 或 PD-1 也可考虑临床应用。

(三)外阴前庭大腺癌

外阴前庭大腺癌是一种较少见的恶性肿瘤,常发生于老年妇女。肿瘤既可以发生于腺体,也可以发生在导管。因此,可有不同的病理组织类型,可以为鳞状细胞癌及腺癌,也可以是移行细胞癌或腺鳞癌。

1.临床表现

(1)症状:患者可扪及肿块而就诊。早期常无症状,晚期肿瘤可发生出血和感染。

(2)体征:外阴的后方前庭大腺的位置可扪及肿块,早期边界尚清晰,晚期则边界不清。

2.诊断

早期肿瘤的诊断较困难,与前庭大腺囊肿难以鉴别,需将肿块完整剥出后送病理检查确诊。晚期肿瘤可根据肿瘤发生的部位及临床表现、经肿瘤活检而作出诊断。

3.治疗

可行外阴广泛切除术及腹股沟淋巴结清扫术。有研究发现,术后给予放射辅助治疗可降低局部的复发率,如淋巴结阳性,则可行腹股沟和盆腔的放疗。

4.预后

由于前庭大腺位置较深,诊断时临床病期相对较晚,预后较差。

(四)外阴基底细胞癌

外阴基底细胞癌为外阴少见的恶性肿瘤,常发生于老年妇女。病灶常见于大阴唇,也可发生于小阴唇或阴蒂。病理组织学显示:瘤组织自表皮的基底层长出,伸向真皮或间质,边缘部有一层栅状排列的基底状细胞。常发生局部浸润,较少发生转移,为低度恶性肿瘤。

1.临床表现

(1)症状:可扪及外阴局部肿块,伴局部的瘙痒或烧灼感。

(2)体征:外阴部肿块,边界可辨认,肿块为结节状,若发病时间长,肿块表面可溃破成溃疡。

2.诊断

根据肿瘤发生的部位及临床表现、肿瘤活检而作出诊断。

3.治疗

手术为主要治疗手段,可行局部广泛切除术,一般不需行腹股沟淋巴结切除。

4.预后

预后较好,若肿瘤复发,仍可行复发病灶的切除。

(魏　莉)

第二节　卵　巢　肿　瘤

卵巢肿瘤是常见的妇科肿瘤,由于卵巢位于盆腔深部,早期病变不易发现,一旦出现症状多属晚期,应高度警惕。卵巢上皮性肿瘤好发于 $50\sim60$ 岁的妇女,5 年生存率一直徘徊于 $30\%\sim40\%$,死亡率居妇科恶性肿瘤首位,已成为严重威胁妇女生命和健康的主要肿瘤。卵巢生殖细胞肿瘤多见于 30 岁以下的年轻女性,恶性程度高,由于有效化疗方案的应用,使卵巢恶性生殖细胞肿瘤的治疗效果有了明显的提高,死亡率从 90% 降至 10%。

一、卵巢肿瘤概论

卵巢组织成分非常复杂,是全身各脏器原发肿瘤类型最多的器官,不同类型卵巢肿瘤的组织学结构和生物学行为都存在很大的差异。除组织类型繁多外,尚有良性、交界性和恶性之分。卵巢亦为胃肠道恶性肿瘤、乳腺癌、子宫内膜癌等的常见转移部位。

(一)组织学分类

最常用的分类是世界卫生组织(WHO)的卵巢肿瘤组织学分类。该分类于 1973 年制定,2003 年修改,2014 年再次修订。主要的组织学分类如下。

1.上皮性肿瘤

上皮性肿瘤占原发性卵巢肿瘤 $50\%\sim70\%$,其恶性类型占卵巢恶性肿瘤的 $85\%\sim90\%$ 。来源于卵巢表面的生发上皮,而生发上皮来自原始的体腔上皮,具有分化为各种苗勒管上皮的潜能。若向输卵管上皮分化,形成浆液性肿瘤;向宫颈黏膜分化,形成黏液性肿瘤;向子宫内膜分化,形成子宫内膜样肿瘤。

2.生殖细胞肿瘤

生殖细胞肿瘤占卵巢肿瘤的 20%～40%。生殖细胞来源于生殖腺以外的内胚叶组织,在其发生、移行及发育过程中,均可发生变异,形成肿瘤。生殖细胞有发生多种组织的功能。未分化者为无性细胞瘤,胚胎多能者为胚胎癌,向胚胎结构分化为畸胎瘤,向胚外结构分化为内胚窦瘤、绒毛膜癌。

3.性索间质肿瘤

性索间质肿瘤约占卵巢肿瘤的 5%。性索间质来源于原始体腔的间叶组织,可向男女两性分化。性索向上皮分化形成颗粒细胞瘤或支持细胞瘤;向间质分化形成卵泡膜细胞瘤或间质细胞瘤。此类肿瘤常有内分泌功能,故又称功能性卵巢肿瘤。

4.继发性肿瘤

继发性肿瘤占卵巢肿瘤的 5%～10%,其原发部位多为胃肠道、乳腺及生殖器官。

(二)临床表现

1.卵巢良性肿瘤

早期肿瘤较小,多无症状,常在妇科检查时偶然发现。肿瘤增至中等大时,感腹胀或腹部扪及肿块,边界清楚。妇科检查在子宫一侧或双侧触及球形肿块,多为囊性,表面光滑,活动与子宫无粘连。若肿瘤长大充满盆、腹腔即出现压迫症状,如尿频、便秘、气急、心悸等。腹部膨隆,肿块活动度差,叩诊呈实音,无移动性浊音。

2.卵巢恶性肿瘤

早期常无症状,可在妇科检查发现。主要症状为腹胀、腹部肿块及腹水,症状的轻重决定于:①肿瘤的大小、位置、侵犯邻近器官的程度;②肿瘤的组织学类型;③有无并发病。肿瘤若向周围组织浸润或压迫神经,可引起腹痛、腰痛或下肢疼痛;若压迫盆腔静脉,出现下肢水肿;若为功能性肿瘤,产生相应的雌激素或雄激素过多症状。晚期可表现消瘦、严重贫血等恶病质征象。三合诊检查在阴道后穹隆触及盆腔内硬结节,肿块多为双侧,实性或半实性,表面凹凸不平,不活动,常伴有腹水。有时在腹股沟、腋下或锁骨上可触及肿大淋巴结。

(三)并发病

1.蒂扭转

蒂扭转为常见的妇科急腹病,约 10%卵巢肿瘤并发蒂扭转。好发于瘤蒂长、中等大、活动度良好、重心偏于一侧的肿瘤(如畸胎瘤)。常在患者突然改变体位时,或妊娠期和产褥期子宫大小、位置改变时发生蒂扭转。卵巢肿瘤扭转的蒂由骨盆漏斗韧带、卵巢固有韧带和输卵管组成。发生急性扭转后静脉回流受阻,瘤内极度充血或血管破裂瘤内出血,致使瘤体迅速增大,后因动脉血流受阻,肿瘤发生坏死变为紫黑色,可破裂和继发感染。其典型症状是突然发生一侧下腹剧痛,常伴恶心、呕吐甚至休克,系腹膜牵引绞窄引起。妇科检查扪及肿物张力大,压痛,以瘤蒂部最明显。有时不全扭转可自然复位,腹痛随之缓解。蒂扭转一经确诊,应尽快行剖腹手术,术时应在蒂根下方钳夹后再将肿瘤和扭转的瘤蒂切除,钳夹前不可将扭转回复,以防栓塞脱落。

2.破裂

约 3%卵巢肿瘤会发生破裂,破裂有自发性和外伤性两种。自发性破裂常因肿瘤生长过速所致,多为肿瘤浸润性生长穿破囊壁;外伤性破裂常因腹部受重击、分娩、性交、妇科检查及穿刺等引起。其症状轻重取决于破裂口大小、流入腹腔囊液的性质和数量。小囊肿或单纯浆液性囊腺瘤破裂时,患者仅感轻度腹痛;大囊肿或成熟畸胎瘤破裂后,常致剧烈腹痛、伴恶心呕吐,有时导致腹腔内出血、腹膜炎及休克。妇科检查可发现腹部压痛、腹肌紧张,可有腹水征,原有肿块摸不到或扪及缩小张力低的肿块。疑有肿瘤破裂应立即剖腹探查,术中应尽量吸净囊液,并涂片行细胞学检查,清洗腹腔及盆腔,切除标本应行仔细的肉眼观察,尤需注意破口边缘有无恶变并送病理学检查。

3.感染

感染较少见,多因肿瘤扭转或破裂后引起,也可来自邻近器官感染灶如阑尾炎扩散。临床表现为发热、腹痛、肿块及腹部压痛、反跳痛、腹肌紧张及白细胞计数升高等。治疗应先应用抗生素抗感染,后行手术切除肿瘤。若短期内感染不能控制,宜急诊手术。

4.恶变

卵巢良性肿瘤可发生恶变,恶变早期无症状,不易发现。若发现肿瘤生长迅速,尤其双侧性,应考虑恶变。近年来,子宫内膜异位囊肿恶变引起临床高度关注,因此,确诊为卵巢肿瘤者应尽早手术明确性质。

(四)诊断

病理学是诊断卵巢肿瘤的标准。临床表现和相关的辅助检查有助于诊断。

卵巢肿瘤无特异性症状,常于体检时发现。根据患者的年龄、病史及局部体征等特点可初步确定是否为卵巢肿瘤,并对良、恶性进行评估。术前常用的辅助诊断方法有以下几种。

1.影像学检查

(1)超声:能检测肿块部位、大小、形态,提示肿瘤性质,鉴别卵巢肿瘤、腹水和结核性包裹性积液,超声检查的临床诊断符合率>90%。通过彩色多普勒超声扫描,能测定卵巢及其新生组织血流变化,有助于诊断。

(2)胸部、腹部X线平片:对判断有无胸腔积液、肺转移和肠梗阻有诊断意义。卵巢畸胎瘤,腹部平片可显示牙齿及骨质,囊壁为密度增高的钙化层,囊腔呈放射透明阴影。

(3)CT检查:可清晰显示肿块形态,良性肿瘤多呈均匀性吸收,囊壁薄,光滑;恶性肿瘤轮廓不规则,并向周围浸润或伴腹水;CT还可显示有无肝、肺结节及腹膜后淋巴结转移。

(4)磁共振成像(MRI):MRI具有较高的软组织分辨度,在判断子宫病变的性质、评估肿瘤局部浸润的程度、周围脏器的浸润、有无淋巴转移、有无肝脾转移和确定手术方式有重要参考价值。

(5)PET-CT检查:正电子发射计算机断层显像(PET-CT)是将PET与CT完美融为一体的现代影像学检查。由PET提供病灶详尽的功能与代谢等分子信息,而CT提供病灶的精确解剖定位,一次显像可获得全身各方位的断层图像,具有灵敏、准确、特异及定位精确等特点,可一目了然的了解全身整体状况,达到早期发现病灶和诊断疾病的目的。PET-CT更有助于复发卵巢癌的定性和定位诊断。

2.肿瘤标志物

不同类型卵巢肿瘤有相对较为特殊标志物,可用于辅助诊断及病情监测。

(1)CA125:80%卵巢上皮癌患者CA125水平高于正常值;90%以上患者CA125水平的高低与病情缓解或恶化相一致,可用于病情监测,敏感性高。

(2)人附睾蛋白4(HE4):是一种新的卵巢癌肿瘤标志物。正常生理情况下,HE4在卵巢癌组织和患者血清中均高度表达,可用于卵巢癌的早期检测、鉴别诊断、治疗监测及预后评估。88%的卵巢癌患者都会出现HE4升高的现象。与CA125相比,HE4的敏感度更高、特异性更强,尤其是在疾病初期无症状表现的阶段。HE4 与 CA125 两者联合应用,诊断卵巢癌的敏感性可增加到 92%,并将假阴性结果减少 30%,大大增加了卵巢癌诊断的准确性。

(3)CA199 和 CEA 等肿瘤标记物在卵巢上皮癌患者中也会升高,尤其对卵巢黏液性癌的诊断价值较高。

(4)AFP:对卵巢内胚窦瘤有特异性价值,对未成熟畸胎瘤、混合性无性细胞瘤中含卵黄囊成分者有协助诊断意义。

(5)hCG:对于原发性卵巢绒癌有特异性。

(6)性激素:颗粒细胞瘤、卵泡膜细胞瘤可产生较高水平雌激素。

3.腹腔镜检查

可直接观察肿块状况,对盆腔、腹腔及横膈部位进行窥视,并在可疑部位进行多点活检,抽吸腹腔液行细胞学检查。

4.细胞学检查

腹水或腹腔冲洗液找癌细胞对Ⅰ期患者进一步确定分期及选择治疗方法有意义,若有胸腔积液应做细胞学检查确定有无胸腔转移。

(五)鉴别诊断

1.卵巢良性肿瘤与恶性肿瘤的鉴别

见表 8-3。

表 8-3　卵巢良性肿瘤与恶性肿瘤鉴别

鉴别内容	良性肿瘤	恶性肿瘤
病史	病程长,生长缓慢	病程短,迅速增大
肿块部位及性质	单侧多,囊性,光滑,活动	双侧多,实性或囊实性,不规则,固定,后穹隆实性结节或肿块
腹水征	多无	常有腹水,可能查到恶性细胞
一般情况	良好	可有消瘦、恶病质
超声检查	为液性暗区,边界清晰,有间隔光带	液性暗区内有杂乱光团、光点,界限不清
CA125*(>50 岁)	<35 U/mL	>35 U/mL

注:因 50 岁以下患者常有盆腔炎、子宫内膜异位病等可使 CA125 升高的疾病,故参考价值不大。>50 岁患者中,若有卵巢肿块伴 CA125 升高,则恶性者可能性大,有鉴别诊断意义

2.卵巢良性肿瘤的鉴别诊断

(1)卵巢瘤样病变:滤泡囊肿和黄体囊肿最常见。多为单侧,直径<5 cm,壁薄,暂行观察或口服避孕药,2~3 个月内自行消失,若持续存在或长大,应考虑为卵巢肿瘤。

(2)输卵管卵巢囊肿:为炎性囊性积液,常有不孕或盆腔感染史,两侧附件区条形囊性肿块,边界较清,活动受限。

(3)子宫肌瘤:浆膜下肌瘤或肌瘤囊性变易与卵巢实体瘤或囊肿混淆。肌瘤常为多发性,与子宫相连,检查时肿瘤随宫体及宫颈移动。超声检查可协助鉴别。

(4)妊娠子宫:妊娠早期或中期时,子宫增大变软,峡部更软,三合诊时宫体与宫颈似不相连,易将宫体误认为卵巢肿瘤。但妊娠妇女有停经史,作 hCG 测定或超声检查即可鉴别。

(5)腹水:大量腹水应与巨大卵巢囊肿鉴别,腹水常有肝病、心脏病史,平卧时腹部两侧突出如蛙腹,叩诊腹部中间鼓音,两侧浊音,移动性浊音阳性;超声检查见不规则液性暗区,液平面随

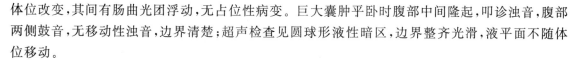

体位改变,其间有肠曲光团浮动,无占位性病变。巨大囊肿平卧时腹部中间隆起,叩诊浊音,腹部两侧鼓音,无移动性浊音,边界清楚;超声检查见圆球形液性暗区,边界整齐光滑,液平面不随体位移动。

3.卵巢恶性肿瘤的鉴别诊断

(1)子宫内膜异位病:子宫内膜异位病形成的粘连性肿块及直肠子宫陷凹结节与卵巢恶性肿瘤很难鉴别。前者常有进行性痛经、月经多,经前不规则阴道流血等。超声检查、腹腔镜检查是有效的辅助诊断方法,必要时应剖腹探查确诊。

(2)结核性腹膜炎:常合并腹水,盆腹腔内形成粘连性肿块。但多发生于年轻、不孕妇女,伴月经稀少或闭经。多有肺结核史;有消瘦、乏力、低热、盗汗、食欲缺乏等全身症状。妇科检查肿块位置较高,形状不规则,界限不清,不活动。叩诊时鼓音和浊音分界不清。X线胸片检查、结核菌素试验等可协助诊断,必要时行剖腹探查取材行活体组织检查确诊。

(3)生殖道以外的肿瘤:需与腹膜后肿瘤、直肠癌、乙状结肠癌等鉴别。腹膜后肿瘤固定不动,位置低者使子宫、直肠或输尿管移位。直肠癌和乙状结肠癌多有相应的消化道症状,超声检查、钡剂灌肠、乙状结肠镜检等有助于鉴别。

(4)转移性卵巢肿瘤:与卵巢原发恶性肿瘤不易鉴别。对于双侧性、中等大、肾形、活动的实性肿块,应疑为转移性卵巢肿瘤,有消化道癌、乳癌病史者,更要考虑转移性卵巢肿瘤诊断。若患者有消化道症状应作胃镜检查,此外要排除其他可能的原发肿瘤。如未发现原发性肿瘤病灶,应作剖腹探查。

(5)慢性盆腔炎:有流产或产褥感染病史,有发热、下腹痛,妇科检查附件区有肿块及组织增厚、压痛、片状块物达盆壁。用抗生素治疗症状缓解,块物缩小。若治疗后症状、体征无改善,或块物增大,应考虑为盆腔或卵巢恶性肿瘤可能。超声检查有助于鉴别。

(六)恶性肿瘤的转移途径

卵巢恶性肿瘤的转移特点是外观局限的肿瘤,可在腹膜、大网膜、腹膜后淋巴结、横膈等部位有亚临床转移。主要通过直接蔓延及腹腔种植,瘤细胞可直接侵犯包膜,累及邻近器官,并广泛种植于盆腹膜及大网膜、横膈、肝表面。淋巴道也是重要的转移途径,有3种方式:①沿卵巢血管经卵巢淋巴管向上到腹主动脉旁淋巴结;②沿卵巢门淋巴管达髂内、髂外淋巴结,经髂总至腹主动脉旁淋巴结;③偶有沿圆韧带入髂外及腹股沟淋巴结。横膈为转移的好发部位,尤其右膈下淋巴丛密集,故最易受侵犯。血行转移少见,晚期可转移到肺、胸膜及肝。

(七)卵巢恶性肿瘤临床分期

卵巢恶性肿瘤临床分期现多采用FIGO 2013年手术-病理分期(表8-4),用以估计预后和比较疗效。

表 8-4 卵巢癌、输卵管癌、腹膜癌的手术-病理分期(FIGO,2013 年)

Ⅰ 期	病变局限于卵巢或输卵管
Ⅰ A	肿瘤局限于一侧卵巢(包膜完整)或输卵管,卵巢和输卵管表面无肿瘤;腹水或腹腔冲洗液未找到癌细胞
Ⅰ B	肿瘤局限于双侧卵巢(包膜完整)或输卵管,卵巢和输卵管表面无肿瘤;腹水或腹腔冲洗液未找到癌细胞
Ⅰ C	肿瘤局限于单侧或双侧卵巢或输卵管,并伴有如下任何一项:
Ⅰ C1	手术导致肿瘤破裂
Ⅰ C2	手术前肿瘤包膜已破裂或卵巢、输卵管表面有肿瘤

I C3	腹水或腹腔冲洗液发现癌细胞
Ⅱ期	肿瘤累及一侧或双侧卵巢或输卵管并有盆腔内扩散(在骨盆入口平面以下)或原发性腹膜癌
Ⅱ A	肿瘤蔓延或种植到子宫和/或输卵管和/或卵巢
Ⅱ B	肿瘤蔓延至其他盆腔内组织
Ⅲ期	肿瘤累及单侧或双侧卵巢、输卵管或原发性腹膜癌,伴有细胞学或组织学证实的盆腔外腹膜转移或证实存在腹膜后淋巴结转移
Ⅲ A1	仅有腹膜后淋巴结阳性(细胞学或组织学证实)
Ⅲ A1(ⅰ)	淋巴结转移最大直径≤10 mm
Ⅲ A1(ⅱ)	淋巴结转移最大直径>10 mm
Ⅲ A2	显微镜下盆腔外腹膜受累,伴或不伴腹膜后阳性淋巴结
Ⅲ B	肉眼盆腔外腹膜转移,病灶最大直径≤2 cm,伴或不伴腹膜后阳性淋巴结
Ⅲ C	肉眼盆腔外腹膜转移,病灶最大直径>2 cm,伴或不伴腹膜后阳性淋巴结(包括肿瘤蔓延至肝包膜和脾,但未转移到脏器实质)
Ⅳ期	超出腹腔外的远处转移
Ⅳ A	胸腔积液中发现癌细胞
Ⅳ B	腹腔外器官实质转移(包括肝实质转移和腹股沟淋巴结和腹腔外淋巴结转移)

(八)治疗

一经发现卵巢肿瘤,应行手术。手术目的:①明确诊断;②切除肿瘤;③恶性肿瘤进行手术-病理分期。术中不能确定肿瘤性质者,应将切下的卵巢肿瘤进行快速冷冻组织病理学检查,明确诊断。手术可通过腹腔镜和/或剖腹进行。术后应根据卵巢肿瘤的性质、组织学类型、手术-病理分期等因素来决定是否进行辅助治疗。

(九)随访与监测

卵巢恶性肿瘤易于复发,应长期予以随访和监测。

1.随访时间

术后1年内每月1次;术后2年每3月1次;术后3~5年视病情4~6月1次;5年以后者每年1次。

2.监测内容

临床症状、体征、全身检查及盆腔检查(包括三合诊检查),超声检查。必要时作 CT 或 MRI 检查。肿瘤标志物测定,如 CA125、HE4、CA199、CEA、AFP、hCG、雌激素和雄激素等可根据病情选用。

(十)妊娠合并卵巢肿瘤

妊娠合并良性肿瘤以成熟囊性畸胎瘤及浆液性(或黏液性)囊腺瘤居多,占妊娠合并卵巢肿瘤的 90%,恶性者以无性细胞瘤及浆液性囊腺癌为多。若无并发病,妊娠合并卵巢肿瘤一般无明显症状。早孕时三合诊即能查得。中期妊娠以后不易查得,需依靠病史及超声诊断。

早孕时肿瘤嵌入盆腔可能引起流产,中期妊娠时易并发蒂扭转,晚期妊娠时若肿瘤较大可导致胎位异常,分娩时可引起肿瘤破裂,若肿瘤位置低可梗阻产道导致难产。妊娠时盆腔充血,可能使肿瘤迅速增大,并促使恶性肿瘤扩散。

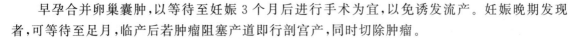

早孕合并卵巢囊肿,以等待至妊娠 3 个月后进行手术为宜,以免诱发流产。妊娠晚期发现者,可等待至足月,临产后若肿瘤阻塞产道即行剖宫产,同时切除肿瘤。

若诊断或疑为卵巢恶性肿瘤,应尽早手术,其处理原则同非孕期。

二、卵巢原发上皮性肿瘤

卵巢上皮性肿瘤为最常见的卵巢肿瘤,多见于中老年妇女,很少发生在青春期前女孩和婴幼儿。卵巢上皮性肿瘤分为良性、交界性和恶性。交界性肿瘤是指上皮细胞增生活跃及核异型,核分裂象增加,表现为上皮细胞层次增加,但无间质浸润,是一种低度潜在恶性肿瘤,生长缓慢,转移率低,复发迟。卵巢上皮癌发展迅速,不易早期诊断,治疗困难,死亡率高。

(一)发病原因及高危因素

卵巢上皮癌的发病原因一直未明。近年的研究证据表明,卵巢癌由卵巢表面生发上皮起源假说缺乏科学依据,卵巢外起源学说则引起高度重视,并提出了上皮性卵巢癌发生的二元理论。二元论将卵巢上皮癌分为两型,Ⅰ型卵巢癌包括了低级别卵巢浆液性癌及低级别卵巢子宫内膜样癌、透明细胞癌、黏液性癌和移行细胞癌;Ⅱ型卵巢癌包括了高级别卵巢浆液性癌及高级别卵巢子宫内膜样癌、未分化癌和恶性中胚叶混合性肿瘤(癌肉瘤)。Ⅰ型卵巢癌起病缓慢,常有前驱病变,多为临床早期,预后较好;Ⅱ型卵巢癌发病快,无前驱病变,侵袭性强,多为临床晚期,预后不良。两型卵巢癌的发生、发展可能有两种不同的分子途径,因而具有不同的生物学行为。高级别卵巢浆液性癌大多起源于输卵管的观点已被国际上多数学者所接受。

此外,下列因素也可能与卵巢上皮癌的发病密切相关。

1.遗传因素

5%～10%的卵巢上皮癌具有遗传异常。上皮性卵巢癌的发生与三个遗传性癌综合征有关,即:遗传性乳腺癌-卵巢癌综合征(HBOC),遗传性位点特异性卵巢癌综合征(HSSOC),和遗传性非息肉性结直肠癌综合征(HNPCC),最常见的是 HBOC。真正的遗传性卵巢癌和乳腺癌一样,主要是由于 BRCA1 和 BRCA2 基因突变所致,属于常染色体显性遗传。

2.子宫内膜异位病

相关的形态学和分子遗传学的证据提示,卵巢子宫内膜样癌和透明细胞癌可能来源于子宫内膜异位病的病灶恶变。抑癌基因 ARID1A 基因突变不仅见于卵巢子宫内膜样癌和透明细胞癌的癌组织,同时见于邻近的子宫内膜异位病和癌变前期病灶,这是卵巢子宫内膜样癌和透明细胞癌起源异位子宫内膜的有力证据。

3.持续排卵

持续排卵使卵巢表面上皮不断损伤与修复,其结果一方面在修复过程中卵巢表面上皮细胞突变的可能性增加。减少或抑制排卵可减少卵巢上皮由排卵引起的损伤,可能降低卵巢癌发病危险。流行病学调查发现卵巢癌危险因素有未产、不孕,而多次妊娠、哺乳和口服避孕药有保护作用。

(二)病理

1.组织学类型

卵巢上皮肿瘤组织学类型主要有以下几种。

(1)浆液性肿瘤。①浆液性囊腺瘤:约占卵巢良性肿瘤的 25%。多为单侧,球形,大小不等,表面光滑,囊性,壁薄,内充满淡黄色清亮液体。有单纯性及乳头状两型,前者多为单房,囊壁光滑;后者常为多房,可见乳头,向囊外生长。镜下见囊壁为纤维结缔组织,内为单层柱状上皮,乳头分支较粗,间质内见砂粒体(成层的钙化小球状物)。②交界性浆液性囊腺瘤:中等大小,多为双侧,乳头状生长在囊内较少,多向囊外生长。镜下见乳头分支纤细而密,上皮复层不超过3层,细胞核轻度异型,核分裂象<1/HP,无间质浸润,预后好。对于存在浸润性种植患者,晚期和复发概率增加。③浆液性囊腺癌:占卵巢恶性肿瘤的40%~50%。多为双侧,体积较大,半实质性。结节状或分叶状,灰白色,或有乳突状增生,切面为多房,腔内充满乳头,质脆,出血、坏死。镜下见囊壁上皮明显增生,复层排列,一般在4~5层以上。癌细胞为立方形或柱状,细胞异型明显,并向间质浸润。

2014年版WHO女性生殖道肿瘤分类中将浆液性癌分为低级别癌与高级别癌二类,采用的是M.D.Anderson癌病中心的分类标准(见表8-5)。

表8-5 卵巢浆液性癌组织学分类(WHO,2014)

项目	高级别	低级别
组织病理特点	细胞核多形性,大小相差超过3倍	细胞核较均匀一致,仅轻到中度异型性
	核分裂数>12个/HPF	核分裂数≤12个/HPF
	常见坏死和多核瘤巨细胞	无坏死或多核瘤巨细胞
		核仁可明显,可有胞质内黏液

注:级别的确定基于细胞形态,非组织结构

(2)黏液性肿瘤:黏液性肿瘤组织学上分为肠型、宫颈型或混合型,由肠型黏膜上皮或宫颈管黏膜上皮(mullerian分化)组成。①黏液囊腺瘤:占卵巢良性肿瘤的20%。多为单侧,圆形或卵圆形,体积较大,表面光滑,灰白色。切面常为多房,囊腔内充满胶冻样黏液,含黏蛋白和糖蛋白,囊内很少有乳头生长。镜下见囊壁为纤维结缔组织,内衬单层柱状上皮;可见杯状细胞及嗜银细胞。恶变率为5%~10%。偶可自行破裂,瘤细胞种植在腹膜上继续生长并分泌黏液,在腹膜表面形成胶冻样黏液团块,极似卵巢癌转移,称腹膜假黏液瘤。腹膜假性黏液瘤主要继发于肠型分化的肿瘤,瘤细胞呈良性,分泌旺盛,很少见细胞异型和核分裂,多限于腹膜表面生长,一般不浸润脏器实质。手术是主要治疗手段,术中应尽可能切净所有肿瘤。然而,手术很少能根治,本病复发率高,患者需要多次手术,患者常死于肠梗阻。②交界性黏液性囊腺瘤:一般较大,少数为双侧,表面光滑,常为多房。切面见囊壁增厚,有实质区和乳头状形成,乳头细小、质软。镜下见上皮不超过3层,细胞轻度异型,细胞核大、染色深,有少量核分裂,增生上皮向腔内突出形成短粗的乳头,无间质浸润。③黏液性囊腺癌:占卵巢恶性肿瘤的10%。多为单侧,瘤体较大,囊壁可见乳头或实质区,切面为囊、实性,囊液混浊或血性。镜下见腺体密集,间质较少,腺上皮超过3层,细胞明显异型,并有间质浸润。

(3)卵巢子宫内膜样肿瘤:良性瘤较少见,为单房,表面光滑,囊壁衬以单层柱状上皮,似正常子宫内膜。囊内被覆扁平上皮,间质内可有含铁血黄素的吞噬细胞。子宫内膜样交界性瘤很少见。卵巢子宫内膜样癌占卵巢恶性肿瘤的10%~24%,肿瘤单侧多,中等大,囊性或实性,有乳头生长,囊液多为血性。镜下特点与子宫内膜癌极相似,多为高分化腺癌或腺棘皮癌,常并发子宫内膜异位病和子宫内膜癌,不易鉴别何者为原发或继发。

(4)透明细胞肿瘤:来源于苗勒氏管上皮,良性罕见,交界性者上皮由1~3层多角形靴钉状细胞组成,核有异型性但无间质浸润,常合并透明细胞癌存在。透明细胞癌占卵巢癌5%~

11%,患者均为成年妇女,平均年龄 48~58 岁,10%合并高血钙病。常合并子宫内膜异位病(25%~50%)。易转移至腹膜后淋巴结,对常规化疗不敏感。呈囊实性,单侧多,较大。镜下瘤细胞质丰富或呈泡状,含丰富糖原,排列成实性片、索状或乳头状;瘤细胞核异型性明显,深染,有特殊的靴钉细胞附于囊内及管状结构。

(5)勃勒纳瘤:由卵巢表面上皮向移行上皮分化而形成,占卵巢肿瘤 1.5%~2.5%。多数为良性,单侧,体积小(直径<5 cm),表面光滑,质硬,切面灰白色漩涡或编织状。小肿瘤常位于卵巢髓质近卵巢门处。亦有交界性及恶性。

(6)未分化癌:在未分化癌中,小细胞癌最有特征。发病年龄 9~43 岁,平均 24 岁,70%患者有高血钙。常为单侧,较大,表面光滑或结节状,切面为实性或囊实性,质软、脆,分叶或结节状,褐色或灰黄色,多数伴有坏死出血。镜检癌细胞为未分化小细胞,圆形或梭形,胞质少,核圆或卵圆有核仁,核分裂多见(16/10HPFs~50/10HPFs)。细胞排列紧密,呈弥散、巢状、片状生长。恶性程度极高,预后极差,90%患者在 1 年内死亡。

2.组织学分级

2014 年版 WHO 女性生殖道肿瘤分类中,对卵巢上皮癌的组织学分级达成共识。浆液性癌分为低级别癌与高级别癌两类。子宫内膜样癌根据 FIGO 分级系统分 3 级,1 级实性区域<5%,2 级实性区域5%~50%,3 级实性区域>50%。黏液性癌不分级,但分为 3 型:①非侵袭性(上皮内癌);②侵袭性(膨胀性或融合性);③侵袭性(浸润型)。浆黏液性癌按不同的癌成分各自分级。透明细胞癌和未分化癌本身为高级别癌,不分级。恶性 Brenner 瘤分为低级别和高级别。肿瘤组织学分级对患者预后有重要的影响,应引起重视。

(三)治疗

1.良性肿瘤

若卵巢肿块直径<5 cm,疑为卵巢瘤样病变,可作短期观察。一经确诊为卵巢良性肿瘤,应手术治疗。根据患者年龄、生育要求及对侧卵巢情况决定手术范围。年轻、单侧良性肿瘤应行患侧卵巢囊肿剥出或卵巢切除术,尽可能保留正常卵巢组织和对侧正常卵巢;即使双侧良性囊肿,也应争取行囊肿剥出术,保留正常卵巢组织。围绝经期妇女可行单侧附件切除或子宫及双侧附件切除术。术中剖开肿瘤肉眼观察区分良、恶性,必要时作冷冻切片组织学检查明确性质,确定手术范围。若肿瘤大或可疑恶性,尽可能完整取出肿瘤,防止囊液流出及瘤细胞种植于腹腔。巨大囊肿可穿刺放液,待体积缩小后取出,穿刺前须保护穿刺周围组织,以防囊液外溢,放液速度应缓慢,以免腹压骤降发生休克。

2.交界性肿瘤

手术是卵巢交界性肿瘤最重要的治疗,手术治疗的目标是将肿瘤完全切除。卵巢交界瘤建议行全面分期手术,是否要行腹膜后淋巴结系统切除或取样活检,多数学者倾向否定意见,尤其是卵巢黏液性肿瘤。年轻患者可考虑行保留生育功能治疗。晚期复发是卵巢交界瘤的特点,78%在 5 年后甚至 10~20 年后复发。复发的肿瘤一般仍保持原病理形态,即仍为交界性肿瘤,复发的肿瘤一般仍可切除。

卵巢交界性瘤一般不主张进行术后化疗,化疗仅在以下几种情况考虑应用:①肿瘤期别较晚,有广泛种植,术后可施行 3~6 个疗程化疗;②有大网膜,淋巴结或其他远处部位浸润性种植的患者更可能发生早期复发,这些患者应按照低级别浆液性癌进行化疗。

3.恶性肿瘤

治疗原则是手术为主,辅以化疗、放疗及其他综合治疗。

(1)手术:是治疗卵巢上皮癌的主要手段。应根据术中探查及冷冻病理检查结果,决定手术范围,卵巢上皮癌第一次手术彻底性与预后密切相关。

早期(FIGO Ⅰ~Ⅱ期)卵巢上皮癌应行全面确定分期的手术,包括:留取腹水或腹腔冲洗液进行细胞学检查;全面探查盆、腹腔,对可疑病灶及易发生转移部位多处取材作组织学检查;全子宫和双附件切除(卵巢动静脉高位结扎);盆腔及腹主动脉旁淋巴结清除;大网膜和阑尾切除。一般认为,对于上皮性卵巢癌施行保留生育功能(保留子宫和对侧附件)的手术应是谨慎和严格选择的,必须具备以下条件方可施行:①患者年轻,渴望生育;②ⅠA期;③细胞分化好(G1);④对侧卵巢外观正常、剖探阴性;⑤有随诊条件。亦有主张完成生育后视情况再行手术切除子宫及对侧附件。对于有高危因素而要求保留生育功能的患者则需充分知情。

晚期卵巢癌(FIGO Ⅲ~Ⅳ期)应行肿瘤细胞减灭术,术式与全面确定分期的手术相同,手术的主要目的是尽最大努力切除卵巢癌之原发灶和转移灶,使残余肿瘤直径<1 cm,必要时可切除部分肠管或脾脏等。对于手术困难的患者可在组织病理学确诊为卵巢癌后,先行1~2个疗程化疗后再进行手术。

复发性卵巢癌的手术治疗价值尚有争议,主要用于以下几方面:①解除肠梗阻;②对二线化疗敏感的复发灶(化疗后间隔>12月)的减灭;③切除孤立的复发灶。对于复发癌的治疗多数只能缓解症状,而不是为了治愈,生存质量是最应该考虑的因素。

(2)化学药物治疗:为主要的辅助治疗。常用于术后杀灭有残留癌灶,控制复发;也可用于复发病灶的治疗。化疗可以缓解症状,延长患者存活期。暂无法施行手术的晚期患者,化疗可使肿瘤缩小,为以后手术创造条件。

一线化疗是指首次肿瘤细胞减灭术后的化疗。常用化疗药物有顺铂、卡铂、紫杉醇、环磷酰胺、异环磷酰胺、氟尿嘧啶、博来霉素、长春新碱、依托泊苷(VP-16)等。近年来多以铂类药物和紫杉醇为主要的化疗药物,常用联合化疗方案见表8-6。根据病情可采用静脉化疗或静脉腹腔联合化疗。腹腔内化疗不仅能控制腹水,又能使小的腹腔内残存癌灶缩小或消失。化疗疗程数一般为6~9个疗程。二线化疗主要用于卵巢癌复发的治疗。选择化疗方案前应了解一线化疗用什么药物及药物累积量;一线化疗疗效如何,毒性如何,反应持续时间及停药时间。患者一线治疗中对铂类的敏感性对选择二线化疗具重要参考价值。二线化疗的用药原则:①以往未用铂类者可选用含铂类的联合化疗;②在铂类药物化疗后6个月以上出现复发用以铂类为基础的二线化疗通常有效;③难治性患者不应再选用以铂类为主的化疗,而应选用与铂类无交叉耐药的药物,如紫杉醇、托扑替康、异环磷酰胺、六甲蜜胺、吉西他滨、脂质体多柔比星等。

表8-6 卵巢上皮性癌常用联合化疗方案

方案	药物	剂量及方法	疗程间隔
1.TC	紫杉醇(T)	175 mg/m² 静脉滴注1次,3小时滴完	3周
	卡铂(C)	卡铂(剂量按AUC=5计算)静脉滴注1次	
2.TP	紫杉醇(T)	175 mg/m² 静脉滴注1次,3小时滴完	3周
	顺铂(P)	70 mg/m² 静脉滴注1次	
3.PC	顺铂(P)	70 mg/m² 静脉滴注1次	3~4周
	环磷酰胺(C)	700 mg/m² 静脉滴注1次	

（3）放疗：外照射对于卵巢上皮癌的治疗价值有限，可用于锁骨上和腹股沟淋巴结转移灶和部分紧靠盆壁的局限性病灶的局部治疗。对上皮性癌不主张以放疗作为主要辅助治疗手段，但在Ⅰc期，或伴有大量腹水者经手术后仅有细小粟粒样转移灶或肉眼看不到有残留病灶的可辅以放射性同位素^{32}P腹腔内注射以提高疗效，减少复发，腹腔内有粘连时禁用。

（4）免疫治疗：靶向药物治疗是目前改善晚期卵巢癌预后的主要趋势。近几年，贝伐珠单抗在卵巢癌的一线治疗以及复发卵巢癌的治疗中都取得了较好的疗效，可提高患者的无瘤生存期，但其昂贵的价格还需进行价值医学方面的评价。

（四）预后

预后与分期、组织学分类及分级、患者年龄及治疗方式有关。以分期最重要，期别越早预后越好。据文献报道Ⅰ期卵巢癌，病变局限于包膜内，5年生存率达90％。若囊外有赘生物、腹腔冲洗液找到癌细胞降至68％；Ⅲ期卵巢癌，5年生存率为30％～40％；Ⅳ期卵巢癌仅为10％。低度恶性肿瘤疗效较恶性程度高者为佳，细胞分化良好者疗效较分化不良者好。对化疗药物敏感者，疗效较好。术后残余癌灶直径＜1 cm者，化疗效果较明显，预后良好。

（五）预防

卵巢上皮癌的病因不清，难以预防。但若能积极采取措施对高危人群严密监测随访，早期诊治可改善预后。

（1）高危人群严密监测：40岁以上妇女每年应行妇科检查；高危人群每半年检查1次，早期发现或排除卵巢肿瘤。若配合超声检查、CA125检测等则更好。

（2）早期诊断及处理：卵巢实性肿瘤或囊肿直径＞5 cm者，应及时手术切除。重视青春期前、绝经后或生育年龄口服避孕药的妇女发现卵巢肿大，应及时明确诊断。盆腔肿块诊断不清或治疗无效者，应及早行腹腔镜检查或剖腹探查，早期诊治。

（3）乳癌和胃肠癌的女性患者，治疗后应严密随访，定期作妇科检查，确定有无卵巢转移癌。

（4）家族史和基因检测是临床医师决定是否行预防性卵巢切除的主要考虑因素，基因检测是最关键的因素。对BRCA1（＋）的HOCS家族成员行预防性卵巢切除是合理的。

三、卵巢生殖细胞肿瘤

卵巢生殖细胞肿瘤是指来源于胚胎性腺的原始生殖细胞而具有不同组织学特征的一组肿瘤，其发病率仅次于上皮性肿瘤，多发生于年轻的妇女及幼女，绝经后仅占4％。卵巢恶性生殖细胞肿瘤恶性程度大，死亡率高。由于找到有效的化疗方案，使其预后大为改观。卵巢恶性生殖细胞肿瘤的存活率分别由过去的10％提高到目前90％，大部分患者可行保留生育功能的治疗。

（一）病理分类

1.畸胎瘤

畸胎瘤由多胚层组织结构组成的肿瘤，偶见含一个胚层成分。肿瘤组织多数成熟，少数未成熟；多数为囊性，少数为实性。肿瘤的良、恶性及恶性程度取决于组织分化程度，而不决定于肿瘤质地。

（1）成熟畸胎瘤：又称皮样囊肿，属良性肿瘤，占卵巢肿瘤的10％～20％，占生殖细胞肿瘤的85％～97％，占畸胎瘤的95％以上。可发生于任何年龄，以20～40岁居多。多为单侧，双侧占10％～17％。中等大小，呈圆形或卵圆形，壁光滑、质韧。多为单房，腔内充满油脂和毛发，有时可见牙齿或骨质。囊壁内层为复层鳞状上皮，壁上常见小丘样隆起向腔内突出称"头节"。肿瘤可含外、中、内胚层组织。偶见向单一胚层分化,形成高度特异性畸胎瘤,如卵巢甲状腺肿,分泌甲状腺激素,甚至引起甲亢。成熟囊性畸胎瘤恶变率为2%~4%,多见于绝经后妇女;"头节"的上皮易恶变,形成鳞状细胞癌,预后较差。

(2)未成熟畸胎瘤:属恶性肿瘤,含2~3胚层,占卵巢畸胎瘤1%~3%。肿瘤由分化程度不同的未成熟胚胎组织构成,主要为原始神经组织。多见于年轻患者,平均年龄11~19岁。肿瘤多为实性,可有囊性区域。肿瘤的恶性程度根据未成熟组织所占比例、分化程度及神经上皮含量而定。该肿瘤的复发及转移率均高,但复发后再次手术可见未成熟肿瘤组织具有向成熟转化的特点,即恶性程度的逆转现象。

2.无性细胞瘤

无性细胞瘤为中度恶性的实性肿瘤,占卵巢恶性肿瘤的5%。好发于青春期及生育期妇女,单侧居多,右侧多于左侧。肿瘤为圆形或椭圆形,中等大,实性,触之如橡皮样。表面光滑或呈分叶状。切面淡棕色,镜下见圆形或多角形大细胞,细胞核大,胞质丰富,瘤细胞呈片状或条索状排列,有少量纤维组织相隔,间质中常有淋巴细胞浸润。对放疗特别敏感,纯无性细胞瘤的5年存活率可达90%。混合型(含绒癌,内胚窦成分)预后差。

3.卵黄囊瘤

来源于胚外结构卵黄囊,其组织结构与大鼠胎盘的内胚窦特殊血管周围结构(schiller-dural小体)相似,又名内胚窦瘤。卵黄囊瘤占卵巢恶性肿瘤1%,但是恶性生殖细胞肿瘤的常见类型,其恶性程度高,常见于儿童及年轻妇女。多为单侧,肿瘤较大,圆形或卵圆形。切面部分囊性,组织质脆,多有出血坏死区,呈灰红或灰黄色,易破裂。镜下见疏松网状和内皮窦样结构。瘤细胞扁平、立方、柱状或多角形,产生甲胎蛋白(AFP),故患者血清AFP浓度很高,其浓度与肿瘤消长相关,是诊断及治疗监测时的重要标志物。肿瘤生长迅速,易早期转移,预后差,既往平均生存期仅1年,现经手术及联合化疗后,生存期明显延长。

4.胚胎癌

胚胎癌是一种未分化并具有多种分化潜能的恶性生殖细胞肿瘤。极少见,发生率占卵巢恶性生殖细胞瘤的5%以下。胚胎癌具有向胚体方向分化的潜能,可形成不同程度分化的畸胎瘤;向胚外方向分化则形成卵黄囊结构或滋养细胞结构。形态上与睾丸的胚胎癌相似,但发生在卵巢的纯型胚胎癌远较在睾丸少见,其原因尚不明。肿瘤体积较大,有包膜,质软,常伴出血、梗死和包膜破裂。切面为实性,灰白色,略呈颗粒状;与其他生殖细胞瘤合并存在时,则依所含的成分和占的比例不同呈现出杂色多彩状,囊性变和出血坏死多见。瘤组织由较原始的多角形细胞聚集形成的实性上皮样片块和细胞巢与原始幼稚的黏液样间质构成。肿瘤细胞和细胞核的异型性突出,可见瘤巨细胞。在稍许分化的区域,瘤细胞有形成裂隙和乳头的倾向,细胞略呈立方或柱状上皮样,但不形成明确的腺管。胚胎癌具有局部侵袭性强、播散广泛及早期转移的特性;转移的途径早期经淋巴管,晚期合并血行播散。

5.绒癌

原发性卵巢绒癌也称为卵巢非妊娠性绒癌,是由卵巢生殖细胞中的多潜能细胞向胚外结构(滋养细胞或卵黄囊等)发展而来的一种恶性程度极高的卵巢肿瘤,它可分为单纯型或混合型。混合型,即除绒癌成分外,还同时合并存在其他恶性生殖细胞肿瘤,如未成熟畸胎瘤、卵黄囊瘤、胚胎癌及无性细胞瘤等。原发卵巢绒癌多见的是混合型,单纯型极为少见。妊娠性绒癌一般不合并其他恶性生殖细胞肿瘤。典型的肿瘤体积较大,单侧,实性,质软,出血坏死明显。镜下形态

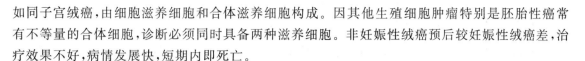

如同子宫绒癌,由细胞滋养细胞和合体滋养细胞构成。因其他生殖细胞肿瘤特别是胚胎性癌常有不等量的合体细胞,诊断必须同时具备两种滋养细胞。非妊娠性绒癌预后较妊娠性绒癌差,治疗效果不好,病情发展快,短期内即死亡。

(二)诊断

卵巢恶性生殖细胞肿瘤在临床表现方面具有一些特点。如发病年龄轻,肿瘤较大,肿瘤标记物异常,很易产生腹水,病程发展快等。若能注意到这些肿瘤的特点,诊断并不难。特别是血清甲胎蛋白(AFP)和人绒毛膜促性腺激素(hCG)的检测可以起到明确诊断的作用。卵黄囊瘤可以合成 AFP,卵巢绒癌可分泌 hCG,这些都是很特异的肿瘤标志物。血清 AFP 和 hCG 的动态变化与癌瘤病情的好转和恶化是一致的,临床完全缓解的患者其血清 AFP 或 hCG 值轻度升高也预示癌瘤的残存或复发。虽然血清 AFP 和 hCG 的检测对卵巢内胚窦瘤和卵巢绒癌有明确诊断的意义,但卵巢恶性生殖细胞肿瘤的最后确诊还是依靠组织病理学的诊断。

(三)治疗

1.良性生殖细胞肿瘤

单侧肿瘤应行卵巢肿瘤剥除或患侧附件切除术;双侧肿瘤争取行卵巢肿瘤剥除术;围绝经期妇女可考虑行全子宫双附件切除术。

2.恶性生殖细胞肿瘤

(1)手术治疗:由于绝大部分恶性生殖细胞肿瘤患者是希望生育的年轻女性,常为单侧卵巢发病,即使复发也很少累及对侧卵巢和子宫,更为重要的是卵巢恶性生殖细胞肿瘤对化疗十分敏感。因此,手术的基本原则是无论期别早晚,只要对侧卵巢和子宫未受肿瘤累及,均应行保留生育功能的手术,即仅切除患侧附件,同时行全面分期探查术。对于复发的卵巢生殖细胞仍主张积极手术。

(2)化疗:恶性生殖细胞肿瘤对化疗十分敏感。根据肿瘤分期、类型和肿瘤标记物的水平,术后可采用 3~6 疗程的联合化疗。常用化疗方案见表 8-7。

表 8-7　卵巢恶性生殖细胞肿瘤常用联合化疗方案

方案	药物	剂量及方法	疗程间隔
PEB	顺铂(p)	30~35 mg/(m^2·d),静脉滴注,第 1~3 天	3 周
	依托泊苷(E)	100 mg/(m^2·d),静脉滴注,第 1~3 天	
	博来霉素(B)	30 mg/w,肌内注射(化疗第二天开始)	
PVB	顺铂(P)	30~35 mg/(m^2·d),静脉滴注,第 1~3 天	3 周
	长春新碱(V)	1~1.5 mg/m^2(2 mg),静脉注射,第 1~2 天	
	博来霉素(B)	30 mg/w,肌内注射(化疗第二天开始)	
VAC	长春新碱(V)	1~1.5 mg/m^2(最大 2 mg),静脉注射,第 1 天	4 周
	放线菌素 D(A)	5~7 mg/(kg·d),静脉滴注,第 2~6 天	
	环磷酰胺(C)	5~7 mg/(kg·d),静脉滴注,第 2~6 天	

(3)放疗:为手术和化疗的辅助治疗。无性细胞瘤对放疗最敏感,但由于无性细胞瘤的患者多年轻,要求保留生育功能,目前放疗已较少应用。对复发的无性细胞瘤,放疗仍能取得较好疗效。

四、卵巢性索间质肿瘤

卵巢性索间质肿瘤来源于原始性腺中的性索及间质组织,占卵巢肿瘤的 4.3%～6%。在胚胎正常发育过程中,原始性腺中的性索组织,在男性将演变成睾丸曲细精管的支持细胞,在女性将演变成卵巢的颗粒细胞;而原始性腺中的特殊间叶组织将演化为男性睾丸的间质细胞及女性卵巢的泡膜细胞。卵巢性索间质肿瘤即是由上述性索组织或特殊的间叶组织演化而形成的肿瘤,它们仍保留了原来各自的分化特性。肿瘤可由单一细胞构成,如颗粒细胞瘤、泡膜细胞瘤、支持细胞瘤、间质细胞瘤;肿瘤亦可由不同细胞组合形成,当含两种细胞成分时,可以形成颗粒-泡膜细胞瘤,支持-间质细胞瘤;而当肿瘤含有上述四种细胞成分时,此种性索间质肿瘤称为两性母细胞瘤。许多类型的性索间质肿瘤能分泌类固醇激素,临床出现内分泌失调症状,但是肿瘤的诊断依据是肿瘤特有的病理形态,临床内分泌紊乱和激素水平异常仅能做参考。

(一)病理分类和临床表现

1.颗粒细胞-间质细胞瘤

由性索的颗粒细胞及间质的衍生成分如成纤维细胞及卵泡膜细胞组成。

(1)颗粒细胞瘤:在病理上颗粒细胞瘤分为成人型和幼年型两种。95%的颗粒细胞瘤为成人型,属低度恶性的肿瘤,可发生于任何年龄,高峰为 45～55 岁。肿瘤能分泌雌激素,故有女性化作用。青春期前患者可出现假性性早熟,生育年龄患者出现月经紊乱,绝经后患者则有不规则阴道流血,常合并子宫内膜增生过长,甚至发生腺癌。肿瘤多为单侧,圆形或椭圆形,呈分叶状,表面光滑,实性或部分囊性;切面组织脆而软,伴出血坏死灶。镜下见颗粒细胞环绕成小圆形囊腔,菊花样排列、中心含嗜伊红物质及核碎片(Call-Exner 小体)。瘤细胞呈小多边形,偶呈圆形或圆柱形,胞质嗜淡伊红或中性,细胞膜界限不清,核圆,核膜清楚。预后较好,5 年生存率达 80%以上,但有远期复发倾向。幼年型颗粒细胞瘤罕见,仅占 5%,是一种恶性程度极高的卵巢肿瘤。主要发生在青少年,98%为单侧。镜下呈卵泡样,缺乏核纵沟,胞质丰富,核分裂更活跃,极少含 Call-Exner 小体,10%～15%呈重度异型性。

(2)卵泡膜细胞瘤:为有内分泌功能的卵巢实性肿瘤,因能分泌雌激素,故有女性化作用。常与颗粒细胞瘤合并存在,但也有纯卵泡膜细胞瘤。为良性肿瘤,多为单侧,圆形、卵圆形或分叶状,表面被覆薄的有光泽的纤维包膜。切面为实性,灰白色。镜下见瘤细胞短梭形,胞质富含脂质,细胞交错排列呈漩涡状。瘤细胞团为结缔组织分隔。常合并子宫内膜增生过长,甚至子宫内膜癌。恶性卵泡膜细胞瘤较少见,可直接浸润邻近组织,并发生远处转移。其预后较一般卵巢癌为佳。

(3)纤维瘤:为较常见的良性肿瘤,占卵巢肿瘤的 2%～5%,多见于中年妇女,单侧居多,中等大小,表面光滑或结节状,切面灰白色,实性、坚硬。镜下见由梭形瘤细胞组成,排列呈编织状。偶见患者伴有腹水或胸腔积液,称梅格斯综合征,腹水经淋巴或横膈至胸腔,右侧横膈淋巴丰富,故多见右侧胸腔积液。手术切除肿瘤后,胸腔积液、腹水自行消失。

2.支持细胞-间质细胞瘤

支持细胞-间质细胞瘤又称睾丸母细胞瘤,罕见,多发生在 40 岁以下妇女。单侧居多,通常较小,可局限在卵巢门区或皮质区,实性,表面光滑而滑润,有时呈分叶状,切面灰白色伴囊性变,囊内壁光滑,含血性浆液或黏液。镜下见不同分化程度的支持细胞及间质细胞。高分化者属良性,中低分化为恶性,具有男性化作用;少数无内分泌功能呈现女性化,雌激素可由瘤细胞直接分

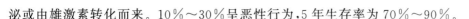

泌或由雄激素转化而来。10%～30%呈恶性行为,5年生存率为70%～90%。

(二)治疗

1.良性的性索间质肿瘤

年轻妇女患单侧肿瘤,应行卵巢肿瘤剥除或患侧附件切除术;双侧肿瘤争取行卵巢肿瘤剥除术;围绝经期妇女可考虑行全子宫双附件切除术。卵巢纤维瘤、卵泡膜细胞瘤和硬化性间质瘤是良性的,可按上述处理。

2.恶性的性索间质肿瘤

颗粒细胞瘤、间质细胞瘤、环管状性索间质瘤是低度或潜在恶性的。Ⅰ期的卵巢性索间质肿瘤希望生育的年轻患者,可考虑行患侧附件切除术,保留生育功能,但应进行全面细致的手术病理分期;不希望生育者应行全子宫双附件切除术和确定分期手术。晚期肿瘤应采用肿瘤细胞减灭术。与上皮性卵巢癌不同,对于复发的性索间质肿瘤仍主张积极手术。术后辅助治疗并没有公认有效的方案。以铂类为基础的多药联合化疗可作为术后辅助治疗的选择,尤其是晚期和复发患者的治疗。常用方案为TC、PAC、PEB、PVB,一般化疗6个疗程。本瘤有晚期复发的特点,应长期随诊。

五、卵巢转移性肿瘤

体内任何部位原发性癌均可能转移到卵巢,乳腺、肠、胃、生殖道、泌尿道等是常见的原发肿瘤器官。库肯勃瘤,即印戒细胞癌,是一种特殊的转移性腺癌,原发部位在胃肠道,肿瘤为双侧性,中等大,多保持卵巢原状或呈肾形。一般无粘连,切面实性,胶质样。镜下见典型的印戒细胞,能产生黏液,周围是结缔组织或黏液瘤性间质。

卵巢转移瘤的处理取决于原发灶的部位和治疗情况,需要多学科协作,共同诊治。治疗的原则是有效的缓解和控制症状。如原发瘤已经切除且无其他转移和复发迹象,卵巢转移瘤仅局限于盆腔,可采用原发性卵巢恶性肿瘤的手术方法,尽可能切除盆腔转移瘤,术后应按照原发瘤进行辅助治疗。大部分卵巢转移性肿瘤的治疗效果不好,预后很差。

(刘春兰)

第九章

异常妊娠

第一节 早 产

一、早产定义

1961 年 WHO 将早产(Preterm birth,PTB)定义在孕龄 37 周以下终止者。1997 年美国妇产科医师学会将早产定义为妊娠 20～37 周分娩者。欧美国家普遍接受的早产孕周下限为 20～24 周。

目前我国采用的早产界定在发生于妊娠满 28～36^{+6} 周的分娩。自发性早产(spontaneous preterm birth,SPB)约占所有早产的 80%;因母胎疾病治疗需要终止妊娠者称医学指征性早产,约占所有早产的 20%。早产儿近期影响包括呼吸窘迫综合征、脑室内出血、支气管肺发育不全、动脉导管持续开放、早产儿视网膜病变、坏死性小肠结膜炎、呼吸暂停、高胆红素血症、低血糖、红细胞减少、视觉和听觉障碍等疾病。远期影响包括脑瘫、慢性肺部疾病、感知和运动障碍、视觉和听觉障碍、学习能力低下等。

二、病因和发病机制

确切的早产病因和发病机制并不清楚。

(一)感染

感染包括局部蜕膜-羊膜炎、细菌性阴道病、全身感染和无症状性菌尿等,以及非细菌性炎症反应。各种炎症通过启动蜕膜-羊膜细胞因子网络系统,增加前列腺素释放,导致早产。

(二)母体紧张、胎儿窘迫以及胎盘着床异常

母体或胎儿的下丘脑-垂体-肾上腺轴异常活跃,导致胎盘及蜕膜细胞分泌促肾上腺激素释放激素增加,雌激素增加,子宫对缩宫素敏感度增加。

(三)蜕膜出血

蜕膜出血导致局部凝血酶及抗凝血酶Ⅲ复合物增加,启动局部细胞因子网络或蛋白分解酶网络或直接引发宫缩。

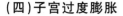

(四)子宫过度膨胀

多胎妊娠,羊水过多,子宫畸形等。

三、临床表现和诊断

早产分娩发生前可以历经先兆早产、早产临产和难免早产三个阶段。三个阶段主要是从临床方面的宫缩、宫颈变化和病程可否逆转来考虑,截然界限很难分清楚。

(一)先兆早产

出现腹痛、腰酸,阴道流液、流血,宫缩≥6 次/小时,宫颈尚未扩张,但经阴道 B 超测量宫颈长度≤2 cm,或为 2～3 cm,同时胎儿纤维连接蛋白阳性者。

(二)早产临产

宫缩≥6 次/小时,宫颈缩短≥80％,宫颈扩张≥3 cm。

(三)难免早产

早产临产进行性发展进入不可逆转阶段,如规律宫缩不断加强,子宫颈口扩张至 4 cm 或胎膜破裂,致早产不可避免者。

四、处理

(一)高危因素识别

于孕前、孕早期和产前检查时注意对高危因素的警觉,尤其注意叠加因素者。

(1)前次早产史:有早产史的孕妇再发早产风险比一般孕妇高 2.5 倍,前次早产越早,再次早产的风险越高。

(2)宫颈手术史:宫颈锥切、LEEP 手术治疗、反复人工流产扩张宫颈等与早产有关。

(3)子宫畸形:子宫、宫颈畸形增加早产风险。

(4)孕妇年龄等:孕妇<17 岁或>35 岁,文化层次低,经济状况差或妊娠间隔短。

(5)孕妇体质:孕妇体质指数 < 19 kg/m²,或孕前体重 < 50 kg,营养状况差,工作时间 > 80 小时/周。

(6)妊娠异常:接受辅助生殖技术后妊娠、多胎妊娠、胎儿异常、阴道流血、羊水过多/过少者。

(7)妊娠期患病:孕妇患高血压病、糖尿病、甲状腺疾病、自身免疫病、哮喘、腹部手术史、有烟酒嗜好或吸毒者。

(8)生殖器官感染:孕妇患细菌性阴道病、滴虫性阴道炎、衣原体感染、淋病、梅毒、尿路感染、严重的病毒感染、宫腔感染。

(9)宫颈缩短:妊娠 14～28 周,宫颈缩短。

(10)胎儿纤维连接蛋白阳性:妊娠 22～34 周,宫颈或阴道后穹隆分泌物检测胎儿纤维连接蛋白阳性。

(11)生活方式的改变:中国人西方化生活方式。

(二)风险评估和预测

1.妊娠前干预

对有早产史、复发性流产史者在孕前查找原因,必要时进行宫颈内口松弛状况检查。如有生殖系统畸形需要外科手术矫正。指导孕期规律产前检查。

2.妊娠中检测

对疑似宫颈功能不全或存在早产风险因素者,对出现痛性或频繁无痛性子宫收缩、腹下坠或盆腔压迫感、月经样腹绞痛、阴道排液或出血以及腰骶痛等症状时,应联合检测宫颈长度(cervical length,CL)和胎儿纤维连接蛋白(fetal fibronectin,fFN)预测早产。CL≤2.5 cm结合fFN阳性,48小时内分娩者7.9%,7天内分娩者13%,预测敏感性、特异性、阳性预测值、阴性预测值分别为42%、97%、75%、91%。

(三)一般处理

(1)早孕期B超检查确定胎龄、了解胎数(如果是双胎应了解绒毛膜性,如果能测NT则可了解胎儿非整倍体及部分重要器官畸形的风险)。

(2)对于有早产高危因素者,适时进行针对性预防。

(3)筛查和治疗无症状性菌尿。

(4)平衡饮食,合理增加妊娠期体重。

(5)避免吸烟饮酒、长时间站立和工作时间过长。

(四)抗早产干预措施

1.宫颈环扎术

宫颈环扎术对诊断宫颈功能不全者可于孕13～14周后行预防性宫颈环扎术;对于宫颈功能不全所致宫口开大或者胎膜突向阴道时的紧急治疗性环扎是有效的;对有早产史者,如果妊娠24周时CL<2.5 cm应进行宫颈环扎;对双胎、子宫发育异常、宫颈锥切者,宫颈环扎没有预防早产作用,但应在孕期注意监测。

2.黄体酮的应用

预防早产的黄体酮包括天然黄体酮阴道栓(天然黄体酮凝胶每支90 mg、微粒化黄体酮胶囊每粒200 mg)和17-α羟孕酮(每支250 mg,注射剂)。在单胎无早产史孕妇妊娠24周CL<2 cm时,应用天然孕酮凝胶90 mg或微粒化孕酮胶囊200 mg每天1次阴道给药,从24周开始至36周,能减少围生期病死率。对单胎以前有早产史者,可应用17-α羟孕酮250 mg每天1次肌内注射,从16～20周开始至36周。孕酮使用总体安全,但有报道应用17-α羟孕酮可增加中期妊娠死胎风险,也增加妊娠糖尿病发病风险。

3.宫缩抑制剂的应用

使用宫缩抑制剂的目的在于延迟分娩,完成促胎肺成熟治疗,以及为孕妇转诊到有早产儿抢救条件的医疗机构赢得时间。宫缩抑制剂只适用于先兆早产和早产临产者、胎儿能存活且无继续妊娠禁忌证者。当孕龄≥34周时,一般多不再推荐宫缩抑制剂应用。如果没有感染证据,应当对32周或34周以下PPROM患者使用宫缩抑制剂。

(1)钙通道阻滞剂:作用机制是在子宫平滑肌细胞动作电位的复极阶段,选择性地抑制钙内流,使胞质内的钙减少,从而有效地减少子宫平滑肌收缩。常用药物是硝苯地平。不良反应:母体一过性低血压、潮红、头晕、恶心等;胎儿无明显不良反应。禁忌证:左心功能不全、充血性心力衰竭、血流动力学不稳定者。给药剂量:尚无一致看法,通常首剂量为20 mg,口服,90分钟后重复1次;或10～20 mg,口服,每20分钟1次,共3次,然后10～20 mg,每6小时1次,维持48小时。

(2)β_2受体激动剂:通过作用于子宫平滑肌的β_2受体,启动细胞内的腺苷酸环化酶,使cAMP增加,降低肌浆蛋白轻链激酶的活性,细胞内钙离子浓度降低,平滑肌松弛。主要有利托君。母体不良反应较多,包括恶心、头痛、鼻塞、低钾、心动过速、胸痛、气短、高血糖、肺水肿,偶有心肌缺血等;胎儿及新生儿的不良反应包括心动过速、低血糖、低血钾、低血压、高胆红素,偶有脑室周围出血等。禁忌证:明显的心脏病、心动过速、糖尿病控制不满意、甲状腺功能亢进。用药剂量:利托君起始剂量为 $50\sim100$ $\mu g/min$ 静脉滴注,每 10 分钟可增加剂量 50 $\mu g/min$,至宫缩停止,最大剂量不超过 350 $\mu g/min$,共 48 小时。用药过程中应观察心率及患者的主诉,必要时停止给药。

(3)硫酸镁:从 1969 年开始,硫酸镁作为宫缩抑制剂应用于临床,产前使用硫酸镁可使早产儿脑瘫严重程度及发生率有所降低,有脑神经保护作用,故建议对 32 周前在使用其他宫缩抑制剂抗早产的同时加用硫酸镁。不良反应:恶心、潮热、头痛、视力模糊,严重者有呼吸、心跳抑制。应用硫酸镁过程中要注意呼吸>16 次/分、尿量>25 mL、膝反射存在。否则停用,镁中毒时可静脉注射钙剂解救。给药方法与剂量:硫酸镁负荷剂量 $5\sim6$ g,加入 5% 葡萄糖溶液 100 mL 中,30 分钟滴完,此后,$1\sim2$ g/h 维持,24 小时不超过 30 g。

(4)前列腺素合成酶抑制剂:用于抑制宫缩的前列腺素合成抑制剂是吲哚米辛(非特异性环氧化酶抑制剂)。①母体不良反应:恶心、胃酸反流、胃炎等。②胎儿不良反应:在妊娠 32 周前给药或使用时间不超过 48 小时,则不良反应很小,否则应注意羊水量、动脉导管有无狭窄或提前关闭。③禁忌证:血小板功能不良、出血性疾病、肝功能不良、胃溃疡、对阿司匹林过敏的哮喘。④给药方法:50 mg 口服,或 100 mg 阴道内或直肠给药,接着以 25 mg 每 $4\sim6$ 小时给药 1 次,用药时间不超过 48 小时。

(5)催产素受体阻滞剂:阿托西班是一种选择性催产素受体阻滞剂,在欧洲应用较多。不良反应:阿托西班对母儿的不良反应轻微。无明确禁忌证。剂量:负荷剂量 6.75 mg,静脉注射,继之 300 $\mu g/min$,维持 3 小时,接着 100 $\mu g/h$,直到 45 小时。

(6)氧化亚氮(nitricoxide,NO)供体制剂:氧化亚氮为平滑肌松弛剂,硝酸甘油为 NO 的供体,用于治疗早产。硝酸甘油的头痛症状较其他宫缩抑制剂发生率要高,但是其他不良反应较轻。其不良反应主要是低血压。

4.糖皮质激素促胎肺成熟

所有$\leqslant34$ 周,估计 7 天内可能发生早产者应当给予 1 个疗程的糖皮质激素治疗:倍他米松 12 mg,肌内注射,24 小时重复 1 次,共 2 次;地塞米松 6 mg,肌内注射,6 小时重复 1 次,共 4 次。如果 7 天前曾使用过 1 个疗程糖皮质激素未分娩,目前仍有 34 周前早产可能,重复 1 个疗程糖皮质激素可以改善新生儿结局。不主张超过 2 个疗程以上的给药。

5.抗生素

对于胎膜完整的早产,预防性抗生素给药不能预防早产,除非分娩在即而下生殖道 GBS 阳性,应当用抗生素预防感染,否则不推荐预防性应用抗生素。

6.联合治疗

早产临产者存在宫缩和宫颈的双重变化,既存在机械性改变又存在生物化学效应,单纯的宫缩抑制剂和单纯的宫颈环扎都不可能有效阻断病程,此时双重阻断突显重要性。此外注意针对病因和风险因素、诱发因素实施相应治疗。

(冯彬彬)

第二节 自 然 流 产

妊娠不足 28 周、胎儿体重不足 1 000 g 而终止者,称为流产。妊娠 12 周前终止者,称为早期流产;妊娠 12 周至不足 28 周终止者,称为晚期流产。根据引起流产动因不同可将流产分为自然流产和人工流产。自然因素导致的流产称为自然流产,机械或药物等人为因素终止妊娠者,称为人工流产。本节内容仅涉及自然流产。自然流产占妊娠总数的 10%~15%,其中 80% 以上为早期流产。

一、病因

(一)胚胎因素

胚胎染色体异常是自然流产常见的原因,在自然流产中,胚胎检查 50%~60% 有染色体异常。夫妻中如一方染色体异常它可传至后代,或导致流产。染色体异常包括数目异常和结构异常。数目异常以三体最常见,其次是单体 X(monosomy X,45X),如能存活,足月分娩以后即形成特纳综合征。三倍体及四倍体少见,活婴极少,绝大多数极早期流产。结构异常主要是染色体异位、缺失、嵌合体等染色体异常。

(二)母体因素

1.全身疾病

(1)全身感染时高热可促进子宫收缩引起流产,弓形虫、单纯疱疹病毒、巨细胞病毒、流感病毒、支原体、衣原体、梅毒螺旋体等感染可导致流产。

(2)结核和恶性肿瘤不仅导致流产,并可威胁孕妇生命。

(3)严重贫血、心脏病可引起胎儿胎盘单位缺氧,慢性肾炎、高血压可使胎盘发生梗死亦可导致流产。

2.内分泌异常

(1)黄体功能不足:可引起妊娠蜕膜反应不良,影响孕卵着床和发育,导致流产。

(2)多囊卵巢综合征:认为多囊卵巢高浓度的 LH 可能导致卵细胞第二次减数分裂过早完成,从而影响受精和着床过程出现流产。

(3)高催乳素血症:高水平的催乳素可直接抑制黄体颗粒细胞增生及功能。

(4)糖尿病:妊娠早期高血糖可能是造成胚胎畸形的危险因素。

(5)甲状腺功能低下亦可导致流产。

3.生殖器异常

(1)子宫畸形:如单角子宫、双角子宫、双子宫、子宫纵隔等,可影响子宫血供和宫腔内环境造成流产。

(2)宫腔粘连、子宫内膜不足可影响胚胎种植,导致流产。

(3)宫颈功能不全:在解剖上表现为宫颈管过短或宫颈内口松弛,多引发胎膜早破及晚期流产。

4.免疫功能异常

可以是自身免疫引起,由于体内产生过多抗磷脂抗体,其不仅是一种强烈的凝血活性物质,导致血栓形成;同时可直接造成血管内皮细胞损伤,加剧血栓形成,影响胎盘循环,死胎,导致流产。也可以是同种免疫引起,妊娠是半同种移植过程,孕妇免疫系统产生一系列的适应性变化,如产生封闭因子、组织兼容性抗原(HLA),从而对宫内胚胎移植物产生免疫耐受。当免疫抑制因子或封闭因子不足,使胚胎遭受免疫损伤,导致流产。另外,正常妊娠是子宫蜕膜局部出现明显的适应性反应,NK 细胞亚群发生表型转换,如果子宫局部生理性免疫反应不足 NK 细胞仍然以杀伤型为主,这可能直接与流产发生有关。

5.不良习惯

过量吸烟、酗酒,吗啡、海洛因等毒品均可导致流产。

6.创伤刺激

焦虑、紧张、恐吓、忧伤等严重精神刺激,均可导致流产;子宫创伤(手术、直接撞击),性交过度亦可引起流产。

(三)环境因素

过多接触放射线、砷、铅、甲醛、苯、氯丁二烯、氧化乙烯等化学物质,均可引起流产。

二、病理

流产的过程为妊娠物逐渐与子宫剥离直至排出子宫的过程。妊娠 8 周以前的流产,胚胎多已死亡,此时绒毛发育不全,着床还不牢固,妊娠物多可完全排出,标本常是囊胚包于蜕膜内,切开可在胚囊中仅见少量羊水而不见胚胎,有时可见结节状胚、圆柱状胚、发育阻滞胚、肢体畸形及神经营缺陷的胚胎。妊娠 8~12 周时绒毛发育茂盛,与底蜕膜关系较牢固,流产时妊娠物不易完全排出,部分滞留在宫腔内,排出后的妊娠物大体上可分为血肿样或肉样胎块、结节性胎块及微囊型胎盘。妊娠 12 周后,晚期流产的胎儿变化,可见以下几种病理状态:压缩胎儿、纸样胎儿及浸软胎儿,也可以形成肉样胎块,或胎儿钙化后形成石胎。脐带病变则有脐带扭曲、脐带缠绕、脐带打结、过短、过长。

三、临床表现

(一)停经

多数自然流产患者均有停经史。但是,如果妊娠早期发生流产,往往没有明显的停经史。有报道,大约 50% 流产是妇女未知已妊娠就发生受精卵死亡和流产。

(二)阴道流血

早期流产患者,由于绒毛和胎膜分离,血窦开放,出现阴道出血;妊娠 8 周以前的流产,阴道出血不多;妊娠 8~12 周时,阴道出血量多,而且持续时间长。妊娠 12 周以后,胎盘已完全形成,流产时如胎盘剥离不全,残留组织影响子宫收缩,血窦开放,可引起大量阴道出血、休克,甚至死亡。胎盘残留过久,可形成胎盘息肉,引起反复阴道出血、贫血及继发感染。

(三)腹痛

剥离的胚胎及血液如同异物刺激子宫收缩,排出胚胎,产生阵发性下腹痛。

早期流产时,首先胚胎绒毛与底蜕膜剥离,导致剥离面出血,已分离的胚胎组织如同异物,刺激子宫收缩。因此,表现为先出现阴道出血,后出现腹痛;晚期流产的临床过程与足月产相似,经过阵发性子宫收缩,排出胎儿和胎盘,因此,表现为先出现腹痛,而后阴道流血。

四、临床分型

临床上根据流产发展的不同阶段,分为以下类型。

(一)先兆流产

出现少量阴道出血,常为暗红色或血性白带,无妊娠物排出,继而出现阵发性下腹痛或腰背痛。妇科检查宫颈口未开,胎膜未破,子宫大小与停经周数相符合。经休息及治疗,症状消失,可继续妊娠。如症状加重,可发展为难免流产(图9-1)。

(二)难免流产

难免流产指流产将不可避免,在先兆流产的基础上,阴道出血增多,似月经量或超月经量,阵发性下腹痛加重,可伴有阴道流液,妇科检查宫颈口已扩张,有时可见妊娠物堵塞于宫颈口内,子宫大小与停经周期相符或略小。B超检查仅见妊娠囊,无胚胎或无胚胎心管搏动(图9-2)。

(三)不全流产

部分妊娠物排出宫腔,部分仍残留在宫腔内或嵌顿于宫颈口内,或胎儿排出后胎盘滞留宫腔或嵌顿于宫颈口内。由于宫内残留物影响子宫收缩,故阴道出血量多,甚至休克。妇科检查可见宫颈口已扩张,有妊娠物嵌顿和持续的血液流出,子宫小于停经周数(图9-3)。

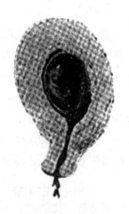 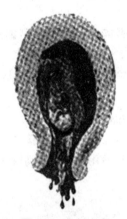 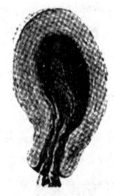

图9-1 先兆流产　　　　　图9-2 难免流产　　　　　图9-3 不全流产

(四)完全流产

妊娠物已经完全从宫腔排出,阴道出血明显减少并逐渐停止,腹痛缓解。常常发生妊娠8周以前。妇科检查宫颈口已关闭,子宫大小接近正常。

上述流产类型,临床发展过程,如图9-4。

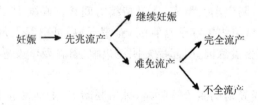

图9-4 流产的发展过程示意图

此外流产有以下 3 种特殊情况。

(五)稽留流产

稽留流产指胚胎或胎儿已死亡,未及时排出,而滞留于宫腔。临床表现:早孕反应消失,有先兆流产症状或无任何症状;子宫不再增大反而缩小。若已到妊娠中期,孕妇腹部不继续增大,胎动消失。妇科检查宫颈口未开,子宫质地不软,未闻及胎心。

(六)复发性流产

复发性流产指连续自然流产 3 次或 3 次以上者。其特点为每次流产多发生于同一妊娠月份,临床经过与一般流产相同。引起早期流产的原因,多是胚胎染色体异常、孕妇免疫功能异常、黄体功能不足、甲状腺异常等。引起晚期流产的常见原因,有子宫畸形或发育不良、宫颈内口松弛、子宫肌瘤等。宫颈内口松弛引起的流产常发生在妊娠中期,随着胎儿长大,羊水增多,宫腔内压力增加,羊膜囊突到宫颈内口,宫颈管逐渐扩张、缩短。多数患者无自觉症状,一旦胎膜破裂,胎儿随即娩出。

(七)感染性流产

流产过程中,阴道出血时间过长或者宫腔有胚胎组织残留,引起宫腔内感染,严重时扩展到盆腔、腹腔,甚至全身,引起盆腔炎、腹膜炎、败血症以及感染性休克。

五、诊断

根据病史、临床表现及妇科检查做出初步诊断,然后通过辅助检查确诊流产的临床类型。

(一)病史

详细询问患者有无停经及早孕反应以及出现的时间,阴道出血的量及持续时间,有无阴道排液和妊娠物排出;有无腹痛,腹痛的部位、性质、程度;了解有无发热、阴道分泌物有无臭味,有无流产史。

(二)体格检查

测量体温、脉搏、呼吸、血压。有无贫血及感染征象。消毒外阴后行妇科检查,了解宫颈有无糜烂及息肉,出血来自糜烂而、息肉还是宫腔,注意宫颈口是否扩张,有无羊膜囊膨出,有无妊娠物堵塞,子宫大小是否与停经周数相符,有无压痛;双附件有无压痛、增厚或包块。疑为先兆流产患者操作应轻柔。

(三)辅助检查

1.B 超波检查

测定妊娠囊的大小、形态,有无胎芽、胎心搏动,可辅助诊断流产类型。若妊娠囊形态异常或位置下移,提示预后不良。附件的检查有助于异位妊娠的鉴别诊断。同时 B 超的连续检测也有很大的意义,如仅见胎囊,而迟迟不见胎芽,或仅见胎芽,而迟迟不见胎心出现,均提示预后不良。

2.妊娠试验

早孕试纸法,可判断是否妊娠。连续进行血 β-hCG 定量检测,观察其动态变化,有助于流产的诊断和预后判断。妊娠 6~8 周时,血 β-hCG 是以每天 66% 速度增加,如果 48 小时增加不到 66%,则提示妊娠预后不良。

3.其他

测定血黄体酮水平,人胎盘催乳素有益于判断妊娠预后。复发性流产的患者有条件,可行妊娠物的染色体检查。

六、鉴别诊断

首先,鉴别流产的类型,见表 9-1。早期自然流产应与异位妊娠、葡萄胎、功能性子宫出血及子宫肌瘤等疾病相鉴别。

表 9-1　流产类型的鉴别诊断

类型	病史			妇科检查	
	出血量	下腹痛	组织排出	宫颈口	子宫大小
先兆流产	少	无或轻	无	关闭	与孕周相符
难免流产	增多	加重	无	松弛或扩张	相符或略小
不全流产	多	减轻	有	扩张、有组织堵塞	小于孕周
完全流产	少或无	无	全部排出	关闭	正常或略大

七、处理

应根据流产类型的不同进行相应处理。

(一)先兆流产

处理原则:保胎治疗,可辅以 B 超和动态血 β-hCG、黄体酮监测下以便了解胚胎发育情况,避免盲目保胎造成稽留流产。若 B 超提示胚胎发育不良,血 β-hCG 持续不升或下降,表明流产不可避免,应终止妊娠。

1.休息镇静

应卧床休息,禁止性生活,对精神紧张者可给予少量对胎儿无害的镇静剂。

2.激素治疗

对黄体功能不全引起的先兆流产者,可给予黄体酮 10～20 mg,每天或隔天肌内注射 1 次。或绒毛膜促性腺激素 hCG 2 000～3 000 U,隔天肌内注射 1 次。症状缓解后 5～7 天停药。

3.其他药物治疗

维生素 E 为抗氧化剂,有利于胚胎发育,每天 100 mg 口服。基础代谢率低者可口服甲状腺素片,每天 1 次,每次 40 mg。

4.晚期先兆流产的治疗

可给予硫酸沙丁胺醇(舒喘灵)2.4～4.8 mg 口服,每天 4 次;前列腺素合成酶抑制剂,吲哚美辛 25 mg 口服,每天 3 次。

(二)难免流产

处理原则:确诊后尽早使妊娠物排出。

(1)妊娠子宫<8 周,可直接行刮宫术。

(2)妊娠子宫>8 周,可用缩宫素 10～20 U 加于 5％葡萄糖注射液 500 mL 中静脉滴注,或使用米非司酮和米索前列醇,促进子宫收缩,使胚胎组织排出。出血多者可行刮宫术。

(3)出血多,伴休克者,应在纠正休克同时行清宫术。

(4)清宫后要对刮出物仔细检查,注意胚胎组织是否完整,并送病理检查,必要时做胚胎染色体检查。术后可行 B 超检查。

(5)术后应用抗生素预防感染,出血多者可使用缩宫素肌内注射以减少出血。

(三)不全流产

处理原则:一旦确诊,立即清宫。

(1)出血多合并休克者,应抗休克同时行清宫术。

(2)刮宫标本应送病理检查;术后常规使用抗生素、行 B 超检查。

(四)完全流产

行 B 超检查,如宫腔无残留物而且没有感染,可不予特殊处理。

(五)稽留流产

处理原则:凝血功能检查,预处理后清宫。

(1)死亡的胚胎及胎盘组织在宫腔内稽留过久,可导致凝血功能障碍,可能发生弥散性血管内凝血(disseminated intravascular coagulation,DIC)。因此,应首先检查血常规、出凝血时间、血纤维蛋白原、凝血酶原时间、血浆鱼精蛋白副凝试验(3P 试验)等。

(2)若凝血功能正常,在备血、输液条件下行刮宫术;若凝血功能异常,可用肝素、纤维蛋白原、新鲜血、血小板等纠正后再行刮宫术。

(3)稽留流产时,妊娠物及胎盘组织与子宫壁粘连较紧,清宫困难,为提高子宫肌层对缩宫素的敏感性,刮宫前可口服炔雌醇 1 mg,每天 2 次,连用 5 天,或苯甲酸雌二醇 2 mg 肌内注射,每天 2 次,连用3 天,可提高子宫肌对缩宫素的敏感性。子宫<12 孕周者,可行刮宫术,术中肌内注射缩宫素,手术应特别小心,避免子宫穿孔,1 次不能刮净,于5~7 天后再次刮宫。子宫>12 孕周者,可使用米非司酮(RU486)加米索前列醇,或静脉滴注缩宫素,促使胎儿、胎盘排出。

(4)术后常规使用抗生素、行 B 超复查。

(六)复发性流产

处理原则:针对病因进行治疗。

(1)染色体异常的夫妇孕前进行咨询,确定可否妊娠;明确女方有无生殖道畸形、肿瘤、宫腔粘连等,妊娠前施行矫正手术,还可行丈夫精液检查。

(2)黄体功能不全者,妊娠后给黄体酮 20~40 mg,每天 1 次肌内注射,也可口服黄体酮,或使用黄体酮阴道制剂,用药至孕 12 周时即可停药。

(3)宫颈口松弛者应在妊娠 14~18 周时行宫颈环扎术,术后定期随诊,待分娩前拆除缝线。若环扎术后有流产征象,治疗失败时,及时拆除缝线,避免造成宫颈裂伤。

(4)免疫治疗:对不明原因的复发性流产患者行主动免疫治疗,将丈夫或他人的淋巴细胞在女方前臂内侧或臀部作多点皮下注射,妊娠前注射 2~4 次,妊娠早期加强免疫 1~3 次,妊娠成功率达 86% 以上。

(七)感染性流产

处理原则:迅速控制感染,尽快清除宫内残留物。

(1)轻度感染或阴道出血多,可在静脉滴注有效抗生素的同时进行刮宫,以达到止血的目的。

(2)感染较严重但出血不多时,可用广谱抗生素控制感染后再行刮宫术。刮宫时可用卵圆钳夹出残留组织,忌用刮匙全面搔刮,以免感染扩散。术后继续用广谱抗生素,待感染控制后再行彻底刮宫。

(3)对已合并感染性休克者,应积极进行抗休克治疗,待病情稳定后再行彻底刮宫;感染严重或盆腔脓肿形成,应行引流手术,必要时切除子宫。

(冯彬彬)

第三节 异位妊娠

正常妊娠时受精卵着床于子宫体腔内膜生长发育,若受精卵在子宫体腔以外着床称异位妊娠。异位妊娠根据受精卵种植的部位不同,分为输卵管妊娠、宫颈妊娠、卵巢妊娠、腹腔妊娠、阔韧带妊娠等,其中以输卵管妊娠最常见,占异位妊娠的 90%～95%。异位妊娠是妇产科常见的急腹症之一,发生率约为 1%,并有逐年增高的趋势,是孕产妇主要死亡原因之一,一直被视为是具有高度危险的妊娠早期并发症。

一、概述

输卵管妊娠是指受精卵在输卵管的某一部分着床并发育,其中壶腹部最多见,占 50%～70%,其次为峡部,占 25%～30%,伞部、间质部妊娠较少见。

二、病因

在正常情况下卵子在输卵管壶腹部受精,然后受精卵在输卵管内缓慢移动,经历 3～4 天的时间进入宫腔。任何因素促使受精卵运行延迟,干扰受精卵的发育、阻碍受精卵及时进入宫腔都可以导致输卵管妊娠。

(一)输卵管异常

输卵管异常包括结构和功能上的异常,是引起异位妊娠的主要原因。

(1)慢性输卵管炎:输卵管管腔狭窄,呈通而不畅的状态,影响受精卵的正常运行。

(2)输卵管发育异常:影响受精卵运送过程及着床。

(3)输卵管手术:输卵管妊娠保守性治疗、输卵管整形术、输卵管吻合术等以后,均可引起输卵管妊娠。

(4)输卵管周围疾病:不仅引起输卵管周围粘连,而且引起相关的内分泌异常、免疫异常以及盆腔局部前列腺水平、巨噬细胞数量异常使输卵管痉挛、蠕动异常。

(二)受精卵游走

卵子在一侧输卵管受精,经宫腔进入对侧输卵管后着床(受精卵内游走);或游走于腹腔内,被对侧输卵管捡拾(受精卵外游走),由于游走时间较长,受精卵发育增大,故着床于对侧输卵管而形成输卵管妊娠。

(三)避孕失败

(1)宫内节育器:一旦带器妊娠则输卵管妊娠的可能性增加。

(2)口服避孕药:低剂量的纯孕激素不能有效地抑制排卵,却能影响输卵管的蠕动,可能引起输卵管妊娠。应用大剂量雌激素的事后避孕,如果避孕失败,输卵管妊娠的可能性增加。

(四)辅助生育技术

辅助生育技术如人工授精、促排卵药物的应用、体外受精-胚胎移植、配子输卵管移植等应用后,输卵管妊娠的危险性增加。有报道施行辅助生育技术后输卵管妊娠的发生率约为 5%。

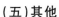

(五)其他

内分泌异常、精神紧张、吸烟等也可导致输卵管蠕动异常或痉挛而发生输卵管妊娠。

三、病理

(一)输卵管妊娠流产

其多见于妊娠8~12周输卵管壶腹部妊娠。受精卵逐渐长大向管腔膨出,以发育不良的蜕膜组织为主形成的包膜难以承受胚胎的膨胀张力,胚胎及绒毛自管壁附着处分离,落入管腔。由于比较接近伞端,通过逆蠕动挤入腹腔,则为输卵管完全流产,流血往往不多。如受精卵仅有部分剥离排出,部分绒毛仍残留管腔内,形成输卵管不全流产。

(二)输卵管妊娠破裂

其多见于输卵管峡部妊娠,少数发生于输卵管间质部妊娠。输卵管峡部管腔狭窄,故发病时间较早,多在妊娠6周左右。绒毛侵蚀输卵管后穿破管壁,胚胎由裂口流出。输卵管肌层血管丰富,因此输卵管妊娠破裂的内出血较输卵管妊娠流产者严重,可致休克。亦可反复出血在阔韧带、盆腔和腹腔内形成较大的血肿。输卵管间质部局部肌肉组织较厚,妊娠可达12~16周才发生输卵管破裂,此处血管丰富,一旦破裂出血极为严重,可危及生命。

输卵管妊娠流产或破裂患者中,部分患者未能及时治疗,由于反复腹腔内出血,形成血肿,以后胚胎死亡,内出血停止,血肿机化变硬,与周围组织粘连,临床上称陈旧性宫外孕。

四、临床表现

输卵管妊娠的临床表现与病变部位、有无流产或破裂、发病缓急以及病程长短有关。典型临床表现包括停经、腹痛及阴道流血。

(一)症状

1.停经

除输卵管间质部妊娠停经时间较长外,多数停经6~8周。少数仅月经延迟数天,20%~30%的患者无明显停经史,将异位妊娠时出现的不规则阴道流血误认为月经,或由于月经过期仅数天而不认为是停经。

2.腹痛

95%以上的患者以腹痛为主诉就诊。输卵管妊娠未发生流产或破裂前由于胚胎生长使输卵管膨胀而产生一侧下腹部隐痛或胀痛。当发生输卵管妊娠流产或破裂时,突感一侧下腹部撕裂样疼痛,常伴有恶心、呕吐。内出血积聚在子宫直肠陷凹,刺激直肠产生肛门坠胀感,进行性加重。随着病情的发展,疼痛可扩展至整个下腹部,甚至引起胃部疼痛或肩部放射性疼痛。血液刺激横膈,可出现肩胛部放射痛。

3.阴道流血

多为不规则点滴状流血,量较月经少,色暗红,5%的患者阴道流血量较多。流血可发生在腹痛出现前,也可发生在其后。阴道流血表明胚胎受损或已死亡,导致HCG下降,卵巢黄体分泌的激素难以维持蜕膜生长而发生剥离出血。一般常在异位妊娠病灶去除后才能停止。也有无阴道流血者。

4.晕厥与休克

其发生与内出血的速度和量有关。出血越多越快症状出现越迅速越严重。由于骤然内出血及剧烈腹痛,患者常感头晕眼花,恶心呕吐,心慌,并出现面色苍白,四肢发冷乃至晕厥,诊治不及时将死亡。

(二)体征

1.一般情况

内出血较多者呈贫血貌。大量出血时脉搏细速,血压下降。体温一般正常,休克患者体温略低。病程长、腹腔内血液吸收时可有低热。如合并感染,则体温可升高。

2.腹部检查

一旦发生内出血,腹部多有明显压痛及反跳痛,尤以下腹患侧最为显著,但腹肌紧张较轻。腹部叩诊可有移动性浊音,内出血多时腹部丰满膨隆。

3.盆腔检查

阴道内可有来自宫腔的少许血液,子宫颈着色可有可无,停经时间较长未发生内出血的患者子宫变软,但增大不明显,部分患者可触及膨胀的输卵管,伴有轻压痛。一旦发生内出血宫颈有明显的举痛或摇摆痛,此为输卵管妊娠的主要体征之一,是因加重对腹膜的刺激所致。内出血多时后穹隆饱满触痛,子宫有漂浮感。血肿多位于子宫后侧方或子宫直肠陷凹处,其大小、形状、质地常有变化,边界可不清楚。病程较长时血肿与周围组织粘连形成包块,机化变硬,边界逐渐清楚,当包块较大、位置较高时可在下腹部摸到压痛的肿块。

五、诊断要点

根据上述临床表现,有典型破裂症状和体征的患者诊断并不困难,无内出血或症状不典型者则容易被忽略或误诊。当诊断困难时,可采用以下辅助诊断方法。

(一)妊娠试验

β-HCG 测定是早期诊断异位妊娠的重要方法,动态监测血 HCG 的变化,对诊断或鉴别宫内或宫外妊娠价值较大。由于异位妊娠时,患者体内的 β-HCG 水平较宫内妊娠低,正常妊娠时血 β-HCG 的倍增在 48 小时上升 60% 以上,而异位妊娠 48 小时上升＜50%。采用灵敏度较高的放射免疫法测定血 β-HCG,该实验可进行定量测定,对保守治疗的效果评价具有重要意义。

(二)超声诊断

超声诊断已成为诊断输卵管妊娠的重要方法之一。输卵管妊娠的声像特点:①子宫内不见妊娠囊,内膜增厚;②宫旁一侧可见边界不清、回声不均匀的混合性包块,有时可见宫旁包块内有妊娠囊、胚芽及原始血管搏动,为输卵管妊娠的直接证据;③子宫直肠陷凹处有积液。由于子宫内有时可见假妊娠囊,易误诊为宫内妊娠。

(三)阴道后穹隆穿刺术或腹腔穿刺术

阴道后穹隆穿刺术或腹腔穿刺术是简单可靠的诊断方法,适用于疑有腹腔内出血的患者。由于子宫直肠陷凹是盆腔的最低点,少量出血即可积聚于此,当疑有内出血时,可用穿刺针经阴道后穹隆抽吸子宫直肠陷凹,若抽出物为陈旧性血液或暗红色血液放置 10 分钟左右仍不凝固,则内出血诊断较肯定。内出血量少,血肿位置较高,子宫直肠陷凹有粘连时,可能抽不出血,故穿刺阴性不能否定输卵管妊娠的存在。如有移动性浊音,亦可行腹腔穿刺术。

(四)腹腔镜检查

适用于早期病例及诊断困难者。大量内出血或休克患者禁用。近年来,腹腔镜在异位妊娠中的应用日益普及,不仅可用于诊断,而且可用于治疗。

(五)子宫内膜病理检查

目前很少依靠诊断性刮宫协助诊断,只是对阴道流血较多的患者用于止血并借此排除宫内妊娠。病理切片中见到绒毛,可诊断为宫内妊娠,仅见蜕膜未见绒毛有助于诊断异位妊娠。

六、治疗方案

输卵管妊娠的治疗方法有:手术治疗和非手术治疗。根据病情缓急,采取相应处理。内出血多,出现休克时,应快速备血、建立静脉通道、输血、吸氧等休克治疗,并立即进行手术。快速开腹后,迅速以卵圆钳钳夹患侧输卵管病灶,暂时控制出血,同时快速输血输液,纠正休克,清除腹腔积血后,视病变情况采取根治性或保守性手术方式。对于无内出血或仅有少量内出血、无休克、病情较轻的患者,可采用药物治疗或手术治疗。近年来,由于阴道超声检查、血 β-HCG 水平测定的广泛应用,80%的异位妊娠可以在未破裂前得到诊断,早期诊断给保守治疗创造了条件。因此,目前处理更多地趋向于保守性治疗,腹腔镜微创技术和药物治疗已成为输卵管妊娠治疗的主流。

(一)手术治疗

手术治疗是输卵管妊娠的主要治疗方法。如有休克,应在抗休克治疗的同时尽快手术,手术方式可开腹进行,也可在腹腔镜下进行。

1.根治性手术

对无生育要求的输卵管妊娠破裂者,可行患侧输卵管切除。开腹后迅速找到出血点,立刻钳夹止血,再进行患侧输卵管切除术,尽可能保留卵巢。腹腔镜下可以使用双极电凝、单极电凝及超声刀等切除输卵管。输卵管间质部妊娠手术应作子宫角部楔形切除及患侧输卵管切除,必要时切除子宫。

休克患者应尽量缩短手术时间。腹腔游离血多者可回收进行自体输血,但要求此类患者:①停经<12 周,胎膜未破;②内出血<24 小时;③血液未受污染;④镜检红细胞破坏率<30%。回收血操作时应严格遵守无菌原则,如无自体输血设备,每 100 mL 血液加 3.8%枸橼酸钠10 mL(或肝素 600 U)抗凝,经 8 层纱布过滤后回输。为防止枸橼酸中毒,每回输 400 mL 血液,应补充 10%葡萄糖酸钙 10 mL。

2.保守性手术

主要用于未产妇,以及生育能力较低但又需保留其生育能力的妇女。包括:①年龄<35 岁,无健康子女存活,或一侧输卵管已被切除;②患者病情稳定,出血不急剧,休克已纠正;③输卵管无明显炎症、粘连,无大范围输卵管损伤者。

手术仅清除妊娠物而保留输卵管。一般根据病变累及部位及其损伤程度选择术式,包括输卵管伞端妊娠物挤出、输卵管切开妊娠物清除、输卵管造口(开窗)妊娠物清除及输卵管节段切除端端吻合:①输卵管伞端妊娠物挤出术。伞部妊娠可挤压妊娠物自伞端排出,但易导致持续性异位妊娠,应加以注意。②输卵管线形切开术(开窗造口术)。切开输卵管取出胚胎后缝合管壁,是一种最适合输卵管妊娠的保守性手术。适应证:患者有生育要求,生命体征平稳;输卵管的妊娠囊直径<6 cm;输卵管壶腹部妊娠者更适宜。禁忌证:输卵管妊娠破裂大出血,患者明显呈休克状态者。腹腔镜下可于局部注射稀释的垂体后叶素盐水或肾上腺素盐水,电凝切开的膨大部位,然后用电针切开输卵管 1 cm 左右,取出妊娠物,检查输卵管切开部位有无渗血,用双极电凝止血,切口可不缝合或仅缝合一针。③节段切除端端吻合输卵管成形术。峡部妊娠则可切除病灶后再

吻合输卵管,操作复杂,效果不明确,临床很少用。

对于输卵管妊娠行保守性手术,若术中未完全清除囊胚,或残留有存活的滋养细胞而继续生长,导致术后发生持续性异位妊娠风险增加。术后需 β-HCG 严密随访,可结合 B 超检查。治疗以及时给予 MTX 化疗效果较好,如有腹腔大量内出血,需行手术探查。

(二)药物治疗

一些药物抑制滋养细胞,促使妊娠物最后吸收,避免手术及术后的并发症。

(1)适应证:①无药物治疗禁忌证;②患者生命体征平稳无明显内出血情况;③输卵管妊娠包块直径≤4 cm;④血 β-HCG<2 000 IU/L。输卵管妊娠保守性手术失败:输卵管开窗术等保守性手术后 4%～10% 患者可能残留绒毛组织,异位妊娠持续存在,药物治疗可避免再次手术。

(2)禁忌证:患者如出现明显的腹痛已非早期病例,腹痛与异位包块的张力及出血对腹膜的刺激以及输卵管排异时的痉挛性收缩有关,常是输卵管妊娠破裂或流产的先兆;如 B 超已观察到有胎心,不宜药物治疗;有认为血 β-HCG<5 000 IU/L 均可选择药物治疗,但 β-HCG 的水平反映了滋养细胞增殖的活跃程度,随其滴度升高,药物治疗失败率增加;严重肝肾疾病或凝血机制障碍为禁忌证。

(3)目前用于药物治疗异位妊娠主要适用于早期输卵管妊娠,要求保留生育能力的年轻患者。

甲氨蝶呤(MTX)治疗:MTX 为药物治疗首选。MTX 口服:0.4 mg/kg,每天 1 次,5 天为 1 个疗程。目前仅用于保守性手术治疗失败后持续性输卵管妊娠的辅助治疗。MTX 肌内注射:单次给药,剂量为 50 mg/m²,肌内注射 1 次,可不加用四氢叶酸,成功率达 87% 以上;分次给药,MTX 0.4 mg/kg,肌内注射,每天 1 次,共 5 次。局部用药:局部注射具有用量小、疗效高、可提高局部组织的 MTX 浓度,有利于杀胚和促进胚体吸收等优点。①可采用在 B 超引导下穿刺,将 MTX 直接注入输卵管的妊娠囊内。②可在腹腔镜直视下穿刺输卵管妊娠囊,吸出部分囊液后,将 MTX 10～50 mg 注入其中,适用于未破裂输卵管,血肿直径≤3 cm,血 β-HCG≤2 000 IU/mL 者。③宫腔镜直视下,经输卵管开口向间质部内注射 MTX,MTX 10～30 mg 稀释于生理盐水 2 mL 中,经导管注入输卵管内。监测指标:用药后 2 周内,宜每隔 3 天复查 β-HCG 及 B 超。β-HCG 呈下降趋势并三次阴性,症状缓解或消失,包块缩小为有效。若用药后一周 β-HCG 下降 15%～25%、B 超检查无变化,可考虑再次用药。β-HCG 下降<15%,症状不缓解或反而加重,或有内出血,应考虑手术治疗。用药后 5 周,β-HCG 也可为低值(<15 mIU/mL),也有至用药 15 周以上者血 β-HCG 才降至正常,故用药 2 周后应每周复查 β-HCG,直至降至正常范围。

MTX 的药物效应:①反应性血 β-HCG 升高。用药后 1～3 天半数患者血 β-HCG 升高,4～7 天时下降。②反应性腹痛。用药后 1 周左右,约半数患者出现一过性腹痛,多于 4～12 小时内缓解,可能系输卵管妊娠流产所致,应仔细鉴别,不要误认为是治疗失败。③附件包块增大,约 50% 患者存在。④异位妊娠破裂。与血 β-HCG 水平无明显关系,应及时发现,及时手术。

MTX 的药物不良反应:MTX 全身用药不良反应发生率在 10%～50%。主要表现在消化系统和造血系统,有胃炎、口腔炎、转氨酶升高、骨髓抑制等。多次给药不良反应高于单次给药,局部用药则极少出现上述反应。MTX 对输卵管组织无伤害,治疗后输卵管通畅率达 75%。

氟尿嘧啶治疗:氟尿嘧啶是对滋养细胞极为敏感的化疗药物。在体内转变成氟尿嘧啶脱氧核苷酸,抑制脱氧胸苷酸合成酶,阻止脱氧尿苷酸甲基化转变为脱氧胸苷酸,从而干扰 DNA 的生物合成,致使滋养细胞死亡。

局部注射给药途径同 MTX,可经宫腔镜、腹腔镜或阴道超声引导注射,剂量为全身用药量的 1/4 或 1/5,1 次注射氟尿嘧啶 250 mg。宫腔镜下行输卵管插管,注入氟尿嘧啶可使药物与滋养细胞直接接触,最大限度地发挥其杀胚胎作用。此外由于液压的机械作用,药液能有效地渗入输卵管壁和滋养层之间,促进滋养层的剥离,细胞坏死和胚胎死亡。氟尿嘧啶虽可杀死胚胎,但对输卵管的正常组织却无破坏作用,病灶吸收后可保持输卵管通畅。

其他药物治疗:①米非司酮为黄体期黄体酮拮抗剂,可抑制滋养层发育,用法不一,口服25～100 mg/d,共 3～8 天或 25 毫克/次,每天 2 次,总量 150 mg 或 200～600 mg 1 次服用。②局部注射前列腺素,尤其是 $PGF_{2\alpha}$,能增加输卵管的蠕动及输卵管动脉痉挛,是一种溶黄体剂,使黄体产生的黄体酮减少,可在腹腔镜下将 $PGF_{2\alpha}$ 0.5～1.5 mg 注入输卵管妊娠部位和卵巢黄体部位治疗输卵管妊娠,如用量大或全身用药,易产生心血管不良反应。③氯化钾相对无不良反应,主要作用于心脏,可引起心脏收缩不全和胎儿死亡,可用于有胎心搏动的异位妊娠的治疗及宫内宫外同时妊娠,保留宫内胎儿。④高渗葡萄糖局部注射,引起局部组织脱水和滋养细胞坏死,进而使妊娠产物吸收。

此外,中医采用活血化瘀、消癥杀胚药物,也有一定疗效。

(三)期待疗法

少数输卵管妊娠可能发生自然流产或溶解吸收自然消退,症状较轻无须手术或药物治疗。适应证:①无临床症状或症状轻微;②随诊可靠;③输卵管妊娠包块直径<3 cm;④血 β-HCG<1 000 IU/L,且持续下降;⑤无腹腔内出血。

无论药物治疗还是期待疗法,必须严格掌握指征,治疗期间密切注意临床表现、生命体征,连续测定血β-HCG、B超、血红蛋白含量和红细胞计数。如连续 2 次血 β-HCG 不下降或升高,不宜观察等待,应积极处理。个别病例血 β-HCG 很低时仍可能破裂,需警惕。

输卵管间质部妊娠、严重腹腔内出血、保守治疗效果不佳均应及早手术。手术治疗和非手术治疗均应注意合理使用抗生素。

(四)输卵管妊娠治疗后的生殖状态

1.生育史

既往有生育力低下或不育史者,输卵管妊娠治疗后宫内妊娠率为 37%～42%,再次异位妊娠率增加 8%～18%。

2.对侧输卵管情况

对侧输卵管健康者,术后宫内妊娠率和再次异位妊娠率分别为 75% 和 9% 左右,对侧输卵管有粘连或损伤者为 41%～56% 和 13%～20%。

3.开腹手术和腹腔镜手术

近年大量研究表明,两者对异位妊娠的生殖状态没有影响。

4.输卵管切除与输卵管保留手术

输卵管保守性手术(线形切开、造口、开窗术、妊娠物挤除),存在持续性异位妊娠发生率为5%～10%。

(冯彬彬)

第四节 过 期 妊 娠

妊娠达到或超过 42 周,称为过期妊娠。发生率为妊娠总数的 5%～10%。过期妊娠的胎儿围生期病率和死亡率增高,孕 43 周时围生儿死亡率为正常妊娠 3 倍,孕 44 周时为正常妊娠 5 倍。

一、原因

(一)雌、孕激素比例失调

可能与内源性前列腺素和雌二醇分泌不足以及孕酮水平增高有关,导致孕激素优势,抑制前列腺素和缩宫素,使子宫不收缩,延迟分娩发动。

(二)胎儿畸形

无脑儿畸胎不合并羊水过多时,由于胎儿无下丘脑,垂体-肾上腺轴发育不良,胎儿肾上腺皮质产生的肾上腺皮质激素及雌三醇的前身物质 16α-羟基硫酸脱氢表雄酮不足使雌激素形成减少,孕周可长达 45 周。

(三)遗传因素

某家族、某个体常反复发生过期妊娠,提示过期妊娠与遗传因素可能有关。胎盘硫酸酯酶缺乏症是罕见的伴性隐性遗传病,可导致过期妊娠,系因胎儿肾上腺与肝脏虽能产生足量 16α-羟基硫酸脱氢表雄酮,但胎盘缺乏硫酸酯酶,使其不能脱去硫酸根转变成雌二醇及雌三醇,从而血中雌二醇及雌三醇明显减少,致使分娩难以启动。

(四)子宫收缩刺激发射减弱

头盆不称或胎位异常,胎先露对子宫颈内口及子宫下段的刺激不强,可致过期妊娠。

二、病理

(一)胎盘

过期妊娠的胎盘主要有两种类型,一种是胎盘的外观和镜检均与足月胎盘相似,胎盘功能基本正常;另一种表现为胎盘功能减退,如胎盘绒毛内的血管床减少,间质内纤维化增加,以及合体细胞结节形成增多;胎盘表面有梗死和钙化,组织切片显示绒毛表面有纤维蛋白沉淀、绒毛内有血管栓塞等。

(二)胎儿

1.正常生长

过期妊娠的胎盘功能正常,胎儿继续生长,约 25%体重增加成为巨大儿,颅骨钙化明显,不易变形,导致经阴道分娩困难,使新生儿病率相应增加。

2.成熟障碍

由于胎盘血流不足和缺氧及养分的供应不足,胎儿不易再继续生长发育。可分为 3 期:第Ⅰ期为过度成熟,表现为胎脂消失,皮下脂肪减少,皮肤干燥松弛多皱褶,头发浓密,指(趾)甲长,身体瘦长,容貌似"小老人"。第Ⅱ期为胎儿缺氧,肛门括约肌松弛,有胎粪排出,羊水及胎儿皮肤

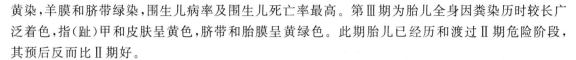

黄染,羊膜和脐带绿染,围生儿病率及围生儿死亡率最高。第Ⅲ期为胎儿全身因粪染历时较长广泛着色,指(趾)甲和皮肤呈黄色,脐带和胎膜呈黄绿色。此期胎儿已经历和渡过Ⅱ期危险阶段,其预后反而比Ⅱ期好。

3.胎儿生长受限

小样儿可与过期妊娠共存,后者更增加胎儿的危险性。过期妊娠的诊断首先要应正确核实预产期,并确定胎盘功能是否正常。

三、过期妊娠对母儿的影响

(一)胎儿窘迫

胎盘功能减退、胎儿供氧不足是过期妊娠时的主要病理变化,同时胎儿越成熟,对缺氧的耐受能力越差,故当临产子宫收缩较强时,过期胎儿就容易发生窘迫,甚至在子宫内死亡。过期妊娠时胎儿宫内窘迫的发生率为13.1%～40.5%,为足月妊娠的1.5～10倍。柏林国立妇产医院的62 804次分娩,由过期妊娠导致的围产死亡中近四分之三与产时窒息和胎粪吸入有关。新生儿早期癫痫发作的发生率为5.4‰,而足月产新生儿为0.9‰。

(二)羊水量减少

妊娠38周后,羊水量开始减少,妊娠足月羊水量约为800 mL,后随妊娠延长羊水量逐渐减少。妊娠42周后约30%减少至300 mL以下;羊水胎盘粪染率明显增高,是足月妊娠的2～3倍,若同时伴有羊水过少,羊水粪染率增加。

四、诊断

(一)核实预产期

(1)认真核实末次月经。

(2)月经不规则者,可根据孕前基础体温上升的排卵期来推算预产期;或根据早孕反应及胎动出现日期推算,或早孕期妇科检查子宫大小情况,综合分析判断。

(3)B超检查:早期或孕中期的超声检查协助明确预产期。

(4)临床检查子宫符合足月孕大小,孕妇体重不再增加,或稍减轻,子宫颈成熟,羊水逐渐减少,均应考虑过期妊娠。

(二)判断胎盘功能

判断胎盘功能的方法包括:①胎动计数。②HPL测定。③尿E_3比值测定。④B超检查,包括双顶径、胎盘功能分级、羊水量等。⑤羊膜镜检查。⑥NST、OCT试验等。现分别阐述。

1.胎动计数

胎动计数是孕妇自我监护胎儿情况的一种简易的手段,每个孕妇自感的胎动数差异很大,孕妇18～20周开始自感有胎动,夜间尤为明显,孕29～38周为胎动最频繁时期,接近足月略为减少。如胎动异常应警惕胎儿宫内窘迫。缺氧早期胎儿躁动不安,表现为胎动明显增加,当缺氧严重时,胎动减少减弱甚至消失,胎动消失后,胎心一般在24～48小时内消失。每天早、中、晚固定时间各数1小时,每小时>3次,反映胎儿情况良好。也可将早、中、晚三次胎动次数的和乘4,即为12小时的胎动次数。如12小时胎动达30次以上,反映胎儿情况良好;如果胎动少于10次,则提示胎儿宫内缺氧。

2.尿雌三醇(E_3)及雌三醇/肌酐(E/C)比值测定

如 24 小时尿雌三醇的总量<10 mg,或尿 E/C 比值<10 时,为子宫胎盘功能减退。

3.无负荷试验(NST)及宫缩负荷试验(CST)

(1)NST 反应型:①每 20 分钟内有两次及以上伴胎心率加速的胎动。②加速幅度 15 次/分以上,持续 15 秒以上。③胎心率长期变异正常,3~6 周期/分,变异幅度 6~25 次/分。

(2)NST 无反应型:①监测 40 分钟无胎动或胎动时无胎心率加速反应。②伴胎心率基线长期变异减弱或消失。

(3)NST 可疑型:①每 20 分钟内仅 1 次伴胎心加速的胎动。②胎心加速幅度<15 次/分,持续<15 秒。③基线长期变异幅度<6 次/分;④胎心率基线水平异常,>160 或<120 次/分。⑤存在自发性变异减速。符合以上任何一条即列为 NST 可疑型。

4.胎儿超声生物物理相的观察

评价胎儿宫内生理状态采用五项胎儿生物物理指标(biophysical profile score,BPS)。BPS 最先由 Manning 提出,五项指标包括:①无负荷试验(non-stress test,NST)。②胎儿呼吸样运动(fetal breath movement,FBM)。③胎动(fetal movement,FM)。④胎儿肌张力(fetal tone,FT)。⑤羊水量。

胎儿生物物理活动受中枢神经系统支配,中枢神经的各个部位对缺氧的敏感性存在差异。胎儿缺氧时首先 NST 为无反应型,FBM 消失;缺氧进一步加重,FM 消失,最后为 FT 消失。参照此顺序可了解胎儿缺氧的程度,估计其预后,也可减少监测中的假阳性率与假阴性率。

五、处理

过预产期应更严密地监护宫内胎儿的情况,每周应进行两次产前检查。凡妊娠过期尚不能确定,胎盘功能又无异常的表现,胎儿在宫内的情况良好,子宫颈尚未成熟,可在严密观察下待其自然临产。妊娠确已过期,并有下列任何一种情况时,应立即终止妊娠。①子宫颈已成熟。②胎儿体重>4 000 g。③每12 小时内的胎动计数<10 次。④羊水中有胎粪或羊水过少。⑤有其他并发症者。⑥妊娠已达43 周。

根据子宫颈成熟情况和胎盘功能以及胎儿的情况来决定终止妊娠的方法。如子宫颈已成熟者,可采用人工破膜;破膜时羊水多而清,可在严密监护下经阴道分娩。子宫颈未成熟者可普贝生引产。如胎盘功能不良或胎儿情况紧急,应及时行剖宫产。

目前促子宫颈成熟的药物有:PGE_2制剂,如阴道内栓剂(可控释地诺前列酮栓,商品名普贝生);PGE_1类制剂,如米索前列醇。普贝生已通过美国食品与药品管理局(FDA)和中国食品与药品管理局(SFDA)批准,可用于妊娠晚期引产前的促子宫颈成熟。而米索前列醇被广泛用于促子宫颈成熟,证明合理使用是安全有效的,2003 年美国 FDA 已将米索前列醇禁用于晚期妊娠的条文删除。其他促子宫颈成熟的方法:包括低位水囊、Foley 导尿管、昆布条、海藻棒等,需要在阴道无感染及胎膜完整时才能使用。但是有潜在感染、胎膜早破、子宫颈损伤的可能。

(一)前列腺素制剂

常用的促子宫颈成熟的药物主要是前列腺素制剂。PG 促子宫颈成熟的主要机制,一是通过改变子宫颈细胞外基质成分,软化子宫颈,如激活胶原酶,是胶原纤维溶解和基质增加;二是影响子宫颈和子宫平滑肌,使子宫颈平滑肌松弛,子宫颈扩张,宫体平滑肌收缩,牵拉子宫颈;三是促进子宫平滑肌细胞间缝隙连接的形成。

目前临床使用的前列腺素制剂如下。

1.PGE$_2$制剂

如阴道内栓剂(可控释地诺前列酮栓,商品名:普贝生)是一种可控制释放的前列腺素 E$_2$制剂,含有 10 mg 地诺前列酮,以 0.3 mg/h 的速度缓慢释放,低温保存。外阴消毒后将可控释地诺前列酮栓置于阴道后穹隆深处,在药物置入后,嘱孕妇平卧位 20～30 分钟以利于吸水膨胀。2 小时后复查,仍在原位后可活动。可以控制药物释放,在出现宫缩过强或过频时能方便取出。出现以下情况时应及时取出:①临产。②放置 12 小时后。③如出现过强和过频宫缩、变态反应或胎心律异常时。④如取出后宫缩过强、过频仍不缓解,可使用宫缩抑制剂。

2.PGE$_1$类制剂

米索前列醇是一种人工合成的前列腺素 E$_1$类似物,有 100 μg 和 200 μg 两种片剂,主要用于防治消化道溃疡,大量临床研究证实其可用于妊娠晚期促子宫颈成熟。米索前列醇促子宫颈成熟具有价格低、性质稳定易于保存、作用时间长等优点,尤其适合基层医疗机构应用。美国妇产科学会(ACOG)2003 年和 2009 年又重申对米索前列醇在产科领域使用的规范:新指南提出的多项建议中最重要的是将 25 μg 作为促子宫颈成熟和诱导分娩的米索前列醇初始剂量,频率不宜超过每 3～6 小时给药 1 次;有关大剂量米索前列醇(每 6 小时给药 50 μg)安全性的资料有限且不明确,所以对大剂量米索前列醇仅定为 B 级证据建议。参考 ACOG2003 的规范标准并结合我国米索前列醇临床应用经验,中华医学会妇产科学分会产科学组成员与相关专家经过多次讨论,制定我国米索前列醇在妊娠晚期促子宫颈成熟的应用常规:①用于妊娠晚期需要引产而子宫颈条件不成熟的孕妇。②每次阴道内放药剂量为 25 μg,放药时不要将药物压成碎片。如 6 小时后仍无宫缩,在重复使用米索前列醇前应做阴道检查,重新评估子宫颈成熟度,了解原放置的药物是否溶化、吸收。如未溶化和吸收者则不宜再放。每天总量不得超过 50 μg,以免药物吸收过多。③如需加用缩宫素,应该在最后一次放置米索前列醇 4 小时以上,并阴道检查证实药物已经吸收。④使用米索前列醇者应在产房观察,监测宫缩和胎心率,一旦出现宫缩过强或过频,应立即进行阴道检查,并取出残留药物。⑤有剖宫产史者或子宫手术史者禁用。

(二)缩宫素

小剂量静脉滴注缩宫素为安全常用的引产方法,但在子宫颈不成熟时,引产效果不好。其特点是:可随时调整用药剂量,保持生理水平的有效宫缩,一旦发生异常可随时停药,缩宫素作用时间短,半衰期为 5～12 分钟。静脉滴注缩宫素推荐使用低剂量,最好使用输液泵,起始剂量为 2.5 mU/min 开始,根据宫缩调整滴速,一般每隔 30 分钟调整 1 次,直至出现有效宫缩。有效宫缩的判定标准为 10 分钟内出现 3 次宫缩,每次宫缩持续 30～60 秒。最大滴速一般不得超过 10 mU/min,如达到最大滴速,仍不出现有效宫缩可增加缩宫素浓度。增加浓度的方法是以 5% 葡萄糖 500 mL 中加 5 U 缩宫素即 1% 缩宫素浓度,相当于每毫升液体含 10 mU 缩宫素,先将滴速减半,再根据宫缩情况进行调整,增加浓度后,最大增至 20 mU/min,原则上不再增加滴速和浓度。

(三)人工破膜术

用人工的方法使胎膜破裂,引起前列腺素和缩宫素释放,诱发宫缩。适用于子宫颈成熟的孕妇。缺点是有可能引起脐带脱垂或受压、母婴感染、前置血管破裂和胎儿损伤。不适用于胎头浮的孕妇。破膜前要排除阴道感染。应在宫缩间歇期破膜,以避免羊水急速流出引起脐带脱垂或胎盘早剥。破膜前后要听胎心、破膜后观察羊水性状和胎心变化情况。单纯应用人工破膜术效果不好时,可加用缩宫素静脉滴注。

(四)其他

其他促子宫颈成熟的方法主要是机械性扩张,种类很多,包括低位水囊、Foley 导尿管、昆布条、海藻棒等,需要在阴道无感染及胎膜完整时才能使用。主要是通过机械刺激子宫颈管,促进子宫颈局部内源性前列腺素合成与释放而促进子宫颈管软化成熟。其缺点是有潜在感染、胎膜早破、子宫颈损伤的可能。

(五)产时处理

临产后应严密观察产程进展和胎心监测,如发现胎心律异常,产程进展缓慢,或羊水混有胎粪时,应即行剖宫产。产程中应充分给氧。胎儿娩出前做好一切抢救准备,当胎头娩出后即应清除鼻腔及鼻咽部黏液和胎粪。过期产儿病率及死亡率高,应加强其护理和治疗。

(冯彬彬)

第五节 胎盘早剥

20 周以后或分娩期正常位置的胎盘在胎儿娩出前部分或全部从子宫壁剥离,称为胎盘早剥。胎盘早剥是妊娠晚期严重并发症,具有起病急、发展快特点,若处理不及时可危及母儿生命。胎盘早剥的发病率:国外 1%～2%,国内 0.46%～2.1%。

一、病因

胎盘早剥确切的原因及发病机制尚不清楚,可能与下述因素有关。

(一)孕妇血管病变

孕妇患严重妊娠期高血压疾病、慢性高血压、慢性肾脏疾病或全身血管病变时,胎盘早剥的发生率增高。妊娠合并上述疾病时,底蜕膜螺旋小动脉痉挛或硬化,引起远端毛细血管变性坏死甚至破裂出血,血液流至底蜕膜层与胎盘之间形成胎盘后血肿。致使胎盘与子宫壁分离。

(二)机械性因素

外伤尤其是腹部直接受到撞击或挤压;脐带过短(＜30 cm)或脐带围绕颈、绕体相对过短时,分娩过程中胎儿下降牵拉脐带造成胎盘剥离;羊膜穿刺时刺破前壁胎盘附着处,血管破裂出血引起胎盘剥离。

(三)宫腔内压力骤减

双胎妊娠分娩时,第一胎儿娩出过速;羊水过多时,人工破膜后羊水流出过快,均可使宫腔内压力骤减,子宫骤然收缩,胎盘与子宫壁发生错位剥离。

(四)子宫静脉压突然升高

妊娠晚期或临产后,孕妇长时间仰卧位,巨大妊娠子宫压迫下腔静脉,回心血量减少,血压下降。此时子宫静脉淤血、静脉压增高、蜕膜静脉床淤血或破裂,形成胎盘后血肿,导致部分或全部胎盘剥离。

(五)其他一些高危因素

如高龄孕妇、吸烟、可卡因滥用、孕妇代谢异常、孕妇有血栓形成倾向、子宫肌瘤(尤其是胎盘附着部位肌瘤)等与胎盘早剥发生有关。有胎盘早剥史的孕妇再次发生胎盘早剥的危险性比无胎盘早剥史者高 10 倍。

二、分类及病理变化

胎盘早剥主要病理改变是底蜕膜出血并形成血肿,使胎盘从附着处分离。按病理类型,胎盘早剥可分为显性、隐性及混合性 3 种(图 9-5)。若底蜕膜出血量少,出血很快停止,多无明显的临床表现,仅在产后检查胎盘时发现胎盘母体面有凝血块及压迹。若底蜕膜继续出血,形成胎盘后血肿,胎盘剥离面随之扩大,血液冲开胎盘边缘并沿胎膜与子宫壁之间经过颈管向外流出,称为显性剥离或外出血。若胎盘边缘仍附着于子宫壁或由于胎先露部固定于骨盆入口,使血液积聚于胎盘与子宫壁之间,称为隐性剥离或内出血。由于子宫内有妊娠产物存在,子宫肌不能有效收缩,以压迫破裂的血窦而止血,血液不能外流,胎盘后血肿越积越大,子宫底随之升高。当出血达到一定程度时,血液终会冲开胎盘边缘及胎膜外流,称为混合型出血。偶有出血穿破胎膜溢入羊水中成为血性羊水。

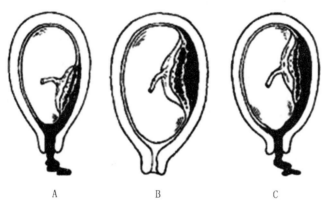

图 9-5 胎盘早剥类型

A.显性剥离;B.隐性剥离;C.混合性剥离

胎盘早剥发生内出血时,血液积聚于胎盘与子宫壁之间,随着胎盘后血肿压力的增加,血液浸入子宫肌层,引起肌纤维分离、断裂甚至变性,当血液渗透至子宫浆膜层时,子宫表面现紫蓝色瘀斑,称为子宫胎盘卒中,又称为库弗莱尔子宫。有时血液还可渗入输卵管系膜、卵巢生发上皮下、阔韧带内。子宫肌层由于血液浸润、收缩力减弱,造成产后出血。

严重的胎盘早剥可以引发一系列病理生理改变。从剥离处的胎盘绒毛和蜕膜中释放大量组织凝血活酶,进入母体血循环,激活凝血系统,导致弥散性血管内凝血(DIC),肺、肾等脏器的毛细血管内微血栓形成,造成脏器缺血和功能障碍。胎盘早剥持续时间越长,促凝物质不断进入母血,激活纤维蛋白溶解系统,产生大量的纤维蛋白原降解产物(FDP),引起继发性纤溶亢进。发生胎盘早剥后,消耗大量凝血因子,并产生高浓度 FDP,最终导致凝血功能障碍。

三、临床表现

根据病情严重程度,Sher 将胎盘早剥分为 3 度。

(一)Ⅰ度

多见于分娩期,胎盘剥离面积小,患者常无腹痛或腹痛轻微,贫血体征不明显。腹部检查见子宫软,大小与妊娠周数相符,胎位清楚,胎心率正常。产后检查见胎盘母体面有凝血块及压迹即可诊断。

(二)Ⅱ度

胎盘剥离面为胎盘面积 1/3 左右。主要症状为突然发生持续性腹痛、腰酸或腰背痛,疼痛程度与胎盘后积血量成正比。无阴道流血或流血量不多,贫血程度与阴道流血量不相符。腹部检查见子宫大于妊娠周数,子宫底随胎盘后血肿增大而升高。胎盘附着处压痛明显(胎盘位于后壁则不明显),宫缩有间歇,胎位可扪及,胎儿存活。

(三)Ⅲ度

胎盘剥离面超过胎盘面积 1/2。临床表现较Ⅱ度重。患者可出现恶心、呕吐、面色苍白、四肢湿冷、脉搏细数、血压下降等休克症状,且休克程度大多与阴道流血量不成正比。腹部检查见子宫硬如板状,宫缩间歇时不能松弛,胎位扪不清,胎心消失。

四、处理原则

纠正休克、及时终止妊娠是处理胎盘早剥的原则。患者入院时,情况危重、处于休克状态,应积极补充血容量,及时输入新鲜血液,尽快改善患者状况。胎盘早剥一旦确诊,必须及时终止妊娠。终止妊娠的方法根据胎次、早剥的严重程度、胎儿宫内状况及宫口开大等情况而定。此外,对并发症如凝血功能障碍、产后出血和急性肾衰竭等进行紧急处理。

(冯彬彬)

第六节　前置胎盘

妊娠 28 周后,胎盘附着于子宫下段,甚至胎盘下缘达到或覆盖宫颈内口,其位置低于胎先露部,称为前置胎盘。前置胎盘是妊娠晚期严重并发症,也是妊娠晚期阴道流血最常见的原因。其发病率国外报道 0.5%,国内报道 0.24%~1.57%。

一、病因

目前尚不清楚,高龄初产妇(年龄>35 岁)、经产妇及多产妇、吸烟或吸毒妇女为高危人群。其病因可能与下述因素有关。

(一)子宫内膜病变或损伤

多次刮宫、分娩、子宫手术史等是前置胎盘的高危因素。上述情况可损伤子宫内膜,引起子宫内膜炎或萎缩性病变,再次受孕时子宫蜕膜血管形成不良、胎盘血供不足,刺激胎盘面积增大延伸到子宫下段。前次剖宫产手术瘢痕可妨碍胎盘在妊娠晚期向上迁移。增加前置胎盘的可能性。据统计发生前置胎盘的孕妇,85%~95%为经产妇。

(二)胎盘异常

双胎妊娠时胎盘面积过大,前置胎盘发生率较单胎妊娠高 1 倍;胎盘位置正常而副胎盘位于子宫下段接近宫颈内口;膜状胎盘大而薄,扩展到子宫下段,均可发生前置胎盘。

(三)受精卵滋养层发育迟缓

受精卵到达子宫腔后,滋养层尚未发育到可以着床的阶段,继续向下游走到达子宫下段,并在该处着床而发育成前置胎盘。

二、分类

根据胎盘下缘与宫颈内口的关系,将前置胎盘分为 3 类(图 9-6)。

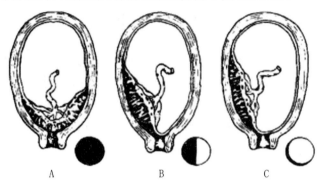

图 9-6 前置胎盘的类型
A.完全性前置胎盘;B.部分性前置胎盘;C.边缘性前置胎盘

(1)**完全性前置胎盘**:又称中央性前置胎盘,胎盘组织完全覆盖宫颈内口。

(2)**部分性前置胎盘**:宫颈内口部分为胎盘组织所覆盖。

(3)**边缘性前置胎盘**:胎盘附着于子宫下段,胎盘边缘到达宫颈内口,未覆盖宫颈内口。

胎盘位于子宫下段,与胎盘边缘极为接近,但未达到宫颈内口,称为低置胎盘。胎盘下缘与宫颈内口的关系可因宫颈管消失、宫口扩张而改变。前置胎盘类型可因诊断时期不同而改变,如临产前为完全性前置胎盘,临产后因口扩张而成为部分性前置胎盘。目前临床上均依据处理前最后一次检查结果来决定其分类。

三、临床表现

(一)症状

前置胎盘的典型症状是妊娠晚期或临产时,发生无诱因、无痛性反复阴道流血。妊娠晚期子宫下段逐渐伸展,牵拉宫颈内口,宫颈管缩短;临产后规律宫缩使宫颈管消失成为软产道的一部分。宫颈外口扩张,附着于子宫下段及宫颈内口的胎盘前置部分不能相应伸展而与其附着处分离,血窦破裂出血。前置胎盘出血前无明显诱因,初次出血量一般不多,剥离处血液凝固后,出血自然停止;也有初次即发生致命性大出血而导致休克的。由于子宫下段不断伸展,前置胎盘出血常反复发生,出血量也越来越多。阴道流血发生的迟早、反复发生次数、出血量多少与前置胎盘类型有关。完全性前置胎盘初次出血时间早,多在妊娠28周左右,称为"警戒性出血"。边缘性前置胎盘出血多发生于妊娠晚期或临产后,出血量较少。部分性前置胎盘的初次出血时间、出血量及反复出血次数,介于两者之间。

(二)体征

患者一般情况与出血量有关,大量出血呈现面色苍白、脉搏增快微弱、血压下降等休克表现。腹部检查:子宫软,无压痛,大小与妊娠周数相符。由于子宫下段有胎盘占据,影响胎先露部入盆,故胎先露高浮,易并发胎位异常。反复出血或一次出血量过多,使胎儿宫内缺氧,严重者胎死宫内。当前置胎盘附着于子宫前壁时,可在耻骨联合上方听到胎盘杂音。临产时检查见宫缩为阵发性,间歇期子宫完全松弛。

四、处理原则

处理原则是抑制宫缩、止血、纠正贫血和预防感染。根据阴道流血量、有无休克、妊娠周数、胎位、胎儿是否存活、是否临产及前置胎盘类型等综合做出决定。

(一)期待疗法

应在保证孕妇安全的前提下尽可能延长孕周,以提高围生儿存活率。适用于妊娠<34周、胎儿体重<2 000 g、胎儿存活、阴道流血量不多、一般情况良好的孕妇。

尽管国外有资料证明,前置胎盘孕妇的妊娠结局住院与门诊治疗并无明显差异,但我国仍应强调住院治疗。住院期间密切观察病情变化,为孕妇提供全面优质护理是期待疗法的关键措施。

(二)终止妊娠

1.终止妊娠指征

孕妇反复发生多量出血甚至休克者,无论胎儿成熟与否,为了母亲安全应终止妊娠;期待疗法中发生大出血或出血量虽少,但胎龄达孕36周以上,胎儿成熟度检查提示胎儿肺成熟者;胎龄未达孕36周,出现胎儿窘迫征象,或胎儿电子监护发现胎心异常者;出血量多;危及胎儿;胎儿已死亡或出现难以存活的畸形,如无脑儿。

2.剖宫产

剖宫产可在短时间内娩出胎儿,迅速结束分娩,对母儿相对安全,是处理前置胎盘的主要手段。剖宫产指征应包括:完全性前置胎盘,持续大量阴道流血;部分性和边缘性前置胎盘出血量较多,先露高浮,短时间内不能结束分娩;胎心异常。术前应积极纠正贫血、预防感染等,备血,做好处理产后出血和抢救新生的准备。

3.阴道分娩

边缘性前置胎盘、枕先露、阴道流血不多、无头盆不称和胎位异常,估计在短时间内能结束分娩者,可予试产。

(冯彬彬)

第七节　胎膜病变

胎膜是由羊膜和绒毛膜组成。胎膜外层为绒毛膜,内层为羊膜,于妊娠14周末,羊膜与绒毛膜相连封闭胚外体腔,羊膜腔占据整个宫腔,对胎儿起着一定的保护作用。同时胎膜含甾体激素代谢所需的多种酶,与甾体激素的代谢有关。胎膜含多量花生四烯酸的磷脂,且含有能催化磷脂生成游离花生四烯酸的溶酶体,故胎膜在分娩发动上有一定作用。胎膜病变与妊娠的结局有密切的关系。本节主要介绍胎膜早破和绒毛膜羊膜炎对妊娠的影响。

一、胎膜早破

胎膜早破(premature rupture of the membranes,PROM)是指胎膜破裂发生在临产前。胎膜早破可导致产妇、胎儿和新生儿的风险明显升高。胎膜早破是产科的难题。一般认为胎膜早破发生率在10%,大部分发生在37周后,称足月胎膜早破,若发生在妊娠不满37周称足月前胎膜早破(preterm PROM,PPROM),发生率为2.0%。胎膜早破的妊娠结局与破膜时孕周有关。孕周越小,围生儿预后越差。常引起早产及母婴感染。

(一)病因

目前胎膜早破的病因尚不清楚,一般认为胎膜早破的病因与下述因素有关。

1.生殖道病原微生物上行性感染

胎膜早破患者经腹羊膜腔穿刺,羊水细菌培养28%~50%呈阳性,其微生物分离结果往往与宫颈内口分泌物培养结果相同,提示生殖道病原微生物上行性感染是引起胎膜早破的主要原因之一。B族溶血性链球菌、衣原体、淋病奈瑟菌、梅毒和解脲支原体感染不同程度与PPROM相关。但是妊娠期阴道内的致病菌并非都引起胎膜早破,其感染条件为菌量增加和局部防御能力低下。宫颈黏液中的溶菌酶、局部抗体等抗菌物质等局部防御屏障抗菌能力下降微生物附着于胎膜,趋化中性粒细胞,浸润于胎膜中的中性粒细胞脱颗粒,释放弹性蛋白酶,分解胶原蛋白成碎片,使局部胎膜抗张能力下降,而致胎膜早破。

2.羊膜腔压力增高

双胎妊娠、羊水过多、过重的活动等使羊膜腔内压力长时间或多时间的增高,加上胎膜局部缺陷,如弹性降低、胶原减少,增加的压力作用于薄弱的胎膜处,引起胎膜早破。

3.胎膜受力不均

胎位异常、头盆不称等可使胎儿先露部不能与骨盆入口衔接,盆腔空虚致使前羊水囊所受压力不均,引起胎膜早破。

4.部分营养素缺乏

母血维生素C浓度降低者,胎膜早破发病率较正常孕妇增高近10倍。体外研究证明,在培养基中增加维生素C浓度,能降低胶原酶及其活性,而胶原是维持羊膜韧性的主要物质。铜元素缺乏能抑制胶原纤维与弹性硬蛋白的成熟。胎膜早破者常发现母、脐血清中铜元素降低。故维生素C、铜元素缺乏,使胎膜抗张能力下降,易引起胎膜早破。

5.宫颈病变

常因手术机械性扩张宫颈、产伤或先天性宫颈局部组织结构薄弱等,使宫颈内口括约功能破坏,宫颈内口松弛,前羊水囊易于楔入,使该处羊水囊受压不均,加之此处胎膜最接近阴道,缺乏宫颈黏液保护,常首先受到病原微生物感染,造成胎膜早破。

6.创伤

腹部受外力撞击或摔倒,阴道检查或性交时胎膜受外力作用,可发生破裂。

(二)临床表现

90%患者突感较多液体从阴道流出,并有阵发性或持续性阴道流液,时多时少,无腹痛等其他产兆。肛门检查时触不到胎囊,如上推胎儿先露部时,见液体从阴道流出,有时可见到流出液中有胎脂或被胎粪污染,呈黄绿色。如并发明显羊膜腔感染,则阴道流出液体有臭味,并伴发热、母儿心率增快、子宫压痛、白细胞计数增高、C反应蛋白阳性等急性感染表现。隐匿性羊膜腔感染时,虽无明显发热,但常出现母儿心率增快。患者在流液后,常很快出现宫缩及宫口扩张。

（三）诊断

根据详细地询问病史并结合临床及专科检查可诊断胎膜早破。当根据临床表现诊断胎膜早破存在疑问时,可以结合一些辅助检查明确诊断。明确诊断胎膜早破后还应进一步检查排除羊膜腔感染。

1.胎膜早破的诊断

(1)阴道窥器检查:见液体自宫颈流出或后穹隆较多的积液中见到胎脂样物质是诊断胎膜早破的直接证据。

(2)阴道液 pH 测定:正常阴道液 pH 为 4.5～5.5,羊水 pH 为 7.0～7.5,如阴道液 pH≥6.5,提示胎膜早破可能性大。该方法诊断正确率可达 90%。若阴道液被血、尿、精液及细菌性阴道病所致的大量白带污染,可产生假阳性。

(3)阴道液涂片检查:取阴道后穹隆积液置于干净玻片上,待其干燥后镜检,显微镜下见到羊齿植物叶状结晶为羊水。其诊断正确率可达 95%。如阴道液涂片用 0.5%硫酸尼罗蓝染色,镜下可见橘黄色胎儿上皮细胞;若用苏丹Ⅲ染色,则见到黄色脂肪小粒可确定为羊水。

(4)羊膜镜检查:可以直视胎儿先露部,看不到前羊膜囊即可诊断胎膜早破。

(5)胎儿纤维连接蛋白(fFN):胎儿纤维连接蛋白是胎膜分泌的细胞外基质蛋白,胎膜破裂,其进入宫颈及阴道分泌物。在诊断存在疑问时,这是一个有用和能明确诊断的实验。

(6)B 超检查:可根据显露部位前样水囊是否存在,如消失,应高度怀疑有胎膜早破,此外,羊水逐日减少,破膜超过 24 小时者,最大羊水池深度往往<3 cm,可协助诊断胎膜早破。

2.羊膜腔感染的诊断

(1)临床表现:孕妇体温升高至 37.8 ℃或 38 ℃以上,脉率增快至 100 次/分或以上,胎心率增快至 160 次/分以上。子宫压痛,羊水有臭味,提示感染严重。

(2)经腹羊膜腔穿刺检查:在确诊足月前胎膜早破后,最好行羊膜穿刺,抽出羊水检查微生物感染情况,对选择治疗方法有意义。常用方法如下:①羊水细菌培养,是诊断羊膜腔感染的金标准。但该方法费时,难以快速诊断。②羊水白细胞介素 6 测定(interleukin-6,IL-6),如羊水中 IL-6≥7.9 ng/mL,提示急性绒毛膜羊膜炎。该方法诊断敏感性较高,且对预测新生儿并发症如肺炎、败血症等有帮助。③羊水涂片革兰染色检查,如找到细菌,则可诊断绒毛膜羊膜炎,该法特异性较高,但敏感性较差。④羊水涂片计数白细胞,每毫升≥30 个白细胞,提示绒毛膜羊膜炎,该法诊断特异性较高。如羊水涂片革兰染色未找到细菌,而涂片白细胞计数增高,应警惕支原体、衣原体感染。⑤羊水葡萄糖定量检测,如羊水葡萄糖<10 mmol/L,提示绒毛膜羊膜炎。该方法常与上述其他指标同时检测,综合分析,评价绒毛膜羊膜炎的可能性。

(3)动态胎儿生物物理评分(BPP):因为经腹羊膜腔穿刺较难多次反复进行,特别是合并羊水过少者,而期待治疗过程中需要动态监测羊膜腔感染的情况。临床研究表明,BPP<7 分(主要为 NST 无反应型、胎儿呼吸运动消失)者,绒毛膜羊膜炎及新生儿感染性并发症的发病率明显增高,故有学者推荐动态监测 BPP,决定羊膜腔穿刺时机。

（四）对母儿的影响

1.对母体影响

(1)感染:破膜后,阴道病原微生物上行性感染更容易、更迅速。随着胎膜早破潜伏期(指破膜到产程开始的间隔时间)延长,羊水细菌培养阳性率增高,且原来无明显临床症状的隐匿性绒毛膜羊膜炎常变成显性。除造成孕妇产前、产时感染外,胎膜早破还是产褥感染的常见原因。

(2)胎盘早剥:足月前胎膜早破可引起胎盘早剥,确切机制尚不清楚,可能与羊水减少有关。据报道最大羊水池深度<1 cm,胎盘早剥发生率12.3%,而最大池深度<2 cm,发生率仅3.5%。

2.对胎儿影响

(1)早产儿:30%~40%早产与胎膜早破有关。早产儿易发生新生儿呼吸窘迫综合征、胎儿及新生儿颅内出血、坏死性小肠炎等并发症,围生儿死亡率增加。

(2)感染:胎膜早破并发绒毛膜羊膜炎时,常引起胎儿及新生儿感染,表现为肺炎、败血症、颅内感染。

(3)脐带脱垂或受压:胎先露未衔接者,破膜后脐带脱垂的危险性增加;因破膜继发性羊水减少,使脐带受压,亦可致胎儿窘迫。

(4)胎肺发育不良及胎儿受压综合征:妊娠28周前胎膜早破保守治疗的患者中,新生儿尸解发现。肺/体重比值减小、肺泡数目减少。活体X线摄片显示小而充气良好的肺、钟形胸、横膈上抬到第7肋间。胎肺发育不良常引起气胸、持续肺高压,预后不良。破膜时孕龄越小、引发羊水过少越早,胎肺发育不良的发生率越高。如破膜潜伏期长于4周,羊水过少程度重,可出现明显胎儿宫内受压,表现为铲形手、弓形腿、扁平鼻等。

(五)治疗

总体而言,对胎膜早破的处理已经从保守处理转为积极处理,准确评估孕周对处理至关重要。

1.发生在36周后的胎膜早破

观察12~24小时,80%患者可自然临产。临产后观察体温、心率、宫缩、羊水流出量、性状及气味,必要时B超检查了解羊水量,胎儿电子监护进行宫缩应激试验,了解胎儿宫内情况。若羊水减少,且CST显示频繁变异减速,应考虑羊膜腔输液;如变异减速改善,产程进展顺利,则等待自然分娩。否则,行剖宫产术。若未临产,但发现有明显羊膜腔感染体征,应立即使用抗生素,并终止妊娠。如检查正常,破膜后12小时,给予抗生素预防感染,破膜24小时仍未临产且无头盆不称,应引产。目前研究发现,静脉滴注催产素引产似乎最合适。

2.足月前胎膜早破治疗

足月前胎膜早破是胎膜早破的治疗难点,一方面要延长孕周减少新生儿因不成熟而产生的疾病与死亡;另一方面随着破膜后时间延长,上行性感染成为不可避免或原有的感染加重,发生严重感染并发症的危险性增加,同样可造成母儿预后不良。目前足月前胎膜早破的处理原则是:若胎肺不成熟,无明显临床感染征象,无胎儿窘迫,则期待治疗;若胎肺成熟或有明显临床感染征象,则应立即终止妊娠;对胎儿窘迫者,应针对宫内缺氧的原因,进行治疗。

(1)期待治疗:密切观察孕妇体温、心率、宫缩、白细胞计数、C反应蛋白等变化,以便及早发现患者的明显感染体征,及时治疗。避免不必要的肛门及阴道检查。①应用抗生素:足月前胎膜早破应用抗生素,能降低胎儿及新生儿肺炎、败血症及颅内出血的发生率;亦能大幅度减少绒毛膜羊膜炎及产后子宫内膜炎的发生;尤其对羊水细菌培养阳性或阴道分泌物培养B族链球菌阳性者,效果最好。B族链球菌感染用青霉素;支原体或衣原体感染,选择红霉素或罗红霉素。如感染的微生物不明确,可选用FDA分类为B类的广谱抗生素,常用β-内酰胺类抗生素。可间断给药,如开始给氨苄西林或头孢菌素类静脉滴注,48小时后改为口服。若破膜后长时间不临产,且无明显临床感染征象,则停用抗生素,进入产程时继续用药。②宫缩抑制剂应用:对无继续妊娠禁忌证的患者,可考虑应用宫缩抑制剂预防早产。如无明显宫缩,可口服利托君;有宫缩者,静脉给药,待宫缩消失后,口服维持用药。③纠正羊水过少:若孕周小,羊水明显减少者,可进行羊膜腔输液补充羊水,以帮助胎肺发育;若产程中出现明显脐带受压表现(CST 显示频繁变异减速),羊膜腔输液可缓解脐带受压。④肾上腺糖皮质激素促胎肺成熟:妊娠 35 周前的胎膜早破,应给予倍他米松 12 mg 静脉滴注,每天1次共 2 次;或地塞米松 10 mg 静脉滴注,每天 1 次,共2 次。

(2)终止妊娠:一旦胎肺成熟或发现明显临床感染征象,在抗感染同时,应立即终止妊娠。对胎位异常或宫颈不成熟,缩宫素引产不易成功者,应根据胎儿出生后存活的可能性,考虑剖宫产或更换引产方法。

3.<24 孕周的胎膜早破

这个孕周最适合的处理尚不清楚,必须个体化,患者及家人的要求应纳入考虑。若已临产,或合并胎盘早剥,或有临床证据显示母儿感染存在,这些都是积极处理的指征。有些父母要求积极处理是因为担心妊娠25~26 周分娩的胎儿虽然有可能存活,但极可能发生严重的新生儿及远期并发症。

目前越来越多的人考虑期待处理。但有报告指出,<24 周新生儿的存活率低于 50%,甚至在最新最好的研究中,经过 12 个月的随访后,发育正常的新生儿低于 40%。因此,对于<24 周的 PPROM,对回答父母咨询必须完全和谨慎。应让父母明白在最好的监测下新生儿可能的预后:新生儿死亡率及发病率都相当高。

考虑到预后并不明确,对于<24 周的早产胎膜早破,另一种处理方案已形成。即:在首次住院72 小时后,患者在家中观察,限制其活动,测量体温,每周报告产前评估及微生物/血液学检测结果。这种处理有待随机试验评估,但考虑到经济及心理因素,这种处理很显然是合适的。

4.发生在 24~31 孕周的胎膜早破

在这个孕周,胎儿最大的风险仍是不成熟,这种风险比隐性宫内感染患者分娩产生的好处还重要。因此,期待处理是这个孕周最好的建议。

在这个孕周,特别对于胎肺不可能成熟的患者,使用羊膜腔穿刺检查诊断是否存在隐性羊膜腔感染存在争议。在某些情况下,特别是存在绒毛膜羊膜炎隐性体征,如低热、白细胞计数升高和 C 反应蛋白增加等,可以考虑羊膜腔穿刺。

一项评估 26~31 周 PPROM 患者 72 小时后在家中及医院治疗的对比随机研究指出,在家中处理是一项可采纳的安全方法,考虑到新生儿及母亲的结局,这种处理明显减少母亲住院费用。Hoffmann 等指出,这种形式更适合一周内无临床感染迹象、B 超提示有足量羊水的患者。我们期待类似的大样本随机研究结果,决定这个孕周 PPROM 的合适处理。

在 24~31 周 PPROM 的产前处理中,应与父母探讨如果保守处理不合适时可能的分娩方式。结果发现,正在出现一种值得注意的临床实践趋势。Amon 等以围产学会成员的名义发表的一项调查显示,特别是胎儿存活率不高的孕周,孕 24~28 周因胎儿指征剖宫产率增加了2 倍。然而,Sanchez-Ramos 等在一项研究指出,极低体重婴儿分娩的剖宫产率从 55% 降低至 40%(P<0.05),新生儿的死亡率并没有改变,低 Apgar 评分的发生率、脐带血气值、脑室出血的发生率,或新生儿在重症监护室治疗的平均时间也没有改变。Weiner 特别研究 32 周前的臀先露病例,得出结论:剖宫产通过减少脑室出血的发生率而减少围产儿的死亡率。Olofsson 等证实了这个观点。

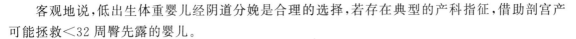

客观地说,低出生体重婴儿经阴道分娩是合理的选择,若存在典型的产科指征,借助剖宫产可能拯救<32周臀先露的婴儿。

5.发生于31～33孕周的胎膜早破

该孕周分娩的新生儿存活率超过95%。因此,不成熟的风险和新生儿败血症的风险一样。尽管这个时期用羊膜腔穿刺检查似乎比较合理,但对其价值仍未充分评估。在PPROM妇女中行羊膜腔穿刺获取羊水的成功率介于45%～97%,即使成功获取羊水,但由于诊断隐性宫内感染缺乏金标准,使我们难于解释革兰染色、羊水微生物培养、白细胞酯酶测定及气相色谱分析的结果。Fish对6个关于应用培养或革兰染色涂片诊断羊水感染研究的综述指出,这些检查诊断宫内感染的敏感率为55%～100%,特异性为76%～100%。羊水感染的定义在评价诊断实验对亚临床宫内感染诊断的敏感性及特异性时特别重要,例如,如果微生物存在即诊断宫内感染,羊水革兰染色及培养诊断的敏感性为100%;如果将新生儿因败血症死亡作终点,诊断宫内感染的敏感性将明显减低,这将漏诊很多重要疾病。Fish用绒毛膜炎组织病理学证据定义感染,但Ohlsson及Wang怀疑这一点,他们接受临床绒毛膜羊膜炎及它的缺点;Dudley等用新生儿败血症(怀疑或证实)定义感染;而Vintzileos等联合临床绒毛膜羊膜炎及新生儿败血症(怀疑或证实)定义感染。

Dudley等指出,在这个孕周羊膜腔穿刺所获得的标本中,58%的病例胎肺不成熟。这一结果和显示胎肺成熟率为50%～60%的其他研究相一致。考虑到早产胎膜早破新生儿呼吸窘迫问题,胎肺成熟测试(L/S值)阳性预测值为68%,阴性预测值为79%。对特殊情况如隐性感染但胎肺未成熟及胎肺已成熟但羊水无感染状况缺乏足够评估,因而无法决定正确的处理选择。

如果无法成功获取足够多羊水,处理必须依据有固有缺陷的临床指标结果,并联合精确性差的C反应蛋白及血常规等血液参数评估感染是否存在。虽然Yeast等发现没有证据显示羊膜腔穿刺引起临产,但这种操作并不是完全无并发症的,在回答患者及家人咨询时,这种情况必须说明。特别是在这个孕周,羊膜腔穿刺在患者处理中的作用有待评估。在将列为常规处理选择前,最好先进行大样本前瞻性随机试验。

6.发生在34～36周的胎膜早破

虽然在这个孕周仍普遍采用期待疗法,但正如Olofsson等关于瑞典对PPROM的产科实践的综述中提出的,很多人更愿意引产。这个孕周引产失败的可能性比足月者大,但至今对其尚未做充分评估。

应该清楚明确,宫内感染、胎盘早剥或胎儿窘迫都是积极处理的指征。

(六)预防

1.妊娠期尽早治疗下生殖道感染

及时治疗滴虫阴道炎、淋病奈氏菌感染、宫颈沙眼衣原体感染、细菌性阴道病等。

2.注意营养平衡

适量补充铜元素或维生素C。

3.避免腹压突然增加

特别对先露部高浮、子宫膨胀过度者,应予以足够休息,避免腹压突然增加。

4.治疗宫颈内口松弛

可于妊娠14～16周行宫颈环扎术。

二、绒毛膜羊膜炎

胎膜的炎症是一种宫内感染的表现,常伴有胎膜早破和分娩延长。当显微镜下发现单核细胞及多核细胞浸润绒毛时称为绒毛膜羊膜炎。如果单核细胞及多核细胞在羊水中发现时即为羊膜炎。脐带的炎症称为脐带炎,胎盘感染称为胎盘绒毛炎。绒毛膜羊膜炎是宫内感染的主要表现,是导致胎膜早破和/或早产的主要原因,同时与胎儿的和新生儿的损伤和死亡密切有关。

(一)病因

研究证实阴道和/或宫颈部位的细菌通过完整或破裂的胎膜上行性感染羊膜腔是导致绒毛膜羊膜炎的主要原因。20多年前已经发现阴道直肠的B族链球菌与宫内感染密切相关。妊娠期直肠和肛门菌群异常可以导致阴道和宫颈部位菌群异常。妊娠期尿路感染可以引起异常的阴道病原体从而引起宫内感染,这种现象在未治疗的与B族链球菌相关无症状性菌尿病患者中得到证实。细菌性阴道病被认为与早产、胎膜早破、绒毛膜羊膜炎,以及长期的胎膜破裂、胎膜牙周炎、A型或O型血、酗酒、贫血、肥胖等有关。

宫颈功能不全导致宿主的防御功能下降,从而为上行性感染创造条件。

(二)对母儿的影响

1.对孕妇的影响

20世纪70年代宫内感染是产妇死亡的主要原因。到20世纪90年代由于感染的严重并发症十分罕见,由宫内感染导致的孕产妇死亡率明显下降。但由宫内感染导致的并发症仍较普遍,因为宫内感染可以导致晚期流产和胎儿宫内死亡。胎膜早破与宫内感染密切相关。目前宫内感染已公认是早产的主要原因。宫内感染还可导致难产并导致产褥感染。

2.对胎儿、婴儿的影响

宫内感染对胎儿和新生儿的影响远较对孕产妇的影响大。胎儿感染是宫内感染的最后阶段。胎儿炎症反应综合征(FIRS)是胎儿微生物入侵或其他损伤导致一系列炎症反应,继而发展为多器官衰竭、中毒性休克和死亡。另外胎儿感染或炎症的远期影响还包括脑瘫,肺支气管发育不良,围产儿死亡的并发症明显增加。

(三)临床表现

绒毛膜羊膜炎的临床症状和体征主要包括:①产时母亲发热,体温>37.8℃;②母亲明显的心跳过速(>120次/分);③胎心过速(>160次/分);④羊水或阴道分泌物有脓性或有恶臭味;⑤宫体触痛;⑥母亲白细胞计数增多(全血白细胞计数>15×10⁹~18×10⁹/L)。

在以上标准中,产时母亲发热是最常见和最重要的指标,但是必须排除其他原因,包括脱水,或同时有尿路和其他器官系统的感染。白细胞升高非常重要,但是作为单独指标诊断意义不大。

体检非常重要,可以发现未表现出症状和体征的绒毛膜羊膜炎孕妇,可能发现的体征包括:①发热;②心动过速(>120次/分);③低血压;④出冷汗;⑤皮肤湿冷;⑥宫体触痛;⑦阴道分泌物异常或恶臭。

另外还有胎心过速(160~180次/分),应用超声检查生物物理评分低于正常。超声检查羊水的透声异常可能也有一定的诊断价值。

(四)诊断

根据临床症状及体征诊断并不困难。但常需采用下列辅助检查,估计羊水量及羊水过多的原因。在产时,绒毛膜羊膜炎的诊断通常以临床标准作为依据,尤其是足月妊娠时。

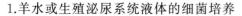

1.羊水或生殖泌尿系统液体的细菌培养

对寻找病原体可能是有诊断价值的方法。有学者提出获取宫颈液培养时可能会增加早期羊水感染的危险性,无论此时胎膜有否破裂。隐性绒毛膜羊膜炎被认为是早产的重要诱因。

2.羊水、母血、母尿或综合多项实验检查

无症状的早产或胎膜早破的产妇需要进行一些检查来排除有否隐性绒毛膜羊膜炎。临床医师往往进行一些实验室检查包括羊水、母血、母尿或综合多项实验检查来诊断是否有隐性或显性的羊膜炎或绒毛膜羊膜炎的存在。

3.羊水或生殖泌尿系统液体的实验室检查

(1)通过羊膜穿刺获得的羊水,可进行白细胞计数、革兰染色、pH测定、葡萄糖定量,以及内毒素、乳铁蛋白、细胞因子(如白细胞介素-6)等的测定。

(2)羊水或血液中的细胞因子定量测定通常包括IL-6、肿瘤坏死因子α、IL-1以及IL-8。尽管在文献中IL-6是最常被提及的,但目前尚无一致的意见能表明哪种细胞因子具有最高的敏感性或特异性,以及阳性或阴性的预测性。脐带血或羊水中IL-6水平的升高与婴儿有长期的神经系统损伤有关。这些都不是常规的实验室检查,在社区医院中也没有这些辅助检查。

(3)PCR作为一种辅助检查得到了迅速发展。它被用来检测羊水中或其他体液中的微生物如HIV病毒、巨细胞病毒、单纯疱疹病毒、细小病毒、弓形体病毒以及细菌DNA。PCR检测法被用来诊断由细菌体病原体引起的羊水感染,但只有大学或学院机构才能提供此类检测方法。

(4)羊膜穿刺术可引起胎膜早破。正因为如此,有人提出检测宫颈阴道分泌物来诊断绒毛膜羊膜炎。可能提示有宫颈或绒毛膜感染存在的宫颈阴道分泌物含有胎儿纤连蛋白、胰岛素样生长因子粘连蛋白-1以及唾液酶。羊膜炎与IL-6水平、胎儿纤连蛋白有密切关系。然而,孕中期胎儿纤连蛋白的测定与分娩时的急性胎盘炎无关。羊水的蛋白组织学检测能诊断宫内炎症和或宫内感染,并预测继发的新生儿败血症。但读者谨记这些检测并不是大多数医院能做的。

(5)产前过筛检查表明:B族链球菌增生可增加发生绒毛膜羊膜炎的风险,而产时抗生素的应用能减少新生儿B族链球菌感染的发生率。在产时应用快速B族链球菌检测能较其他试验发现更多处于高危状态的新生儿。快速B族链球菌检测法的应用使一些采用化学药物预防产时感染的母亲同时也能节约花费于新生儿感染的费用大约12 000美元。近年来更多来自欧洲的报道也提到了B族链球菌检测和产时化学药物预防疗法的效果,但同时也提出PCR检测如何能更好改进B族链球菌检测的建议。

4.母血检测

(1)当产妇有发热时,白细胞计数或母血中C反应蛋白的水平用来预测绒毛膜羊膜炎的发生。但不同的报道支持或反对以C反应蛋白水平来诊断绒毛膜羊膜炎。但C反应蛋白水平较外周血白细胞计数能更好地预测绒毛膜羊膜炎,尤其是如果产妇应用了皮质醇激素类药物,她们外周血中的白细胞计数可能会增高。

(2)另一些学者提示母血中的α_1水解蛋白酶抑制复合物能较C反应蛋白或白细胞计数更好的预测羊水感染羊水中的粒细胞计数看来较C反应蛋白或白细胞计数能更好预测羊水感染。事实上,羊水中白细胞计数增多和较低的葡萄糖定量就高度提示绒毛膜羊膜炎的发生,在这种情况下也是最有价值的信息。分析母体血清中的IL-6或铁蛋白水平也是有助于诊断的,因为这些因子水平的增高也和母体或新生儿感染有关。在母体血清中的IL-6水平较C反应蛋白可能更有预测价值。母血中的α_1水解蛋白酶抑制复合物、细胞因子以及铁蛋白没有作为广泛应用的急性绒毛膜羊膜炎标记物。

(五)治疗

主要包括两部分的内容:第一部分是对于怀疑绒毛膜羊膜炎孕妇的干预和防止胎儿的感染;第二部分是包括对绒毛膜羊膜炎的病因、诊断方法,以及可疑孕妇分娩的胎儿及时和适合的治疗。

1.孕妇治疗

一旦绒毛膜羊膜炎诊断明确应该即刻终止妊娠。一旦出现胎儿窘迫应紧急终止妊娠。目前建议在没有获得病原体培养结果前可以给予广谱抗生素或依据经验给予抗生治疗,可以明显降低孕产妇和新生儿的病死率。

早产和胎膜早破的处理:早产或胎膜早破的孕妇即使没有绒毛膜羊膜炎的症状和体征,建议给予预防性应用抗生素治疗,对于<36周早产或胎膜早破的孕妇,明确应预防性应用抗生素。足月分娩的孕妇有 GBS 感染风险的应预防性应用抗生素。一些产科医师发现在 32 周后应用糖皮质激素在促胎儿肺成熟的作用有限。而应用糖皮质激素是否会增加胎儿感染的风险性现在还没有明确的依据,应用不增加风险。

2.新生儿的治疗

儿科医师与产科医师之间信息的交流对于及时发现新生的感染非常有意义。及时和早期发现母亲的绒毛膜羊膜炎可有效降低新生儿的患病率和死亡率。

(冯彬彬)

第八节 胎 儿 畸 形

胎儿畸形泛指出生前胎儿期形成的各种异常,包括形态结构和功能方面的异常。形态结构的异常主要有 3 种:①先天畸形,指由于胚胎内部有异常而不能正常发育所致的结构缺陷。②先天变形,指胚胎内部无异常,本来可以发育成正常的胎儿,由于外界有不正常压力的压迫胎儿造成的结构改变。③先天阻断症,指原来已经正常发育好的组织又受到了宫内的损坏。本节主要介绍的是胎儿先天畸形,其发生的原因很多,主要与遗传、环境、食物、药物、微生物感染、母儿血型不合等有关。在围生儿死亡中胎儿畸形占第一位。

一、染色体异常综合征

(一)21-三体综合征

21-三体综合征即先天愚型,是人类最常见的一种染色体病,也是人类第 1 个被确诊的染色体病。自 1866 年由英国医师 Langdom Down 首次对此病做过临床描述,故称唐氏综合征。1959 年法国 Lejeune 首先发现此病是由于多了一条 21 号染色体,故称 21-三体综合征。1965 年 Yunis 用放射自显影及染色体显带技术确定,此额外的染色体根据大小应是第 22 号染色体,但考虑到临床上将21-三体这一名称已习为所用,因此在 1971 年的巴黎会议决定仍沿用 21-三体这一名称,但在 Denver 体制的排号配对中,将第 21、22 号排序颠倒一下,即将较小的一对算作第 21 号排在 22 号前面,而较大的 22 号排在后面。该病发生的主要原因是由于父母的生殖细胞减数分裂时染色体不分离。其发生也与母亲的年龄、射线接触、病毒感染、服用致畸药物以及遗传因素等有关(表 9-2、表 9-3)。

表 9-2　21-三体综合征的主要特征

发病部位	症状	出现频率
发病率		1/800～1/600 新生儿
一般情况	男女均可发病,寿命长短不一。如无严重的心脏畸形。可活至成年。成活者有患白血病的倾向	
精神、神经	严重智力低下,IQ 最低＜25	100%
	肌张力低下	100%
头部	小头畸形	50%
	枕骨扁平	53%～82%
	秃发	非常常见
	发际低	80%
颈部	皮肤赘生褶	80%
面部	戏剧性表情(无意识的做鬼脸)	90%
眼	眼距宽、外眼角上斜	80%
	内眦赘皮	50%
鼻	鼻根地平	90%
口	伸舌(有时流涎,特别是婴幼儿)	100%
	上颌发育差,腭弓高、短而窄	95%
心脏	各种先天性心脏病(常见室间隔缺损)	50%
手	手短而宽	60%
脚	第 1 和第 2 趾间距宽	65%

表 9-3　母亲年龄与 21-三体综合征发生率的关系

母亲年龄(岁)	21 三体综合征发生率
＜25	1∶1 800
25～29	1∶1 500
30～34	1∶800
35～39	1∶250
40～44	1∶100
＞45	1∶50
平均	1∶650

此病男性患者无生育能力,50% 为隐睾。女性患者偶有生育能力,所生子女 1/2 将发病,故须注意加强优生指导。另外,该病患者 IgE 较低,易发生呼吸道感染等,死亡率高。已经证明超氧化物歧化酶-1(SOD-1)基因位于第 21 号染色体上,而此病患者的 SOD-1 要比正常人高(1.45∶1)。故认为此酶的增高与 21-三体患者的痴呆症状有关。

目前,该病的诊断必须依靠产前胎儿细胞或产后新生儿染色体核型分析才能够确定诊断。

由于该病仍无法治疗,所以应依靠及时、准确的产前筛查以尽早终止妊娠而减少该病患儿的出生。

近10年来,对唐氏综合征的产前筛查一直受到学者的重视,使得该领域的进展很快。从最初的孕妇年龄筛查发展到母体血清标志物筛查和超声筛查;从羊膜腔穿刺检查发展到早期绒毛膜活检和非创伤性母血中直接分离胎儿细胞;从胎儿细胞的染色体型分析发展到现在可用荧光原位杂交技术来诊断胎儿细胞的染色体异常。

妊娠早期,唐氏综合征与胎儿颈部透明度(NT)增高(B超测定)和孕妇血清 FreeB hCG 升高以及妊娠相关蛋白(PAPP-A)有关。NT 已被单独结合另两项血清标志物(结合试验)应用于其他筛查报告中。尽管这两项的血清标志物筛查试验的可靠性很高,但 NT 检查的可靠性是不确定的,这种不确定性导致妊娠早、中期筛查试验是否完善的争论。

妊娠中期筛查唐氏综合征,在过去的10年当中已被广泛采用,即根据就诊孕妇的不同血清标志物,再结合孕妇年龄得出该孕妇妊娠唐氏综合征胎儿的危险度。怀有患病胎儿时,孕妇血清中 AFP 和游离雌三醇降低,而 HCG 升高。测定该三种标志物的浓度,再结合年龄,组成了被广泛使用的三项试验。在通常的试验情况下,大约5%或更多已接受筛查试验的孕妇,需做羊水穿刺以保证60%~80%患病的胎儿被查出。大部分的筛查试验阴性的孕妇的胎儿是正常的,但假阳性结果仍然引起相当的恐慌。但通过联合筛查试验,这样的孕妇人数大为降低了,应该是较为可行的一种方法。

唐氏综合征的产前筛查是一种造福社会与家庭的事情,与肿瘤等疾病的早期筛查相比,明显地经济与高效。虽然目前广泛使用着妊娠中期的筛查,但随着联合筛查试验不断被认识,相信在不久的将来,它将会从现在的研究阶段进入到临床的常规应用中。

(二)18-三体综合征(Edward 综合征)

该病于1960年首先报告,发生率占新生儿的0.3%,女:男为3:1,多数在胚胎期流产。该病的发生一般认为是由于母亲卵子减数分裂发生不分离所致,与母亲年龄、遗传、射线及病毒感染等有关。

1.诊断要点

(1)临床表现:生长发育迟缓、眼裂狭小、耳畸形低位、小颌、胸骨短小、骨盆小、船形足,手呈特殊指交叉握拳状,即拇指紧贴掌心,3、4指紧贴手掌,2、5指压于其上,肌张力高,90%有先天性心脏病,以室间隔缺损及动脉导管未闭多见。25%患者表现有通贯手。

(2)染色体诊断同上。

(3)超声检查。

2.治疗

90%以上在胚胎早期自然流产而淘汰,除极少数患儿存活较长时间外,一般患儿于出生后仅存活2个月左右。肺炎、心脏畸形及多种其他畸形是导致患儿死亡的主要原因。产前诊断一旦确立,应征求孕妇及家属的意见进行引产。

二、单基因异常综合征

即单基因畸形综合征,临床可根据染色体结构改变并结合家系分析进行诊断,这里对可能造成分娩困难的 X 连锁脑积水综合征(家族性脑积水)做一介绍,该病为 X 连锁隐性遗传病,因大脑导水管狭窄造成脑室内外有大量脑脊液(500~3 000 mL)蓄积于颅腔内,致颅腔体积增大,颅缝明显变宽,囟门显著增大。

(一)诊断要点

(1)若为头先露,在耻骨联合上方触到宽大、骨质薄软、有弹性的头。胎头大于胎体并高浮,胎头跨耻征阳性。阴道检查可见盆腔空虚,胎先露部过高,颅缝宽,囟门大且紧张,颅骨软而薄,触之有如乒乓球的感觉。

(2)辅助检查:B超在孕20周后,若脑室率(中线至侧脑室侧壁距离/中线致颅骨内缘距离)>0.5,应考虑脑积水的存在。胎头周径明显大于腹周径,颅内大部分被液性暗区占据,中线漂动。

(二)处理

应主要考虑母亲安全,若为头先露,确诊后应引产。宫口开大3 cm行穿颅术,放出脑脊液。

三、多基因异常

神经管缺陷(Neural Tube Defects,NTDs)。NTDs系在胚胎发育早期(妊娠21~28天),由于受到某些致畸因子的作用,使神经管不闭合所出现的一系列先天畸形。主要包括无脑儿、脑膜或脑膨出、脊柱裂。无脑儿生下后即死亡,而脊柱裂根据病变的部位及程度可存活而残废。NTDs是国内最高发的先天畸形,全国发生率为2.7‰,许多发达国家NTDs发生率均在1‰左右。NTDs主要为多基因遗传病,发病与环境关系密切,在我国北方七省NTDs发生率为7‰,最高发生地为山西省。本病女胎多见,有人认为与绒毛膜促性腺激素(HCG)不足或胚胎受体细胞对HCG不敏感有关。现研究认为妊娠早期多种维生素及叶酸或维生素 B_{12} 的缺乏以及高热或接触高温、桑拿浴等都与本病发生有关。本病可以在妊娠中期做母血清AFP测定,并辅以B超诊断,必要进行羊水穿刺做AFP及乙酰胆碱酯酶的测定。AFP是糖蛋白,由胎儿肝脏及卵黄囊合成,其产生在胎儿具有时间规律,在母体中也有相似的规律。一般妊娠16周就可以从母血中检测到,32周达高峰,以后逐渐降低。胚胎发育到23~25天前、后神经孔相继封闭、形成一个不与外周相通的神经管,如未能正常闭合则形成开放性神经管畸形如无脑儿、脊柱裂等。当胎儿存在这类畸形时,脑脊液中的AFP可直接进入羊水,造成羊水AFP水平显著升高。胎儿期神经尚未分化成熟,可溶性胆碱酯酶进入脑脊液较成人多,故通过检测此酶也可诊断神经管缺陷,并且其准确性较AFP更高。

(一)无脑儿

无脑儿是先天畸形胎儿中最常见的一种,女胎比男胎多4倍。

1.诊断要点

(1)临床表现:特殊外观为无颅盖骨,双眼突出,颈短,若伴羊水过多常早产,否则为过期产。分两种类型,一种是脑组织变性坏死突出颅外,另一种类型是脑组织未发育。

(2)体征:腹部检查时,感觉胎头较小。肛门检查和阴道检查时,可扪及凹凸不平的颅底部。

(3)辅助检查:如上所述,孕母血清标志物AFP、HCG等结合B超多可确诊。超声可在孕10周对无脑儿作出诊断。

(4)鉴别诊断:应与面先露、小头畸形、脑脊膜膨出相区别。大的脑脊膜膨出常伴有大面积颅骨缺损。孕 14 周后 B 超探查见不到圆形颅骨光环,头端有不规则瘤结,也可行 X 线摄片,无颅盖骨即可确诊。

2.处理

无脑儿无存活可能,一经确诊应引产,分娩多无困难,偶尔因头小不能充分扩张软产道而致胎肩娩出困难,需耐心等待。如伴有脑脊膜膨出造成分娩困难,可行毁胎术或穿颅。

(二)脊柱裂

脊柱裂属脊椎管部分未完全闭合的状态。胎儿脊柱在孕 8~9 周开始骨化,骨化过程若椎体两半不融合则形成脊椎裂,多发生在胸腰段,孕 18 周是发现的最好时机,20 周后表现明显,B 超可见脊柱间距变宽或形成角度呈 V 或 W 形,脊柱短小,不规则弯曲,不完整。严重者应终止妊娠。

四、其他

如环境、药物、微生物感染等所致的畸形,本节不做介绍。

(冯彬彬)

第九节 巨 大 胎 儿

巨大胎儿是一个描述胎儿过大得非常不精确的术语。国内外尚无统一的标准,有多种不同的域值标准,如 3.8 kg、4 kg、4.5 kg、5.0 kg。1991 年,美国妇产科协会提出新生儿出生体重 ≥4 500 g 者为巨大胎儿,我国以≥4 000 g 为巨大胎儿。生活水平提高,更加重视孕期营养,巨大儿的出生率越来越高。若产道、产力及胎位均正常,仅胎儿巨大,即可出现头盆不称而发生分娩困难,如肩难产。

一、高危因素

巨大胎儿是多种因素综合作用的结果,很难用单一的因素解释。临床资料表明仅有 40% 的巨大胎儿存在各种高危因素,其他 60% 的巨大胎儿无明显的高危因素存在。根据 Williams 产科学的描述,巨大胎儿常见的因素有糖尿病、父母肥胖(尤其是母亲肥胖)、经产妇、过期妊娠、孕妇年龄、男胎、上胎巨大胎儿、种族和环境等。

(一)孕妇糖尿病

孕妇糖尿病包括妊娠合并糖尿病和妊娠糖尿病,甚至糖耐量受损,巨大胎儿的发病率均明显升高。在胎盘功能正常的情况下,孕妇血糖升高,通过胎盘进入胎儿血循环,使胎儿的血糖浓度升高,刺激胎儿胰岛 β 细胞增生,导致胎儿胰岛素分泌反应性升高,胎儿高糖血症和高胰岛素血症,促进糖原、脂肪和蛋白质合成,使胎儿脂肪堆积,脏器增大,体重增加,故胎儿巨大。糖尿病孕妇巨大胎儿的发病率可达 26%,而正常孕妇中巨大胎儿的发生率仅为 5%。但是,并不是所有糖尿病孕妇的巨大胎儿的发病率升高。当糖尿病合并妊娠的 White 分级在 B 级以上时,由于胎盘血管的硬化,胎盘功能降低,反而使胎儿生长受限的发病率升高。

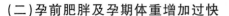

(二)孕前肥胖及孕期体重增加过快

当孕前体重指数＞30 kg/m²、孕期营养过剩、孕期体重增加过快时,巨大胎儿发生率均明显升高。有学者对 588 例体重＞113.4 kg(250 磅)及 588 例体重＜90.7 kg(200 磅)妇女的妊娠并发症比较,发现前者的妊娠糖尿病、巨大胎儿以及肩难产的发病率分别为 10%、24% 和 5%,明显高于后者的 0.7%、7% 和 0.6%。当孕妇体重＞136 kg(300 磅)时,巨大胎儿的发生率高达 30%。可见孕妇肥胖与妊娠糖尿病、巨大胎儿和肩难产等均有密切的相关性。这可能与能量摄入大于能量消耗导致孕妇和胎儿内分泌代谢平衡失调有关。

(三)经产妇

有资料报道胎儿体重随分娩次数增加而增加,妊娠 5 次以上者胎儿平均体重增加 80～120 g。

(四)过期妊娠

与巨大胎儿有明显的相关性。孕晚期是胎儿生长发育最快时期,过期妊娠而胎盘功能正常者,子宫胎盘血供良好,持续供给胎儿营养物质和氧气,胎儿不断生长,以至孕期越长,胎儿体重越大,过期妊娠巨大胎儿的发生率是足月儿的 3～7 倍,肩难产的发生率比足月儿增加 2 倍。有学者报道＞41 周巨大胎儿的发生率是 33.3%。也有学者报道孕 40～42 周时,巨大胎儿的发生率是 20%,而孕 42～42 周末时发生率升高到 43%。

(五)孕妇年龄

高龄孕妇并发肥胖和糖尿病的机会增多,因此分娩巨大胎儿的可能性增大。Stotland 等报道孕妇30～39 岁巨大儿发生率最高,为 15.3%;而 20 岁以下发生率最低,为 8.4%。

(六)上胎巨大胎儿

曾经分娩过超过 4 000 g 新生儿的妇女与无此病史的妇女相比,再次分娩超过 4 500 g 新生儿的概率增加 5～10 倍。

(七)羊水过多

巨大胎儿往往与羊水过多同时存在,两者的因果关系尚不清楚。

(八)遗传因素

遗传基因是决定胎儿生长的前提条件,它控制细胞的生长和组织分化。但详细机制还不清楚。遗传因素包括胎儿性别、种族及民族等。在所有有关巨大胎儿的资料中都有男性胎儿发生率增加的报道,通常占 60%～65%。这是因为在妊娠晚期的每一孕周男性胎儿的体重比相应的女性胎儿重 150 g。身材高大的父母其子女为巨大胎儿的发生率高;不同种族、不同民族巨大胎儿的发生率各不相同。有学者报道排除其他因素的影响,原为加拿大民族的巨大胎儿发生率明显高于加拿大籍的外民族人群的发生率。也有学者报道美国白种人巨大胎儿发生率为 16%,而非白种人(包括黑色人种、西班牙裔和亚裔)为 11%。

(九)环境因素

高原地区由于空气中氧分压低,巨大胎儿的发生率较平原地区低。

二、对母儿的影响

分娩困难是巨大胎儿主要的并发症。由于胎儿体积的增大,胎头和胎肩是分娩困难主要部位。难产率明显增高,带来母儿的一系列并发症。

(一)对母体的影响

有学者报道新生儿体重＞3 500 g 母体并发症开始增加,且随出生体重增加而增加,在新生儿体重 4 000 g 时肩难产和剖宫产率明显增加,4 500 g 时再次增加。其他并发症增加缓慢而平稳(图 9-7)。

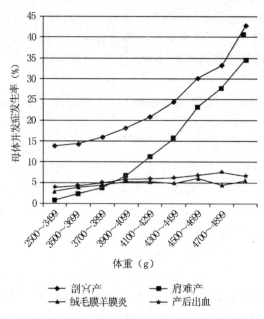

图 9-7　母体并发症与胎儿出生体重的关系

1.产程延长或停滞

由于巨大胎儿的胎头较大,造成孕妇的骨盆相对狭窄,头盆不称的发生率增加。在胎头双顶径较大者,直至临产后胎头始终不入盆,若胎头搁置在骨盆入口平面以上,称为骑跨征阳性,表现为第一产程延长;若双顶径相对小于胸腹径,胎头下降受阻,易发生活跃期延长、停滞或第二产程延长。由于产程延长易导致继发性宫缩乏力;同时巨大胎儿的子宫容积较大,子宫肌纤维的张力较高,肌纤维的过度牵拉,易发生原发性宫缩乏力;宫缩乏力反过来又导致胎位异常、产程延长。巨大胎儿双肩径大于双顶径,尤其是糖尿病孕妇的胎儿,若经阴道分娩,易发生肩难产。

2.手术产发生率增加

巨大儿头盆不称的发生率增加,容易产程异常,因此手术产概率增加,剖宫产率增加。

3.软产道损伤

由于胎儿大,胎儿通过软产道时可造成宫颈、阴道、会阴裂伤,严重者可裂至阴道穹隆、子宫下段甚至盆壁,形成腹膜后血肿或阔韧带内血肿。如果梗阻性难产未及时发现和处理,可以导致子宫破裂。

4.尾骨骨折

由于胎儿大、儿头硬,当通过骨盆出口时,为克服阻力或阴道助产时可能发生尾骨骨折。

5.产后出血及感染

巨大胎儿子宫肌纤维过度牵拉,易发生产后宫缩乏力,或因软产道损伤引起产后出血,甚至出血性休克。上述各种因素造成产褥感染率增加。

6.生殖道瘘

由于产程长甚至滞产,胎儿头长时间压于阴道前壁、膀胱、尿道和耻骨联合之间,导致局部组织缺血坏死形成尿瘘,或直肠受压坏死形成粪瘘;或因手术助产直接损伤所致。

7.盆腔器官脱垂

产后可因分娩时盆底组织过度伸长或裂伤,发生子宫脱垂或阴道前后壁膨出。

(二)对新生儿的影响

1.新生儿产伤

巨大胎儿肩难产率增高,据统计肩难产的发生率为 0.15%～0.60%,体重≥4 000 g 巨大儿肩难产的发生为 3%～12%,≥4 500 g 者为 8.4%～22.6%。有学者报道当出生体重>4 000 g,肩难产发生率为 13%。加上巨大儿手术产发生率增加,新生儿产伤发生率高。如臂丛神经损伤及麻痹、颅内出血、锁骨骨折、胸锁乳突肌血肿等。

2.胎儿窘迫、新生儿窒息

胎头娩出后胎肩以下部分嵌顿在阴道内,胎儿不能自主呼吸导致胎儿窘迫、新生儿窒息,如脐带停止搏动或胎盘早剥可引起死胎。

三、诊断

(一)病史及临床表现

多有巨大胎儿分娩史、糖尿病史。产次较多的经产妇。在妊娠后期出现呼吸困难,自觉腹部沉重及两胁部胀痛。

(二)腹部检查

视诊腹部明显膨隆,宫高>35 cm。触诊胎体大,先露部高浮,胎心正常但位置稍高,当子宫高加腹围≥140 cm 时,巨大胎儿的可能性较大。

(三)B 超检查

胎头双顶径长 98～100 mm,股骨长 78～80 mm,腹围>330 mm,应考虑巨大胎儿,同时排除双胎、羊水过多及胎儿畸形。

四、处理

(一)妊娠期

检查发现胎儿大或既往分娩巨大儿者,应检查孕妇有无糖尿病。若为糖尿病孕妇,应积极治疗,必要时予以胰岛素治疗控制胎儿的体重增长,并于妊娠 36 周后,根据胎儿成熟度、胎盘功能检查及糖尿病控制情况,择期引产或剖宫产。不管是否存在妊娠糖尿病,有巨大胎儿可能的孕妇均要进行营养咨询合理调节膳食结构,每天摄入的总能量以 8 790～9 210 kJ(2 100～2 200 kcal)为宜,适当降低脂肪的摄入量。同时适当的运动可以降低巨大胎儿的发病率。

(二)分娩期

估计非糖尿病孕妇胎儿体重≥4 500 g,糖尿病孕妇胎儿体重≥4 000 g,即使骨盆正常,为防止母儿产时损伤应行剖宫产。临产后,不宜试产过久。若产程延长,估计胎儿体重>4 000 g,胎头停滞在中骨盆也应剖宫产。若胎头双顶径已达坐骨棘下 3 cm,宫口已开全者,应作较大的会阴后侧切开,予产钳助产,同时做好处理肩难产的准备工作。分娩后应行宫颈及阴道检查,了解有无软产道损伤,并预防产后出血。若胎儿已死,行穿颅术或碎胎术。

(三)新生儿处理

新生儿应预防低血糖发生,生后1～2小时开始喂糖水,及早开奶;积极治疗高胆红素血症,多选用蓝光治疗;新生儿易发生低钙血症,多用10%葡萄糖酸钙1 mL/kg加入葡萄糖液中静脉滴注补充钙剂。

(冯彬彬)

第十节 胎儿窘迫

胎儿在宫内有缺氧征象危及胎儿健康和生命者,称为胎儿窘迫。胎儿窘迫是一种由于胎儿缺氧而表现的呼吸、循环功能不全综合征,是当前剖宫产的主要适应证之一。胎儿窘迫主要发生在临产过程,以第一产程末及第二产程多见,也可发生在妊娠后期。发病率各家报道不一,一般在10.0%～20.5%。产前及产时胎儿窘迫是围产儿死亡的主要原因。

一、病因

通过子宫胎盘循环,母体将氧输送给胎儿,CO_2从胎儿排入母体,在输送交换过程中某一环节出现障碍,均可引起胎儿窘迫。

(一)母体血氧含量不足

母体血氧含量不足:如产妇患严重心肺疾病或心肺功能不全、妊娠期高血压疾病、高热、重度贫血、失血性休克、仰卧位低血压综合征等,均使母体血氧含量降低,影响对胎儿的供氧。导致胎儿缺氧的母体因素有:①微小动脉供血不足。如妊娠期高血压疾病等。②红细胞携氧量不足。如重度贫血、一氧化碳中毒等。③急性失血。如前置胎盘、胎盘早剥等。④各种原因引起的休克与急性感染发热。⑤子宫胎盘血运受阻。急产或不协调性子宫收缩乏力等,缩宫素使用不当引起过强宫缩;产程延长,特别是第二产程延长;子宫过度膨胀,如羊水过多和多胎妊娠;胎膜早破等。

(二)胎盘、脐带因素

脐带和胎盘是母体与胎儿间氧及营养物质的输送传递通道,其功能障碍必然影响胎儿获得所需氧及营养物质。常见胎盘功能低下:妊娠期高血压疾病、慢性肾炎、过期妊娠、胎盘发育障碍(过小或过大)、胎盘形状异常(膜状胎盘、轮廓胎盘等)和胎盘感染、胎盘早剥等。常见有脐带血运受阻:如脐带脱垂、脐带绕颈、脐带打结引起母儿间循环受阻。

(三)胎儿因素

严重的心血管疾病,呼吸系统疾病,胎儿畸形,母儿血型不合,胎儿宫内感染,颅内出血,颅脑损伤等。

二、病理生理

胎儿血氧降低、二氧化碳蓄积出现呼吸性酸中毒。初期通过自主神经反射,兴奋交感神经,肾上腺儿茶酚胺及皮质醇分泌增多,血压上升及心率加快。若继续缺氧,则转为兴奋迷走神经,胎心率减慢。缺氧继续发展,刺激肾上腺增加分泌,再次兴奋交感神经,胎心由慢变快,说明胎儿已处于代偿功能极限,提示为病情严重。无氧糖酵解增加,导致丙酮酸、乳酸等有机酸增加,转为

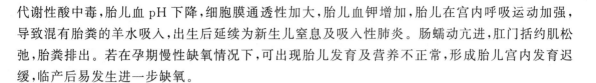

代谢性酸中毒,胎儿血 pH 下降,细胞膜通透性加大,胎儿血钾增加,胎儿在宫内呼吸运动加强,导致混有胎粪的羊水吸入,出生后延续为新生儿窒息及吸入性肺炎。肠蠕动亢进,肛门括约肌松弛,胎粪排出。若在孕期慢性缺氧情况下,可出现胎儿发育及营养不正常,形成胎儿宫内发育迟缓,临产后易发生进一步缺氧。

三、临床表现

根据胎儿窘迫发生速度可分为急性胎儿窘迫及慢性胎儿窘迫两类。

(一)慢性胎儿窘迫

多发生在妊娠末期,往往延续至临产并加重。其原因多因孕妇全身性疾病或妊娠期疾病引起胎盘功能不全或胎儿因素所致。临床上除可发现母体存在引起胎盘供血不足的疾病外,还发生胎儿宫内发育受限。孕妇体重、宫高、腹围持续不长或增长很慢。

(二)急性胎儿窘迫

主要发生在分娩期,多因脐带因素(如脐带脱垂、脐带绕颈、脐带打结)、胎盘早剥、宫缩强且持续时间长及产妇低血压,休克引起。

四、诊断

根据病史、胎动变化以及有关检查可以作出诊断。

五、辅助检查

(一)胎心率变化

胎心率是了解胎儿是否正常的一个重要标志,胎心率的改变是急性胎儿窘迫最明显的临床征象。①胎心率>160 次/分,尤其是>180 次/分,为胎儿缺氧的初期表现(孕妇心率不快的情况下);②随后胎心率减慢,胎心率<120 次/分,尤其是<100 次/分,为胎儿危险征;③胎心监护仪图像出现以下变化,应诊断为胎儿窘迫:出现频繁的晚期减速,多为胎盘功能不良。重度可变减速的出现,多为脐带血运受阻表现,若同时伴有晚期减速,表示胎儿缺氧严重,情况紧急。

(二)胎动计数

胎动减少是胎儿窘迫的一个重要指标,每天监测胎动可预知胎儿的安危。妊娠近足月时,胎动>20 次/24 小时。胎动消失后,胎心在 24 小时内也会消失。急性胎儿窘迫初期,表现为胎动过频,继而转弱及次数减少,直至消失,也应予以重视。

(三)胎心监护

首先进行无负荷试验(NST),NST 无反应型需进一步行宫缩应激试验(CST)或催产素激惹试验(OCT),CST 或 OCT 阳性高度提示存在胎儿宫内窘迫。

(四)胎儿脐动脉血流测定

胎儿脐动脉血流速度波形测定是一项胎盘功能试验,对怀疑有慢性胎儿窘迫者可行此监测。通过测定收缩期最大血流速度与舒张末期血流速度的比值(S/D)表示胎儿胎盘循环的阻力情况,反映胎盘的血流灌注。脐动脉舒张期血流缺失或倒置,提示胎儿严重胎儿窘迫,应该立即终止妊娠。

(五)胎盘功能检查

测定血浆 E_3 测定并动态连续观察,若急骤减少 30%~40%,表示胎儿胎盘功能减退,胎儿可能存在慢性缺氧。

(六)生物物理象监测

在 NST 监测的基础上应用 B 超仪监测胎动、胎儿呼吸、胎儿张力及羊水量,综合评分了解胎儿在宫内的安危状况。Manning 评分 10 分为正常;≤8 分可能有缺氧;≤6 分可疑有缺氧;≤4 分可以有缺氧;≤2 分为缺氧。

(七)羊水胎粪污染

胎儿缺氧,兴奋迷走神经,肠蠕动亢进,肛门括约肌松弛,胎粪排入羊水中,羊水呈绿色、黄绿色、浑浊棕黄色,即羊水Ⅰ度、Ⅱ度、Ⅲ度污染。破膜可直接观察羊水性状及粪染程度。未破膜经羊膜镜窥检,透过胎膜了解羊水性状。羊水Ⅰ度污染无肯定的临床意义;羊水Ⅱ度污染,胎心音好者,应密切监测胎心,不一定是胎儿窘迫;羊水Ⅲ度污染,应及早结束分娩。

(八)胎儿头皮血测定

头皮血气测定应在电子胎心监护异常的基础上进行。头皮血 pH 7.20～7.24 为病理前期,可能存在胎儿窘迫,应立即进行宫内复苏,间隔 15 分钟复查血气值;pH 7.15～7.19 提示胎儿酸中毒及窘迫,应立即复查,如仍≤7.19,除外母体酸中毒后应在 1 小时内结束分娩;pH<7.15 是严重胎儿窘迫的危险信号,须迅速结束分娩。

六、鉴别诊断

对于胎儿窘迫,主要是综合考虑判断是否确实存在胎儿窘迫。

七、治疗

(一)慢性胎儿窘迫

应针对病因处理,视孕周、有无胎儿畸形、胎儿成熟度和窘迫的严重程度决定处理。

(1)定期做产前检查者,估计胎儿情况尚可,应嘱孕妇取侧卧位减少下腔静脉受压,增加回心血流量,使胎盘灌注量增加,改善胎盘血供应,延长孕周数。每天吸氧提高母血氧分压;静脉注射 50%葡萄糖40 mL加维生素 C 2 g,每天 2 次;根据情况做 NST 检查;每天胎动计数。

(2)情况难以改善:接近足月妊娠,估计在娩出后胎儿生存机会极大者,为减少宫缩对胎儿的影响,可考虑行剖宫产。如胎肺尚未成熟,可在分娩前48 小时静脉注射地塞米松 10 mg 促进胎儿肺泡表面活性物质的合成,预防呼吸窘迫综合征的发生。如果孕周小,胎儿娩出后生存可能性小,将情况向家属说明,做到知情选择。

(二)急性胎儿窘迫

(1)若宫内窘迫达严重阶段必须尽快结束分娩,其指征是:①胎心率低于 120 次/分或高于180 次/分,伴羊水Ⅱ～Ⅲ度污染;②羊水Ⅲ度污染,B 超显示羊水池<2 cm;③持续胎心缓慢达100 次/分以下;④胎心监护反复出现晚期减速或出现重度可变减速,胎心 60 次/分以下持续60 秒以上;⑤胎心图基线变异消失伴晚期减速。

(2)积极寻找原因并排除如心力衰竭、呼吸困难、贫血、脐带脱垂等。改变体位左或右侧卧位,以改变胎儿脐带的关系,增加子宫胎盘灌注量。①持续吸氧提高母体血氧含量,以提高胎儿的氧分压。静脉注射 50%葡萄糖 40 mL 加维生素 C 2 g。②宫颈尚未完全扩张,胎儿窘迫情况不严重,可吸氧、左侧卧位,观察10 分钟,若胎心率变为正常,可继续观察。若因使用缩宫素宫缩过强造成胎心率异常减缓者,应立即停止滴注或用抑制宫缩的药物,继续观察是否能转为正常。若无显效,应行剖宫产术。施术前做好新生儿窒息的抢救准备。③宫口开全,胎先露已达坐骨棘平面以下 3 cm,吸氧同时尽快助产经阴道娩出胎儿。

(胥保梅)

第十一节 胎儿生长受限

胎儿生长受限(fetal growth restriction,FGR)指胎儿体重低于其孕龄平均体重第10百分位数或低于其平均体重的2个标准差。

将新生儿的出生体重按孕龄列出百分位数,取10百分位数及90百分位数二根曲线,在10百分位以下者称小于胎龄儿(small for gestational age,SGA),在90百分位以上称大于胎龄儿(large for gestational age,LGA),在90和10百分位之间称适于胎龄儿(appropriate for gestational age,AGA)。20世纪60年代后上海地区将小于胎龄儿统称为小样儿,分为早产小样儿、足月小样儿及过期小样儿。但并不是出生体重低于第10百分位数的婴儿都是病理性生长受限,有些偏小是因为体质因素,仅仅是小个子。Gardosi等认为,有25%~60%婴儿诊断为小于胎龄儿,但如果排除如母体的种族、孕产次及身高等影响出生体重的因素,这些婴儿实际上是适于胎龄儿。1969年Usher等提出胎儿生长的标准定义应基于正常范围平均值的±2标准差,与第10百分位数相比,此定义将SGA儿限定在3%,后一种定义更有临床意义,因为这部分婴儿中预后最差的是出生体重低于第3百分位数。国外报道宫内生长受限儿的发生率为全部活产的4.5%~10.0%,上海新华医院资料小样儿的发生率为3.1%。

一、病因

胎儿生长受限的病因迄今尚未完全阐明。约有40%发生于正常妊娠,30%~40%发生于母体有各种妊娠并发症或合并症者,10%由于多胎妊娠,10%由于胎儿感染或畸形。下列各因素可能与胎儿生长受限的发生有关。

(一)孕妇因素

1.妊娠并发症和合并症

妊娠期高血压疾病、慢性肾炎、糖尿病血管病变的孕妇由于子宫胎盘灌注不够易引起胎儿生长受限。自身免疫性疾病、发绀型心脏病、严重遗传型贫血等均引起FGR。

2.遗传因素

胎儿出生体重差异,40%来自父母的遗传基因,又以母亲的影响较大,如孕妇身高、孕前体重、妊娠时年龄以及孕产次等。

3.营养不良

孕妇偏食、妊娠剧吐以及摄入蛋白质、维生素、微量元素和热量不足的,容易产生小样儿,胎儿出生体重与母体血糖水平呈正相关。

4.烟、酒和某些药物的影响

吸烟、喝酒、麻醉剂及相关药品均与FGR相关。某些降压药由于降低动脉压,降低子宫胎盘的血流量,也影响胎儿宫内生长。

(二)胎儿因素

1.染色体异常

21、18或13-三体综合征、Turner综合征、猫叫综合征常伴发FGR。超声没有发现明显畸形的 FGR 胎儿中,近 20% 可发现核型异常,当生长受限和胎儿畸形同时存在时,染色体异常的概率明显增加。21-三体综合征胎儿生长受限一般是轻度的,18-三体综合征胎儿常有明显的生长受限。

2.胎儿畸形

如先天性成骨不全和各类软骨营养障碍等可伴发 FGR,严重畸形的婴儿有 1/4 伴随生长受限,畸形越严重,婴儿越可能是小于胎龄儿。许多遗传性综合征也与 FGR 有关。

3.胎儿感染

在胎儿生长受限病例中,多达 10% 的人发生病毒、细菌、原虫和螺旋体感染。宫内感染如风疹病毒、巨细胞病毒、弓形虫、梅毒螺旋体等均可引起 FGR。

4.多胎

与正常单胎相比,双胎或更多胎妊娠更容易发生其中一个或多个胎儿生长受限。

(三)胎盘因素

胎盘结构和功能异常是发生 FGR 的病因,在 FGR 中孕 36 周后胎盘增长缓慢、胎盘绒毛膜面积和毛细血管面积均减少。慢性部分胎盘早剥、广泛性梗死或绒毛膜血管瘤均可造成胎儿生长受限。脐带帆状附着也可导致胎儿生长受限。

二、分类和临床表现

(一)内因性均称型 FGR

少见,属于早发性胎儿生长受限,在受孕时或在胚胎早期,不良因素即发生作用,使胎儿生长、发育严重受限。其原因包括染色体异常、病毒感染、接触放射性物质及其他有毒物质。因胎儿在体重、头围和身长三方面均受限,头围与腹围均小,故称均称型。

特点:①体重、身长、头径相称,但均小于该孕龄正常值。②外表无营养不良表现,器官分化或成熟度与孕龄相符,但各器官的细胞数量均减少,脑重量轻,神经元功能不全和髓鞘形成迟缓。③胎盘体积重量小,但组织结构无异常,胎儿无缺氧表现。④胎儿出生缺陷发生率高,围生儿病死率高,预后不良。产后新生儿多有脑神经发育障碍,伴小儿智力障碍。

(二)外因性不匀称型 FGR

常见,属于继发性生长发育不良,胚胎发育早期正常,至妊娠中晚期受到有害因素的影响,常见于妊娠期高血压疾病、慢性高血压、糖尿病、过期妊娠,导致胎盘功能不全。

特点:①新生儿外表呈营养不良或过熟儿状态,发育不匀称,身长、头径与孕龄相符而体重偏低。②胎儿常有宫内慢性缺氧及代谢障碍,各器官细胞数量正常,但细胞体积缩小,以肝脏为著。③胎盘体积正常,但功能下降,伴有缺血缺氧的病理改变,常有梗死、钙化、胎膜黄染等。④新生儿在出生以后躯体发育正常,易发生低血糖。

(三)外因性均称型 FGR

为上述两型的混合型,其病因有母儿双方的因素,常因营养不良、缺乏叶酸、氨基酸等微量元素,或有害药物的影响所致。有害因素在整个妊娠期间均产生影响。

特点:①新生儿身长、体重、头径均小于该孕龄正常值,外表有营养不良表现。②各器官细胞数目减少,导致器官体积均缩小,肝脾严重受累,脑细胞数也明显减少。③胎盘小,外观正常。胎儿少有宫内缺氧,但存在代谢不良。④新生儿的生长与智力发育常受到影响。

三、诊断

(一)产前检查

准确判断孕龄,详细询问孕产史及有无高血压、慢性肾病、严重贫血等疾病史,有无接触有毒有害物质及不良嗜好,判断是否存在导致 FGR 的高危因素。

(二)宫高及体重的测量

根据宫高推测胎儿的大小和增长速度,确定末次月经和孕周后,产前检查测量子宫底高度,在孕 28 周后如连续 2 次宫底高度小于正常的第 10 百分位数时,则有 FGR 的可能。另外从孕 13 周起体重平均每周增加 350 g 直至足月,孕 28 周后如孕妇体重连续 3 周未增加,要注意是否有胎儿生长受限。

(三)定期 B 超监测

(1)头臀径:是孕早期胎儿生长发育的敏感指标。

(2)双顶径:对疑有胎儿生长受限者,应系统测量胎头双顶径,每 2 周 1 次观察胎头双顶径增长情况。正常胎儿在孕 36 周前其双顶径增长较快,如胎头双顶径每 2 周增长<2 mm,则为胎儿生长受限,若增长>4 mm,则可排除胎儿生长受限。

(3)腹围:胎儿腹围的测量是估计胎儿大小最可靠的指标。妊娠 36 周前腹围值小于头围值,36 周时相等,以后腹围大于头围,计算腹围/头围,若比值小于同孕周第 10 百分位,有 FGR 可能。

(四)多普勒测速

与胎儿生长受限密切相关的多普勒异常特征是脐动脉、子宫动脉舒张末期血流消失或反流,胎儿静脉导管反流等,说明脐血管阻力增加。

(五)出生后诊断

(1)出生体重:胎儿出生后测量其出生体重,参照出生孕周,若低于该孕周应有的体重的第 10 百分位数,即可做出诊断。

(2)胎龄估计:对出生体重<2500 g 的新生儿进行胎龄判断非常重要。由于约 15% 的孕妇没有正确的月经史加上妊娠早期的阴道流血与月经混淆,FGR 儿与早产儿的鉴别就很重要。外表观察对胎龄估计较为重要,对于胎龄未明的低体重儿可从神态、皮肤耳壳、乳腺跖纹、外生殖器等方面加以鉴定是 FGR 儿还是早产儿。临床上往往可以发现一些低体重儿肢体无水肿躯体缺毳毛,但耳壳软而不成形,乳房结节和大阴唇发育差的矛盾现象,则提示为早产 FGR 儿的可能。

四、治疗

(一)一般处理

(1)卧床休息:左侧卧位可使肾血流量和肾功能恢复正常,从而改善子宫胎盘的供血。

(2)吸氧:胎盘交换功能障碍是导致 FGR 的原因之一,吸氧能够改善胎儿的内环境。

(3)补充营养物质:FGR 的病因众多,其中包括母血中营养物质利用度的降低,或胎盘物质交换受到影响,所以 FGR 治疗的理论基础有补充治疗,包括增加营养物质糖类和蛋白质的供应。治疗越早效果越好,<孕 32 周开始治疗效果好,孕 36 周后治疗效果差。

(4)积极治疗引起 FGR 的高危因素:对于妊娠期高血压病、慢性肾炎可以用抗高血压药物、肝素治疗。

(5)口服小剂量阿司匹林:抑制血栓素 A_2 合成,提高前列环素与血栓素 A_2 比值,扩张血管,改善子宫胎盘血供,但不改变围产儿死亡率。

(6)钙离子拮抗剂:扩张血管,改善子宫动脉血流,在吸烟者中可增加胎儿体重,对非吸烟者尚无证据。

(二)产科处理

适时分娩:胎儿确定为 FGR 后,决定分娩时间较困难,必须在胎儿死亡的危险和早产的危害之间权衡利弊。

(1)近足月:足月或近足月的 FGR,应积极终止妊娠,可取得较好的胎儿预后。孕龄达到或超过 34 周时,如果有明显羊水过少应考虑终止妊娠。胎心率正常者可经阴道分娩,但这些胎儿与适于胎龄儿相比,多数不能耐受产程与宫缩,故应采取剖宫产。如果 FGR 的诊断尚未确立,应期待处理,加强胎儿监护,等待胎肺成熟后终止妊娠。

(2)孕 34 周前:确诊 FGR 时如果羊水量及胎儿监护正常继续观察,每周 B 超检查 1 次,如果胎儿正常并继续长大时,可继续妊娠等待胎儿成熟,否则考虑终止妊娠。须考虑终止妊娠时,酌行羊膜腔穿刺,测定羊水中 L/S 比值、肌酐等,了解胎儿成熟度,有助于临床处理决定。为促使胎儿肺表面活性物质产生,可用地塞米松 5 mg 肌内注射,每 8 小时 1 次或 10 mg 肌内注射 2 次/天,共 2 天。

(三)新生儿处理

FGR 儿存在缺氧容易发生胎粪吸入,故应即时处理新生儿,清理声带下的呼吸道吸出胎粪,并做好新生儿复苏抢救。及早喂养糖水以防止低血糖,并注意低血钙、防止感染及纠正红细胞增多症等并发症。

五、预后

FGR 近期和远期并发症发生均较高。

(1)FGR 儿出生后的个体生长发育很难预测,一般对称性或全身性 FGR 在出生后生长发育缓慢,相反,不对称型 FGR 儿出生后生长发育可以很快赶上。

(2)FGR 儿的神经系统及智力发育也不能准确预测,Low 等在 9～11 年长期随访研究,发现有一半的 FGR 存在学习问题,有报道 FGR 儿易发生脑瘫。

(3)FGR 儿成年后高血压、糖尿病和冠心病等心血管和代谢性疾病发病率较高。

(4)再次妊娠 FGR 的发生率 有过 FGR 的妇女,再发生 FGR 的危险性增加。有 FGR 史及持续存在内科合并症的妇女,更易发生 FGR。

(胥保梅)

第十二节 脐带异常

脐带是胎儿与母体进行物质和气体交换的唯一通道。若脐带发生异常(包括脐带过短、缠绕、打结、扭转及脱垂等),可使胎儿血供受限或受阻,导致胎儿窘迫,甚至胎儿死亡。

一、脐带长度异常

脐带的长度个体间略有变化,足月时平均长度为 55～60 cm,特殊的脐带长度异常病例,长度最小几乎为无脐带,最长为 300 cm。正常长度为 30～100 cm。脐带过长经常会出现脐带血管栓塞及脐带真结,同时脐带过长也容易出现脐带脱垂。短于 30 cm 为脐带过短。妊娠期间脐带过短并无临床征象。进入产程后,由于胎先露部下降,脐带被拉紧使胎儿血液循环受阻出现胎儿窘迫或造成胎盘早剥和子宫内翻,也可引起产程延长。若临产后疑有脐带过短,应抬高床脚改变体位并吸氧,胎心无改善应尽快行剖宫产术。

通过动物实验以及人类自然分娩的研究,似乎支持这样一个论点:脐带的长度及羊水的量和胎儿的运动呈正相关,并受其影响。Miler 等证实:当羊水过少造成胎儿活动受限或因胎儿肢体功能障碍导致活动减少时会使得脐带的长度略微缩短。脐带过长似乎是胎儿运动时牵拉脐带以及脐带缠绕的结果。Soernes 和 Bakke 报道臀位先露者脐带长度较头位者短大约 5 cm。

二、脐带缠绕

脐带围绕胎儿颈部、四肢或躯干者称为脐带缠绕。约 90% 为脐带绕颈,Kan 及 Eastman 等研究发现脐带绕颈一周者居多,占分娩总数的 21%,而脐带绕颈三周发生率为 0.2%。其发生原因和脐带过长、胎儿过小、羊水过多及胎动过频等有关。脐带绕颈一周需脐带 20 cm。对胎儿的影响与脐带缠绕松紧、缠绕周数及脐带长短有关。脐带缠绕可出现以下临床特点:①胎先露部下降受阻。由于脐带缠绕使脐带相对变短,影响胎先露部入盆,或可使产程延长或停滞。②胎儿宫内窘迫。当缠绕周数过多、过紧时或宫缩时,脐带受到牵拉,可使胎儿血液循环受阻,导致胎儿宫内窘迫。③胎心监护。胎心监护出现频繁的变异减速。④彩色超声多普勒检查:可在胎儿颈部找到脐带血流信号。⑤B 型超声检查。脐带缠绕处的皮肤有明显的压迹,脐带缠绕 1 周者为 U 形压迫,内含一小圆形衰减包块,并可见其中小短光条;脐带缠绕 2 周者,皮肤压迹为"W"形,其上含一带壳花生样衰减包块,内见小光条;脐带缠绕 3 周或 3 周以上,皮肤压迹为锯齿状,其上为一条衰减带状回声。当产程中出现上述情况,应高度警惕脐带缠绕,尤其当胎心监护出现异常,经吸氧、改变体位不能缓解时,应及时终止妊娠。临产前 B 型超声诊断脐带缠绕,应在分娩过程中加强监护,一旦出现胎儿宫内窘迫,及时处理。值得庆幸的是,脐带绕颈不是胎儿死亡的主要原因。Hankins 等研究发现脐带绕颈的胎儿与对照胎儿对比出现更多的轻度或严重的胎心变异减速,他们的脐带血 pH 值也偏低,但是并没有发现新生儿病理性酸中毒。

三、脐带打结

脐带打结分为假结和真结两种。脐带假结是指脐静脉较脐动脉长,形成迂曲似结或由于脐血管较脐带长,血管卷曲似结。假结一般不影响胎儿血液循环,对胎儿危害不大。脐带真结是由于脐带缠绕胎体,随后胎儿又穿过脐带套环而成真结,Spelacy 等研究发现,真结的发生率为1.1%。真结在单羊膜囊双胎中发生率更高。真结一旦影响胎儿血液循环,在妊娠过程中出现胎儿宫内生长受限,真结过紧可造成胎儿血液循环受阻,严重者导致胎死宫内,多数在分娩后确诊。围生期伴发脐带真结的产妇其胎儿死亡率为 6%。

四、脐带扭转

胎儿活动可使脐带顺其纵轴扭转呈螺旋状,生理性扭转可达 6～11 周。若脐带过度扭转呈绳索样,使胎儿血液循环缓慢,导致胎儿宫内缺氧,严重者可致胎儿血液循环中断造成胎死宫内。已有研究发现脐带高度螺旋化与早产发生率的增加有关。妇女滥用可卡因与脐带高度螺旋化有关。

五、脐带附着异常

脐带通常附着于胎盘胎儿面的中心或其邻近部位。脐带附着在胎盘边缘者,称为球拍状胎盘,发现存在于 7% 的足月胎盘中。胎盘分娩过程中牵拉可能断裂,其临床意义不大。

脐带附着在胎膜上,脐带血管如船帆的缆绳通过羊膜及绒毛膜之间进入胎盘者,称为脐带帆状附着。因为脐带血管在距离胎盘边缘一定距离的胎膜上分离,它们与胎盘接触部位仅靠羊膜的折叠包裹,如胎膜上的血管经宫颈内口位于胎先露前方时,称为前置血管。在分娩过程中,脐带边缘附着一般不影响母体和胎儿生命,多在产后胎盘检查时始被发现。前置血管对于胎儿存在明显的潜在危险性,若前置血管发生破裂,胎儿血液外流,出血量达 200～300 mL,即可导致胎儿死亡。阴道检查可触及有搏动的血管。产前或产时任何阶段的出血都可能存在前置血管及胎儿血管破裂。若怀疑前置血管破裂,一个快速、敏感的方法是取流出的血液做涂片,找到有核红细胞或幼红细胞并有胎儿血红蛋白,即可确诊。因此,产前做 B 型超声检查时,应注意脐带和胎盘附着的关系。

六、脐带先露和脐带脱垂

胎膜未破时脐带位于胎先露部前方或一侧称为脐带先露,也称隐性脐带脱垂。胎膜破裂后,脐带脱出于宫颈口外,降至阴道甚至外阴,称为脐带脱垂。脐带脱垂是一种严重威胁胎儿生命的并发症,须积极预防。

七、单脐动脉

正常脐带有两条脐动脉,一条脐静脉。如只有一条脐动脉,称为单脐动脉。Bryan 和 Kohler 通过对 20 000 个病例研究发现,143 例婴儿为单脐动脉,发生率为 0.72%,单脐动脉婴儿重要器官畸形率为 18%,生长受限发生率为 34%,早产儿发生率为 17%。他们随后又发现在 90 例单脐动脉婴儿中先前未认识的畸形有 10 例。Leung 和 Robson 发现在合并糖尿病、癫痫、子痫前期、产前出血、羊水过少、羊水过多的孕妇其新生儿中单脐动脉发生率相对较高。在自发性流产胎儿中更易发现单脐动脉。Pavlopoulos 等发现在这些胎儿中,肾发育不全、肢体短小畸形、空腔脏器闭锁畸形发生率增高,提示有血管因素参与其中。

(胥保梅)

第十章

妊娠合并症

第一节　妊娠合并支气管哮喘

支气管哮喘(简称哮喘)在全世界范围内是最常见的慢性病之一,也是妊娠妇女常见合并的慢性病。妊娠合并支气管哮喘,可以是在青少年时期患有哮喘,青春期后已缓解的基础上合并妊娠;或妊娠前已是未缓解的哮喘者,在妊娠后哮喘加重;或妊娠后才出现哮喘者。以上 3 种情况都可以认为是妊娠期哮喘。

一、病因及发病机制

(一)病因

哮喘的病因复杂,患者个体化变应性体质及环境因素的影响是发病的危险因素。目前认为哮喘是一种多基因遗传病,其遗传度在 70%～80%。哮喘同时受遗传因素和环境因素的双重影响。

环境因素包括特异性变应原或食物、感染直接损害呼吸道上皮致呼吸道反应性增高。某些药物如阿司匹林类药物等、大气污染、烟尘运动、冷空气刺激、精神刺激及社会、家庭心理、妊娠等因素均可诱发哮喘。

(二)发病机制

哮喘的发病机制不完全清楚。变态反应、气道慢性炎症、气道反应性增高及神经等因素及其相互作用被认为与哮喘的发病关系密切。

妊娠合并哮喘的病理特征为支气管平滑肌收缩、分泌黏液和小支气管黏膜水肿。引起以上变化的物质包括组胺变态反应的缓慢作用物质嗜酸性粒细胞趋化因子和血小板激活因子等,这些物质可能是对致敏原、病毒感染或紧张运动的反应而产生的。它们引起炎症反应并使呼吸困难,同时导致支气管肌肉肥大而加重呼吸道阻塞。因此,治疗支气管哮喘在扩张支气管的同时,十分强调减轻炎症反应。

血浆中肾上腺皮质激素浓度增高,组胺酶活性增强,使免疫机制受到抑制,并可减轻炎症反应。孕激素增多使支气管张力减小,气道阻力减轻血浆环磷腺苷(cAMP)浓度增高亦可抑制免疫反应并使支气管平滑肌松弛。孕晚期前列腺素 E(PGE)浓度升高亦有舒张支气管平滑肌的作用。以上皆有利于减少和缓解哮喘发作。相反,胎儿抗原的过度增加以及子宫增大的机械作用等皆为引发哮喘的不利因素。

二、临床表现

(一)症状

为发作性伴有哮喘音的呼气性呼吸困难或发作性胸闷和咳嗽。严重者被迫采取坐位或呈端坐呼吸,干咳或咳大量白色泡沫痰,甚至出现发绀等,有时咳嗽可为唯一的症状(咳嗽变异型哮喘)。哮喘症状可在数分钟内发作,经数小时至数天,用支气管舒张药物或自行缓解。某些患者在缓解数小时后可再次发作。在夜间及凌晨发作和加重常是哮喘的特征之一。

妊娠时,由于子宫和胎盘血流增加,耗氧量增加,雌激素分泌增多等因素均可引起组织黏膜充血,水肿,毛细血管充血,黏液腺肥厚。30%的孕妇有鼻炎样症状,还可表现鼻腔阻塞、鼻出血、发音改变等症状。

(二)体征

发作时胸部呈过度通气状态,有广泛的哮鸣音,呼气音延长。但在轻度哮喘或非常严重哮喘发作,哮鸣音可不出现,后者称为寂静胸。严重哮喘患者可出现心率增快、奇脉、胸腹反常运动和发绀。非发作期体检可无异常。

三、诊断

诊断标准如下。

(1)反复发作的喘息、气急、胸闷或咳嗽,多与接触变应原、冷空气、物理、化学性刺激、病毒性上呼吸道感染、运动等有关。

(2)发作时双肺可闻及散在或弥散性,以呼气期为主的哮鸣音,呼气相延长。

(3)上述症状经治疗可以缓解或自行缓解。

(4)除外其他疾病所引起的喘息、气急、胸闷和咳嗽。

(5)对症状不典型者(如无明显喘息或体征),至少应有下列三项中的一项:①支气管激发试验(或运动试验)阳性。②支气管舒张试验阳性。③昼夜 PEF 变异率≥20%。

四、鉴别诊断

妊娠期支气管哮喘急性发作应与心源性哮喘相鉴别。心源性哮喘常见于左心衰竭,发作时的症状与哮喘相似,但心源性哮喘多有高血压、冠状动脉粥样硬化性心脏病、风湿性心脏病和二尖瓣狭窄等病史和体征。多于夜间突然发生呼吸困难、端坐呼吸、咳嗽、咳泡沫痰、发绀等,两肺底或满肺可闻湿啰音和哮喘音。心脏扩大,心率快,心尖可闻奔马律。根据相应病史诱发因素、痰的性质,查体所见和对解痉药的反应等不难鉴别。

五、预后

哮喘无论是对孕妇还是胎儿都会造成严重的医学问题。据报道,哮喘影响 3.7%～8.4%的妊娠妇女。近期多项研究提示,哮喘使妊娠妇女的胎儿围生期死亡率、先兆子痫、早产和婴儿低出生体重的危险升高。哮喘加重与危险升高相关,而哮喘控制良好与危险下降相关。美国儿童健康和人类发展研究所最近的研究发现,大约30%的轻度哮喘妇女在妊娠期间哮喘加重,另一方面,23%中或重度哮喘妇女妊娠期间哮喘有所改善。

轻症哮喘发作对母儿影响不大。急性重症哮喘可并发呼吸衰竭、进行性低氧血症、呼吸性酸中毒、肺不张、气胸纵隔气肿奇脉、心力衰竭及药物过敏、妊高征发病率高从而使孕产妇病死率增高。对胎儿的影响则主要为低血氧及因子宫血流减少使胎儿体重低下,严重者胎死宫内缺氧诱发子宫收缩,故早产率高。此外,用药可引起胎儿畸形,故围生儿死亡率和发病率皆高。

六、治疗

(一)妊娠期间哮喘药物治疗的一般原则

哮喘妊娠妇女治疗的目的是提供最佳治疗控制哮喘,维护妊娠妇女健康及正常胎儿发育。对于哮喘妊娠妇女而言,使用药物控制哮喘比有哮喘症状和哮喘加重更安全。为了维持正常肺功能,从而维持正常的血氧饱和度以确保胎儿氧供,可能需要进行监测以及对治疗进行适当调整。哮喘控制不良对胎儿的危险比哮喘药物大。产科保健人员应该参与妊娠妇女的哮喘治疗,包括在产前检查时监测哮喘状态。

(二)哮喘的治疗

1.评估和监测哮喘

包括客观地测定肺功能:由于大约2/3的妊娠妇女的哮喘病程发生改变,所以建议每月评估哮喘病史和肺功能。第一次评估时建议采用肺量测定法。对于门诊患者的常规随访监测,首选肺量测定法,但一般也可以使用峰速仪测定呼气峰流速(PEF)。应该教导患者注意胎儿活动。对于哮喘控制不理想和中重度哮喘患者,可以考虑在32周时开始连续超声监测。重症哮喘发作恢复后进行超声检查也是有帮助的。

2.控制使哮喘加重的因素

识别和控制或避免变应原和刺激物,尤其是吸烟这些使哮喘加重的因素,可以改善妊娠妇女的健康,减少所需药物。

3.患者教育

教育患者有关哮喘的知识和治疗哮喘的技能,如自我监测、正确使用吸入器、有哮喘加重征象时及时处理等。

4.药物的阶梯治疗方法

为了达到和维持哮喘控制,根据患者哮喘的严重性,按需增加用药剂量和用药次数;情况允许时,逐渐减少用药剂量和用药次数。

(1)第一级:轻度间歇性哮喘。

对于间歇性哮喘患者,建议使用短效支气管扩张药,尤其是吸入短效 β_2 受体激动剂以控制症状。沙丁胺醇是首选的短效吸入 β_2 受体激动剂,因为它非常安全。目前尚没有证据表明使用短效吸入 β_2 受体激动剂能造成胎儿损伤,也没有证据表明在哺乳期间禁忌使用这种药物。

(2)第二级:轻度持续性哮喘。

首选的长期控制药物是每天吸入小剂量糖皮质激素。大量数据表明,这种药物对哮喘妊娠妇女既有效又安全,围生期不良转归的危险没有增加。布地奈德是首选的吸入糖皮质激素,因为现有的有关布地奈德用于妊娠妇女的数据比其他吸入糖皮质激素多。应该注意到目前尚没有数据表明其他吸入糖皮质激素制剂在妊娠期间不安全。因此,对于除布地奈德之外的其他吸入糖皮质激素,如果患者在妊娠之前用这些药物能很好控制哮喘,可以继续使用。

（3）第三级:中度持续性哮喘。

有两种治疗选择:小剂量吸入糖皮质激素加长效吸入 β_2 受体激动剂或将吸入糖皮质激素的剂量增加到中等剂量。长效 β_2 受体激动剂与糖皮质激素联合应用可以显著减少糖皮质激素用量,并有效地控制哮喘症状。目前对孕妇和哺乳期妇女,缺乏使用该药的安全数据,只有在充分权衡利弊的情况下才可使用。

（4）第四级:重度持续性哮喘。

如果患者使用第三级药物后仍需要增加药物,那么吸入糖皮质激素的剂量应该增加到大剂量,首选布地奈德。如果增加吸入糖皮质激素的剂量仍不足以控制哮喘症状,那么应该加用全身糖皮质激素。尽管有关妊娠期间口服糖皮质激素的一些危险目前尚没有明确的数据,但重症未得到良好控制的哮喘对母亲和胎儿具有明确的危险。

（三）哮喘持续状态

哮喘持续状态指的是常规治疗无效的严重哮喘发作,持续时间一般在 12 小时以上。哮喘持续状态并不是一个独立的哮喘类型,而是它的病生理改变较严重,如果对其严重性估计不足或治疗措施不适当常有死亡的危险。

哮喘持续状态的主要表现是呼吸急促,多数患者只能单音吐字,心动过速、肺过度充气、哮鸣,辅助呼吸肌收缩、奇脉和出汗,诊断哮喘持续状态需排除心源性哮喘、COPD、上呼吸道梗阻或异物以及肺栓塞,测定气道阻塞程度最客观的指标是 PEFR 和/或 FEV1。

1.哮喘持续状态的处理

由于严重缺氧,可引起早产、胎死宫内,必须紧急处理。予半卧位,吸氧,在应用支气管扩张药的同时,及时足量从静脉快速给予糖皮质激素,常用琥珀酸氢化可的松,每天200～400 mg稀释后静脉注射或甲泼尼龙每天 100～300 mg,也可用地塞米松 5～10 mg 静脉注射,每6小时可重复1次。待病情控制和缓解后再逐渐减量。必要时行机械通气治疗。哮喘患者行机械通气的绝对适应证为:心跳呼吸骤停,呼吸浅伴神志不清或昏迷。一般适应证为具有前述临床表现,特别是 $PaCO_2$ 进行性升高伴酸中毒者。

2.对症治疗

患有支气管哮喘的孕妇,常表现精神紧张、烦躁不安,可适当给予抑制大脑皮质功能的药物,如苯巴比妥(鲁米那)、地西泮等,但应避免使用对呼吸有抑制功能的镇静剂和麻醉药如吗啡哌替啶等,以防加重呼吸衰竭和对胎儿产生不利影响。注意纠正水、电解质紊乱和酸中毒,控制感染,选用有效且对胎儿无不良影响的广谱抗生素。保持呼吸道通畅,必要时可用导管机械性吸痰,禁用麻醉性止咳剂。碘化钾可影响胎儿甲状腺功能,故不宜使用。

3.产科处理

一般认为,支气管哮喘并非终止妊娠的指征,但对长期反复发作伴有心肺功能不全的孕妇或哮喘持续状态经各种治疗不见好转者,应考虑行人工流产或引产。临产后尽量保持安静,维持胎儿足够的供氧,尽量缩短第二产程,可适当给予支气管扩张药与抗生素。剖宫产者,手术麻醉方法以局麻或硬膜外麻醉较为安全,应避免使用乙醚或氟烷等吸入性全麻药。

七、预防

（一）预防哮喘的发生——一级预防

大多数患者(尤其是儿童)的哮喘属变应性哮喘。胎儿的免疫反应是以 Th_2 为优势的反应,在妊娠后期,某些因素如母体过多接触变应原,病毒感染等均可加强 Th$_2$ 反应,加重 Th$_1$/Th$_2$ 的失衡,若母亲为变应性体质者则更加明显,因而应尽可能避免。妊娠 3 个月后可进行免疫治疗,用流感疫苗治疗慢性哮喘有较好疗效。此外,已有充分证据支持母亲吸烟可增加出生后婴幼儿出现喘鸣及哮喘的概率,而出生后进行 4~6 个月的母乳饲养,可使婴儿变应性疾病的发生率降低,妊娠期母亲应避免吸烟,这些均是预防哮喘发生的重要环节,有关母体饮食对胎儿的影响,则仍需更多的观察。

(二)避免变应原及激发因素——二级预防

避免接触已知变应原和可能促进哮喘发作的因素,如粉尘、香料、烟丝、冷空气等。阿司匹林、食物防腐剂、亚硫酸氢盐可诱发哮喘,应避免接触。反流食管炎可诱发支气管痉挛,因此睡眠前给予适当的抗酸药物减轻胃酸反流,同时可抬高床头。减少咖啡因的摄入。避免劳累和精神紧张,预防呼吸道感染。防治变应性鼻炎。

(三)早期诊治、控制症状,防止病情发展——三级预防

早期诊断,及早治疗。做好哮喘患者的教育管理工作。

(代　艳)

第二节　妊娠合并心肌病

一、肥厚性心肌病和妊娠

肥厚性心肌病(HCM)是一个以心室肌呈非对称性肥厚,心室内腔变小为特征,以心肌细胞和心肌纤维排列紊乱为基本改变的心肌疾病。肥厚性心肌病与遗传的因素相关。成人中发病的比例约为 1/500。发病原因主要是心肌的肌小节蛋白质编码的 10 个基因中至少一个发生错义突变。

过去认为,肥厚性心肌病是罕见的病例且伴恶性的预后。新近来自非相关多中心的研究显示,肥厚性心肌病并非不常见,大量的患者的总预后相对良性。然而,有一些亚型的患者,有较高的猝死或心力衰竭的风险,需要做进一步的危险分层。虽然肥厚性心肌病的大多数患者能够安全地经历妊娠,但重要的是,当我们处理这些患者的时候要了解 HCM 这个疾病并能确定妊娠过程中出现的风险。

(一)解剖和病理生理

肥厚性心肌病必须具备的条件是排除了继发性因素如高血压,浸润性或糖原积累异常的心肌肥厚。虽然,早年认为心肌肥厚多开始于室间隔。然而肥厚的心肌也可以位于室间隔的基底部、游离壁或心室的心尖部。在肥厚性心肌病中,中央型的肥厚可影响所有的心室壁。目前有证据表明伴家族性肥厚性心肌病的某些患者中可有基因的突变,为不完全性的外显率,在初期筛查的患者中不一定具有肥厚的表现。肥厚可以为后期疾病的表现,可能在生命的最后十年才具有临床表现。

虽然大部分患者无症状,但仍有一部分患者因为肥厚性心肌病而有显著的症状,左室流出道梗阻的患者运动后可出现胸痛、气促、疲倦、心悸和昏厥。猝死可以是患者疾病的首次表现。病理生理主要由流出道梗阻造成血流动力学改变的联合作用所构成。包括舒张功能不全、心肌缺血、二尖瓣反流和心律失常。舒张功能不全是由于心室的松弛减慢和心室顺应性减低的结果。由于氧供需失衡,动脉血管床内的管腔增厚,冠状动脉血流储备减少而造成心肌缺血,可产生缺血性的症状。

左室流出道梗阻是由于基底间隔部的心肌严重肥厚并突向左室流出道,二尖瓣于收缩期相继产生前向运动而形成。二尖瓣异常运动的产生一方面是由于流出道血流速度加快吸引二尖瓣叶移向流出道的流速效应或由于牵引力的作用推动冗余的二尖瓣叶移向流出道。二尖瓣关闭不全可继发于二尖瓣附属结构的异常。如乳头肌前移进一步加重流出道的梗阻。重度流出道梗阻的患者妊娠期间可由于血流动力学的后果而处于极高的风险。

(二)孕龄妇女肥厚性心肌病的诊断

肥厚性心肌病的临床诊断依据显著非对称性左心室肥厚的二维超声心动图表现,以排除其他疾病继发的心肌肥厚。

肥厚性心肌病的年轻患者通常无症状,患者主要通过家族的筛查或听诊发现心脏杂音或异常心电图表现并通过常规医学检查而做出初步的诊断。肥厚性心肌病患者有时在妊娠期间可因收缩期杂音而受到关注。左室流出道梗阻的杂音可有变化,应建议患者分别做下蹲、站立的姿势。患者采用站立位时,收缩后期喷射性杂音的持续时间和响度都可显著增加。

肥厚性心肌病患者通常的心电图特征是:心房扩大,心室肥厚,心电图改变伴继发性的 ST 和 T 波异常。具异常心电图的患者应给予超声心动图检查,以了解左心室壁增厚的情况。超声心动图被认为是肥厚性心肌病诊断的"金标准"。如果心电图的异常表现不能够被通常的诊断方法所解析,应采用对比剂增强超声心动图和磁共振成像(MRI)检查协助诊断。

二尖瓣收缩期前向运动伴左室流出道多普勒信号峰值延迟、速率增高是诊断动力性左室流出道梗阻的诊断标准。梗阻的程度可通过多普勒速率峰值确定,并应在休息和激发状态下分别进行测量(一个室性期前收缩后,Valsava 的紧张期或在吸入亚硝酸异戊酯期间)。

(三)遗传学和家族的筛查

肥厚性心肌病通常是肌节蛋白基因错义突变的结果,并以常染色体显性遗传的方式传递。目前已确定 10 个不同的肌节蛋白基因有超过 200 个错义突变。一旦诊断肥厚性心肌病,即使完全无症状,所有的患者都应进行遗传咨询和家族筛查。最先被诊断的先证者第一级亲属应给予体格检查,心电图和超声心动图的筛查。青少年应在生长发育的全过程每年筛查 1 次。成年人应每 5 年筛查 1 次,因为有些基因突变致心肌肥厚的表现会出现较晚。将来对已证实肥厚性心肌病患者一级亲属的筛查应增加遗传学的分析以进一步筛查肥厚性心肌病的存在或阙如。

准备妊娠的患者必须进行遗传咨询。因为其后代获得肥厚性心肌病的机会是 50%。如果肥厚性心肌病的表现在非常早的儿童期出现,患者的病情严重。预后不良。围生期超声筛查的应用价值仍有争论。将来,分子学的诊断将会在围生期的筛查中应用。

(四)妊娠的风险

妊娠的风险与血流动力学的恶化、心律失常和猝死相关。大多数肥厚性心肌病的年轻女性,能顺利经历妊娠。妊娠期血容量和射血容积的增加均有利于改善动力性左室流出道梗阻。大多数妊娠前无症状或只有轻微症状的女性患者在妊娠期症状不会加重。有些患者可因血容量的增加而气促加重,但症状可经使用低剂量的利尿剂而改善。

妊娠前已有中至重度症状的患者有 10%～30% 的症状会加重,特别是已存在左室流出道梗

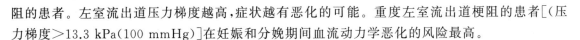

阻的患者。左室流出道压力梯度越高,症状越有恶化的可能。重度左室流出道梗阻的患者[(压力梯度>13.3 kPa(100 mmHg)]在妊娠和分娩期间血流动力学恶化的风险最高。

妊娠期间,肥厚性心肌病患者发生猝死和心室颤动心肺复苏的情况不常见,但也可见于报道。

(五)妊娠的处理

虽然妊娠的结果通常良好,但有些患者在妊娠期间可首次出现症状或原已存在的症状会加重。当症状出现后,β受体阻滞剂应开始应用。β受体阻滞剂的剂量应调整到心率<70次/分。β受体阻滞剂具有潜在致胎儿发育迟缓,Apgar新生儿评分降低,或新生儿低血糖的可能,但都非常罕见。母乳喂养无禁忌证,但atenolol、nadolol和sotalol经乳汁分泌的量要大于其他的β受体阻滞剂。如果β受体阻滞剂不能耐受,维拉帕米在妊娠中使用也是安全的,但如果用于重度左室流出道梗阻的患者,可能会引起血流动力学的恶化和猝死,患者应住院并给予密切监护。

妊娠期间由于容量超负荷而发生肺动脉充血症状时可使用低剂量的利尿剂。然而,应注意不要导致前负荷过低而加重左室流出道的梗阻,所有肥厚性心肌病的妊娠患者,即使症状很轻也应建议患者卧床休息时周期性地保持左侧卧位。

伴严重症状和重度流出道梗阻的患者,在计划妊娠前应建议行室间隔肥厚心肌减缓性治疗。妊娠期间施行外科部分心肌切除术较罕见,只限于症状严重、难治性的压力梯度显著增高的患者(表10-1)。

表 10-1 妊娠期间肥厚性心肌病的治疗建议

确定左室流出道梗阻的程度和危险分层
猝死的危险分层
有症状者要使用β受体阻滞剂
避免减少前负荷(脱水,多度利尿)
避免使用正性收缩性药物(多巴胺或多巴酚丁胺)和血管扩张药(硝苯地平)
低血压的患者,保持体液平衡和使用血管收缩性药物

室间隔的射频治疗已被考虑用于替代肥厚性心肌病伴左室流出道梗阻患者室间隔心肌成形切除术。重症患者也可考虑植入双腔DDD型起搏器。

妊娠的肥厚性心肌病患者如常发生心房颤动或心房扑动伴快速心室率,应考虑心脏复律。β受体阻滞剂常用于预防进一步的心脏事件。如果反复发生恶性心律失常事件,应考虑使用低剂量的胺碘酮。妊娠期间使用胺碘酮通常是安全的,新生儿甲状腺功能低下偶可发生。因此,分娩后应给予新生儿甲状腺功能评估。目前没有先天性致畸的报道。

所有肥厚性心肌病的患者都应进行猝死风险的危险分层,预测猝死等主要危险因素包括,既往有院外心搏骤停发生的历史或已被证实有持续性的室性心动过速的发生,有强烈的肥厚性心肌病猝死的家族史。其他轻微的致猝死的危险因素包括重度的肥厚(心室厚度>3 cm),在24小时动态心电图无持续性室速的发生,运动后血压下降,MRI心肌灌注缺损。如果存在多个危险因子,应推荐患者接受植入自动除颤器。

(六)分娩

分娩应在有经验的高危妊产妇中心进行,并给予持续的心电和血压的监测。有动力学流出道梗阻表现的患者必须给予持续的β受体阻滞剂和补充液体。常规阴道分娩是安全的。剖宫产通常只适用于产科的目的。因为前列腺素有扩张血管的作用,故不推荐用于分娩的诱导,但能较好耐受催产性药物。应避免应用硬膜外麻醉,因可产生低血压。如丢失血液,应迅速补充。完成第三产程后,患者应保持坐立的位置,以避免肺动脉充血或可能需要静脉内应用呋塞米(表10-2)。

表 10-2　肥厚性心肌病患者分娩的处理

分娩过程必须在医院给予心电和血压的检测
常规可经阴道分娩
不能使用前列腺素引产
迅速补充丢失的血液
第三产程结束后应保持坐位姿势
预防性使用抗生素

分娩后如果有左室流出道梗阻伴血流动力学恶化的证据,应推荐使用补液和血管收缩性药物——脱羟肾上腺素。应避免使用β-肾上腺素,例如,多巴胺或多巴酚丁胺以避免增强心脏收缩力,加重流出道的压力梯度,加重低血压。对某些合适的患者需要给予右心导管的持续监测和经食管超声心动图做血流动力学的评价。妊娠期间如需要做牙科的处理或行外科分娩,应给予预防性使用抗生素。

二、克山病

克山病是在中国发现的一种原因不明的心脏病,1935 年在黑龙江省克山县发现此病而命名为克山病。本病发病范围较广,涉及我国黑、吉、辽、蒙、晋、鲁、豫、陕、甘、川、滇、藏、黔、鄂 15 个省和自治区,好发于山区及丘陵地带的农业区。以农业人口为主,有家庭发病趋势,多见于妊娠及哺乳期妇女及学龄前儿童。20 世纪 70 年代后发病率和病死率已明显下降。急重型发病率大幅下降。2007 年全国克山病情监测汇总分析,全国 15 个病区省(区、市)24 个监测点居民潜在型、慢型克山检出率分别为 2.4%(465/19 280),0.6%(119/19 280)。按检出率区间估计,全国病区有 235 万例(216 万~254 万例)克山患者,其中慢型(48 万例)(39 万~57 万例),2007 年监测新检出潜在型克山病 85 例,慢型克山病 9 例。2006 年四川省报道检出 6 例亚急型克山病。6 例患者最小的 4 岁,最大的 18 岁,3 男 3 女,无性别差异。1990－2007 的年度检测报道,全国无急型克山病的检出报道。

病因迄今尚未明确,其中硒缺乏是克山病发病的重要因素,但不是唯一因素,可能与蛋白质及其他营养要素缺乏有关。在克山病死亡病例的尸检心肌标本及患者心肌活检标本中,经病毒分离或病毒核酸监测多发现与肠道病毒感染有关。

病理变化以心肌实质细胞变性、坏死和瘢痕形成相互交织存在。心肌均有不同程度扩张,心肌变薄。

根据起病急缓和心功能可分为四型,分别为急型、亚急型、慢型和潜在型。①急型克山病:起病急骤,以心源性休克为主要表现,患者突感头晕、心悸、胸闷乏力,且伴有恶心、呕吐。呈急性肺水肿表现者,可出现咳嗽、气促。患者可伴有严重心律失常,或心脑缺血综合征。体格检查,患者焦虑不安,发绀,四肢湿冷,心尖区第一心音减弱。或舒张期奔马律及心律失常,心脏扩大或扩大不显著,双肺可闻及干湿啰音,病情进展迅速。②亚急型克山病:起病及进展较急型缓和,多发于断奶后及学龄前儿童。常在 1 周内发展为急性心力衰竭。③慢型克山病:部分由急型或亚急性迁延转化为慢型,病程多超过 3 个月,以慢性充血性心力衰竭为主要表现,但常伴有急性发作。④潜在型克山病:呈隐匿性发展,无明确起病时间,心肌病变较轻,心功能代偿较好,可无自觉症状。半数以上患者是流行地区普查中检出的。

克山病的检出和诊断依据临床表现、X 线、心电图、超声心动图的检查和流行病学的情况。

在克山病病区还应长期坚持对机体内、外环境硒水平进行监测,对低硒地区人样采取补硒措施,预防和控制亚急型病例的发生。

目前治疗的对象主要为慢型克山病患者。治疗原则是去除诱发因素,控制心力衰竭,纠正心律失常,改善心肌代谢。克山病有心力衰竭的患者治疗可应用利尿剂,正性肌力药物,血管紧张素转换酶抑制药(ACEI),血管紧张素Ⅱ受体阻滞剂(ARB)、β 受体阻滞剂、血管扩张药、心肌能量及抗心律失常药物。克山病患者,妊娠期心力衰竭的治疗应参照妊娠期扩张型心肌病治疗用药的原则。血管紧张素转换酶抑制药和血管紧张素Ⅱ受体阻滞剂在整个妊娠期间都是禁用的。

妊娠和分娩:慢型患者一般不应怀孕,如果已经怀孕,小月份应终止妊娠,大月份要严密观察病情变化,在心脏监护下分娩。

三、围生期心肌病

围生期心肌病是指原无器质性心脏病的孕产妇于妊娠最后 3 个月或产后 6 个月内首次发生以气急、心悸、咳嗽、心前区不适,心脏增大、肝大、下肢水肿等一系列原因不明的以扩张型心肌病为主要表现的心力衰竭症状。发病率在不同国家存在巨大差异,占活产婴儿孕产妇的 0.01%～0.3%,死亡率在 18.0%～56.0%,可见本病是产科和内科领域里的重要问题,不可忽视。

围生期的心肌病病因、发病机制尚不明,诊断仍是以排除为方法,治疗方面采用纠正心力衰竭的方法,用血管扩张药、抗凝治疗。

(一)病因和发病机制

围生期心肌病的病因和发病机制迄今未明,可能是下面多种因素作用的结果。

1.感染

(1)病毒及原虫的感染,Silwa 等在对围生期心肌病者的众多研究中检测出其血液中的炎性细胞肿瘤坏死因子 a(TNFa)、C 炎性细胞因子、C 反应蛋白(CRP)、白细胞介素-6(IL-6)和表面 Fas/APO-1(抗细胞凋亡标志物)的浓度不断升高,C 反应蛋白的浓度与左心室舒张末期和收缩末期的直径成正比和左室的射血分数成反比,C 反应蛋白的浓度在不同种族间差异大,高达 40%的变异是由遗传因素决定的。白细胞介素-6,表面 Fas/APO-1 柯萨奇病毒 B 在 Bultman 及 Kuhl 研究组的围生期心肌患者心内膜心肌活检组织中测出病毒遗传物质,诸俊仁等认为心肌炎亦可能同原虫的感染有关,非洲冈比亚 29 例围生期心肌病统计中 100%孕妇有感染疟疾史,疟原虫寄生在红细胞内,大量红细胞被破坏引起进行性贫血及缺氧,疟原虫的裂殖体增殖在内脏的血管进行,使内皮增厚可致栓塞,疟原虫可能导致心肌炎的一系列改变。故可假想炎症反应强度的增加是诱发围生期心肌病的众多因素之一。

(2)与持久性肺衣原体感染可能有关。

2.心肌细胞的凋亡

新近研究围生期心肌病的血浆细胞凋亡标志物 Fas/APO-1 的浓度不断升高,显著高于健康对照组也是死亡率的一个预测指标。已有报道,去除心脏的特异性信号传导和转录激活因子 3(STAT3)可致小鼠产后的高死亡率,死亡前雌性突变性小鼠表现出心力衰竭,心功能障碍与细胞凋亡的症状相似,心肌细胞的凋亡对围生期心肌病有致病作用,以半胱天冬酶抑制药为代表的细胞凋亡抑制药可能为本病提供新的治疗方案。

3.与不同地区、黑色人种、生活习惯、社会经济、营养因素可能有关

非洲冈比亚、尼日利亚、塞内加尔国家的妇女有大量摄盐的习惯,以玉蜀黍为主粮或吃干的湖盐和胡椒制成的麦片粥均可增加血容量,增加心脏负荷,当地产妇尚有每天用热水沐浴后睡在炕上,炕下烧火使热气保持数小时的习惯,非洲天气本酷热,室温常超过 40 ℃以上,大量热负荷加重心脏的负担,而且当地妇女劳动强度大,既要带小孩,又要种地。

4.自身免疫因素

Warraich 及其同事将来自南非、莫桑比克和海地的 47 例围生期心肌病患者作为调查对象,主要研究围生期心肌病对体液免疫的影响并评价心肌球蛋白(G 类和子类的 G_1、G_2、G_3),对免疫球蛋白的临床意义,这三个地区免疫球蛋白相似,并呈明显的非选择性存在。

5.其他因素

(1)硒缺乏症:围生期心肌病的患者硒浓度显著低,缺硒可能易致病毒感染。冠心病、扩张型心肌病与缺硒同样有关。

(2)激素:仍有争议,有认为卵巢激素可能会引起心脏过度扩张,亦有报道不支持任何激素、孕激素、催乳素在围生期心肌的病因作用。

上述众多因素中尚没有任何明确病因,可能由于疾病的病因是多因素的,虽然发达国家拥有更充足的研究资金,但这一疾病在发达国家比较罕见也直接阻碍了对其病因的探索。

(二)病理

围生期心肌病的病理变化与扩张型心肌病相似,心脏扩大呈灰白色,心脏内常有附壁血栓形成,心内膜增厚可见灰色斑块,镜检示间质性水肿,散在性的单核或淋巴细胞的浸润,弥散性灶性心肌病变和纤维化、组织化学检查有线粒体损害,氧化不足和脂质积累,冠状动脉、心瓣膜无病变,心包积液亦罕见。

(三)临床表现

围生期心肌病的临床表现最常见的是心脏收缩功能衰竭,妊娠可能会掩盖心力衰竭的早期症状,患者往往认为是妊娠的正常表现,患者逐渐出现气急、高血压、乏力、心悸、咳嗽、夜间阵发性呼吸困难或端坐呼吸偶有急性肺水肿,以后发展成右心衰竭而有颈静脉怒张,肝大,下肢水肿,也可同时出现左右心衰竭。可有胸闷,非典型的心绞痛,有心尖奔马样杂音、功能性二尖瓣关闭不全杂音,心律失常与栓塞并发症并不少见,发病距分娩越近患者临床表现越急剧,心电图常显示心动过速,心传导阻滞,房性或室性心律失常,左心室肥厚,非特异性 ST-T 改变。X 线检查示心影弥散性增大,以左右心室为主,心脏搏动较弱,超声心动图示心腔扩大,心脏附壁血栓,心室有血栓形成,继而可能在身体任何部位发生,如下肢动脉栓塞、脑栓塞、肠系膜动脉栓塞、冠状动脉栓塞继发急性心肌梗死,肺动脉栓塞。亦可出现急性肝功能衰竭及多功能衰竭致病情恶化。本病患者临床表现差异很大。

心内膜-心肌活检:镜检见心肌细胞肥大,肌核增大深染,心肌间质水肿,心肌细胞中均可见到结构均匀、染色弥漫,呈颗粒状散在性单核细胞浸润,是围生期心肌病患者所特有的体征。

据 Veille 综合 21 篇文献报道,90％以上的患者有呼吸困难,63％出现端坐呼吸,65％出现咳嗽,50％感心悸,1/3 的患者有咯血、腹痛、胸痛及肺栓塞等症状。

(四)诊断

围生期心肌病起病常在妊娠最后 3 个月或产后 6 个月内并有感染、高龄、多胎、多次妊娠、营养不良、贫血、地区、有色人种、生活习惯等因素。结合 X 线片、超声心动图、心电图,而且病者既往无器质性心脏病,如高血压病、子痫前期及其他原因引起的心力衰竭,临床表现可诊断本病。

(五)鉴别诊断

急进型高血压、先兆子痫、克山病、肺栓塞、贫血、甲状腺功能亢进、慢性肾炎等疾病。

围生期心肌病同特发性扩张型心肌病不同之处是前者多发生于妊娠末期及产后 6 个月内,经积极治疗后心脏大小可能会恢复正常。

(六)治疗

治疗方法基本与其他心力衰竭治疗相似,目的在于减轻心脏的前后负荷,增加心脏收缩力,除严格卧床休息外,需低盐饮食,吸氧,控制输入量,待心力衰竭症状好转可适当活动以减少下肢深静脉血栓形成及肺栓塞。

1.地高辛和利尿剂

治疗是安全的,地高辛有增加心脏收缩力和减慢心率的作用,利尿剂可减轻心脏前负荷。

2.血管扩张药

如硝酸甘油、酚妥拉明、硝普钠等配合正性肌力药物,多巴胺在围生期心肌病治疗中有显著疗效。

3.血管紧张素转换酶抑制药或血管紧张素 Ⅱ 受体阻滞剂

能改善心室重构,降低血压、降低死亡率,但本类药物仅用于妊娠后期或产后不哺乳的患者,因本类药物有致畸作用及可从母乳中排出。

4.β 受体阻滞剂

多个报道证实本类药物对孕妇无禁忌证,可安全使用,有利于控制心脏收缩和心率,目前使用较广泛的是选择性 β_1 受体阻滞剂,对胎儿无明显的不良反应,拉贝洛尔除阻滞 β_1、β_2 受体外,还可拮抗 α 受体并有促胎成熟的作用,妊娠晚期应用较理想,但必须注意 β 受体阻滞剂有减少脐带血流,引起胎儿生长受限的不良反应,于妊娠晚期应用较好,并尽可能以小剂量为宜。

5.抗凝治疗

对于左心室射血分数低于 35% 的病者,心房颤动、心脏血栓、肥胖和既往有栓塞的病者及长期卧床的患者,可根据不同情况选用华法林、肝素、低分子肝素,目前本疗法尚有争议。若使用此类药物应注意出血倾向,密切监测凝血指标。

6.抗心律失常药物

β 受体阻滞剂可用于室上性心律失常,地高辛可用于非洋地黄中毒引起室上性心律失常,肌苷类药物紧急情况下可应用。缓慢性心律失常、难治性心律失常可安装心脏起搏器,对危及生命的心律失常可除颤。

7.免疫抑制剂的治疗

对硫唑嘌呤和类固醇的研究较少,对这些药物的使用还待进一步评估,若心肌活检证实急性心肌炎的病者可试用免疫抑制剂的治疗。

8.免疫调节剂

已知免疫调制剂已酮可可碱可减少肿瘤坏死因子 TNFa、C 反应蛋白和表面 Fas/Apo-1 的产生,亦被证实可改善心功能分级。

此外结合临床患者的病情,可应用主动脉内囊反搏或心肺辅助装置。

对重症患者积极控制心力衰竭后考虑终止妊娠,产后不宜哺乳。

大多数学者认为对围生期心肌病的治疗应持续 1 年以上。

(七)预后

就围生期心肌病长期存活与康复效果研究,多数患者治疗后可以恢复,个别疗效不佳而死于心力衰竭或栓塞,部分患者治疗后心脏大小可能恢复。血压持续增高,这些患者再次妊娠可使病情恶化,起病后 4 个月心脏持续增大,预后不佳,6 年内约半数死亡。

(代　艳)

第三节　妊娠合并心律失常

妇女怀孕以后,随着胎儿的发育心血管系统可发生相应的变化。在妊娠中晚期心功能不同程度受到影响,如活动后出现心悸、气短、心率增快,容易疲倦甚至发生昏厥等症状。一些妊娠妇女心电图可能出现各种期前收缩、心动过速,严重者或原有心脏病者可出现心房颤动、心房扑动甚至心室颤动等心律失常。

由于绝大多数生育年龄的妇女并不存在心血管系统的疾病,故这些心律失常多数是短暂的变化,且程度较轻,对整个妊娠和分娩过程不构成危害,多不需要特殊治疗。妊娠本身可以诱发并加重心律失常,有较严重的心血管系统疾病的妇女不宜妊娠,所以在临床上真正较严重的心律失常并不多见。

一、房性期前收缩

(一)临床表现

房性期前收缩是一种常见现象,可没有不适感觉,部分患者可感到心悸,在疲劳、精神紧张或是在饮酒、吸烟、喝浓茶及咖啡时症状明显。

(二)治疗

对于没有症状,没有器质性心脏病的患者,多不需要药物治疗,通过病情解释,消除患者的紧张情绪,保持良好的生活方式,不要饮酒/吸烟,不饮用含有咖啡因的饮料,预防和减少房性期前收缩的发生。有明显症状或是有器质性心脏病的患者需要药物治疗。

(三)注意事项

(1)在分娩以前要对患者进行详细检查,仔细追问病史,了解患者是否有器质性心脏病。

(2)对于无症状,无器质性心脏病的患者,多不需要药物治疗;而有症状,有器质性心脏病的患者,应于分娩前行药物治疗,控制病情。分娩后应注意患者的心率变化,尽量减少可能诱发期前收缩的诱因。

二、阵发性室上性心动过速

简称室上速。

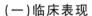

（一）临床表现

阵发性室上性心动过速可表现突然发作的心悸、焦虑、气短、乏力，多在情绪激动、疲劳、剧烈运动时出现，症状严重者可出现明显的心肌缺血症状，如心绞痛、昏厥、气短等症状。

（二）治疗

对有些患者来讲，镇静和休息就可以帮助恢复正常节律，但是多数患者需要通过减慢房室传导来达到目的。

1.非药物疗法

通过各种方式刺激兴奋迷走神经，如屏气、压迫眼球、按压颈动脉窦，刺激咽喉部诱发恶心呕吐等方法。通过此类方法可以使 75% 的阵发性室上性心动过速患者恢复正常心律或是心室率明显下降。

2.药物疗法

（1）维拉帕米：5～10 mg 稀释于 20 mL 5% 葡萄糖溶液中缓慢静脉注射，在 2～5 分钟内静脉注射，约 90% 的患者可恢复正常心律，之后口服维拉帕米 40～80 mg，每天 3 次维持。

（2）普罗帕酮：70 mg，在 5 分钟静脉注射，如果无效 20 分钟后可重复使用。一天内应用总量不可超过 350 mg。心律恢复正常以后，可口服 100～150 mg，每天 3 次维持。

（3）反复发作的患者可应用洋地黄类药物和普萘洛尔，具体用法如下。①地高辛：0.5～1.0 mg 稀释于 20 mL 5% 葡萄糖溶液中静脉注射，在 15 分钟内静脉注射，以后每 2～4 小时静脉注射 0.25 mg，24 小时总量不超过 1.5 mg。②普萘洛尔：可先试用 0.5 mg 静脉注射，然后 1 mg/3 分钟静脉注射，总剂量不超过 3.0 mg。

3.直流电复律

在心功能较差、血液动力发生较严重改变时可使用直流电回复心律，10～50 J 的能量就可以使心律恢复正常。孕期使用直流电复律是安全的，不对母儿构成威胁。

（三）注意事项

在孕期，阵发性室上性心动过速的发生率要高于非孕期，它一般不增加围生儿病死率。但是如果患者有器质性心脏病，且心动过速持续时间较长，程度较严重而引起心力衰竭时，就会造成胎儿宫内缺血缺氧。所以在孕期应及时发现并治疗阵发性室上心动过速，对于反复发作，特别是有器质性心脏病的患者，在控制症状以后还应该口服药物，以防止阵发性室上心动过速的再次发生。

三、心房颤动

（一）临床表现

心房颤动的主要临床症状是心悸和焦虑。由于心房不能起到有效的收缩作用，使得心室得不到有效的充盈。对于妊娠期妇女来讲，如果不伴有器质性心脏病，发生心房颤动时多数能较好地耐受可能发生的症状。如果伴有器质性心脏病，临床症状就较为严重，心室得不到充盈造成心肌缺血，心排血量减少就会诱发肺水肿、心绞痛、心力衰竭、昏厥。

心房颤动的患者心率一般在 350～600 次/分，心室率快慢不一，在 100～180 次/分。在妊娠期妇女，心房颤动并不多见，主要发生于一些有器质性心脏病的患者。如风湿性心脏病，特别是有二尖瓣病变者，高血压性心脏病、冠心病。在其他一些疾病中心房颤动有时也会发生，如肺栓塞、心肌病、心包炎、先天性心脏病和较严重的甲状腺功能亢进。

(二)治疗

心房颤动的治疗目的在于降低心室率和恢复心房的正常收缩功能,对于血流动力学失代偿程度不同的患者,处理方式亦不一样。如果患者心功能很差,应首先考虑使用直流电复律。如果患者的心功能尚可,可使用药物治疗。治疗方案的选择主要取决于患者血流动力学失代偿的程度、心室率和心房颤动的持续时间。

(1)急性心房颤动,心功能严重失代偿应首先考虑选用直流电复律,能量为 50~100 J,约91%的患者经治疗后病情好转,恢复正常的窦性心律。如房颤伴有洋地黄中毒,则不宜用电复律,因为容易引起难以恢复的室性心动过速或室颤而导致患者死亡。

(2)慢性心房颤动的治疗主要是以控制心室率为主,首选的药物是洋地黄类药物,如地高辛0.125~0.25 mg/d。一般单用洋地黄类药物即可,如果治疗效果不满意,可加用 β 受体阻滞剂(普萘洛尔)或(维拉帕米),心室率一般控制在休息时为 60~80 次/分,轻度适度运动时不超过110 次/分为宜。在治疗慢性房颤时还应注意识别和纠正其他一些影响心室率的病变因素,否则就会容易造成药物中毒或导致错误的治疗。

(3)抗凝治疗由于电复律时和随后的两周有发生血栓的可能性,所以对于一些可能发生血栓的高危患者,如二尖瓣狭窄、肥厚性心肌病、左心房内有明显的血栓附壁、既往有体循环栓塞史、严重心力衰竭以及人工心脏瓣膜置换术后等,应于心脏电复律之前行抗凝治疗。对于妊娠期妇女来讲。最适宜的抗凝剂是肝素,可以静脉滴注或小剂量皮下注射,使凝血酶原时间维持在正常的 1~5 倍。

(4)预防复发心房颤动复律以后维持窦性心律比较困难,只有 30%~50% 的心房颤动患者在一年以后仍能保持窦性心律。窦性心律的维持与左心房的直径和心房颤动持续时间的长短有关。维持窦律的首选药物为奎尼丁,0.2~0.3 g 每天 4 次口服,还可选用普鲁卡因胺或丙吡胺。

(三)注意事项

(1)积极治疗,恢复窦性心律。

(2)除非十分必要,在即将分娩前和分娩后用抗凝治疗。一般在分娩前一天停用肝素,改用作用较温和的阿司匹林。

(3)孕期抗凝治疗应首选肝素,因肝素不能通过胎盘,不会对胎儿造成危害。孕期应避免使用双香豆素,因其可以通过胎盘,对胎儿有致畸作用。

(4)由于奎尼丁能通过胎盘,长期或大量使用能引起宫缩造成流产或早产,所以孕期使用应较谨慎。

四、心房扑动

(一)临床表现

心房扑动的主要表现是心悸和焦虑、气短以及低血压等一系列症状,病情严重时还会出现脑缺血与心肌缺血症状。生育年龄的妇女一般很少发生房扑。

阵发性房扑的患者多数没有器质性心脏病,持续性房扑多发生于器质性心脏病的患者,特别是有左心房或右心房扩大的患者,心包炎、低氧血症、心肌缺血、贫血、肺栓塞、严重的甲状腺功能亢进患者或酗酒者均容易发生房扑。发生房扑时由于心室率较快,使得左心室舒张期快速充盈期缩短,导致心室搏出量减少。心房扑动患者的心房率一般在 250~350 次/分,通常伴发 2:1 的房室传导,心室率为心房率的一半,一般为150 次/分。

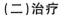

（二）治疗

（1）房扑的首选治疗方法为直流电复律，一般来讲＜50 J的能量即可以成功转复心律，心律转为窦性心律或心室率较慢的房扑。如果第一次电击复律不成功或是心律转为房颤，可用较大的能量进行第二次电击复律。

（2）在房扑伴极快速的心室率时，应以控制心室率为主要治疗目的，可应用维拉帕米 5～10 mg稀释于20 mL 5％葡萄糖溶液中，在 2 分钟内静脉推注，如果无效可以于 20 分钟后重复应用 1 次。用药以后心室率可以明显减慢，有时可以使房扑转为窦性心律。除了维拉帕米，还可以应用洋地黄类药物或普萘洛尔控制心室率。在心室率得到控制以后，可服奎尼丁 300 mg，每天三次以复转心律，其作用是恢复房室1：1的传导。

预防用药可以使用维拉帕米、洋地黄类药物、普萘洛尔、奎尼丁或普鲁卡因酰胺。

（三）注意事项

及时发现并治疗房扑，防止脑缺血及心肌缺血的发生，以避免发生胎儿宫内缺血缺氧。

ESC 2004 会议关于心房颤动/心房扑动控制节律的建议。

（1）年轻患者、体力活动多的患者。

（2）患者要求有一个好的生活质量。

（3）有症状的 AF 患者，快速 AF 者。

（4）无病因可查者（特发性）。

（5）复律无栓塞危险者。

（6）有栓塞高危因素者（AF 后易发生脑卒中）。

（7）能接受抗心律失常药治疗及随访。

（8）AF 诱导心肌病者。

（9）所有第一次发作 AF 患者，应该给一次复律机会（排除禁忌因素）。

五、室性期前收缩

（一）临床表现

室性期前收缩是最常见的心律失常之一，可以发生在完全健康的个体或是有器质性心脏病的患者，在孕期其发生率有所增加。一般根据 Lown 的分级，把频发的、多形的或多源性的、连发的和"R-on-T"的室早称为"复杂性室早"。如果没有器质性心脏病，室性期前收缩本身并没有大的临床意义，但是如果同时存在器质性心脏病，就会有发生室性心动过速、心室颤动和猝死的危险。

发生室性期前收缩时，患者可以没有症状，也可以有心悸的表现。由于室性期前收缩的发生可造成心房血液反流至颈静脉，不规则地产生大炮波。

（二）治疗

室性期前收缩可以由吸烟、饮酒、喝咖啡、茶或是过度劳累、焦虑所引起，在药物治疗以前应首先去除这些影响因素，然后根据患者情况确定是否用药。

治疗的目的是去除复杂性室性期前收缩，防止室性心动过速，心室颤动和猝死的发生。

（1）在孕期，无症状、无器质性心脏病的妇女一般不需要药物治疗，消除顾虑以及温和的镇静剂在多数情况下已经足够。

（2）如果期前收缩频发，伴有器质性心脏病，应及时进行药物治疗，以免发生更严重的心律失常,造成孕妇死亡。可单用或联合应用奎尼丁、普萘洛尔和普鲁卡因酰胺治疗。①奎尼丁:0.25～0.6 g,每天 4 次口服。②普萘洛尔:30～100 mg,每天 3 次口服。③普鲁卡因酰胺:250～500 mg,每天 4 次口服。

(三)注意事项

(1)孕期一旦发现室性期前收缩,应明确诊断,了解患者是否有器质性心脏病,做动态心电图,评价患者室性期前收缩的类型和频度,并根据情况予以治疗。

(2)如无产科指征,一般可选择阴道分娩,对于复杂性室性期前收缩,除了予以常规药物治疗以外,分娩过程中应予以心电监护,随时了解患者病情的变化,必要时可行剖宫产术。

六、室性心动过速

(一)临床表现

发生室性心动过速时,由于心率过快,心室充盈减少,心排血量下降。患者可出现气短、心绞痛、低血压、少尿和昏厥。心脏听诊时出现第一心音和第二心音有宽的分裂,颈静脉有大炮波出现。

室性心动过速是一种严重的心律失常,大多发生在器质性心脏病变时,主要是缺血性心脏病和扩张性心肌病,其次是高血压性心脏病和风湿性心脏病,诱发室性心动过速的主要原因是心肌缺血、心力衰竭、电解质紊乱、洋地黄中毒等。发生室性心动过速以后,如不及时治疗,可发生室颤并导致死亡。

室性心动过速的平均室率为 150～200 次/分。由于其速率和室上性心动过速相似,故单凭速率难以进行鉴别诊断。由于室性心动过速多发生于有较严重的器质性心脏病的孕妇,故在孕期少见,即使是无器质性心脏病的孕妇,一旦发生室性心动过速,如不能及时治疗也会导致死亡。

(二)治疗

(1)如病情危急,可先静脉注射利多卡因 50～100 mg,然后行直流电复律,能量一般为 25～50 J。多数患者可以恢复窦性心律。

(2)如患者一般情况尚可,可用以下药物治疗。①利多卡因:50～100 mg 静脉注射,起始剂量为 1～1.4 mg/kg,然后以 1～4 mg/min 持续静脉滴注维持,如不能终止心律失常,可于 10 分钟后再给负荷量一半静脉注射。②普鲁卡因酰胺:100 mg,每 5 分钟肌内注射 1 次,直到心律失常控制或发生了严重不良反应或总量达 500 mg。③奎尼丁:0.2～0.4 g,每天 4 次口服。

(3)预防复发:直流电复律以后应静脉滴注利多卡因 1～4 mg/min,无效时加用奎尼丁 0.2～0.6 g 每天四次口服或是普鲁卡因胺 250～500 mg。每 4 小时口服 1 次。应注意避免长期应用利多卡因或是奎尼丁,以防止严重不良反应的出现。

(三)注意事项

(1)经治疗以后如果恢复窦性心律,在宫颈条件良好的前提下,可经阴道分娩,分娩过程中应加强心电监护,以防止复发。

(2)如心律失常较严重,应首先控制心律失常,然后再考虑分娩方式。经正规治疗以后仍不能完全恢复窦性心律,宫颈条件较差的患者,可在心电监护下行剖宫产结束妊娠,避免阴道分娩时过度劳累而诱发室颤,导致患者死亡。

(3)如果心律失常较严重,且有指征需要即刻结束妊娠时,可先静脉注射利多卡因 50～100 mg。随后以 1～2 mg/min 的速度静脉滴注,待病情稳定以后即刻行剖宫产手术。

七、心室颤动

(一)临床表现

心室颤动是最可怕的心律失常,患者出现一系列的急性心脑缺血症状,如3~5分钟内得不到及时治疗,心脑的灌注基本停顿,就会造成猝死。来自多个折返区的不协调的心室冲动,经过大小、方向各异的途径,经心室迅速传播。其结果是心脏正常的顺序收缩消失,发生心室颤动。由于没有有效的心脏排血,心室内无压力的上升,结果心脏处于与停顿相同的状态,周围组织得不到血液灌注。

(二)治疗

(1)一旦发生心室颤动,首选电除颤,常用的能量为200~400 J。

(2)药物可应用利多卡因2 mg/kg体重,静脉注射;或是溴苄铵5 mg/kg体重,静脉注射。

(三)注意事项

由于一旦发生室颤,患者的死亡率很高。即使是抢救成功者,亦常伴有轻度的心力衰竭和肺部并发症,所以患者经治疗以后除了一般情况很好,且宫颈条件好时可以阴道试产以外,多数患者需行剖宫产结束妊娠。心律失常是极危急重症,在诊断治疗方面必须有内科,特别是心血管内科参与,所用抗心律失常药物必须小心谨慎,控制剂量,严密观察,避免不良反应产生。

(代　艳)

第四节　妊娠合并高血压

妊娠合并高血压是孕产妇和围生儿病率及死亡率的主要原因,严重影响母婴健康。高血压与出血、感染、心脏病一起构成了致命的四大妊娠合并症,成为孕产妇死亡的主要原因之一。

一、病因学

妊娠期高血压疾病的发病原因非常复杂,虽然各方学者100多年的研究,迄今尚未阐明。近年来,集中于滋养细胞浅着床,胎盘缺血缺氧及具有生物活性的内皮细胞功能障碍的研究,即损伤、功能障碍,导致血管舒缩物质失衡,增加血管对舒缩物质的敏感性,但导致血管内皮损伤的机制有待进一步研究。最近,有研究认为胎盘免疫复合物的超负荷所致的血管免疫炎症是先兆子痫发病的主要原因之一。以下介绍目前认为与发病可能有关的几种因素与病因学说。

(一)子宫胎盘缺血学说

胎盘滋养细胞侵入蜕膜的功能减退是引起子痫前期的关键因素,也是导致胎盘缺血/缺氧的主要原因之一。近年来的研究多集中于母体接触的滋养细胞,在妊娠12周滋养细胞穿破蜕膜与子宫肌层连接部;妊娠18周可进入子宫肌层动脉。由于滋养层细胞入侵,螺旋动脉远端的结构与功能发生改变,重新塑形的螺旋动脉失去血管平滑肌及弹性结构,变成充分扩张、曲折迁回的管型,管壁内许多弥散的细胞滋养细胞代替了血管内皮细胞。覆盖在螺旋动脉中的滋养层细胞对血管紧张素的敏感性降低,使螺旋动脉扩张,子宫胎盘血流量增加。先兆子痫滋养层细胞在血管内移行受抑制,仅在螺旋动脉蜕膜顶部可见少量滋养层细胞,子宫肌层的螺旋动脉维持其平滑肌层及弹性结构。分娩时做胎盘病理,找不到通常所见的浸润的滋养层细胞。

重度先兆子痫时见:①胎盘滋养叶细胞于孕中晚期仍存在大量抗原性较强的未成熟滋养层细胞,滋养叶抗原超负载。②滋养层细胞 HLA-G 抗原表达明显减弱,可使母体保护免疫反应减弱,从而可导致孕早期滋养细胞受到免疫损伤,以致浸润能力受限,导致子宫螺旋小动脉发育受阻于黏膜段,即所谓胎盘浅着床,造成胎盘缺血,并且螺旋小动脉管壁出现急性粥样硬化病变。③先兆子痫时胎盘灌注减少导致产妇血管内皮细胞广泛功能障碍,滋养细胞浸润不足,从而导致子宫螺旋动脉不完全重构,进一步引起胎盘缺血缺氧。子宫胎盘缺血被认为是妊娠期高血压疾病的首要原因。胎盘灌注不良和缺氧时合成和释放大量因子,其中有抗血管生成因子(sFLt-1)和 endoglin(sEng),缺血性胎盘可能提高这些因子的结合力,使孕妇肾脏血管内皮细胞和其他器官引起广泛的激活和/或功能障碍,最终导致高血压。

(二)胎盘免疫理论学说

子痫前期免疫适应不良可能导致滋养细胞浸润螺旋动脉受到干扰;入侵不足和滋养细胞抑制血管扩张,降低产妇绒毛间血液供应空间,从而减少灌注或造成缺氧。近年研究认为子痫发病的胎盘免疫学有关因素有以下几方面。

(1)精浆-囊泡源性转化生长因子,它可以抑制Ⅰ型免疫反应的产生,被认为与胎盘胎儿发育不良有关。由于母胎免疫适应不良,可使胎盘浅表,随后增加滋养细胞脱落,可能触发一个系统的炎症反应。抗原刺激导致大量辅助 Th$_1$ 细胞活化、内皮细胞活化和炎症缺血再灌注或母亲不适当地对存在的滋养层过度炎症反应。

(2)多态性的 HLA-G 在滋养叶细胞介导的细胞毒方面也起着重要的作用。

(3)自然杀伤细胞产生细胞因子,它们是与血管生成和结构有关的因子,包括血管内皮生长因子、胎盘生长因子和血管生成素Ⅱ与胎盘缺血有关。可见精浆-囊泡原性免疫因素、HLA-G 活性、自然杀伤细胞的活性等与胎盘血管的重铸有着重要的关系,免疫机制控制着滋养层细胞的浸润,在子痫前期发病中起着重要的作用。

胎盘免疫复合物超负荷所致的炎症反应是先兆子痫发病的重要原因,先兆子痫的流行病学显示胎盘是免疫的源头,随着正常妊娠的进展,滋养细胞凋亡显著增加,释放合胞体滋养层碎片,其中包括合胞体滋养层微小碎片,游离胎儿 DNA,细胞角质蛋白片段,这些细胞碎片导致循环免疫复合物形成,发起一连串的炎症反应。正常妊娠体内可以平衡免疫复合物的产生与清除。如果滋养细胞碎片过多,超过了产妇清除能力,体内发生氧化应激过程导致炎症进程。产妇体内氧化应激不断刺激胎盘细胞进一步凋亡、坏死。理论上,胎盘细胞某些过程,如滋养细胞脱落,排出,免疫复合物产生,炎症反应,氧化应激等均加重胎盘细胞凋亡。免疫复合物易沉积在血管壁,吸附在白细胞 Fc 受体,导致白细胞激活和组织损伤,许多数据表明先兆子痫发生血管炎症反应。在先兆子痫患者的肝脏、肾脏、子宫脱膜、皮肤组织的活检中证明有免疫复合物存在和补体沉积。动脉血管活检显示内皮细胞纤维素样坏死,急性动脉粥样硬化,这类似于器官免疫排斥改变。因此,认为先兆子痫病理生理基础是循环免疫复合物超负荷的形成,介导血管损伤和炎症过程。

(三)血管生成因子

现在认为子痫前期发病中胎盘血管改变是一个重要因素,最近研究可溶性酪氨酸激酶-1(sFIt-1),可结合循环血管内皮生长因子(VEGF)和胎盘生长因子(PIGF),阻止他们对血管内皮细胞的作用,从而导致对内皮细胞功能障碍。最近的一项研究中,在孕妇容易发展子痫前期情况下,表现出更高水平的酪氨酸激酶-1,相反,胎盘生长因子和血管内皮生长因子减少。血管内皮生长因子(VEGF)被公认为有效的血管生成和增殖的影响因子;它被确认为细胞平衡一个重要因素,特别是在平衡氧化应激上。可溶性的内源性 sFlt-1 主要来源于胎盘,可能破坏血管内皮生长因子的信号。大量的临床证据说明子痫前期产妇循环因素与血管生成(VEGF 和 PIGF)和抗血管生成(sFlt-1)不平衡是密切相关的。子痫前期患者血浆和羊水 sFlt-1 的浓度升高,以及胎盘 sFlt-1 mRNA 的表达增强。此外,子痫前期妇女血循环中高水平 sFlt-1 与 PIGF 和 VEGF水平下降相关。最近研究报道认为 sFlt-1 升高可能有预测子痫前期价值,因为在出现临床症状高血压和蛋白尿之前血浓度似乎已增加。另外有人建议用 sFlt-1 与 PIGF 比率可能是预测子痫前期最准确的方法之一。

另一种抗血管生长因子,Endoglin(sEng)是子痫前期发病中的一个因素,sEng 是转化生长因子(TGF-β)受体复合物一个组成部分。是一个与缺氧诱导蛋白、细胞增殖和一氧化氮(nitri-coxide,NO)信号相关的因子。sEng 也被证明与抗血管生成有关,它能损害 TGF-β 结合细胞表面受体。

(四)血管内皮细胞损伤

近年来研究认为,血管内皮细胞除具有屏障作用外,更是机体最大的内分泌组织,通过自分泌释放血管活性物质如 NO、内皮素、前列环素等调节血管舒缩,协调凝血和抗凝血之间的平衡,参与组织间与血液间的物质交换、吞噬细菌,起到血液净化器的作用。妊娠期高血压疾病时胎盘滋养层细胞迁移至蜕膜及子宫肌层螺旋小动脉的功能减退,使螺旋小动脉对血管紧张素敏感性增加,导致了胎盘单位灌注不足。这使一些因子分泌入母血,从而活化血管内皮细胞,内皮细胞功能广泛改变。在妊娠期高血压疾病中血管内皮细胞形态受损,导致:①造成血管内皮细胞连接破坏,致使血管内的蛋白和液体外渗;②激活凝血系统造成 DIC,并释放血管活性因子;③增加血管收缩因子如内皮素(ET-1)的生成与释放,并减少血管扩张因子,如 NO、前列环素的生成与释放,导致 NO、PGI_2 合成及成分减少,而 ET 合成或分泌量增加,小动脉平滑肌的兴奋性和对血管收缩物质(如血管紧张素)的敏感度增加,造成全身的小动脉痉挛,导致妊娠期高血压疾病病理发生。

(五)氧化应激学说

在氧化应激升高状态,不平衡的抗氧化因子导致血管内皮功能障碍或是通过对血管直接作用或通过减少血管舒张剂生物活性。在子痫前期,氧化应激可能是由于产妇原先存在的条件,如肥胖、糖尿病和高脂血症。胎盘中超氧化物歧化酶(SOD)水平减少和超氧化物转化酶活性降低,总抗氧化保护能力降低。有研究认为过氧化脂质是毒性物质,损害内皮细胞,增加末梢血管收缩和增加血栓合成,以及减少前列腺环素的合成。现认为过氧化脂质不是起因,而是氧化压力导致的胎盘缺血和细胞激活作用的结果,局部过氧化脂质的积蓄导致了自由基产物的增加,它改变了前列环素/血栓素的合成,过氧化脂质、血栓素和/或细胞激酶的增加激发了血管和器官的功能破坏。脂质蛋白代谢的改变主要是极低密度脂蛋白(VLDL)和氧化低密度脂蛋白的增加,还有富三酰甘油磷脂蛋白可能导致内皮细胞损害。过氧化脂质和它的相关性自由基已成为子痫前期患者胎盘功能损害的发病因素。目前的研究证实:母血中增高的过氧脂质主要来源于胎盘,它可以损害滋养层细胞的线粒体蛋白,使滋养细胞功能衰退,这是子痫前期病理生理学的一个因素。

(六)凝血与纤溶系统变化

血液凝血机制和纤溶酶的改变被认为在子痫前期病理中起着一个重要的作用。正常妊娠时处于全身性血液高凝和胎盘局部血凝亢进状态,机体为适应这一变化,充分发挥了血管内皮细胞的抗凝功能,进行代偿。子痫前期时,血管内皮细胞代偿功能不全,所分泌的前列环素(PGI$_2$)、血栓调节蛋白(TM)、组织纤溶酶原激活物(tPA)、纤维结合蛋白(Fn)、抗凝血酶(AT-Ⅲ)比例失调,使凝血纤溶活性、凝血功能与抗凝血功能失调,难以对抗血液高凝,至血凝亢进,呈慢性DIC改变。近年来发现子痫前期尤其是重度子痫前期患者常有出血倾向,机体存在凝血因子不同程度的减少及纤维蛋白降解产物明显升高,血浆中低水平的纤溶酶原激动抑制因子Ⅱ与重度子痫前期及FGR有关。肾、胎盘免疫荧光技术亦证实肾和胎盘局部DIC改变,但DIC和妊娠期高血压疾病的因果关系尚待阐明。

另一个重要因素是血小板、血小板的活性因子(PAF),血小板颗粒膜蛋白(GMP-140)的变化、活性增加与妊娠期高血压疾病发生及病情有关。有研究提出,用流式细胞仪测定血小板活化可预测子痫前期的发生,测定CD63表达增加是发生子痫前期的危险因素,但这种方法仍处于研究状态。血小板内皮细胞黏附分子-Ⅰ表达增强是鉴别妊娠期高血压疾病与正常妊娠最好的标志物。

(七)DDAH/ADMA/L-arg-NO系统

近年来,有学者开始关注到一氧化氮合酶抑制物及其水解酶在子痫前期发病中的作用。有研究结果提示:一氧化氮合酶抑制物L-精氨酸的同系物—非对称性二甲基精氨酸(asymmetricdimethylarginine,ADMA)是NOS的内源性抑制剂,可与L-精氨酸竞争性地抑制NOS,减少NO合成。同时研究提示ADMA不是通过肾脏滤过清除,而是主要由NO合酶抑制的水解酶分解代谢,此种酶称为二甲基精氨酸二甲胺水解酶(dimethylargininedimethylaminohydrolase,DDAH)。DDAH广泛存在于人的血管内皮细胞和其他组织细胞。DDAH有两种异构体:1型和2型。DDAH1型主要存在于表达nNOS的组织中,DDAH$_2$型则在表达eNOS的组织中占优势,在胎儿组织中高度表达。DDAH$_2$表达或活性的改变可能是内皮细胞局部或机体全身性ADMA浓度变化的重要机制。现研究已证实改变DDAH活性可影响ADMA的水平。

国外最新研究认为NO合成减少受到DDAH/ADMA/NOS途径的调节。ADMA抑制NOS的生物活性,而ADMA主要由DDAH代谢降解,子痫前期患者DDAH的表达减少,使血浆ADMA的分解代谢减少;血浆ADMA水平升高,导致eNOS的活性降低,使NO的生物合成减少,体内血管舒缩因子的平衡失调,血管收缩因子占优势,机体的小血管发生收缩,外周血管阻力增加,而产生子痫前期的病理改变。

有研究显示子痫前期血小板L-arg-NO通路损伤,引起血小板聚集和黏附增强,呈一种血栓状态,血栓状态不仅仅是子痫前期的特征,而且可能是其发病原因。有学者研究见抑制NO合成时,孕鼠血浆内皮素、血栓素、TXA$_2$、血管紧张素Ⅱ水平升高,而前列环素、PGI$_2$则降低,提示NOS的抑制剂ADMA通过抑制NOS的合成,影响孕鼠的血管调节因子,造成内皮细胞损伤,可能是妊娠期高血压疾病的病因。

另一方面DDAH$_2$的低表达也可能导致血管内皮生长因子-mRNA表达下调,引起胎盘血管构建的改变,使血管内膜的完整性受到损害,并影响内皮细胞的生长分化,致使胎盘新生血管的生成减少,胎盘血流灌注不足,而进一步加重血管内膜的损伤,使血管舒缩因子失衡,引起小动脉痉挛,发生子痫前期的病理生理改变。ADMA不仅可以抑制NOS活性,而且还可以在内皮细胞膜的转运过程中与 L-精氨酸竞争,降低 L-精氨酸的转运率,NOS 作用的底物 L-精氨酸减少,使 NO 的合成减少,导致血压升高,基于对 ADMA 在高血压及子痫前期等血管内皮损伤性疾病发病中重要作用的认识,启发了人们应用 L-精氨酸及 NO 释放剂治疗原发性高血压和子痫前期,并获得了较好的疗效。

有学者报道了子痫前期与 DDAH/ADMA/NOS 系统的研究,提示此途径失调可能是子痫前期发病的重要因素。该研究结果见子痫前期组与正常妊娠组比较胎盘中 DDAH$_2$-mRNA 的表达明显降低;相反血浆 ADMA 水平升高;胎盘中 eNOS 含量呈低表达。推测子痫前期发病与 DDAH-ADMA-NOS 失调有关。

二、病理生理

妊娠期高血压疾病的病理生理改变广泛而复杂,由于不正常的滋养细胞浸润和螺旋动脉重铸失败,使胎盘损害。各种损伤因子通过血管内皮细胞受体,引起内皮细胞损伤;使全身血管痉挛、凝血系统的激活,止血机制异常、前列环素与血栓素比值改变等。这些异常改变导致视网膜、肝、肾、脑血液等多器官系统的病理性损害。

(一)子宫胎盘病理改变

正常妊娠时,滋养层细胞浸润蜕膜及子宫肌层内 1/3 部分的螺旋动脉,螺旋动脉的生理及形态改变,使子宫胎盘动脉血管床变成低阻、低压、高流量系统。而妊娠期高血压疾病时,螺旋动脉生理改变仅限于子宫蜕膜层,肌层的血管没有扩张,子宫螺旋动脉直径仅为正常妊娠的 40%。并出现胎盘血管急性粥样病变。电镜下观察发现,妊娠期高血压患者子宫胎盘血管有广泛的血管内皮细胞超微结构损伤。临床上常见有胎儿发育迟缓、胎盘早剥、胎死宫内。

(二)肾脏改变

妊娠高血压疾病时,由于肾小动脉痉挛,使肾血流量减少 20%,GFR 减少 30%。低的过滤分数,肾小球滤过率和肾的灌注量下降,尿酸清除率下降在子痫前期是一个重要的标志。肾小球血管内皮增殖是妊娠期高血压疾病特征性肾损害,肾小球毛细血管内皮细胞肿胀,体积增大、血流阻滞。肾小球可能有梗死,内皮下有纤维样物质沉积,使肾小球前小动脉极度狭窄,肾功能改变。在妊娠期高血压疾病早期血尿酸即增高,随着妊娠期高血压疾病的发展,尿素氮和肌酐均增高。严重者少尿(日量≤400 mL),无尿(日量≤100 mL)及急性肾衰竭。

(三)中枢神经系统改变

脑部损害在子痫前期很多见,临床表现包括头痛、视力模糊和皮质盲,所有改变是瞬时的,是受血压和树突状的传递控制。出血是由于血管痉挛和缺血,血管被纤维蛋白渗透,导致水肿、血管破裂。脑血流灌注有自身调节,在较大血压波动范围内仍能保持正常血流,当脑动脉血管痉挛,血压超过自身调节上限值或痉挛导致脑组织水肿、血管内皮细胞间的紧密连接就会断裂,血浆以及红细胞渗透到血管外间隙,引起脑内点状出血,甚至大面积渗出血,脑功能受损。脑功能受损表现为:脑水肿、抽搐、昏迷,甚至脑出血、脑疝。有资料说 MABP≥18.7 kPa(140 mmHg)时脑血管自身调节功能丧失而易致脑出血。

最近,用 MRI 检查发现在重度子痫前期和子痫的脑出血有 2 种类型,大多数是遍及脑部的分散性出血和枕叶皮层,与收缩压和舒张压严重升高有关。在许多脑出血继发死亡的病例,与不少脑血管破裂的原因与脑深部微小动脉穿透有关,称夏科-布沙尔瘤,特别是在基底结、丘脑和深白质多见,并发现这种脑血管微小动脉瘤的破裂直接与血压升高有关。

(四)心血管系统改变

一些临床研究报道,妊娠高血压疾病患者有左室重量增加与舒张功能不全的迹象,在子痫前期心排血量和血浆容量是下降的。胎盘灌注减少导致产妇血管内皮细胞广泛功能障碍,胎盘灌注不良和缺氧时合成和释放大量的因子如 sFlt-1 和 sFng。这些因子在产妇肾脏和其他器官引起广泛的氧化激活或血管内皮细胞功能障碍,最终导致高血压。血管系统的抵抗力增加是由于 PGI_2/TXA_2 的增加,内皮依赖性舒张受损。冠状动脉痉挛,可引起心肌缺血、间质水肿及点状出血与坏死,偶见毛细血管内栓塞,心肌损害严重可引起妊娠期高血压疾病性心脏病、心功能不全甚至心力衰竭、肺水肿。急性心力衰竭肺水肿患者的临床上可见肺淤血、肺毛细血管压增高、肺间质水肿、肺泡内水肿。心力衰竭的临床表现有脉率速、呼吸困难、胸闷、肺部啰音,甚至端坐呼吸。对全身水肿严重的患者,虽无端坐呼吸,应警惕右心衰竭。扩容治疗使用不当可产生医源性左心衰竭、肺水肿。

(五)肝脏改变

病情严重时肝内小动脉痉挛与舒张,肝血管内层突然充血,肝静脉窦的内压力骤然升高,门静脉周围组织内可能发生出血。若肝血管痉挛收缩过久,肝血管内纤维蛋白的沉积和缺血,引起的肝周围和区域的坏死,则可导致肝实质细胞不同程度损害。妊娠期高血压疾病致肝细胞缺血、缺氧、细胞肿胀,可单项转氨酶增高,轻度黄疸,胆红素可超过 51.3 mmol/L。严重者甚至出现肝区毛细血管出血,可致肝被膜下血肿。

(六)微血管病性溶血

妊娠期高血压疾病时由于微循环淤血,可并发微血管病性溶血,其发生的原因是:①红细胞变形力差;②血管内皮受损,血小板被激活,血小板计数下降;③细胞膜饱和脂肪酸多于不饱和脂肪酸,比值失衡,细胞易裂解;肝细胞内 SGOT 释放至血循环。

1982 年 Weinstein 报道了重度子痫前期并发微血管病性溶血,并根据其临床三个主要症状:①溶血性贫血;②转氨酶高;③血小板减少,命名为 HELLP 综合征。临床表现有上腹痛、肠胃症状、黄疸等。严重者发展为 DIC,有 DIC 的临床及实验指标。这些病理改变发生在肾脏可出现由于肾血管内广泛性纤维蛋白微血栓形成所致的产后溶血性尿毒症性综合征。

(七)眼部改变

由于血管痉挛可发生视网膜剥离或皮质盲。视力模糊至双目失明,视网膜水肿至视网膜剥离失明,或大脑后动脉严重的血管痉挛性收缩致视觉皮层中枢受损失明。

(八)血流动力学改变

正常妊娠是心排血量(CO)随心率及搏出量增加而增加,系统血管阻力(SVR)则下降,而肺血管阻力(PVR)、中心静脉压(CVP)、肺毛细血管楔压(PCWP)以及平均动脉压都没有明显改变,左心室功能保持正常水平,但未治疗的子痫前期患者,CO、PCWP 下降,SVR 可以正常或增高显示低排高阻的改变。

三、临床监测

(一)一般临床症状

过去通常将高血压、蛋白尿、水肿认为是妊娠期高血压疾病三大症状,作为监测主要项目。随着对妊娠高血压疾病病理生理的进一步认识,认为应将脏器损害的有关症状,特别是将心、肺、肾、脑、视觉、肝及血液系统损害的有关症状作为常规重点监测。

1.血压

血压升高是妊娠期高血压疾病诊断的重要依据,血压升高至少应出现两次以上,间隔6小时。基础血压较前升高,但血压低于 18.7/12.0 kPa(140/90 mmHg)不作为诊断标准,必要时监测 24~48 小时的动态血压。

2.尿蛋白

尿蛋白是指 24 小时内尿液中的蛋白含量≥300 mg 或在至少相隔 6 小时的两次随机尿液检查中尿蛋白浓度为 0.1 g/L(定性+)。尿蛋白通常发生在高血压之后,与病情及胎儿的病率和死亡率有密切相关,以24 小时尿蛋白总量为标准。

3.水肿

水肿是妊娠期高血压疾病的早期症状,但不是特有的症状,一周体重增加超过 2.5 kg 是妊娠期高血压疾病的明显症状。

4.心率和呼吸

休息时心率≥110 次/分,呼吸≥20 次/分,肺底细湿啰音,是早期心力衰竭的表现。

5.肾脏

肾小动脉痉挛在妊娠期高血压疾病患者是很常见的,在肾活检中有 85% 存在小动脉痉挛或狭窄,肾活检有助于鉴别诊断。

6.神经系统症状

头痛、头晕、眼花、耳鸣、嗜睡和间歇性突发性抽搐是常见的。在重度妊娠期高血压疾病,这些症状是由于脑血流灌注不足或脑水肿所致。

7.视觉

视力模糊、复视、盲点、失明,这些病变是由于视网膜小动脉痉挛,水肿,其病理变化可以是枕部皮质局部缺血和出血所致。

8.消化系统症状

恶心、呕吐、上腹部或右上腹部疼痛和出血可能是由于肝纤维囊水肿和出血。是子痫前期的严重症状,可以发生肝破裂和抽搐。

(二)实验室检查

根据症状、体征及实验室检查判定疗效及病情,主要实验室检查有以下几个方面。

1.血液及出凝血功能

常规检查血常规、网织红细胞、外周血涂片异常变形红细胞、红细胞碎片。凝血功能检查包括凝血酶原时间(PT)、活性部分凝血酶原时间(APTT)、纤维蛋白原和纤维蛋白原降解产物、D-二聚体。血液黏稠度检测包括血黏度、血细胞比容、血浆黏度等。血小板计数对子痫的监测非常重要;血小板减少是严重妊娠期高血压疾病的特征,血小板计数少于 $100 \times 10^9/L$ 可能是HELLP 综合征的症候之一。重度子痫前期常见有血小板减少,纤维蛋白降解产物升高,凝血酶原时间延长,提示可能有弥漫性血管内凝血(DIC)存在。无论何种原因,全身溶血的证据如血红蛋白血症,血红蛋白尿或高胆红素血症都是疾病严重的表现,可能是由于严重血管痉挛引起的微血管溶血所致。

2.肾功能

肌酐清除率应列为肾功能常规检查,是检测肾小球滤过率的很有价值的指标。肌酐清除率降低表示妊娠期高血压疾病严重性增加。血清尿酸、肌酐和尿素氮也是评价肾功能的有价值的试验。

3.肝功能

血清天冬氨酸氨基转移酶(SGOT),谷丙转氨酶(SGPT)和乳酸脱氢酶升高是重度子痫前期和 HELLP 综合征的主要症状之一。肝功能异常,转氨酶升高提示有肝细胞损害、坏死,严重者可有肝包膜下血肿和急性肝破裂的可能。

4.脑电图、脑血流图、脑部计算机断层扫描等检查常有异常表现

脑损害主要的提示是水肿、充血、局部缺血、血栓和出血。子痫发作后常有异常发现。最常见的发现是皮质区的低密度,这些表现是大脑缺血和淤点伴皮层下损害的结果。昏迷患者的 CT 检查或 MRI 常见有广泛性的脑水肿,散在脑出血。

5.心脏

心脏和超声心电图可了解心血管系统的情况。子痫患者常伴随血流动力学变化。在评价心功能时注意 4 个方面:①前负荷,舒张末期压力和心腔容积;②后负荷,心肌收缩张力或射血的阻力;③心肌的收缩或变力状态;④心率。应用非介入性心血管监测,子痫前期患者得到的血流动力学指标变化范围从高心输出伴有低血管阻力到低心输出伴有高血管阻力。不同的血流动力学改变与病情严重程度、患者慢性潜在的疾病和治疗的介入有关。心血管系统功能的评估对诊断和治疗方法的选择是需要的。至于介入性监测手段,如中心静脉压,肺毛细血管楔压的测定不应作为常规。中心静脉压只适用于重症抢救的患者,特别是少尿、肺水肿的患者。

介入性监测的指征可参考:①不明原因的肺水肿;②少尿,输液后无变化;③应用肼苯达嗪及强降压药后仍难以治疗的高血压;④有其他需血流动力学监测的医学指标。至于肺毛细血管楔状压测定的指征尚未建立。

6.眼底检查

眼底检查应作为常规检查,常见有视网膜痉挛、水肿、出血及视网膜剥离。失明有时是由于脑部缺血和出血所致,称皮质盲。CT 检查可显示。

7.电解质

妊娠期高血压疾病患者电解质浓度与正常孕妇比较无明显差异,但应用了较强的利尿剂、限制钠盐和大量催产素液体以致产生抗利尿作用而致低钾、低钠。子痫发作后乳酸性酸中毒和代偿性的呼出二氧化碳,重碳酸盐的浓度降低,导致酸中毒。酸中毒的严重程度与乳酸产生量和代谢速率有关,也与二氧化碳呼出的速率有关。因而,在妊娠期高血压疾病患者,特别是重度子痫前期患者作血电解质测定及血气分析检查非常必要。

8.胎儿宫内状况监测

妊娠期高血压疾病患者因血管痉挛导致胎盘灌注受损,是围生儿病率和死亡率升高的原因。因此对胎儿宫内情况监测很重要。胎儿宫内状况监测包括:妊娠图、宫底高度、胎动监测、电子胎心监护。

胎盘功能监测包括 24 小时尿雌激素/肌酐(E/C)比值、雌三醇 E_3。胎肺成熟度测定包括卵磷脂/鞘磷脂(L/S)、磷脂酰甘油(PG)、泡沫试验。B 超检查包括羊水量、胎儿生长发育情况、胎盘成熟度、胎盘后血肿、脐血流及胎儿大脑中动脉血流频谱、生物物理几项评分等。

四、预测

子痫前期是妊娠期特有的疾病,常在妊娠 20 周后出现症状,此时严重影响母婴健康,然而在

出现明显症状前,患者往往已有生化方面的改变,近年来许多学者都在研究预防子痫前期的方法,旨在降低子痫前期的发生率,目前预测方法主要有:生化指标的预测,生物指标的预测,但在预测准确度上差异很大。

(一)生化指标

1.血 β-HCG

现认为妊娠期高血压疾病为一血管内皮损伤性疾病,胎盘血管受累时胎盘绒毛血供减少,绒毛变性坏死,促使新的绒毛滋养层细胞不断形成,而 β-HCG 值升高。孕 15～18 周 β-HCG 值 $\geqslant$2 倍正常孕妇同期 β-HCG 中位数时,其预测妊娠期高血压疾病的特异度为 100%,灵敏度为 50%。孕中期血 β-HCG 升高的妇女,其孕晚期妊娠期高血压疾病发生率明显增加,故认为孕中期测 β-HCG 预测妊娠期高血压疾病具有一定的实用价值。近年研究结果提示,妊娠早期滋养细胞侵蚀性侵入过程中,HCG 的主要形式是高糖基化 HCG(HHCG),以正常人群 HHCG 中位数倍数 MoM 作为检验结果的标准,正常人群为 1.0 MoM。在妊娠 14～21 周,妊娠期高血压疾病患者尿 HHCG 均值明显低于正常妊娠;当 HHCG $\leqslant$0.9 MoM,相对危险度为 1.5;当 HHCG $\leqslant$0.1 MoM 时,相对危险度上升至 10.42。

2.类胰岛素样生长因子连接蛋白-1(IGFBF-1)

IGFBF-1 是蜕膜基底细胞分泌的一种蛋白质,其水平高低可反映滋养层侵入深度。有研究结果认为类胰岛素生长因子连接蛋白-1 在合体滋养细胞、细胞滋养细胞和蜕膜中高表达,但在胎盘的纤维组织中低表达。有研究发现在重度子痫前期血循环中的胰岛素生长因子接连蛋白-1 水平是(428.3±85.9)ng/mL,而正常对照组是(76.6±11.8)ng/mL($P=0.000\ 7$)。血液胰岛素样生长因子水平是(80.9±17.2)ng/mL。而正常对照组是(179.4±28.2)ng/mL($P=0.100\ 1$)。认为低水平的类胰岛素生长因子-1 和高水平的类胰岛素生长因子连接蛋白质可能造成胎盘和胎儿发育迟缓。

3.纤维连接蛋白(Fn)

Fn 广泛存在于机体各系统中,为网状内皮系统的调理素,当血管内皮受损时,功能失调,Fn 过度分泌入血,故血浆 Fn 升高可反映血管内皮受损情况。一般在血压升高前 4 周就有 Fn 增高,有人认为 Fn 水平升高是预测妊娠期高血压疾病较为敏感的指标。当其<400 μg/L 时不可能发生子痫前期,阴性测值 96%。

4.尿钙

目前研究认为,妊娠期高血压疾病时肾小球过滤率降低,而肾小管重吸收钙正常,其尿钙水平明显低于正常孕妇或非孕妇。尿 Ca/Cr 比值$\leqslant$0.04 时预测价值大,现认为此种预测方法是简单实用的方法。

5.尿酸

尿酸由肾小管排泄,当肾小管损害时血中尿酸水平增高,妊娠期高血压疾病肾小管损害甚于肾小球的损害。尿酸水平和病变发展程度有关,亦是监测妊娠期高血压疾病的主要指标之一。

6.血浆非对称二甲基精氨酸(ADMA)水平测定

近年国外有学者研究结果认为 NO 合酶抑制物-ADMA 是 NOS 的内源性抑制物,可与 L-精氨酸竞争性地抑制 NOS,减少 NO 合成。国内黄艳仪、姚细保等研究显示,在子痫前期患者孕期外周血 ADMA 的浓度比正常孕晚期有显著升高;分别是(17.9±7.25)μg/mL vs (10.27±1.6)μg/mL ($P<0.01$),认为外周血 ADMA 浓度或动态变化可作为妊娠期高血压疾病预测。最近,

国外许多研究都认为在23～25周孕妇 ADMA 浓度增加可随后发展为子痫前期。在早发型子痫前期 ADMA 明显增高。

7.血管生长因子

近年国外学者研究认为抗血管生成因子 sFlt-1 和抗血管生长因子 Endoglin 是子痫前期发生中的关键因素,与缺氧诱导蛋白与细胞增生和一氧化氮信号相关,可作为妊娠期高血压疾病的预测。孕中期 sFLt-1 的水平增高是预测子痫前期的敏感指标。

8.预测子痫前期新方法

最近两年,基于对妊娠高血压疾病病因学研究的进展,美国提出应用新的生物标志物和物理标志物单独或联合预测子痫前期的发生,这些标志物包括:血清胎盘生长因子(PLGF)、酪氨酸激酶-1 受体(sFIt-1)、血清抗血管生长因子、胎盘蛋白-13、子宫动脉多普勒测量及尿足突状细胞排泄等。最近几个报道提出以下几个预测方法。①PLGF/sFIt-1:在子痫前期发病前后血清胎盘生长因子(PLGF)减少,而 sFIt-1 和 Endoglin水平升高,一些研究还发现血清 sFIt-1 和血清 PLGF(sFIt:PLGF)的比例不平衡与疾病严重程度和早发型子痫前期相关。②胎盘蛋白13(PP-13):PP-13 是胎盘产生的,认为它参与胎盘血管重塑和种植。Chafetz 及同事进行了一项前瞻性巢式病例对照研究,有学者发现,子痫前期孕三个月时 PP-13 中位数水平明显降低。他们建议孕三个月产妇筛查 PP-13 水平可能预测子痫前期。③尿足突状细胞排泄:足突状细胞存在于各种急性肾小球疾病患者的尿中,子痫前期的特点是急性肾小球损伤。Garovic 等研究44 例子痫前期和23 例正常孕妇测定血清血管生成因子,尿足突细胞和尿 PLGF100%,子痫前期患者出现尿足迹突状细胞,其特异性为 100%,预测价值优于血管生成因子,临床应用效果仍需进一步深入研究。

(二)生物指标

1.心血管特异性的测定

利用血压动态监测系统对孕妇进行血压监测,当孕 20 周后血压基线仍随孕周增加而无暂时下降趋势者,提示有妊娠期高血压疾病。

2.子宫胎盘血液循环的观察

妊娠早期,位于内膜的胚泡在发育的同时,滋养层细胞继续侵蚀血管,子宫螺旋动脉使管壁肌肉消失,管腔扩大,失去收缩能力,血管阻力下降。妊娠期间,子宫动脉分离出近百条螺旋动脉分布在子宫内膜中,血液充满了绒毛间隙,形成了子宫胎盘局部血供的"高流低阻"现象。在妊娠高血压疾病患者,滋养层细胞对螺旋小动脉的侵蚀不够,血管阻力不下降,或下降较少,舒张期子宫胎盘床血供不足,子宫胎盘循环高阻力。因此,用超声多普勒测量子宫胎盘的循环状态,可预测妊娠高血压疾病。常用的方法主要有两种。①脐动脉血流速度波形测定:测定动脉血流收缩期高峰与舒张高峰比值(S/D),在孕≤24 周时 S/D≥4,孕后期 S/D<3。凡脐动脉 S/D 比值升高者,妊娠期高血压疾病的发生率为 73%。②子宫动脉多普勒测量:观察是否存在舒张早期切迹,当双侧子宫动脉都存在舒张早期切迹,预测妊娠高血压疾病的敏感性、特异性较高,孕 24 周时敏感度为 76.1%,特异性为 95.1%。

3.孕中期平均动脉压(MABP)

孕 22～26 周 MABP≥11.3 kPa(85 mmHg)时,妊娠期高血压疾病发生率13%(一般人群为5%～8%)[MABP=(收缩压+2×舒张压)÷3]。

4.翻身试验

血压反应阳性,其中93％的孕妇以后可能发生妊娠期高血压疾病。测定方法为:孕妇左侧卧位测血压直至血压稳定后,翻身仰卧5分钟,再测血压,若仰卧舒张压较左侧卧位≥2.7 kPa(20 mmHg),提示有发生子痫前期倾向。

5.血液流变学试验

低血容量(HCT≥0.35)及高血黏度,全血黏度比值≥3.6,血浆黏度比值≥1.6者,提示孕妇有发生妊娠期高血压疾病倾向。

五、预防

目前对妊娠高血压疾病缺乏有效的治疗措施,预防工作对降低疾病的发生发展显得更重要。预防工作主要包括几方面。

(一)围生期保健

(1)建立健全的三级保健网,开展围妊娠期和围生期保健工作。

(2)坚持左侧卧位,增加胎盘和绒毛的血液供应,避免胎盘灌注不良和缺血缺氧。

(3)针对高危因素进行预防,保持合理的体重指数,肥胖妇女适当减肥,避免多胎妊娠、高龄妊娠和低龄妊娠、捐赠精子、卵子的怀孕;有复发性流产史;抗心磷脂抗体综合征、易栓症等妊娠高血压疾病危险性增加。

(二)药物、微量元素、营养素的预防作用

1.阿司匹林和其他抗血小板药物

阿司匹林可以选择性抑制环氧合酶,减少血栓素 TXA_2 的合成。在20世纪80年代一些临床试验也取得可喜的成果;于孕22周以前预防性使用低剂量的阿司匹林50～100 mg可使该病的风险度下降,阿司匹林治疗23周后妊娠不能预防先兆子痫。然而,至20世纪90年代三个独立的大规模的调查,认为阿司匹林不能降低妊娠高血压疾病的发生率,反而增加胎盘早剥的发生率。一个大型的多中心研究,其中包括2 539例高风险的妇女,包括糖尿病、慢性高血压、多胎妊娠或先兆子痫,使用低剂量的阿司匹林(60 mg)没有降低子痫前期发生率。现在阿司匹林不建议常规使用预防子痫前期,而应该个体化。对高危患者选择性用药是可以接受的。

2.妊娠期补钙

补钙可稳定细胞膜的结构,控制膜离子的通透性,减少钙离子内流的积聚,可预防妊娠高血压疾病的发生。国外有学者报道从妊娠20～24周/24～28周开始服用钙元素1 200 mg增至2 g,经观察不补钙组妊娠高血压疾病的发病率为18％,补钙不足2 g组妊娠高血压疾病发病率为7％～9％,补钙2 g组发病率为4％,效果最佳,对母婴无不良影响。

3.抗氧化剂维生素 C 和维生素 E 的补充

多个中心随机试验结果显示,孕期补充维生素 C 和维生素 E 不能降低子痫前期的发生。

4.左旋精氨酸(L-Arginine,L-Arg)的补充

L-Arg 是合成一氧化氮(NO)的底物,它可以刺激血管内皮细胞的 NO 合成酶(NOS),而增加NO的合成和释放,减轻微血管的损伤,改善子宫胎盘的血流。已有报道用于妊娠高血压疾病的治疗和预防;用 A-Lrg 口服4 g/d,连用2周,可以延长孕周和降低低体重儿的发生率。虽然左旋精氨酸在预防子痫前期的发生方面还缺乏大样本的研究,但随着人们对 NO 了解的逐步深入,L-Arg 在临床应用将更加广泛,用于预防妊娠高血压疾病已初露前景。

5.中医中药在妊娠高血压疾病预防中的应用

自 20 世纪 80 年代起,我国已有关于应用中药丹参、川芎、小剂量熟大黄等中药预防妊娠高血疾病。其中以丹参研究较多;丹参的有效成分丹参酮,有抗血小板聚集、保护内皮细胞的功能,可增强子宫胎盘的血液灌注,在预防和辅助治疗子痫前期中有一定效果。

我国学者段涛对妊娠高血压疾病提出三级预防措施:一级预防——针对高危因素的预防;二级预防——药物、微量元素、营养素的补充;三级预防——良好的产前检查,及早发现高危因素和早期临床表现,及早处理。

六、治疗

(一)治疗目的

(1)预防抽搐,预防子痫发生。

(2)预防合并脑出血、肺水肿、肾衰竭、胎盘早期剥离和胎儿死亡。

(3)降低孕产妇及围产儿病率、死亡率及严重后遗症,延长孕周,以对母儿最小创伤的方式终止妊娠。

对其治疗基于以下几点:①纠正病理生理改变;②缓解孕妇症状,及早发现并治疗,保证母亲安全;③监测及促进胎儿生长,治疗方法尽量不影响胎儿发育;④以解痉、降压、镇静、适时终止妊娠为原则。

(二)一般治疗

(1)左侧卧位、营养调节休息(但不宜过量)。

(2)每天注意临床征象的发展,包括:头痛、视觉异常、上腹部痛和体重增加过快。

(3)称体重,入院后每天 1 次。

(4)测定尿蛋白,入院后至少每 2 天 1 次。

(5)测定血肌酐、转氨酶、血细胞比容、血小板、测定的间隔依高血压的程度而定,经常估计胎儿的宫内情况。

(三)降压治疗

1.治疗时机

长期以来学者认为降压药虽可使血压下降,但亦可同时降低重要脏器的血流量,还可降低子宫胎盘的血流量,对胎儿有害。故提倡当 SBP＞21.3 kPa(160 mmHg)或 DBP≥14.7 kPa(110 mmHg)时,为防止脑血管意外,方行降压治疗。近年循证医学分析,表明降低血压不改善胎儿的结局,但减少严重高血压的发生率,并不会加重子痫前期恶化。因此,认真血压控制和适当的生化和血液系统的监测,在妊娠期高血压疾病的治疗中是需要的。

2.轻中度高血压处理

(1)甲基多巴:可兴奋血管运动中枢的 α 受体,抑制外周交感神经而降低血压。作为降压剂尽管疗效有限,但仍是孕期长期控制血压的药物。甲基多巴是唯一的没有影响胎儿胎盘循环的降压药。常用剂量 250 mg,口服,每天 3 次。

(2)β 受体阻滞剂:α、β 受体阻滞剂如盐酸拉贝洛尔,能降低严重的高血压发生率,可能通过降低产妇心排血量,降低外周阻力。不影响肾及胎盘的血流量,有抗血小板聚集作用,并能促胎肺成熟。常用剂量 100 mg,口服,每天 2 次,轻中度高血压的维持量一般为每天 400～800 mg。其他 β 受体阻滞剂,尤其是阿替洛尔减少子宫胎盘灌注可导致胎儿宫内生长受限。

(3)硝苯地平:为钙通道阻滞剂,具有抑制钙离子内流的作用,直接松弛血管平滑肌,可解除血管痉挛,扩张周围小动脉,可选择性的扩张脑血管。研究表明硝苯地平能够有效地降低脑动脉压。用法:10 mg口服,每天3次,24小时总量不超过60 mg。孕妇血压不稳定可使用长效硝苯地平;常用氨氯地平(Norvasc),一般剂量5 mg,每天1次,或每天2次。硝苯地平控释片(nifedipineGITS,拜新同),常用剂量30 mg,每天1次。

(4)尼莫地平:钙通道阻滞剂,选择性扩张脑血管。用法:20~60 mg,口服,每天2~3次。

3.重度高血压处理

血压>22.7/14.7 kPa(170/110 mmHg)的结果是直接血管内皮损伤,当血压水平在24.0~25.3/16.0~17.3 kPa(180~190/120~130 mmHg)时脑血管自动调节功能失衡,从而增加脑出血的危险,也增加胎盘早剥或胎儿窘迫的风险。因此,血压>22.7/14.7 kPa(170/110 mmHg)迫切需要处理。应选用安全有效、不良反应较少的药物,既能将孕妇血压降低到安全水平,又不会造成突然血压下降,因这可能减少子宫胎盘灌注,导致胎儿缺氧。严重急性高血压管理应是一对一护理;连续血压、心率监测,至少每15分钟1次。

(1)肼屈嗪:直接动脉血管扩张剂,舒张周围小动脉血管,使外周阻力降低,从而降低血管压。并能增加心搏出量、肾血流量及子宫胎盘血流量。降压作用快,舒张压下降明显,是妊娠高血压疾病最常用的控制急性重度高血压的药物。用法如下。①静脉注射:先给1 mg静脉缓注试验剂量,如1分钟后无不良反应,可在4分钟内给4 mg静脉缓慢注射。以后根据血压情况每20分钟用药1次,每次5~10 mg稀释缓慢静脉注射,10~20分钟内注完,最大剂量不超过30 mg。一般以维持舒张压在12.0~13.3 kPa(90~100 mmHg)为宜,以免影响胎盘血流量。静脉注射方法比较烦琐,且难以监测,较少采用。②静脉滴注:负荷量10~20 mg,加入5%葡萄糖250 mL,从10~20滴/分开始;将血压降低至安全水平,再给予静脉滴注1~5 mg/h,需严密监测血压。③或40 mg加入5%葡萄糖500 mL内静脉滴注。④口服:25~50 mg,每天3次。有妊娠期高血压疾病性心脏病、心力衰竭者不宜应用此药。常见不良反应有头痛、心慌、气短、头晕等。但最近Meta分析发现,肼屈嗪比硝苯地平或拉贝洛尔更容易发生产妇低血压、胎盘早剥、剖宫产和胎心率变化等不利因素。多年来在国外一般选用肼屈嗪,但目前在欧洲、南非等地区肼屈嗪已不作为治疗子痫前期的一线药物。

(2)拉贝洛尔:拉贝洛尔又称柳胺苄心定,结合α和β-肾上腺素受体阻滞剂,已成为最常用治疗急性重症高血压的药物。用药方案有以下几种方法可参考:①首次剂量可给口服,20 mg,若10分钟内无效后再给予40 mg,10分钟后仍无效可再给80 mg,总剂量不能超过240 mg。②静脉用药首剂可给20~40 mg,稀释后10~15分钟静脉缓慢推注,随后静脉滴注20 mg/h。根据病情调整滴速、剂量,每天剂量控制在200~240 mg。③也可用拉贝洛尔200 mg加入生理盐水100 mL,以输液泵输入,从0.1~0.2 mg/min低剂量开始,5~10分钟根据血压调整剂量,每次可递增0.1~0.2 mg/min,用药时需严密监测血压,24小时总量不超过220 mg。④血压平稳后改为口服,100 mg,每8小时1次。心脏及肝、肾功能不全者慎用,给药期间患者应保持仰卧位,用药后要平卧3小时。不良反应有头晕、幻觉、乏力,少数患者可发生直立性低血压。

(3)硝苯地平:钙通道阻滞剂,是有效的口服控制急性重症高血压药,在怀孕期间不能舌下含服,以免引起血压急剧下降,减少子宫胎盘血流,造成胎儿缺氧。此药商品名为"心痛定",在急性高血压时首剂用10 mg,30分钟后血压控制不佳再给10 mg,每天总量可用60 mg。亦可考虑用长效硝苯地平,口服,5~10 mg,每天1次。不良反应包括头痛、头晕、心悸。

（4）防止惊厥和控制急性痉挛药物：镁离子作为一种外周神经肌肉连接处兴奋阻滞剂，抑制运动神经末梢释放乙酰胆碱，阻断神经肌肉接头间的信息传导，可作为 N-甲基右旋天门冬氨酸受体阻滞剂发挥抗惊厥作用。镁离子竞争结合钙离子，使平滑肌细胞内钙离子水平下降，从而解除血管痉挛，减少血管内皮损伤。镁离子刺激血管内皮细胞合成前列环素，抑制内皮素合成，降低机体对血管紧张素Ⅱ的反应，从而缓解血管痉挛状态。随机对照试验比较使用硫酸镁治疗重度子前期防止惊厥，表明在重度子痫前期硫酸镁预防与安慰剂相比会大大降低子痫的发病率。

硫酸镁用药指征：①控制子痫抽搐及防止再抽搐；②预防重度子痫前期发展为子痫；③子痫前期临产前用药预防抽搐。

硫酸镁用药方法：根据 2001 年我国妊高征协作组及中华医学会推荐治疗方案如下。①首次负荷剂量：静脉给药，25％硫酸镁 2.5～4 g 加于 10％葡萄糖 20～40 mL，缓慢静脉注入，10～15 分钟推完。或用首剂 25％硫酸镁 20 mL(5 g)加入 10％葡萄糖 100～200 mL 中，1 小时内滴完。②维持量：继之 25％硫酸镁 60 mL加入 5％葡萄糖液 500 mL 静脉滴注，滴速为 1～2 g/h，用输液泵控制滴速。③根据病情严重程度，决定是否加用肌内注射，用法为 25％硫酸镁 10～20 mL(2.5～5 g)，臀肌深部注射，注射前先于肌内注射部位注射 2％利多卡因 2 mL。第 1 个24 小时硫酸镁总量为 25 g，之后酌情减量。24 小时总量控制在22.5～25 g。

有医院自 20 世纪 80 年代初使用硫酸镁静脉滴注治疗重度子痫前期，硫酸镁用量在第 1 个24 小时用22.5～25 g，用法：①硫酸镁 2.5 g，稀释在 5％的葡萄糖溶液 20 mL 中缓慢静脉注射。②或者不用静脉注射，改用硫酸镁 5 g 加入 5％葡萄糖液 100～200 mL 中静脉滴注，1 小时内滴完。这样既可使血镁迅速达止痉的有效浓度，又可避免高浓度的硫酸瞬时进入心脏引起房室传导阻滞，致心搏骤停。③继之以硫酸镁 15 g 加入 5％葡萄糖液 500～1 000 mL 静脉滴注，1.5～2 g/h。④夜间（约晚上 10pm）肌内注射硫酸镁2.5～5.0 g，一般在静脉用药后 5～6 小时以上，或前次用药 5～6 小时后始能加用肌内注射，因硫酸镁的半衰期为 6 小时。⑤用药1～2 天后，若病情稳定，而孕周未达 34 周，胎儿未成熟，需延长孕周者，可用硫酸镁15 g加入 5％葡萄糖液 500～1 000 mL 静脉滴注，1.5～2 g/h，用药天数酌情而定。

我国学者丛克家研究各种治疗方案患者血中镁浓度，硫酸镁用量每天浓度 20.0～22.5 g，在不同时间段血镁浓度均达有效浓度（1.73～2.96 mmol），用首剂负荷量后血镁浓度迅速上升至1.76 mmol/L，达到制止抽搐的有效血镁浓度。静脉滴注后 5 小时，血镁浓度已下降到1.64 mmol/L，接近基础值，药效减弱，故主张静脉滴注后加用肌内注射。我院也曾监测血镁浓度，按上述我院的使用方法，在用药 2～4 小时后，血镁浓度达 4.8～5 mEq/L，在连续静脉滴注6 小时后血镁浓度 4.6 mEq/L，能维持有效治疗量。我院硫酸镁用量多控制在 20 g/d 左右，亦收到治疗效果，未发生过镁中毒反应。我国南方人、北方人体重差异较大，用药时注意按患者体重调整用量。我们认为，国外学者提出的硫酸镁每天用量可达 30 g 以上，甚至更高，不适合亚洲低体重人群，临床中应注意，以免引起镁毒性反应。

硫酸镁主要是防止或控制抽搐，用于紧急处理子痫或重度子痫前期患者，用药天数视病情而定，治疗或防止抽搐有效浓度为 1.7～2.96 mmol/L，若血清镁离子浓度超过 3 mmol/L，即可发生镁中毒。正常人血镁浓度为 1 mmol/L 左右，当血镁≥3 mmol/L 膝反射减弱，≥5 mmol/L可发生呼吸抑制，≥7 mmol/L可发生传导阻滞，心跳骤然。硫酸镁中毒表现首先是膝反射减弱至消失，全身张力减退，呼吸困难、减慢，语言不清，严重者可出现呼吸肌麻痹，甚至呼吸、心跳停止，危及生命。曾有因硫酸镁中毒，呼吸抑制而死亡之病例发生。应引起临床医师的高度重视，严格掌握硫酸镁用药的指征、剂量、持续时间,严密观察,使既达疗效,又能防毒性反应的发生。

硫酸镁用药注意事项:用药前及用药中需定时检查膝反射是否减弱或消失;呼吸不少于16次;尿量每小时不少于25 mL;或每24小时不少于600 mL。硫酸镁治疗时需备钙,一旦出现中毒反应,应立即静脉注射10%葡萄糖酸钙10 mL。我国近20年来,广泛应用硫酸镁治疗重度子痫前期及子痫。但大剂量的硫酸镁(22.5～25 g)稀释静脉滴注,必然会增加患者细胞外组织液、明显水肿和造成血管内皮通透性增加,可导致肺水肿。在应用硫酸镁的同时应控制液体输入量,每小时不应超过80 mL,在使用硫酸镁静脉滴注期间应记录每小时尿量,如果患者尿少,需要仔细评定原因,并考虑中心静脉压(CVP)/肺毛细血管压监测。根据病情结合CVP调整液体的出入量。如果出现肺水肿的迹象,应给予20 mg的呋塞米。

(5)血管扩张剂:血管扩张剂硝酸甘油、硝普钠、酚妥拉明,是强有力的速效的血管扩张剂,扩张周围血管使血压下降,可应用于妊娠期高血压疾病,急进性高血压。

具体用法如下。①硝酸甘油:硝酸甘油为静脉扩张剂,常用20 mg溶于5%葡萄糖250 mL静脉滴注,滴速视血压而调节,血压降至预期值时调整剂量至10～15滴/分,或输液泵调节滴速,为5～20 μg/min。或用硝酸甘油20 mg溶于5%葡萄糖50 mL用微量泵推注,开始为5 μg/min,以后每3～5分钟增加5 μg,直至20 μg/min,即有良好疗效。用药期间应每15分钟测1次血压。②酚妥拉明:酚妥拉明为小动脉扩张剂,可选择性扩张肺动脉,常用10～20 mg溶于5%葡萄糖液250 mL中静脉滴注,以0.04～0.1 mg/min速度输入,严密观察血压,根据血压调节滴速。或用10～20 mg溶于5%葡萄糖液50 mL中用微量泵推注。先以0.04～0.1 mg/min速度输入,根据血压调整滴速。酚妥拉明有时会引起心动过速,心律异常,特别是用静脉泵推注,现已少用。③硝普钠:硝普钠兼有扩张静脉和小动脉的作用,常用25～50 mg加入5%葡萄糖液500 mL中静脉滴注(避光)或25 mg溶于5%葡萄糖液50 mL中用微量泵静脉注射。开始剂量为8～16 μg/min,逐渐增至20 μg/min,视血压与病情调整剂量。用药期间严密观察病情和血压。每个剂量只用6小时,超过6小时需更换新药液。24小时用药不超过100 mg,产前用药不超过24小时,用药不超过5天,仅用于急性高血压或妊娠高血压疾病合并心力衰竭的患者。硝普钠能迅速通过胎盘进入胎儿体内,其代谢产物氰化物对胎儿有毒性作用,不宜在妊娠期使用。

(6)利尿:利尿剂仅在必要时应用,不做常规使用。

利尿指征:①急性心力衰竭、肺水肿、脑水肿。②全身性水肿。③慢性血管性疾病如慢性肾炎、慢性高血压等。④血容量过高,有潜在性肺水肿发生者。

药物:①呋塞米。20～40 mg溶于5%葡萄糖液20～40 mL中缓慢静脉注射(5分钟以上)。必要时可用呋塞米160～200 mg静脉滴注,可同时应用酚妥拉明10～20 mg静脉滴注。适用于肺水肿,心、肾衰竭。②甘露醇:20%甘露醇250 mL静脉滴注(30分钟滴完)。仅适用于脑水肿,降低脑内压、消除脑水肿。心功能不全者禁用。

(7)镇静:镇静剂兼有镇静及抗惊厥作用,不常规使用,对于子痫前期和子痫,或精神紧张、睡眠不足时可选镇静剂。①地西泮(安定):具有较强的镇静和止惊作用。用法:10 mg肌内注射或静脉注射(必须在2分钟以上),必要时可重复1次,抽搐过程中不可使用。②冬眠药物:一般用氯丙嗪、异丙嗪各50 mg,哌替啶100 mg混合为一个剂量,称冬眠Ⅰ号。一般用1/3～1/2量肌内注射或稀释静脉注射,余下2/3作静脉缓慢滴注,维持镇静作用。用异丙嗪25 mg、哌替啶50 mg配合称"杜非合剂",肌内注射有良好的镇定作用,间隔12小时可重复1次。氯丙嗪可使血压急剧下降,导致肾及子宫胎盘供血不足,胎儿缺氧,且对母亲肝脏损害,目前仅用于应用安定、硫酸镁镇静无效的患者。③苯巴比妥:100~200 mg 肌内注射,必要时可重复使用。用于镇静口服剂量 30~60 mg,3 次/天,本药易蓄积中毒,最好在连用 4~5 天后停药1~2 天。目前已较少用。

(8)抗凝和扩容:子痫前期存在血凝障碍,某些患者血液高凝,呈慢性 DIC 改变,需进行适当的抗凝治疗。

抗凝参考指征:①多发性出血倾向。②高血黏度血症,血液浓缩。③多发性微血管栓塞之症状、体征,如皮肤皮下栓塞、坏死及早期出现的肾、脑、肺功能不全。④胎儿宫内发育迟缓、胎盘功能低下、脐血流异常、胎盘梗死、血栓形成的可能。⑤不容易以原发病解释的微循环衰竭与休克。⑥实验室检查呈 DIC 高凝期,或前 DIC 改变:如血小板计数<$100×10^9$/L 或进行性减少;凝血酶原时间比正常对照延长或缩短3秒;纤维蛋白原低于 1.5 g/L 或呈进行性下降或超过 4 g/L;3P 试验阳性,或 FDP 超过 0.2 g/L,D-二聚体阳性(20 μg/mL)并是进行性增高;血液中红细胞碎片比例超过 2%。

推荐用药:①丹参注射液 12~15 g 加入 5%葡萄糖液 500 mL 静脉滴注。②川芎嗪注射液 150 mg 加入 5%葡萄糖液滴注。以上二药适用于高血黏度、血液浓缩者,或胎儿发育迟缓,病情较轻者。③低分子肝素:分子量<10 000 的肝素称低分子肝素,即 LMH0.2 mL(1 支)皮下注射。适用于胎儿宫内发育迟缓、胎盘功能低下、胎盘梗死,或重度子痫前期、子痫有早期 DIC(前-DIC)倾向者。④小剂量肝素:普通肝素12.5~25 mg 溶于 5%葡萄糖液 250 mL 内缓慢静脉滴注,或 0.5~1.0 mg/kg,加入葡萄糖溶液 250 mL 分段静脉滴注,每 6 小时为一时间段。滴注过程中需监测 DIC 指标,以调剂量。普通肝素用于急性及慢性 DIC 患者。产前 24 小时停用肝素,产后肝素慎用、量要小,以免产后出血。⑤亦可用少量新鲜冰冻血浆200~400 mL。

液体平衡:20 世纪 70~80 年代研究认为,妊娠高血压疾病,特别是重度子痫前期患者,存在血液浓缩,胎盘有效循环量下降,故提出扩充血容量稀释血液疗法。多年来,在临床实践中发现,有因液体的过多注入,加重心脏负担诱发肺水肿的报道。产妇的死亡率与使用过多的侵入性液体相关。对于有严重低蛋白血症贫血者,可选用人血清蛋白、血浆、全血等。对于某些重度子痫前期、子痫妇女,有血液浓缩,有效循环量下降、胎盘血流量下降或水电解质紊乱情况,可慎重的使用胶体或晶体液。现一般不主张用扩容剂,认为会加重心肺负担,若血管内负荷严重过量,可导致脑水肿与肺水肿。多项调查结果表明,扩容治疗不利于妊娠高血压疾病患者。尿量减少的处理应采用期待的方法,必要时用 CVP 监测,而不要过多的液体输入。重度子痫前期患者,施行剖宫产术麻醉前不必输入过多的晶体液,因没有任何证据表明晶体液可以预防低血压。

4.子痫的治疗原则

(1)控制抽搐:①安定 10 mg 缓慢静脉推注;继之以安定 20 mg 加入 5%葡萄糖 250 mL 中缓慢静脉滴注,根据病情调整滴速。②亦可选用冬眠合剂Ⅰ号(氯丙嗪、异丙嗪各 50 mg、哌替啶 100 mg)1/3~1/2量稀释缓慢静脉注射,1/2 量加入 5%葡萄糖 250 mL 中缓慢静脉滴注,根据病情调整速度。③或用硫酸镁2.5 g 加5%葡萄糖 40 mL 缓慢推注;或 25%硫酸镁 20 mL 加入 5%葡萄糖 100 mL 中快速静脉滴注,30 分钟内滴完,后继续静脉点滴硫酸镁,以 1~2 g/h 速度维持。注意硫酸镁与镇静剂同时应用时,对呼吸抑制的协同作用。

(2)纠正缺氧和酸中毒:保持呼吸道通畅,面罩给氧,必要时气管插管,经常测血氧分压,预防脑缺氧;注意纠正酸中毒。

(3)控制血压:控制血压方法同重度子痫前期。

（4）终止妊娠：抽搐控制后未能分娩者行剖宫产。

（5）降低颅内压：20%甘露醇0.5 mL/kg，静脉滴注，现已少用，因会加重心脏负担。现常用呋塞米20 mg静脉注射，能快速降低颅内压。

（6）必要时作介入性血流动力学监测（CVP），特别在少尿及有肺水肿可能者。

（7）其他治疗原则同重度子痫前期。Richard子痫昏迷治疗方案：①立即用硫酸镁控制抽搐，舒张压＞14.7 kPa（110 mmHg），加用降压药。②24小时内常规用地塞米松5～10 mg，莫斐管内滴注，以减轻脑水肿。③监测血压、保持呼吸道通畅、供氧，必要时气管插管。④经常测血氧分压，预防脑缺氧。⑤终止妊娠，已停止抽搐4～6小时不能分娩者急行剖宫产。⑥置患者于30度半卧位，降低颅内静脉压。⑦产后如仍不清醒，无反应，注意与脑出血鉴别，有条件医院作CT检查。⑧神经反射监护。⑨降低颅内压，20%甘露醇0.5 mL/kg静脉滴注降低颅内压。

（8）终止妊娠：因妊娠期高血压疾病是孕产妇特有的疾病，随着妊娠的终止可自行好转，故适时以适当的方法终止妊娠是最理想的治疗途径。

终止妊娠时机：密切监护母亲病情和胎儿宫内健康情况，监测胎盘功能及胎儿成熟度，终止妊娠时机。①重度子痫前期积极治疗2～3天，为避免母亲严重并发症，亦应积极终止妊娠。②子痫控制6～12小时的孕妇，必要时子痫控制2小时后亦可考虑终止妊娠。③有明显脏器损害，或严重并发症危及母体者应终止妊娠。④孕34周前经治疗无效者，期待治疗延长孕周虽可望改善围产儿的死亡率，但与产妇死亡率相关。对早发型子痫前期孕32周后亦可考虑终止妊娠。⑤重度子痫经积极治疗，于孕34周后可考虑终止妊娠。

终止妊娠指征：多主张以下几点。①重度子痫前期患者经积极治疗24～72小时仍无明显好转；病情有加剧的可能，特别是出现严重并发症者。②重度子痫前期患者孕周已超34周。③子痫前期患者，孕龄不足34周，胎盘功能减退，胎儿尚未成熟，可用地塞米松促胎肺成熟后终止妊娠。④子痫控制后2小时可考虑终止妊娠。⑤在观察病情中遇有下列情况应考虑终止妊娠：胎盘早剥、视网膜出血、视网膜剥离、皮质盲、视力障碍、失明、肝酶明显升高、血小板减少、少尿、无尿、肺水肿、明显胸腹水等、胎儿窘迫；胎心监护出现重度变异减速、多个延长减速和频发慢期减速等提示病情严重的症候时应考虑终止妊娠。

终止妊娠的方法：①阴道分娩。病情稳定，宫颈成熟，估计引产能够成功已临产者，不存在其他剖宫产产科指征者，可以选用阴道分娩。②剖宫产。病情重，不具备阴道分娩条件者，宜行剖宫产术。子痫前期患者使用麻醉方式是有争议的，但是如果母亲凝血功能正常，没有存在低血容量，使用硬膜外麻醉是安全、有效的，不会引起全身麻醉所致的血压升高。

产褥期处理：重症患者在产后24～72小时，尤其24小时内，仍有可能发生子痫，需继续积极治疗，包括应用镇静、降压、解痉等药物。产后检查时，应随访血压、蛋白尿及心肾功能情况，如发现异常，应及时治疗，防止后遗症发生。

（9）其他药物治疗。

心钠素：是人工合成的心钠衍化物，为心肌细胞分泌的活性物质，具有很强的降压利尿作用。主要作用是增加肾血流量，提高肾小球滤过率，降低血管紧张素受体的亲和力，可对抗AⅡ的缩血管作用。具有强大的利钠、利尿及扩张血管活性。80年代有报道，经临床应用人心钠素Ⅲ治疗妊娠期高血压疾病并发心力衰竭，心力衰竭可获得控制，血压下降，水肿消退，蛋白尿转阴，是治疗妊娠期高血压疾病引起心力衰竭的理想药物，近年应用较少，临床资料报道不多。

抗凝血酶（AT-Ⅲ）：抗凝血酶对各种凝血机制中的酶具有抑制作用，实验证明抗凝血可以预防妊娠期高血压疾病动物模型上的血压升高和蛋白尿的发生,因此 AT-Ⅲ 很可能可以有效地处理子痫前期患者的临床症状和体征。重度子痫前期时 AT-Ⅲ 下降,如 AT-Ⅲ/C 下降 70% 以下则有出现血栓的危险。一般可静脉滴注,AT-Ⅲ 1 000~3 000 U,血中 AT-Ⅲ/C 上升至 130%~140%。如同时应用小剂量肝素可提高抗凝效果。

血管紧张素转换酶(ACE)抑制剂:卡托普利或厄贝沙坦,其作用是抑制血管紧张素转换酶(ACE)活性,阻止血管紧张素Ⅰ转换成血管紧张素Ⅱ,有明显降低外周阻力,增加肾血流量的作用。但这些药物可导致胎儿死亡、羊水少、新生儿无尿、肾衰竭、胎儿生长迟缓、新生儿低血压和动脉导管未闭,因此任何妊娠妇女均禁忌用血管紧张素转换酶(ACE)抑制剂,孕期禁止使用。

L-精氨酸(L-Arginine,L-Arg):最近的报道认为 NO 和前列环素的减少可能是妊娠期高血压疾病发病机制的主要原因,与血管舒张因子和收缩因子的不平衡有关。L-Arg 是合成 NO 的底物,它可以刺激血管内皮细胞的 NO 合成酶(NOS)而增加 NO 的合成和释放,通过扩张外周血管发挥降压作用。随着人们对 NO 的了解逐步深入,L-Arg 在临床和基础的研究和应用更加广泛。近年国外已有应用L-Arg治疗或辅助治疗高血压的报道。

国内有学者报道:高血压患者静脉滴注 L-Arg(20 g/150 mL/30 分钟)5 分钟后血压开始下降,15 分钟达稳定值,平均动脉压以(15.4±1.3) kPa[(115.4±9.9)mmHg]降至 11.8±1.1 kPa[(88.5±7.6)mmHg]。2007 年国外有学者对尿蛋白阴性的妊娠高血压患者及尿蛋白>300 mg/24 h 的子痫前期患者各 40 例用L-Arg治疗;L-Arg 20 g/500 mL 静脉滴注,每天 1 次,连续用 5 天,再跟随 4 g/d,口服 2 周,或安慰剂治疗。结果见在用 L-Arg 治疗组的患者收缩压与安慰剂组相比有明显下降,认为应用 L-Arg 治疗有希望可以延长孕周和降低低体重儿的发生率。但左旋精氨酸在预防子痫前期的发生方面还缺乏大样本的研究。

2006 年 Rytiewski 报道,应用 L-Arginine 治疗子痫前期,口服 L-arginine 3 g/d(L-Arg 组)40 例,安慰剂组 41 例。结果提示应用 L-Arg 组病例的胎儿大脑中动脉的灌注量增加,脑-胎盘血流量比率增加,分娩新生儿 Apgar 评分较高,提供口服 L-Arg 治疗子痫前期的患者似乎有希望延长孕周改善新生儿结局。但还需要大样本的研究以进一步得到证实。总的认为,对子痫前期患者给予 L-Arg 治疗可能通过增加内皮系统和 NO 的生物活性降低血压,认为应用 L-Arg 治疗可能改善子痫前期患者内皮细胞的功能,是一种新的、安全、有效的治疗预防子痫前期的方法。

硝酸甘油(NG):用于治疗心血管疾病已多年,随着 NO 的研究不断深入,其作用机制得到进一步的认识,目前认为 NG 在体内代谢和释放外源性 NO,促进血管内生成一氧化氮,通过一系列信使介导,改变蛋白质磷酸化产生平滑肌松弛作用。由于有强大的动静脉系统扩张作用,使其对其相关的组织器官产生作用。NG 还能有效地抑制血小板聚集。在先兆子痫患者应用 NG 能降低患者血压和脐动脉搏动指数(PI)。

苏春宏等 2004 年报道应用 NG 治疗子痫前期,用硝酸甘油 20 mg 加入生理盐水 50 mL 用静脉泵推注,注速 5~20 μg/min,5~7 天,与用 $MgSO_4$ 病例比较,见前者 SBP、DBP、MAP 均较后者低,新生儿低 Apgar 评分,新生儿入 NICU 数 NG 组较 $MgSO_4$ 组低。母亲急性心力衰竭、肺水肿的发生率 NG 组较 $MgSO_4$ 组明显降低。但硝酸甘油作用时间短,停药后数分钟降压作用消失,故宜与长效钙通道阻滞剂合用。

姚细保、黄艳仪等应用 NG 治疗没有并发症的子痫前期,方法为硝酸甘油 25 mg 加入 5% 葡萄糖 20~30 mL 用静脉泵推注,以 5~20 μg/min,5~7 天后改用缓释的钙通道阻滞剂拜新同口服,直至分娩,平均治疗时间 2 周。由于孕周延长,新生儿低 Apgar 评分,入 NICU 的病例比用

$MgSO_4$ 治疗组低,母婴预后较好,母体无严重并发症发生。

多项研究认为,NG 治疗子痫前期不仅可扩张母体血管,还可明显降低脐-胎盘血管阻力,有助于改善宫内环境,而且未发现胎心有变化;但 NG 是否会对胎儿的血管张力、血压、外周血管阻力和血小板、左旋精氨酸功能产生不良影响,及其确切疗效有待于进一步的研究。

(10)免疫学方面的治疗:目前研究认为先兆子痫是胎盘免疫复合物的产生超过消除能力而引发的炎症反应,促使大量滋养层细胞凋亡、坏死和氧化应邀。这观点引起新的治疗方案的产生,目前针对免疫学的治疗有以下几点研究进展:①抑制补体活化、调整补体治疗炎症反应:认为单克隆抗体 C_3 抑制剂、多抑制素、C_5 结合抗体、C_{5a} 受体阻滞剂可能是预防和治疗先兆子痫的理想药物。②降低免疫复合物的产生:在先兆子痫最有效减少免疫复合物的产生自然方法是娩出胎盘。理论上,减少免疫复合物水平的药物治疗,可以减少患者体内抗体的产生。目前研究认为,通过 CD20 单克隆抗体实现中断 B 细胞抗体产生,美国有研究者用一种治疗自身免疫性疾病的药物——单克隆抗体用于先兆子痫的治疗,推测此单克隆抗体可减少 B 细胞抗体水平,以减少免疫复合物的产生。③免疫炎症反应的调控:控制先兆子痫免疫反应的方法包括抗炎症药物(如地塞米松)及单克隆抗细胞因子抗体,如肿瘤坏死因子(TNF)-α 抗体可溶性肿瘤坏死因子受体(抑制性肿瘤坏死因子);白细胞介素-1(IL-1)受体阻滞剂已用于试验治疗脓毒症的全身炎症反应。有研究报道指出先兆子痫存在胎盘功能和血清抑制性细胞因子水平如 IL-10 的不足。因此,抑制细胞因子可能对治疗有效。④抑制粒细胞活性:免疫复合物直接活化效应细胞,参与错综复杂的炎症结局过程,在这过程中粒细胞 Fcγ 受体起关键性作用,有研究认为,抑制性受体 FcγRⅡB 上调,提高免疫复合物刺激阈从而与 IgG 抗体反应抑制了炎症反应。临床上有使用静脉注射免疫球蛋白(IVIG)诱导抑制 FcγRⅡB 受体的表达,从而提高免疫复合物激活 FcγRⅡ 受体的刺激阈。Branch 等人研究初步确定了 IVIG 对抗磷脂综合征妊娠妇女及其新生儿的治疗有显著效果。

七、并发症的诊断和治疗

(一)妊娠期高血压疾病并发心功能衰竭

1.妊娠期高血压疾病并发心力衰竭的诱因及诊断

妊娠期高血压疾病时冠状动脉痉挛,可引起心肌缺血、间质水肿及点状出血与坏死,偶见毛细血管内栓塞,心肌损害严重可引起妊娠期高血压疾病性心脏病,心功能不全,甚至心力衰竭、肺水肿。不适当的扩容、贫血、肾功能损害、肺部感染等常为心力衰竭的诱发因素。心力衰竭的临床表现可有脉率快,部分患者可听到舒张期奔马律、肺动脉瓣区 P2 亢进、呼吸困难、胸肺部啰音,颈静脉充盈、肝脏肿大,甚至端坐呼吸。对全身水肿严重的患者,虽无端坐呼吸,应警惕右心衰竭。心电图提示心肌损害,有 T 波改变、减低或倒置,有时呈现 ST 倒置或压低。X 线检查可见心脏扩大及肺纹理增加,甚至肺水肿表现。

妊娠期高血压疾病并发心力衰竭需与各科原因所致心力衰竭鉴别。包括孕前不健康的心脏:如先天性心脏病、风湿性心脏病、贫血、甲亢心、胶原组织性疾病引起的心肌损害;如红斑狼疮等。孕前健康的心脏,如围生期心肌病、羊水栓塞或肺栓塞可根据不同病史及心脏特征加以鉴别。围生期心肌病易与妊娠期高血压疾病性心脏病混淆。妊娠期高血压疾病时全身小动脉痉挛,影响冠脉循环,心脏供血不足、间质水肿,致心功能受损,是发生围生期心脏病的原因之一,发生率为 27.2%,为正常孕妇的 5 倍。国外报道发生率高达 60%,说明两者有密切相关。围生期心肌病患者可能会有中度血压升高,中度蛋白尿常诊断为妊娠期高血压疾病。鉴别主要依靠病史及心脏体征。围生期心肌病除有心力衰竭的临床表现外,主要体征包括两肺底湿啰音、奔马律及第三心音、二尖瓣区有收缩期杂音。超声心动图检查所有病例均有左室扩大,腔内径增大,以左室腔扩大最为显著。部分病例由于心腔内附壁血栓脱落,可导致肺动脉栓塞,病情急剧恶化。本院曾有一例重度子痫前期合并围生期心肌病患者,产后第 4 天死于肺栓塞。妊娠期高血压疾病心力衰竭临床表现有较严重高血压、蛋白尿、水肿,当血压显著升高时,冠状动脉痉挛导致心肌缺血,甚至灶性坏死而诱发心功能不全,但无心脏显著扩大,无严重心律失常,常伴有肾损害。妊娠期高血压疾病心力衰竭患者的预后较好。

2.妊娠期高血压疾病心力衰竭的治疗

(1)积极治疗妊娠期高血压疾病:解除小动脉痉挛,纠正低排高阻,减轻心脏前后负荷。

(2)可选用以下一种或两种血管扩张剂:酚妥拉明,10 mg 加入 5%葡萄糖液 250 mL 内,静脉滴注,0.1～0.3 mg/min;硝酸甘油 10 mg,加入 5%葡萄糖 25～50 mL 内,微量泵推注,5～20 μg/min,根据血压调整速度;硝普钠 25～50 mg,加入 5%葡萄糖 50 mL 内,微量泵推注,10～20 μg/min,根据血压调整速度。扩血管治疗后能迅速降压,降低心脏的后负荷,改善心肌缺氧,是治疗妊娠高血压疾病心力衰竭的主要手段。

(3)增强心脏收缩力:用毛花苷 C0.4 mg,加入 5%葡萄糖液 20 mL 内,稀释缓慢静脉注射。也可用地高辛,每天 0.125～0.25 mg,口服。非洋地黄类正性肌力药物,如多巴胺、多巴酚丁氨、前列腺素 E(米力农)、门冬氨酸钾镁等。血压高者慎用多巴胺类药物或用小剂量,并与血管扩张剂合用。

(4)利尿剂:呋塞米 20～40 mg,加入 5%葡萄糖液 20 mL,静脉注射,快速利尿。

(5)有严重呼吸困难,可用吗啡 3～5 mg,稀释,皮下注射。

(6)心力衰竭控制后宜终止妊娠。

(7)限制液体入量。

(二)HELLP 综合征

1982 年 Weinstein 报道了重度子痫前期并发微血管病性溶血,并根据其临床三个主要症状:溶血性贫血、转氨酶升高、血小板减少命名为 HELLP 综合征。

(三)溶血性尿毒症性综合征(HUS)

溶血性尿毒症性综合征是以急性微血管病性溶血性贫血、血小板减少及急性肾衰竭三大症状为主的综合征。其发病机制是由于妊娠期,特别是妊娠期高血压疾病时血液处于高凝状态,易有局限性微血栓形成,当红细胞以高速度通过肾小球毛细血管及小动脉时,受血管内纤维网及变性的血管壁内膜的机械性阻碍,红细胞变形、破裂,造成血管内溶血与凝血活酶的释放,促进了血管内凝血的进行。由于纤维沉积于肾小球毛细血管与小动脉内,减少了肾小球的血流灌注量,最终肾衰竭。另外免疫系统的变化及感染因素可诱发 HUS。

1.诊断

(1)临床表现:溶血性贫血、黄疸、阴道流血和瘀斑、瘀点,有些患者会发生心律不齐、心包炎、心力衰竭、心肌梗死、支气管肺炎、抽搐发作等。同时有一过性血尿及血红蛋白尿,尿少,可发展到急性肾衰竭至少尿、无尿。

(2)实验室检查:①末梢血常规显示贫血、红细胞异常、出现形态异常、变形的红细胞及红细胞碎片、网织红细胞增多。②血小板计数减少,常降至 100×10^9/L 以下。③黄疸指数升高:血清

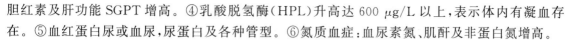

胆红素及肝功能 SGPT 增高。④乳酸脱氢酶(HPL)升高达 600 μg/L 以上,表示体内有凝血存在。⑤血红蛋白尿或血尿,尿蛋白及各种管型。⑥氮质血症:血尿素氮、肌酐及非蛋白氮增高。

2.鉴别诊断

(1)单纯性妊娠期高血压疾病:不出现 HUS 的进行性溶血、血小板下降、血红蛋白尿等临床表现和实验室结果。

(2)HELLP 综合征:HUS 和 HELLP 综合征均可在妊娠期高血压疾病患者中出现。而 HUS 以肾损害表现为主,急性肾功损害和血红蛋白尿。而 HELLP 综合征常以肝损害为主。以肝功能转氨酶升高、溶血性黄疸为主。根据临床及实验室检查可以鉴别。

(3)与系统性红斑狼疮性肾炎及急性脂肪肝引起的肾衰竭应以区别。

3.HUS 肾衰竭治疗原则

(1)积极治疗妊娠期高血压疾病。

(2)保持肾功能,血管扩张药物应用,新利尿合剂:酚妥拉明 10～20 mg、呋塞米 100 mg 各自加入 5％葡萄糖 250 mL 静脉滴注(根据病情调整剂量)。

(3)严重少尿、无尿可用快速利尿剂。

(4)终止妊娠。

(5)透析:应早期透析,如少尿、无尿,血钾升高＞5.5 mmol/L;尿素氮＞17.8 mmol/L(50 mg/L);血肌酐＞442 μmol/L(50 mg/L),需用透析治疗,或用连续性肾滤过替代治疗(CRRT)、静脉-静脉连续滤过(CVVH)。

(四)弥漫性血管内凝血(DIC)

子痫前期、子痫与 DIC 关系密切,重度子痫前期时,全身血管明显痉挛,血液黏度升高,全身组织器官血流量减少,血管内皮损伤引起血管内微血栓形成,患者血液中凝血因子消耗多引起凝血因子减少。子痫前期、子痫本身是一种慢性 DIC 状态。严重 DIC 或产后即会发生出血倾向,如血尿、产后出血等。

1.子痫前期、子痫并发 DIC 的早期诊断

子痫前期、子痫并发 DIC 的临床表现常见有:①多发性出血倾向如血尿、牙龈出血、皮肤瘀斑、针眼出血、产后出血等。②多发性微血管血栓之症状体征,如皮肤皮下栓塞、坏死及早期出现的肾、脑、肺功能不全。

子痫前期、子痫并发 DIC 实验室检查包括:①血小板计数减少＜100×10^9/L 或呈进行性减少。②凝血酶原时间比正常延长或缩短 3 秒。③纤维蛋白低于 1.5 g/L(150 mg/dL)或呈进行性下降或超过4 g/L。④D-二聚体阳性,FDP 超过 0.2 g/L(20 μg/mL),血液中的红细胞碎片超过 2％。⑤有条件可查抗凝血酶Ⅲ(ATⅢ)活性。

2.妊娠期高血压疾病并发 DIC 的治疗

妊娠期高血压疾病并发 DIC 的早期表现主要是凝血因子改变,若能及早检查这些敏感指标,即可早期发现慢性 DIC。及早处理,预后良好。妊娠期高血压疾病合并严重 DIC 发生率不高。治疗以积极治疗原发病,控制子痫前期及子痫的发展,去除病因,终止妊娠为主。根据病情可适当使用新鲜冰冻血浆,低分子肝素或小剂量的肝素(25～50 mg/d),血压过高时不适宜使用肝素,以免引起脑出血。子痫前期、子痫并发 DIC 多较轻,积极治疗后终止妊娠,多能治愈。

(五)胎盘早期剥离

妊娠期高血压疾病患者的子宫底蜕膜层小动脉痉挛而发生急性动脉粥样硬化,毛细血管缺

血坏死而破裂出血,产生胎盘后血肿,引起胎盘早期剥离。有人认为在胎盘早期剥离患者中69%有妊娠期高血压疾病,可见妊娠期高血压疾病与胎盘早期剥离关系密切。

胎盘早期剥离诊断并不困难,根据腹痛、子宫肌张力增高、胎心消失、阴道少量出血、休克等典型症状可做出诊断。然而典型症状出现时,母婴预后较差。而 B 超往往可早期发现胎盘后血肿存在,而早期诊断胎盘剥离,故妊娠期高血压疾病患者必须常规做腹部 B 超检查,以早期做出有无合并胎盘早期剥离的诊断。

胎盘早剥引起弥漫性血管内凝血一般多在发病后 6 小时以上,胎盘早剥时间越长,进入母体血循环内的促凝物质越多。被消耗的纤维蛋白原及其他凝血因子也越多。因此早期诊断及时终止妊娠对预防及控制 DIC 非常重要,治疗原则以积极治疗妊娠期高血压疾病、终止妊娠去除病因、输新鲜血、新鲜冰冻血浆、补充凝血因子(包括纤维蛋白原)等措施,可阻断 DIC 的发生、发展。

(六)脑血管意外

脑血管意外包括脑出血、脑血栓形成、蛛网膜下腔出血和脑血栓,是妊娠期高血压疾病最严重的并发症,也是妊娠期高血压疾病最主要的死亡原因。脑血管灌注有自身调节,在较大血压波动范围内仍能保持正常血流。当脑血管痉挛,血压超过自身调节上限值或痉挛导致脑组织水肿、脑血管内皮细胞间的紧密连接就会断裂,血浆及红细胞会渗透到血管外间隙引起脑内点状出血,甚至大面积渗血,脑功能受损。当 MABP ≥18.7 kPa(140 mmHg)时脑血管自身调节功能消失。脑功能受损的临床表现为脑水肿、抽搐、昏迷、呼吸深沉、瞳孔缩小或不等大、对光反射消失、四肢瘫痪或偏瘫。应做仔细的神经系统检查。必要时做脑 CT 或 B 超可明确诊断。

脑水肿、脑血管意外的处理:有怀疑脑出血或昏迷者应做 CT 检查、脑水肿可分次肌内注射或静脉注射地塞米松 20～30 mg/d,减轻脑血管痉挛和毛细血管的通透性,改善意识状态,并可使用快速利尿剂,降低颅内压。大片灶性脑出血在脑外科密切配合下行剖宫产,结束妊娠后遂即行开颅术,清除血肿、减压、引流,则有生存希望。

(代 艳)

第五节 妊娠合并甲状腺功能亢进症

妊娠合并甲状腺功能亢进症(简称甲亢)是一种较少见的妊娠并发症,国内报道其发生率为0.2‰～1‰,国外报道为 0.5‰～2‰,85%～90%的妊娠期甲亢患者为 Graves 病。妊娠合并甲亢时孕妇及围生儿并发症高,如易并发子痫前期、甲亢性心脏病、甲亢危象、早产、胎儿生长受限、新生儿甲状腺功能异常、死胎及死产等。妊娠结局与孕期的治疗和监护密切相关。

妊娠合并甲亢包括孕前接受药物治疗的甲亢患者以及在妊娠期初次诊断的甲亢。

由于甲亢所表现的许多症状在正常妊娠时也常见到,如早孕期的妊娠剧吐和晚孕期的子痫前期,所以,孕期的诊断和处理可能会比较困难。孕期垂体激素和甲状腺激素水平的生理性变化可能会干扰甲状腺疾病的诊断,而在处理可疑或已确诊的妊娠期甲状腺疾病时也必须考虑到上述孕期生理性的变化。

一、正常妊娠期甲状腺相关激素的变化

孕妇在正常碘摄入的情况下,从妊娠早期开始要经历甲状腺相关激素变化,并逐渐达到机体新的平衡。

(一)从妊娠前半期开始到妊娠结束

伴随激素水平的增加,甲状腺激素结合蛋白可较孕前增加 2～3 倍,可导致血中游离的 T_3、T_4 水平相对降低 10％～15％,但这种变化可刺激下丘脑-垂体分泌促甲状腺素释放激素(TSH)。

(二)早孕期

孕妇体内绒毛膜促性腺激素(HCG)明显增高,可对下丘脑产生抑制,同时对甲状腺产生类似促甲状腺素释放激素的作用,在妊娠 8～14 周 HCG 高峰期,孕期血 TSH 呈下降。在早孕期诊断甲状腺功能亢进必须慎重,尤其是在合并妊娠期剧吐或滋养叶细胞肿瘤时。妊娠剧吐患者中有 2/3 的患者甲状腺功能检查结果异常而没有甲状腺疾病,30％有不能测出的 TSH,60％有TSH 降低,59％呈现 FT_4 水平升高。

(三)胎盘对甲状腺激素的代谢

胎盘可将 T_4 降解为 T_3。表 10-3 列出了妊娠期甲状腺功能的正常值。

表 10-3　妊娠期甲状腺功能的正常值

检查	非孕期	早孕期	中孕期	晚孕期
游离 T_4(pmol/L)	11～23	10～24	9～19	7～17
游离 T_3(pmol/L)	4～9	4～8	4～7	3～5
TSH(mU/L)	<4	0～1.6	1～1.8	7～7.3

胎儿甲状腺在孕 5 周时开始形成,孕 10 周时开始有功能,但是,孕 12 周时才开始有独立功能,才能在胎儿血清中测出 T_4、T_3 和 TSH 水平。T_4、T_3 和 TSH 水平持续升高,到妊娠 35～37 周时达成人水平。此时甲状腺还相对不成熟,与 T_4 水平相比,TSH 水平相对较高,因而和母体相比,胎儿甲状腺有更高的浓集碘的能力。所以应避免诊断性扫描,或用放射性物质如[131]I、[99]Tc,或放射碘治疗,以避免放射对胎儿造成危害。

二、甲亢对孕妇、胎儿的影响

甲亢患者若不进行治疗,最严重的并发症为心力衰竭和甲状腺危象。甲状腺危象即使经过恰当处理,母体死亡率仍高达 25％。心力衰竭比甲状腺危象更常见,主要由 T_4 对心肌的长期毒性作用引起,妊娠期疾病,如子痫前期、感染和贫血将会加重心力衰竭。

妊娠期甲亢会导致不良妊娠结局增加,包括流产、胎儿生长受限、早产、胎盘早剥、妊娠期高血压、子痫前期、感染和围生儿死亡率增加。甲状腺功能正常的孕妇(甲亢控制良好者)低出生体重儿的相对危险(OR)增加,妊娠前半期甲亢未控制者为 2.36,而整个孕期甲亢未控制者为 9.24。甲亢未控制的足月孕妇子痫前期的 OR 为 4.74。甲亢未控制者胎死宫内率为 24％,而接受治疗者仅为 5％～7％;治疗还使早产发生率从 53％降低到 9％～11％。

孕妇自身疾病对胎儿的影响也包括抗甲状腺药物透过胎盘引起的胎儿甲状腺功能减退(简称甲减),以及孕妇 TSH 刺激胎儿甲状腺引起的胎儿甲亢。对胎儿的影响与孕妇疾病的严重程

度并不相关,但伴有高水平甲状腺刺激免疫球蛋白(TSI)的孕妇其胎儿患甲亢的概率增加。胎儿的表现包括生长受限、胎儿心动过速、水肿或胎儿甲状腺肿。由于胎儿伴有甲状腺肿时颈部处于过度伸展位置,因为会在分娩过程中造成困难,或出现呼吸道不通畅,因此应尽量在分娩前行超声检查明确胎儿的甲状腺肿大情况。胎儿甲状腺异常可进行宫内治疗,但只有检测胎儿血样才能明确诊断,而这种有创性操作只有在高度怀疑胎儿伴有严重异常时才可进行。

三、妊娠合并甲亢的诊断

多数妊娠合并甲亢者孕前就明确有甲亢病史,诊断已经明确,但也有一些孕妇处在甲亢的早期阶段,其症状与早孕反应不易鉴别。

妊娠早期轻度甲亢的症状往往不易与妊娠生理变化区分,有价值的症状有:①心动过速超过正常妊娠所致心率加速的范围;②睡眠时脉率加快;③甲状腺肿大;④眼球突出;⑤非肥胖的妇女正常或增加进食后,体重仍不增长。大多数早孕合并甲亢患者孕前就有甲亢症状,详细询问孕前病史可有助于诊断。

如果到孕中期恶心、呕吐的症状仍持续存在且没有减轻,则应检查甲状腺功能。重度甲亢或甲亢危象可能导致严重的高血压、充血性心力衰竭和精神心理状态的改变等,其症状类似重度子痫前期。因此,重度子痫前期患者,出现以下不典型症状时:孕周小、发热、腹泻或其他症状不能解释的心动过速等都应考虑有甲亢存在的可能。一旦明确诊断,需立即使用抗甲状腺药物治疗,以改善母儿结局。

甲状腺功能检查可协助明确诊断。在检查甲状腺功能的实验中,其诊断价值的高低依次为$FT_3 > FT_4 > TT_3 > TT_4$。当患者症状很重,TSH下降而$FT_4$正常时,要考虑$T_3$型甲亢的可能。

甲亢危象的诊断:甲亢孕妇出现高热39 ℃以上,脉率>160次/分,脉压增大,焦虑、烦躁、大汗淋漓、恶心、厌食、呕吐、腹泻、脱水、休克、心律失常及心力衰竭、肺水肿等。

四、甲亢的治疗

(一)孕前咨询

孕前患有甲亢者最好将病情控制后,怀孕前3个月保持甲状腺功能正常再妊娠。妊娠前可以用较高的初始剂量药物而不必考虑对胎儿的影响,若患者对药物不敏感,必要时也可以手术治疗。行放射性碘治疗者在最后一次治疗4个月以上再怀孕。积极治疗甲亢能改善不良妊娠结局。孕前服药者应避免怀孕后随意停药。

(二)妊娠期

正常妊娠可以出现FT_4正常,而TSH水平下降的现象,无须治疗。FT_4轻度升高并且临床症状不重,则可能是暂时的甲亢,可以每4～6周复查1次实验室检查。此阶段如过于积极地使用抗甲状腺药物治疗,可能导致妊娠后期甲减的发生。

一般情况下,FT_4水平如果增高2.5倍以上,则应考虑治疗。

甲亢的治疗主要在于阻断甲状腺激素的合成。丙硫氧嘧啶(PTU)和卡比马唑是治疗孕期甲状腺功能亢进的主要药物。丙硫氧嘧啶通过胎盘的量低于卡比马唑,因此,为孕期首选药物。但是如果已经用卡比马唑控制病情稳定,则不需要换药。丙硫氧嘧啶的缺点是比卡比马唑服药频率高。由于PTU可以阻断甲状腺组织以外的T_4向T_3转换,所以,可以快速缓解症状。对于不能耐受PTU的患者可以考虑使用卡比马唑。曾有报道认为卡比马唑可能与新生儿皮肤发育不全有关,该病是一种少见的皮肤阙如症,其典型病灶一般 0.5~3 cm,分布于顶骨头皮上的头发涡旋处。

妊娠期诊断的患者开始治疗时药物应用要积极,给予 4~6 周的大剂量药物然后将药物剂量缓慢递减至初始剂量的 25%。一般 PTU 初始剂量每 8 小时 100 mg,用药期间每 2 周检查 1 次 FT_4。由于 PTU 是通过抑制甲状腺激素的合成起效的,所以只有在用药前储存的甲状腺激素耗尽时才显现明显的作用。用药后 TSH 受抑制的状态可以持续数周或数月,因而不能使用 TSH 作为疗效评价的指标。需要时,还可以加用几天阿替洛尔(25~50 mg/d,口服)控制心悸症状。

PTU 用药后如果没有反应,则应加量,必要时最大剂量可以加到 600 mg/d,如果应用大剂量后仍没有效果,应考虑可能是患者耐受,治疗失败。当 FT_4 水平开始下降时,应将剂量减半并且每 2 周时检测 1 次 FT_4 浓度。

治疗的目标是使 FT_4 水平稳定在正常范围的 1/3 之内。TSH 约 8 周时恢复正常。多数孕妇在妊娠晚期仅需要少量的 PTU。如果甲亢复发,可以重新开始用药。用药剂量为停药时剂量的 2 倍。

妊娠期禁用放射性碘治疗,因为碘可以被胎儿甲状腺吸收并可以破坏处于发育阶段的胎儿甲状腺。妊娠期甲状腺手术治疗仅限于药物治疗效果不佳的极少数病例,因为这些患者会伴有较高的孕妇发病率和死亡率。

(三)甲状腺危象的抢救措施

甲状腺危象是甲亢病情恶化的严重表现,一旦发生,积极抢救,不能顾及治疗对胎儿的影响,治疗不及时可危及孕妇生命。

(1)PTU:服用剂量加倍以阻断甲状腺素的合成,一旦症状缓解及时减量。

(2)给予 PTU 后 1 小时开始口服饱和碘化钾,5 滴/次,每 6 小时 1 次,每天 20~30 滴。碘化钠溶液 0.5~1.0 g 加于 10% 葡萄糖 500 mL 静脉滴注。

(3)普萘洛尔 10~20 mg,每天 3 次,口服,以控制心率。

(4)地塞米松 10~30 mg 静脉滴注。

(5)对症治疗:包括高热时用物理降温及药物降温,纠正水、电解质紊乱及酸碱平衡,吸氧,补充营养及维生素,必要时人工冬眠。

(6)分娩前发病者,病情稳定 2~4 小时结束分娩,以剖宫产为宜。术后给予大量抗生素预防感染。

(四)治疗中的母、儿监测

除了甲状腺功能的测定外,还需要监测母儿在治疗或疾病发展过程中可能出现的并发症。PTU 可引起粒细胞缺乏症和肝功能异常,所以在治疗前和治疗中应定期检查全血细胞计数和肝功能。对胎儿的监测包括常规超声检查胎儿的生长发育,以及孕晚期明确有无胎儿甲状腺肿。新生儿出生时留脐带血检查甲状腺功能。

五、产后处理

为排除甲状腺抗体被动转运给胎儿和抗甲状腺药物引起胎儿甲状腺功能低下,故新生儿出生后应密切监测甲状腺功能,检查脐带血和母乳喂养儿的甲状腺功能。甲亢作为一种常见的自身免疫病,可能在孕期首次发生,而在产后加重。在妊娠早期治疗过的患者,其产后复发率高于75%。产后的治疗同妊娠期基本相似。服用 PTU 并不影响哺乳,只有极少量药物会进入乳汁。

产妇服用 PTU 则剂量的 0.07％能由乳汁分泌,而卡比马唑为 0.5％。因此,服用丙硫氧嘧啶(<150 mg/d)和卡比马唑(<15 mg/d)者进行母乳喂养被认为是安全的。

停止哺乳后,可以考虑碘放疗,但是可能需要依据治疗剂量将母亲和新生儿分开一段时间。

(代　艳)

第六节　妊娠合并糖尿病

妊娠合并糖尿病包括糖尿病合并妊娠和妊娠期糖尿病(gestational diabetes mellitus, GDM)。前者为妊娠前已有糖尿病的患者,后者为妊娠后才出现或发现的糖尿病患者。糖尿病孕妇中 80％以上为 GDM。由于诊断标准不一致,GDM 发生率世界范围内为 1％～14％。大多数 GDM 患者糖代谢于产后能恢复正常,20％～50％将来发展为 2 型糖尿病。GDM 孕妇再次妊娠时,复发率达 33％～69％。

一、妊娠对糖代谢的影响

在妊娠早中期,孕妇血浆葡萄糖水平随妊娠进展而降低,空腹血糖降低约 10％。这也是孕妇长时间空腹易发生低血糖及饥饿性酮症酸中毒的病理基础。造成血糖降低的主要原因:①胎儿从母体获取葡萄糖增加。②肾血流量及肾小球滤过率增加,但肾小管对糖的再吸收率没有相应增加,导致部分孕妇排糖量增加。③雌激素和孕激素增加母体对葡萄糖的利用。

妊娠中晚期胎盘生乳素、孕酮、雌激素、皮质醇和胎盘胰岛素酶等抗胰岛素样物质增加,使孕妇组织对胰岛素的敏感性下降,出现胰岛素分泌相对不足而使血糖升高,加重原有糖尿病或出现 GDM。

二、糖尿病对妊娠的影响

取决于血糖控制情况、糖尿病病情严重程度及并发症。

(一)对孕妇的影响

1.孕早期自然流产率增加

其可达 15％～30％。高血糖可使胚胎发育异常甚至死亡,因此糖尿病患者宜在血糖控制正常后再妊娠。

2.妊娠期高血压疾病的发生率升高

其比非糖尿病孕妇高 2～4 倍。糖尿病可导致广泛血管病变,使小血管内皮细胞增厚及管腔变窄,组织供血不足,血压升高。

3.增加感染风险

血糖控制欠佳的孕妇易发生感染。以泌尿道和生殖道感染多见。

4.羊水过多发生率增加

较正常孕妇升高 10 倍。主要与胎儿高血糖、高渗性利尿致胎尿排出增多有关,与胎儿畸形无关。

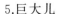

5.巨大儿

增加难产、产道损伤、剖宫术概率。产程延长容易发生产后出血。

6.容易发生酮症酸中毒

由于妊娠期复杂的代谢变化,加之高血糖及胰岛素相对或绝对不足,代谢紊乱进一步发展到脂肪分解加速,血清酮体急剧升高,出现代谢性酸中毒。

(二)对胎儿的影响

1.巨大儿发生率增加

其达25%～40%。胎儿长期处于高血糖环境,刺激胎儿胰岛 β 细胞增生,产生大量胰岛素,促进蛋白、脂肪合成和抑制脂解作用,导致胎儿过度生长。

2.胎儿生长受限(FGR)发生率增加

妊娠早期高血糖有抑制胚胎发育的作用,导致孕早期胚胎发育落后。糖尿病合并微血管病变者,胎盘血管出现异常;对 GDM 进行医学营养治疗,饮食过度控制等都会影响胎儿发育。

3.增加早产发生率

其为10%～25%。羊水过多、妊娠期高血压疾病、感染、胎膜早破、胎儿宫内窘迫等是早产增加的常见原因。

4.胎儿畸形率增加

增加正常妊娠的 7～10 倍,与妊娠早期高血糖水平有关。酮症、低血糖、缺氧等也与胎儿畸形有关。

(三)对新生儿的影响

(1)新生儿呼吸窘迫综合征发生率增高:孕妇高血糖通过胎盘刺激胎儿胰岛素分泌增加,形成高胰岛素血症,后者具有拮抗糖皮质激素促进胎儿肺泡Ⅱ型细胞表面活性物质合成及释放的作用,使胎肺成熟延迟。

(2)新生儿低血糖:新生儿脱离母体高血糖环境后,高胰岛素血症仍存在,若不及时补充糖,容易发生低血糖,严重时危及新生儿生命。

(3)新生儿血液异常:低钙血症、低镁血症、高胆红素血症和红细胞增多症均高于正常新生儿。

三、临床表现及诊断

孕前糖尿病已经确诊或有明显的三多症状(多饮、多食、多尿)的患者比较容易诊断,而大部分GDM 孕妇没有明显的症状,有时空腹血糖正常,容易漏诊和延误治疗。

(一)GDM 的诊断

1.糖尿病高危因素

年龄在 30 岁以上、肥胖、糖尿病家族史、多囊卵巢综合征患者;早孕期空腹尿糖反复阳性、巨大儿分娩史、GDM 史、无明显原因的多次自然流产史、胎儿畸形史、死胎史以及足月新生儿呼吸窘迫综合征分娩史等。

2.口服葡萄糖耐量试验(oralglucose tolerance test,OGTT)

在妊娠 24～28 周,对所有未被诊断为糖尿病的孕妇进行 75 g 葡萄糖耐量试验。OGTT 前一天晚餐后禁食 8～14 小时至次日晨(最迟不超过上午 9 时),检查时,5 分钟内口服含 75 g 葡萄糖的液体 300 mL,分别抽取服糖前、服糖后 1 小时和 2 小时的静脉血。诊断标准依据2010 年国际妊娠合并糖尿病研究组推荐的标准。空腹、服葡萄糖后 1 小时和 2 小时三项血糖值分别为 5.1 mmol/L、10.0 mmol/L、8.5 mmol/L。任何一项血糖达到或超过上述标准即诊断为 GDM。

（二）糖尿病合并妊娠的诊断

（1）妊娠前已确诊为糖尿病患者。

（2）妊娠前未进行过血糖检查的孕妇，首次产前检查时进行空腹血糖或者随机血糖检查，如空腹血糖（Fasting plasmaglucose，FPG）≥7.0 mmol/L；或孕期出现多饮、多食、多尿，体重不升或下降，甚至并发酮症酸中毒，伴血糖明显升高，随机血糖≥11.1 mmol/L，应诊断为孕前糖尿病，而非 GDM。

四、处理

首先进行孕前的咨询与管理，处理原则为控制血糖，减少母儿并发症，主要治疗包括医学营养治疗、运动疗法和胰岛素治疗。

（一）孕前咨询与管理

所有糖尿病女性及以前曾患过 GDM 的女性计划怀孕前应进行 1 次专业的健康咨询，包括了解糖尿病与妊娠的相互影响、眼底检查、糖尿病肾病及其他并发症评估、合理用药及血糖控制情况。

（二）妊娠期及分娩期处理

此期处理包括血糖控制、母儿监护、分娩时机及分娩方式的选择。

1.血糖控制

多数 GDM 患者经合理饮食控制和适当运动治疗，均能控制血糖在满意范围。

（1）妊娠期血糖控制目标：孕妇无明显饥饿感，空腹/餐前血糖<5.3 mmol/L；餐后 2 小时<6.7 mmol/L；夜间>3.3 mmol/L，糖化血红蛋白<5.5%。

（2）医学营养治疗（medical nutrition treatment，MNT）：亦称饮食治疗，目的是使糖尿病孕妇的血糖控制在正常范围，保证母亲和胎儿的合理营养摄入，减少母儿并发症的发生。每天总能量摄入应基于孕前体重和孕期体重增长速度确定。其中碳水化合物占50%～60%，蛋白质占15%～20%，脂肪占25%～30%，膳食纤维每天 25～30 g，适量补充维生素及矿物质。少量多餐、定时定量进餐对血糖控制非常重要。早、中、晚三餐的能量应分别控制在10%～15%、30%、30%，加餐点心或水果的能量可以在5%～10%，有助于预防餐前的过度饥饿感。避免能量限制过度而导致酮症的发生，造成对母儿的不利影响。

（3）运动疗法：每餐后 30 分钟进行低至中等强度的有氧运动，运动的频率为 3～4 次/周，可降低妊娠期基础的胰岛素抵抗。

（4）药物治疗：口服降糖药在妊娠期应用的安全性、有效性尚未得到足够证实，在孕期应谨慎使用。对饮食治疗不能控制的糖尿病，胰岛素是主要的治疗药物。胰岛素用量应个体化，一般从小剂量开始，并根据病情、孕期进展及血糖值加以调整。中效胰岛素和超短效/短效胰岛素联合是目前应用最普遍的一种方法，即三餐前注射短效胰岛素，睡前注射中效胰岛素。

妊娠早期因早孕反应进食量减少，需减少胰岛素用量。妊娠中后期的胰岛素用量常有不同程度增加，妊娠 32～36 周达高峰，36 周后稍下降。产程中，血糖波动很大，由于体力消耗大，进食少。容易发生低血糖，因此应停用一切皮下胰岛素，并严密监测血糖。

糖尿病酮症酸中毒时，主张应用小剂量胰岛素。血糖>13.9 mmol/L，将胰岛素加入 0.9%

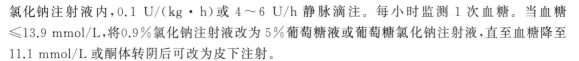

氯化钠注射液内,0.1 U/(kg·h)或 4～6 U/h 静脉滴注。每小时监测 1 次血糖。当血糖≤13.9 mmol/L,将0.9％氯化钠注射液改为 5％葡萄糖液或葡萄糖氯化钠注射液,直至血糖降至11.1 mmol/L 或酮体转阴后可改为皮下注射。

2.母儿监护

定期监测血压、水肿、尿蛋白、肾功能、眼底和血脂。孕期可采用彩色多普勒 B 超和血清学检查胎儿畸形及发育情况。妊娠晚期采用 NST、计数胎动、B 超检测羊水量及脐动脉血流监测胎儿宫内安危。

3.分娩时机

原则上血糖控制良好的孕妇,在严密监测下尽量在妊娠 38 周以后终止妊娠。如果有死胎、死产史,或并发子痫前期、羊水过多、胎盘功能不全,糖尿病伴微血管病变者确定胎肺成熟后及时终止妊娠。若胎肺不成熟,则促胎儿肺成熟后及时终止妊娠。

4.分娩方式

糖尿病本身不是剖宫产的指征。决定阴道分娩者。应制订产程中的分娩计划,产程中密切监测孕妇血糖、宫缩、胎心变化,避免产程过长。

选择剖宫产手术指征:糖尿病伴微血管病变、合并重度子痫前期或胎儿生长受限、胎儿窘迫、胎位异常、剖宫产史、既往死胎、死产史。孕期血糖控制不好,胎儿偏大者尤其胎儿腹围偏大,应放宽剖宫产指征。

(三)产后处理

胎盘排出后,体内抗胰岛素物质迅速减少,大部分 GDM 产妇在分娩后不再需要使用胰岛素。胰岛素用量较孕期减少 1/2～2/3。产后空腹血糖反复≥7.0 mmol/L,应视为糖尿病合并妊娠。产后6～12周行 75 g OGTT 检查,明确有无糖代谢异常及种类,并进行相应治疗。鼓励母乳喂养。

(四)新生儿处理

出生后 30 分钟内进行末梢血糖测定,根据血糖情况,适当喂糖水,必要时 10％的葡萄糖缓慢静脉滴注。常规检查血红蛋白、血钾、血钙及镁、胆红素,注意保暖和吸氧等。密切注意新生儿呼吸窘迫综合征的发生。

(代　艳)

第七节　妊娠合并缺铁性贫血

缺铁性贫血是指体内可用来制备血红蛋白的储存铁不足,红细胞生成障碍所发生的小细胞低色素性贫血,是铁缺乏的晚期表现。由于妊娠期妇女的生理改变,66％的孕妇可发生缺铁性贫血,占妊娠期贫血的 95％。铁是人体最重要的微量元素之一,是构成血红蛋白必需的原料。人体血红蛋白铁约占机体总铁量的 70％,剩余的 30％以铁蛋白及含铁血黄素的形式储存在肝、脾、骨髓等组织,称储存铁,当铁供应不足时,储存铁可供造血需要,所以铁缺乏早期无贫血表现。当铁缺乏加重,储存铁耗竭时,才表现出贫血症状和体征,故缺铁性贫血是缺铁的晚期表现。

体内许多含铁酶和铁依赖酶控制着体内重要代谢过程,因此,铁与组织呼吸、氧化磷酸化、胶原合成、卟啉代谢、淋巴细胞及粒细胞功能、神经递质的合成与分解、躯体及神经组织的发育都有关系。铁缺乏时因酶活性下降导致一系列非血液学的改变,如上皮细胞退变、萎缩、小肠黏膜变薄致吸收功能减退、神经功能紊乱、抗感染能力降低等。

一、病因

(一)铁的需要量增加

由于胎儿生长发育需要铁 $250\sim350$ mg,妊娠期增加的血容量需要铁 $650\sim750$ mg,故整个孕期共需增加铁 1 000 mg 左右。

(二)孕妇对铁摄取不足或吸收不良

孕妇每天至少需要摄入铁 4 mg。按正常饮食计算,每天饮食中含铁 $10\sim15$ mg,而吸收率仅为 10%,远不能满足妊娠期的需要。即使是在妊娠后半期,铁的最大吸收率达 40%,仍不能满足需要,若不给予铁剂补充,容易耗尽体内的储存铁而造成贫血。

(三)不良饮食习惯

蔬菜摄入量少、长期偏食和饮浓茶不但使铁的摄入减少,而且吸收也不足。

(四)其他

既往月经过多、多产或分娩过于频密等使铁的丢失过多,早孕反应重使得铁的摄入不足。

二、发病机制

孕妇缺铁使体内长期处于铁的负平衡,机体便动用储备铁,继之使血清铁、血铁蛋白逐渐下降到最低点。当体内的铁耗尽,发生红细胞内缺铁时,便会导致红细胞生成障碍。

三、贫血对妊娠的影响

慢性或轻度贫血机体能逐渐适应而无不适,对妊娠和分娩影响不大。中度以上的贫血由于组织对缺氧的代偿可出现心率加快,心排血量增加,继续发展则心脏代偿增大,心肌缺血,当血红蛋白<50 g/L时易发生贫血性心脏病。贫血的孕妇由于子宫胎盘缺血极易合并妊娠高血压疾病;由于抵抗力降低易导致感染的发生;缺血的子宫易引起宫缩不良而导致产程延长和产后出血;因氧储备不足,对出血的耐受性差,即使产后出血不多也容易引起休克而危及生命;对产科手术的麻醉耐受性差,容易发生麻醉意外。

贫血孕妇氧储备不足可影响胎儿的生长发育和胎儿的储备能力,故胎儿生长受限、低出生体重儿、胎儿窘迫、新生儿窒息的发生率升高。

铁通过胎盘单方向源源不断运输给胎儿,轻、中度的贫血对胎儿没有影响,但严重缺铁性贫血的孕妇没有足够的铁供给胎儿,胎儿出生后同样表现为小细胞低色素性贫血。

四、诊断依据

(一)病史

既往有月经过多、钩虫病等慢性失血的病史;长期偏食、胃肠功能紊乱、营养不良;合并肝肾疾病和慢性感染。经铁剂治疗有效对诊断有重要的辅助价值。

(二)临床表现

缓慢起病,轻者常无明显症状。随着贫血的出现皮肤黏膜逐渐苍白,以唇、甲床最明显,也可出现头发枯黄、倦怠乏力、不爱活动或烦躁、注意力不集中、记忆力减退。重者表现为口腔炎、舌乳头萎缩、反甲、心悸、气短、头昏、耳鸣、腹泻、食欲缺乏、少数有异食癖等,严重的可见水肿、心脏扩大或心力衰竭。

(三)实验室检查

这是诊断缺铁性贫血的重要依据。

1.血常规

血常规表现为小细胞低色素性贫血,血红蛋白<100 g/L,网积红细胞正常或略高,轻度患者白细胞及血小板计数均在正常范围,严重时三系均降低。红细胞平均体积(MCV)<80 fL,红细胞平均血红蛋白量(MCH)<27 pg,红细胞平均血红蛋白浓度(MCHC)<30%。

2.血清铁和总铁结合力

当孕妇血清铁<8.95 μmol/L(50 μg/dL),总铁结合力>64.44 μmol/L(360 μg/dL)时,有助于缺铁性贫血的诊断。

3.血清铁蛋白

血清铁蛋白是反映体内铁储备的主要指标,血清铁蛋白<14 μg/L(<20 μg/L 为贮铁减少,<12 μg/L为贮铁耗尽)可作为缺铁的依据。

4.骨髓象

红系造血呈轻度或中度活跃,以中晚幼红细胞增生为主,骨髓铁染色可见细胞内外铁均减少,尤以细胞外铁减少更有诊断意义。

五、治疗

(一)补充铁剂

主要方法是口服铁剂,常用硫酸亚铁片剂 0.2～0.3 g,每天 3 次,饭后服用,以减少对胃肠道的刺激。琥珀酸亚铁 0.2～0.4 g,每天 3 次,其含铁量高,且吸收好,生物利用度高,不良反应小。同时服用维生素C可保护铁不被氧化,促进铁吸收。

注射铁剂的应用指征:①口服铁剂消化道反应严重。②原有胃肠道疾病或妊娠剧吐。③贫血严重。④妊娠中、晚期需要快速补铁。

注射用铁剂有右旋糖酐铁及山梨醇枸橼酸铁两种剂型。

1.右旋糖酐铁

首剂 20～50 mg,深部肌内注射,如无反应,次日起每天或隔 2～3 天注射 100 mg。右旋糖酐铁也可供静脉注射,由于反应多而严重,一般不主张,初用者使用前需作皮内过敏试验。总剂量为每提高 1 g 血红蛋白需右旋糖酐铁 300 mg,也可按以下方法计算:右旋糖酐铁总剂量(mg)＝300×(正常血红蛋白克数－患者血红蛋白克数)＋500 mg(补充部分贮存铁)。

2.山梨醇铁剂

有吸收快、局部反应小的特点,每次 115 mg/kg,肌内注射。每升高 1 g 血红蛋白需山梨醇铁 200～250 mg,总剂量可参考上述公式。

(二)输血

缺铁性贫血一般不需输血,仅适用于严重病例和症状明显者,当血红蛋白<60 g/L,接近预产期或短期内需分娩者应少量多次输注浓缩红细胞悬液,每次输 1 单位,输注时必须掌握速度避免加重心脏负担或诱发急性左心衰竭,对有心功能不全者更应注意。

(三)产科处理

1.临产后应配血

以防出血多时能及时输血。

2.预防产后出血

严密监测产程,第一产程避免时间过长,第二产程尽可能缩短,必要时予以助产;胎儿前肩娩出后,药物促进子宫收缩,促进第三产程;产后尽快仔细检查和缝合损伤的软产道,减少产后出血量。

3.预防感染

产程中严格无菌操作,产后应用广谱抗生素。

六、预防

为满足孕期对铁需要量的增加,鼓励孕妇多进食含铁丰富的食物,如牛肉、动物内脏、苹果、大枣、荔枝、香蕉、黑木耳、香菇、黑豆、芝麻等;纠正偏食的习惯;妊娠中期后应常规补铁;积极纠正胃肠功能紊乱及其他易引起缺铁性贫血的并发症。

(代　艳)

第八节　妊娠合并溶血性贫血

溶血性贫血是由于红细胞破坏过多、过快,而骨髓造血代偿不足引起的一类贫血,因病因或原发病不同,临床表现也不尽相同,明确诊断需较高条件的实验室检查,故容易引起漏诊、误诊。溶血性贫血临床上分为遗传性和后天获得性两大类型,诊断上首先根据红细胞破坏过多、血红蛋白代谢产物增多、骨髓代偿性红系细胞增多,以及红细胞生存时间缩短确定是否为溶血性贫血,然后通过实验室检查进一步明确其病因所在。

一、遗传性溶血性贫血

遗传性溶血性贫血以溶血和溶血性贫血为主要临床表现的遗传性疾病,是全球最常见的遗传性疾病,其包括由红细胞膜异常、红细胞酶缺陷和血红蛋白异常引起的疾病,疾病的早期和轻型患者不一定有贫血,故称其为遗传性溶血性疾病更为合适。因此,并非所有患者均自幼即有贫血,不少患者到成年期始被发现,由于遗传规律的异质性,不一定都有家族史,因此造成诊断困难。

(一)遗传性球形红细胞增多症

1.发病机制

遗传性红细胞膜缺陷引起的溶血性贫血最常见为遗传性球形红细胞增多症,其基本病变是基因突变,导致红细胞膜骨架蛋白缺陷,影响膜骨架蛋白垂直连接,不能提供对红细胞膜双层脂质的支持,最终导致膜表面积丢失,形成球形红细胞。脾脏不仅扣留球形红细胞,并加速其膜的丢失和球形红细胞的形成。

2.遗传方式

遗传方式大多数呈常染色体显性遗传,子代发病率50%,病变基因位于第8号或第12号染色体短臂,75%有家族史。常染色体隐性遗传的遗传性球形红细胞增多症患者往往合并新的突变才发病。25%无家族史,可能与新的基因突变有关。因此,遗传性球形红细胞增多症是一组异质性疾病,可有不同遗传方式,但每一家系有其特有的突变表现。

3.临床表现

具有异质性和多样性,发病年龄可从儿童、青少年,甚至到老年,贫血可轻可重,多数病例可无贫血。按血红蛋白及收缩蛋白含量临床上分为静止携带者、轻型、中度及重度,人群中以轻型和亚临床型占多数,携带者和轻型较难诊断,往往在妊娠时才首次出现贫血,因此很大程度上取决于临床医师的警惕性。

贫血、黄疸和脾大为主要临床表现,但黄疸和贫血不成比例,常见轻到中度贫血,间歇性黄疸,常并发胆石症,个别可见小腿迁延性溃疡。

严重病例贫血严重,需要输血维持生命,每当受凉、劳累或感染可诱发溶血危象表现为贫血加重、黄疸加深,可危及生命。

个别病例因病毒感染后引起骨髓暂时抑制,表现为贫血突然加重,网织红细胞减少,更严重者表现为再生障碍危象的全血减少,患者可因此死亡。

4.实验室检查

(1)血常规:慢性期为轻度贫血,小球红细胞为其特征。血常规红细胞平均体积<80 fL+红细胞平均血红蛋白浓度>354 g/L+红细胞分布宽度>14%诊断遗传性球形红细胞增多症较为准确;外周血涂片小球形红细胞的形态单一,表现为细胞的大小和密度均一,比例为20%~40%。

(2)筛查试验:①红细胞渗透性脆性试验脆性增高。②酸化甘油溶血试验阳性。③流式细胞仪荧光测定荧光值明显减低。

(3)红细胞膜蛋白电泳检查:遗传性球形红细胞增多症的筛查试验不能肯定诊断时,采用红细胞膜蛋白电泳法,80%可以检查出膜蛋白异常。

(4)骨髓象:红系增生活跃,当再生障碍危象时红系再生低下。

5.诊断

根据黄疸、贫血和脾大,加上球形红细胞和网织红细胞增多的血常规特点和红细胞脆性增加诊断并不难,如有家族史则更有助于诊断。

6.疾病对妊娠的影响

溶血和贫血的严重程度取决于脾脏是否存在,脾脏完整的患病孕妇由于红细胞破坏多于生成,容易出现严重的溶血和贫血,表现为妊娠期间突然出现严重的溶血性贫血。

7.治疗

(1)目前没有办法进行治疗,只有在贫血严重时予以输血。

(2)脾脏切除的指征:大多数病例脾切除效果好,去除了吞噬变形红细胞的场所,可控制溶血的发生,延长红细胞寿命,轻型可纠正贫血,重型可改善贫血,但球形红细胞数量不变甚至增多。但是脾脏切除后可能发生致命的肺炎链球菌败血症为主要的危重并发症,此外,术后反应性血小板增多、肺动脉高压及血栓形成的危险存在,因此脾脏切除适用于重度病例,中度患者如能代偿,可不行脾切除,但伴有脾大贫血者可考虑手术。有症状的胆结石患者手术的可考虑同时切除胆囊。

(3)使用叶酸可防止叶酸缺乏加重贫血。

(二)遗传性红细胞酶病

遗传性红细胞酶病是一组因遗传因素导致红细胞内的代谢酶类发生病变而引起的溶血性疾病,这些酶大多为能量代谢酶和氧化还原酶。现已发现 19 种红细胞酶缺乏和 1 种酶活性过高可以引起溶血,其中最为常见的是葡萄糖-6-磷酸脱氢酶缺乏引起的溶血性贫血。

1.遗传方式

葡萄糖-6-磷酸脱氢酶基因位于 X 染色体上,遗传方式为性连锁不完全显性遗传。男性携带缺陷的基因可完全表达,引起酶缺乏,该病变基因由母亲遗传给儿子。而女性杂合子体内有葡萄糖-6-磷酸脱氢酶缺乏和正常的两群红细胞,两者的比例可相差很大,该比例决定杂合子女性的表型是正常或异常。

2.发病机制

葡萄糖-6-磷酸脱氢酶是防止红细胞蛋白被氧化损伤的看家酶,有缺陷的红细胞受氧化剂的攻击或发生感染会引起红细胞破坏,导致急性溶血,但是受氧化剂攻击后的敏感性也有差异。

3.临床表现

根据酶的活性和发病的诱因分类。

(1)无诱因的溶血性贫血:葡萄糖-6-磷酸脱氢酶活性很低,甚至可为 0。表现为红细胞破坏加速,机体不能代偿,表现为慢性溶血性贫血。

(2)蚕豆性溶血性贫血:葡萄糖-6-磷酸脱氢酶活性呈中度到重度缺乏,一般在 10% 以下。平时无溶血反应,因食用蚕豆、感染和药物(氧化剂)导致急性血管内溶血,溶血具有自限性,一般摄入后 24~72 小时发生溶血,4~7 天恢复。

(3)代偿性溶血性贫血:葡萄糖-6-磷酸脱氢酶活性在 60% 以上,临床无症状,多在体检时发现。

4.实验室检查

(1)红细胞形态:急性溶血期外周血红细胞形态可有非特异性改变,红细胞大小不一,有核红细胞、嗜多染性红细胞和红细胞碎片增多,也可见少量口形、棘形红细胞,部分患者可见少量偏心红细胞和"咬痕"红细胞。

(2)葡萄糖-6-磷酸脱氢酶缺乏症筛查试验:这类试验均对诊断葡萄糖-6-磷酸脱氢酶缺乏特异性。①变性珠蛋白小体试验:葡萄糖-6-磷酸脱氢酶缺陷者阳性细胞>28%(正常<28%)。②高铁血红蛋白还原试验:葡萄糖-6-磷酸脱氢酶显著缺陷者<30%(正常人>75%)。③荧光斑点试验:葡萄糖-6-磷酸脱氢酶缺陷的红细胞荧光明显减弱,葡萄糖-6-磷酸脱氢酶活性降低者30 分钟不出现荧光。该方法简单、可靠、灵敏,已被推荐为筛查葡萄糖-6-磷酸脱氢酶缺乏的筛选试验。

(3)葡萄糖-6-磷酸脱氢酶活力定量测定:该方法是确诊葡萄糖-6-磷酸脱氢酶缺乏症的依据,但要注意与获得性缺乏葡萄糖-6-磷酸脱氢酶症鉴别,静止期或在急性溶血发作后 2~3 个月检查较为准确。

(4)基因变异型分析:主要用于产前诊断、女性杂合子诊断和家族检测,目前尚不能列为葡萄糖-6-磷酸脱氢酶缺乏症的诊断标准。

5.诊断

根据食用蚕豆、使用药物或感染后发生溶血性贫血,结合实验室检查诊断不难,关键是临床思路是否正确。

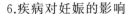

6.疾病对妊娠的影响

纯合子的女性在妊娠期间食用蚕豆、摄入氧化剂或感染可诱发急性溶血性贫血,而导致一系列产科并发症。杂合子一般不发病。

7.治疗

治疗要点是避免氧化剂的摄入。轻度的急性溶血性贫血一般的支持治疗能奏效,重度急性溶血性贫血及时输血和使用肾上腺皮质激素疗效很好。

(三)遗传性血红蛋白病

遗传性血红蛋白病是一组因珠蛋白基因突变引起血红蛋白异常的遗传病,临床上重要的遗传性血红蛋白病有镰形细胞综合征、不稳定血红蛋白病、不正常氧亲和力的血红蛋白病、血红蛋白 M 病和地中海贫血,其中以地中海贫血最为常见。

我国地中海贫血分布以华南、西南和华东地区多见。

1.发病机制

血红蛋白是一种结合蛋白,由珠蛋白和血红素构成,每一个珠蛋白分子有两对肽链(一对 α 链和一对非 α 链,非 α 链包括 β、γ、δ、ζ 和 ε 种),不同的肽链是由不同的遗传基因控制的,每一条肽链与一个血红素构成一个血红蛋白单体,人类血红蛋白是四个单体聚合而成的四聚体。正常血红蛋白主要有三种:①Hb-A($\alpha_2\beta_2$)是成人血红蛋白的主要形式,占 $96\%\sim98\%$,新生儿占 $10\%\sim40\%$,出生 6 个月后即达成人水平。②Hb-A$_2$($\alpha_2\delta_2$)在成人所占比例不超过 3%,在胎儿期只有微量甚至阙如,出生 $6\sim12$ 个月达成人水平。③Hb-F($\alpha_2\gamma_2$)主要存在于胎儿期,占胎儿血红蛋白的 $70\%\sim90\%$,出生后逐渐减少,出生 6 个月以后基本降至成人水平,即 $<1\%$。

(1)α 地中海贫血:α 珠蛋白基因缺失或缺陷,导致 α 肽链合成减少或缺乏,患者含 α 肽链的 Hb-A、Hb-A$_2$、Hb-F 合成减少,过剩的 β 及 γ 肽链各自聚合形成 Hb-H(β_4)及 Hb-Bart(γ_4)。正常 α 基因共有四个(父源和母源各两个)。α 地中海贫血的基因缺陷主要为缺失型。可分为四种类型。①静止型:缺失一个基因。②标准型:缺失两个基因。③HbH 病:缺失三个基因。④HbBart 胎儿水肿综合征:缺失四个基因。

(2)β 地中海贫血:β 珠蛋白基因缺陷,导致 β 肽链合成减少或缺乏,患者含 β 肽链的 Hb-A 合成减少,而过剩的 α 肽链与 γ 肽链或肽 δ 链结合,导致 Hb-F 或 Hb-A$_2$ 合成增多。β 地中海贫血的基因缺陷绝大多数属于非缺失型的基因点突变。可分为四种类型。①轻型:基因型为 β 链生成完全受抑制或 β 链生成部分受抑制的杂合体。②中间型;③重型(Cooley 贫血):基因型为 β 链生成完全受抑制或 β 链生成部分受抑制的纯合体,β 链生成完全受抑制和 β 链生成部分受抑制的双重杂合体。

2.遗传方式

α 地中海贫血属常染色体隐性遗传,分子基础是位于 16 号染色体上的 α 珠蛋白基因先天缺失(缺失型),少数 α 地中海贫血是由于 α 珠蛋白基因的点突变导致其功能障碍(非缺失型)。β 地中海贫血属常染色体隐性遗传,分子基础是位于 11 号染色体上的 β 珠蛋白基因先天缺失,多数 β 地中海贫血是由于珠 β 蛋白基因的点突变所致。按照孟德尔方式传递的疾病。

3.临床表现

(1)地中海贫血纯合子状态:地中海贫血纯合子状态因为贫血严重,不可能生存至生育年龄,故不存在合并妊娠的问题。

(2)地中海贫血杂合子状态:临床表现不一,有的完全没有症状,有的仅表现为慢性溶血及贫血,典型的外周血红细胞为小细胞低色素性贫血,红细胞渗透脆性降低。α地中海贫血的静止型无临床症状和体征,亦无贫血,红细胞形态正常;标准型表现为轻度贫血,部分包涵体生成试验阳性;血红蛋白分析在静止型与标准型均表现为 Hb-A$_2$ 降低;HbH 病常有轻度或中度贫血、肝脾大、黄疸,Hb 电泳可发现 HbH 带。β地中海贫血的血红蛋白电泳主要表现为 Hb-A$_2$ 增高、Hb-F 增高,而 Hb-A 降低。

地中海贫血杂合子状态的妇女因为贫血轻,不影响正常生活和妊娠,故合并妊娠的问题集中在对子代遗传方面的分析和诊断。

4.诊断

地中海贫血的诊断和分型在孕期做出判断固然重要,但婚前或孕前的诊断更为重要。

(1)筛查试验。①血常规:红细胞平均体积≤80 fL,红细胞平均血红蛋白量≤25 pg,应疑地中海贫血可能。②外周血涂片红细胞形态:重型地贫红细胞大小不均,中央苍白区扩大,靶形红细胞及幼红细胞增多,甚至有红细胞碎片;Hb-H 病可见靶形红细胞和泪滴样红细胞,但红细胞碎片少见。③变性珠蛋白小体:诊断 Hb-H 病的一项简易而特异的方法,即使血红蛋白电泳未见 H 区带,变性珠蛋白小体也可为阳性。④异丙醇试验:血红蛋白 H 病阳性率高。⑤血红蛋白分析:是最简单的判断方法,β地中海贫血表现为 Hb-A$_2$ 升高,可达 4%~10%;α地中海贫血 Hb-A$_2$ 减少,一般在 2.5% 以下。⑥抗碱血红蛋白测定:是判断 Hb-F 的重要标志。

(2)基因诊断:目前聚合酶链反应(PCR)及其衍生的相关技术已成为α地中海贫血基因诊断最常用方法。对β地中海贫血的基因诊断采用聚合酶链反应/抗链霉素溶血素“O”探针杂交、聚合酶链反应/反向点杂交及多重等位基因特异性聚合酶链反应等技术。

(3)产前诊断:若夫妇双方均为同一类型地中海贫血杂合子,依照遗传规律,其后代有 1/4 机会为纯合子,2/4 机会为杂合子,1/4 机会为正常。临床上应避免纯合子胎儿出生,很有必要对夫妇双方进行有效的产前筛查,最好能在婚前或孕前医学检查得出诊断,并进行生育指导,对夫妇双方为同型杂合子进行必要的产前诊断,判断胎儿病情,及早对纯合子胎儿做出诊断,及时对出生缺陷进行干预。产前诊断是利用胎儿标本进行,胎儿标本的来源为妊娠 11 周后可取绒毛细胞,16 周后取羊水细胞,亦可于 20 周后取脐血。胎儿脐血检查可同时做基因检查及血红蛋白电泳检测,准确率较高。

5.疾病对妊娠的影响

能妊娠的妇女,地中海贫血多为轻型,母子预后一般较好,但流产、早产、死胎、胎儿畸形等发生率仍高于正常人群。

6.处理

孕期处理以支持妊娠为主,一般不需要特殊治疗。

(1)一般治疗:主要是加强营养。地中海贫血患者骨髓多处于增生状态,消耗大量的叶酸,而且妊娠期对叶酸的需要量增加,因此注意叶酸的补充;合并缺铁时才可考虑补充铁剂,否则严禁补铁。

(2)积极处理妊娠并发症:包括妊娠高血压疾病、贫血性心脏病、感染等。

(3)纠正贫血:若贫血较严重(血红蛋白<60 g/L),可采用少量间断输浓缩红细胞悬液以维持血红蛋白在 90 g/L 以上较为理想。

(4)预防产后出血:积极处理产程,杜绝产程延长,正确处理第三产程和合理使用宫缩药等。

二、后天获得性溶血性贫血

后天获得性溶血性贫血根据病因及机制主要分为免疫性溶血性贫血,感染所致的溶血性贫血,化学、物理、生物毒素所致的溶血性贫血,机械创伤和微血管病性溶血性贫血和阵发性睡眠性血红蛋白尿症。

(一)免疫性溶血性贫血

常见的免疫性溶血性贫血根据病因及发病机制,又可分为自身免疫性溶血性贫血及药物诱发的免疫性溶血性贫血。

1.自身免疫性溶血性贫血

(1)诊断:自身免疫性溶血性贫血是免疫性溶血性贫血的最常见类型,分为温抗体型、冷抗体型及温冷双抗体型。

临床表现轻重不一且多样化,多为急性起病,表现为寒战、发热、腰痛、呕吐、腹泻、头痛和烦躁,严重可表现休克和昏迷。半数以上有轻至中度的脾大。

实验室检查贫血轻重不一,是典型的正细胞正色素性贫血,血片可见较多的球形红细胞,网织红细胞增高,有时呈大细胞血常规。骨髓以幼红细胞增生为主的增生改变。血清胆红素中度升高,以间接胆红素为主。Coombs 直接实验阳性。

分型的诊断与鉴别主要依据相关的特异性实验室检查。外周血成熟红细胞 Coombs 试验,主要用于检测血管内成熟红细胞上的自身抗体以证实温抗体型自身免疫性溶血性贫血;冷凝集素试验用于检测患者血清中的冷凝集素以证实冷抗体型;当-兰(D-L)试验用于检测 D-L 抗体引起的阵发性冷性血红蛋白尿症。

一旦诊断确立,应寻找可能的病因以确定是原发性还是继发性,后者常见于慢性淋巴细胞增殖性疾病,如淋巴瘤、慢性淋巴细胞白血病等或为风湿性疾病和某些感染性疾病所致。只有确实找不到继发病因时方可诊断原发性自身免疫性溶血性贫血。有时溶血性贫血可以诊断,但有关溶血病理机制的检查皆阴性,可先用肾上腺皮质激素试验性治疗,若明显有效,可以回顾性确诊 Coombs 试验阴性的自身免疫性溶血性贫血。

(2)治疗:首先应强调病因治疗,即根治原发病,尽可能避免输血。但对于严重危及生命的贫血,应予缓慢的洗涤红细胞输注,有报道在输血前给予大剂量丙种球蛋白更为有效。肾上腺皮质激素仍是目前治疗自身免疫性溶血性贫血的首选药物,但应注意同时应予以保护胃黏膜、补钙及监测血糖。对于治疗无效或在激素减量过程中复发的患者,可给予免疫抑制剂如环孢素 A 或激素联合应用细胞毒免疫抑制剂,如环磷酰胺。早期使用环孢素 A、大剂量丙种球蛋白联合激素治疗能迅速控制溶血,并减少复发。对于大剂量皮质激素和免疫抑制剂无效或反复复发且病情危重的溶血患者可考虑脾切除,特别是温抗体型效果较好。但应注意脾切除后易继发肺炎链球菌、流感嗜血杆菌及脑膜炎球菌感染的风险。对于无手术适应证者脾脏照射也可作为选择之一。自体造血干细胞移植毒副作用大,移植相关病死率高,目前尚未能在临床上广泛开展。单克隆抗体的治疗是近年来开始采用的一种新型手段,如 CD20 单抗和 CD52 单抗用于继发于慢性淋巴增生性疾病的自身免疫性溶血性贫血患者疗效喜人。

2.药物诱发的免疫性溶血性贫血

(1)诊断:药物诱发的免疫性溶血性贫血是药物使用过程中出现的一种严重的不良反应,即药物引起机体产生抗体介导或补体介导的红细胞急剧破坏。到目前为止,已被证实易诱发溶血的药物主要有第三代头孢菌素、双氯芬类药物、甲基多巴,使用超过 10 天的大剂量青霉素、利福平、氟达拉宾、左旋多巴、奎尼丁以及甲芬那酸等。

凡出现溶血性贫血者均应仔细询问病史,有肯定服药史者,一般诊断不难,加上停药后溶血迅速消失,可确立诊断。实验室检查可确定溶血性质及其与药物间的关系。

抗人球蛋白试验在诊断药物相关性免疫性溶血性贫血中有一定价值。对半抗原型药物诱发的免疫性溶血性贫血可测血清中的药物抗体,若此类抗体结合在红细胞上,则抗人球蛋白试验呈阳性;自身免疫性溶血性贫血无论加与不加药物抗人球蛋白试验均可阳性。这些特点结合冷凝集素和 D-L 试验阴性,不难与特发性温抗体型和冷抗体型自身免疫性溶血性贫血鉴别。

(2)治疗:首先停用一切可疑药物,特别是对严重溶血者,这是抢救生命的关键,同时应用肾上腺皮质激素对加速病情恢复可能有效。对一些药物引起的血管内溶血,除贫血外,尚应积极处理肾衰竭或弥散性血管内凝血等并发症。

(二)感染所致的溶血性贫血

此类溶血性贫血较少见,主要是病原体直接作用于红细胞的结果。常见的致病菌有产气荚膜杆菌、溶血性球菌、肺炎球菌、金黄色葡萄球菌、大肠埃希菌等。原虫感染中以疟疾最多见。病毒中有肝炎病毒和巨细胞病毒引起溶血性贫血的报道。

诊断依据主要是有感染原发病的表现同时出现贫血,此时应立即做有关溶血的相关检查,以利早期诊断。

积极治疗原发病的同时可短期内给予激素治疗。

(三)化学、物理、生物毒素所致的溶血性贫血

此类溶血性贫血临床更为罕见,可引起溶血性贫血的化学物质主要有氧化剂类如芳香族有机物、氧原子以及有氧化作用的化学物质如铜、砷、铅等;物理因素主要指烧伤和射线;生物毒素主要指蛇毒、蜘蛛、蜂蜇等。

诊断主要依赖明确的服用史、接触史以及动物咬伤史和溶血性贫血存在的证据。对其治疗首先应避免再次摄入有毒物质和射线的接触以及动物咬伤,同时排出有毒物质,以积极的支持治疗为主,严重贫血可予输血,对于生物毒素引起者可予较大剂量糖皮质激素治疗。

(四)机械性因素引起的溶血性贫血

机械性溶血性贫血是指红细胞受到外界机械性撞击、湍流的冲击、剪切力或在循环中压力作用下强行通过狭小的血管(如行军性血红蛋白尿症、创伤性心源性溶血性贫血)以及在运行中受纤维蛋白丝的切割(如微血管病性溶血性贫血)等原因,发生破裂产生的血管内溶血。依据不同的机制分为行军性血红蛋白尿症、创伤性心源性溶血性贫血和微血管病性溶血性贫血。

1.行军性血红蛋白尿症

行军性血红蛋白尿症的诊断主要依据运动后 0.5～5 小时出现血红蛋白尿伴有腰酸、足底和尿道烧灼感以及血管内溶血的实验室检查发现尿 Rous 试验(＋)等。

本病除碱化利尿、支持对症治疗外无特殊治疗,可在停止运动后自行消失。

2.创伤性心源性溶血性贫血

创伤性心源性溶血性贫血诊断主要依据患者的心脏病史、心脏手术史(各种瓣膜置换术)结合溶血性贫血的临床和实验室发现。对心脏病或是心脏手术后出现溶血性贫血的患者应想到本病的可能。

非手术患者若贫血程度较轻可不予处理,严重者可适量输血;对于人工瓣膜撕裂、人工瓣膜放置不妥或人工瓣膜周围有渗漏者应尽快手术治疗。

3.微血管病性溶血性贫血

引起微血管病性溶血性贫血的病因很多,典型代表是溶血性尿毒症综合征(HUS)、血栓性血小板减少性紫癜(TTP),其他还有转移癌、子痫、产后溶血性尿毒症、恶性高血压、弥散性血管内凝血、自身免疫性疾病等。

此类疾病的诊断依据主要是:①血管内溶血的临床表现,若为 TTP 还有发热、肾功能损害、神经系统异常、出血表现。②血管内溶血的实验室发现,特别是外周血涂片可见到典型的破碎红细胞,TTP 患者可有进行性血小板下降和严重凝血功能紊乱,骨髓红系增生伴巨核细胞增多。

治疗的关键是处理原发病,发作时按照急性溶血处理,可予大剂量激素和免疫抑制剂,对于TTP 血浆置换疗法可挽救患者生命。发生严重的凝血功能紊乱按照处理原则处理。

(五)阵发性睡眠性血红蛋白尿症(PNH)

阵发性睡眠性血红蛋白尿症是一种获得性造血干细胞异常克隆性疾病,临床上主要有三大特点:血管内溶血、不同程度的骨髓衰竭和易栓倾向。

阵发性睡眠性血红蛋白尿症诊断主要依据以下几方面。

1.临床表现

(1)血管内溶血的表现:常有贫血、血红蛋白尿、乏力、急慢性肾衰竭、反复泌尿系统感染、腹痛、胃胀、背痛、头痛、食管痉挛、胆石症等表现。

(2)血栓的症状:静脉血栓如腹部静脉血栓、门脉高压、食管静脉曲张;脑静脉血栓可出现头痛、出血性栓塞;视网膜静脉血栓表现为视力丧失;深静脉血栓多表现为下肢和肺栓塞。

(3)骨髓衰竭的表现:贫血、感染和出血。

2.血管内溶血的实验室依据

血红蛋白尿、含铁血黄素尿、血清乳酸脱氢酶增高、血清游离血红蛋白含量增高、血清结合珠蛋白下降以及骨髓呈现增生性贫血骨髓象等。

阵发性睡眠性血红蛋白尿症克隆的检测。

传统手段:Ham 试验、糖水试验、蛇毒溶血试验以及微量补体敏感试验,这些手段敏感性和特异性均较低。

现代方法:①流式细胞仪检测外周血红细胞 CD59 和/或 CD55,外周血粒细胞 CD59、CD24 和 CD16,其他粒细胞表面的 GPI 锚连蛋白,这是目前诊断阵发性睡眠性血红蛋白尿症的"金标准",敏感性和特异性均较高;流式细胞仪外周血粒细胞 FLAER 检测,较上述 CD55、CD59 更敏感,可早期发现少量阵发性睡眠性血红蛋白尿症克隆。②PIGA 基因突变检测是诊断阵发性睡眠性血红蛋白尿症最特异性指标,但因突变类型多样性和探针、引物的有限性尚未普遍开展。

3.治疗

阵发性睡眠性血红蛋白尿症主要分为对本治疗和对症支持治疗。

(1)对本治疗。

控制溶血的治疗(补体抑制治疗):肾上腺糖皮质激素仍是治疗阵发性睡眠性血红蛋白尿症的首选药物,对补体依赖溶血有较强的抑制作用。免疫抑制剂环孢素 A 比单用激素疗效明显。实验证实补体早期成分(C_5 以前)的缺失可能导致化脓性感染风险的增加以及自身免疫现象,但补体末端成分的缺失却无明显并发症出现。因此,特异性 C_5 单抗已安全地应用于临床,并取得了令人满意的疗效,它不仅可以显著减轻溶血、减少输血次数、改善贫血,还可以很好地控制血栓发生、改善肾功能、改善 NO 消耗引起的临床表现。但 C_5 单抗治疗也存在一定瓶颈,如 GPI-细胞受到保护,其克隆数显著升高。因此,虽然溶血减少,但其溶血的风险不断增加,且 C_5 单抗不能纠正阵发性睡眠性血红蛋白尿症患者的骨髓衰竭。

抑制阵发性睡眠性血红蛋白尿症克隆的治疗:抑制阵发性睡眠性血红蛋白尿症克隆才是有望根治阵发性睡眠性血红蛋白尿症的治疗手段。①干细胞移植:对于难治、复发或存在危及生命的血栓事件可考虑异基因干细胞移植。②化疗:减量的 DAG/HAG 方案治疗难治、复发性阵发性睡眠性血红蛋白尿症,3 个疗程后患者体内阵发性睡眠性血红蛋白尿症克隆明显减少,溶血指标明显好转,外周血细胞减少者经血常规检验均有明显进步,所有患者均脱离输血,患者肾上腺糖皮质激素的用量较化疗前减少一半以上,部分患者可脱离激素治疗。其机制可能是化疗可以杀伤阵发性睡眠性血红蛋白尿症克隆细胞和正常克隆细胞,而正常克隆增殖较阵发性睡眠性血红蛋白尿症克隆快,正常克隆细胞出现生长优势。但是化疗治疗阵发性睡眠性血红蛋白尿症是一种正在摸索的治疗手段,尚未普遍应用于临床,应严格掌握适应证,只适用于激素治疗无效、减量后复发或激素不能耐受的患者。

(2)支持及对症治疗:主要包括促造血(如雄激素及造血生长因子)、输血、补充造血原料、抗氧化剂和碱性药物的应用。并发症处理包括抗栓塞治疗和感染的防治。

综上所述,溶血性贫血病因繁多、机制复杂,只有掌握正确的诊断思路,有序使用可靠的检测手段,才能明晰其类型,做到准确诊断、正确治疗。

治疗期间兼顾孕妇病情轻重和妊娠的期限。妊娠早期发病者如病情重,以孕妇为重,治疗好转后可考虑终止妊娠,特别是需要化疗的孕妇。妊娠中期以后发病,治疗的同时可继续妊娠,严密观察妊娠的经过。分娩前最好保证病情能稳定控制和血红蛋白在 90 g/L 以上。

(代 艳)

第十一章

正 常 分 娩

第一节 分娩的因素

决定分娩的要素有四：即产力、产道、胎儿及精神因素。产力为分娩的动力，但受产道、胎儿及精神因素制约。产力可因产道及胎儿的异常而异常，或转为异常；产力也可受到产妇精神因素的直接影响，比如：产程开始后，由于胎位异常，宫缩表现持续微弱，或开始良好继而出现乏力；在产妇对分娩有较大的顾虑时，可能从分娩发动之初宫缩就表现为不规律或持续在微弱状态。骨盆大小、形状和胎儿大小、胎方位正常时，彼此不产生不良影响；但如果胎儿过大、某些胎儿畸形或胎位异常，或骨盆径线小于正常或骨盆畸形，则即便产力正常，仍可能导致难产。

一、产力

产力是分娩过程中将胎儿及其附属物逼出子宫的力量，包括宫缩（子宫收缩力）、腹压（腹壁肌肉即膈肌收缩力）和肛提肌收缩力。

（一）子宫收缩力

子宫收缩力是临产后的主要产力，贯穿于整个分娩过程中。临产后的宫缩能迫使宫颈管短缩直至消失，宫口扩张，胎先露部下降、胎儿和胎盘胎膜娩出。

临产后的正常宫缩具有以下特点。

1.节律性

节律性宫缩是临产的重要标志之一。正常宫缩是子宫体部不随意的、有节律的阵发性收缩。每次阵缩总是由弱渐强（进行期），维持一定时间（极期），随后由强渐弱（退行期），直至消失进入间歇期（图 11-1），间歇期子宫肌肉松弛。阵缩如此反复出现，贯穿分娩全过程。

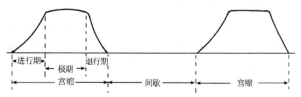

图 11-1　临产后正常节律性宫缩示意图

临产开始时,宫缩持续 30 秒,间歇期 5～6 分钟。随着产程进展,宫缩持续时间逐渐增长,间歇期逐渐缩短。当宫口开全之后,宫缩持续时间可长达 60 秒,间歇期可缩短至 1～2 分钟,宫缩强度也随产程进展逐渐增加,子宫腔内压力于临产初期升高至 3.3～4.0 kPa(25～30 mmHg),于第一产程末可增至 5.3～8.0 kPa(40～60 mmHg),于第二产程可达 13.3～20.0 kPa(100～150 mmHg),而间歇期宫腔压力仅为 0.8～1.6 kPa(6～12 mmHg)。宫缩时子宫肌壁血管及胎盘受压,致使子宫血流量减少,但于子宫间歇期血流量又恢复到原来水平,胎盘绒毛间隙的血流量重新充盈,这对胎儿十分有利。

2.对称性和极性

正常宫缩起自两侧子宫角部,以微波形式迅速向子宫底中线集中,左右对称,此为宫缩的对称性;然后以每秒约 2 cm 的速度向子宫下段扩散,约 15 秒均匀协调地遍及整个子宫,此为宫缩的极性(图 11-2)。

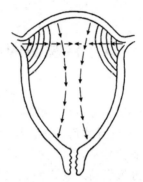

图 11-2　子宫收缩的对称性和极性

宫缩以宫底部最强、最持久,向下则逐渐减弱,子宫底部收缩力的强度几乎是子宫下段的两倍。这一子宫源性控制机制的基础是子宫肌中的起步细胞的去极化。

3.缩复作用

子宫体部的肌肉在宫缩时,肌纤维缩短、变宽,收缩之后,肌纤维虽又重新松弛,但不能完全恢复原状而是有一定的程度缩短,这种现象称为缩复作用或肌肉短滞。缩复作用的结果,使子宫体变短、变厚,使宫腔容积逐渐缩小,迫使胎先露不断下降,而子宫下段逐渐被拉长、扩张,并将子宫向外上方牵拉,颈管逐渐消失,展平。

(二)腹肌及膈肌收缩力(腹压)

腹肌及膈肌收缩力是第二产程时娩出胎儿的重要辅助力量。当宫口开全后,胎先露部已下降至阴道。每当宫缩时前羊水囊或胎先露部压迫盆底组织及直肠,反射性地引起排便感,产妇主动屏气,腹肌和膈肌收缩使腹压升高,促使胎儿娩出。腹压必须在第二产程尤其第二产程末期宫缩时运用最有效,过早用腹压不但无效,反而易使产妇疲劳和宫颈水肿,致使产程延长。在第三产程胎盘剥离后,腹压还可以促使胎盘娩出。

(三)肛提肌收缩力

在分娩过程中,肛提肌收缩力可促使胎先露内旋转。当胎头枕部露于耻骨弓下缘时,由于宫缩向下的产力和肛提肌收缩产生的阻力,两者的合力使胎头仰伸和胎儿娩出。

二、产道

产道是胎儿娩出的通道,分骨产道和软产道两部分。

(一)骨产道

骨产道是指真骨盆,其后壁为骶、尾骨,两侧为坐骨、坐骨棘、坐骨切迹及其韧带,前壁为耻骨联合。骨产道的大小、形状与分娩关系密切。骨盆的大小与形态对分娩有直接影响。因此对于分娩预测首先了解骨盆情况是否异常。

(1)骨盆各平面及其径线。

(2)骨盆轴。

(3)产轴。

(4)骨盆倾斜度。

(5)骨盆类型:有时会对分娩过程产生重要影响。目前国际上仍沿用考-莫氏分类法(Cardwell-Moloy classification)。按 X 线摄影的骨盆入口形态,将骨盆分为四种基本类型:女型、扁平型、类人猿型和男型(图 11-3)。但临床所见多为混合型。

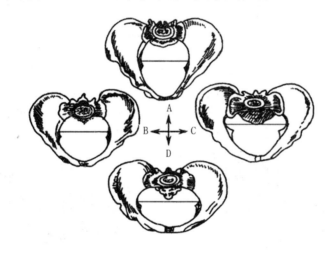

图 11-3 骨盆类型

A.类人猿型骨盆;B.女性型骨盆;C.男性型骨盆;D.扁平骨盆

(二)软产道

软产道是由子宫下段、宫颈、阴道和盆底软组织构成的管道。在分娩过程中需克服软产道的阻力。

1.子宫下段的形成

子宫下段由非孕时长约 1 cm 的子宫峡部形成。妊娠 12 周后,子宫峡部逐渐扩展成为子宫腔的一部分,妊娠末期逐渐被拉长形成子宫下段。临产后进一步拉长达 7～10 cm,肌层变薄成为软产道的一部分。由于肌纤维的缩复作用,子宫上段的肌壁越来越厚,下段的肌壁被牵拉越来越薄,由于子宫上下段肌壁的厚、薄不同,在子宫内面两者之交界处有一环形隆起,称为生理性缩复环(图 11-4)。

2.宫颈的变化

(1)宫颈管消失:临产前的宫颈管长约 2 cm,初产妇较经产妇稍长。临产后由于宫缩的牵拉及胎先露部支撑前羊水囊呈楔形下压,致使宫颈管逐渐变短直至消失,成为子宫下段的一部分。初产妇宫颈管消失于宫颈口扩张之前,经产妇因其宫颈管较松软,则两者多同时进行。

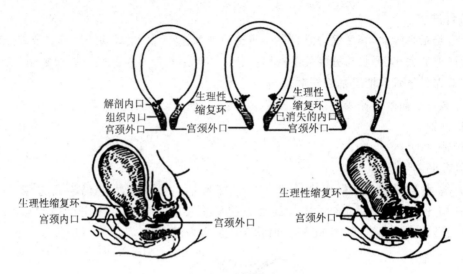

图 11-4   生理性缩复环

（2）宫口扩张：临产前，初产妇的宫颈外口仅容一指尖，经产妇则能容纳一指。临产后宫口扩张主要是宫缩及缩复向上牵拉的结果。此外前羊水囊的楔形下压也有助于宫颈口的扩张。胎膜多在宫口近开全时自然破裂，破膜后胎先露部直接压迫宫颈，扩张宫口的作用更明显。随着产程的进展，宫口开全（10 cm）时，妊娠足月的胎头方能娩出（图 11-5）。

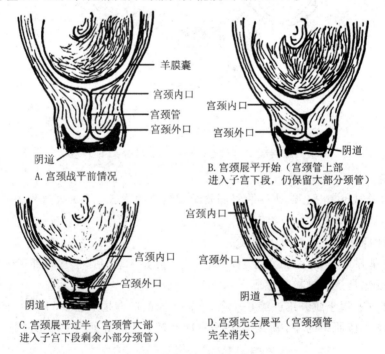

图 11-5   宫颈下段形成和宫口扩张

3.骨盆底、阴道及会阴的变化

在分娩过程中，前羊水囊和胎先露部逐渐将阴道撑开，破膜后先露部下降直接压迫骨盆底，软产道下段形成一个向前弯的长筒，前壁短后壁长，阴道外口开向前上方，阴道黏膜皱襞展平使腔道加宽。肛提肌向下及向两侧扩展,肌束分开,肌纤维拉长,使 5 cm 厚的会阴体变成 2～4 mm 薄的组织,以利胎儿通过。阴道及骨盆底的结缔组织和肌纤维,于妊娠晚期增生肥大,血管变粗,血流丰富。于分娩时,会阴体虽然承受一定的压力,若保护不当,也容易造成裂伤。

三、胎儿

足月胎儿在分娩过程必须为适应产道表现出一系列动作,使之能顺利通过产道这一特殊的圆柱形通道:骨盆入口呈横椭圆形,而在中骨盆及骨盆出口则呈前后椭圆形。在分娩过程中,胎头是最重要的因素,只要头能顺利通过产道,一般分娩可以顺利完成,除非胎儿发育过大,则肩或躯干的娩出可能困难。

(一)胎头

为胎儿最难娩出的部分,受压后缩小程度小。胎儿头颅由三个主要部分组成:颜面、颅底及颅顶。颅底由两块颞骨、蝶骨及筛骨所组成。颅顶骨由左右额骨、左右顶骨及枕骨所组成。这些骨缝之间由膜相连接,故骨与骨之间有一定活动余地甚至少许重叠,从而使胎头具有一定适应产道的可塑性,有利于胎头娩出。

胎头颅缝及囟门名称如下(图 11-6):①额缝:居于左右额骨之间的骨缝。②矢状缝:左右顶骨之间的骨缝,前后走向,将颅顶分为左右两半,前后端分别连接前、后囟门。通过前囟与额缝连接,通过后囟与人字缝连接。③冠状缝:为顶骨与额骨之间的骨缝,横行,在前囟左右两侧。④人字缝:位于左右顶骨与枕骨之间,自后囟向左右延伸。⑤前囟:位于胎儿颅顶前部,为矢状缝、额缝及冠状缝会合之处,呈菱形,2 cm×3 cm 大。临产时可用于确定胎儿枕骨在骨盆中的位置。分娩后可持续开放 18 个月之久才完全骨化,以利脑的发育。⑥后囟:为矢状缝与人字缝连接之处,呈三角形,远较前囟小,产后 8～12 周骨化。

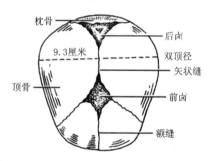

图 11-6　胎头颅缝及囟门

胎儿头颅顶可分为以下各部:①前头(sinciput):亦称额部,为颅顶前部。②前囟:菱形。③顶部(vertex):为前后囟线以上部分。④后囟:三角形。⑤枕部(ociput):在后囟下方,枕骨所在地。⑥下颌(mentum):胎儿下颌骨。

胎头主要径线(图 11-7):径线命名以解剖部位起止点为度。在分娩过程,胎儿头颅受压,径线长短随之发生变化。

(1)胎头双顶径(biparietal diameter,BPD):为双侧顶骨隆起间径,为胎儿头颅最宽径线,妊娠足月平均为 9.3 cm。

(2)枕下前囟径:枕骨粗隆下至前囟中点的长度。当胎头俯屈,颏抵胸前时,胎头以枕下前囟径在产道前进,为头颅前后最小径线,妊娠足月平均 9.5 cm。

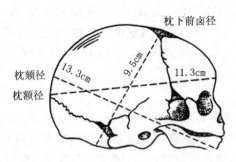

图 11-7　胎头主要径线

(3)枕额径:枕骨粗隆至鼻根部的距离。在胎头高直位时儿头以此径线在产道中前进,平均 11.3 cm,较枕下前囟径长。

(4)枕额径:枕骨粗隆至下颌骨中点间径。颜面后位时,胎头以此径前进,平均为 13.3 cm,远较枕下前囟径长,足月胎儿不可能在此种位置下自然分娩。

(5)颏下前囟径:胎儿下颌骨中点至前囟中点,颜面前位以此径线在产道通过,平均为 10 cm。故颜面前位一般能自阴道分娩。

(二)胎姿势

指胎儿各部在子宫内所取之姿势。在正常羊水量时,胎儿头略前屈,背略向前弯、下颌抵胸骨。上下肢屈曲于胸腹前,脐带位于四肢之间。在妊娠期间,如果子宫畸形、产妇腹壁过度松弛或胎儿颈前侧有肿物,胎头可有不同程度仰伸,从而无法以枕下前囟径通过产道而导致头位难产。

(三)胎产式

指胎儿纵轴与产妇纵轴的关系,可分为纵产式、斜产式与横产式三种。横产式或斜产式为胎儿纵轴与产妇纵轴垂直或交叉,产妇腹部呈横椭圆形,胎头胎臀各在腹部一侧。纵产式为胎儿纵轴与产妇纵轴平行,可以是头先露或臀先露(图 11-8)。

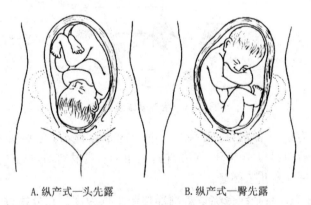

A.纵产式—头先露　　　　B.纵产式—臀先露

图 11-8　头先露或臀先露

(四)胎先露及先露部

胎先露指胎儿最先进入骨盆的部分;最先进入骨盆的部分称为先露部。先露部有三种即头、臀、肩。纵轴位为头先露或臀先露,横轴位或斜轴位为肩先露。如果胎头与胎手同时进入骨盆称为复合先露(图 11-9)。

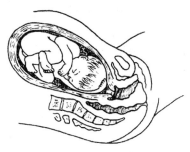

图 11-9　复合先露

1.头先露

头先露占足月妊娠分娩的96%。由于胎头俯屈和仰伸程度不同,可有四种先露部,即枕先露、前囟先露、额先露及面先露。

(1)枕先露:最常见的胎先露部,此时胎头呈俯屈状,胎头以最小径(枕下前囟径)及其周径通过产道(图 11-10)。

(2)前囟先露:胎头部分俯屈,胎头矢状缝与骨盆入口前后径一致,前囟近耻骨或骶骨(高直位)(图 11-11)。分娩多受阻。

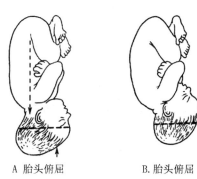

A 胎头俯屈　　　　B.胎头俯屈

图 11-10　枕先露

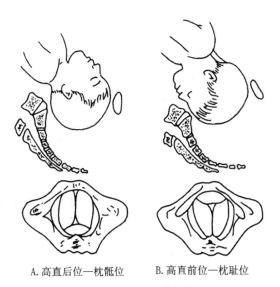

A.高直后位—枕骶位　　　B.高直前位—枕耻位

图 11-11　胎头高直位

(3)额先露:胎头略仰伸,足月活胎不可能以额先露经阴道分娩。多数人认为,前顶与额先露为分娩过程中一个过渡表现,不能认为是一种肯定的先露,当分娩进展时,胎头俯屈就形成顶先露,仰伸即为面先露。但实际上确有前顶先露与额部先露存在,故还应作为胎先露的一种(图 11-12)。

(4)面先露:胎头极度仰伸,以下颌及面为先露部(图 11-13)。

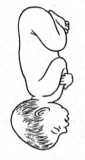 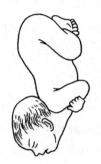

图 11-12　额先露　　　　　　　　　　　　　图 11-13　面先露

2.臀先露

为胎儿臀部先露(图 11-14)。由于先露部不同,可分为单臀先露、完全臀先露及不完全臀先露数种。

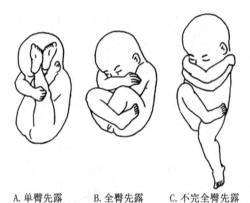

A.单臀先露　　　B.全臀先露　　　C.不完全臀先露

图 11-14　臀先露

(1)单臀先露:为髋关节屈,膝关节伸,先露部只为臀部。

(2)完全臀先露:为髋关节及膝关节皆屈,以至胎儿大腿位于胎儿腹部,小腿肚贴于大腿背侧,阴道检查时可触及臀部及双足。

(3)不完全臀先露:包括足先露和膝先露。足先露为臀先露髋关节伸,一个膝关节或两个膝关节伸,形成单足或双足先露。膝先露为髋关节伸膝关节屈曲。

3.肩先露

胎儿横向,肩为先露部。临产一段时间后往往一只手先脱出,有时也可以是胎儿背、胎儿腹部或躯干侧壁被迫逼出。

胎位的写法由三方面来表明:①指示点在骨盆的左侧(left,缩写为 L)或右侧(right,缩写为 R),简写为左或右。②指示点的名称,枕先露为"枕",即"O";臀先露为"骶",即"S";面先露为"颏",即"M";肩先露为"肩",即"Sc";额位即高直位很少见,无特殊代表骨,只写额位及高直位便可。③指示点在骨盆之前、后或横。

如枕先露,枕骨在骨盆左侧,朝前,则胎位为左枕前(LOA),为最常见之胎位。如枕骨位于骨盆左侧边(横),则名为左枕横(LOT),表示胎头枕骨位于骨盆左侧,既不向前也不向后。肩先露时肩胛骨只有左右(亦即胎头所在之侧)或上、下和前、后定位:左肩前、右肩前、左肩后和右肩后。肩先露以肩胛骨朝上或朝后来定胎位。朝前后较易确定,朝上下不如左右易表达,左右又以胎头所在部位易于确定。如左肩前表示胎头在骨盆左侧,(肩胛骨在上),肩(背)朝前。左肩后,胎头在骨盆左侧(肩胛骨在下),肩(背)朝后。

各胎位缩写如下。

(1)枕先露可有六种胎位:左枕前(LOA)(图 11-15)、左枕横(LOT)、左枕后(LOP)、右枕前(ROA)、右枕横(ROT)、右枕后(ROP)(图 11-15)。

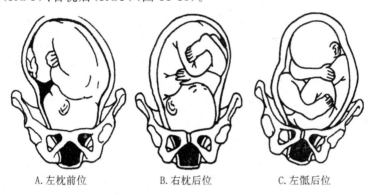

A. 左枕前位　　　　B. 右枕后位　　　　C. 左骶后位

图 11-15　左枕前位、右枕后位、左骶后位

(2)臀先露也有六种胎位:左骶前(LSA)、左骶横(LST)、左骶后(LSP)(图 11-15)、右骶前(RSA)、右骶横(RST)、右骶后(RSP)。

(3)面先露也有六种胎位:左颏前(LMA)、左颏横(LMT)、左颏后(LMP)、右颏前(RMA)、右颏横(RMT)、右颏后(RMP)。

(4)肩先露也有四种胎位:左肩前(LScA)、左肩后(LScP)、右肩前(RScA)、右肩后(RScP)。

枕、骶、肩胛位置与胎儿背在同一方向,其前位,背亦朝前;颏与胎儿腹在同一方向,其前位,胎背向后。

(五)各种胎先露及胎位发生率

近足月或者已达足月妊娠时,枕先露占 95%,臀先露 3.5%,面先露 0.5%,肩先露 0.5%。有的报道臀先露在 3%～8%,目前我国初产妇比例很大,经产妇,尤其是多产妇很少,所以横产发生率很少。在枕先露中,2/3 枕骨在左侧,1/3 在右侧。臀位在中期妊娠及晚期妊娠的早期比数远较 3%～4%为高,尤其是经产妇。但其中约 1/3 的初产妇和 2/3 经产妇在近足月时常自然转成头位。

胎头虽然较臀体积大,但臀部及屈曲于躯干前的四肢的总体积显然大于胎头。由于子宫腔似梨形,上部宽大、下部狭小,故为适应子宫的形状,足月胎儿头先露发生比例远高于臀先露。在妊娠 32 周前,羊水量相对较多,胎体受子宫形态的束缚较小,因而臀位率相对较高些,以后羊水量相对减少,胎儿为适应宫腔形状而取头先露。若胎儿脑积水,臀产比例也较高,表明宽大的宫体部较适合容纳较大的胎头。某些子宫畸形,如双子宫、残角子宫中发育好的子宫,宫体部有纵隔形成者,也容易产生臀先露。经产妇反复为臀产者应想到子宫有某种畸形的可能。

(六)胎先露及胎方位的诊断

有四种方法:腹部检查、阴道检查、听诊及超声影像检查。

1.腹部检查

为胎先露及胎方位的基本检查方法,简单易行,在大部分产妇可获得正确诊断,但对少见的异常头先露,往往不易确诊。

2.阴道检查

临产前此法不易查清胎先露及胎方位,所以有可能不能确诊;临产后,宫颈扩张,先露部大多已衔接,始能对先露部有较明确了解。阴道检查应在消毒情况下进行,以中、食指查先露部是头、是臀、还是肩部。如为枕先露,宫颈有较大扩张时,可触及骨缝、囟门以明确胎位(颜面位等异常头先露特点及臀位特点在有关难产节中介绍)。宫颈扩张程度越大,胎位检查越清楚。检查胎方位最好先查出矢状缝走向,手指左右横扫,上下触摸可查出一较长骨缝。矢状缝横置则为枕右或枕左横位,如为斜置或前后置,则为枕前位或后位。如前囟在骨盆前部很易摸到,表示枕骨在骨盆后位。前囟在骨盆左前方,为枕右后位;前囟在骨盆右前方为枕左后位。前囟如果在骨盆后面,阴道检查不易触及,尤其胎头下降胎头俯屈必然较重,后囟较小,用手不易查清。胎头受挤压严重时,骨片重叠,骨缝、囟门也不易触清。另一可靠确定胎方位方法为用手触摸胎儿耳郭,耳郭方向指向枕部,这只有在宫颈口完全扩张时方能实行。

阴道检查时还应了解先露部衔接程度。胎头衔接程度在正常情况下随产程进展而加深。胎头下降程度为判断是否能经阴道分娩的重要指标。胎头下降速度在第一产程比较缓慢,而在第二产程胎头继续下降,速度快于第一产程。一般胎头下降程度是以坐骨棘平面来描述。胎儿头颅骨质部平坐骨棘平面时称为"0"位,高于坐骨棘水平时称为"-"位,如高1 cm,则标为"-1"直到"-3",再高则表示胎头双顶径尚未进入骨盆入口平面,因为骨盆入口平面至坐骨棘平面约为5 cm,胎头双顶径至胎头顶部约为3 cm,所以胎头最低骨质部如在坐骨棘平面以上3 cm,显然胎头双顶径最多是平骨盆入口平面。胎头最低骨质部通过了坐骨棘平面,胎头位置称为"+"位,低于坐骨棘平面1 cm称为"+1","+3时,"胎头最低点已接近骨盆出口,即在阴道下部,因为坐骨棘平面距离骨盆出口亦约为5 cm(图11-16)。在正常女性骨盆坐骨棘并不突出于骨盆侧壁,需经反复检查取得经验方能较准确定位。故可考虑另一较简单而大体可了解胎头衔接程度的方法,即用手指经阴道测胎头骨质最低部距阴道处女膜环的距离。如距离为5 cm则表示胎头在坐骨棘水平,低于此为正值,高于此为负值。

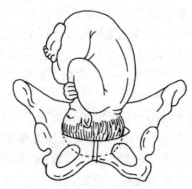

图 11-16 胎头衔接程度图

3.听诊

胎心音位置本身并非诊断胎方位的可靠依据,但可加强触诊的准确性。在枕先露和臀先露,躯干微前屈,胎背较贴近于子宫壁,利于胎心音传导,故在胎儿背部所接触之宫壁处胎心音最强。在颜面位,胎背反屈。胎儿胸部较贴近宫壁,故胎心音在胎儿胸壁侧听诊较清晰。

在枕前位,胎心音一般位于脐与髂前上棘连接中点。枕后位胎心音在侧腹处较明显,有时在小肢体侧听得也清楚。臀位则在脐周围。横位胎心音在枕前位的稍外侧。

4.超声检查

在腹壁厚、腹壁紧张以及羊水过多的情况下,腹部检查等查不清胎先露及胎方位时,超声扫描检查可清楚检查出胎头、躯干、四肢等的部位和形象以及胎心情况,不但有助于胎先露、胎方位的诊断,也有助于胎儿畸形及大小的诊断。

(七)临产胎儿应激变化

胎头受压情况下,阵缩时给予胎头的压力增高,尤其是破膜之后,在第二产程宫腔内压力可高达 26.7 kPa(200 mmHg)。颅内压为(5.3～7.3 kPa)(40～55 mmHg)时,胎心率就可减慢,其原因系中枢神经缺氧,反射性刺激迷走神经之故。有时胎头受压而无胎心率变慢乃系胎膜未破,胎头逐渐受压而在耐受阈之内,这种阵发性改变对胎儿无损。

四、精神心理因素

随着医学模式的改变,人们已经开始关注社会及心理因素对分娩过程的影响。亲朋好友间关于分娩的负面传闻、电影中的恐惧场面使相当数量的初产妇进入临产后精神处于高度紧张,甚至焦虑恐惧状态。研究表明,产妇在分娩过程中普遍焦虑和恐惧倾向导致去甲肾上腺素减少,可使宫缩减弱而对疼痛的敏感性增加,强烈的宫缩有加重产妇的焦虑,从而造成恶性循环导致产妇体力消耗过大,产程延长。抑郁情绪与活跃期、第二产程延长及产后出血有一定的相关性。所以在分娩过程中产妇的精神心理状态可明显的影响产程进展,应予以足够的重视。

(刘　青)

第二节　分娩的动因

人类分娩发动的原因仍不清楚。目前认为人类分娩的发动是一种自分泌因子/旁分泌因子及子宫内组织分子信号相互作用的结果,使得子宫由静止状态成为活动状态,其过程牵涉复杂的生化和分子机制。

一、妊娠子宫的功能状态

妊娠期子宫可处于四种功能状态。

(一)静止期

在一系列抑制因子作用下,子宫肌组织在妊娠期 95％ 的时间内处于功能静止状态。这些抑制因子包括孕激素、前列环素(PGI$_2$)、松弛素、一氧化氮(NO)、甲状旁腺素相关肽(PTH-rP)、降钙素相关基因肽、促肾上腺素释放激素(CRH)、血管活性肠肽及人胎盘催乳激素等,它们以不同方式增加细胞内的 cAMP 水平,继而减少细胞内钙离子水平并降低肌球蛋白轻链激酶(MLCK,肌纤维收缩所需激酶)的活性,从而降低子宫肌细胞的收缩性。实验证实胎膜可以产生抑制因子,通过旁分泌作用维持子宫静止状态。

(二)激活期

子宫收缩相关蛋白(CAP)基因表达上调,CAP 包括缩宫素受体、前列腺素受体、细胞膜离子通道相关蛋白及细胞间隙连接的重要组成元素结合素-43(connexin-43)等。细胞间隙连接的形成是保证子宫肌细胞协调一致收缩的重要前提。

(三)刺激期

子宫对宫缩剂的反应性增高,在缩宫素、前列腺素(主要为 PGE_2 和 $PGF_{2\alpha}$)的作用下产生协调规律的收缩,娩出胎儿。

(四)子宫复旧期

这一时期缩宫素发挥主要作用。分娩发动主要是指子宫组织由静止状态向激活状态的转化。

二、妊娠子宫转向激活状态的生理变化

(一)子宫肌细胞间隙连接增加

间隙连接(gap junction,GJ)是细胞间的一种跨膜通道,可允许分子量<1 000 的分子通过,如钙离子。间隙连接可使肌细胞兴奋同步化,协调肌细胞的收缩活动,增强子宫收缩力,并可增加肌细胞对缩宫素的敏感性。妊娠早、中期细胞间隙连接数量少,且体积小;妊娠晚期子宫肌细胞具有逐渐丰富的间隙连接,并持续增加至整个分娩过程。间隙连接的表达、降解及其多孔结构由激素调节,孕酮是间隙连接形成的强大抑制剂,妊娠期主要通过孕酮抑制间隙连接的机制维持了子宫肌的静止状态。

(二)子宫肌细胞内钙离子浓度增加

子宫肌细胞的收缩需要肌动蛋白、磷酸化的肌浆球蛋白和能量的供应。子宫收缩本质上是电位控制的,当动作电位传导至子宫肌细胞时,肌细胞发生去极化,胞膜上电位依赖的钙离子通道开放,细胞外钙离子内流入细胞内,降低静息电位,活化肌原纤维,进而诱发细胞收缩。故细胞内的钙离子浓度增加是肌细胞收缩不可缺少的。

三、妊娠子宫功能状态变化的调节因素

(一)母体内分泌调节

1.前列腺素类

长期以来认为前列腺素在人类及其他哺乳动物分娩发动中起了重要的作用。在妊娠任一阶段引产、催产或药物流产均可应用前列腺素发动子宫收缩;相反,给予前列腺素生物合成抑制剂可延迟分娩及延长引产的时间。临产前,蜕膜及羊膜含有大量前列腺素前身物质花生四烯酸、前列腺素合成酶及磷脂酶 A_2,促进释放游离花生四烯酸并合成前列腺素。PGF_2 和 TXA_2 引起平滑肌收缩,如血管收缩和子宫收缩。PGE_2、PGD_2 和 PGI_2 引起血管平滑肌松弛和血管扩张。PGE_2 在高浓度时可抑制腺苷酸环化酶或激活了磷脂酶 C,增加子宫肌细胞内钙离子浓度,引起子宫收缩。子宫肌细胞内含有丰富的前列腺素受体,对前列腺素敏感性增加。前列腺素能促进肌细胞间隙连接蛋白合成,改变膜通透性,使细胞内 Ca^{2+} 增加,促进子宫收缩,启动分娩。

2.缩宫素

足月孕妇用缩宫素成功引产已有很长历史,但缩宫素参与分娩发动的机制仍不完全清楚。缩宫素结合到子宫肌上的缩宫素受体,激活磷脂酶C,从膜磷脂释放出三磷酸肌醇和二酯酰甘油,升高细胞内钙的水平,使子宫收缩;缩宫素能促进肌细胞间隙连接蛋白的合成;此外,足月时缩宫素刺激子宫内前列腺素生物合成,通过前列腺素驱动子宫收缩。

3.雌激素和孕激素

人类在妊娠期处于高雌激素状态。妊娠末期,孕妇体内雌激可增加间隙连接蛋白和宫缩素受体合成;促进钙离子向细胞内转移;激活蜕膜产生大量细胞因子,刺激蜕膜及羊膜合成与释放前列腺素,促进宫缩及宫颈软化成熟。雌激素通过上述机制促进子宫功能状态转变。而在大多数哺乳动物,维持妊娠期子宫相对静止状态需要孕酮。孕酮可抑制子宫肌间隙连接蛋白的形成。早在20世纪50年代就有学者提出,分娩时母体血浆内出现孕酮撤退。现在认为分娩前雌/孕激素比值明显增高,或受体水平的孕酮作用下降可能与分娩发动有关。

4.内皮素

内皮素是子宫平滑肌的强诱导剂,子宫平滑肌内有内皮素受体。妊娠晚期在雌激素作用下,兔和鼠的子宫肌内皮素受体表达增加,但在人类中尚未肯定。孕末期,羊膜、胎膜、蜕膜及子宫平滑肌含有大量内皮素,能提高肌细胞内 Ca^{2+} 浓度,前列腺素合成,诱发宫缩;内皮素还能加强有效地降低引起收缩所需的缩宫素阈度。

5.血小板激活因子(platelet-activiting factor,PAF)

PAF是一种强效的子宫收缩物质和产生前列腺素的刺激剂。随着临产发动,羊膜中PAF浓度增高。孕酮可增高子宫组织中的PAF乙酰水解酶,而雌激素及炎症细胞因子可降低此酶水平,这些研究提示宫内感染炎症过程使PAF增高,促进了子宫收缩。

(二)胎儿内分泌调节

研究显示,人类分娩信号也来源于胎儿。随着胎儿成熟,胎儿丘脑-垂体-肾上腺轴的功能逐渐建立,在促肾上腺皮质激素(ACTH)的作用下,胎儿肾上腺分泌的皮质醇和脱氢表雄酮(DHEA)增加,刺激胎盘的17-α水解酶减少孕激素的产生,并增加雌激素的生成,从而使雌激素/孕激素的比值增加;激活蜕膜产生大量细胞因子,如IL-1、IL-6、IL-8、GCSF、TNF-α、TGF-β及EGF等;还能通过加强前列腺素的合成和分泌,刺激子宫颈成熟和子宫收缩。孕激素生成减少而雌激素生成增加也促进子宫平滑肌缩宫素受体和间隙连接的形成;同时还可促进钙离子向细胞内转移,加强子宫肌的收缩,促使分娩发动。

(三)母-胎免疫耐受失衡

从免疫学角度看,胎儿对母体而言是同种异体移植物,母体却对胎儿产生特异性的免疫耐受使妊娠得以维持。对母-胎免疫耐受机制有大量研究,提出的学说主要包括:①主要组织相容性复合物 MHC-Ⅰ抗原缺乏;②特异的 HLA-G 抗原表达;③Fas/FasL 配体系统的作用;④封闭抗体的作用;⑤ Th_1/Th_2 改变等。

一旦以上因素改变,引起母-胎间免疫耐受破坏,可导致母体对胎儿的排斥反应。研究发现,母体对胎儿的免疫反应是流产发生的主要原因之一。因此足月分娩中可能存在同样的机制,即由于母胎间免疫耐受的解除,母体启动分娩,将胎儿排出。

四、机械性理论

尽管内分泌系统的变化及分子的相互作用在分娩发动中占有极其重要的地位,无可否认,其最终是通过影响子宫收缩来达到促使胎儿娩出的目的。故有人认为：随着妊娠的进展，子宫的容积不断增加，且胎儿的增长速度渐渐超过子宫的增大速度使得子宫内压不断增强；此外，在妊娠晚期，胎儿先露部分可以压迫到子宫的下段和宫颈。上述两部分因素使得子宫肌壁和蜕膜明显受压，肌壁上的机械感受器受刺激（尤其是压迫子宫下段和宫颈），这种机械性扩张通过交感神经传递至下丘脑，使得神经垂体释放缩宫素，引起子宫收缩。羊水过多、双胎妊娠容易发生早产是这一理论的佐证。但机械因素并不是分娩发动的始动因素。

（刘 青）

第三节 第一产程及其处理

一、临床表现

第一产程的产科变化主要为规律宫缩、宫口扩张、胎头下降及胎膜破裂。

(一)规律宫缩

第一产程开始，出现伴有疼痛的子宫收缩，习称"阵痛"。开始时宫缩持续时间较短（20～30 秒）且弱，间歇期较长（5～6 分钟）。随着产程的进展，持续时间渐长（50～60 秒）且强度增加，间歇期渐短（2～3 分钟）。当宫口近开全时，宫缩持续时间可达 1 分钟以上，间歇期仅 1 分钟或稍长。

(二)宫口扩张

宫口扩张是临产后规律宫缩的结果。在此期间宫颈管变软、变短、消失，宫颈展平和逐渐扩大。宫口扩张分两期：潜伏期及活跃期。潜伏期是从临产后规律宫缩开始，至宫口扩张到 3 cm。此期宫颈扩张速度较慢，2～3 小时扩张 1 cm，需 8 小时，超过 16 小时为潜伏期延长。活跃期是指从宫口扩张 3 cm 至宫口开全。此期宫颈扩张速度显著加快，约需 4 小时，超过 8 小时为活跃期延长。活跃期又分为加速期、最大加速期和减速期（图 11-17）。加速期是指宫颈扩张 3～4 cm，约需 1.5 小时；最大加速期是指宫口扩张 4～9 cm，约需 2 小时，在产程图上宫口扩张曲线呈直线倾斜上升；减速期是指宫口扩张 9～10 cm，约需 30 分钟。宫口开全后，宫口边缘消失，与子宫下段及阴道形成产道。

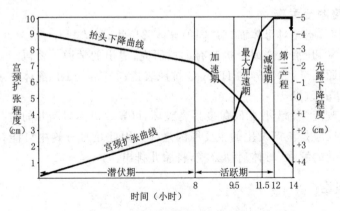

图 11-17 宫颈扩张与胎先露下降曲线分期的关系

(三)胎头下降

胎头能否顺利下降,是决定能否经阴道分娩的重要观察项目。胎头下降程度以胎头颅骨最低点与坐骨棘平面的关系标明;胎头颅骨最低点平坐骨棘平面时,以"0"表示;在坐骨棘平面上1 cm时,以"－1"表示;在坐骨棘平面下1 cm时,以"＋1"表示,余依此类推(图11-18)。一般初产妇在临产前胎头已经入盆,而经产妇临产后胎头才衔接。随着产程的进展,先露部也随之下降。胎头于潜伏期下降不明显,于活跃期下降加快,平均每小时下降0.86 cm。

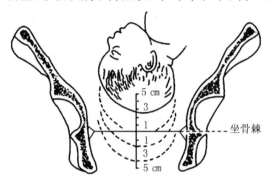

图11-18　胎头高低的判定

(四)胎膜破裂

简称破膜,胎儿先露部衔接后,将羊水分隔成前、后两部分,在胎先露部前面的羊水,称前羊水,约100 mL,其形成的囊称前羊水囊。宫缩时前羊水囊楔入宫颈管内,有助于扩张宫口。随着宫缩继续增强,羊膜腔内压力更高,当压力增加到一定程度时胎膜自然破裂。胎膜多在宫口近开全时破裂。

二、产程观察及处理

入院后首先了解和记录孕妇的病史,全身及产科情况,初步得出是否可以阴道试产或需进行某些处理;外阴部应剃除阴毛,并用肥皂水和温开水清洗;对初产妇及有难产史的经产妇应行骨盆外测量;有妊娠合并症者应给予相应的治疗等。在整个分娩过程中,既要观察产程的变化,也要观察母儿的安危。及时发现异常,尽早处理。

(一)子宫收缩

产程中必须连续定时观察并记录宫缩规律性、持续时间、间歇时间及强度。

1.触诊法

助产人员将手掌放于产妇腹壁上直接检查,宫缩时宫体部隆起变硬,间歇期松弛变软。并记录下宫缩持续时间、强度、规律性及间歇期时间。每次至少观察3～5次宫缩,每隔1～2小时观察一次。

2.电子胎心监护仪

可客观反映宫缩情况,分为外监护和内监护两种类型。①外监护:临床最常用,适用于第一产程任何阶段。将宫缩压力探头固定在产妇腹壁宫体近宫底部,每隔1～2小时连续描记30分钟或通过显示屏连续观察。外监护容易受运动、体位改变、呼吸和咳嗽的影响,过于肥胖的孕妇不适用。外监护可以准确地记录宫缩曲线,测到宫缩频率和每次宫缩持续的时间,但所记录的宫缩强度不完全代表真正的宫内压力。②内监护:适用于胎膜已破,宫口扩张1 cm及以上。

将充满生理盐水的塑料导管通过宫颈口越过胎头置入羊膜腔内,外端连接压力探头记录宫缩产生的压力,测定宫腔静止压力及宫缩时压力变化。内监护可以准确测量宫缩频率、持续时间及真正的宫内压力。但宫内操作复杂,有造成感染的可能,故临床上较少应用。

良好的宫缩应是间隔逐渐缩短,持续时间逐渐延长,同时伴有宫颈相应的扩张。国外建议用Montevideo 单位(MU)来评估有效宫缩。其计算方法是:计数 10 分钟内每次宫缩峰值压力(mmHg)减去基础宫内压力(mmHg)后的压力差之和;或取宫缩产生的平均压力(mmHg)乘以宫缩频率(10 分钟内宫缩次数)。该法同时兼顾了宫缩频率及宫缩产生的宫内压力,使宫缩强度的监测有了量化标准。如产程开始时宫缩强度一般为 80~100 MU,相当于 10 分钟内有 2~3 次宫缩,每次宫缩平均宫内压力约为 5.3 kPa(40 mmHg);至活跃期正常产程平均宫缩强度可达 200~250 MU,相当于 10 分钟内有 4~5 次宫缩,平均宫内压力则在 6.7 kPa(50 mmHg);至第二产程在腹肌收缩的协同下,宫缩强度可进一步升到 300~400 MU,仍以平均宫缩频率 5 次计算,平均宫内压力可达 8.0~10.7 kPa(60~80 mmHg);而从活跃期至第二产程每次宫缩持续时间相应增加不明显,宫缩强度主要以宫内压力及宫缩频率增加为主,用此方法评估宫缩不仅使产妇个体间的比较有了可比性,也使同一个体在产程不同阶段的变化有了更合理的判定标准。活跃期后当宫缩强度<180 MU 时,可诊断为宫缩乏力。

(二)宫口扩张及胎头下降

描记宫口扩张曲线及胎头下降曲线,是产程图中重要的两项内容,是产程进展的重要标志和指导产程处理的主要依据。可通过肛门检查或阴道检查的方法测得。在国内一般采用肛门检查的方法,当肛门检查有疑问时可消毒外阴作阴道检查。但在国外皆用阴道检查来了解产程进展情况。

1.肛门检查(简称肛查)

(1)方法:产妇取仰卧位,两腿屈曲分开,检查前用消毒纸遮盖阴道口避免粪便污染阴道。检查者站于产妇右侧,以戴指套的右手示指蘸取润滑剂后,轻轻置于直肠内,拇指伸直,其余各指屈曲以利示指深入。示指向后触及尾骨尖端,了解尾骨活动度,再触摸两侧坐骨棘是否突出并确定胎头高低,然后用指端掌侧探查宫口,摸清其四周边缘,估计宫颈管消退情况和宫口扩张厘米数。未破膜者在胎头前方可触到有弹性的前羊水囊;已破膜者能直接触到胎头,若无胎头水肿,还能扪清颅缝及囟门位置,确定胎方位。

(2)时间与次数:适时在宫缩时进行,潜伏期每 2~4 小时查一次;活跃期每 1~2 小时查一次。同时也要根据宫缩情况和产妇的临床表现,适当的增减检查的次数。过频的肛门检查可增加产褥感染的机会。研究提示,肛门检查次数≥10 次的产妇,其阴道细菌种数及计数均显著提高,且肛门检查与阴道细菌变化密切相关,即细菌种数及其计数随肛门检查次数的增加而增加。而检查次数过少在产程进展十分迅速时则可能失去准备接生的时间,这在经产妇尤其应注意。

(3)检查内容:宫颈软硬度、位置、厚薄及宫颈扩张程度;是否破膜;骶尾关节活动度,坐骨棘是否突出,坐骨切迹宽度,骶棘韧带的弹性、韧度及盆底组织的厚度;确定胎先露、胎方位以及胎头下降程度。

2.阴道检查

(1)适应证:于肛查胎先露、宫口扩张及胎头下降程度不清时;疑有脐带先露或脱垂;疑有生殖道畸形;轻度头盆不称经阴道试产 4~6 小时产程进展缓慢者。对产前出血者应慎重,须严格无菌操作,并在检查前做好输液、输血的准备。

(2)方法:产妇排空膀胱后,取截石位,消毒外阴和阴道。检查者戴好口罩,消毒双手,戴无菌手套,铺无菌巾后用左(右)手拇指和示指将阴唇分开,右(左)手示指、中指蘸消毒润滑剂,轻轻插入产妇阴道,注意防止手指触及肛门及大阴唇外侧。因反复阴道检查可增加感染机会,故每次检查应尽量检查清楚,避免反复插入阴道。

(3)内容:测量骨盆对角径、坐骨棘间径、骶骨弧度、耻骨弓和坐骨切迹情况等;胎方位及先露下降程度;宫口扩张程度,软硬度及有无水肿情况;阴道伸展度,有无畸形;会阴厚薄和伸展度等,以决定其分娩方式。

肛查对于了解骨盆腔内的情况比阴道检查更清楚,但肛门检查对宫口、胎先露、胎方位、骨盆入口等情况的了解不及阴道检查直接明了。每次肛查或阴道检查所得的宫颈扩张大小及先露高度的情况均应做详细记录,并绘于产程图上。用红色"○"表示宫颈扩张程度,蓝色"×"表示先露下降水平,每次检查后用红线连接"○",用蓝线连接"×",绘成两条曲线。产程图横坐标标示时间,以小时为单位,纵坐标标示宫颈扩张及先露下降程度,以厘米为单位。正常情况下宫口开大与胎头下降是并行的,但胎头下降略为滞后。宫口开大的最大加速期是胎头下降的加速期,而胎头下降的最大加速期是在第二产程。对大多数产妇,尤其是初产妇,在宫口开全时胎头应达坐骨棘平面以下。但应指出,有相当一部分产妇胎头下降与宫口开大并不平行。因此,在宫口近开全时,胎头未下降到坐骨棘水平并不意味着不能经阴道分娩。有些产妇在破膜以后胎头才迅速下降,在经产妇尤为常见。Philpot介绍了在产程图上增加警戒线和处理线,其原理是根据活跃期宫颈扩张率不得<1 cm进行产程估算,如果产妇入院时宫颈扩张为1 cm,按宫颈扩张率每小时1 cm计算,预计9小时后宫颈将扩张到10 cm,因此在产程坐标图上1 cm与10 cm标志点之处时间相距9小时画一斜行连线,作为警戒线,与警戒线相距4小时之处再画一条与之平行的斜线作为处理线,两线间为警戒区。临床上实际是以宫颈扩张3 cm作为活跃期的起点,因此可以宫颈扩张3 cm标志点处取与之相距4 cm的坐标10 cm的标志点处画一斜行连线,作为警戒线,与警戒线相距4小时之处再画一条与之平行的斜线作为处理线(图11-19)。两线之间为治疗处理时期,宫颈扩张曲线越过警戒线者应进行处理,一般难产因素可纠正者的产程活跃期不超过正常上限,活跃期经过处理仍超过上限时,常提示难产因素不易纠正,需要再行仔细分析,并及时估计能否从阴道分娩。

(三)胎膜破裂及羊水观察

胎膜多在宫口近开全或开全时自然破裂,前羊水流出。一旦胎膜破裂,应立即听胎心,并观察羊水性状、颜色和流出量,记录破膜时间。

羊水粪染与胎儿宫内窘迫的关系目前还有争论。对羊水粪染的发生机制大致可归纳为两种观点,即胎儿成熟理论及胎儿宫内窘迫理论。传统认为羊水粪染是胎儿缺血、缺氧的结果。当胎儿缺血、缺氧时,机体为了保证心、脑等重要脏器的血供,体内循环重新分配,消化系统的血供减少,胃肠道蠕动增加,肛门括约肌松弛,胎粪排出。胎儿成熟理论则认为羊水粪染是一种生理现象。随着妊娠周数增加,胎儿迷走神经张力渐强,胃肠道蠕动渐频,胎粪渐多,羊水粪染率渐增加。

羊水粪染的分度:Ⅰ度,羊水淡绿色、稀薄;Ⅱ度,羊水深绿色且较稠或较稀,羊水内含簇状胎粪;Ⅲ度,羊水黄褐色、黏稠状且量少。Ⅰ度羊水粪染一般不伴有胎儿宫内窘迫,Ⅱ～Ⅲ度羊水粪染考虑有胎儿宫内缺氧的存在。对羊水粪染者应作具体分析,既不要过高估计其严重性,也不要掉以轻心,重要的是应结合其他监测结果,明确诊断,及时处理,以降低围生儿的窒息率。在首次发现羊水粪染时,不论其粪染程度如何,均应作电子胎心监护。若 CST 阳性或者 NST 呈反应型而 OCT 又是阳性,提示胎儿宫内缺氧。如能配合胎儿头皮血 pH 测定而 pH<7.2 时,提示胎儿处于失代偿阶段,需要立即结束分娩。如 CST 为阴性、pH 正常,可暂不过早干预分娩,但必须在电子胎心监护下严密观察产程进展,一旦出现 CST 阳性,则应尽快结束分娩。

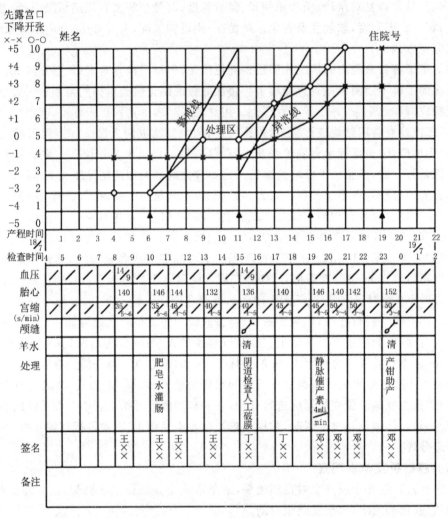

图 11-19 产程图表

注:↑表示重要处理开始时间,🗝表示大小卤与矢状缝位置以示胎方位,×-× 表示阴道助产

(四)胎心

临产后应特别注意胎心变化,可用听诊法、胎心电子监护或胎儿心电图等方法观察。在观察胎心时,应注意胎心的频率、规律性和宫缩之后胎心率的变化及恢复的速度等。胎心的规律性和宫缩对胎心的影响较胎心率的绝对数更重要。

1.听诊器听取

有普通听诊器、木质听诊器和电子胎心听诊器 3 种,现在通常使用电子胎心听诊器。胎心听取应在宫缩间歇时,宫缩时听诊不能听到胎心。潜伏期应每隔 1 小时听胎心一次,活跃期宫缩较

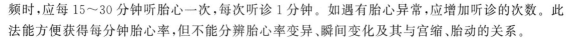

频时,应每 15～30 分钟听胎心一次,每次听诊 1 分钟。如遇有胎心异常,应增加听诊的次数。此法能方便获得每分钟胎心率,但不能分辨胎心率变异、瞬间变化及其与宫缩、胎动的关系。

2.胎心电子监护

多用外监护描记胎心曲线。将测量胎心的探头置于胎心音最响亮的部分,固定于腹壁上;将测量宫压的探头置于产妇腹壁宫体近宫底部,亦固定于腹壁上。观察胎心率变异及其与宫缩、胎动的关系,每次至少记录 20 分钟,有条件者可应用胎儿监护仪连续监测胎心率。此法能较客观地判断胎儿在宫内的状态,如脐带受压、胎头受压、胎儿缺氧或(及)酸中毒等。值得注意的是,在胎头入盆、破膜、阴道检查、肛查及作胎儿内监护安放胎儿头皮电极时,可以发生短时间的早期减速,这是由胎头受骨盆或宫缩压迫所致。

3.胎儿心电图

分为直接法和间接法,因直接法需宫口开大到一定程度而且破膜后才能进行,并有增加感染的可能性,故较少采用。目前较多采用非侵入性的间接法,一般用三个电极,两个放在产妇的腹壁上,另一个置于产妇的大腿内侧。在分娩过程中如出现 PR 间期明显缩短、ST 段偏高和 T 波振幅加大,是胎儿缺氧的表现。胎儿发生严重的酸中毒时,则 T 波变形。有研究发现第二产程的胎儿心电图监测与产后胎儿脐动脉血 pH 及血气含量明显相关。

(五)胎儿酸血症的监测

胎儿头皮血 pH 与产时异常胎心率的出现,分娩后新生儿脐血 pH 及 Apgar 评分间存在着良好的相关性。因此胎儿头皮血 pH 被认为是判断胎儿是否存在宫内缺氧的最准确方法。胎儿头皮血 pH 正常值为 7.25～7.35。如 pH 为 7.20～7.24 为胎儿酸血症前期,应警惕有胎儿窘迫可能,此时应给孕妇吸氧。pH<7.20 则表示重度酸中毒,是胎儿危险的征兆,应尽快结束分娩。胎儿头皮血血气分析值在正常各产程中的变化见表 11-1。

表 11-1 胎儿头皮血血气分析值在正常各产程中的变化

类别	第一产程早期	第一产程末期	第二产程
pH	7.33±0.03	7.32±0.02	7.29±0.04
PCO_2(mmHg)	44.00±4.05	42.00±5.10	46.30±4.20
PO_2(mmHg)	21.80±2.60	21.30±2.10	17.00±2.00
HCO_3(mmol/L)	20.10±1.20	19.10±2.10	17.00±2.00
BE(mmol/L)	3.90±1.90	4.10±2.50	6.40±1.80

胎儿的 pH 还受母体 pH 水平的影响。产程中母体饥饿、脱水、体力消耗可致代谢性酸中毒,过度通气可致呼吸性碱中毒,均可影响胎儿。为消除母源性酸中毒对胎儿头皮血血气分析的影响,可根据母儿间血气的差异进行判断。

1.母子间血气 pH 差值(△pH)

<0.15 表示胎儿无酸中毒,0.15～0.20 为可疑,>0.20 为胎儿酸中毒。

2.母子间碱短缺值

2.0～3.0 mEq/L 表示胎儿正常,>3.0 mEq/L 为胎儿酸中毒。

3.母子间 Hb5 g/dL 时的碱短缺值

<0 或由正值变为负值表示胎儿酸中毒。

胎儿头皮血 pH 测定是一种创伤性的检查方法,只能得到瞬时变化而不能连续监测,因而限

制了它的应用。当电子胎心监护初筛异常时,可考虑行胎儿头皮血气测定,如临床及胎心监护已确定重度胎儿宫内窘迫,应迅速终止妊娠而抢救胎儿,不必再做头皮血气测定。

(六)母体情况观察

1.生命体征

测量产妇的血压、体温、脉搏和呼吸频率并记录。一般第一产程期间宫缩时血压升高 0.7～1.3 kPa（5～10 mmHg），间歇期恢复原状。应每隔 4～6 小时测量一次。发现血压升高应增加测量次数。

2.饮食

鼓励产妇少量多次进食,吃高热量易消化食物,并注意摄入足够水分,以保证充沛的精力和体力。

3.活动与休息

宫缩不强且未破膜时,产妇可在室内适当活动,有助于产程进展和减轻产痛。待产时产妇的体位应以产妇感到舒适为准。已破膜者应该卧床,如果胎头已衔接,取平卧位即可,如胎头未衔接或臀位、横位时,应取臀高位,以免发生脐带脱垂。如产妇精神过度紧张,宫缩时喊叫不安,应安慰产妇,在宫缩时指导做深呼吸动作,也可用双手轻揉下腹部或腰骶部。产时镇痛可适当的应用哌替啶 50～100 mg 及异丙嗪 25 mg,可 3～4 小时肌内注射一次。也可选择连续硬膜外麻醉镇痛。

4.排尿与排便

应鼓励产妇每 2～4 小时排尿一次,以免膀胱充盈影响宫缩及胎头下降。因胎头压迫引起排尿困难者,必要时可导尿。初产妇宫口扩张<4 cm,经产妇宫口扩张<2 cm 时可行温肥皂水灌肠,既能避免分娩时粪便污染,又能反射作用刺激宫缩加速产程进展。但胎膜早破、阴道流血、胎头未衔接、胎位异常、有剖宫产史、宫缩很强估计 1 小时内将分娩者或患严重产科并发症、合并症如心脏病等,均不宜灌肠。

（刘　青）

第四节　第二产程及其处理

一、临床表现

宫口开全后仍未破膜,常影响胎头的下降,应行人工破膜。破膜后宫缩常暂时停止,产妇略感舒适,随后宫缩重现且较前增强,每次持续时间可达 1 分钟,间歇期仅 1～2 分钟。当胎头降至骨盆出口压迫盆底组织时,产妇有排便感,不由自主向下屏气。随着产程进展,会阴会渐渐膨隆和变薄,肛门松弛。于宫缩时胎头露于阴道口,且露出部分不断增大;在宫缩间歇期又缩回阴道内,称为胎头拨露。随程进展,胎头露出部分逐渐增多,宫缩间歇期胎头不再缩回,称为胎头着冠,此时胎头双顶径超过骨盆出口。会阴极度扩张,应注意保护会阴,娩出胎头。随后胎头复位和外旋转,前肩、后肩和胎体相继娩出,后羊水随之涌出。经产妇第二产程短,有时仅需几次宫缩即可完成胎头娩出。胎儿娩出后产妇顿感轻松。

二、产程的观察和处理

(一)密切监护胎心及产程进展

第二产程宫缩频且强,应密切观察子宫收缩有无异常及胎先露的下降情况。警惕病理性缩复环及强直性子宫收缩的出现,同时密切观察胎心的变化,每5～10分钟听胎心一次(或间隔2～3次宫缩听一次胎心),如有胎心异常则增加听胎心的次数,有条件者应使用胎心电子监护。尤其应注意观察胎心与宫缩的关系,若第二产程在胎头娩出前,由于脐带受压或受到牵引,可出现变异减速,除非反复多次出现中、重度变异减速,否则不被认为对胎儿有害。如出现胎心变慢且在宫缩后不恢复和恢复慢,应尽快结束分娩。发现第二产程延长,应及时查找原因,采取相应措施尽快结束分娩,避免胎头长时间受压,引起胎儿窘迫、颅内出血等并发症发生。

(二)指导产妇用力

宫口开全后,医护人员应指导产妇正确用力。方法是让产妇双膝屈曲外展,双脚蹬在产床上,双手握住产床的把手。一旦出现宫缩,产妇深吸气屏住,并向上拉把手,使身体向下用力如排便状,以增加腹压。子宫收缩间期时,产妇呼气,全身肌肉放松,安静休息。当宫缩再次出现时再用同样的屏气用力动作,以加速产程的进展。当胎头着冠后,宫缩时不应再令产妇用力,以免胎头娩出过快而使会阴裂伤。

指导产妇正确用力十分重要,若用力不当使产妇消耗体力或造成不应有的软产道裂伤。尤其应注意的是宫口尚未开全,不可过早屏气用力,因当胎头位置低已深入骨盆到达盆底时,也可使产妇产生排便感并不自觉地用力。但此时用力非但不利于加速产程的进展,反而使宫颈被挤压在骨盆和胎头之间,从而使宫颈循环障碍而造成宫颈水肿,影响宫口开大而造成难产。

(三)接产准备

初产妇宫口开全,经产妇宫口扩张4 cm且宫缩规律有力时,应将产妇送至产房做好接产准备工作。让产妇仰卧于产床上(或坐于特制的产椅上),两腿屈曲分开,露出外阴部,在臀下放一便盆或塑料布,用消毒纱布球蘸肥皂水擦洗外阴部,顺序是大小阴唇、阴阜、大腿内上1/3、会阴及肛门周围(图11-20)。然后用温开水冲掉肥皂水,为防止冲洗液流入阴道,用消毒干纱布盖住阴道口,最后以0.1%新洁尔灭冲洗或涂以碘附进行消毒,随后取下阴道的纱布球和臀下的便盆或塑料布,铺以消毒巾于臀下。接产者按无菌操作常规洗手后穿手术衣及戴手套,打开产包,铺好消毒巾,准备接产。

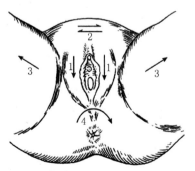

图11-20　外阴消毒顺序

(四)接产

1.接产的要领

产妇必须与接产者充分合作;保护会阴的同时协助胎头俯屈,让胎头以最小的径线(枕下前囟径)在宫缩间歇时缓慢的通过阴道口,是预防会阴撕裂的关键;控制胎肩娩出速度,胎肩娩出时也要注意保护会阴。

2.产妇的产位

分娩时产妇的体位可分为仰卧位和坐位两种。

(1)仰卧位分娩:目前国内多数产妇分娩取仰卧位。

其优点:①有利于经阴道助产手术的操作如会阴切开术、胎头吸引术、产钳术等;②对新生儿处理较为便利。

但从分娩的生理来说,并非理想体位。

其缺点:①妊娠子宫压迫下腔静脉,使回心血量减少,产妇可出现仰卧位低血压;②仰卧位使骨盆的可塑性受限,且宫缩的效率较低,从而增加难产的机会;③胎儿的重力失去应有的作用,并导致产程延长;④增加产妇的不安和产痛等。

基于上述原因,仰卧位分娩时继发性宫缩乏力和胎儿窘迫的发生率较坐位分娩高,异常分娩也较多。所以它不是理想的分娩体位。

(2)坐位分娩。

其优点:①可提高宫缩效率,缩短产程。由于胎儿的纵轴和产轴一致,故能充分发挥胎儿的重力作用,可使抬头对宫颈的压力增加。②由于子宫胎盘的血供改善,也可使宫缩加强,胎儿窘迫和新生儿窒息的发生率降低。③可减少骨盆的倾斜度,有利于胎头入盆和分娩机制的顺利完成。④X线检查表明,由于仰卧位改坐位时,可使坐骨棘间距平均增加 0.76 cm。骨盆出口前后径增加 1~2 cm,骨盆出口面积平均增加 28%。⑤产妇分娩时感觉较舒适,由于产妇在分娩过程中可以环视周围的一切,并与医护人员保持密切联系,可减轻其紧张和不安的情绪。

其缺点:①分娩时间不宜过长,否则易发生阴部水肿;②坐位分娩时胎头娩出较快,易造成新生儿颅内出血及阴道、会阴裂伤;③接生人员需保护会阴和新生儿处理不便,这也是目前坐位分娩较少采用的主要原因。

自 20 世纪 80 年代以来,已对坐式产床做了不少的改进,其基本的构造包括靠背、座椅、扶手和脚踏板等部分。产床的靠背部分是可调节的,在分娩过程中可根据宫缩的情况和胎头下降的程度适当的调整靠背的角度。在胎头即将娩出时可将靠背放平使产妇改为仰卧位,以便于助产者保护会阴和控制胎头娩出的速度。初产妇宫口开全或近开全,经产妇宫口开大 8 cm 时,在坐式产床上就座,靠背角度为 60°~80°。在上坐式产床后一小时内分娩最好,时间过长容易引起会阴水肿。

3.接产步骤

接产者站在产妇的右侧,当胎头拨露使阴唇后联合紧张时,开始保护会阴。具体方法如下:在会阴部盖上一块消毒巾,接产者右肘支在产床上,右手拇指与其余四指分开,每当宫缩时以手掌大鱼际肌向内上方托住会阴部,同时左手应轻轻下压胎头枕部,协助胎头俯屈,且使胎头缓慢下降。宫缩间歇期,保护会阴的右手应当松弛,以免压迫过久引起会阴部水肿。当胎头枕部在耻骨弓下露出时,左手应按分娩机制协助胎头仰伸。此时若宫缩强,应嘱产妇张口哈气以缓解腹压的作用,让产妇在宫缩间歇期稍向下屏气,以使胎头缓慢娩出。胎头娩出后,右手仍需保护会阴,不要急于娩出胎肩,而应先以左手自其鼻根向下颌挤压,挤出口、鼻内的黏液和羊水,然后协助胎头复位及外旋转,使胎儿双肩径与骨盆出口前后径相一致。接产者的左手将胎儿颈部向下轻压,使前肩自耻骨弓下先娩出,继之再托胎颈向上,使后肩从会阴前缘缓慢娩出。双肩娩出后,保护会阴的右手方可离开会阴部。最后双手协助胎体和下肢相继以侧位娩出,并记录胎儿娩出时间(图 11-21)。

胎儿娩出后 1~2 分钟内断扎脐带。若当胎头娩出时,见脐带绕颈一周且较松时,可用手将脐带顺胎肩推下或从胎头滑下。若脐带绕颈过紧或绕颈两周或两周以上,可先用两把血管钳将脐带一段夹住并从中间剪断,注意勿伤及胎儿颈部,待松弛脐带后协助胎肩娩出(图 11-22)。

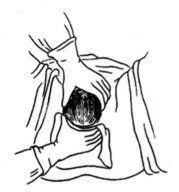

A. 保护会阴,协助胎头俯屈

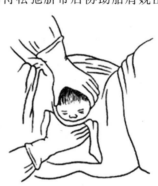

B. 协助胎头仰伸

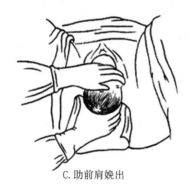

C. 助前肩娩出

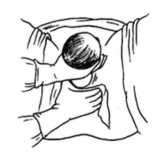

D. 助后肩娩出

图 11-21 接产步骤

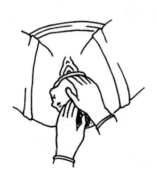

A. 将脐带顺肩部推上

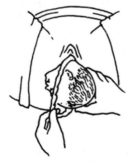

B 把脐带从头上退下

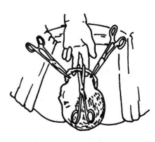

C. 用两把血管钳夹住,从中间剪断

图 11-22 脐带绕颈的处理

4.会阴裂伤的诱因及预防

(1)会阴裂伤的诱因:会阴水肿、会阴过紧缺乏弹力,耻骨弓过低,胎儿过大,胎儿娩出过快等,均易造成会阴撕裂。

(2)会阴裂伤的预防:①指导产妇分娩时正确用力,防止胎儿娩出过快。②及时发现会阴、产道的异常,选择合适的分娩方式。如会阴坚韧、水肿或瘢痕形成,估计会造成严重裂伤时,可作较大的会阴切开术或改行剖宫产术。③提高接生操作技术,正确保护会阴。④初产妇行阴道助产前应作会阴切开,切开大小根据胎儿大小及会阴组织的伸展性。助产时术者与助手要密切配合,要求胎头以最小径线通过会阴,且不能分娩过快、过猛。

5.会阴切开

(1)会阴切开的指征:会阴过紧或胎儿过大,产钳或吸引器助产,估计分娩时会阴撕裂不可避免者,或母儿有病理情况急需结束分娩者。

(2)会阴切开的时间:①一般在宫缩时可看到胎头露出外阴口 3～4 cm 时切开,可以防止产后盆底松弛,避免膀胱膨出,直肠膨出及尿失禁;②也有主张胎头着冠时切开,可以减少出血;③决定手术助产时切开。过早的切开不仅无助于胎儿的娩出,反而会导致出血量的增加。

(3)会阴切开术:包括会阴后-侧切开术和会阴正中切开。常用以下两种术式:①会阴左侧后-侧切开术:阴部神经阻滞及局部浸润麻醉生效后,术者于宫缩时以左手食中两指伸入阴道内撑起左侧阴道壁,右手用钝头剪刀自会阴后联合中线向左侧 45°,在宫缩开始时剪开会阴 4～5 cm。若会阴高度膨隆则需外旁开 60°～70°。若会阴体短则以阴唇后联合上 0.5 cm 处为切口起点。会阴侧切时切开球海绵体肌,会阴深、浅横肌及部分肛提肌,切开后用纱布压迫止血。此法可充分扩大阴道口,适于胎儿较大及辅助难产手术,其缺点为出血多,愈合后瘢痕较大。②会阴正中切开术:局部浸润麻醉后,术者于宫缩时沿会阴后联合正中垂直剪开 2 cm。此法切开球海绵体肌及中心腱,出血少,术后组织肿胀疼痛轻微。但切口有自然延长撕裂肛门括约肌危险,胎儿大或接产技术不熟练者不宜采用。

(4)会阴缝合:一般在胎盘娩出后,检查软产道有无裂伤,然后缝合会阴切口。会阴缝合的关键必须彻底止血,重建解剖结构。缝合完毕后亦行肛指检查缝线是否穿过直肠黏膜,如确有缝线穿过黏膜,则应拆除重缝。

(刘　青)

第五节　第三产程及其处理

一、胎盘剥离的机制

胎儿娩出后,子宫底降至脐平,产妇有轻松感,宫缩暂停数分钟后再次出现。由于子宫腔容积突然明显缩小,而胎盘不能相应的缩小而与子宫壁发生错位而剥离,剥离面出血,形成胎盘后血肿。由于子宫继续收缩,剥离面积继续扩大,直至胎盘完全剥离而娩出。

二、胎盘剥离的征象

(1)子宫体变硬呈球形,胎盘剥离后降至子宫下段,下段被扩张,子宫体呈狭长形被推向上,宫底升高达脐上。

(2)剥离的胎盘降至子宫下段,使阴道口外露的一段脐带自行延长。

(3)若胎盘从边缘剥离时有少量阴道流血,若胎盘从中间剥离时则无阴道流血。

(4)用手掌尺侧在产妇耻骨联合上方轻压子宫下段时,子宫体上升而外露的脐带不再回缩(图11-23)。

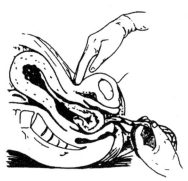

图 11-23 胎盘剥离

三、胎盘娩出方式

胎盘剥离和娩出的方式有两种。

(一)胎儿面娩出式(Schulta mechanism)

即胎盘以胎儿面娩出。胎盘从中央开始剥离,然后向周围剥离,剥离血液被包于胎膜内。其特点是胎盘先娩出,随后见少量的阴道流血。这种娩出方式多见。

(二)母体面娩出式(Duncan mechanism)

即胎盘以母体面娩出。胎盘从边缘开始剥离,血液沿剥离面流出,最后整个胎盘反转娩出。其特点是先有较多的阴道流血随后胎盘娩出,这种方式较少。

四、第三产程的处理

(一)协助胎盘胎膜娩出

正确处理胎盘娩出,可减少产后出血的发生率。为了使胎盘迅速剥离减少出血,可在胎肩娩出后,静脉注射缩宫素 10 U。接产者切忌在胎盘尚未完全剥离之前,用手按揉、下压宫底或牵拉脐带,以免引起胎盘部分剥离出血或拉断脐带,甚至造成子宫内翻(inversion of uterus)当确认胎盘完全剥离时,于宫缩时以左手握住宫底(拇指置于子宫前壁,其余四指放在子宫后壁)并按压,同时右手轻拉脐带、协助娩出胎盘(图11-24)。

当胎盘娩出至阴道口时,接产者用双手捧住胎盘,向一个方向旋转并缓慢向外牵拉,协助胎膜完整剥离娩出。若在胎盘娩出过程中,发现胎膜部分断裂,可用血管钳夹住断裂上端的胎膜,再继续向原方向旋转,直至胎膜完全娩出。胎盘胎膜娩出后,按摩子宫刺激其收缩以减少出血。在按摩子宫的同时注意观察出血量。

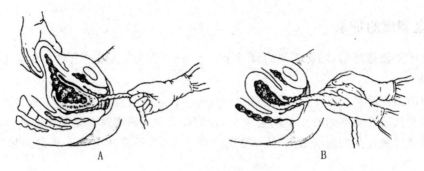

图 11-24 协助胎盘胎膜娩出

(二)检查胎盘胎膜

将胎盘铺平,先检查胎盘母体面的胎盘小叶有无缺损,疑有缺损时可用 Küstener 牛乳测试法(从脐静脉注入牛乳,若见牛乳自胎盘母体面溢出,则溢出部位为胎盘小叶缺损部位)。然后将胎盘提起,检查胎膜是否完整。再检查胎盘胎儿面边缘有无血管断裂,以便及时发现副胎盘。副胎盘为另一个小胎盘与正常的胎盘分离,但两者间有血管相连(图 11-25)。若有副胎盘、部分胎盘残留或大块胎膜残留,应无菌操作伸手入宫腔内取出残留组织。若仅有少量胎膜残留,可给予子宫收缩剂待其自然排出。详细记录胎盘娩出时间,方式,以及胎盘大小和重量。胎盘娩出后子宫应呈强直性收缩,硬如球状,阴道出血很少。

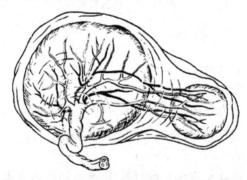

图 11-25 副胎盘

(三)检查软产道

胎盘娩出后,应仔细检查软产道(包括会阴、小阴唇内侧、尿道口周围、前庭、阴道和宫颈)有无裂伤。如有裂伤应立即按原来的解剖位置或层次逐层缝合。

(四)预防产后出血

正常分娩出血量多不超过 300 mL。对既往有产后出血史或易发生产后出血的产妇(如分娩次数≥5 次的多产妇、多胎妊娠、羊水过多、滞产等),可在胎儿前肩娩出后静脉注射麦角新碱0.2 mg,或缩宫素 10 IU 加于 25％葡萄糖液 20 mL 内静脉注射,也可在胎儿娩出后立即经胎盘部脐静脉快速注入加入 10 IU 缩宫素的生理盐水 20 mL,均能促使胎盘迅速剥离减少出血。若胎盘尚未完全剥离而阴道出血多时,应行手取胎盘术。若胎儿已娩出 30 分钟,胎盘仍未排出,出血不多时,应排空膀胱,再轻轻按压子宫及静脉注射缩宫素,仍不能使胎盘排出时,再行手取胎盘术。若胎盘娩出后出血多时,可经下腹部直接注入宫体肌壁内或肌内注射麦角新碱 0.2～0.4 mg,并将缩宫素 20 IU 加于 5％葡萄糖液 500 mL 内静脉滴注。

　　手取胎盘时若发现宫颈内口较紧者,应肌内注射阿托品 0.5 mg 及哌替啶 100 mg。术者需更换手术衣及手套,外阴再次消毒后,将一手手指并拢呈圆锥状直接伸入宫腔。手掌面向着胎盘母体面,手指并拢以手掌尺侧缘缓慢将胎盘从边缘开始逐渐自子宫壁分离,另一手在腹部压宫底(图 11-26)。待确认胎盘已全部剥离方可取出胎盘,取出后立即肌内注射子宫收缩剂。注意操作必须轻柔,避免暴力强行剥离或用手抓挖宫壁,防止子宫破裂。若找不到疏松的剥离面,不能分离者,可能是植入性胎盘,不应强行剥离。取出的胎盘立即检查是否完整,若有缺损应再次以手伸入宫腔清除残留胎盘及胎膜,应尽量减少进出宫腔次数。必要时可用大刮匙刮宫。

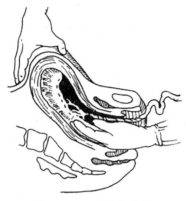

图 11-26　手取胎盘术

(五)产后观察

　　分娩结束后应仔细收集并记录产时的出血量。产妇应继续留产房观察 2 小时,注意产妇的一般情况、子宫收缩、子宫底高度、膀胱充盈情况、阴道流血量、会阴及阴道有无血肿等,发现异常情况及时处理。产后 2 小时后,将产妇和新生儿送回病房。

(刘　青)

第十二章

异 常 分 娩

第一节 胎 位 异 常

胎位异常是造成难产的常见因素之一。分娩时枕前位约占90％,而胎位异常约占10％。其中胎头位置异常居多。有因胎头在骨盆内旋转受阻的持续性枕横位、持续性枕后位。有因胎头俯屈不良呈不同程度仰伸的面先露、额先露;还有高直位、前不均倾位等。总计占6％～7％,胎产式异常的臀先露占3％～4％,肩先露极少见。此外还有复合先露。

一、持续性枕横位

在分娩过程中,胎头以枕后位或枕横位衔接,在下降过程中,强有力的宫缩多能使胎头向前转135°或90°,转成枕前位而自然分娩。如胎头持续不能转向前方,直至分娩后期,仍然位于母体骨盆的后方或侧方,致使发生难产者,称为持续性枕后位(图12-1)或持续性枕横位(persistent occipito transverse position,POTP),持续性枕后位(persistent occipito posterior position,POPP)。

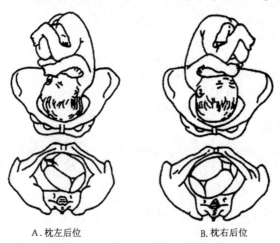

A.枕左后位   B.枕右后位

图12-1 持续性枕后位

（一）原因

1.骨盆狭窄

男人型骨盆或类人猿型骨盆,其特点是入口平面前半部较狭窄,后半部较宽大,胎头较容易以枕后位或枕横位衔接,又常伴中骨盆狭窄,影响胎头在中骨盆平面向前旋转,致使成为持续性枕后位或持续性枕横位。

2.胎头俯屈不良

如胎头以枕后位衔接,胎儿脊柱与母体脊柱接近,不利于胎头俯屈,胎头前囟成为胎头下降的最低部位,而最低点又常转向骨盆前方,当前囟转至前方或侧方时,胎头枕部转至后方或侧方,形成持续性枕后位或持续性枕横位。

（二）诊断

1.临床表现

临产后,胎头衔接较晚或俯屈不良,由于枕后位的胎先露部不易紧贴宫颈和子宫下段,常导致宫缩乏力及宫颈扩张较慢;因枕骨持续位于骨盆后方压迫直肠,产妇自觉肛门坠胀及排便感,致使宫口尚未开全时,过早使用腹压,容易导致宫颈前唇水肿和产妇疲劳,影响产程进展,常导致第二产程延长。

2.腹部检查

头位胎背偏向母体的后方或侧方,母体腹部的 2/3 被胎体占有,而肢体占 1/3 者为枕前位,胎体占 1/3 而肢体占 2/3 为枕后位。

3.阴道（肛门）检查

宫颈部分扩张或开全时,感到盆腔后部空虚,胎头矢状缝位于骨盆斜径上,前囟在骨盆右前方,后囟（枕部）在骨盆左后方为枕左后位,反之为枕右后位;当发现产瘤（胎头水肿）、颅骨重叠、囟门触不清时,需借助胎儿耳郭及耳屏位置及方向判定胎位。如耳郭朝向骨盆后方,则可诊断为枕后位;如耳郭朝向骨盆侧方,则为枕横位。

4.B超检查

根据胎头颜面及枕部的位置,可以准确探清胎头位置以明确诊断。

（三）分娩机制

胎头多以枕横位或枕后位衔接。如在分娩过程中,不能转成枕前位时,可有以下两种分娩机制。

1.枕左后（枕右后）

胎头枕部到达中骨盆向后行 45°内旋转,使矢状缝与骨盆前后径一致,胎儿枕部朝向骶骨成枕后位。其分娩方式有两种。

（1）胎头俯屈较好:当胎头继续下降至前囟抵达耻骨弓下时,以前囟为支点,胎头俯屈,使顶部和枕部自会阴前缘娩出,继之胎头仰伸,相继由耻骨联合下娩出额、鼻、口、颏。此种分娩方式为枕后位经阴道分娩最常见的方式（图 12-2A）。

（2）胎头俯屈不良:当鼻根出现在耻骨联合下缘时,以鼻根为支点,胎头先俯屈,从会阴前缘娩出前囟、顶及枕部,然后胎头仰伸,使鼻、口、颏部相继由耻骨联合下娩出（图 12-2B）。因胎头以较大的枕额周径旋转,胎儿娩出困难,多需手术助产。

2.枕横位

部分枕横位于下降过程中无内旋转动作,或枕后位的胎头枕部仅向前旋转 45°成为持续性枕横位,多数需徒手将胎头转成枕前位后自然或助产娩出。

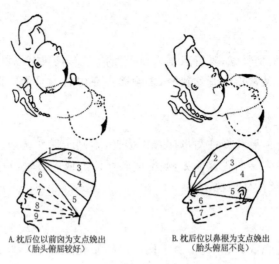

A.枕后位以前囟为支点娩出　　　　B.枕后位以鼻根为支点娩出
　　（胎头俯屈较好）　　　　　　　　　　（胎头俯屈不良）

图 12-2　枕后位分娩机制

(四)对母儿的影响

1.对产妇的影响

常导致继发宫缩乏力,产程延长,常需手术助产;且容易发生软产道损伤,增加产后出血及感染的机会;如胎头长时间压迫软产道,可发生缺血、坏死、脱落,形成生殖道瘘。

2.对胎儿的影响

由于第二产程延长和手术助产机会增多,常引起胎儿窘迫和新生儿窒息,使围生儿发病率和死亡率增高。

(五)治疗

1.第一产程

严密观察产程,让产妇朝向胎背侧方向侧卧,以利胎头枕部转向前方。如宫缩欠佳,可静脉滴注缩宫素。宫口开全之前,嘱产妇不要过早屏气用力,以免引起宫颈水肿而阻碍产程进展。如果产程无明显进展,或出现胎儿窘迫,需行剖宫产术。

2.第二产程

如初产妇已近 2 小时,经产妇已近 1 小时,应行阴道检查,再次判断头盆关系,决定分娩方式。当胎头双顶径已达坐骨棘水平面或更低时,可先行徒手转儿头,待枕后位或枕横位转成枕前位,使矢状缝与骨盆出口前后径一致,可自然分娩,或阴道手术助产(低位产钳或胎头吸引器);如转成枕前位有困难时,也可向后转成正枕后位,再以低产钳助产,但以枕后位娩出时,需行较大侧切,以免造成会阴裂伤。如胎头位置较高,或疑头盆不称,均需行剖宫产术,中位产钳禁止使用。

3.第三产程

因产程延长,易发生宫缩乏力,故胎盘娩出后立即肌内注射宫缩剂,防止产后出血;有软产道损伤者,应及时修补。新生儿重点监护。手术助产及有软产道裂伤者,产后给予抗生素预防感染。

二、高直位

胎头以不屈不仰姿势衔接于骨盆入口,其矢状缝与骨盆入口前后径一致,称为高直位。是一种特殊的胎头位置异常:胎头的枕骨在母体耻骨联合的后方,称高直前位,又称枕耻位(图 12-3);胎头枕骨位于母体骨盆骶岬前,称高直后位,又称枕骶位(图 12-4)。

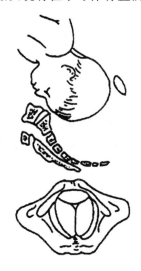

图 12-3　高直前位(枕耻位)

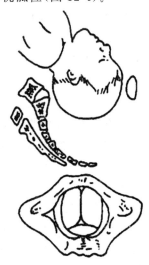

图 12-4　高直后位(枕骶位)

(一)诊断

1.临床表现

临产后胎头不俯屈,胎头进入骨盆入口的径线增大,胎头迟迟不能衔接,胎头下降缓慢或停滞,宫颈扩张也缓慢,致使产程延长。

2.腹部检查

枕耻位时,胎背靠近腹前壁,不易触及胎儿肢体,胎心位置稍高在腹中部听得较清楚;枕骶位时,胎儿小肢体靠近腹前壁,有时在耻骨联合上方,可清楚地触及胎儿下颏。

3.阴道检查

阴道检查发现胎头矢状缝与骨盆前后径一致,前囟在耻骨联合后,后囟在骶骨前,为枕骶位,反之为枕耻位。由于胎头紧嵌于骨盆入口处,妨碍胎头与宫颈的血液循环,阴道检查时常可发现产瘤,其范围与宫颈扩张程度相符合。一般直径为 3~5 cm,产瘤一般在两顶骨之间,因胎头由不同程度的仰伸所致。

(二)分娩机制

1.枕耻位

如胎儿较小,宫缩强,可使胎头俯屈、下降,双顶径达坐骨棘平面以下时,可能经阴道分娩;但胎头俯屈不良而无法入盆时,需行剖宫产。

2.枕骶位

胎背与母体腰骶部贴近,妨碍胎头俯屈及下降,使胎头处于高浮状态,迟迟不能入盆。

(三)治疗

1.枕耻位

可给予试产,加速宫缩,促使胎头俯屈,有望阴道分娩或手术助产,如试产失败,应行剖宫产。

2.枕骶位

一经确诊,应行剖宫产。

三、枕横位中的前不均倾位

头位分娩中,胎头不论采取枕横位、枕后位或枕前位通过产道,均可发生不均倾势(胎头侧屈),枕横位时较多见,枕前位与枕后位时较罕见。而枕横位的胎头(矢状缝与骨盆入口横径一致)如以前顶骨先入盆则称为前不均倾。

(一)诊断

1.临床表现

因胎头迟迟不能入盆,宫颈扩张缓慢或停滞,使产程延长,前顶骨紧嵌于耻骨联合后方压迫尿道和宫颈前唇,导致尿潴留,宫颈前唇水肿及胎膜早破。胎头受压过久,可出现胎头水肿,又称产瘤。左枕横时产瘤于右顶骨上;右枕横时产瘤于左顶骨上。

2.腹部检查

前不均倾时胎头不易入盆。临产早期,于耻骨联合上方可扪到前顶部,随产程进展,胎头继续侧屈使胎头与胎肩折叠于骨盆入口处,因胎头折叠于胎肩之后,使胎肩高于耻骨联合平面,于耻骨联合上方只能触到一侧胎肩而触不到胎头。

3.阴道检查

胎头矢状缝在骨盆入口横径上,向后移靠近骶岬,同时前后囟一起后移,前顶骨紧紧嵌于耻骨联合后方,致使盆腔后半部空虚,而后顶骨大部分嵌在骶岬之上(图 12-5)。

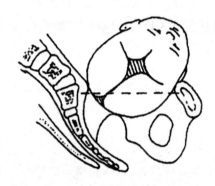

图 12-5　前不均倾位

(二)分娩机制

以枕横位入盆的胎头侧屈,多数以后顶骨先入盆,滑入骶岬下骶骨凹陷区,前顶骨再滑下去,至耻骨联合成为均倾姿势;少数以前顶骨先入盆,由于耻骨联合后面平直,前顶骨受阻,嵌顿于耻骨联合后面,而后顶骨架在骶岬之上,无法下降入盆。

(三)治疗

一经确诊为前不均倾位,应尽快行剖宫产术。

四、面先露

面先露多于临产后发现,是因为胎头极度仰伸,使胎儿枕部与胎背接触。面先露以颏为指示点,有颏左前、颏左横、颏左后、颏右前、颏右横和颏右后六种胎位。以颏左前和颏右后多见,经产妇多于初产妇。

（一）诊断

1.腹部检查

因胎头极度仰伸入盆受阻,胎体伸直,宫底位置较高。颏左前时,在母体腹前壁容易扪及胎儿肢体,胎心由胸部传出,故在胎儿肢体侧的下腹部听得清楚。颏右后时,于耻骨联合上方可触及胎儿枕骨隆突与胎背之间有明显的凹陷,胎心遥远而弱。

2.阴道（肛门）检查

阴道检查可触到高低不平、软硬不均的颜面部,如宫口开大时,可触及胎儿的口、鼻、颧骨及眼眶,并根据颏部所在位置确定其胎位。

（二）分娩机制

1.颏左前

胎头以仰伸姿势入盆、下降,胎儿面部达骨盆底时,胎头极度仰伸,颏部为最低点,故转向前方。胎头继续下降并极度仰伸,当颏部自耻骨弓下娩出后,极度仰伸的胎颈前面处于产道的小弯（耻骨联合）,胎头俯屈时,胎头后部能够适应产道的大弯（骶骨凹）,使口、鼻、眼、额、前囟及枕部自会阴前缘相继娩出（图 12-6）,但产程明显延长。

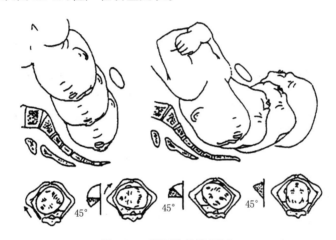

图 12-6 颜面位分娩机制

2.颏右后

胎儿面部达骨盆底后,有可能经内旋转 135°以颏左前娩出（图 12-7A）。如因内旋转受阻,成为持续性颏右后,胎颈极度伸展,不能适应产道的大弯,足月活胎不能经阴道娩出（图 12-7B）。

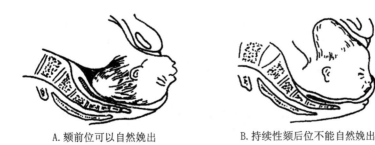

A.颏前位可以自然娩出　　　　B.持续性颏后位不能自然娩出

图 12-7 颏前位及颏后位分娩示意图

(三)对母儿的影响

1.对产妇的影响

颏左前时因胎儿面部不能紧贴子宫下段及宫颈,常引起宫缩乏力,致使产程延长,颜面部骨质不能变形,易发生会阴裂伤。颏右后可发生梗阻性难产,如不及时发现,准确处理,可导致子宫破裂,危及产妇生命。

2.对胎儿和新生儿的影响

胎儿面部受压变形,颜面皮肤青紫、肿胀,尤以口唇为著,影响吸吮,严重时会发生会厌水肿影响呼吸和吞咽。新生儿常于出生后保持仰伸姿势达数天之久。

(四)治疗

1.颏左前

如无头盆不称,产力良好,经产妇有可能自然分娩或行产钳助娩;初产妇有头盆不称或出现胎儿窘迫征象时,应行剖宫产。

2.颏右后

应行剖宫产术。如胎儿畸形,无论颏左前或颏右后,均应在宫口开全后,全麻下行穿颅术结束分娩,术后常规检查软产道,如有裂伤,应及时缝合。

五、臀先露

臀先露是最常见的异常胎位,占妊娠足月分娩的 3%～4%。因胎头比胎臀大,且分娩时后出胎头无法变形,往往娩出困难;加之脐带脱垂较常见,使围生儿死亡率增高,为枕先露的 3～8 倍。臀先露以骶骨为指示点,有骶左前、骶左横、骶左后、骶右前、骶右横和骶右后 6 种胎位。

(一)原因

妊娠 30 周以前,臀先露较多见,妊娠 30 周以后,多能自然转成头先露。持续为臀先露原因尚不十分明确,可能的因素有以下几种。

1.胎儿在宫腔内活动范围过大

羊水过多,经产妇腹壁松弛以及早产儿羊水相对偏多,胎儿在宫腔内自由活动形成臀先露。

2.胎儿在宫腔内活动范围受限

子宫畸形(如单角子宫、双角子宫等)、胎儿畸形(如脑积水等)、双胎、羊水过少、脐带缠绕致脐带相对过短等均易发生臀先露。

3.胎头衔接受阻

狭窄骨盆、前置胎盘、肿瘤阻塞盆腔等,也易发生臀先露。

(二)临床分类

根据胎儿两下肢的姿势分为以下几种。

1.单臀先露或腿直臀先露

胎儿双髋关节屈曲,双膝关节直伸。以臀部为先露,最多见。

2.完全臀先露或混合臀先露

胎儿双髋关节及膝关节均屈曲,有如盘膝坐,以臀部和双足为先露,较多见。

3.不完全臀先露

胎儿以一足或双足、一膝或双膝或一足一膝为先露,膝先露是暂时的,随产程进展或破水后发展为足先露,较少见。

(三)诊断

1.临床表现

孕妇常感肋下有圆而硬的胎头,由于胎臀不能紧贴子宫下段及宫颈,常导致宫缩乏力,宫颈扩张缓慢,致使产程延长。

2.腹部检查

子宫呈纵椭圆形,胎体纵轴与母体纵轴一致,在宫底部可触到圆而硬、按压有浮球感的胎头;而在耻骨联合上方可触到不规则、软且宽的胎臀,胎心在脐左(或右)上方听得最清楚。

3.阴道(肛门)检查

在肛查不满意时,阴道检查可扪及软而不规则的胎臀或触到胎足、胎膝,同时了解宫颈扩张程度及有无脐带脱垂发生。如胎膜已破,可直接触到胎臀,外生殖器及肛门,如触到胎足时,应与胎手相鉴别(图 12-8)。

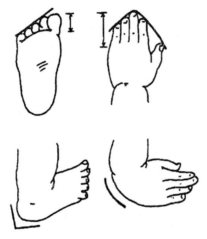

图 12-8　胎手与胎足的区别

4.B超检查

B超能准确探清臀先露类型与胎儿大小,胎头姿势等。

(四)分娩机制

在胎体各部中,胎头最大,胎肩小于胎头,胎臀最小。头先露时,胎头一经娩出,身体其他部分随即娩出,而臀先露时则不同,较小而软的胎臀先娩出,最大的胎头则最后娩出。为适合产道的条件,胎臀、胎肩、胎头需按一定机制适应产道条件方能娩出,故需要掌握胎臀、胎肩及胎头三部分的分娩机制,以骶右前为例加以阐述。

1.胎臀娩出

临产后,胎臀以粗隆间径衔接于骨盆入口右斜径上,骶骨位于右前方,胎臀继续下降,前髋下降稍快,故位置较低,抵达骨盆底遭到阻力后,前髋向母体右侧行 45°内旋转,使前髋位于耻骨联合后方,此时粗隆间径与母体骨盆出口前后径一致。胎臀继续下降,胎体侧屈以适应产道弯曲度,后髋先从会阴前缘娩出,随即胎体稍伸直,使前髋从耻骨弓下娩出,继之,双腿双足娩出,当胎臀及两下肢娩出后,胎体行外旋转,使胎背转向前方或右前方。

2.胎肩娩出

当胎体行外旋转的同时,胎儿双肩径衔接于骨盆入口右斜径或横径上,并沿此径线逐渐下降,当双肩达骨盆底时,前肩向右旋转45°转至耻骨弓下,使双肩径与骨盆中、出口前后径一致。同时胎体侧屈使后肩及后上肢从会阴前缘娩出。继之,前肩及前上肢从耻骨弓下娩出。

3.胎头娩出

当胎肩通过会阴时,胎头矢状缝衔接于骨盆入口左斜径或横径上,并沿此径线逐渐下降,同时胎头俯屈,当枕骨达骨盆底时,胎头向母体左前方旋转45°,使枕骨朝向耻骨联合。胎头继续下降。当枕骨下凹到达耻骨弓下缘时,以此处为支点,胎头继续俯屈,使颏、面及额部相继自会阴前缘娩出,随后枕部自耻骨弓下娩出。

(五)对母儿的影响

1.对产妇的影响

胎臀不规则,不能紧贴子宫下段及宫颈,容易发生胎膜早破或继发性宫缩乏力,增加产褥感染与产后出血的风险,如宫口未开全强行牵拉,容易造成宫颈撕裂,甚至延及子宫下段。

2.对胎儿和新生儿的影响

胎臀高低不平,对前羊膜囊压力不均匀,常致胎膜早破,脐带脱垂,造成胎儿窘迫甚至胎死宫内。由于娩出胎头困难,可发生新生儿窒息、臂丛神经损伤及颅内出血等。

(六)治疗

1.妊娠期

妊娠30周前,臀先露多能自行转成头位,如妊娠30周后仍为臀先露应注意寻找形成臀位原因。

2.分娩期

分娩期应根据产妇年龄、胎次、骨盆大小、胎儿大小、臀先露类型以及有无并发症,于临产初期做出正确判断,决定分娩方式。

(1)择期剖宫产的指征:狭窄骨盆、软产道异常、胎儿体重大于3 500 g、儿头仰伸、胎儿窘迫、高龄初产、有难产史、不完全臀先露等。

(2)决定阴道分娩的处理:可根据不同的产程分别处理。

第一产程:产妇应侧卧,不宜过多走动,少做肛查,不灌肠,尽量避免胎膜破裂。一旦破裂,立即听胎心。如胎心变慢或变快,立即肛查,必要时阴道检查,了解有无脐带脱垂。如脐带脱垂,胎心好,宫口未开全,为抢救胎儿,需立即行剖宫产术。如无脐带脱垂,可严密观察胎心及产程进展。如出现宫缩乏力,应设法加强宫缩,当宫口开大4~5 cm时胎足即可经宫口娩出阴道。为了使宫颈和阴道充分扩张,消毒外阴之后,使用"堵"外阴方法。当宫缩时,用消毒巾以手掌堵住阴道口让胎臀下降,避免胎足先下降。待宫口及阴道充分扩张后才让胎臀娩出。此法有利于后出胎头的顺利娩出。在堵的过程中,应每隔10~15分钟听胎心1次,并注意宫口是否开全。宫口已开全再堵易引起胎儿窘迫或子宫破裂。宫口近开全时,要做好接生和抢救新生儿窒息的准备。

第二产程:接生前,应导尿,排空膀胱。初产妇应做会阴侧切术。可有三种分娩方式:①自然分娩:胎儿自然娩出,不做任何牵拉,极少见,仅见于经产妇、胎儿小、产力好、产道正常者。②臀助产术:当胎臀自然娩出至脐部后,胎肩及后出胎头由接生者协助娩出。脐部娩出后,胎头娩出最长不能超过8分钟。③臀牵引术:胎儿全部由接生者牵引娩出。此种手术对胎儿损伤大,不宜采用。

第三产程:产程延长,易并发子宫乏力性出血。胎盘娩出后,应静推或肌内注射缩宫素防止产后出血。手术助产分娩于产后常规检查软产道,如有损伤,应及时缝合,并给抗生素预防感染。

六、肩先露

胎体纵轴和母体纵轴相垂直为横产式,胎体横卧于骨盆入口之上,先露部为肩,称为肩先露。肩先露占妊娠足月分娩总数的 0.1%～0.25%,是对母儿最不利的胎位。除死胎和早产儿肢体可折叠娩出外,足月活胎不可能经阴道娩出。如不及时处理,容易造成子宫破裂,威胁母儿生命。根据胎头在母体左(右)侧和胎儿肩胛朝向母体前(后)方,分为肩左前、肩右前、肩左后和肩右后四种胎位。

(一)原因

与臀先露发生原因类似,初产妇肩先露首先必须排除狭窄骨盆和头盆不称。

(二)诊断

1.临床表现

先露部胎肩不能紧贴子宫下段及宫颈,缺乏直接刺激,容易发生宫缩乏力,胎肩对宫颈压力不均匀,容易发生胎膜早破,破膜后羊水迅速外流,胎儿上肢或脐带容易脱出,导致胎儿窘迫,甚至胎死宫内。随着宫缩不断加强,胎肩及胸廓一部分被挤入盆腔内,胎体折叠弯曲,胎颈被拉长,上肢脱出于阴道口外,胎头和胎臀仍被阻于骨盆入口上方,形成嵌顿性或忽略性肩先露(图 12-9)。

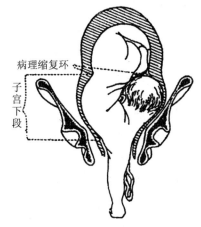

图 12-9 忽略性肩先露

宫缩继续加强,子宫上段越来越厚,子宫下段被动扩张越来越薄,由于子宫上下段肌壁厚薄相差悬殊,形成环状凹陷,并随宫缩逐渐升高,甚至可达脐上,形成病理缩复环,是子宫破裂的先兆。如不及时处理,将发生子宫破裂。

2.腹部检查

子宫呈横椭圆形,子宫底高度低于妊娠周数,子宫横径宽,宫底部及耻骨联合上方较空虚,在母体腹部一侧可触到胎头,另侧可触到胎臀。肩左前时,胎背朝向母体腹壁,触之宽大平坦。胎心于脐周两侧听得最清楚。根据腹部检查多可确定胎位。

3.阴道(肛门)检查

胎膜未破者,因胎先露部浮动于骨盆入口上方,肛查不易触及胎先露部;如胎膜已破,宫口已扩张者,阴道检查可触到肩胛骨或肩峰、肋骨及腋窝。腋窝尖端示胎儿头端,据此可决定胎头在母体左(右)侧,肩胛骨朝向母体前(后)方,可决定肩前(后)位。例如胎头于母体右侧,肩胛骨朝向后方,则为肩右后位。胎手若已脱出阴道口外,可用握手法鉴别是胎儿左手或右手,因检查者只能与胎儿同侧手相握,例如肩右前位时左手脱出,检查者用左手与胎儿左手相握。余类推。

4.B超检查

B超检查能准确探清肩先露,并能确定具体胎位。

(三)治疗

1.妊娠期

妊娠后期发现肩先露应及时矫正。可采用胸膝卧位或试行外倒转术转成纵产式(头先露或臀先露)并包扎腹部以固定产式。如矫正失败,应提前入院决定分娩方式。

2.分娩期

根据胎产式、胎儿大小、胎儿是否存活、宫颈扩张程度、胎膜是否破裂、有无并发症等决定分娩方式。

(1)足月,活胎,未临产,择期剖宫产术。

(2)足月,活胎,已临产,无论破膜与否,均应行剖宫产术。

(3)已出现先兆子宫破裂或子宫破裂征象,无论胎儿存活,均应立即剖宫产,术中如发现宫腔感染严重,应将子宫一并切除(子宫次全切除术或子宫全切术)。

(4)胎儿已死,无先兆子宫破裂征象,如宫口已开全,可在全麻下行断头术或毁胎术。术后应常规检查子宫下段、宫颈及阴道有无裂伤。如有裂伤应及时缝合。注意预防产后出血,并需应用抗生素预防感染。

七、复合先露

胎先露部(胎头或胎臀)伴有肢体(上肢或下肢)同时进入骨盆入口,称为复合先露。临床以头与手的复合先露最常见,多发生于早产者,发生率为 1.43‰~1.60‰。

(一)诊断

当产程进展缓慢时,做阴道检查发现胎先露旁有肢体而明确诊断。常见胎头与胎手同时入盆。应注意与臀先露和肩先露相鉴别。

(二)治疗

(1)无头盆不称,让产妇向脱出的肢体对侧侧卧,肢体常可自然缩回。脱出的肢体与胎头已入盆,待宫口开全后于全麻下上推肢体,将其回纳,然后经腹压胎头下降,以低位产钳助娩,或行内倒转术助胎儿娩出。

(2)头盆不称或伴有胎儿窘迫征象,应行剖宫产术。

(李轩宇)

第二节 产力异常

产力包括子宫收缩力、腹肌和膈肌收缩力以及肛提肌收缩力,其中以宫缩力为主。在分娩过程中,子宫收缩(简称宫缩)的节律性、对称性及极性不正常或强度、频率有改变时,称为子宫收缩力异常。临床上多因产道或胎儿因素异常造成梗阻性难产,使胎儿通过产道阻力增加,导致继发性产力异常。产力异常分为子宫收缩乏力和子宫收缩过强两类。每类又分协调性宫缩和不协调性宫缩(图 12-10)。

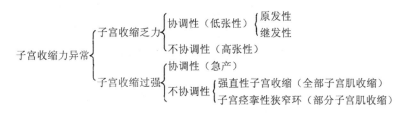

图 12-10　子宫收缩力异常的分类

一、子宫收缩乏力

(一)原因

子宫收缩乏力多由几个因素综合引起。

1.头盆不称或胎位异常

胎先露部下降受阻,不能紧贴子宫下段及宫颈,因此不能引起反射性宫缩,导致继发性子宫收缩乏力。

2.子宫因素

子宫发育不良,子宫畸形(如双角子宫)、子宫壁过度膨胀(如双胎、巨大胎儿、羊水过多等),经产妇的子宫肌纤维变性或子宫肌瘤等。

3.精神因素

初产妇尤其是高龄初产妇,精神过度紧张、疲劳均可使大脑皮层功能紊乱,导致子宫收缩乏力。

4.内分泌失调

临产后,产妇体内的雌激素、缩宫素、前列腺素的敏感性降低,影响子宫肌兴奋阈,致使子宫收缩乏力。

5.药物影响

产前较长时间应用硫酸镁,临产后不适当地使用吗啡、哌替啶、巴比妥类等镇静剂与镇痛剂;产程中不适当应用麻醉镇痛等均可使宫缩受到抑制。

(二)临床表现

根据发生时期可分为原发性和继发性两种。原发性宫缩乏力是指产程开始即宫缩乏力,宫口不能如期扩张,胎先露部不能如期下降,产程延长;继发性宫缩乏力是指活跃期即宫口开大3 cm 及以后出现宫缩乏力,产程进展缓慢,甚至停滞。子宫收缩乏力有两种类型,临床表现不同。

1.协调性子宫收缩乏力(低张性子宫收缩乏力,hypotonic uterine inertia)

宫缩具有正常的节律性、对称性和极性,但收缩力弱,宫腔压力低(<2.0 kPa),持续时间短,间歇期长且不规律,当宫缩达极期时,子宫体不隆起和变硬,用手指压宫底部肌壁仍可出现凹陷,产程延长或停滞。由于宫腔内压力低,对胎儿影响不大。

2.不协调性子宫收缩乏力(高张性子宫收缩乏力)

宫缩的极性倒置,宫缩不是起自两侧宫角。宫缩的兴奋点来自子宫的一处或多处,节律不协

335

调,宫缩时宫底部不强,而是体部和下段强。宫缩间歇期子宫壁不能完全松弛,表现为不协调性子宫收缩乏力。这种宫缩不能使宫口扩张和胎先露部下降,属无效宫缩。产妇自觉下腹部持续疼痛,拒按,烦躁不安,产程长,可导致肠胀气,排尿困难,胎儿胎盘循环障碍,常出现胎儿窘迫。检查时,下腹部常有压痛,胎位触不清,胎心不规律,宫口扩张缓慢,胎先露部下降缓慢或停滞。

3.产程曲线异常

子宫收缩乏力可导致产程曲线异常(图 12-11)。常见以下四种。

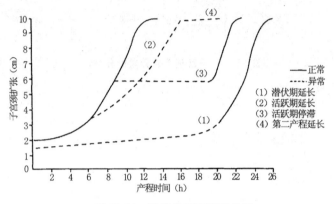

图 12-11　异常的宫颈扩张曲线

(1)潜伏期延长:从临产规律宫缩开始至宫口扩张 3 cm 称为潜伏期,初产妇潜伏期约需 8 小时,最大时限为 16 小时。超过 16 小时称为潜伏期延长。

(2)活跃期延长:从宫口扩张 3 cm 至宫口开全为活跃期。初产妇活跃期正常约需 4 小时,最大时限 8 小时,超过 8 小时为活跃期延长。

(3)活跃期停滞:进入活跃期后,宫颈口不再扩张达 2 小时以上,称为活跃期停滞,根据产程中定期阴道(肛门)检查诊断。

(4)第二产程延长:第二产程初产妇超过 2 小时,经产妇超过 1 小时尚未分娩,称为第二产程延长。

以上 4 种异常产程曲线,可以单独存在,也可以合并存在。当总产程超过 24 小时称为滞产。

(三)对母儿影响

1.对产妇的影响

产程延长,产妇休息不好,精神疲惫与体力消耗,可出现疲乏无力、肠胀气、排尿困难等,还可影响宫缩,严重时还引起脱水、酸中毒。又由于产程延长,膀胱受压在胎头与耻骨联合之间,导致组织缺血、水肿、坏死,形成瘘,如膀胱阴道瘘或尿道阴道瘘。另外,胎膜早破以及产程中多次阴道(肛门)检查均可增加感染机会;产后宫缩乏力,易引起产后出血。

2.对胎儿的影响

宫缩乏力影响胎头内旋转,增加手术机会。不协调子宫收缩乏力不能使子宫壁完全放松,影响子宫胎盘循环。胎儿在宫内缺氧,胎膜早破,还易造成脐带受压或脱垂,造成胎儿窘迫,甚至胎死宫内。

(四)治疗

1.协调性宫缩乏力

无论是原发性或继发性,一旦出现,首先寻找原因,如判断无头盆不称和胎位异常,估计能经阴道分娩者,考虑采取加强宫缩的措施。

(1)第一产程:消除精神紧张,产妇过度疲劳,可给予地西泮 10 mg 缓慢静脉注射或哌替啶 100 mg 肌内注射或静脉注射,经过一段时间,可使宫缩力转强;对不能进食者,可经静脉输液,10%葡萄糖液 500~1 000 mL 内加维生素 C 2 g,伴有酸中毒时可补充 5%碳酸氢钠。经过处理,宫缩力仍弱,可选用下列方法加强宫缩。

人工破膜:宫颈口开大 3 cm 以上,无头盆不称,胎头已衔接者,可行人工破膜。破膜后,胎头紧贴子宫下段及宫颈,引起反射性宫缩,加速产程进展。Bishop 提出用宫颈成熟度评分法估计加强宫缩措施的效果。如产妇得分在≤3 分,加强宫缩均失败,应改用其他方法。4~6 分成功率约为 50%,7~9 分的成功率约为 80%,≥9 分均成功。

缩宫素静脉滴注:适用于宫缩乏力、胎心正常、胎位正常、头盆相称者。将缩宫素 1 U 加入 5%葡萄糖液 200 mL 内,以 8 滴/分,即 2.5 mU/min 开始,根据宫缩强度调整滴速,维持宫缩强度每间隔 2~3 分钟,持续 30~40 秒。缩宫素静脉滴注过程应有专人看守,观察宫缩,根据情况及时调整滴速。经过上述处理,如产程仍无进展或出现胎儿窘迫征象,应及时行剖宫产术。

(2)第二产程:第二产程如无头盆不称,出现宫缩乏力时也可加强宫缩,给予缩宫素静脉滴注,促进产程进展。如胎头双顶径已通过坐骨棘平面,可等待自然娩出,或行会阴侧切后行胎头吸引器或低位产钳助产;如胎头尚未衔接或伴有胎儿窘迫征象,均应立即行剖宫产术结束分娩。

(3)第三产程:为预防产后出血,当胎儿前肩露出于阴道口时,可给予缩宫素 10 U 静脉注射,使宫缩增强,促使胎盘剥离与娩出及子宫血窦关闭。如产程长,破膜时间长,应给予抗生素预防感染。

2.不协调宫缩乏力

处理原则是镇静,调节宫缩,恢复宫缩极性。给予强镇静剂哌替啶 100 mg 肌内注射,使产妇充分休息,醒后多能恢复为协调宫缩。如未能纠正,或已有胎儿窘迫征象,立即行剖宫产术结束分娩。

(五)预防

(1)应对孕妇进行产前教育,解除孕妇思想顾虑和恐惧心理,使孕妇了解妊娠和分娩均为生理过程,分娩过程中医护人员热情耐心,家属陪产均有助于消除产妇的紧张情绪,增强信心,预防精神紧张所致的子宫收缩乏力。

(2)分娩时鼓励及时进食,必要时静脉补充营养。

(3)避免过多使用镇静药物,产程中使用麻醉镇痛应在宫口开全前停止给药,注意及时排空直肠和膀胱。

二、子宫收缩过强

(一)协调性子宫收缩过强

宫缩的节律性、对称性和极性均正常,仅宫缩过强、过频,如产道无阻力,宫颈可在短时间内迅速开全,分娩在短时间内结束,总产程不足 3 小时,称为急产,经产妇多见。

1.对母儿影响

(1)对产妇的影响:宫缩过强过频,产程过快,可致宫颈、阴道以及会阴撕裂伤。接生时来不及消毒,可致产褥感染。产后子宫肌纤维缩复不良易发生胎盘滞留或产后出血。

(2)对胎儿和新生儿的影响:宫缩过强影响子宫胎盘的血液循环,易发生胎儿窘迫、新生儿窒息甚或死亡；胎儿娩出过快，胎头在产道内受到的压力突然解除，可致新生儿颅内出血；来不及消毒接生，易致新生儿感染；如坠地可致骨折，外伤。

2.处理

(1)有急产史的产妇：在预产期前1~2周不宜外出远走，以免发生意外，有条件应提前住院待产。

(2)临产后不宜灌肠，提前做好接生和抢救新生儿窒息的准备。胎儿娩出时勿使产妇向下屏气。

(3)产后仔细检查软产道，包括宫颈、阴道、外阴，如有撕裂，及时缝合。

(4)新生儿处理：肌内注射维生素 K_1 每天 2 mg 日，共 3 天，以预防新生儿颅内出血。

(5)如属未消毒接生，母儿均给予抗生素预防感染，酌情接种破伤风免疫球蛋白。

(二)不协调性子宫收缩过强

1.强直性宫缩

强直性宫缩多因外界因素造成，如临产后分娩受阻或不适当应用缩宫素，或胎盘早剥血液浸润子宫肌层，均可引起宫颈内口以上部分子宫肌层出现强直性痉挛性宫缩。

(1)临床表现：产妇烦躁不安，持续性腹痛，拒按，胎位触不清，胎心听不清，有时还可出现病理缩复环、血尿等先兆子宫破裂征象。

(2)处理：一旦确诊为强直性宫缩，应及时给予宫缩抑制剂，如 25% 硫酸镁 20 mL 加入 5% 葡萄糖液 20 mL 缓慢静脉推注。如属梗阻原因，应立即行剖宫产术结束分娩。

2.子宫痉挛性狭窄环

子宫壁某部肌肉呈痉挛性不协调性收缩所形成的环状狭窄，持续不放松，称为子宫痉挛性狭窄环。多在子宫上下段交界处，也可在胎体某一狭窄部，以胎颈、胎腰处常见(图 12-12)。

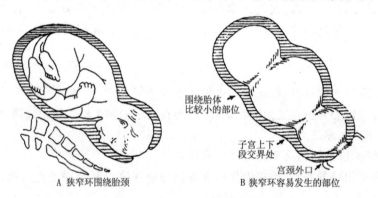

图 12-12　子宫痉挛性狭窄环

(1)原因：多因精神紧张、过度疲劳以及不适当地应用宫缩剂或粗暴地进行产科处理所致。

(2)临床表现：产妇出现持续性腹痛，烦躁不安，宫颈扩张缓慢，胎先露下降停滞。胎心时快时慢，阴道检查可触及狭窄环。子宫痉挛性狭窄环特点是此环不随宫缩上升。

(3)处理：认真寻找原因，及时纠正。禁止阴道内操作，停用缩宫素。如无胎儿窘迫征象，可给予哌替啶 100 mg 肌内注射，一般可消除异常宫缩。当宫缩恢复正常，可行阴道手术助产或等待自然分娩。如经上述处理，狭窄环不缓解，宫口未开全，胎先露部高，或已伴有胎儿窘迫，应立即行剖宫产术。如胎儿已死亡，宫口开全，则可在全麻下经阴道分娩。

（李轩宇）

第三节 产 道 异 常

产道包括骨产道(骨盆腔)与软产道(子宫下段、宫颈、阴道、外阴),是胎儿经阴道娩出的通道。产道异常可使胎儿娩出受阻,临床上以骨产道异常多见。

一、骨产道异常

骨盆径线过短或形态异常,致使骨盆腔小于胎先露部可通过的限度,阻碍胎先露部下降,称骨盆狭窄。狭窄骨盆可以为一个径线过短或多个径线同时过短,也可为一个平面狭窄或多个平面同时狭窄。当一个径线狭窄时要观察同一个平面其他径线的大小,再结合整个骨盆腔大小与形态进行综合分析,做出正确判断。

(一)分类

1.骨盆入口平面狭窄

骨盆入口平面狭窄以扁平骨盆为代表,主要为入口平面前后径过短。狭窄分3级:Ⅰ级(临界性),绝大多数可以自然分娩,骶耻外径 18 cm,真结合径 10 cm;Ⅱ级(相对性),经试产来决定可否经阴道分娩,骶耻外径 16.5～17.5 cm,真结合径 8.5～9.5 cm;Ⅲ级(绝对性),骶耻外径≤16.0 cm,真结合径≤8.0 cm,足月胎儿不能经过产道,必须行剖宫产终止妊娠。在临床中常遇到的是前两种,我国妇女常见以下两种类型。

(1)单纯扁平骨盆:骨盆入口前后径缩短而横径正常。骨盆入口呈横扁圆形,骶岬向前下突。

(2)佝偻病性扁平骨盆:骨盆入口呈肾形,前后径明显缩短,骨盆出口横径变宽,骶岬前突,骶骨下段变直向后翘,尾骨呈钩状突向骨盆出口平面。髂骨外展,髂棘间径≥髂嵴间径,耻骨弓角度增大(图 12-13)。

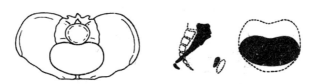

图 12-13　佝偻病性扁平骨盆

2.中骨盆及骨盆出口平面狭窄

狭窄分3级。Ⅰ级(临界性):坐骨棘间径 10 cm,坐骨结节间径 7.5 cm;Ⅱ级(相对性):坐骨棘间径 8.5～9.5 cm,坐骨结节间径 6.0～7.0 cm;Ⅲ级(绝对性):坐骨棘间径≤8.0 cm,坐骨结节间径≤5.5 cm。我国妇女常见以下两种类型。

(1)漏斗骨盆:骨盆入口各径线值均正常,两侧骨盆壁向内倾斜似漏斗得名。其特点是中骨盆及骨盆出口平面均明显狭窄,使坐骨棘间径、坐骨结节间径均缩短,耻骨弓角度<90°。坐骨结节间径与出口后矢状径之和<15 cm。

(2)横径狭窄骨盆:骨盆各横径径线均缩短,各平面前后径稍长,坐骨切迹宽,测量骶耻外径值正常,但髂棘间径及髂嵴间径均缩短。中骨盆及骨盆出口平面狭窄,产程早期无头盆不称征象,当胎头下降至中骨盆或骨盆出口时,常不能顺利地转成枕前位,形成持续性枕横位或枕后位造成难产。

3.均小骨盆

骨盆外形属女型骨盆,但骨盆各平面均狭窄,每个平面径线较正常值小 2 cm 或更多,称均小骨盆。多见于身材矮小、体形匀称的妇女。

4.畸形骨盆

骨盆失去正常形态称畸形骨盆。

(1)骨软化症骨盆:现已罕见,是因为缺钙、磷、维生素 D 以及紫外线照射不足使成人期骨质矿化障碍,被类骨质组织所代替,骨质脱钙、疏松、软化。由于受躯干重力及两股骨向内上方挤压,使骶岬向前,耻骨联合前突,坐骨结节间径明显缩短,骨盆入口平面呈凹三角形(图 12-14)。严重者阴道不能容两指,一般不能经阴道分娩。

(2)偏斜型骨盆:骨盆一侧斜径缩短,一侧髂骨翼与髋骨发育不良所致骶髂关节固定,以及下肢及髂关节疾病(图 12-15)。

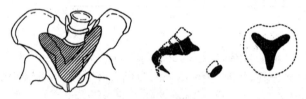

图 12-14　骨软化症骨盆

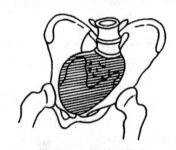

图 12-15　偏斜型骨盆

(二)临床表现

1.骨盆入口平面狭窄的临床表现

(1)胎头衔接受阻:一般情况下初产妇在妊娠末期,即预产期前 1～2 周或临产前胎头已衔接,即胎头双顶径进入骨盆入口平面,颅骨最低点达坐骨棘水平。若入口狭窄,即使已经临产,胎头仍未入盆,经检查胎头跨耻征阳性。胎位异常,如臀先露、面先露或肩先露的发生率是正常骨盆的 3 倍。

(2)若已临产,根据骨盆狭窄程度、产力强弱、胎儿大小及胎位情况不同,临床表现也不一样。①骨盆临界性狭窄:若胎位、胎儿大小及产力正常,胎头常以矢状缝在骨盆入口横径衔接,多取后不均倾势,即后顶骨先入盆,后顶骨逐渐进入骶凹处,再使前顶骨入盆,则于骨盆入口横径上成头盆均倾势。临床表现为潜伏期活跃早期延长,活跃后期产程进展顺利。若胎头迟迟不入盆,此时常出现胎膜早破,其发生率为正常骨盆的 4～6 倍。由于胎膜早破母儿可发生感染。胎头不能紧贴宫颈内口诱发宫缩,常出现继发性宫缩乏力。②骨盆绝对性狭窄:若产力、胎儿大小及胎位均

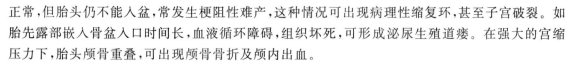

正常,但胎头仍不能入盆,常发生梗阻性难产,这种情况可出现病理性缩复环,甚至子宫破裂。如胎先露部嵌入骨盆入口时间长,血液循环障碍,组织坏死,可形成泌尿生殖道瘘。在强大的宫缩压力下,胎头颅骨重叠,可出现颅骨骨折及颅内出血。

2.中骨盆平面狭窄的临床表现

(1)胎头能正常衔接:潜伏期及活跃早期进展顺利,当胎头下降达中骨盆时,由于内旋转受阻,胎头双顶径被阻于中骨盆狭窄部位之上,常出现持续性枕横位或枕后位,同时出现继发性宫缩乏力,活跃后期及第二产程延长甚至第二产程停滞。

(2)胎头受阻于中骨盆:有一定可塑性的胎头开始变形,颅骨重叠,胎头受压,异常分娩使软组织水肿,产瘤较大,严重时可发生脑组织损伤、颅内出血、胎儿窘迫。若中骨盆狭窄程度严重,宫缩又较强,可发生先兆子宫破裂及子宫破裂。强行阴道助产可导致严重软产道裂伤及新生儿产伤。

(3)骨盆出口平面狭窄的临床表现:骨盆出口平面狭窄与中骨盆平面狭窄常同时存在。若单纯骨盆出口平面狭窄,第一产程进展顺利,胎头达盆底受阻,第二产程停滞,继发性宫缩乏力,胎头双顶径不能通过出口横径,强行阴道助产可导致软产道、骨盆底肌肉及会阴严重损伤,胎儿严重产伤,对母儿危害极大。

(三)诊断

在分娩过程中,骨盆是个不变因素,也是估计分娩难易的一个重要因素。狭窄骨盆影响胎位和胎先露部的下降及内旋转,也影响宫缩。在估计分娩难易时,骨盆是首先考虑的一个重要因素。应根据胎儿的大小及骨盆情况尽早做出有无头盆不称的诊断,以决定适当的分娩方式。

1.病史

询问有无佝偻病、脊髓灰质炎、脊柱和髋关节结核以及骨盆外伤等病史。对经产妇应详细询问既往分娩史,如有无难产史或新生儿产伤史等。

2.一般检查

测量身高,孕妇身高<145 cm 时应警惕均小骨盆。观察孕妇体型、步态,有无下肢残疾,有无脊柱及髋关节畸形,米氏菱形窝是否对称。

3.腹部检查

观察腹型,检查有无尖腹及悬垂腹,有无胎位异常等。骨盆入口异常,因头盆不称、胎头不易入盆常导致胎位异常,如臀先露、肩先露。中骨盆狭窄则影响胎先露内旋转而导致持续性枕横位、枕后位等。部分初产妇在预产期前 2 周左右,经产妇于临产后胎头均应入盆。若已临产胎头仍未入盆,应警惕是否存在头盆不称。检查头盆是否相称具体方法:孕妇排空膀胱后,取仰卧,两腿伸直。检查者用手放在耻骨联合上方,将浮动的胎头向骨盆腔方向推压。若胎头低于耻骨联合,表示胎头可入盆(头盆相称),称胎头跨耻征阴性;若胎头与耻骨联合在同一平面,表示可疑头盆不称,称胎头跨耻征可疑阳性;若胎头高于耻骨联合,表示头盆明显不称,称胎头跨耻征阳性。对出现此类症状的孕妇,应让其取半卧位两腿屈曲,再次检查胎头跨耻征,若转为阴性,提示为骨盆倾斜度异常,而不是头盆不称。

4.骨盆测量

(1)骨盆外测量:骶耻外径<18 cm 为扁平骨盆。坐骨结节间径<8 cm,耻骨弓角度<90°为漏斗骨盆。各径线均小于正常值2 cm 或以上为均小骨盆。骨盆两侧斜径(以一侧髂前上棘至对侧髂后上棘间的距离)及同侧直径(从髂前上棘至同侧髂后上棘间的距离)相差>1 cm 为偏斜骨盆。

(2)骨盆内测量:对角径<11.5 cm,骶骨岬突出为入口平面狭窄,属扁平骨盆。应检查骶骨前面弧度。坐骨棘间径<10 cm,坐骨切迹宽度<2横指,为中骨盆平面狭窄。如坐骨结节间径<8 cm,则应测量出口后矢状径及检查骶尾关节活动度,如坐骨结节间径与出口后矢状径之和<15 cm,为骨盆出口平面狭窄。

(四)对母儿影响

1.对产妇的影响

骨盆狭窄影响胎头衔接及内旋转,容易发生胎位异常、胎膜早破、宫缩乏力,导致产程延长或停滞。胎先露压迫软组织过久导致组织水肿、坏死形成生殖道瘘。胎膜早破、肛查或阴道检查次数增多及手术助产增加产褥感染机会。剖宫产及产后出血者增多,严重梗阻性难产若不及时处理,可导致子宫破裂。

2.对胎儿及新生儿的影响

头盆不称易发生胎膜早破、脐带脱垂,脐带脱垂可导致胎儿窘迫甚至胎儿死亡。产程延长、胎儿窘迫使新生儿容易发生颅内出血、新生儿窒息等并发症。阴道助产机会增多,易发生新生儿产伤及感染。

(五)分娩时处理

处理原则:根据狭窄骨盆类别和程度、胎儿大小胎心率、宫缩强弱、宫口扩张程度、胎先露下降情况、破膜与否,结合既往分娩史、年龄、产次有无妊娠合并症及并发症决定分娩方式。

1.一般处理

在分娩过程中,应使产妇树立信心,消除紧张情绪和恐惧心理。保证能量及水分的摄入,必要时补液。注意产妇休息,监测宫缩、胎心,观察产程进展。

2.骨盆入口平面狭窄的处理

(1)明显头盆不称(绝对性骨盆狭窄):胎头跨耻征阳性者,足月胎儿不能经阴道分娩。应在临产后行剖宫产术结束分娩。

(2)轻度头盆不称(相对性骨盆狭窄):胎头跨耻征可疑阳性,足月活胎估计体重<3 000 g,胎心正常及产力良好,可在严密监护下试产。胎膜未破者可在宫口扩张3 cm时行人工破膜,若破膜后宫缩较强,产程进展顺利,多数能经阴道分娩。试产过程中若出现宫缩乏力,可用缩宫素静脉滴注加强宫缩。试产2~4小时胎头仍迟迟不能入盆,宫口扩张缓慢,或伴有胎儿窘迫征象,应及时行剖宫产术结束分娩。若胎膜已破,为了减少感染,应适当缩短试产时间。

(3)骨盆入口平面狭窄的试产:必须以宫口开大3~4 cm,胎膜已破为试产开始。胎膜未破者在宫口扩张3 cm时可行人工破膜。宫缩较强,多数能经阴道分娩。试产过程中如果出现宫缩乏力,可用缩宫素静脉滴注加强宫缩。若试产2~4小时,胎头不能入盆,产程进展缓慢,或伴有胎儿窘迫征象,应及时行剖宫产术。如胎膜已破,应适当缩短试产时间。骨盆入口平面狭窄,主要为扁平骨盆的妇女,妊娠末期或临产后,胎头矢状缝只能衔接于骨盆入口横径上。胎头侧屈使其两顶骨先后依次入盆,呈不均倾势嵌入骨盆入口,称为头盆均倾不均。前不均倾为前顶骨先嵌入,矢状缝偏后。后不均倾为后顶骨先嵌入,矢状缝偏前(图12-16)。当胎头双顶骨均通过骨盆入口平面时,即可顺利地经阴道分娩。

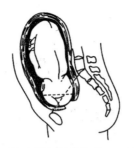

图 12-16 胎头嵌入骨盆姿势——后不均倾

3.中骨盆平面狭窄的处理

在分娩过程中,胎儿在中骨盆平面完成俯屈及内旋转动作。若中骨盆平面狭窄,则胎头俯屈及内旋转受阻,易发生持续性枕横位或持续性枕后位,产妇多表现为活跃期或第二产程延长及停滞、继发性宫缩乏力等。若宫口开全,胎头双顶径达坐骨棘平面或更低,可经阴道徒手旋转胎头为枕前位,待其自然分娩。宫口开全,胎心正常者可经阴道助产分娩。胎头双顶径在坐骨棘水平以上,或出现胎儿窘迫征象,应行剖宫产术。

4.骨盆出口平面狭窄的处理

骨盆出口平面是产道的最低部位,应于临产前对胎儿大小、头盆关系做出充分估计,决定能否经阴道分娩,诊断为骨盆出口平面狭窄者,不能进行试产。若发现出口横径狭窄,耻骨弓角度变锐,耻骨弓下三角空隙不能利用,胎先露部后移,利用出口后三角空隙娩出。临床上常用出口横径与出口后矢状径之和来估计出口大小。出口横径与出口后矢状径之和>15 cm 时,多数可经阴道分娩,有时需阴道助产,应做较大的会阴切开。若两者之和<15 cm 时,不应经阴道试产,应行剖宫产术终止妊娠。

5.均小骨盆的处理

胎儿估计不大,胎位正常,头盆相称,宫缩好,可以试产,通常可通过胎头变形和极度俯屈,以胎头最小径线通过骨盆腔,可能经阴道分娩。若有明显头盆不称,应尽早行剖宫产术。

6.畸形骨盆的处理

根据畸形骨盆种类、狭窄程度、胎儿大小、产力等综合判断。如果畸形严重、明显头盆不称者,应及早行剖宫产术。

二、软产道异常

软产道包括子宫下段、宫颈、阴道及骨盆底软组织构成的弯曲管道。软产道异常所致的难产较少见,临床上容易被忽视。在妊娠前或妊娠早期应常规行双合诊检查,了解软产道情况。

(一)外阴异常

1.外阴白色病变

皮肤黏膜慢性营养不良,组织弹性差,分娩时易发生会阴撕裂伤,宜做会阴后一侧切开术。

2.外阴水肿

某些疾病如重度子痫前期、重度贫血、心脏病及慢性肾炎孕妇若有全身水肿,可同时伴有重度外阴水肿,分娩时可妨碍胎先露部下降,导致组织损伤、感染和愈合不良等情况。临产前可用50%硫酸镁液湿热敷会阴,临产后仍有严重水肿者,在外阴严格消毒下进行多点针刺皮肤放液;分娩时行会阴后一侧切开;产后加强会阴局部护理,预防感染,可用50%硫酸镁液湿热敷,配合远红外线照射。

3.会阴坚韧

会阴坚韧尤其多见于 35 岁以上高龄初产妇。在第二产程可阻碍胎先露部下降,宜做会阴后一侧切开,以免胎头娩出时造成会阴严重裂伤。

4.外阴瘢痕

瘢痕挛缩使外阴及阴道口狭小,且组织弹性差,影响胎先露部下降。如瘢痕的范围不大,可经阴道分娩,分娩时应做会阴后一侧切开。如瘢痕过大,应行剖宫产术。

(二)阴道异常

1.阴道横膈

阴道横膈多位于阴道上段或中段,较坚韧,常影响胎先露部下降。因在横膈中央或稍偏一侧常有一小孔,常被误认为宫颈外口。在分娩时应仔细检查。

(1)阴道分娩:横膈被撑薄,可在直视下自小孔处将横膈做"X"形切开。横膈被切开后因胎先露部下降压迫,通常无明显出血,待分娩结束再切除剩余的隔,用可吸收线将残端做间断或连续锁边缝合。

(2)剖宫产:如横膈较高且组织坚厚,阻碍先露部下降,需行剖宫产术结束分娩。

2.阴道纵隔

(1)伴有双子宫、双宫颈时,当一侧子宫内的胎儿下降,纵隔被推向对侧,阴道分娩多无阻碍。

(2)当发生于单宫颈时,有时胎先露部的前方可见纵隔,可自行断裂,阴道分娩无阻碍。纵隔厚时应于纵隔中间剪断,用可吸收线将残端缝合。

3.阴道狭窄

产伤、药物腐蚀、手术感染可导致阴道瘢痕形成。若阴道狭窄部位位置低、狭窄程度轻,可经阴道分娩。狭窄位置高、狭窄程度重时宜行剖宫产术。

4.阴道尖锐湿疣

分娩时,为预防新生儿患喉乳头瘤,应行剖宫产术。病灶巨大时可能造成软产道狭窄,影响胎先露下降时,也宜行剖宫产术。

5.阴道壁囊肿和肿瘤

(1)阴道壁囊肿较大时,会阻碍胎先露部下降,可行囊肿穿刺,抽出其内容物,待分娩后再选择时机进行处理。

(2)阴道内肿瘤大妨碍分娩,且肿瘤不能经阴道切除时,应行剖宫产术,阴道内肿瘤待产后再行处理。

(三)宫颈异常

1.宫颈外口黏合

宫颈外口黏合多在分娩受阻时发现。宫口为很小的孔,当宫颈管已消失而宫口却不扩张,一般用手指稍加压力分离,黏合的小孔可扩张,宫口即可在短时间内开全。但有时需行宫颈切开术,使宫口开大。

2.宫颈瘢痕

因孕前曾行宫颈深部电灼术或微波术、宫颈锥形切除术、宫颈裂伤修补术等所致。虽可于妊娠后软化,但宫缩很强时宫口仍不扩张,应行剖宫产。

3.宫颈坚韧

宫颈组织缺乏弹性,或精神过度紧张使宫颈挛缩,宫颈不易扩张,多见于高龄初产妇,可于宫颈两侧各注射 0.5％利多卡因 5～10 mL,也可静脉推注地西泮 10 mg。如宫颈仍不扩张,应行剖宫产术。

4.宫颈水肿

宫颈水肿多见于扁平骨盆、持续性枕后位或滞产,宫口没有开全而过早使用腹压,致使宫颈前唇长时间被压于胎头与耻骨联合之间,血液回流受阻引起水肿,影响宫颈扩张。多见于胎位异常或滞产。

(1)轻度宫颈水肿:①可以抬高产妇臀部。②同宫颈坚韧处理。③宫口近开全时,可用手轻轻上托水肿的宫颈前唇,使宫颈越过胎头,能够经阴道分娩。

(2)严重宫颈水肿:经上述处理无明显效果,宫口扩张＜3 cm,伴有胎儿窘迫,应行剖宫产术。

5.宫颈癌

宫颈硬而脆,缺乏伸展性,临产后影响宫口扩张,若经阴道分娩,有发生大出血、裂伤、感染及肿瘤扩散等危险,不应经阴道分娩,应考虑行剖宫产术,术后手术或放疗。

6.子宫肌瘤

较小的肌瘤没有阻塞产道可经阴道分娩,肌瘤待分娩后再行处理。子宫下段及宫颈部位的较大肌瘤可占据盆腔或阻塞于骨盆入口,阻碍胎先露部下降,宜行剖宫产术。

(李轩宇)

第十三章

产科急危重症

第一节 产后出血

产后出血是指胎儿娩出后 24 小时内阴道流血量超过 500 mL。产后出血是分娩期严重的并发症,是产妇四大死亡原因之首。产后出血的发病数占分娩总数的 2%~3%,如果先前有产后出血的病史,再发风险增加 2~3 倍。

每年全世界孕产妇死亡 51.5 万,99% 在发展中国家。因产科出血致死者 13 万,2/3 没有明确的危险因素。产后出血是全球孕产妇死亡的主要原因,更是导致我国孕产妇死亡的首位原因,占死亡原因的 54%。

我国产后出血防治组的调查显示,阴道分娩和剖宫产后 24 小时内平均出血量分别为 400 mL 和 600 mL。当前国外许多学者建议,剖宫产后的失血量超过 1 000 mL 才定义为产后出血。但在临床上如何测量或估计出血量存在困难,有产科学者提出临床上估计出血量只是实际出血量的 1/2 或 1/3。因此 Combs 等主张以测定分娩前后血细胞比容来评估产后出血量,若后血细胞比容减少 10% 以上,或出血后需输血治疗者,定为产后出血。但在急性出血的 1 小时内血液常呈浓缩状态,血常规不能反映真实出血情况。

产后出血可导致失血性休克、产褥感染、肾衰竭及继发垂体前叶功能减退等直接危及产妇生命。

一、病理机制

胎盘剥离面的止血是子宫肌纤维的结构特点和血液凝固机制共同决定的。子宫平滑肌分三层内环、外纵、中层多方交织,子宫收缩关闭血管及血窦。妊娠期血液处于高凝状态。子宫收缩的动因来自内源性催产素和前列腺素的释放。细胞内游离钙离子是肌肉兴奋-收缩耦联的活化剂,催产素可以释放和促进钙离子向肌细胞内流动,而前列腺素是钙离子载体,与钙离子形成复合体,将钙离子携带入细胞内。进入肌细胞内的钙离子与肌动蛋白、肌浆蛋白的结合引起子宫收缩与缩复,对宫壁上的血管起压迫止血的作用。同时由于肌肉缩复使血管迂回曲折,血流阻滞,有利于血栓形成,血窦关闭。但是子宫肌纤维收缩后还会放松,因而受压迫的血管可以再度暴露开放并继续出血,因而根本的止血机制是血液凝固。在内源性前列腺素作用下血小板大量聚集,聚集的血小板释放血管活性物质,加强血管收缩,同时亦加强引起黏性变形形成血栓,导致凝血因子的大量释放,进一步发生凝血反应,形成的凝血块可以有效地堵塞胎盘剥离面暴露的血管达到自然止血的目的。因此凡是影响子宫肌纤维强烈收缩,干扰肌纤维之间血管压迫闭塞和导致凝血功能障碍的因素,均可引起产后出血。

二、病因

产后出血的原因依次为子宫收缩乏力、胎盘因素、软产道裂伤及凝血功能障碍。这些因素可互为因果,相互影响。

(一)子宫收缩乏力

产后出血最常见的原因。胎儿娩出后,子宫肌收缩和缩复对肌束间的血管能起到有效的压迫作用。影响子宫肌收缩和缩复功能的因素,均可引起子宫收缩乏力性产后出血。常见因素如下。

1.全身因素

产妇精神极度紧张,对分娩过度恐惧,尤其对阴道分娩缺乏足够信心;临产后过多使用镇静剂、麻醉剂或子宫收缩抑制剂;合并慢性全身性疾病;体质虚弱等均可引起子宫收缩乏力。

2.产科因素

产程延长、产妇体力消耗过多,或产程过快,可引起子宫收缩乏力。前置胎盘、胎盘早剥、妊娠期高血压疾病、严重贫血、宫腔感染等产科并发症及合并症可使子宫肌层水肿或渗血引起子宫收缩乏力。

3.子宫因素

子宫肌纤维发育不良,如子宫畸形或子宫肌瘤;子宫纤维过度伸展,如巨大胎儿、多胎妊娠、羊水过多;子宫肌壁受损,如有剖宫产、肌瘤剔除、子宫穿孔等子宫手术史;产次过多、过频可造成子宫肌纤维受损,均可引起子宫收缩乏力。

(二)胎盘因素

根据胎盘剥离情况,胎盘因素所致产后出血类型如下。

1.胎盘滞留

胎儿娩出后,胎盘应在15分钟内排出体外。若30分钟仍不排出,影响胎盘剥离面血窦的关闭,导致产后出血。常见的情况有:①胎盘剥离后,由于宫缩乏力、膀胱膨胀等因素,使胎盘滞留在宫腔内,影响子宫收缩;②胎盘剥离不全;多因在第三产程胎盘完全剥离前过早牵拉脐带或按压子宫,已剥离的部分血窦开放出血不止;③胎盘嵌顿:胎儿娩出后子宫发生局限性环形缩窄及增厚,将已剥离的胎盘嵌顿于宫腔内,多为隐性出血。

2.胎盘粘连

此指胎盘全部或部分粘连于宫壁不能自行剥离。多次人工流产、子宫内膜炎或蜕膜发育不良等是常见原因。若完全粘连,一般不出血;若部分粘连,则部分胎盘剥离面血窦开放而胎盘滞留影响宫缩造成产后出血。

3.胎盘植入

此指胎盘绒毛植入子宫肌层。部分植入血窦开放,出血不易止住。

4.胎盘胎膜残留

其多为部分胎盘小叶或副胎盘残留在宫腔内,有时部分胎膜留在宫腔内也可影响子宫收缩导致产后出血。

(三)软产道裂伤

分娩过程中软产道裂伤,常与下述因素有关:①外阴组织弹性差;②急产、产力过强、巨大儿;③阴道手术助产操作不规范;④会阴切开缝合时,止血不彻底,宫颈或阴道穹隆的裂伤未能及时发现。

胎儿娩出后,立即出现阴道持续流血,呈鲜红色,检查发现子宫收缩良好,应考虑软产道损伤,需仔细检查软产道。

(四)凝血功能障碍

见于:①与产科有关的并发症所致,如羊水栓塞、妊娠期高血压疾病、胎盘早剥及死胎均可并发DIC;②产妇合并血液系统疾病,如原发性血小板减少、再生障碍性贫血等。由于凝血功能障碍,可造成产后切口及子宫血窦难以控制的流血不止,特征为血液不凝。

三、临床表现

产后出血主要表现为阴道流血或伴有失血过多引起的并发症如休克、贫血等。

(一)阴道流血

不同原因的产后出血临床表现不同。胎儿娩出后立即出现阴道流血,色鲜红,应先考虑软产道裂伤;胎儿娩出几分钟后开始流血,色较暗,应考虑为胎盘因素;胎盘娩出后出现流血,其主要原因为子宫收缩乏力或胎盘、胎膜残留。若阴道流血呈持续性,且血液不凝,应考虑凝血功能障碍引起的产后出血。如果子宫动脉阴道支断裂可形成阴道血肿,产后阴道流血虽不多,但产妇有严重失血的症状和体征,尤其产妇诉说会阴部疼痛时,应考虑为隐匿性软产道损伤。

(二)休克症状

如果阴道流血量多或量虽少、但时间长,产妇可出现休克症状,如头晕、脸色苍白、脉搏细数、血压下降等。

四、诊断

产后出血容易诊断,但临床上目测阴道流血量的估计往往偏少。较客观检测出血量的方法如下。

(一)称重法

事先称重产包、手术包、敷料包和卫生巾等,产后再称重,前后重量相减所得的结果,换算为失血量毫升数(血液比重为 1.05 g/mL)。

(二)容积法

收集产后出血(可用弯盘或专用的产后接血容器),然后用量杯测量出血量。

(三)面积法

将血液浸湿的面积按 10 cm×10 cm 为 10 mL 计算。

(四)休克指数(shock index,SI)

用于未做失血量收集或外院转诊产妇的失血量估计,为粗略计算。休克指数(SI)＝脉率/收缩压。

SI＝0.5,血容量正常;SI＝1.0,失血量10%～30%(500～1 500 mL);SI＝1.5,失血量30%～50%(1 500～2 500 mL);SI＝2.0,失血量50%～70%(2 500～3 500 mL)。

五、治疗

根据阴道流血的时间、数量和胎儿、胎盘娩出的关系,可初步判断造成产后出血的原因,根据病因选择适当的治疗方法。有时产后出血几个原因可互为因果关系。

(一)子宫收缩乏力

胎盘娩出后,子宫缩小至脐平或脐下一横指。子宫呈圆球状,质硬。血窦关闭,出血停止。若子宫收缩乏力,宫底升高,子宫质软呈水袋状。子宫收缩乏力有原发性和继发性,有直接原因和间接原因,对于间接原因造成的子宫收缩乏力,应及时去除原因。按摩子宫或用缩宫剂后,子宫变硬,阴道流血量减少,是子宫收缩乏力与其他原因出血的重要鉴别方法。

(二)胎盘因素

胎盘在胎儿娩出后10分钟内未娩出,并有大量阴道流血,应考虑胎盘因素,如胎盘部分剥离、胎盘粘连、胎盘嵌顿等。胎盘残留是产后出血的常见原因,故胎盘娩出后应仔细检查胎盘、胎膜是否完整。尤其应注意胎盘胎儿面有无断裂血管,警惕副胎盘残留的可能。

(三)软产道损伤

胎儿娩出后,立即出现阴道持续流血,应考虑软产道损伤,仔细检查软产道。

1.宫颈裂伤

产后应仔细检查宫颈,胎盘娩出后,用两把卵圆钳钳夹宫颈并向下牵拉,从宫颈12点处起顺时针检查一周。初产妇宫颈两侧(3、9点处)较易出现裂伤。如裂口不超过1 cm,通常无明显活动性出血。有时破裂深至穹隆伤及动脉分支,可有活动性出血,隐性或显性。有时宫颈裂口可向上延伸至宫体,向两侧延至阴道穹隆及阴道旁组织。

2.阴道裂伤

检查者用中指、食指压迫会阴切口两侧,仔细查看会阴切口顶端及两侧有无损伤及损伤程度和有无活动性出血。阴道下段前壁裂伤出血活跃。

3.会阴裂伤

按损伤程度分为3度。Ⅰ度指会阴部皮肤及阴道入口黏膜撕裂,未达肌层,一般出血不多;Ⅱ度指裂伤已达会阴体肌层、累及阴道后壁黏膜,甚至阴道后壁两侧沟向上撕裂使原解剖结构不易辨认,出血较多;Ⅲ度是指肛门外括约肌已断裂,甚至直肠阴道隔、直肠壁及黏膜的裂伤,裂伤虽较严重,但出血可能不多(图13-1)。

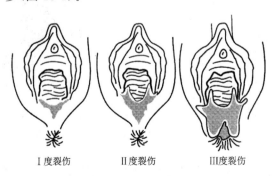

Ⅰ度裂伤　　　Ⅱ度裂伤　　　Ⅲ度裂伤

图13-1　会阴裂伤

（四）凝血功能障碍

若产妇有血液系统疾病或由于分娩引起 DIC 等情况,产妇表现为持续性阴道流血,血液不凝,止血困难,同时可出现全身部位出血灶。实验室诊断标准应同时有下列 3 项以上异常。

(1)PLT 进行性下降$<100\times10^9$/L,或有 2 项以上血小板活化分子标志物血浆水平升高:①β-TG;②PF_4;③血栓烷 B_2(TXB_2);④P_2选择素。

(2)血浆纤维蛋白原(Fg)含量<115 g/L 或>410 g/L,或呈进行性下降。

(3)3P 试验阳性,或血浆 FDP>20 mg/L 或血浆 D-D 水平较正常增高 4 倍以上(阳性)。

(4)PT 延长或缩短 3 秒以上,部分活化凝血时间(APTT)延长或缩短 10 秒以上。

(5)AT-Ⅲ:A$<60\%$或蛋白 C(PC)活性降低。

(6)血浆纤溶酶原抗原<200 mg/L。

(7)因子Ⅷ:C 活性$<50\%$。

(8)血浆内皮素-1(ET-1)水平>80 ng/L 或凝血酶调节蛋白(TM)较正常增高 2 倍以上。

为了抢救患者生命,DIC 的早期诊断显得尤为重要。如果能在 DIC 前期作出诊断,那么患者的预后会有明显改善。

六、处理

产后出血的处理原则为针对原因,迅速止血,补充血容量纠正休克及防治感染。

（一）子宫收缩乏力

加强宫缩是最迅速有效的止血方法。具体方法如下。

1.去除引起宫缩乏力的原因

若由于全身因素,则改善全身状态;若为膀胱过度充盈应导尿等。

2.按摩子宫

助产者一手在腹部按摩宫底(拇指在前,其余四指在后),同时压迫宫底,将宫内积血压出,按摩必须均匀而有节律(图 13-2)。如果无效,可用腹部-阴道双手按摩子宫法,即一手握拳置于阴道前穹隆顶住子宫前壁,另一手在腹部按压子宫后壁使宫体前屈,双手相对紧压子宫并作节律性按摩(图 13-3),按压时间以子宫恢复正常收缩为止,按摩时注意无菌操作。

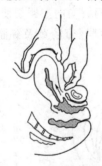
图 13-2　腹部按摩子宫

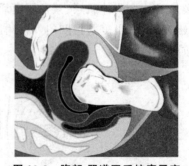
图 13-3　腹部-阴道双手按摩子宫

3.应用宫缩剂

(1)缩宫素:能够选择性的兴奋子宫平滑肌,增加子宫平滑肌的收缩频率及收缩力,有弱的血管加压和抗利尿作用。用药后 3～5 分钟起效,缩宫素半衰期为 10～15 分钟,作用时间0.5 小时。肌内注射或缓慢静脉推注 10～20 U,然后 20 U 加入 0.9％生理盐水或 5％葡萄糖液 500 mL 中静脉点滴。24 小时内用量不超过 40 U。宫体、宫颈注射等局部用药法效果则更佳。大剂量使用应注意尿量。卡贝缩宫素,长效缩宫素,九肽类似物,100 μg 缓慢静脉推注或肌内注射,与持续静脉滴注缩宫素 16 小时的效果相当。

(2)麦角新碱:直接作用于子宫平滑肌,作用强而持久,稍大剂量可引起子宫强直性收缩,对子宫体和宫颈都有兴奋作用,2～5 分钟起效。用法:IM/IV 均可,IV 有较大的不良反应,紧急情况下可以使用。部分患者用药后可发生恶心、呕吐、出冷汗、面色苍白等反应,有妊娠高血压疾病及心脏病者慎用。

(3)米索前列醇:是前列腺素 E_1 的类似物,口服后能转化成有活性的米索前列醇酸。增加子宫平滑肌的节律收缩作用。5 分钟起效,口服 30 分钟达血药浓度高峰;半衰期 1.5 小时,持续时间长,可有效解决产后 2 小时内出血问题,对子宫的收缩作用强于催产素。给药方法:在胎儿娩出后立即给予米索前列醇600 μg 口服,直肠给药效果更好。

(4)卡前列甲酯栓:对子宫平滑肌有很强的收缩作用。1 mg 直肠给药用于预防产后出血。

(5)卡前列素氨丁三醇注射液,引发子宫肌群收缩,发挥止血功能,疗效好,止血迅速安全。不良反应轻微。难治性产后出血起始剂量为 250 μg 欣母沛无菌溶液(1 mL),深层肌内注射。某些特殊的病例,间隔 15 到 90 分钟后重复注射,总量不超过 2 000 μg(8 支)。对欣母沛无菌溶液过敏的患者、急性盆腔炎的患者、有活动性心肺肾肝疾病的患者忌用。不良反应:主要由平滑肌收缩引起,血压升高、呕吐、腹泻、哮喘、瞳孔缩小,眼内压升高、发热、脸部潮红。约 20％的病例有各种不同程度的不良反应,一般为暂时性,不久自行恢复。

(6)垂体后叶素:使小动脉及毛细血管收缩,同时也有兴奋平滑肌并使其收缩的作用。在剖宫产术中胎盘剥离面顽固出血病例,将垂体后叶素 6 U(1 mL)加入生理盐水 19 mL,在出血部位黏膜下多点注射,每点 1 mL,出血一般很快停止,如再有出血可继续注射至出血停止,用此方法 10 分钟之内出血停止未发现不良反应。

(7)葡萄糖酸钙:钙离子是子宫平滑肌兴奋的必需离子,而且参与人体的凝血过程,静脉推注 10％葡萄糖酸钙 10 mL,使子宫平滑肌对宫缩剂的效应性增强,胎盘附着面出血减少,降低催产素用量。

4.宫腔填塞

主要有两种方法:填塞纱布或填塞球囊。

剖宫产术中遇到子宫收缩乏力,经按摩子宫和应用宫缩剂加强宫缩效果不佳时;前置胎盘或胎盘粘连导致剥离面出血不止时,直视下填塞宫腔纱条可起到止血效果。但是胎盘娩出后子宫容积比较大,可以容纳较多的纱条,也可以容纳较多的出血,而且纱布填塞不易填紧,且因纱布吸血而发生隐匿性出血。采用特制的长 2 m,宽 7～8 cm 的 4～6 层无菌脱脂纱布条,一般宫腔填塞需要 2～4 根,每根纱条之间用粗丝线缝合连接。术者左手固定子宫底部,右手或用卵圆钳将纱条沿子宫腔底部自左向右,来回折叠填塞宫腔,留足填塞子宫下段的纱条后(一般需 1 根),将最尾端沿宫颈放入阴道内少许,其后填满子宫下段,然后缝合子宫切口。若系子宫下段出血,也应先填塞宫腔,然后再用足够的纱条填充子宫下段,纱条需为完整的一根或中间打结以便于完整取出,缝合子宫切口时可在中间打结,注意勿将纱条缝入。24～48 小时内取出纱布条,应警惕感染。经阴道宫腔纱条填塞法,因操作困难,常填塞不紧反而影响子宫收缩,一般不采用(图 13-4)。

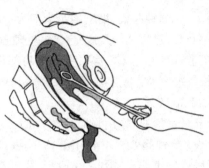

图 13-4　宫腔纱条填塞

可供填塞的球囊有专为宫腔设计的,能更好适应宫腔形态,如 Bakri 紧急填塞球囊导管;原用于其他部位止血的球囊,但并不十分适合宫腔形态,如森-布管、Rusch 泌尿外科静压球囊导管;产房自制的球囊,如手套或避孕套。经阴道放置球囊前,先置尿管以监测尿量。用超声或阴道检查大致估计宫腔的容量,确定宫腔内无胎盘胎膜残留、动脉出血或裂伤。在超声引导下将导管的球囊部分插入宫腔,球囊内应注入无菌生理盐水,而不能用空气或二氧化碳,也不能过度充盈球囊。

所有宫腔填塞止血的患者应严密观察生命体征和液体出入量,观测宫底高度和阴道出血情况,必要时行超声检查排除有无宫腔隐匿性出血。缩宫素维持 12～24 小时,促进子宫收缩;预防性应用广谱抗生素。8～48 小时取出宫腔填塞物,抽出前做好输血准备,先用缩宫素、麦角新碱或前列腺素等宫缩剂。慢慢放出球囊内液体后再取出球囊,或缓慢取出纱布条,避免再次出血的危险。

5.盆腔动脉结扎

经上述处理无效,出血不止,为抢救产妇生命可结扎盆腔动脉。妊娠子宫体的血液 90% 由子宫动脉上行支供给,故结扎子宫动脉上行支后,可使子宫局部动脉压降低,血流量减少,子宫肌壁暂时缺血,子宫迅速收缩而达到止血目的。子宫体支、宫颈支与阴道动脉、卵巢动脉的各小分支、左右均有吻合,故结扎子宫动脉上行支或子宫动脉总支,子宫卵巢动脉吻合支,侧支循环会很快建立,子宫组织不会发生坏死;并且采用可吸收缝合线结扎,日后缝线吸收、脱落,结扎血管仍可再通,不影响以后的月经功能及妊娠分娩。

具体术式如下。

(1)子宫动脉上行支结扎术:主要适用于剖宫产胎盘娩出后子宫收缩乏力性出血,经宫缩药物及按摩子宫无效者,胎盘早剥致子宫卒中发生产后出血者,剖宫产胎儿娩出致切口撕伤,局部止血困难者。方法:一般在子宫下段进行缝扎,结扎为子宫动静脉整体结扎,将 2～3 cm 子宫肌层结扎在内非常重要;若已行剖宫产,最好选择在子宫切口下方,在切口下 2～3 cm 进行结扎,如膀胱位置较高时应下推膀胱。第一次子宫动脉缝扎后如效果不佳,可以再缝第二针,多选择在第一针下 3～5 cm 处,这次结扎包括了大部分供给子宫下段的子宫动脉支。宜采用 2-0 可吸收线或肠线,避免"8"字缝合,结扎时带入一部分子宫肌层,避免对血管的钳扎与分离,以免形成血肿,增加手术难度。如胎盘附着部位较高,近宫角部,则尚需结扎附着侧的子宫卵巢动脉吻合支。

(2)子宫动脉下行支结扎术:是以卵圆钳钳夹宫颈前或(和)后唇并向下牵引,暴露前阴道壁与宫颈交界处,在宫颈前唇距宫颈阴道前壁交界处下方约 1 cm 处做长约 2 cm 横行切口,将子宫向下方与结扎的对侧牵拉,充分暴露视野,食指触摸搏动的子宫动脉作为指示进行缝扎,注意勿损伤膀胱,同法缝扎对侧。子宫动脉结扎后子宫立即收缩变硬,出血停止。但在下列情况下不宜行经阴道子宫动脉结扎:由其他病因引起的凝血功能障碍(感染、子痫前期等);阴道部位出血而非宫体出血。

经阴道子宫动脉下行支结扎特别适用于阴道分娩后子宫下段出血患者。对剖宫产术结束后,如再发生子宫下段出血,在清除积血后也可尝试以上方法,避免再次进腹。对前置胎盘、部分胎盘植入等患者可取膀胱截石位行剖宫产手术,必要时采用以上两种方法行子宫动脉结扎,明显减少产后出血。

(3)髂内动脉结扎术(图13-5):髂内动脉结扎后血流动力学的改变的机制,不是因结扎后动脉血供完全中止而止血,而是由于结扎后的远侧端血管动脉内压降低,血流明显减缓(平均主支局部脉压下降75%,侧支下降25%),局部加压后易于使血液凝成血栓而止血即将盆腔动脉血循环转变为类似静脉的系统,这种有效时间约1小时。髂内动脉结扎后极少发生盆腔器官坏死现象,主要是因腹主动脉分出的腰动脉、髂总动脉分出的骶中动脉、来自肠系膜下动脉的痔上动脉、卵巢动脉、股动脉的旋髂动脉、髂外动脉的腹壁下动脉均可与髂内动脉的分支吻合,髂内动脉结扎后45~60分钟侧支循环即可建立,一般仍可使卵巢、输卵管及子宫保持正常功能。

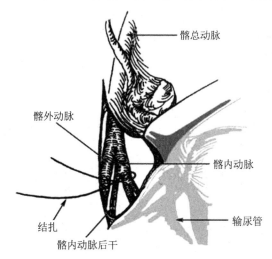

图13-5　髂内动脉结扎

髂内动脉结扎的适应证包括:产后出血、行子宫切除术前后;保守治疗宫缩乏力失败;腹腔妊娠胎盘种植到盆腔,或胎盘粘连造成难以控制的出血;盆腔、阔韧带基底部持续出血;子宫破裂、严重撕伤,可能撕伤到子宫动脉。方法:确认髂总动脉的分叉部位,该部位有两个骨性标志:骶骨岬和两侧髂前下棘连线,输尿管由此穿过。首先与输尿管平行,纵行切开后腹膜3~5 cm,分离髂总及髂内动脉分叉处,,然后在距髂内外分叉下2.5 cm处,用直角钳轻轻从髂内动脉后侧穿过,钳夹两根7号丝线,间隔1.5~2.0 cm分别结扎,不剪断血管。结扎前后为防误扎髂外动脉,术者可提起缝线,用食、拇指收紧,使其暂时阻断血流,常规嘱台下两人触摸患者该侧足背动脉或股动脉,确定有搏动无误,即可结扎两次,必须小心勿损伤髂内静脉,否则会加剧出血程度。多数情况下,双侧结扎术比单侧效果好,止血可靠。

上述方法可逐步选用,效果良好且可保留生育功能。但应注意,结扎后只是使血流暂时中断,出血减少,应争取时间抢救休克。

6.子宫背带式缝合术(B-Lynch suture)

治疗产后出血,对传统产后出血的治疗来说是一个里程碑式的进展,如果正确使用,将大大提高产后出血治疗的成功率。B-Lynch 缝合术操作简单、迅速、有效、安全、能保留子宫和生育功能,易于在基层医院推广。B-Lynch 缝合术原理是纵向机械性压迫使子宫壁弓状血管被有效地挤压,血流明显减少、减缓、局部血栓形成而止血;同时子宫肌层缺血,刺激子宫收缩进一步压迫血窦,使血窦关闭而止血。适用子宫收缩乏力、前置胎盘、胎盘粘连、凝血功能障碍引起的产后出血以及晚期产后出血。B-Lynch 缝合术用于前置胎盘、胎盘粘连引起的产后出血时,需结合其他方法,例如胎盘剥离面作"8"字缝合止血后再行子宫 B-Lynch 缝合术;双侧子宫卵巢动脉结扎再用 B-Lynch 缝合术。

剖宫产术中遇到子宫收缩乏力,经按摩子宫和应用宫缩剂加强宫缩效果不佳时,术者可用双手握抱子宫并适当加压以估计施行 B-lynch 缝合术的成功机会。此方法较盆腔动脉缝扎术简单易行,并可避免切除子宫,保留生育能力。具体缝合方法为:距子宫切口右侧顶点下缘 3 cm 处进针,缝线穿过宫腔至切口上缘 3 cm 处出针,将缝线拉至宫底,在距右侧宫角约 3 cm 处绕向子宫后壁,在与前壁相同的部位进针至宫腔内;然后横向拉至左侧,在左侧宫体后壁(与右侧进针点相同部位)出针,将缝线垂直绕过宫底至子宫前壁,分别缝合左侧子宫切口的上、下缘(进出针的部位与右侧相同)。子宫表面前后壁均可见 2 条缝线。收紧两根缝线,检查无出血即打结,然后再关闭子宫切口。子宫放回腹腔观察 10 分钟,注意下段切口有无渗血,阴道有无出血及子宫颜色,若正常即逐层关腹(图 13-6)。

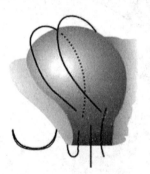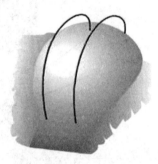

图 13-6　子宫背带式缝合

7.动脉栓塞术

当以上治疗产后出血的方法失败后,动脉栓塞术是一个非常重要的保留子宫的治疗方法,产后出血动脉栓塞的适应证应根据不同的医院、实施动脉栓塞的手术医师的插管及栓塞的熟练程度,而有所不同,总的来讲,须遵循以下原则:①各种原因所致的产后出血,在去除病因和常规保守治疗无效后;②包括已经发生 DIC(早期)的患者;③生命体征稳定或经抢救后生命体征稳定,可以搬动者;④手术医师应具有娴熟的动脉插管和栓塞技巧。

禁忌证:①生命体征不稳定,不宜搬动的患者;②DIC 晚期的患者;③其他不适合介入手术的患者,如造影剂过敏。

在放射科医师协助下,行股动脉穿刺插入导管至髂内动脉或子宫动脉,注入直径 1～3 mm大小的新胶海绵颗粒栓塞动脉,栓塞剂 2～3 周被吸收,血管复通。动脉栓塞术后还应注意:①在动脉栓塞后立即清除宫腔内的积血,以利于子宫收缩;②术中、术后应使用广谱抗生素预防感染;

③术后应继续使用宫缩剂促进子宫收缩;④术后应监测性激素分泌情况,观测卵巢有没有损伤;⑤及时防止宫腔粘连,尤其在胎盘植入患者及合并子宫黏膜下肌瘤的患者。但应强调的是动脉栓塞治疗不应作为患者处于危机情况的一个避免子宫切除的措施,而是应在传统保守治疗无效时,作为一个常规止血手段尽早使用。

8.切除子宫

经积极治疗仍无效,出血可能危及产妇生命时,应行子宫次全切术或子宫全切除术,以挽救产妇生命。但产科子宫切除术对产妇的身心健康有一定的影响,特别是给年轻及未有存活子女者带来伤害。因此必须严格掌握手术指征,只有在采取各种保守治疗无效,孕产妇生命受到威胁时,才采用子宫切除术。而且子宫切除必须选择最佳时机,过早切除子宫,虽能有效地治疗产后出血,但会给患者带来失去生育能力的严重后果。相反,若经过多种保守措施,出血不能得到有效控制,手术者仍犹豫不决,直至患者生命体征不稳定,或进入 DIC 状态再行子宫切除,已错失最佳手术时机,还可能遇到诸如创面渗血、组织水肿、解剖不清等困难,增加手术难度,延长手术时间,加重患者 DIC、继发感染或多脏器衰竭的发生。

目前,虽然子宫收缩乏力是产后出血的首要原因,但较少成为急症子宫切除的主要手术指征。尽管如此,临床上还有下列几种情况须行子宫切除术:宫缩乏力性产后出血,对于多种保守治疗难以奏效,出血有增多趋势;子宫收缩乏力时间长,子宫肌层水肿、对一般保守治疗无反应;短期内迅速大量失血导致休克、凝血功能异常等产科并发症,已来不及实施其他措施,应果断行子宫切除手术。值得强调的是,对于基层医疗机构,在抢救转运时间不允许、抢救物品和血液不完备、相关手术技巧不成熟的情况下,为抢救产妇生命应适当放宽子宫切除的手术指征。胎盘因素引起的难以控制的产科出血,是近年来产科急症子宫切除术最重要的手术指征。穿透性胎盘植入,合并子宫穿孔并感染;完全胎盘植入面积>1/2;作楔形切除术后仍出血不止者;药物治疗无效者或出现异常情况;胎盘早剥并发生严重子宫卒中均应果断地行子宫切除。其次子宫破裂引起的产后出血是急症子宫切除的重要指征。特别是发生破裂时间长,估计已发生继发感染;裂口不整齐,子宫肌层有大块残缺,难以行修补术或即使行修补但缝合后估计伤口愈合不良;裂口深,延伸到宫颈等情况。而当羊水栓塞、重度或未被发现的胎盘早剥导致循环障碍及器官功能衰竭,凝血因子消耗和继发性纤维蛋白溶解而引起的出血、休克,甚至脏器功能衰竭时进行手术,需迅速切除子宫。

(二)胎盘因素

1.胎盘已剥离未排出

膀胱过度膨胀应导尿排空膀胱,用手按摩使子宫收缩,另一手轻轻牵拉脐带协助胎盘娩出。

2.胎盘剥离不全或胎盘粘连伴阴道流血

应徒手剥离胎盘(图 13-7)。

3.胎盘植入的处理

若剥离胎盘困难,切忌强行剥离,应考虑行子宫切除术。若出血不多,需保留子宫者,可保守治疗,目前用甲氨蝶呤(MTX)治疗,效果较好。

4.胎盘胎膜残留

可行钳刮术或刮宫术。

5.胎盘嵌顿

在子宫狭窄环以上者,可在静脉全身麻醉下,待子宫狭窄环松解后再用手取出胎盘。

(三)软产道裂伤

一方面彻底止血,另一方面按解剖层次缝合。宫颈裂伤小于 1 cm 若无活动性出血,则不需缝合;若有活动性出血或裂伤大于 1 cm,则应缝合。若裂伤累及子宫下段时,缝合应注意避免损伤膀胱及输尿管,必要时经腹修补。修补阴道裂伤和会阴裂伤,应注意解剖层次的对合,第一针要超过裂伤顶端 0.5 cm(图 13-8),缝合时不能留有无效腔,避免缝线穿过直肠黏膜。外阴、阴蒂的损伤,应用细丝线缝合。软产道血肿形成应切开并清除血肿,彻底止血、缝合,必要时可放置引流条。

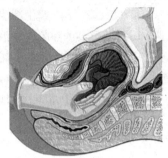

图 13-7　徒手剥离胎盘

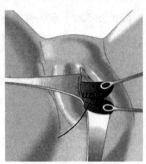

图 13-8　宫颈裂伤的缝合

(四)凝血功能障碍

首先应排除子宫收缩乏力、胎盘因素、软产道裂伤引起的出血,明确诊断后积极输新鲜全血、血小板、纤维蛋白原或凝血酶原复合物、凝血因子等。若已并发 DIC,则按 DIC 处理。在治疗过程中应重视以下几方面:早期诊断和动态监测;积极治疗原发病;补充凝血因子,包括输注新鲜冰冻血浆、凝血酶原复合物、纤维蛋白原、冷沉淀(含Ⅷ因子和纤维蛋白原)、单采血小板、红细胞等血制品来解决;改善微循环和抗凝治疗;重要脏器功能的维持和保护。

在治疗产后出血,补充血容量,纠正失血性休克,甚至抢救 DIC 患者方面,目前仍推广采用传统早期大量液体复苏疗法。即失血后立即开放静脉,最好有两条开放的静脉通道,快速输入复方乳酸林格液或林格溶液加 5% 碳酸氢钠溶液 45 mL 混合液,输液量应为出血量的 2~3 倍。

处理出血性休克的原则如下。

(1)止血,止痛。

(2)补血,扩张血容量。

(3)纠正酸中毒,改善微循环,有时止血不是立即成功,而扩充血容量较容易,以维护主要脏器的血供,防止休克恶化,争取时间完成各种止血方法。

休克早期先输入 2 000~3 000 mL 平衡液(复方乳酸林格液等),以后尽快输全血和红细胞。如无血,可以使用胶体液作权宜之计。尤其在休克晚期,组织间蛋白贮存减少,继续输晶体液会使胶体渗透压明显下降产生组织水肿。胶体液除全血外还有血浆、清蛋白血浆代用品。血液稀释可降低血液黏度增加心排血量,减少心脏负荷和增加组织灌注,但过度稀释又可使血液携氧能力降低,使组织缺氧,最佳稀释度一般认为是血细胞比容在 30% 以上。

另一方面,产科失血性休克的早期液体复苏还应涉及合理的输液种类问题。有关低血容量性休克液体复苏中使用晶体还是胶体的问题争论已久,但目前尚无足够的证据表明晶体液与胶体液用于低血容量休克液体复苏的疗效与安全性方面有明显差异。近年研究发现,氯化钠高渗盐溶液(7.5%)早期用于抗休克,较常规的林格氏液、平衡盐液有许多优势,且价格便宜,使用方便,适合于急诊抢救,值得在临床一线广泛推广。新型的代血浆注射液-高渗氯化钠羟乙基淀粉 40 溶液引起了国内外学者的广泛关注,其具有我国自主知识产权并获得 SDFA 新药证书。临床研究表明可以其较少的输液量迅速恢复机体的有效循环血容量、改善心脏功能、减轻组织水肿、降低颅内压。

七、预防

加强围生期保健,严密观察及正确处理产程可降低产后出血的发生率。

(一)重视产前保健

(1)加强孕前及孕期妇女保健工作,对有凝血功能障碍和可能影响凝血功能障碍疾病的患者,应积极治疗后再受孕,必要时应于早孕时终止妊娠。

(2)具有产后出血危险因素的孕妇,如多胎妊娠、巨大胎儿、羊水过多、子宫手术史、子宫畸形、妊娠期高血压疾病、妊娠合并血液系统疾病及肝病等,要加强产前检查,提前入院。

(3)宣传计划生育,减少人工流产次数。

(二)提高分娩质量

严密观察及正确处理产程。第一产程:合理使用子宫收缩药物和镇静剂,注意产妇饮食,防止产妇疲劳和产程延长。第二产程:根据胎儿大小掌握会阴后-斜切开时机,认真保护会阴;阴道检查及阴道手术应规范、轻柔,正确指导产妇屏气及使用腹压,避免胎儿娩出过快。第三产程:是预防产后出血的关键,不要过早牵拉脐带;胎儿娩出后,若流血量不多,可等待 15 分钟,若阴道流血量多应立即查明原因,及时处理。胎盘娩出后要仔细检查胎盘、胎膜,并认真检查软产道有无撕裂及血肿。

(三)加强产后观察

产后 2 小时是产后出血发生的高峰。产妇应在产房中观察 2 小时:注意观察会阴后-斜切开缝合处有无血肿;仔细观察产妇的生命体征、宫缩情况及阴道流血情况,发现异常及时处理。离开产房前要鼓励产妇排空膀胱,鼓励母亲与新生儿早接触、早吸吮,能反射性引起子宫收缩,减少产后出血。

(高清丽)

第二节　弥散性血管内凝血

一、概述

弥散性血管内凝血(disseminated intravascular coagulation,DIC)不是一种独立的疾病,而是临床已明确诊断的疾病伴有的、以广泛血管内凝血和出血倾向为特征的中间发病环节或并发症。其基本病理是指在某些致病因子作用下凝血因子和血小板被激活,大量凝血物质进入血液循环,引起血管内微血栓形成,同时或继发纤溶亢进出现器官功能障碍、出血、贫血甚至休克的病理过程。病理产科易并发 DIC,是导致产妇死亡的主要原因之一。产科 DIC 可发生于正常或异常的妊娠后期、分娩期或产后某一短暂的时期,主要诱发原因是胎盘早剥、死胎稽留、感染性流产、过期流产、子痫前期和子痫及羊水栓塞等并发症,死亡率较高,为产科危急症。日本产科 DIC 的发生率为 0.92%,病死率为 38.9%;国内产科 DIC 的发生率为 0.1%,占总 DIC 病例中 20%,病理产科占 24.81%左右。感染性疾病是 DIC 最主要最常见的病因,占 DIC 发病数 30%;其次是恶性肿瘤,占 DIC 患者的 24%～34%;手术和外伤占 DIC 的1%～5%。

二、病因

妊娠期的妇女体内多种凝血因子含量及活性增加,抗凝物质减少,纤溶活性降低,表现为高凝状态;随着孕期的延长,其程度逐渐增强,至产后才恢复正常。妊娠期纤维蛋白原、因子Ⅶ、因子Ⅷ、因子Ⅸ、因子Ⅹ等的增加较为明显。纤维蛋白原含量可达到 4～8 g/L,为正常非妊娠者的 2～3 倍。因子Ⅷ的增加也较明显,可增至正常人的 120%～180%。凝血因子的升高有利于正常生产后的及时止血,但也成为妊娠期 DIC 多发的基础条件。此外,妊娠妇女的动、静脉与胎盘附着处相互沟通,并在子宫壁与胎盘之间形成绒毛间隙,分娩时胎盘绒毛、子宫蜕膜组织中所含的凝血活酶,易于从胎盘经子宫进入母体血循环,从而促进 DIC 的发生。常见病因如下。

(一)围生期严重感染

产科重症感染多见于感染性流产、分娩期及产后感染等。重症感染时对凝血系统的影响因素:①细菌产生的毒素和具有促凝活性酶类物质增加;②细菌及细菌形成的抗原抗体复合物增加;③感染引起的中毒、休克等病理改变。细菌内毒素可直接激活Ⅸ因子启动内凝血系统,也可以作用于血小板促进其聚集,进而损伤血管内皮,致使血管胶原暴露,引起因子Ⅻ被激活;同时抑制巨噬细胞功能,使巨噬细胞不能及时有效地去除循环中被激活的凝血因子及促凝物质。妊娠期及分娩期体内表现出的高凝状态,加上上述诱因的作用,使感染时极易发生 DIC。流产可分自然流产和人工流产,两者均有并发 DIC 的可能性,尤其是感染性流产易诱发 DIC。感染性流产使细菌内毒素直接激活 FⅨ和血小板,损伤血管内皮细胞,抑制单核吞噬细胞系统引起休克或酸中毒等导致溶血,使血液中含有磷脂的红细胞素增加,此时胎盘迅速广泛地发生严重变性、坏死,妊娠胎盘、蜕膜和子宫肌层分泌的组织因子(tissue factor,TF)进入母血循环诱发 DIC,尤其是大月份的人工流产更易并发 DIC。刮宫时所致的组织凝血活酶,通过创面进入母体血循环,其他各种方法的大月份人工流产如高渗盐水引产、高渗尿素液引产,均有可能发生亚急性 DIC。以天花粉进行中期妊娠引产,由于天花粉可致胎盘迅速广泛地发生严重的变性坏死,胎盘及子宫蜕膜含有凝血活酶活性物质,进入母体血循环可激活凝血因子,以致母体血小板数与纤维蛋白原含量减少,部分患者可发生 DIC。

(二)稽留流产或胎死宫内

胚胎及胎儿死亡后如不能自然排出则为死胎滞留。死胎滞留宫内可出现纤维蛋白原减少性凝血功能改变与 DIC。死胎滞留并发 DIC 的主要原因:①妊娠后体内处于高凝状态;②变性或坏死的胎盘发生自溶,与羊水一道释放大量的组织因子(TF)或 TF 样物质,进入母体血循环,通过外源性凝血系统激活凝血过程,发生血管内溶血;③死胎组织坏死、自溶,释放一些蛋白分解酶进入母体血液,激活体内凝血系统。死胎引起凝血功能障碍的发生过程大多较为缓慢,一般在胎儿死亡后 2～3 周即可出现纤维蛋白原的减少,随着滞留时间的延长,纤维蛋白原的消耗程度逐渐加重,因子Ⅴ、Ⅶ含量下降,血小板数减少,纤维蛋白降解产物(human fibrin degradation product,FDP)增加,同时,继发性纤溶加重体内凝血因子的消耗。死胎滞留并发 DIC 的发生率为 1%～2%。如滞留时间超过 4 周,发病率明显增加,胎死宫内 4 周以上者,约有 25%孕妇发生低

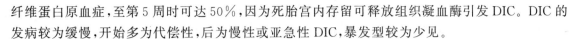

纤维蛋白原血症,至第 5 周时可达 50%,因为死胎宫内存留可释放组织凝血酶引发 DIC。DIC 的发病较为缓慢,开始多为代偿性,后为慢性或亚急性 DIC,暴发型较为少见。

(三)胎盘早期剥离

妊娠 20 周以后,正常位置的胎盘在胎儿娩出前从子宫壁剥离则称为胎盘早剥。胎盘早期剥离是危及母儿生命的产科急症,我国发生率为 0.46%~2.1%,美国南部发生率为 0.46%~1.3%,因诊断标准不同而有差异。胎盘早剥的原因不明,多发生于高血压患者,因螺旋小动脉痉挛性收缩、蜕膜缺血缺氧损伤坏死,释放凝血活酶;胎盘后血肿消耗纤维蛋白原,纤维蛋白原<1~1.5 g/L 即有出血倾向,导致脏器栓塞引发 DIC。胎盘早剥可引起出血,分为显性出血和隐性出血。隐性出血可导致子宫腔内压力增高,血液易渗入子宫肌层,引起肌纤维分离、断裂或变性,影响凝血功能。胎盘早剥时对母体凝血系统的影响有两方面:①胎盘剥离处滋养叶细胞和损伤的蜕膜含有丰富的 TF 凝血活酶,释放后进入母体血循环,激活外源性凝血系统,促使凝血酶原激活,纤溶蛋白原转变成纤维蛋白,导致 DIC 发生。这一过程中凝血因子大量被消耗,血小板及纤溶蛋白原消耗为主,导致出血不止;②纤维蛋白沉积,激活纤溶系统导致继发性纤溶亢进,一方面致使机体产生大量 FDP,另一方面继续消耗大量的凝血因子。FDP 具有抑制纤维蛋白聚合和血小板功能的作用。因此,纤溶亢进加重了凝血障碍导致的出血。应注意临床出血程度与体内凝血功能障碍程度可能不相平行,因为胎盘早剥的部位及程度不同临床表现不同,注意实时监测凝血功能以了解体内凝血功能障碍的程度。如血小板及纤维蛋白原大量被消耗,血液 FDP 可大量增加,提示体内凝血功能严重障碍。

(四)羊水栓塞

羊水栓塞是产科的一种严重并发症,每 8 000~30 000 次分娩过程中发生 1 例,病死率达80%,是产科死亡的主要原因之一。瑞典统计资料显示占产妇死亡的 22%,如患者能侥幸存活,约一半的人有神经损伤后遗症。正常孕期几乎无羊水进入母体循环,羊水进入母体的途径尚未确定,主要有两种可能性:一是子宫收缩,子宫腔内压力增高,驱使羊水经子宫颈的小静脉进入母体血流;二是在胎盘早剥、子宫破裂等病理情况下,羊水由开放的子宫血管进入母体血循环。羊水穿刺检查及宫腔注射等临床操作也可引起羊水栓塞甚或发生 DIC。羊水内含有上皮细胞、角化物、胎脂、毳毛、胎粪等物质,这些物质与羊水本身均具有促凝作用,羊水内含有因子Ⅷ活性物质、因子Ⅹ激活物质、肺表面活性物质及胰蛋白酶样作用物质等。羊水进入母体循环后对母体凝血系统的影响:①启动凝血过程。羊水及羊水内所含物质如白三烯,直接促进凝血酶原转变成凝血酶,凝血酶大量生成后,导致机体广泛微小血栓形成,加上因子Ⅷ活性物质诱发 DIC。②促进血小板聚集及活化。羊水内颗粒状物质具有促进血小板聚集和血小板破坏的作用,血小板聚集增加促进微血栓形成。广泛的微血栓形成导致血小板大量消耗,诱发 DIC。③激活纤溶系统。羊水还具有较强的纤维蛋白溶解活性,促进广泛微血栓形成,引起继发性纤溶亢进,使羊水栓塞的早期产生大量 FDP,FDP 大量产生加重纤溶过程,导致机体很快出现凝血功能障碍,血液从高凝状态急转为低凝高溶、不凝状态,导致 DIC 发生,病情凶险,发展迅速,甚至数分钟内死亡。④羊水的机械性栓塞作用。羊水微粒物质造成微小血管内机械性栓塞与反射性收缩血管,同时刺激机体产生 PGF2、5-羟色胺等血管活性物质,使小血管发生痉挛,致使肺血管高压,右心排血受阻,导致循环呼吸的衰竭,出现急性右心衰竭和急性呼吸衰竭,严重时可多系统器官衰竭,这些病理改变诱发或加重 DIC 的发生。⑤变态反应。母体对羊水内的抗原性物质发生变态反应,引起过敏性休克导致 DIC 发生。绝大多数羊水栓塞 DIC 发生在分娩期间或分娩瞬间,仅 20%出现在分娩过程前或破膜前,部分患者在发病前可能无任何先兆,羊水栓塞发展极为迅速,突然发生呛咳、呼吸急促与循环衰竭,并很快发生大量阴道出血与全身性出血。25%患者在发病1小时内不治身亡。

(五)休克

休克晚期微循环淤血,血流缓慢,血液浓缩黏滞性增高,红细胞易于聚集,严重缺血导致大量酸性代谢产物的聚积,使血管内皮细胞受损激活内源性凝血,同时组织损伤激活外源性凝血系统导致 DIC,如产科大出血导致的失血性休克。

(六)妊娠期高血压疾病

妊娠期高血压疾病多发生于妊娠晚期,我国发病率为 5%~8%,常并发 DIC。妊娠高血压疾病循环血流量改变,血管痉挛,血液黏稠增加等导致全身组织器官发生缺氧,凝血因子明显改变,主要是凝血酶及抗凝血酶复合物(TAT)增高、血小板、纤维蛋白原减少及抗凝血酶Ⅲ减少。上述因素导致妊娠高血压疾病常有慢性 DIC 发生;妊娠高血压疾病造成胎盘血供不足,胎盘发生缺氧及胎盘滋养叶细胞被破坏,影响凝血功能。近年研究表明,大量滋养叶碎片进入妊娠高血压疾病患者体内,滋养叶内含有较多组织凝血活酶,极易激活外源性凝血系统,诱发 DIC;同时,胎盘滋养叶异体抗原进入母体后,发生抗原抗体反应,激活凝血系统诱发 DIC。妊娠高血压疾病患者体内可溶纤维蛋白单体、D-二聚体、FDP 及纤维蛋白肽 A(FPA)增高,且其增高程度与妊娠高血压疾病病情呈正相关,提示妊娠高血压疾病患者体内存在凝血过程的激活及纤维蛋白的溶解。子痫患者也常并发 DIC,以慢性 DIC 为主,因为子痫患者胎盘血管及肾小球中有纤维蛋白沉积,胎盘血液供应受到影响,导致胎盘受损,损伤的胎盘可释放大量组织凝血活酶物质进入母体血循环,诱发程度不等的血管内凝血过程,诱发伴有严重临床出血的 DIC。约 10%的严重妊娠高血压疾病患者并发溶血、肝酶升高、血小板减少综合征(hemolysis,elevated liver enzyme,low platelet syndrome,HELLP),病死率高达 28.6%。其发病原因可能与胎盘血管减少、供血不足有关,导致大量血栓、内皮素、血管紧张素与 TNFα 释放至母体血循环。另外重度妊娠期高血压疾病导致血管内皮细胞损伤,引起依前列醇(前列环素)合成酶减少,血栓素(tromboxane,TXA2)合成酶相对增加,PGI2/TXA2 比例下降,胶原增多,引发血小板黏附和聚集,释放二磷腺苷(ADP)、5-羟色胺(5-HT)、儿茶酚胺使血小板进一步聚集,血小板减少,激活内源性凝血系统,诱发 DIC。

(七)妊娠滋养细胞疾病

滋养细胞肿瘤可分为良性葡萄胎、恶性葡萄胎和绒毛膜癌。恶性葡萄胎则可侵入子宫肌层或转移至其他器官,绒毛膜癌是发生恶变的滋养细胞。发生变性的绒毛易于坏死、脱落,产生大量 TF 进入母血,是诱发 DIC 的直接因素;肿瘤细胞侵犯子宫肌层及血管,破坏血管壁的完整性,使血管内胶原纤维暴露,激活血中凝血因子,是诱发 DIC 的另一因素。

(八)手术创伤

妊娠期妇女呈高凝血状态,具有发生 DIC 的基础,手术则是一种诱因。手术造成创面组织损伤,血管破坏及出血,组织凝血活酶及 TF 释放增多,激活凝血系统,加重各种病理产科诱发 DIC 的危险。

(九)产科大出血

产科大出血的关键时刻是分娩期,也是诱发 DIC 的重要环节。首先,分娩时凝血机制变化,胎盘剥离导致大量组织凝血活酶释放,局部形成短暂性血管内凝血,有利于胎盘剥离面的止血;

分娩时胎盘绒毛、子宫蜕膜中的组织因子(TF)从胎盘经子宫进入母体血液;分娩时子宫收缩使子宫下段和宫颈被动扩张,小血管破裂及负压形成,导致绒毛、羊水和蜕膜等进入母体循环。其次,分娩时纤溶系统的变化,分娩引起纤溶功能亢进,正常分娩时有短暂的纤溶亢进;子宫、胎盘、绒毛、羊水、胎粪等都含有大量的纤溶酶原激活物(PA),当PA进入体循环血液时,激活纤溶酶原诱发纤溶;纤溶蛋白沉积于血管壁诱发PA的激活形成纤溶酶;缺氧激活纤溶系统,上述因素是引起分娩大出血的病理基础,也是导致产时DIC的关键因素。正常分娩时母体肝脏和单核吞噬细胞系统能够吞噬颗粒状物质,清除循环中的纤维蛋白,清除被激活的凝血因子及其他促凝物质,因此,较少发生DIC。异常分娩时激活大量促凝物质,单核吞噬细胞系统的功能受抑制,易发生急性DIC。

三、发病机制

近年研究证明,组织因子是凝血系统激活最重要的生理性启动因子,单核细胞或巨噬细胞和内皮细胞一样,当受到致病因子或介质刺激后,组织因子在细胞表面表达,它对凝血过程的启动具有重要作用。因此,以往认为凝血系统启动主要依靠表面接触促使FⅫ活化的理论已被更正,凝血系统激活的机制如下。

(一)组织损伤

组织因子(tissue factor,TF)又称凝血因子Ⅲ或组织凝血活酶(tissue thromboplastin,TTP),由263个氨基酸残基构成的跨膜糖蛋白,广泛分布于各部位组织细胞,以脑、肺、胎盘等组织含量最丰富。当严重创伤、大面积烧伤、外科手术、产科意外、癌组织坏死、白血病放疗或病变器官组织大量坏死时,均使TF大量释放入血。同时,在各种感染或炎症介质的作用下,一些与血液接触且通常不表达TF的内皮细胞、单核细胞、中性粒细胞及巨噬细胞也可迅速诱导出TF,参与凝血反应。凝血因子Ⅶ在血液中以蛋白酶原形式存在,其分子中所含的γ-羧基谷氨酸带有负电荷,可结合数个Ca^{2+},FⅦ通过Ca^{2+}与TF形成复合物,自身激活为Ⅶa。Ⅻa、Ⅹa凝血酶使Ⅶ激活为Ⅶa,启动外源性凝血系统。Ⅶa-TF复合物既可按传统通路激活因子Ⅹ,也可按选择通路激活因子Ⅸ,使凝血酶原激活为凝血酶,通过一系列顺序性连锁反应,最终使微循环内大量微血栓形成和DIC发生。

(二)血管内皮损伤

当相关致病因子(细菌、病毒、缺氧、酸中毒、抗原-抗体复合物等)损伤血管内皮细胞(VEC),尤其是微血管VEC时,一方面带负电荷的胶原暴露,引起血小板黏附、聚集和释放,加剧凝血反应;激活单核-吞噬细胞和T淋巴细胞,释放TNF、IL-1、IFN、补体成分C3a、C5a及O_2等,加重VEC损伤和促使TF释放。另一方面VEC损伤,暴露和表达TF,直接发挥激活凝血系统作用。VEC损伤和凝血系统激活是VEC和多种血细胞共同作用的结果。病理情况下,VEC损伤,内膜下胶原暴露,凝血因子Ⅻ与胶原或与内毒素接触,其精氨酸上的胍基构型发生改变,活性部位丝氨酸残基暴露而被激活。同时,因子Ⅻ和活化因子Ⅻa在激肽释放酶、纤溶酶或胰蛋白酶等可溶性蚓激酶(蛋白水解酶)的作用下生成碎片Ⅻf,这一过程称酶性激活。进而启动内源性凝血系统,促进凝血反应。如一些恶性肿瘤并发DIC的患者,其Ⅻa、KK(激肽释放酶)较无DIC并发症者明显降低。

(三)血小板激活

近期研究表明,在促发DIC的过程中,血小板的作用甚为重要。当致病因素(如外伤、缺氧、酸中毒、细菌等)损伤 VEC 并暴露胶原后,血小板膜糖蛋白Ⅱb～Ⅲa复合物作为纤维蛋白原受体功能表达,与纤维蛋白原结合,促使血小板聚集,另外血小板膜糖蛋白借助血管性假血友病因子(vWF)或直接与血小板膜糖蛋白Ⅰb结合,产生血小板黏附。同时,胶原可作为激活剂,在G蛋白介导作用下,结合血小板膜相应受体,纤维蛋白原受体活化,激活的血小板释放二磷腺苷(ADP)、5-羟色胺(5-HT)、血栓素 A_2(tromboxane,TXA_2)进一步激活血小板,形成微聚体。纤维蛋白原是二聚体,可同时结合两个相邻的血小板膜上的受体,以"搭桥方式"促使血小板聚集,进一步造成血小板骨架蛋白再构筑,以致血小板扁平、伸展或聚集,表面表达带负电荷的磷脂,结果使与之结合的多种凝血因子(Ⅶ,Ⅸ,Ⅹ,凝血酶原等)在磷脂表面被局限和浓缩,产生大量凝血酶,促进纤维蛋白网形成,血小板进一步激活聚集,使膜磷脂发生改变,带负电荷的磷脂从膜内层转到外层,通过 Ca^{2+} 与因子Ⅺ、Ⅹa、Ⅻ相互作用,在辅助因子Ⅴ和Ⅷ的参与下促使凝血酶形成和 VEC 表达 TF,直至发生 DIC。

(四)红细胞破坏

如急性溶血时,血液中红细胞大量破坏,释放大量对血小板具有较强激活作用的 ADP,促使血小板黏附、聚集。同时,红细胞膜磷脂可浓缩局限多种凝血因子(Ⅶ、Ⅸ、Ⅹ及凝血酶原),导致凝血酶大量生成,从不同侧面促发 DIC 产生。

(五)白细胞损伤

急性早幼粒细胞性白血病时,患者在化疗、放疗的作用下,可使大量白细胞破坏并释放 TF 样物质入血,有利于 DIC 的形成。另外,机体在内毒素、IL-1、TNFα 等刺激下,血液中的单核细胞及中性粒细胞均可诱导表达 TF,参与启动凝血反应,诱发 DIC。

(六)双向作用

生理情况下,血管内皮细胞(VEC)与血管张力、凝血和纤溶三方面皆有双向相互作用;致病因素(细菌、病毒、真菌、原虫、螺旋体或立克次体)作用下,如严重感染性流产时,血管内皮细胞受损,其生理平衡失调,内毒素可直接作用 VEC,或通过单核巨噬细胞和中性粒细胞释放肿瘤坏死因子(TNF)作用于 VEC。内毒素通过白细胞介素 1(IL-1)、血小板活化因子(platelet activating factors,PAF)和补体(C5a)为介导损害 VEC。TNF 和 IL-1 改变 VEC 表面特性,促使中性粒细胞、单核细胞和 T 细胞在表面黏附。PAF 引起血小板聚集、释放;促使中性粒细胞和单核细胞趋化、颗粒分泌,导致内皮细胞与中性粒细胞相互反应。C3a 和 C5a 促使单核细胞释放 IL-1,同时,C5a 增强活化的中性粒细胞产生氧自由基,损伤内皮细胞,促使 DIC 发生。

(七)其他促凝物质入血

病理情况下,可通过其他凝血系统激活途径促发 DIC。如:①被激活的单核-吞噬细胞和白细胞可表达 TF,破裂时释放溶酶体酶溶解多种凝血因子(如Ⅴ,Ⅷ,Ⅺ等)促发 DIC;②急性坏死性胰腺炎时,释放大量胰蛋白酶入血,直接激活凝血酶原,生成大量凝血酶;③一些外源性毒素(如某些蜂毒和蛇毒)可直接激活因子Ⅹ、凝血酶原或促使纤维蛋白溶解,有利于 DIC 形成。总之,DIC 的发生发展是不同病因通过多种机制综合作用的结果。

四、病理生理

产科 DIC 的病理生理及影响因素是复杂的,目前认为 DIC 的发生发展大致经历了如下病理过程。

(一)单核吞噬细胞系统功能损害

正常状态下,单核吞噬细胞系统以其分布广、吞噬功能强为特点,可吞噬清除血液中凝血酶、纤维蛋白原、纤溶酶、FDP、激活的凝血因子及内毒素等。当一些致病因素(如细菌,坏死组织等)使该系统功能受到抑制或损害时,破坏了正常凝血、抗凝、纤溶系统的平衡,体内出现止血、凝血和纤溶的异常,病理性凝血酶及纤溶酶过度生成导致 DIC。90% DIC 尸解病例中,均发现微血管内有微血栓形成及纤维蛋白沉着,微血栓形成是 DIC 的基本和特异性病理变化,以肺、肾、胃肠道、肾上腺等器官较多见,主要为纤维蛋白血栓及纤维蛋白-血小板血栓。

(二)肝功能严重障碍

导致肝脏病变的一些病因(如肝炎症毒,抗原-抗体复合物等)可激活凝血系统。急性重型肝炎时,肝细胞弥漫性破坏,可释放大量 TF 入血。晚期肝硬化时因肝内组织结构破坏,肝血流障碍及侧支循环开放,部分肠源性毒性物质(含内毒素)绕过肝脏直接进入体循环促进凝血反应。除此之外,肝脏是大多数凝血物质生成和灭活的主要器官,当肝功能严重障碍时,肝细胞生成凝血因子(如Ⅴ、Ⅶ、Ⅸ、Ⅹ及凝血酶原)和抗凝因子(如 ATⅢ、PC)的能力降低,灭活活化型凝血因子(如Ⅸa、Ⅹa、Ⅺa)的功能减弱,促凝物质进入体内,极易造成血栓形成或出血倾向,促进 DIC 的发生与发展。

(三)微循环障碍

休克时血管紧张性改变可导致微循环障碍,表现为微循环血流缓慢、血液黏度增高、血流淤滞,甚至呈"泥化"状态。严重缺氧酸中毒和白细胞介质作用使 VEC 损伤,激活凝血系统。活化型凝血因子和纤溶产物清除不足,血管舒缩反应障碍加速 Fbn 沉着和微血栓形成,有利于 DIC 发生。

(四)血液高凝状态

血液高凝状态是指在一些生理或病理条件下,所形成的一种血液凝固性增高,有利于血栓形成的状态。妊娠末期妇女因胎盘产生的纤溶酶原激活物抑制物(PAI)活性增高,血小板、凝血因子(如Ⅴ、Ⅶ、Ⅸ、Ⅹ、凝血酶原)及血浆 Fbg 增多,AT-Ⅲ 及纤溶酶原降低而呈生理性高凝状态,故一旦发生产科意外(如宫内死胎、胎盘早剥和羊水栓塞等)易导致 DIC。遗传性 AT-Ⅲ 及蛋白 C 缺乏症所致的原发性高凝状态,以及因肾病综合征、白血病、转移的恶性肿瘤和妊娠高血压疾病引起的继发性高凝状态,均可造成血液凝固性增高促发 DIC。

(五)机体纤溶系统功能降低

研究表明,DIC 的发生发展与纤溶系统功能降低有关。将凝血酶和 6-氨基己酸(EACA,一种纤溶抑制剂)同时应用于实验动物,可使其体内的微血栓长期存在,容易造成 DIC。

五、DIC 分期

根据 DIC 的发生发展过程和病理生理特点,一般可分为以下三期。

(一)高凝期

主要表现为血液呈高凝状态,在各种病因作用下,机体凝血系统被激活,促使凝血酶生成明显增多,各脏器微循环内微血栓大量形成。急性 DIC 者临床症状不明显,实验室检查发现凝血时间缩短,血小板黏附性增高等。

(二)消耗性低凝期

消耗性低凝期以血液继发性转为低凝状态为主要表现。大量凝血酶产生和微循环内广泛微血栓形成,凝血因子大量消耗,血小板明显减少。加上继发性纤溶系统激活,血液处于低凝状态易发生不同程度的出血。实验室检查血小板和血浆 Fbg 含量明显减少,凝血时间显著延长。

(三)继发性纤溶功能亢进期

此阶段凝血酶及活化的凝血因子Ⅻa、Ⅺa 等激活纤溶系统,造成大量纤溶酶产生,纤维蛋白降解,FDP 大量生成,患者大多表现为严重出血。实验室检查除原有的异常外,还可见反映继发性纤溶功能亢进的指标异常变化,如凝血酶时间延长,凝血块或优球蛋白溶解时间缩短及血浆鱼精蛋白副凝固试验(3P 试验)阳性等。

六、DIC 分型

依照 DIC 的原因、发生速度及表现形式,可分为以下几种类型。

(一)急性 DIC

急性 DIC 以严重感染,休克,羊水栓塞,异型输血,急性移植物反应等为常见,可在数小时或1～2 天发生,主要临床表现是出血和休克,但分期不明显,病情恶化快。

(二)亚急性 DIC

可在数天内逐渐发生,临床表现介于急性和慢性 DIC 之间,常见于恶性肿瘤转移、宫内死胎等。

(三)慢性 DIC

发病缓慢,病程较长,临床表现不明显,常以某些实验室检查异常或某脏器功能不全为主要表现,有的病例甚至只在尸检中才被发现有慢性 DIC。

按照发生 DIC 时机体的代偿情况,DIC 可分为如下类型。

1.失代偿型

急性 DIC 常见,凝血因子和血小板过度消耗,机体难以充分代偿,表现为明显的出血和休克症状,实验室检查血小板、纤维蛋白原减少。

2.代偿型

轻症 DIC 多见,此时凝血因子和血小板消耗与代偿处于动态平衡状态,临床表现不明显或仅有轻度出血,实验室检查常无明显异常,临床诊断较困难,可向失代偿型 DIC 转变。

3.过度代偿型

多见于慢性 DIC 或 DIC 恢复期,患者过度代偿,凝血因子和血小板生成超过消耗,临床表现不明显,实验室检查纤维蛋白原短暂性升高。

七、临床表现

DIC 的临床表现相当复杂,多样,但主要的表现有以下四种。

(一)出血

出血是大多数 DIC 患者(70%～80%)的初发症状,形式多样,涉及广泛。如皮肤瘀点瘀斑、紫癜、呕血、黑便、咯血、血尿、牙龈出血、鼻出血等。轻者创口(手术创面或采血部位)渗血不止;重者多部位大量出血。目前认为出血机制如下。

1.凝血物质大量消耗

DIC 发生发展过程中,微循环内微血栓广泛形成,大量消耗凝血因子(Fbg、Ⅴ、Ⅷ、Ⅸ、Ⅹ)和血小板,当机体代偿不足时,血液因凝血物质的锐减而呈低凝状态,导致凝血功能障碍及出血现象。

2.继发性纤溶亢进

DIC 促进激肽释放酶生成增多,导致受损组织纤溶酶原激活物大量释放,激活纤溶系统,纤溶酶生成剧增且活性增强,迅速降解纤维蛋白并产生大量 FDP。同时,各种凝血因子(Ⅴ、Ⅷ、Ⅻa、凝血酶等)被水解,凝血因子减少,加剧凝血功能障碍致出血。

3.纤维蛋白(原)降解产物的形成

纤溶酶水解纤维蛋白原(Fbg)和纤维蛋白(Fbn)生成各种片段(X、Y、D、E 等)称为纤维蛋白(原)降解产物(FDP/FgDP)。其中 Y、E 片段具有抗凝血酶作用;X、Y 片段可使纤维蛋白单体(FM)形成可溶性 FM 复合物,抑制其交连聚合成大分子纤维蛋白;大部分碎片能抑制血小板黏附和聚集。所以,通过上述 FDP/FgDP 各种成分所产生的强大抗凝和抗血小板聚集作用,造成凝血功能明显降低,病理性抗凝作用显著增强,是 DIC 出血至关重要的机制。

4.血管损伤

血管损伤是 DIC 发生出血的机制之一,往往为 DIC 的各种原始病因所致的缺氧、酸中毒、细胞因子和自由基等对微小血管管壁损害性作用的结果。

(二)休克

急性 DIC 常伴发休克,其发生机制:①广泛微血栓形成和多部位出血,导致回心血量急剧减少。②肾上腺素能神经兴奋,激活激肽及补体系统生成血管活性介质(如激肽、组胺等),一方面扩张血管,降低外周阻力,导致血压降低;另一方面与 FDP 小片段成分(A、B、C)协同作用,促使微血管壁通透性升高,血浆大量外渗。③DIC 时组织酸中毒直接抑制心肌舒缩功能、肺内微血栓形成导致肺动脉高压,加大右心后负荷;心内微血栓形成使心肌缺血,减弱心泵功能导致心功能障碍。④血液浓缩,血浆黏稠度增加;低凝状态引起出血,血容量进一步减少发生休克。

(三)多系统器官功能障碍

多系统器官功能障碍与 DIC 发生的范围、病程及严重程度密切相关。轻症者造成个别器官部分功能障碍,重症者则可引起多系统器官功能衰竭,甚至死亡。其原因主要是微血管中微血栓形成,阻塞受累器官的微循环,致组织缺氧,局灶性变性坏死,逐步导致功能障碍,临床表现依受累器官不同而不同。肺受损可损害呼吸膜,引发呼吸困难、肺出血、甚至呼吸衰竭。若在肾脏可导致双侧肾皮质出血性坏死和急性肾衰竭,引起少尿、蛋白尿、血尿等。若在肝致肝功能衰竭,若累及中枢神经系统出现神志模糊、嗜睡、昏迷、惊厥等症状。上述脏器功能衰竭的临床表现,常以综合表现的形式存在。

(四)贫血

其是 DIC 患者通常伴有的一种特殊类型的贫血,称微血管病性溶血性贫血,其特征在于外周血涂片中可见裂体细胞(即为一些形态各异的红细胞碎片),外形呈盔形、星形、新月形等。由于表面张力改变,碎片容易发生溶血。目前认为红细胞碎片生成是因为微血管内广泛微血栓形成,红细胞随血流流经纤维蛋白网孔或 VEC 裂隙时,受到血流冲击、挤压和扭曲作用,发生机械性损伤变形所致。

(五)DIC 特殊体征

DIC 特殊体征包括皮肤出血点;外伤伤口出血;血疱;周围性紫癜;静脉穿刺部位出血;暴发性坏疽;皮下血肿;动脉层渗血等。DIC 微血栓终末器官功能紊乱可见于皮肤(瘀斑)、肺、肾、肝脏、垂体后叶、肾上腺及心脏可见由于微血栓栓塞所致的功能紊乱。作者曾治疗一例由于羊水栓塞 DIC 所致上肢暴发性坏疽,经溶栓、抗感染、外科清创治疗无效,最后截肢才得以挽救生命。

八、辅助检查

DIC 的常规检查包括六项:血小板计数、纤维蛋白原含量、PT、aPTT、FDP、D-二聚体。血小板和纤维蛋白原同时减少,说明发生 DIC 时消耗过度,仅血小板减少是血液稀释的结果,PT、APTT 延长说明凝血因子缺乏,FDP 增加说明凝血同时具有纤溶,D-二聚体出现是纤溶的依据,TEG(血栓弹力图)说明整个凝血过程,包括凝血启动、高凝状态、血小板功能以及纤溶功能等。

(一)血小板计数

血小板计数 $<100\times10^9/L$ 有诊断价值,如进行性降低且病情加重,下降达 $50\times10^9/L$,提示血凝因子过度消耗。临床上以血小板计数 $<150\times10^9/L$ 为血小板计数少,有发生 DIC 可能。

(二)血纤维蛋白原测定

DIC 的发展是血浆纤维蛋白原经内外促凝物质作用转变为纤维蛋白的过程,血液不断发生凝固。DIC 时血纤维蛋白原 $<1.6\ g/L$,重症 $<1\ g/L$。

(三)凝血酶原时间测定

其为外源性凝血系统初筛试验,由于 Ⅰ、Ⅱ、Ⅴ、Ⅶ、Ⅹ 因子消耗,纤维蛋白溶酶活性增强,FDP 增多。正常为 13 秒,如延长 3 秒以上有意义。

(四)部分凝血活酶时间测定(APTT)

APTT 是内源性凝血途径过筛试验。除因子Ⅷ和 A,任何一个凝血因子缺乏均可使 APTT 延长。正常 35~45 秒,超过正常对照 10 秒以上有意义。DIC 高凝期 KPTT 缩短,消耗性低凝血期 APTT 延长。

(五)凝血酶时间(TT)

这是凝血第三阶段试验,正常 16~18 秒,比正常对照延长 3 秒以上有诊断价值。DIC 时纤维蛋白原减少及 FDP 增加,所以 TT 延长。

(六)优球蛋白溶解时间(ELT)

血凝块溶解速度可反映纤溶酶活力(优球蛋白凝块中含有纤溶酶原及纤溶酶活化素),正常为 60~120 分钟,<70 分钟,提示纤溶亢进。

(七)血浆鱼精蛋白副凝固试验(plasma protamine paracoagulation test,3P 试验)

正常时血浆内可溶性纤维蛋白单体复合物含量极少,3P 试验阴性。DIC 时可溶性纤维蛋白单体增多,硫酸鱼精蛋白(鱼精蛋白)使之分解,单体复合物自行聚合成不溶性的纤维蛋白凝块成胶冻状,此过程称之为副凝固现象,即 3P 试验阳性。纤溶亢进时纤溶酶作用增强,纤维蛋白被降解为 D、E 碎片,3P 试验为阴性,故 3P 试验可预测 DIC 不同阶段。

(八)纤维蛋白降解产物(FDP)测定

在消耗性低凝血期和继发纤溶期,因血小板、凝血因子消耗、纤维蛋白降解产物过多。正常 40~80 $\mu g/mL$,DIC$>40\sim80\ \mu g/mL$。

(九)全血凝块试验

若无纤维蛋白原检查条件,可参照全血凝块试管法:取患者血 2~5 mL 放于小试管中,将其置于倾斜位,观察血凝固的时间。血凝固标准是血凝块经摇动不松散,可推测血纤维蛋白原含量。

(十)血液凝固时间

采集不抗凝全血放入玻管中,每 30 秒倾斜一次,至 15 分钟观察有无凝块形成和有无溶解现象。>15 分钟为血液凝固时间延长,有发生 DIC 可能。

(十一)纤维蛋白溶解试验

将正常人已凝固的血 2 mL 加入患者 2 mL 血中,30~40 分钟,血凝块破碎表示纤溶活性亢进,常用方法如下。

1.放免法测定

纤维蛋白肽(FP)A/B 在凝血酶作用下最早从纤维蛋白原释放出来,作为凝血亢进的早期指标。正常人 FPA 含量<9 g/L,DIC 早期升高达 10~100 倍;正常人 FPB 含量<2,DIC 时增高,FPB-β 15~42,41~42 肽段是纤溶亢进灵敏指标。

2.D-二聚体测定

D-二聚体是交联蛋白在纤溶酶作用下,产生的特异性纤维蛋白降解物,既可反映凝血酶生成,又可表示纤溶酶活化,是高凝状态和纤溶亢进的分子指标之一。研究显示 D-二聚体试验敏感性 94%,特异性 80%,在诊断预测 DIC 时阳性预测值 100%。

3.AT-Ⅲ测定

抗凝血酶-Ⅲ(AT-Ⅲ)是机体内最重要的凝血酶抑制剂。DIC 时,由于凝血和活化的中性粒细胞所释放弹性蛋白酶降解,同时 AT-Ⅲ生成减少,因此,AT-Ⅲ减少可作为抗凝血疗效的指标。

九、诊断

应具有引起 DIC 的基础疾病;符合 DIC 的临床表现,有实验室诊断依据。

(一)临床表现

1.产科 DIC 的临床表现主要有如下特点

(1)以急性型为多见,发展甚为迅猛,亚急性型及慢性 DIC 病例临床上漏诊较多。

(2)常有阴道倾倒性大出血,亦可见注射部位及手术创口渗血不止,其他部位出血相对少见。

(3)临床发现 DIC 时,其外溢血液多已不易凝固,提示患者已进入消耗性低凝血期。

(4)病因较为明确并易于去除,如病因及时得到处理,DIC 可迅速控制,预后相对较好。

(5)羊水栓塞、胎盘早剥并发 DIC 时出血多为子宫大出血。

(6)羊水栓塞并发 DIC 时,出血症状尚不明显即有呼吸窘迫、休克发生,成为患者突出的或首发的症状,严重病例因重要脏器功能衰竭而早期死亡,此类患者的临床出血常被掩盖。

2.产科 DIC 有下列一项以上临床表现

(1)皮肤、黏膜栓塞、灶性缺血性坏死、脱落及溃疡形成。

(2)原发病不易解释的微循环障碍,如皮肤苍白、湿冷及发绀等。

(3)不明原因的肺、肾、脑等轻度或可逆性脏器功能障碍。

(4)抗凝治疗有效。

(二)实验室检测有下列三项以上异常

1.血小板计数

血小板计数低于 $100 \times 10^9 /L$ 或呈进行性下降(肝病 DIC 时血小板数低于 $50 \times 10^9 /L$)。

2.纤维蛋白原含量

血浆纤维蛋白原含量<1.5 g/L 或呈进行性下降或>4 g/L(肝病 DIC 时<1 g/L 以下)。

3.3P 试验

3P 试验阳性或血浆 FDP＞20 mg/L(肝病 DIC 时超过 60 mg/L)。

4.凝血酶原时间

凝血酶原时间缩短或延长 3 秒以上,或呈动态变化;或活化的部分凝血活酶时间(APTT)缩短或延长 10 秒以上。

5.纤溶酶原

优球蛋白溶解时间缩短,或纤溶酶原减低。

(三)疑难、特殊病例应有下列实验室检查中的 1 项以上异常

1.纤溶酶原

纤溶酶原含量及活性降低。

2.AT

AT 含量、活性及 vWF 水平降低(不适用于肝病)。

3.TAT

血浆凝血酶-抗凝血酶复合物(TAT)或凝血酶原碎片 1＋2(F1＋2)水平升高。

4.PIC

血浆纤溶酶-纤溶酶抑制物复合物(PIC)浓度升高。

5.尿化验

血尿、蛋白尿。

(四)1995 年中华医学会血液学会对 DIC 的临床表现诊断标准

(1)存在易引起 DIC 的基础疾病。

(2)有下列两项以上的临床表现:①多发性出血倾向;②不易用原发病解释的微循环衰竭或休克;③多发性微血管栓塞的症状、体征,如皮肤、皮下、黏膜栓塞性坏死及早期出现的肺、肾、脑等脏器功能衰竭;④抗凝治疗有效。

(3)实验检查指标:同时具有下列三项以上异常。①血小板计数＜100×10^9/L 或进行性下降。②纤维蛋白原＜1.5 g/L 或进行性下降 3P 试验阳性、血浆 FDP＞20 mg/L 或 D-二聚体试验阳性。③PT 延长或缩短 3 秒以上或呈动态变化 APTT 缩短或延长 10 秒以上。④外周血破碎红细胞＞10%。⑤AT-Ⅲ测定含量及活性降低。⑥血浆因子 V:C 活性＜50%。

根据有导致 DIC 的原发病的存在,有出血症状和多系统脏器功能障碍(MOF),实验室指标有血小板进行性减少、Fbg 减少、PT 延长、D-D 阳性这种典型 DIC 的诊断并不困难,但这时 DIC 已经发展到了中晚期,即血小板、凝血因子消耗期或纤溶亢进阶段,这时往往失去治疗的最佳时机,使治疗变得困难和复杂,治愈率也明显降低。因此,建立前 DIC(Pre-DIC)诊断,在治疗基础疾病、抑制由基础疾病产生的 DIC 诱发物质的同时、早期发现、预防和控制 DIC 向严重阶段进展,对预后直接起着非常重要的作用。

(五)前 DIC 诊断标准

1999 年全国第六届血栓与止血会议制订的前 DIC 诊断标准如下。

(1)存在易致 DIC 的疾病基础。

(2)有下列一项以上的临床表现:①皮肤、黏膜栓塞,灶性缺血性坏死及溃疡形成等;②原发病的微循环障碍,如皮肤苍白、湿冷、发绀等;③不明原因的肺、肾、脑等轻度或可逆性脏器功能障碍;④抗凝治疗有效。

产科 DIC 实验室检查应注意下面几个问题:①对无明显 DIC 表现,但存在发生 DIC 的高危因素如妊娠高血压疾病、死胎滞留等患者体内多种凝血因子水平增高,常会掩盖发生 DIC 后的消耗程度,故前后对照进行动态观察,有利于诊断;②对病情危急又高度怀疑 DIC 的患者,如羊水栓塞等,实验室结果出来前应开始 DIC 治疗;③妇产科 DIC 大多为急性或暴发性,对实验室条件不具备或来不及进行常规 DIC 检查者,应以临床表现为主,结合快速简便的实验室检查进行诊断。如外周血涂片细胞形态学检查,发现破碎红细胞或异型红细胞达到 10% 或以上,血沉与发病前相比变为正常或减慢,即可诊断;④妊娠期虽有凝血功能异常改变,分娩后很快恢复到正常。

十、鉴别诊断

急性 DIC 应与血栓性血小板减少性紫癜(TTP)、原发纤溶和重型肝病相鉴别。在鉴别诊断中,病理产科的检查、血液沉淀或涂片检查,可找到羊水的有形成分。产科 DIC 往往以产后大出血为突出表现,但非 DIC 性产后大出血更为常见,如产程过长或药物(硫酸镁与阿司匹林)导致的子宫收缩乏力,胎盘潴留,宫颈撕裂,子宫破裂等,这些因素与产科 DIC 的原因可互为因果或相互影响。此外,产妇有各种出血性疾病(血小板减少、血小板无力症、血管性血友病、无纤维蛋白原血症以及其他凝血因子缺乏)时亦可发生产后大出血,应特别引起注意。

十一、产科 DIC 的治疗

产科 DIC 往往来势凶险,早期诊断与早期治疗极为重要。妊娠并发 DIC 常有较明确的诱因,及时去除诱因可有效改变 DIC 发展过程。因此,特别强调原发疾病的治疗。机体内环境也是诱发和影响 DIC 的重要因素,应积极加强支持辅助治疗,改善缺氧休克等病理状况。

(一)积极治疗原发病及时去除诱因
应综合判断发生 DIC 的可能诱发因素,确定正确的治疗方案,积极去除病因是治疗 DIC 的首要原则。产科 DIC 患者应密切监测凝血功能的变化,根据凝血功能改变,选择合适的产科处理措施及时去除病因。对产前合并 DIC 的患者,病情发展迅速且短期内难以结束分娩者应积极手术终止妊娠;对死胎患者,应尽快采取清宫或引产术排出死胎,死胎排出后,病情即可得到缓解,不必使用抗凝疗法;对胎盘早剥患者,可根据具体情况选择引产或剖宫产术及时终止妊娠。产科 DIC 患者术前应予人工破膜,尽可能使羊水流出以降低子宫容积,减少组织凝血活酶继续进入母体循环,如出血严重,立即子宫切除。羊水栓塞起病急,来势凶猛,除积极进行全身抢救外,应采取果断的产科处理措施,发生于胎儿娩出前者,在改善机体内环境的同时,可行剖宫产术或产钳吸引术迅速结束分娩;发生于术中或术后有严重子宫出血者,应及时考虑做子宫切除术或双侧子宫动脉栓塞术。

(二)改善微循环(早期)
DIC 早期处于高凝血状态,应积极改善微循环,解除血管痉挛,可有效早期预防 DIC 的发生。右旋糖酐可降低红细胞和血小板的黏附性,减少血小板聚集,有利于受损内皮的修复,具有抗凝血酶作用。以右旋糖酐 500 mL + 丹参 20 mL 输注,可有效降低血黏度,促进血液循环,改善组织血供。

(三)抗凝治疗
急性羊水栓塞时 DIC 发生较急,多在数分钟内出现严重症状,如急性呼吸衰竭、低血压、子宫强烈收缩及昏迷等,应及时给予肝素治疗。低分子质量肝素(LMWH)与普通肝素相比较具有较多优点,近年来已普遍应用于临床,但是否影响胎儿尚待探讨。

1.肝素

可抑制凝血活酶和凝血酶的形成,是 DIC 时常用的抗凝剂,剂量应个体化。

(1)适应证:①严重出血且 DIC 诱因不能迅速去除者;②DIC 高凝期或不能确定分期者,可先给肝素后用抗纤溶药物及补充凝血因子,或同时应用上述几种制剂;③慢性及亚急性 DIC 者。

(2)禁忌证:①颅内或脊髓内出血;②伴有血管损伤及新鲜创面,如消化性溃疡;③肝病并DIC;④DIC 后期,以纤溶为主者。

(3)肝素用量与用法。①用法:首次剂量 1 mg/kg 静脉推注,以后 0.5 mg/kg,每 6 小时静脉滴注1次,1 小时内滴完,疗程宜短,一般 1～2 天。预防 DIC 时剂量宜小,0.25～0.5 mg/kg,每12 小时皮下注射一次。治疗期间一般以试管法对凝血时间进行监测,凝血时间以 20 分钟为宜,如>30 分钟,提示肝素过量,应停用。如出血加重,以鱼精蛋白静脉注射中和肝素,一般按 1∶1用药,每次不超过 50 mg。有人不主张使用,有人主张在应用纤溶抑制剂基础上使用。②肝素用量的分级:中山医科大学第一附属医院血液科温春光教授提出应用肝素的分级标准及方法。微剂量:10～25 mg/d。小剂量:50～120 mg/d。中剂量:121～300 mg/d。大剂量:>300 mg/d。超大剂量:>500 mg/d。

间歇滴注法:肝素每次 0.5～1 mg/kg(1 mg=125 IU),首次用量为 4 000～6 000 IU(32～50 mg),加入 5%葡萄糖液 250 mL,静脉滴注,在 30～60 分钟内滴完。每 4～6 小时静脉滴注一次,用试管法凝血时间来监测肝素用量。紧急时可稀释后静脉推注。

持续滴注法:首剂用肝素 50 mg,以后每 24 小时用肝素 100～200 mg,加入 5%葡萄糖中持续缓慢滴注,仍用试管法凝血时间来监测肝素用量。

小剂量肝素治疗:目前治疗 DIC 新观点。间歇静脉给药或持续静脉滴注。主张肝素剂量6 000～12 000 U(50～100 mg)/d。也有人提出每 2 小时 1 次,每次用 500 U 静脉给药。小剂量肝素治疗的优点多数人认为有以下几点:①可较长时间用药;②可防止输液过多和出血的不良反应;③小剂量肝素对内、外科疾病并发的 DIC 有良效。

微量肝素的治疗:近年有人采用每次静脉注射 500 IU(250～750 IU 即 4～6.25 mg),每6 小时1 次。用前测试管法凝血时间,若凝血时间 12～15 分钟,肝素可减至 250 IU;若大于20 分钟,则停止注射 1 次。或皮下小剂量肝素来治疗 DIC,当患者持续出血时给予肝素钙80 IU/kg体重,每 6 小时 1 次,有时可发现低剂量肝素钙皮下注射在治疗 DIC 表现出的疗效可能好于大剂量肝素静脉注射。小剂量肝素皮下注射优于静脉注射,具有最小的出血性;与大剂量一样有效。

低分子肝素治疗 DIC 作用特点:分子量<10 000(平均分子量 4 000)具有抗凝作用较弱,而抗栓作用较强的特点。其药理作用特点:①抗因子 Xa 活性强,而抗凝血酶活性弱;②有促进纤溶的作用;③增强血管内皮细胞的抗血栓作用。常用剂量为低分子肝素钠(75～150)AXaIU/(kg·d),一次或分两次皮下注射,连用 3～5 天。

禁忌证:①既往有严重遗传性或获得性出血性疾病如血友病等;②有明显的出血倾向或潜在性出血性疾病;③近期有咯血、呕血、脑出血或可疑脑出血或高血压病等;④手术后短期内或有巨大的出血创面而未完全止血者;⑤严重肝病、多种凝血因子合成障碍者。

注意事项:①肝素监护最常用指标 APTT,正常值为 40±5 秒。②肝素治疗使其延迟60%～

100％为最佳剂量变。③经常性查血生化,及时纠正酸中毒,必要时补充叶酸及维生素 K。④严密观察肝素出血的不良反应,最早出血常为肾脏和消化道出血,剂量应尽可能个体化。

肝素过量的处理:若肝素仅是轻度过度,不一定需要处理,通过加大输注凝血因子或新鲜血的用量和速度,就可以逐步纠正,因为肝素的半衰期较短,仅 9 小时。若是明显的肝素过量所致的出血,则可以用鱼精蛋白中和。剂量:1 mg 鱼精蛋白中和 1 mg 肝素。必须指出鱼精蛋白是促凝物质,在急性 DIC 时主要用于中和过量的肝素,决不能作为一般的止血药。而使用不当,可导致凝血加重,血栓(包括较大血管)广泛形成,加重 DIC 患者脏器功能障碍而死亡。

(4)产科 DIC 肝素剂量及用法:①活动的 DIC 与不能直接去除原因的 DIC 是使用肝素的适应证,如 DIC 已非活动性、继发性纤溶已成为主要矛盾时,使用肝素要慎重。②产科引起 DIC 的疾病中,病因大都能及时去除,为治疗 DIC 的有利条件。③在 DIC 早期,导致出血原因的主要因素是血小板减少和 FDP 增加,故肝素的应用必须及时,特别是在起病急骤的羊水栓塞患者,及时应用肝素是必要的。

肝素首次剂量一般用 25～50 mg,加入葡萄糖液 100～250 mL,静脉滴注,30～60 分钟滴完,总量为 75～100 mg。栓塞患者早期用肝素或许能为以后的抢救争得时机和主动。在应用肝素过程中每 2～4 小时应测凝血时间(试管法)。凝血时间延长至 15～30 分钟最为合时,如凝血时间<12 分钟、>30 分钟则提示肝素用量不足或过量。

胎死宫内,有凝血功能障碍的患者,在采取排空子宫措施之前设法使凝血功能恢复正常,在血管床完整的条件下,DIC 所耗损的凝血因子(特别是纤维蛋白原)有恢复的机会,可给少量的肝素(25 mg/d)经 48 小时的处理,消耗的凝血因子可恢复至有效的止血水平,应停用肝素开始引产。

理论上胎盘早剥高凝期可应用小剂量肝素,但临床上所见胎盘早剥多以凝血因子消耗特别是纤维蛋白原减少明显,一般不需用肝素而是补充凝血因子,终止妊娠阻断 DIC 多能奏效。且胎盘早剥发生后,即时终止妊娠常可避免、阻断 DIC 的发生。一般认为胎盘早剥发生后 6 小时可发生 DIC。

妊娠期高血压疾病、感染性休克、重症肝炎并发 DIC 等非急性 DIC,以积极治疗原发病、输新鲜血、新鲜冰冻血浆、补充凝血因子等措施、去除病因,则可阻断 DIC 发展、发生,常不需使用肝素。

产科 DIC 肝素应用参考意见:①急性 DIC 羊水栓塞,肝素 25～50 mg 加入生理盐水 100 mL静脉滴注,以后,根据血凝功能观察再给 15～20 mg,每天总量不超过 75 mg。②去除病因后DIC 无发展,肝素应迅速减少或停用严防过度出血。③肝功能障碍肝素不能被灭活、排泄,改用25 mg 肝素加新鲜血 200 mL 或新鲜冰冻血浆。④慢性 DIC、预防 DIC 或不肯定 DIC 肝素用15～20 mg/d 或 12.5 mg/d,量要少。⑤酸中毒抑制肝素活性、肝素耐受量增加。⑥监护肝素指标:凝血时间(试管法)25～30 分钟为适量,<12 分钟肝素用量不足,>30 分钟肝素过量,以 20％鱼精蛋白对抗。PT(凝血酶时间)延长一倍为适量,APTT 延长 60％～100％,CT(凝血时间)不宜超过 30 分钟。⑦低分子右旋糖酐:低分子右旋糖酐 500～1 000 mL/d,可解除红细胞和血小板聚集,并可疏通微循环、扩充血容量,用于早期 DIC 及轻症患者。⑧AT-Ⅲ:可加强肝素的抗凝效果,文献报道可按 AT-Ⅲ 30 U/(kg·d),1～2 次/天用药,连用 3～5 天。日本学者采用静脉输注抗凝血酶治疗急性 DIC 取得了明显效果。⑨阿司匹林:阿司匹林通常用量是1.2～1.5 g/d。⑩抗血小板药物:DIC 时均有血小板凝集活化,使用肝素联合抗血小板药有利于阻断 DIC 的进展。常用的药物有噻氯匹定 250 mg,2 次/天。双嘧达莫 400～600 mg/d 分 4～6 次静脉滴注。

2.补充凝血因子及血小板

DIC 时大量凝血因子被消耗,造成消耗性出血,及时补充凝血因子是治疗 DIC 的重要措施。经验证明,补充凝血因子不会加重体内凝血过程。多数学者认为在抗凝治疗的基础上给予适当的凝血因子补充较为适宜,目前多用成分输血,凝血因子的补充此项治疗措施几乎所有急性 DIC 患者均需要。

新近的观点认为在活动性未控制的 DIC 患者,输下列成分是安全的。

(1)血小板浓缩液(血小板悬液):血小板计数低于(30～50)×10⁹/L 时补充血小板,24 小时 12 U(单采),使血小板迅速达到安全水平。剂量至少 1 IU/10 kg 体重。

(2)新鲜全血、新鲜血浆或新鲜冷冻血浆:有补充血容量的作用,还可补充被消耗的凝血因子,新鲜的冰冻血浆不但含有纤维蛋白原,更含有所有的凝血因子,天然的抗凝血物质(如蛋白 C 及抗凝血酶),剂量至少 15 mL/kg。最好在有中心静脉压监护下进行补充,以达到有效补给量而又不致发生心肺并发症。

(3)纤维蛋白原及冷沉淀物:当纤维蛋白原<1.5 g/L,可输注纤维蛋白原或冷沉淀,可在肝素化的前提下使用。纤维蛋白原首次剂量 2.0～4.0 g,静脉滴注,24 小时内给予 8.0～12.0 g,每输入 1 g 可使血中纤维蛋白原浓度升高 0.5 g/L,纤维蛋白原的半衰期较长,一般每 3 天用药一次;冷沉淀物含有纤维蛋白原和因子Ⅷ,可有效提高血中纤维蛋白原水平,每单位冷沉淀包括 200 mg 的纤维蛋白原。若输注新鲜血浆不能维持纤维蛋白原超过 1.5 g/L,则应加输冷沉淀。

(4)AT-Ⅲ:有学者强调早期补充 AT-Ⅲ 的必要性,特别是在肝素治疗开始时,它既可以提高肝素疗效,又可以恢复正常的凝血与抗凝的平衡。国外有单独 AT-Ⅲ 制剂,国内已有产品,亦可用正常人血浆或全血代替。

补充凝血因子应在成功抗凝治疗及 DIC 过程停止后仍有持续出血(DIC 过程停止的指征是观察 AT-Ⅲ 水平被纠正),则凝血因子缺乏具有高度可能性,此时补充凝血因子既必要又安全,凝血因子补充的量的指标应视病情而定,一般认为成功抗凝治疗以后,输注血小板及凝血因子剂量,应使血小板计数>80×10⁹/L,凝血酶原时间<20 秒,纤维蛋白原>1.5 g/L。若未达到上述标准,应继续补充凝血因子和输注血小板。

3.注射维生素 K

注射维生素 K 140 mg/d,有利于维生素 K 依赖凝血因子合成。如 DIC 病因未去除,可与小量肝素及凝血酶原复合物并用。

4.纤溶抑制剂

应用于 DIC 晚期,如不能确定血管内凝血过程是否已中止,可同时应用小剂量肝素。抗纤溶疗法不提倡给产科 DIC 患者单独使用抗纤维蛋白溶解药物,除非有客观证据表明体内凝血过程完全停止,同时纤溶仍有亢进。常用纤溶抑制剂有以下几种。

(1)6-氨基己酸:首剂 4～6 g 溶于 100 mL 生理盐水或葡萄糖液中 15～30 分钟内滴完,以后每小时 1 g,可持续 12～24 小时。口服每次 2 g,3～4 次/天,可连续服用数天。

(2)对羧基苄胺:每次 100～200 mg,加 5% 葡萄糖或生理盐水,每天剂量 600～800 mg。口服每次 250～500 mg,2～3 次/天。每天最大剂量为 2 g。

(3)氨甲环酸:静脉注射或静脉滴注,每次 250～500 mg,每天 1～2 次,每天总量 1～2 g。口服 0.25 g,3～4 次/天。

5.肾上腺皮质激素

DIC 时无常规应用指征,应视原发病情况而定。对各种变态反应性疾病或合并有肾上腺皮质功能不全者可应用。痊愈标准:①基础疾病及诱因消除或控制;②DIC 的症状与体征消失;③实验室指标恢复正常。好转表现为上述指标中一项未达标准或两项未能完全达到标准者。无效则为上述指标均未能达标或患者因 DIC 死亡。

十二、产科 DIC 的预后与预防

DIC 的治愈率为 50%～80%,好转率为 20%～30%,病死率为 20%～40%。积极预防和迅速去除导致 DIC 的致病因素,是防治 DIC,提高治愈率的一项重要措施,可针对 DIC 的不同病因进行防治。积极改善微循环,疏通被微血栓阻塞的微循环,增加、改善其血液灌注量。可采用扩充血容量,解除血管痉挛;应用阿司匹林等抗血小板药,以稳定血小板膜,抑制血小板黏附和聚集等措施,有效地改善微循环,提高 DIC 的治愈率。合理应用抗凝疗法即在 DIC 的高凝期和消耗性低凝期,适当应用肝素、AT-Ⅲ 及其他新型抗凝剂来及时阻断高凝血状态的恶性循环。紧密配合抗凝治疗,及时应用新鲜全血或血浆、浓缩血小板血浆或凝血因子制剂,力求尽快建立凝血与纤溶之间新的动态平衡,积极有效地控制感染及早清宫等,提高 DIC 患者的治愈率。

(高清丽)

第三节 子 宫 翻 出

子宫翻出是分娩时比较少见的以子宫内面翻出为特征的严重并发症,如拖延过久未予治疗可导致产妇死亡。

一、病因

在新生儿娩出后,接生者在腹部的子宫底猛力加压,同时向下强力牵引脐带以致种植于子宫底中正的胎盘一同与子宫的内面向外翻出于宫颈口或宫颈口外而脱落于阴道中或阴道外,这是主要因素;胎盘与其子宫附着部的粘连紧密,甚至有可能胎盘植入,脐带又较为坚韧而不断是发生子宫翻出的附加因素。

二、症状与临床表现

(一)症状

患者面色苍白,部分患者诉曾有一阵剧痛(即翻出时),有时呈休克状态,脉速、血压下降,并有阴道出血,其出血量因子宫翻出于阴道外而难于计量。如就诊过迟,子宫翻出部可因感染而有臭味。

(二)临床表现

根据子宫翻出的程度不同,分部分翻出和完全翻出两种。

1.部分翻出

宫底翻出于子宫下段及子宫颈口,此种情况较少,可通过阴道检查及 B 超作出诊断。

2.完全翻出

子宫体部及下段完全翻出而暴露于阴道外,一般患者常属此类,常有胎盘与子宫底部相连,如就诊过迟,子宫内膜表面可有脓性分泌物等感染表现。

需注意者,极少数子宫翻出,胎盘早已剥离,从急性翻出逐渐进入慢性状态,子宫已缩成近正常大小,宛如一脱垂于阴道外的黏膜下子宫肌瘤,此时做阴道检查可以从子宫颈与此块物的关系疑及子宫翻出,并可借 B 超以协助诊断。

三、处理

如为急性期,即在第三产程就发现子宫翻出,应作紧急处理。

(一)纠正休克及失血

应积极补液、输血,并准备两个静脉通道,以便及时给其他药物。

(二)麻醉

麻醉科协助抢救

(三)胎盘尚未剥离者处理

胎盘尚未剥离者在补液、麻醉齐备后,再开始剥离胎盘。

麻醉可用氟烷或安氟醚。然后用子宫松弛剂使子宫松弛,以便复位,如硫酸镁、硫酸叔丁喘宁、利托君,所有准备工作完成后再行剥离胎盘,否则将增加出血。胎盘剥离后,用手掌托住宫底,以手指扩展开宫颈,将宫底逐步推送回原来位置。在宫体回纳前禁用缩宫素,回纳后可用缩宫素使子宫收缩以减少出血,同时保持其正常轮廓,有一定张力以减少再度外翻的可能。回纳后仍需作阴道检查,警惕其再度翻出。

在急性子宫翻出期,有时为部分性者,在阴道检查发现后,可立即试以手法将宫底送回原来位置;如胎盘已经剥离,但为完全子宫翻出,而宫颈较松。亦可直接以手掌托之将其复位,然后用缩宫素使子宫收缩。

一般而言,急性子宫翻出经阴道复位的成功率较高,如 Shah-Hasseini 等报告的 11 例中 9 例急性阴道复位成功。

阴道复位失败,可考虑经腹手术,进腹腔后,在子宫翻出者的盆底往往仅可见两侧尚未完全被牵入的部分输卵管和卵巢。此时可以用粗丝线逐次缝于翻出的子宫体上向上牵引,另一术者同时将在外阴部的子宫向上托送,以此合力将子宫复位。但有时仍难以复位,主要原因是宫颈部已收缩成一较厚的收缩环,此时可以小心地切开后壁正中以松解此环,并逐步暴露宫底,再以缝线法或以长鼠齿钳逐次将宫体肌层向上牵引,而另一术者则在外阴、阴道用力将子宫向上托送,一般均能成功。术后均用缩宫素使子宫收缩,以免再次翻出。

凡以上各种手术,在术后均应用抗生素以预防感染。

(四)凡有明显感染、发臭、组织腐败者的处理

均可以在外阴消毒后切除翻出的子宫,因此种情况难以复位,即使子宫复位后,感染亦有难以控制之虞。

(金　颖)

第四节 子宫破裂

子宫破裂是指在妊娠晚期或分娩过程中子宫体部或子宫下段发生的破裂。本病易发生于经产妇。系产科严重并发症,子宫破裂如未能及时诊断、处理,常导致胎儿及产妇死亡。过去子宫破裂发生率较高,近年来由于我国产前检查及新法接生从城市到农村的逐步推广,计划生育的大力推行,加之孕期保健及产科质量的不断提高,其发生率已有显著下降,为分娩总数的1/16 000~1/1 000。

一、病因

目前发达国家子宫破裂最常见的原因为剖宫产术后瘢痕破裂,我国最常见的原因是梗阻性难产和宫缩剂应用不当。

(一)瘢痕子宫

较常见的原因。既往有子宫肌瘤剔除、剖宫产(特别是古典式剖宫产)等手术史的孕产妇,在妊娠晚期或临产后,由于子宫腔内压力增大或子宫收缩,可使原有切口瘢痕破裂,甚至于自发性破裂。近年由于国内剖宫产率增高,瘢痕子宫破裂发生率有上升趋势,特别是剖宫产术后2年之内妊娠或剖宫产术后子宫切口感染导致术后瘢痕愈合不良者,或前次剖宫产术式为古典式剖宫产,再次妊娠及分娩时子宫破裂的危险性更大。

(二)梗阻性难产

胎儿与骨盆不相称若产妇骨盆较小或狭窄而胎儿较大,有头盆不称,妨碍胎头下降,造成梗阻性难产,而子宫收缩较强,可使子宫下段过度牵引、延伸而变得菲薄,终于破裂。特别是接生员不认识胎头被搁浅的原因,滥用缩宫素,常是妇女保健组织薄弱地区子宫破裂的主要原因。

胎位异常经产妇不做产前检查,由于腹壁松弛以致发生横位,临产后胎肩搁置于骨盆入口不能入盆,为克服阻力,子宫体部肌层强烈收缩并不断缩短增厚,子宫下段肌层被过度牵拉变薄,从而发生子宫破裂。此亦为妇女保健组织薄弱地区容易发生子宫破裂的重要原因。此外,额先露、胎儿有脑积水、连体畸形亦为导致子宫破裂的原因。

(三)宫缩剂使用不当

由于缩宫素使用指征、用药途径及剂量掌握不当,或子宫对缩宫素异常敏感,或滥用前列腺素、蓖麻油等引产,均可导致子宫收缩过强,造成子宫破裂。高龄、多产妇、子宫发育不良、子宫畸形、多次宫腔操作或有严重宫腔感染史者更易发生子宫破裂。

(四)创伤

1.妊娠时下腹部严重外伤

晚期妊娠时行动不灵活,如有汽车或快速行驶的自行车撞击腹部,均有可能造成子宫裂伤,甚至子宫破裂。其他如刀伤、枪伤均可造成子宫的穿通伤,但此类情况在我国极为罕见。值得一提的是我国不少地区的接生员在产妇分娩时强行加压于腹部企图使胎儿尽早娩出,有时可发生子宫破裂。

2.分娩时手术损伤

在宫颈口未开全作困难的产钳术或臀位牵引术以娩出胎头,其暴力均可使宫颈撕裂直至子宫下段,如横位,无麻醉而强行内倒转术或作断头、穿颅、毁胎术,因手术不慎,可因器械或胎儿的骨片损伤而使子宫或膀胱损伤,剖宫产术时强挖胎头,或植入性胎盘勉强作胎盘人工剥离术均可穿通子宫壁而发生子宫破裂。

(五)子宫肌壁原有病理改变

如子宫畸形、子宫发育不良,妊娠后因子宫肌层菲薄,偶有可能发生自发性破裂。有多次刮宫史、严重宫腔感染史、人工剥离胎盘史、子宫穿孔史因子宫肌层受损而在妊娠晚期发生子宫破裂,但甚为少见。

二、分类

子宫破裂按发生时间分为妊娠期破裂和分娩期破裂,按原因分为自发性破裂和损伤性破裂,按发生部位分为子宫体部破裂和子宫下段破裂,按破裂程度分为完全性破裂和不完全性破裂。

三、临床表现

子宫破裂可发生在妊娠晚期和分娩期,多见于分娩过程中。通常子宫破裂是一个渐进的过程,多数可分为先兆子宫破裂和子宫破裂两个阶段。

(一)先兆子宫破裂

常见于产程长、有梗阻性难产因素的产妇,病理性缩复环形成、下腹部压痛、胎心率改变及血尿是先兆子宫破裂的 4 个征象。

1.腹痛

患者多有持续性下腹疼痛,拒按,烦躁不安,心率和呼吸加快。

2.病理性缩复环

临产后,当胎先露下降受阻时,强有力的阵缩使子宫下段被过度牵拉变薄,而子宫体部增厚变短,两者之间形成明显的环状凹陷,称病理性缩复环(图 13-9)。子宫收缩频繁,呈强直性或痉挛性,子宫下段膨隆,压痛明显,胎先露部被固定于骨盆入口处。病理性缩复环随产程进展,逐渐上升达脐水平甚至脐上(图 13-10),这一点有别于生理性缩复环及子宫痉挛狭窄环。若不及时处理,子宫将在病理性缩复环处或其下方破裂。

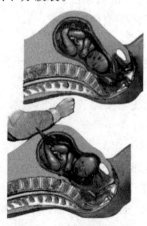

图 13-9　病理性缩复环

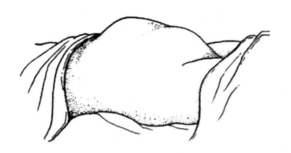

图 13-10　先兆子宫破裂腹部外观

3.排尿困难及血尿

由于先露部压迫,膀胱壁充血,可出现排尿困难和血尿。

4.胎心率改变

由于宫缩过强、过频,胎儿血供受阻,胎心率可增快、减慢或听不清,电子胎心监护图形可见重度变异减速、晚期减速或延长减速,提示胎儿窘迫。

(二)子宫破裂

根据破裂程度,子宫破裂可分为不完全性及完全性 2 种。

1.不完全性子宫破裂

子宫肌层部分或全部断裂,但浆膜层完整,宫腔与腹腔未相通,胎儿及其附属物仍在宫腔内,称为不完全性子宫破裂(图 13-11)。多见于子宫下段剖宫产切口瘢痕裂开。不完全破裂时腹痛等症状和体征不明显,仅在不全破裂处有明显压痛。若破裂累及子宫两侧血管可发生急性大出血或形成阔韧带内血肿,在宫体一侧扪及逐渐增大且有压痛的包块,伴胎心率改变,可出现频发胎心率减速。

2.完全性子宫破裂

子宫肌壁全层破裂,宫腔与腹腔相通,称完全性子宫破裂(图 13-12)。子宫破裂常发生于瞬间,产妇突感腹部撕裂样剧烈疼痛,子宫收缩骤然停止,腹痛可暂时缓解。随后由于血液、羊水进入腹腔,腹痛又呈持续性加重。同时产妇可出现面色苍白、呼吸急迫、脉搏细快、血压下降等休克征象。腹部检查:全腹有压痛和反跳痛,在腹壁下可清楚扪及胎体,在胎儿侧方可扪及缩小的宫体,胎动和胎心消失。阴道检查:可见鲜血流出,扩张的宫颈口较前缩小,胎先露较前有所上升。若破裂口位置较低,可自阴道扪及子宫下段裂口。

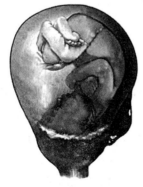

图 13-11　**不完全性子宫破裂**

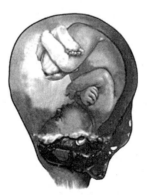

图 13-12　**完全性子宫破裂**

子宫瘢痕破裂多发生于分娩期,妊娠晚期少见。常缺乏先兆子宫破裂的征象,开始时腹部轻微疼痛,子宫瘢痕部位有压痛,此时瘢痕已有部分裂开,但胎膜未破。若不立即行剖宫产,瘢痕裂口会逐渐扩大,出现典型子宫破裂的症状和体征。

四、诊断和鉴别诊断

(一)诊断

根据病史、症状、体征,子宫破裂诊断比较容易。关键是及早发现和处理子宫破裂的高危因素,及时识别先兆子宫破裂。对于不完全性子宫破裂、子宫后壁破裂或子宫切口瘢痕破裂,由于症状、体征不明显,诊断有一定困难。根据前次剖宫产手术史、子宫下段压痛、胎心改变、阴道流血,检查发现已下降的胎先露部又上升,宫口较前缩小,有时可触及子宫下段破裂口可诊断。B超和腹腔穿刺可协助诊断。

(二)鉴别诊断

1.重型胎盘早剥

重型胎盘早剥可引起剧烈腹痛、胎心率改变及内出血休克征象,易与子宫破裂相混淆。但重型胎盘早剥多伴有重度子痫前期-子痫病史或外伤史,腹部检查子宫呈板样硬,宫底升高,胎位不清,无病理性缩复环,B超检查可见胎盘后血肿,胎儿在宫腔内。

2.羊膜腔感染

有产程延长和多次阴道检查史,可出现腹痛和子宫压痛等症状及体征,容易与子宫破裂相混淆。羊膜腔感染可出现体温升高,血白细胞和中性粒细胞升高。腹部触诊及B超检查提示胎儿仍在宫腔内。

五、预后

在发达国家,子宫破裂已罕见,孕产妇因此而死亡者更罕见。但在发展中国家情况全然不同,病死率可达40%~60%。如Nhafa报道赞比亚某地32名子宫破裂中母亲病死率高达44%,胎儿病死率在50%~75%。胎儿的存活取决于子宫破裂的及时发现及果断处理,故在某些十分贫穷的发展中国家,胎儿病死率可高达100%。

六、处理

(一)先兆子宫破裂

立即采取措施抑制子宫收缩,可采用吸入麻醉或静脉全身麻醉,肌内注射哌替啶100 mg等,并尽快行剖宫产术,防止子宫破裂。

(二)子宫破裂

一旦确诊,无论胎儿是否存活,均应在积极抢救休克的同时,尽快手术治疗。根据产妇的全身情况、子宫破裂的部位与程度、感染程度及产妇有无生育要求决定手术方式。若破裂边缘整齐,无明显感染征象,需保留生育功能者,可行裂口修补术;对破口较大且边缘不整齐或感染明显者,应行次全子宫切除术;若破裂口累及宫颈,应作子宫全切除术。术后给予抗生素预防感染。

子宫破裂应尽可能就地抢救,必须转院者,应在输血、输液、抗休克条件下并包扎腹部后转送。

七、预防

子宫破裂严重危及孕产妇及胎儿生命,应积极预防。认真进行产前检查,正确处理产程,提高产科质量,绝大多数子宫破裂是可以避免的。

(1)建立完善的孕产妇系统保健手册,加强围生期保健。

(2)正确处理产程,严密观察产程进展,警惕并尽早发现先兆子宫破裂征象并及时处理。

(3)严格掌握宫缩剂的应用指征,合理使用缩宫素,遵循低浓度、慢速度、专人守护的原则,以免子宫收缩过强。凡有头盆不称,胎位异常或曾行子宫手术者均禁用。前列腺素、蓖麻油等引产更应严密观察。

(4)有子宫破裂高危因素者,应在预产期前1~2周入院待产。

(5)正确掌握产科手术助产的指征及技术,按操作常规进行阴道助产术,避免粗暴操作,阴道助产术后应仔细检查宫颈及宫腔,发现损伤及时修补。

(6)正确掌握剖宫产指,对前次剖宫产指征为骨盆狭窄、术式为子宫体部切口、子宫下段切口有撕伤或术后感染愈合不良者,均需行剖宫产终止妊娠。

(金 颖)

第五节 羊 水 栓 塞

羊水栓塞(amniotic fluid embolism,AFE)是指羊水进入母体血液循环,引起的急性肺栓塞、休克、弥散性血管内凝血、肾衰竭甚至骤然死亡等一系列病理生理变化过程。以起病急骤,病情凶险,难以预料,病死率高为临床特点,是极其严重的分娩期并发症。

1926年Megarn首次描述了1例年轻产妇在分娩时突然死亡的典型症状,直到1941年,Steiner和Luschbaugh等在患者血液循环中找到羊水有形成分,才命名此病为羊水栓塞。近年的研究认为羊水栓塞与一般的栓塞性疾病不同,而与过敏性疾病更相似,故建议将羊水栓塞更名为妊娠过敏样综合征。

羊水栓塞的发病率国外为2.0/10万,我国为2.18~5.00/10万。足月妊娠时发生的羊水栓塞,孕产妇病死率达70%~80%,占我国孕产妇死亡总数的4.6%。羊水栓塞的临床表现主要是迅速出现、发展极快的心、肺功能衰竭及肺水肿,继之以因凝血功能障碍而发生大出血及急性肾衰竭,以上表现常是依次出现的,而急性心、肺功能衰竭的出现十分迅速而严重。半数以上的患者在发病一小时内死亡,以致抢救常不能奏效,症状出现迅速者,甚至距离死亡的时间仅数分钟,所以仅40%的患者能活至大出血阶段。但也有少数患者(10%)在阴道分娩或剖宫产后一小时内,不经心、肺功能衰竭及肺水肿阶段直接进入凝血功能障碍所致的大量阴道出血或伤口渗血阶段,这种情况称为迟发性羊水栓塞(delayed AFE)。至于中期妊娠引产时亦可出现羊水栓塞,因妊娠期早,羊水内容物很少,因此症状轻,治疗的预后好。

一、病因

羊水栓塞的病因与羊水进入母体循环有关是学者们的共识,但是对致病机制的看法则有不同,晚期妊娠时,羊水中水分占 98%,其他为无机盐、碳水化合物及蛋白质,如清蛋白、免疫球蛋白 A 及 G 等,此外尚有脂质如脂肪酸以及胆红素、尿素、肌酐、各种激素和酶,如果已进入产程羊水中还含有特别是在产程中产生的大量的各种前列腺素;但重要的是还有胎脂块,自胎儿皮肤脱落下的鳞形细胞、毳毛及胎粪,在胎粪中含有大量的组织胺、玻璃酸质酶。很多学者认为这一类有形物质进入血流是在 AFE 中引起肺血管机械性阻塞的主要原因。而产程中产生的前列腺素类物质进入人体血流,由于其缩血管作用,加强了羊水栓塞病理生理变化的进程;值得注意的是羊水中物质进入母体的致敏问题也成为人们关注的焦点,人们早就提出 AFE 的重要原因之一就是羊水所致的过敏性休克。在 20 世纪 60 年代,一些学者发现在于宫的静脉内出现鳞形细胞,但患者无羊水栓塞的临床症状;另外,又有一些患者有典型的羊水栓塞的急性心、肺功能衰竭及肺水肿症状,而尸检时并未找到羊水中所含的胎儿物质;Clark 等在 46 例 AFE 病例中发现有 40% 患者有药物过敏史,基于以上理由,Clark 认为过敏可能也是导致发病的主要原因,他甚至建议用妊娠过敏样综合征,以取代羊水栓塞这个名称。

Clark 认为羊水栓塞的表现与过敏及中毒性休克(内毒素性)相似,这些进入循环的物质,通过内源性介质,诸如组织胺、缓激肽、细胞活素、前列腺素、白细胞三烯、血栓烷等导致临床症状的产生。不过,败血症患者有高热,AFE 则无此表现;过敏性反应中经常出现的皮肤表现、上呼吸道血管神经性水肿等表现,AFE 患者亦不见此表现;而且过敏性反应应先有致敏的过程,AFE 患者则同样地可以发生在初产妇。所以也有人对此提出质疑。重要的是近几年中,有很多学者着重研究了内源性介质在 AFE 发病过程中所起的作用,例如 Agegami 等对兔注射含有白细胞三烯的羊水,兔经常以死亡为结局,若对兔先以白细胞三烯的抑制剂预处理,则兔可免于死亡。Kitzmiller 等则认为 PGF_2 在 AFE 中起了重要作用,PGF2 只在临产后的羊水中可以测到,对注射 PGF 和妇女在产程中取得的羊水可以出现 AFE 的表现。Maradny 等则认为在 AFE 复杂的病理生理过程中,血管内皮素使血流动力学受到一定影响,血管内皮素是人的冠状动脉和肺动脉及人类支气管强有力的收缩剂,对兔及培养中人上皮细胞给予人羊水处理后,血管上皮素水平升高,特别是在注射含有胎粪的羊水后升高更为明显,而注射生理盐水则无此表现。

Khong 等提出血管上皮素-L(endothelin-1)可能在 AFE 的发病上起一定作用,血管上皮素-1 是一种强而有力的血管及支气管收缩物质,他们用免疫组织化学染色法证实在两例 AFE 死亡病例的肺小叶上皮、支气管上皮及小叶中巨噬细胞均有表达,其染色较浅,而在羊水中鳞形细胞有广泛表达。因此,血管上皮素可能在 AFE 的早期引起短暂的肺动脉高压的血流动力学变化。所以 AFE 的病因十分复杂,目前尚难以一种学说来解释其所有变化。故研究尚需不断深入。

(一)羊水进入母体的途径

进入母体循环的羊水量至今无人也无法计算,但羊水进入母体的途径有以下几种。

1.宫颈内静脉

在产程中,宫颈扩张使宫颈内静脉有可能撕裂,或在手术扩张宫颈、剥离胎膜时、安置内监护器引起宫颈内静脉损伤,静脉壁的破裂、开放,是羊水进入母体的一个重要途径。

2.胎盘附着处或其附近

胎盘附着处有丰富的静脉窦,如胎盘附着处附近胎膜破裂,羊水则有可能通过此裂隙进入子宫静脉。

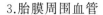

3.胎膜周围血管

如胎膜已破裂,胎膜下蜕膜血窦开放,强烈的宫缩亦有可能将羊水挤入血窦而进入母体循环。另外,剖宫产子宫切口也日益成为羊水进入母体的重要途径之一。Clark 所报告的 46 例羊水栓塞中,8 例在剖宫产刚结束时发生。Gilbert 报告的 53 例羊水栓塞中,32 例(60%)有剖宫产史。

(二)羊水进入母体循环的条件

一般情况下,羊水很难进入母体循环;但若存在以下条件,羊水则有可能直接进入母体循环。

1.羊膜腔压力增高

多胎、巨大儿、羊水过多使宫腔压力过高;临产后,特别是第二产程子宫收缩过强;胎儿娩出过程中强力按压腹部及子宫等,使羊膜腔压力明显超过静脉压,羊水有可能被挤入破损的微血管而进入母体血循环。

2.子宫血窦开放

分娩过程中各种原因引起的宫颈裂伤可使羊水通过损伤的血管进入母体血循环。前置胎盘、胎盘早剥、胎盘边缘血窦破裂时,羊水也可通过破损血管或胎盘后血窦进入母体血循环。剖宫产或中期妊娠钳刮术时,羊水也可从胎盘附着处血窦进入母体血循环,发生羊水栓塞。

3.胎膜破裂后

大部分羊水栓塞发生在胎膜破裂以后,羊水可从子宫蜕膜或宫颈管破损的小血管进入母体血循环中。剖宫产或羊膜腔穿刺时,羊水可从手术切口或穿刺处进入母体血循环。

可见,羊膜腔压力增高、过强宫缩和血窦开放是发生羊水栓塞的主要原因。高龄产妇、经产妇、急产、羊水过多、多胎妊娠、过期妊娠、巨大儿、死胎、胎膜早破、人工破膜或剥膜、前置胎盘、胎盘早剥、子宫破裂、不正规使用缩宫素或前列腺素制剂引产、剖宫产、中期妊娠钳刮术等则是羊水栓塞的诱发因素。

二、病理生理

羊水进入母体循环后,通过多种机制引起机体的变态反应、肺动脉高压和凝血功能异常等一系列病理生理变化。

(一)过敏性休克

羊水中的抗原成分可引起Ⅰ型变态反应。在此反应中肥大细胞脱颗粒、异常的花生四烯酸代谢产物产生,包括白三烯、前列腺素、血栓素等进入母体血循环,导致过敏性休克,同时使支气管黏膜分泌亢进,导致肺的交换功能下降,反射性地引起肺血管痉挛。

(二)肺动脉高压

羊水中有形物质可直接形成栓子阻塞肺内小动脉;还可作为促凝物质促使毛细血管内血液凝固,形成纤维蛋白及血小板微血栓机械性阻塞肺血管,引起急性肺动脉高压。同时有形物质尚可刺激肺组织产生和释放 $PGF_2\alpha$、5-羟色胺、白三烯等血管活性物质,使肺血管反射性痉挛,加重肺动脉高压。羊水物质也可反射性引起迷走神经兴奋,进一步加重肺血管和支气管痉挛,导致肺动脉高压或心脏骤停。肺动脉高压又使肺血管灌注明显减少,通气和换气障碍,肺组织严重缺氧,肺毛细血管通透性增加,液体渗出,导致肺水肿、严重低氧血症和急性呼吸衰竭。肺动脉高压直接使右心负荷加重,导致急性右心衰竭。肺动脉高压又使左心房回心血量减少,则左心排血量明显减少,引起周围血循环衰竭,使血压下降产生一系列心源性休克症状,产妇可因重要脏器缺血而突然死亡。

(三)弥散性血管内凝血(DIC)

羊水中含有丰富的促凝物质,进入母血后激活外源性凝血系统,在血管内形成大量微血栓(高凝期),引起休克和脏器功能损害。同时羊水中含有纤溶激活酶,可激活纤溶系统,加上大量凝血因子被消耗,血液由高凝状态迅速转入消耗性低凝状态(低凝期),导致血液不凝及全身出血。

(四)多脏器功能衰竭

由于休克、急性呼吸循环衰竭和 DIC 等病理生理变化,常导致多脏器受累。以急性肾脏功能衰竭、急性肝功能衰竭和急性胃肠功能衰竭等多脏器衰竭常见。

三、临床表现

羊水栓塞发病特点是起病急骤、来势凶险。90%发生在分娩过程中,尤其是胎儿娩出前后的短时间内。少数发生于临产前或产后 24 小时以后。剖宫产术或妊娠中期手术过程中也可发病。在极短时间内可因心肺功能衰竭、休克导致死亡。典型的临床表现可分为 3 个渐进阶段。

(一)心肺功能衰竭和休克

因肺动脉高压引起心力衰竭和急性呼吸循环衰竭,而变态反应可引起过敏性休克。在分娩过程中,尤其是刚破膜不久,产妇突然发生寒战、烦躁不安、呛咳气急等症状,随后出现发绀、呼吸困难、心率加快、面色苍白、四肢厥冷、血压下降。由于中枢神经系统严重缺氧,可出现抽搐和昏迷。肺部听诊可闻及湿啰音,若有肺水肿,产妇可咯血性泡沫痰。严重者发病急骤,甚至没有先兆症状,仅惊叫一声或打一次哈欠后,血压迅速下降,于数分钟内死亡。

(二)DIC 引起的出血

产妇渡过心肺功能衰竭和休克阶段,则进入凝血功能障碍阶段,表现为大量阴道流血、血液不凝固,切口或针眼大量渗血,全身皮肤黏膜出血,血尿甚至出现消化道大出血。产妇可因出血性休克死亡。

(三)急性肾衰竭

由于全身循环衰竭,肾脏血流量减少,出现肾脏微血管栓塞,肾脏缺血引起肾组织损害,表现为少尿、无尿和尿毒症征象。一旦肾实质受损,可致肾衰竭。

典型临床表现的 3 个阶段可能按顺序出现,但有时亦可不全部出现或按顺序出现,不典型者可仅有休克和凝血功能障碍。中孕引产或钳刮术中发生的羊水栓塞,可仅表现为一过性呼吸急促、烦躁、胸闷后出现阴道大量流血。有些产妇因病情较轻或处理及时可不出现明显的临床表现。

四、诊断

羊水栓塞的诊断缺乏有效、实用的实验室检查,主要依靠的是临床诊断。而临床上诊断羊水栓塞主要根据发病诱因和临床表现,作出初步诊断并立即进行抢救,同时进行必要的辅助检查,目前通过辅助检查确诊羊水栓塞仍较困难。在围生期出现严重的呼吸、循环、血液系统障碍的病因有很多,例如肺动脉血栓性栓塞、感染性休克、子痫等。所以对非典型病例,首先应排除其他原因,即可诊断为羊水栓塞。

需要与羊水栓塞进行鉴别诊断的产科并发症与合并症有:空气栓子、过敏性反应、麻醉并发

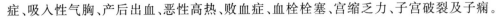

症、吸入性气胸、产后出血、恶性高热、败血症、血栓栓塞、宫缩乏力、子宫破裂及子痫。

(一)病史及临床表现

凡在病史中存在羊水栓塞各种诱发因素及条件,如胎膜早破、人工破膜或剥膜、子宫收缩过强、高龄初产,在胎膜破裂后、胎儿娩出后或手术中产妇突然出现寒战、烦躁不安、气急、尖叫、呛咳、呼吸困难、大出血、凝血障碍、循环衰竭及不明原因休克,休克与出血量不成比例,首先应考虑为羊水栓塞。初步诊断后应立即进行抢救,同时进行必要的辅助检查来确诊。

(二)辅助检查

1.血涂片寻找羊水有形物质

抽取下腔静脉或右心房的血 5 mL,离心沉淀后取上层物作涂片,用 Wright-Giemsa 染色,镜检发现鳞状上皮细胞、毳毛、黏液,或行苏丹Ⅲ染色寻找脂肪颗粒,可协助诊断。过去认为这是确诊羊水栓塞的标准,但近年认为,这一方法既不敏感也非特异,在正常孕妇的血液中也可发现羊水有形物质。

2.宫颈组织学检查

当患者行全子宫切除,或死亡后进行尸体解剖时,可以对宫颈组织进行组织学检查,寻找羊水成分的证据。

3.非侵入性检查方法

(1)Sialyl Tn 抗原检测:胎粪及羊水中含有神经氨酸-N-乙酰氨基半乳糖(Sialyl Tn)抗原,羊水栓塞时母血中 Sialyl Tn 抗原浓度明显升高。应用放射免疫竞争法检测母血 Sialyl Tn 抗原水平,是一种敏感和无创伤性的诊断羊水栓塞的手段。

(2)测定母亲血浆中羊水-胎粪特异性的粪卟啉锌水平、纤维蛋白溶酶及 C_3、C_4 水平也可以帮助诊断羊水栓塞。

4.胸部 X 线检查

90%患者可出现胸片异常。双肺出现弥散性点片状浸润影,并向肺门周围融合,伴有轻度肺不张和右心扩大。

5.心电图检查

ST 段下降,提示心肌缺氧。

6.超声心动图检查

可见右心房、右心室扩大、心排血量减少及心肌劳损等表现。

7.肺动脉造影术

肺动脉造影术是诊断肺动脉栓塞最可靠的方法,可以确定栓塞的部位和范围。但临床较少应用。

8.与 DIC 有关的实验室检查

可进行 DIC 筛选试验(包括血小板计数、凝血酶原时间、纤维蛋白原)和纤维蛋白溶解试验(包括纤维蛋白降解产物、优球蛋白溶解时间、鱼精蛋白副凝试验)。

9.尸检

(1)肺水肿、肺泡出血,主要脏器如肺、心、胃、脑等组织及血管中找到羊水有形物质。

(2)心脏内血液不凝固,离心后镜检找到羊水有形物质。

(3)子宫或阔韧带血管内可见羊水有形物质。

(三)美国羊水栓塞的诊断标准

(1)出现急性低血压或心脏骤停。

(2)急性缺氧,表现为呼吸困难、发绀或呼吸停止。

(3)凝血功能障碍或无法解释的严重出血。

(4)上述症状发生在子宫颈扩张、分娩、剖宫产时或产后 30 分钟内。

(5)排除了其他原因导致的上述症状。

五、处理

羊水栓塞一旦确诊,应立即抢救产妇。主要原则为:纠正呼吸循环衰竭、抗过敏、抗休克、防治 DIC 及肾衰竭、预防感染。病情稳定后立即终止妊娠。

(一)纠正呼吸循环衰竭

1.纠正缺氧

出现呼吸困难、发绀者,立即面罩给氧,流速为 5～10 L/min。必要时行气管插管,机械通气,正压给氧,如症状严重,应行气管切开。保证氧气的有效供给,是改善肺泡毛细血管缺氧、预防肺水肿的关键。同时也可改善心、脑、肾等重要脏器的缺氧。

2.解除肺动脉高压

立即应用解痉药,减轻肺血管和支气管痉挛,缓解肺动脉高压及缺氧。常用药物如下。

(1)盐酸罂粟碱:是解除肺动脉高压的首选药物。可直接作用于血管平滑肌,解除平滑肌痉挛。对冠状动脉、肺动脉、脑血管均有扩张作用。首次剂量 30～90 mg,加入 5％葡萄糖液 20 mL 中缓慢静脉注射,每天剂量不超过 300 mg。罂粟碱与阿托品合用,扩张肺小动脉效果更好。

(2)阿托品:可阻断迷走神经反射引起的肺血管痉挛及支气管痉挛,促进气体交换,解除迷走神经对心脏的抑制,使心率加快,增加回心血量,改善微循环,兴奋呼吸中枢。每隔 10～20 分钟静脉注射 1 mg,直至患者面色潮红,微循环改善。心率在 120 次/分以上者慎用。

(3)氨茶碱:可解除肺血管痉挛,松弛支气管平滑肌,降低静脉压与右心负荷,兴奋心肌,增加心排血量。250 mg 加入 5％葡萄糖液 20 mL 缓慢静脉注射。必要时可重复使用。

(4)酚妥拉明:可解除肺血管痉挛,降低肺动脉阻力,消除肺动脉高压。5～10 mg 加入 5％葡萄糖液 250～500 mL 中,以 0.3 mg/min 的速度静脉滴注。

3.防治心力衰竭

为保护心肌和预防心力衰竭,尤其对心率超过 120 次/分者,除用冠状动脉扩张剂外,应及早使用强心剂。常用毛花苷 C(西地兰)0.2～0.4 mg,加入 25％葡萄糖液 20 mL 中缓慢静脉注射。必要时 4～6 小时后可重复应用。还可用营养心肌细胞药物如辅酶 A,三磷酸腺苷(ATP)和细胞色素 C 等。

(二)抗过敏

应用糖皮质激素可解除痉挛,稳定溶酶体,具有保护细胞及抗过敏作用,应及早大量使用。首选氢化可的松 100～200 mg 加入 5％葡萄糖液 50～100 mL 中快速静脉滴注,再用 300～800 mg 加入 5％葡萄糖液 250～500 mL 中静脉滴注;也可用地塞米松 20 mg 缓慢静脉注射后,再用 20 mg 加于 5％葡萄糖液250 mL中静脉滴注,根据病情可重复使用。

(三)抗休克

1.补充血容量

在抢救过程中,应尽快输新鲜全血和血浆以补充血容量。与一般产后出血不同的是,羊水栓塞引起的产后出血往往会伴有大量的凝血因子的消耗,因此在补充血容量时注意不要补充过量的晶体,要以补充血液,特别是凝血因子和纤维蛋白原为主。扩容首选低分子右旋糖酐 500 mL 静脉滴注(每天量不超过 1 000 mL)。应作中心静脉压(CVP)测定,了解心脏负荷状况,指导输液量及速度,并可抽取血液寻找羊水有形成分。

2.升压药

多巴胺 10~20 mg 加于 5%葡萄糖液 250 mL 中静脉滴注;间羟胺 20~80 mg 加于 5%葡萄糖液 250~500 mL 中静脉滴注,滴速为 20~30 滴/分。根据血压情况调整滴速。

3.纠正酸中毒

在抢救过程中,应及时作动脉血气分析及血清电解质测定。若有酸中毒可用 5%碳酸氢钠 250 mL 静脉滴注,若有电解质紊乱,应及时纠正。

(四)防治 DIC

1.肝素

在已经发生 DIC 的羊水栓塞的患者使用肝素要非常慎重,一般原则是"尽早使用,小剂量使用"或者是"不用"。所以临床上如果使用肝素治疗羊水栓塞,必须符合以下两个条件:导致羊水栓塞的风险因素依然存在(子宫和宫颈未被切除,子宫压力继续存在),会导致羊水持续不断地进入母亲的血液循环,不使用肝素会使凝血因子的消耗继续加重;有使用肝素的丰富经验,并且能及时监测凝血功能的状态。

用于羊水栓塞早期高凝状态时的治疗,尤其在发病后 10 分钟内使用效果更佳。肝素 25~50 mg(1 mg=125 U)加于 0.9%氯化钠溶液 100 mL 中,静脉滴注 1 小时,以后再以 25~50 mg 肝素加于 5%葡萄糖液 200 mL 中静脉缓滴,用药过程中可用试管法测定凝血时间,使凝血时间维持在 20~25 分钟左右。24 小时肝素总量应控制在 100 mg(12 500 U)以内为宜。肝素过量(凝血时间超过 30 分钟),有出血倾向时,可用鱼精蛋白对抗,1 mg 鱼精蛋白对抗肝素 100 U。

2.抗纤溶药物

羊水栓塞由高凝状态向纤溶亢进发展时,可在肝素化的基础上使用抗纤溶药物,如 6-氨基己酸 4~6 g 加于 5%葡萄糖液 100 mL 中,15~30 分钟内滴完,维持量每小时 1 g;氨甲环酸每次 0.5~1.0 g,加于 5%葡萄糖液 100 mL 静脉滴注;氨甲苯酸 0.1~0.3 g 加于 5%葡萄糖液 20 mL 稀释后缓慢静脉注射。

3.补充凝血因子

应及时补充,输新鲜全血、血浆、纤维蛋白原(2~4 g)等。

(五)预防肾衰竭

羊水栓塞的第 3 阶段为肾衰竭期,在抢救过程中应注意尿量。当血容量补足后仍少尿,应及时应用利尿剂:①呋塞米 20~40 mg 静脉注射;②20%甘露醇 250 mL 静脉滴注,30 分钟滴完。如用药后尿量仍不增加,表示肾功能不全或衰竭,按肾衰竭处理,尽早给予血液透析。

(六)预防感染

应用大剂量广谱抗生素预防感染。应注意选择对肾脏毒性小的药物,如青霉素、头孢菌素等。

(七)产科处理

(1)分娩前出现羊水栓塞,应先抢救母亲,积极治疗急性心衰、肺功能衰竭、监护胎心率变化,病情稳定以后再考虑分娩情况。

(2)在第 1 产程出现羊水栓塞,考虑剖宫产终止妊娠,若患者系初产,新生儿为活产,术时出血不多,则可暂时保留子宫,宫腔填塞纱布以防产后出血。如宫缩不良,行子宫切除。因为理论上子宫的血窦及静脉内仍可能有大量羊水及其有形成分。在行子宫切除时不主张保留宫颈,因为保留宫颈有时会导致少量羊水继续从宫颈血管进入母体循环,羊水栓塞的病情无法得到有效的缓解。

(3)在第 2 产程出现羊水栓塞,可考虑阴道分娩。分娩以后,如有多量的出血,虽经积极处理后效果欠佳,应及时切除子宫。

(4)分娩以后宫缩剂的应用:有争论,有人认为会促进更多的羊水成分进入血液循环,但多数人主张使用宫缩剂。

六、预防

严格来说羊水栓塞不是能完全预防的疾病。首先应针对可能发生羊水栓塞的诱发因素加以防范,提高警惕,早期识别羊水栓塞的前驱症状,早期诊断羊水栓塞,以免延误抢救时机。同时应注意下列问题。

(1)减少产程中的人为干预如人工破膜、静脉滴注缩宫素等。

(2)掌握人工破膜的时机,破膜应避开宫缩最强的时间。人工破膜时不要剥膜,以免羊水被挤入母体血液循环。

(3)严密观察产程,正确使用宫缩剂。应用宫缩剂引产或加强宫缩时,应有专人观察,随时调整宫缩剂的剂量及用药速度,避免宫缩过强。宫缩过强时适当应用宫缩抑制剂。

(4)严格掌握剖宫产指征,正确掌握剖宫产的手术技巧。手术操作应轻柔,防止切口延长;胎儿娩出前尽量先吸净羊水,以免羊水进入子宫切口开放的血窦内。

(5)中期妊娠流产钳刮术时,扩张宫颈时应逐号扩张,避免粗暴操作。行钳刮术时应先破膜,待羊水流尽后再钳夹出胎儿和胎盘组织。

(6)羊膜腔穿刺术时,应选用细针头(22 号腰穿针头)。最好在超声引导下穿刺,以免刺破胎盘,形成开放血窦。

(金 颖)

第十四章

正常产褥

第一节 产褥期母体的生理变化

一、生殖系统

生殖系统在产褥期的变化最大。子宫从胎盘娩出后到恢复至未孕状态的过程称为子宫复旧，主要包括子宫体肌纤维的缩复和子宫内膜的再生。在子宫复旧的过程中，其重量减轻，体积减小。子宫肌纤维的缩复是指肌细胞长度和体积缩减，而肌细胞数目并未减少。细胞内多余的胞质蛋白在胞内溶酶体酶系作用下变性自溶，最终代谢产物通过血液和淋巴循环经肾脏排出体外。分娩后的子宫重约 1 000 g，17 cm×12 cm×8 cm 大小；产后 1 周的子宫重约 500 g，如 12 孕周大；产后 10 天子宫降至骨盆腔，腹部触诊不能扪及；产后 2 周子宫重约 300 g；6 周约 50 g，大小亦恢复至未孕时状态。分娩后 2~3 天，子宫蜕膜分为浅、深两层。浅层蜕膜发生退行性变，坏死、脱落，成为恶露的一部分，随恶露排出。深部基底层的腺体和间质迅速增殖，形成新的子宫内膜。到产后 3 周，新生的子宫内膜覆盖了胎盘附着部位以外的子宫内壁。胎盘附着部位的子宫内膜至产后 6 周才能完全由新生的子宫内膜覆盖；产后宫颈松弛如袖管，外口呈环状。产后 2 天起，宫颈张力才逐渐恢复，产后 2~3 天，宫颈口可容 2 指，宫颈内口 10 天后关闭，宫颈外形约在产后 1 周恢复，宫颈完全恢复至未孕状态约需 4 周。但宫颈由于分娩中 3 点或 9 点不可避免的轻度裂伤，外口由未产时的圆形变为经产后的一字形；产后阴道壁松弛，阴道皱襞消失，阴道腔扩大。产褥期阴道壁张力逐渐恢复，产后 3 周阴道皱襞开始重现，阴道腔逐渐缩小，但在产褥期末多不能恢复至原来的弹性及紧张度；会阴由于分娩时胎头压迫，多有轻度水肿，产后 2~3 天自行吸收消失。会阴裂伤或切口在产后 3~5 天多能愈合；处女膜在分娩时撕裂形成处女膜痕，是经产的重要标志，不能恢复；盆底肌肉和筋膜由于胎头的压迫和扩张，过度伸展而致弹性降低，并可有部分肌纤维断裂。若产褥期能坚持正确的盆底肌锻炼，则有可能恢复至正常未孕状态。但盆底组织有严重裂伤未能及时修补、产次多，分娩间隔时间过短的产妇，可造成盆底组织松弛，也是造成子宫脱垂，阴道前后壁膨出的主要原因。

二、循环系统

胎盘娩出后子宫胎盘循环终止,子宫肌的缩复使大量血液进入母血液循环,加之妊娠期水钠潴留也被重吸收进入血液。因此,产后第 2~3 天,母血液循环量可增加 15%~25%。心功能正常的产妇尚可耐受这一变化。若心功能不全可由于前负荷的增加诱发心力衰竭。循环血量经过自身调节在产后 2~6 周可恢复至未孕时水平。

三、血液系统

产褥早期产妇的血液仍呈高凝状态,这对于减少产后出血,促进子宫创面的恢复有利。这种高凝状态在产后 3 周才开始恢复。外周血中白细胞数增加,可达$(15~30)×10^9/L$,以中性粒细胞升高为主,产后 1~2 周恢复正常。产褥期贫血较常见,经加强营养和药物治疗后可逐渐恢复。血小板数在产后增多。红细胞沉降率加快,产后 3~4 周恢复正常。

四、呼吸系统

产后膈肌下降,腹压减低,产妇的呼吸运动由妊娠晚期的胸式呼吸变为胸腹式呼吸。呼吸的幅度较深,频率较慢,每分钟 14~16 次。

五、消化系统

产妇体内孕酮水平下降,胃动素水平增加,胃肠道的肌张力和蠕动力逐渐恢复,胃酸分泌增加,于产后 1~2 周恢复至正常水平。因此,产褥早期产妇的食欲欠佳,喜进流食,以后逐渐好转。由于产妇多卧床,活动较少,膳食中的纤维成分少,盆底肌和腹肌松弛,胃肠动力较弱,易发生便秘。

六、泌尿系统

产后循环血量增加,组织间液重吸收使血液稀释,在自身调节机制的作用下,肾脏利尿作用增强,尿量增加,尤以产后第 1 周明显。妊娠期肾盂和输尿管轻度生理性扩张,于产后 4~6 周恢复正常。膀胱在分娩过程中受压,组织充血、水肿,处于麻痹状态,对尿液的刺激不敏感,再加上会阴伤口疼痛,产妇不习惯卧床排尿等因素,易发生尿潴留,多发生在产后 12 小时内。

七、内分泌系统

胎儿娩出后,胎盘分泌的激素在母体中的含量迅速下降。雌激素 3 天、孕激素 1 周降至卵泡期水平。人绒毛膜促性腺激素(HCG)一般在产后 2 周消失。胎盘生乳素(HPL)的半衰期为30 分钟,其消减较快,产后 1 天已测不出。其他的酶类或蛋白,如耐热性碱性磷酸酶(HSAP)、催产素酶(CAP)、甲胎蛋白(AFP)等,在产后 6 周均可恢复至未孕时水平。妊娠时的高雌、孕激素水平,负反馈抑制了下丘脑促性腺激素释放激素(Gn-RH)的分泌,使垂体产生惰性,产后恢复也较慢,恢复的时间与是否哺乳有关,一般产妇于产后 4~6 周逐渐恢复对 Gn-RH 的反应性。不哺乳的产妇,产后 6~8 周可有月经复潮,平均在产后 10 周恢复排卵。哺乳产妇的月经恢复较迟,有的在整个哺乳期内无月经来潮。但月经复潮晚来潮前有排卵的可能,应注意避孕。

妊娠过程中母体的甲状腺、肾上腺、胰岛、甲状旁腺等内分泌腺体的功能均发生一系列改变,

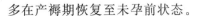

多在产褥期恢复至未孕前状态。

八、免疫系统

妊娠是成功的半同种异体移植,孕期母体的免疫系统处于被抑制状态,以保护胎儿不被排斥,其表现有抑制性 T 淋巴细胞与辅助性 T 淋巴细胞的比值上升等。产后免疫系统的功能向增强母儿的抵抗力转变,母血中的自然杀伤细胞(NK 细胞)、淋巴因子激活的杀伤细胞(LAK 细胞)、大颗粒细胞(LGLs)数目增加,活性增强。但产褥期机体的防御功能仍较脆弱。

九、精神心理

产妇的心理变化对产褥期的恢复有重要影响。产妇的心理状态多不稳定且脆弱。在产后 1 周,绝大多数产妇都有不同程度的焦虑、烦闷等情绪,严重者可能发生产后忧郁综合征。对产妇进行社会心理护理,特别是产妇丈夫和家庭的支持和关怀,有利于避免产后不良心理反应。

十、泌乳

妊娠期胎盘分泌大量雌激素促进了乳腺腺管发育,大量孕激素促进了乳腺腺泡发育,为产后泌乳准备了条件,但同时也抑制了孕期乳汁的分泌。分娩后,产妇血中雌、孕激素水平迅速下降,解除了对泌乳的抑制,同时母体内催乳激素(prolactin,PRL)水平很高,这是产后泌乳的基础。此后乳汁的分泌在很大程度上依赖于婴儿吸吮,当婴儿吸吮时,感觉冲动从乳头传至大脑,大脑底部的腺垂体反应性地分泌催乳素,催乳素经血液到达乳房,使泌乳细胞分泌乳汁。同时感觉冲动可经乳头传至大脑底部的神经垂体反射性地分泌缩宫素,后者作用于乳腺腺泡周围的肌上皮细胞,使其收缩而促使乳汁排出。乳房的排空也是乳汁再分泌的重要条件之一。此外,乳汁分泌还与产妇的营养、睡眠、精神和健康状态有关。

乳汁是婴儿的最佳食品。它无菌、营养丰富、温度适中,最适合婴儿的消化和吸收。母乳的质和量随着婴儿的需要自然变化,产后最初几日内分泌的乳汁称为初乳,质较黏稠,因其含较多的胡萝卜素,色偏黄,蛋白的含量很高。此后分泌的乳汁称成熟乳,蛋白含量较初乳低,脂肪和乳糖的含量较高。乳汁中除含有丰富的营养物质、多种微量元素、维生素外,还含有免疫物质,对促进婴儿生长、提高婴儿抵抗力有重要作用。

(金　颖)

第二节　产褥期的处理及保健

一、产褥期的临床表现及处理

产妇会因回味产时的状况而兴奋、激动、紧张等而影响休息,产后的观察和及时而恰当的指导和处理直接影响产妇产后的康复,不可忽视。

(一)生命体征

每天两次测体温、脉搏、呼吸、血压。由于产程中的消耗和脱水,产后最初的 24 小时内体温略升高,一般不超过 38 ℃;产后由于子宫胎盘血液循环停止及卧床休息等因素,脉搏略缓慢,60~70 次/分;产后呼吸深慢,14~16 次/分;血压比较平稳。以上体征出现异常,应积极寻找原因并处理。

(二)子宫复旧及恶露

产后应根据子宫复旧的规律,观察并记录宫底高度,以了解子宫复旧过程。测量前嘱产妇排尿并先按摩,使其收缩后再测。产褥早期由于子宫的收缩会引起下腹剧烈痛,称为产后宫缩痛。一般不需特殊处理,严重者可用针灸或止痛药物。

产后随子宫蜕膜的脱落,含有血液、坏死蜕膜组织等经阴道排出,称为恶露。恶露分为以下几种。

1.血性恶露

色鲜红,含大量的血液和少量的胎膜及坏死蜕膜组织,持续 1 周左右。

2.浆液性恶露

淡红色,似浆液,血量减少,含有少量血液而有较多的宫颈黏液、坏死蜕膜组织和细菌,也持续 1 周左右。

3.白色恶露

黏稠,色泽较白,血量更少,含大量的白细胞、退化蜕膜、表皮细胞和细菌等,可持续 2~3 周。

正常恶露有血腥味,但无臭味,持续约 4~6 周。每天应观察恶露的量、颜色及气味。若恶露量多,色红且持续时间长,应考虑子宫复旧不良,给予子宫收缩剂;若恶露有腐臭味且有子宫压痛,应考虑合并感染或胎盘胎膜残留,给予宫缩剂同时加抗生素控制感染。

(三)外阴

保持外阴清洁干燥,每天用 0.1%苯扎溴铵或 1∶5 000 高锰酸钾清洗外阴 2~3 次,拭干后放消毒会阴垫。外阴水肿者可用 50%硫酸镁湿热敷,每天两次,每次 15 分钟。会阴切开缝合者,除常规冲洗外,大便后随时冲洗,向健侧卧位,每天检查伤口周围有无红肿、硬结及分泌物。于产后 3~5 天拆线,若伤口感染,应提前拆线引流或行扩创处理。

(四)乳房

母乳营养丰富,易于消化,是婴儿最理想的食品。必须正确指导哺乳,推荐母乳喂养。于产后半小时内开始哺乳,此时乳房内乳量虽少,通过新生儿吸吮动作刺激泌乳;生后 24 小时内,每 1~3 小时哺乳 1 次或更多些;生后 2~7 天是母体泌乳过程,哺乳次数应频繁些。哺乳期以 10 个月至 1 年为宜。同时应随时观察乳房大小、有无红肿、发热及硬块等。常见乳房异常有以下几种。

1.乳房胀痛

系因乳腺管不通致使乳房形成硬结,哺乳前热敷乳房,两次哺乳间冷敷乳房,减少局部充血,用电按摩器或用两手从乳房边缘向乳头中心按摩。婴儿吸吮力不够时,可借助吸奶器吸引,也可用散结通乳中药。

2.乳头皲裂

主要由于婴儿含吮不正确,或过度地在乳头上使用肥皂和乙醇等刺激物,轻者可继续哺乳。哺乳前可湿热敷乳房和乳头 3~5 分钟,哺乳后挤出少量乳汁涂在乳头上,暂时暴露和干燥乳汁,起到修复表皮的功能;皲裂严重者,可暂时停止哺乳 24 小时,并将乳汁挤出喂养婴儿。

3.乳汁不足

如前所述,乳汁分泌与多种因素有关。要使产妇乳汁充足,必须保持精神愉快,睡眠充足、营

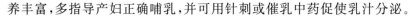

养丰富,多指导产妇正确哺乳,并可用针刺或催乳中药促使乳汁分泌。

4.退奶产妇因某种原因不能授乳者

应限制进汤类食物,停止吸奶。可用己烯雌酚 5 mg,每天 3 次,连服 3～5 天;皮硝 250 g 捣碎后装在布袋内,分别敷于两乳房上并固定;也可用生麦芽 60～90 g 煎服,每天 1 剂,连服 3 天。对已有大量乳汁分泌者,用溴隐亭 2～5 mg,每天 2 次,连用 14 天,效果较好。

(五)其他

产后应给予富于营养、清淡易消化食物;24 小时内应卧床休息,无异常情况者即可下床活动,但应避免长时间站立及重体力劳动,以防子宫脱垂;产后 4 小时应鼓励产妇排尿,6 小时未能自行排尿者应按尿潴留处理。若产后 48 小时无大便,可服用缓泻剂或使用开塞露;产褥早期,出汗较多,应注意卫生及避免着凉或中暑;产后 24 小时即可开始产后锻炼,帮助子宫复旧及腹肌、盆底肌和形体的恢复;产褥期严禁性交,产后 6 周应采用避孕措施,并做一次全面的母婴查体。

二、产褥期保健

(一)临床表现

1.生命体征

产妇产后体温多在正常范围内,部分产妇体温可在产后最初 24 小时内略升高,一般不超过 38 ℃;产后 3～4 天因乳房血管、淋巴管极度充盈也可发热,体温可达 37.8～39 ℃,称泌乳热,一般持续 2～16 小时,体温即下降,不属病态。产后脉搏略缓慢,为 60～70 次/分,与子宫胎盘循环停止及卧床休息等因素有关,约于产后 1 周恢复正常。产后腹压降低,膈肌下降,由妊娠期的胸式呼吸变为胸腹式呼吸,使呼吸深慢,14～16 次/分。

2.产后宫缩痛

在产褥早期因宫缩引起下腹部阵发性剧烈疼痛称产后宫缩痛。子宫在疼痛时呈强直性收缩,于产后 1～2 天出现,持续 2～3 天自然消失。多见于经产妇。哺乳时反射性缩宫素分泌增多,使疼痛加重。

3.乳房胀痛或皲裂

产后哺乳延迟或没有及时排空乳房,产妇可有乳房胀痛,触之有坚硬感,且疼痛重。哺乳产妇特别是初产妇在产后最初几日容易出现乳头红、裂开,有时有出血,哺乳时疼痛。

4.恶露

产后随子宫蜕膜层(特别是胎盘附着处蜕膜)脱落,故含有血液、坏死蜕膜等组织的液体经阴道排出,称恶露。恶露分为以下几种。①血性恶露:色鲜红,含大量血液,量多,有时有小血块,少量胎膜及坏死蜕膜组织,持续 3～4 天。②浆液性恶露:色淡红,似浆液,含少量血液,但有较多的坏死蜕膜组织、宫颈黏液、阴道排液,持续 10 天左右。③白色恶露:黏稠,色泽较白,含大量白细胞、坏死蜕膜组织、表皮细胞,持续 3 周干净。正常恶露有血腥味,但无臭味,持续 4～6 周。

5.褥汗

产褥早期,皮肤排泄功能旺盛,排出大量汗液,以夜间睡眠和初醒时更明显,不属病态,于产后 1 周内自行好转。

(二)产褥期处理

1.产后 2 小时内处理

产后 2 小时内极易发生产后出血、子痫等严重并发症,处理好此期非常重要,连续观察阴道出血量、宫底高度、子宫收缩等;注意测量脉搏、血压;若发现宫缩乏力,应及时按摩子宫并肌内注射子宫收缩剂。同时协助产妇哺乳,促使子宫收缩。

2.尿潴留

产后5天内尿量较多,产后4小时内鼓励产妇自解小便。若排尿困难,可用热水熏洗外阴或温开水冲洗尿道口,诱导排尿;也可针刺关元、气海、三阴交等穴位;必要时可给予新斯的明或加兰他敏肌内注射。如上述方法无效,应及时导尿,留置导尿管,并给予抗生素预防感染。

3.观察子宫复旧及恶露

每天测量宫底高度,并观察恶露量、颜色及气味。若子宫复旧不全,恶露量增多、持续时间延长,应及时给予子宫收缩剂。若同时合并感染,恶露量增多,持续时间长而有臭味,应在给予子宫收缩剂的同时使用抗生素,控制感染,并注意保持外阴清洁。

4.会阴处理

产后1周内,特别是会阴有伤口者,每天用1∶5 000的高锰酸钾或1∶2 000苯扎溴铵溶液冲洗或擦洗外阴,2~3次/天。嘱产妇向会阴切口的对侧卧。会阴切口于产后3~5天拆线。会阴部有水肿者,可用50%硫酸镁液湿热敷,或用红外线照射外阴。若伤口感染,应提前拆线引流或行扩创处理,产后在1周以上者,可用1∶5 000高锰酸钾温开水坐浴。如会阴切口疼痛剧烈或产妇有肛门坠胀感,应及时配合医师检查,排除阴道壁和会阴血肿。

5.乳房处理

(1)常规护理:第一次哺乳前,应将乳房、乳头用温肥皂水及温开水洗净。以后每次哺乳前均用温开水擦洗乳房及乳头。母亲要洗手。每次哺乳必须吸尽双乳,乳汁过多不能吸尽时,应将余乳挤出。

(2)哺乳时间及方法:于产后30分钟内开始哺乳,按需哺乳,生后24小时内,每1~3小时哺乳一次。哺乳时,母亲及新生儿均应选择最舒适位置,需将乳头和大部分乳晕含在新生儿口中,用一手扶托并挤压乳房,协助乳汁外溢,防止乳房堵住新生儿鼻孔。让新生儿吸空一侧乳房后,再吸吮另侧乳房。每次哺乳后,应将新生儿抱起轻拍背部1~2分钟,排出胃内空气以防吐奶。哺乳期以10个月至1年为宜。乳汁确实不足时,应及时补充按比例稀释的牛奶。

(3)乳房异常。①乳胀的处理:为防止乳房胀痛,产后应尽早哺乳,哺乳前热敷、按摩乳房。两次哺乳期间冷敷、佩戴乳罩,以减少乳房充血。婴儿吸吮力不足时,可延长哺乳时间,增加哺乳次数,也可借助吸奶器吸引。若发生乳房胀痛,多因乳腺管不通致使乳房形成硬结,可服维生素片或散结通乳中药。②乳汁不足的护理:指导哺乳方法,调节饮食,可针刺穴位或服用中药。③乳头皲裂的护理:多因哺乳方法不当,轻者可继续哺乳,每次哺乳后,可涂10%的鱼肝油铋剂、蓖麻油糊剂或抗生素软膏;严重者停止哺乳,按时将奶挤出。

(4)退奶的护理:产妇因病不能哺乳。退奶方法有以下几种:①停止哺乳,不排空乳房,少进汤汁,佩戴合适胸罩,乳房胀痛者,可口服镇痛药,2天后疼痛减轻。②生麦芽60~90 g,水煎当茶饮,1次/天,3~5天。③芒硝250 g分装两纱布袋内,敷于两乳房并包扎,湿硬时更换。④溴隐亭2.5 mg,2次/天,早晚与食物共服;雌激素己烯雌酚5~10 mg,3次/天,连服3天,必要时重复,肝功能异常者忌用。目前不首先推荐溴隐亭或雌激素退奶。

(三)产褥期保健

1.产后活动

经阴道自然分娩者,产后5~12小时轻微活动,24小时后可下床活动。如有特殊情况,如会

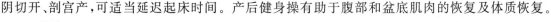

阴切开、剖宫产,可适当延迟起床时间。产后健身操有助于腹部和盆底肌肉的恢复及体质恢复。

2.饮食

产后初期宜进流质或清淡半流质饮食,根据产妇消化情况,以后可进普通饮食。食物以富含蛋白质、维生素、纤维素、足够热量和水分为宜。

3.产后访视及检查

为了解产妇及新生儿健康状况,产后至少要做 3 次访视。分别在产妇出院后 3 天内,产后14 天和 28 天进行。产后健康检查是产妇产后 42 天去医院检查,检查内容包括哺乳情况、血压、妇科检查(了解子宫是否已恢复至非孕状态)、血及尿常规。

4.计划生育

产妇产褥期内禁忌性生活,恢复性生活者应避孕。产后避孕的原则是哺乳者以工具避孕为宜,不哺乳者选用药物和工具避孕均可。

（金　颖）

第三节　泌　乳　生　理

乳房为泌乳的准备经历了 3 个主要的活跃期。①乳房的发育:从胚芽期开始到孕期达顶点。②泌乳:从孕期开始生乳,分娩时增加。③维持泌乳:从产后数天开始,在存在对乳房刺激的条件下保持已建立的泌乳。乳房的发育和泌乳需要多种激素的相互作用(表 14-1)。泌乳的开始和维持又需要下丘脑-垂体轴发挥作用(图 14-1,图 14-2)。

表 14-1　乳房发育和泌乳中多种激素的作用

乳房的发育	泌乳	维持泌乳
雌激素	催乳素	生长激素
孕酮	雌激素 ↓	吸吮(催产素、催乳素)
催乳素	孕酮 ↓	生长激素
生长激素	胎盘生乳素 ↓	糖皮质激素
糖皮质激素	糖皮质激素	胰岛素
上皮生长因子	胰岛素	甲状腺素和甲状旁腺激素

注:↓表示激素水平必须低于正常方能起作用

孕期雌激素促使腺管组织和腺泡芽生,而孕激素则促使腺泡的成熟。腺体干细胞在催乳素、生长激素、胰岛素、皮质醇和上皮生长因子的作用下,分化为分泌腺泡细胞和肌上皮细胞。催乳素是产乳的专性激素,但产乳尚需要一个低雌激素环境。虽然催乳素水平随着孕期增加而增加,但胎盘的性激素阻断催乳素所诱发的腺上皮分泌功能,提示在乳房的发育中,性激素和催乳素起协同作用,但在维持泌乳中,两者表示拮抗作用。孕激素抑制乳糖和 α-乳清蛋白的生物合成,雌激素对催乳素所引起的泌乳作用,有直接拮抗作用。同样胎盘生乳素(HPL)通过与腺泡催乳素受体的竞争结合,对催乳素也具有拮抗作用。泌乳的过程包括两个阶段。第一阶段,从分娩前12 周开始,出现乳糖,总蛋白质和免疫球蛋白明显增加和钠、氯的减少,为一个泌乳基质的收集过程。第二阶段包括血供、氧供和葡萄糖的摄入及柠檬酸盐浓度的增加。临床表现为产后 2～3 天时，出现大量的乳汁分泌，血 α-乳清蛋白的水平达高峰。仅乳清蛋白是特殊蛋白质，它能催化乳糖的合成。在此期内，乳汁的成分出现重要改变，持续 10 天，而后分泌成熟乳。

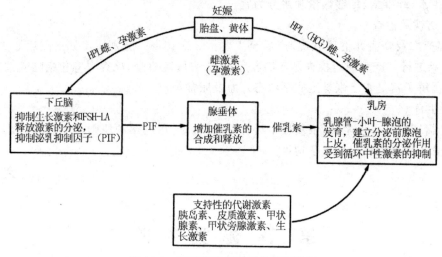

图 14-1　妊娠期乳房泌乳的激素准备

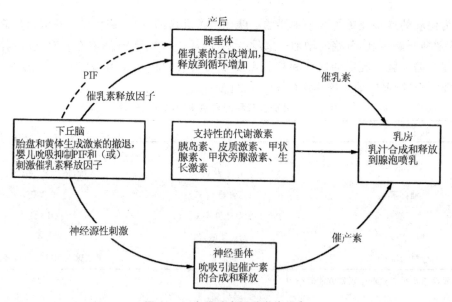

图 14-2　产后乳房泌乳激素准备

随着胎盘的娩出，胎盘催乳素，雌孕激素急剧下降。胎盘催乳素在分娩后 72 小时内即消失，孕激素在数天内下降，雌激素在 5～6 天下降到基线水平。非哺乳妇女，催乳素在产后 14 天时达基线水平。孕激素是抑制泌乳的关键，因而有人认为血孕激素值的下降是泌乳第二阶段的触发因素。吸吮为催乳素释放提供一个持续性的刺激。吸吮刺激催乳素和催产素的分泌，此两激素为刺激人乳汁合成和乳汁喷射的代谢激素。至于催乳素值和乳量之间的关系，目前尚无一致的意见。

促使乳汁开始分泌和保持其分泌必须具备一个完整的下丘脑-垂体轴，调节催乳素和催产素水平,授乳的过程需要乳汁的合成和释放到腺小泡,再到输乳窦。如乳汁不能排空,可使毛细血管血供减少,抑制授乳的过程。没有吸吮刺激,就意味着垂体不释放催乳素,难以维持泌乳。吸吮刺激乳头和乳晕上的感觉神经末梢,由此传入神经反射弧引起下丘脑分泌和释放催乳素及催产素,下丘脑还抑制催乳素抑制因子(PIF)的分泌,使腺垂体释放催乳素。

(金 颖)

第四节 母 乳 喂 养

1989 年,联合国儿童基金会(UNICEF)在有关母乳喂养的研讨会上确定了按母乳喂养的不同程度,将母乳喂养分为三大类。①全部母乳喂养:包括纯母乳喂养,指除母乳外,不给婴儿任何其他液体或固体食物;几乎纯母乳喂养,指除母乳外,还给婴儿少量维生素和水果汁,每天不超过 1~2 次。②部分母乳喂养:包括高比例母乳喂养,指母乳占全部婴儿食物不低于 80%;中等比例母乳喂养,指全部婴儿食物中,母乳占 20%~79%;低比例母乳喂养,指母乳占婴儿全部食物的比率低于 20%。③象征性母乳喂养:母乳量少,几乎不能提供婴儿的需要的热量。

一、母乳喂养的优点

母乳喂养经济,使乳母能从孕期向非孕期状态的生理过渡顺利地完成。吸吮时所产生的催产素,促进子宫收缩,减少产后出血,加速产后复旧。哺乳期的闭经,使母体内的蛋白质、铁和其他所需的营养物质得到储存,有利于产后康复和延长生育间隔。根据流行病学的调查研究,母乳喂养尚有利于预防乳腺癌和卵巢癌。

对婴儿来说,接受母乳喂养的优点更为突出。母乳易于消化,温度适宜,无细菌污染,母乳具有理想的成分和抗感染的特性。母乳喂养婴儿过敏性问题的发生率小,生长和营养适宜,不至出现人工喂养儿那样的肥胖。吸吮使婴儿与母亲多接触,有利于促进母子间的感情交流,并促进婴儿的心理发育。

二、人乳的组成和特殊性

人乳中的糖类主要为乳糖。乳糖的来源是葡萄糖和半乳糖,后者有来自葡萄糖-6-磷酸盐(G-6-PD),α-乳清蛋白为乳糖的催化剂。在孕期,此调节酶受到孕激素的抑制。胎盘娩出后,雌孕激素下降,催乳素上升,α-乳清蛋白的合成增加,产生大量的乳糖及时地满足新生儿的营养需要。

(一)脂肪

脂肪是在内质网内合成。腺细胞可合成短链脂肪酸,长链脂肪酸来自血浆。人乳中的脂肪超过 98% 为三酰甘油的脂肪酸。三酰甘油主要来自血浆和在细胞内由葡萄糖氧化而合成。催乳素、胰岛素促进腺细胞葡萄糖的摄入,并刺激三酰甘油的合成。澳大利亚学者通过对乳母接受不同量胆固醇膳食的观察,发现胆固醇低的膳食仅使乳母血胆固醇降低,而不影响血中三酰甘油的量。乳汁中的胆固醇含量,并不因不同膳食的组合而异。

(二)蛋白质

乳汁中绝大部分的蛋白质来源于血浆中的氨基酸,由乳腺分泌细胞分泌入乳汁。胰岛素和皮质激素刺激蛋白和乳腺酶的合成。营养良好的乳母,其乳汁中蛋白质的含量正常值为 0.8~0.9 g/100 mL,营养不良乳母的乳之中,蛋白质的含量与正常值相差不大。增加膳食中的蛋白质,可增加泌乳量,但不增加其蛋白质含量。持续哺乳 20 个月的乳母,其泌乳量略减少而乳的质量不变。随着婴儿体重的增加和乳母乳量的减少,婴儿所得有效的总蛋白由每天 2.2 g/kg 体重下降到 0.45 g/kg,提示 1 岁后的幼儿需要添加蛋白质。

(三)电解质

钠、钾、氯化物、镁、钙、磷酸盐、硫酸和柠檬酸盐等都以双方向通过腺细胞膜。人乳中的钙含量一般是稳定的,即使乳母钙的摄入不足,但通过动用母体骨骼组织中的钙可维持钙的稳定性。不论乳儿是否有佝偻病的表现,从母乳中所摄入的乳钙含量相同。乳母每天膳食中应供应1 200~2 000 mg 钙才能满足需要而不至于在哺乳 6 周内动用骨骼钙。乳碘水平随乳母膳食中含碘量而异,而且乳碘浓度高于血碘水平。其他无机盐,如钠、镁、磷、铁、锌和铜在人乳中的含量均不受乳母膳食总量的增减的影响。

(四)水分

水分也双方向通过腺细胞膜,其通向取决于细胞内葡萄糖的浓度。当乳母感到口渴时,应自然地增加水分的摄入,此时如限制水分,首先出现的是乳母尿量的减少而并非泌乳量的减少。不同于其他哺乳动物的乳汁,人乳的单价离子浓度低而乳糖浓度高。

(五)维生素

水溶性维生素容易经血清进入乳汁中,因而人乳中的水溶性维生素,如维生素 B_1、维生素 B_2、维生素 B_{12}、尼可酸和泛酸的水平随着乳母膳食的改变而升或降。维生素 C 虽属于水溶性,但它在人乳中的浓度与乳母所摄入的维生素 C 量并不密切相关,即使乳母摄入 10 倍的维生素 C 剂量,乳汁中浓度并未发现有相应的增加,而尿中排泄却和摄入量相关,提示乳房组织有一个饱和界限。

(六)脂溶性物质

乳汁中的脂溶性物质经脂肪转运,其浓度不易为膳食的改变而得到改变,如维生素 A、D 储藏于组织中,补充膳食所造成的影响,难以测定。往往在组织中的储藏达到一定水平后,方可影响乳汁中的浓度。但在营养不良的妇女中,增加膳食中的维生素 A,乳汁中的维生素 A 浓度亦增加。

(七)酶

人乳中含有多种酶,如淀粉酶、过氧化氢酶、过氧化物酶、脂酶、黄嘌呤氧化酶、碱性和酸性磷酸酶,其中最重要的为脂酶,可起到分解三酰甘油的作用。人乳各种组成部分的分布为糖类(乳糖)7%,脂肪3%~5%,蛋白质 0.9%,矿物质 0.1%。组成部分的比例不受种族、年龄或产次的影响。人乳中内容物的变化,一般认为可分为 3 期:即初乳、过渡乳和成熟乳。在这三期中,乳汁成分相对有一些变化,对出生后婴儿的生理性需要具有重要意义。初乳指产后 7 天内所分泌的乳汁,由于含有 β 胡萝卜素而呈黄色。初乳中的蛋白质,脂溶性维生素和矿物质的含量均高于成熟乳,并有高蛋白、低脂肪和低乳糖的特点,还含有丰富的免疫球蛋白,特别是分泌型 IgA(SIgA)。初乳还含有大量的抗体,对产道的细菌和病毒具有防御作用。过渡乳是产后 7~14 天间所分泌的乳汁,其免疫球蛋白和总蛋白的含量减少而乳糖、脂肪和总热量增加,水溶性维生素增加而脂

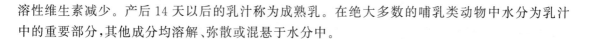

溶性维生素减少。产后 14 天以后的乳汁称为成熟乳。在绝大多数的哺乳类动物中水分为乳汁中的重要部分,其他成分均溶解、弥散或混悬于水分中。

三、人乳量的变化

最近的研究表明新生儿有食欲控制的功能,最终根据婴儿的需要调节乳量。当婴儿停止吸吮时,乳房内尚剩有 10%~30% 的乳总量。出生 6 天后的婴儿已具有表达饱享感的能力。如在第二侧乳房哺喂时,其摄入量通常显著地少于第一侧。摄入量低和摄入量中等的婴儿,哺喂后所剩余的乳量相仿,提示产乳量的调节取决于婴儿的需要,而非产乳量控制婴儿的摄入。

四、人乳的特殊性能

最近的研究结果均支持人乳的成分是无法为其他营养源所替代。临床营养学家认为人乳是新生儿最理想的食品,因人乳具有的独特的双重作用:①其营养素具有典型作用,如提供辅酶因子、能量或组成结构的底质。②具有复杂的功能作用组成部分,提供婴儿生长需要。人乳中存在所有的主要有机营养素成分。蛋白质提供生长所需要的氨基酸,以多肽形式存在,有助于消化、防御和其他功能。脂肪除提供热能外,尚有些抗病毒作用。糖类提供能量,亦可能加强矿物质的吸收,调剂细菌的生长和防止某些细菌吸附于呼吸道和肠道的上皮细胞。人乳的主要成分及特殊性能,分别叙述如下。

(一)蛋白质的营养和功能特性

成熟乳的蛋白质含量为 0.8%~0.9%。随着哺乳时间的延长,蛋白质浓度有所改变。产后 2 周时,蛋白质浓度约为 1.3%,第 2 个月末下降到 0.9%。非蛋白氮的浓度亦降低但下降的幅度低于蛋白质。人乳中目前共测得游离氨基酸 18 种,以牛磺酸和谷氨酸、谷氨酰胺等最丰富。构成蛋白质的氨基酸 17 种,以谷氨酸、谷氨酰胺和亮氨酸及门冬氨酸最丰富。谷氨酰胺为条件必需氨基酸,是核苷酸(ATP、嘌呤、嘧啶)和其他氨基酸合成的前质,是快速分化细胞的能源,有特殊营养,特别对小肠黏膜的生长,防御等有主要作用。

(二)脂肪的营养和功能特性

人乳中的总脂肪成分占 3.5%。在哺乳的最初几个月中,脂肪的含量保持相当稳定。脂肪所提供的热量为人乳热量的 50%。乳母的膳食决定其乳汁中的脂肪组成。

当乳母的热量 30%~40% 来自脂肪时,其乳汁的脂肪来自血中的三酰甘油;当膳食热量不足时,乳汁的脂肪组成即反应乳母的储备脂肪组织。足月儿的脂肪吸收系数为 95%,极低体重儿通常为 80% 或更少些。

人乳中的三酰甘油具有独特的脂肪酸分布,能补充胰脂酶对某些脂肪酸的水解作用。早产儿和足月儿母乳中各脂肪酸的绝对含量逐渐增加,初乳中总不饱和脂肪酸百分含量较高。足月儿母乳中 AA、DHA、亚油酸、亚麻酸初乳中高,6 个月逐渐下降(酶逐步成熟的适应)。早产儿母乳中 AA 是足月儿母乳的 1.5 倍,早产儿母乳中 DHA 是足月儿母乳的 2 倍,越早产,越要鼓励生母母乳喂养。

(三)糖类

乳糖是人乳中的主要糖类,提供 50% 的热能。乳糖几乎仅存在于乳汁中,是决定婴儿胃肠道菌群的一个主要因素。人乳还含有丰富的糖类,包括微量葡萄糖、低聚糖、糖脂、糖蛋白和核苷糖,这些糖类部分参与调整肠道菌丛,促使双歧杆菌的生长,从而限制其他细菌的生长。其所形成的共栖菌丛占据为数有限的结合点,使之不为致病菌所占,起到一个保护作用。国际上在母乳中已分离 100 多种低聚糖,是母乳中含量仅次于乳糖和脂肪的固体成分。在初乳中占 22 g/L,成熟乳中占 12 g/L。低聚糖作用于小肠上皮细胞刷状缘;合成糖蛋白和糖脂;经尿液排出体外。在结肠菌群正常的作用下生成短链脂肪酸,保持肠道内低 pH,有利于双歧杆菌和乳酸杆菌的生长;为肠道致病菌的可溶性受体,对肠道致病菌产生的毒素起直接抑制作用;可与外来抗原竞争肠细胞上的受体。

五、哺乳期的营养

哺乳是生育周期的结束。在孕期,不但乳房已为泌乳做准备,而且母体亦储备了额外的营养素和热能。泌乳量、乳中蛋白质含量和钙含量与乳母营养状况和膳食无相关性。氨基酸中赖氨酸和蛋氨酸、某些脂肪酸和水溶性维生素的含量,随着乳母的摄食而异。钙、无机物质和脂溶性维生素的储存需要补充。营养不良的乳母在膳食中进行补充,能改善其乳量和质。一个不需要过多补充额外营养素的平衡膳食对保证良好泌乳既符合生理情况,也最经济。

有些孕产妇具有诱发营养不良的高危因素,包括:①体重或身高状况和孕期的体重增加代表着营养的储存。②哺乳期热量摄入是指可反映体重的下降率。③膳食的营养质量。④吸烟、嗜酒和滥用咖啡因。⑤内科并发症,如贫血或任何影响营养素的消化、吸收和利用的内科疾病。例如超体重(>135%的标准范围)、低体重(<90%标准范围);孕期体重增加不足(正常体重妇女孕期体重增加少于 11.35 kg,低体重妇女少于 12.71 kg);产乳期体重下降加速,如产后 1 个月时体重下降超过 9.0 kg;贫血,产后 6 周内血红蛋白低于 110 g/L,红细胞比容低于 0.33 等。

(金　颖)

第十五章

产褥期疾病

第一节　产　褥　感　染

　　产褥感染是指分娩时及产褥期生殖道受病原体感染,引起局部和全身的炎性变化。发病率为1‰～7.2‰,是产妇死亡的四大原因之一。产褥病率是指分娩24小时以后的10天内用口表每天测量4次,体温有2次达到或超过38 ℃。可见产褥感染与产褥病率的含义不同。虽然造成产褥病率的原因以产褥感染为主,但也包括产后生殖道以外的其他感染与发热,如泌尿系统感染、乳腺炎、上呼吸道感染等。

一、病因

(一)感染来源

1.自身感染

　　正常孕妇生殖道或其他部位的病原体,当出现感染诱因时使机体抵抗力低下而致病。孕妇生殖道病原体不仅可以导致产褥感染,而且在孕期即可通过胎盘、胎膜、羊水间接感染胎儿,并导致流产、早产、死胎、IUGR、胎膜早破等。有些病原体造成的感染,在孕期只表现出阴道炎、宫颈炎等局部症状,常常不被患者重视,而在产后机体抵抗力低下时发病。

2.外来感染

　　由被污染的衣物、用具、各种手术器械、物品等接触患者后引起感染,常常与无菌操作不严格有关。产后住院期间探视者、陪伴者的不洁护理和接触,是引起产褥感染极其重要的来源,也是极容易被疏忽的感染因素,应引起产科医师、医院管理者的高度重视。

(二)感染病原体

　　引起产褥感染的病原体种类较多,较常见者有链球菌、大肠埃希菌、厌氧菌等,其中内源性需氧菌和厌氧菌混合感染的发生有逐渐增高的趋势。需氧性链球菌是外源性感染的主要致病菌,有极强的致病力、毒力和播散力,可致严重的产褥感染。大肠埃希菌属包括大肠埃希菌及其相关的革兰阴性杆菌、变形杆菌等,亦为外源性感染的主要致病菌之一,也是菌血症和感染性休克最常见的病原体。在阴道、尿道、会阴周围均有寄生,平常不致病,产褥期机体抵抗力低下时可迅速增生而发病。厌氧性链球菌存在于正常阴道中,当产道损伤、机体抵抗力下降,可迅速大量繁殖,并与大肠埃希菌混合感染,其分泌物异常恶臭。

(三)感染诱因

1.一般诱因

机体对入侵的病原体的反应,取决于病原体的种类、数量、毒力以及机体自身的免疫力。女性生殖器官具有一定的防御功能,任何削弱产妇生殖道和全身防御功能的因素均有利于病原体的入侵与繁殖,如贫血、营养不良,和各种慢性疾病,如肝功能不良、妊娠合并心脏病、糖尿病等,以及临近预产期前性交、羊膜腔感染。

2.与分娩相关的诱因

(1)胎膜早破:完整的胎膜对病原体的入侵起着有效的屏障作用,胎膜破裂导致阴道内病原体上行性感染。是病原体进入宫腔并进一步入侵输卵管、盆腔、腹腔的主要原因。

(2)产程延长、滞产、多次反复的肛查和阴道检查增加了病原体入侵机会。

(3)剖宫产操作中无菌措施不严格、子宫切口缝合不当,导致子宫内膜炎的发生率为阴道分娩的20倍,并伴随严重的腹壁切口感染,尤以分枝杆菌所致者为甚。

(4)产程中宫内仪器使用不当或使用次数过多、使用时间过长,如宫内胎儿心电监护、胎儿头皮血采集等,将阴道及宫颈的病原体直接带入宫腔而感染。宫内监护超过8小时者,产褥病率可达71%。

(5)各种产科手术操作(产钳助产、胎头吸引术、臀牵引等),以及产道损伤、产前产后出血、宫腔填塞纱布、产道异物、胎盘残留等,均为产褥感染的诱因。

二、分型及临床表现

发热、腹痛和异常恶露是最主要的临床表现。由于机体抵抗力不同,炎症反应程度、范围和部位的不同,临床表现有所不同。根据感染发生的部位可将产褥感染分为以下几种类型。

(一)急性外阴、阴道、宫颈炎

此常由于分娩时会阴损伤或手术产、孕前有外阴阴道炎者而诱发,表现为局部灼热、坠痛、肿胀,炎性分泌物刺激尿道可出现尿痛、尿频、尿急。会阴切口或裂伤处缝线嵌入肿胀组织内,针孔流脓。阴道与宫颈感染者其黏膜充血、水肿、溃疡、化脓,日久可致阴道粘连甚至闭锁。病变局限者,一般体温不超过38℃,病情发展可向上或宫旁组织,导致盆腔结缔组织炎。

(二)剖宫产腹部切口、子宫切口感染

剖宫产术后腹部切口的感染多发生于术后3~5天,局部红肿、触痛。组织侵入有明显硬结,并有浑浊液体渗出,伴有脂肪液化者其渗出液可呈黄色浮油状,严重患者组织坏死,切口部分或全层裂开,伴有体温明显升高,超过38℃。Soper报道剖宫产术后的持续发热主要为腹部切口的感染,尤其是普通抗生素治疗无效者。

据报道,3.97%的剖宫产术患者有切口感染、愈合不良,常见的原因有合并糖尿病、妊娠期高血压疾病、贫血等。剖宫产术后子宫切口感染者则表现为持续发热,早期低热多见,伴有阴道出血增多,甚至晚期产后大出血,子宫切口缝合过紧过密是其因素之一。妇检子宫复旧不良、子宫切口处压痛明显,B超检查显示子宫切口处隆起呈混合性包块,边界模糊,可伴有宫腔积液(血),彩色多普勒超声检查显示有子宫动脉血流阻力异常。

(三)急性子宫内膜炎、子宫肌炎

此为产褥感染最常见的类型,由病原体经胎盘剥离而侵犯至蜕膜所致者为子宫内膜炎,侵及子宫肌层者为子宫肌炎,两者常互相伴随。临床表现为产后3~4天开始出现低热,下腹疼痛及压痛,恶露增多且有异味,如早期不能控制,病情加重,出现寒战、高热、头痛、心率加快、白细胞及中性粒细胞增高,有时因下腹部压痛不明显及恶露不一定多而容易误诊。Figucroa报道急性子宫内膜炎的患者100%有发热,61.6%其恶露有恶臭,60%患者子宫压痛明显。最常培养分离出的病原体主要有溶血性葡萄球菌、大肠埃希菌、链球菌等。当炎症波及子宫肌壁时,恶露反而减少,异味亦明显减轻,容易误认为病情好转。感染逐渐发展可于肌壁间形成多发性小脓肿,B超检查显示子宫增大复旧不良、肌层回声不均,并可见小液性暗区,边界不清。如继续发展。可导致败血症甚至死亡。

(四)急性盆腔结缔组织炎、急性输卵管炎

此多继发于子宫内膜炎或宫颈深度裂伤,病原体通过淋巴道或血行侵及宫旁组织,并延及输卵管及其系膜。临床表现主要为一侧或双侧下腹持续性剧痛,妇检或肛查可触及宫旁组织增厚或有边界不清的实质性包块,压痛明显,常常伴有寒战和高热。炎症可在子宫直肠聚积聚形成盆腔脓肿,如脓肿破溃则向上播散至腹腔。如侵及整个盆腔,使整个盆腔增厚呈巨大包块状,不能辨别其内各器官,整个盆腔似乎被冻结,称为"冰冻骨盆"。

(五)急性盆腔腹膜炎、弥散性腹膜炎

炎症扩散至子宫浆膜层。形成盆腔腹膜炎,继续发展为弥散性腹膜炎,出现全身中毒症状:高热、寒战、恶心、呕吐、腹胀、下腹剧痛,体检时下腹明显压痛、反跳痛。产妇因产后腹壁松弛,腹肌紧张多不明显。腹膜炎性渗出及纤维素沉积可引起肠粘连,常在直肠子宫陷凹形成局限性脓肿,刺激肠管和膀胱导致腹泻、里急后重及排尿异常。病情不能彻底控制者可发展为慢性盆腔炎。

(六)血栓性静脉炎

细菌分泌肝素酶分解肝素导致高凝状态,加之炎症造成的血流淤滞静脉脉壁损伤,尤其是厌氧菌和类杆菌造成的感染极易导致血栓性静脉炎。可累及卵巢静脉、子宫静脉、髂内静脉、髂总静脉及下腔静脉,病变常为单侧性,患者多在产后1~2周,继子宫内膜炎之后出现寒战、高热、反复发作,持续数周,不易与盆腔结缔组织炎鉴别。下肢血栓性静脉炎者:病变多位于一侧股静脉和腘静脉及大隐静脉,表现为弛张热、下肢持续性疼痛、局部静脉压痛或触及硬索状包块,血液循环受阻,下肢水肿,皮肤发白,称为股白肿。可通过彩色多普勒超声血流显像检测确诊。

(七)脓毒血症及败血症

病情加剧则细菌进入血液循环引起脓毒血症、败血症,尤其是当感染血栓脱落时,可致肺、脑、肾脓肿或栓塞死亡。

三、处理原则

治疗原则是抗感染。辅以整体护理、局部病灶处理、手术或中医中药治疗。

(一)支持疗法

纠正贫血与电解质紊乱,增强免疫力。半卧位以利脓液流于陶氏腔,使之局限化。进食高蛋白、易消化的食物,多饮水,补充维生素,纠正贫血和水、电解质紊乱。发热者以物理退热方法为主,高热者酌情给予50~100 mg双氯芬酸栓塞肛门退热,一般不使用安替比林退热,以免体温

不升。重症患者应少量多次输新鲜血或血浆、清蛋白,以提高机体免疫力。

(二)清除宫腔残留物

有宫腔残留者应予以清宫,对外阴或腹壁切口感染者可采用物理治疗,如红外线或超短波局部照射,有脓肿者应切开引流,盆腔脓肿者行阴道后穹隆穿刺或切肿引流,并取分泌物培养及药物敏感试验。严重的子宫感染,经积极的抗感染治疗无效,病情继续扩展恶化者,尤其是出现败血症、脓毒血症者,应果断及时地行子宫全切术或子宫次全切除术,以清除感染源,拯救患者的生命。

(三)抗生素的应用

应注意需氧菌与厌氧菌以及耐药菌株的问题。感染严重者。首选广谱高效抗生素,如青霉素、氨苄阿林、头孢类或喹喏酮类抗生素等,必要时进行细菌培养及药物敏感试验,并应用相应的有效抗生素。可短期加用肾上腺糖皮质激素,提高机体应激能力。

(四)活血化瘀

血栓性静脉炎者产后在抗感染同时,加用肝素 48~72 小时,即肝素 50 mg 加 5% 葡萄糖溶液静脉滴注,6~8 小时一次,体温下降后改为每天 2 次,维持 4~7 天,并口服双香豆素、双嘧达莫(潘生丁)等。也可用活血化瘀中药及溶栓类药物治疗。若化脓性血栓不断扩散,可考虑结扎卵巢静脉、髂内静脉等,或切开病变静脉直接取栓。

（韦翠玲）

第二节　产褥期抑郁症

产褥期抑郁症又称产后抑郁症,是指产妇在分娩后出现抑郁症状,是产褥期精神综合征中最常见的一种类型。易激惹、恐怖、焦虑、沮丧和对自身及婴儿健康过度担忧,常失去生活自理及照料婴儿的能力,有时还会陷入错乱或嗜睡状态。多于产后 2 周发病,于产后 4~6 周症状明显,既往无精神障碍史。有关其发生率,国内研究资料多为 10%~18%,国外资料高达 30% 以上。

一、病因

与生理、心理及社会因素密切相关。其中,B 型血性格、年龄偏小、独生子女、不良妊娠结局对产妇的抑郁情绪影响很大。此外,与缺乏妊娠、分娩及小儿喂养常识也有一定关系。

(一)社会因素

家庭对婴儿性别的敏感,以及孕期发生不良生活事件越多,越容易患产褥期抑郁症。孕期、分娩前后诸如孕期工作压力大、失业、夫妻分离、亲人病丧等生活事件的发生,以及产后体形改变,都是患病的重要诱因。产后遭到家庭和社会的冷漠,缺乏帮助与支持,也是致病的危险因素。

(二)遗传因素

遗传因素是精神障碍的潜在因素。有精神病家族史,特别是有家族抑郁症病史的产妇。产褥期抑郁症的发病率高。在过去有情感性障碍的病史、经前抑郁症史等均可引起该病。

(三)心理因素

由于分娩带来的疼痛与不适使产妇感到紧张恐惧,出现滞产、难产时,产妇的心理准备不充分,紧张、恐惧的程度增加,导致躯体和心理的应激增强,从而诱发产褥期抑郁症的发生。

二、临床表现

心情沮丧、情绪低落,易激惹、恐怖、焦虑,对自身及婴儿健康过度担忧,失去生活自理及照料婴儿能力,有时还会出现嗜睡、思维障碍、迫害妄想,甚至伤婴或出现自杀行为。

三、诊断标准

产褥期抑郁症至今尚无统一的诊断标准。美国精神病学会(1994)在。精神疾病的诊断与统计手册。一书中,制定了产褥期抑郁症的诊断标准。在产后 2 周内出现下列 5 条或 5 条以上的症状,必须具备①②两条:①情绪抑郁;②对全部或多数活动明显缺乏兴趣或愉悦;③体重显著下降或增加;④失眠或睡眠过度;⑤精神运动性兴奋或阻滞;⑥疲劳或乏力;⑦遇事皆感毫无意义或自罪感;⑧思维力减退或注意力溃散;⑨反复出现死亡想法。

四、处理原则

产褥期抑郁症通常需要治疗,包括心理治疗和药物治疗。

(一)心理治疗

通过心理咨询,以解除致病的心理因素(如婚姻关系不良、想生男孩却生女孩、既往有精神障碍史等)。对产褥妇多加关心和无微不至的照顾,尽量调整好家庭中的各种关系,指导其养成良好睡眠习惯。

(二)药物治疗

应用抗抑郁症药,主要是选择 5-羟色胺再吸收抑制剂、三环类抗抑郁药等,例如帕罗西汀以 20 mg/d 为开始剂量,逐渐增至 50 mg/d 口服;舍曲林以 50 mg/d 为开始剂量,逐渐增至 200 mg/d口服;氟西汀以 20 mg/d 为开始剂量,逐渐增至 80 mg/d 口服;5 mg/d 阿米替林以 50 mg/d为开始剂量,逐渐增至 150 mg/d 口服等。这类药物优点为不进入乳汁中,故可用于产褥期抑郁症。

(三)BN-脑神经平衡疗法

世界精神病学协会(WPA)、亚洲睡眠研究会(ASRS)、抑郁症防治国际委员会(PTD)、中国红十字会全国精神障碍疾病预防协会、广州海军医院精神病治疗中心宣布,治疗精神疾病技术的新突破:BN-脑神经介入平衡疗法为精神科领域治疗权威技术正式在广州海军医院启动。BN-脑神经介入平衡疗法引进当今世界最为先进的脑神经递质检测技术,打破了传统的诊疗手段,采用全球最尖端测量设备,结合 BN-脑神经介入平衡疗法开创精神科领域检测治疗新标准。

五、预防

(一)加强对孕妇的精神关怀

利用孕妇学校等多种渠道普及有关妊娠、分娩常识,减轻孕妇妊娠、分娩的紧张、恐惧心情,完善自我保健。

(二)运用医学心理学、社会学知识

对孕妇在分娩过程中,多关心和爱护,对于预防产褥期抑郁症行积极意义。

(韦翠玲)

第三节　产褥期中暑

中暑是一组在高温环境中发生的急性疾病,它包括热射病、热痉挛及热衰竭三型。其中以热射病最为常见。产妇在高温闷热环境下体内积热不能散发引起中枢性体温调节功能障碍的急性热病,表现为高热、水、电解质紊乱、循环衰竭和神经系统功能损害等而发生中暑表现者为产褥期中暑。

一、病因及发病机制

产后,产妇在妊娠期内积存的大量液体需排出,部分通过尿液,部分通过汗腺排出;在产褥期,体内的代谢旺盛,必然产热,汗的排出及挥发也是一种散热方式,因此,产妇在产后的数天内都有多尿、多汗的表现。夏日里产妇更是大汗淋漓,衣服常为汗液浸湿。所以在产褥期,对产妇的科学调养方式应该是将产妇安置在房间宽大,通风良好的环境中,衣着短而薄,以利汗液的挥发。当外界气温超过35℃时,机体靠汗液蒸发散热。而汗液蒸发需要空气流通才能实现。但旧风俗习惯怕产妇"受风"而要求关门闭窗,妇女在分娩后,即将头部缠上白布,身着长袖衣服、长裤,并全身覆以棉被,门窗紧闭,俗称"避风寒",以免以后留下风湿疾病,如时值夏日,高温季节,湿度大,而住房狭小,室内气温极高,则产妇体表汗液无法散发,体温急骤升高,体温调节中枢失控,心功能减退,心排血量减少,中心静脉压升高,汗腺功能衰竭,水和电解质紊乱,体温更进一步升高,而成为恶性循环,当体液高达42℃以上时可使蛋白变性,时间一长病变常趋于不可逆性,即使经抢救存活,常留有神经系统的后遗症。

二、临床表现

(一)先驱症状
全身软弱、疲乏、头昏、恶心、胸闷、心悸、出汗较多。

(二)典型症状
面色潮红、剧烈头痛、恶心、呕吐、胸闷加重、脉搏细数、血压下降。严重者体温继续上升常在40℃以上,有时高达42℃,甚至超越常规体温表的最高水平。继而谵妄、昏迷,抽搐。皮肤温度极高,但干燥无汗。如不及时抢救,数小时即可因呼吸循环衰竭死亡。

(三)诊断
发病时间常在极端高温季节,患者家庭环境及衣着情况均有助于诊断,其高热、谵妄及昏迷、无汗为产褥期中暑的典型表现。本病须与产后子痫、产褥感染作鉴别诊断,而且产褥感染的产妇可以发生产褥中暑,产褥中暑的患者又可以并发产褥感染。

(四)预防及治疗
预防产前宣教时应告诉孕妇,产后的居室宜宽大、通风良好,有一定的降温设备,其衣着宜宽松,气温高时要多饮水,产褥期中暑是完全可以预防的。

三、治疗

产褥期中暑治疗原则是迅速降温、纠正水、电解质与酸碱紊乱、积极防治休克。

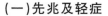

（一）先兆及轻症

如有头昏、头痛、口渴、多汗、疲乏、面色潮红、脉率快、出汗多、体温升高至 38 ℃,首先应迅速降温,置患者于室温 25 ℃或以下的房间中,同时采用物理降温,在额部、二侧颈、腋窝、腹股沟、腘窝部有浅表大血管经过处置冰袋,全身可用酒精擦浴、散风,同时注意水和电解质的平衡,适时补液及给予镇静剂。

（二）重症

1.物理降温

体温 40 ℃或以上,出现痉挛、谵妄、昏迷、无汗的患者,为达到迅速降温的目的,可将患者躺在恒温毯上,按摩四肢皮肤、使皮肤血管扩张、加速血液循环以散热,降温过程中以肛表测体温,为肛温已降至 38.5 ℃,即将患者置于室温 25 ℃的房间内,用冰袋置于前面以述的颈、腋窝、腹股沟部继续降温。

2.药物降温

氯丙嗪是首选的良药,它有调节体温中枢、扩张血管、加速散热、松弛肌肉、减少震颤、降低器官的代谢和氧消耗量的功能,防止身体产热过多。剂量为 25～50 mg 加入生理盐水 500 mL 补液中静脉滴注 1～2 小时,用药时需动态观察血压,4～6 小时可重复一次。情况紧急时可将氯丙嗪 25 mg 或异丙嗪25 mg 溶于 5％生理盐水 100～200 mL 中于 10～20 分钟滴入。降温过程中应加强护理,注意体温、血压、心脏情况,一待肛温降至 38 ℃左右时,应即停止降温。

3.对症治疗

（1）积极纠正水、电解质紊乱,24 小时补液量控制在 2 000～3 000 mL,并注意补充钾、钠盐。

（2）抽搐者可用地西泮。

（3）血压下降者用升压药物,一般用多巴胺及阿拉明。

（4）疑有脑水肿者,用甘露醇脱水。

（5）有心力衰竭者,可用快速洋地黄类药物,如毛花苷 C。

（6）有急性肾衰竭者,在适度时机用血透。

（7）肾上腺皮质激素有助于治疗脑水肿及肺水肿,并可减轻热辐射对机体的应激和组织反应,但用量不宜过大。

（8）预防感染:患者在产褥期易有产褥感染,同时易并发肺部其他感染,可用抗生素预防。

（9）重症产褥期中暑抢救时间可以长达 1～2 个月或更多,有时需用辅助呼吸,故需有长期抢救的思想准备。

4.预后

有先兆症状及轻症者、预后良好,重症者则有可能死亡,特别是体温达 42 ℃以上伴有昏迷者,存活后亦可能伴有神经系统损害的后遗症。

（吴琼琼）

第四节　晚期产后出血

晚期产后出血是指分娩 24 小时后,在产褥期内发生的子宫大量出血。产后 1～2 周发病最常见,亦有迟至产后 6 周发病,又称产褥期出血。晚期产后出血发生率的高低与各地产前保健及产科质量水平密切相关。近年来,随着各地剖宫率的升高,晚期产后出血的发生率有上升趋势。

一、病因

(一)胎盘、胎膜残留

是最晚期产后出血常见的病因,多发生于产后 10 天左右。黏附在子宫腔内的小块胎盘组织发生变性、坏死、机化,可形成胎盘息肉。当坏死组织脱落时,基底部血管开放,引起大量出血。

(二)蜕膜残留

产后 1 周内正常蜕膜脱落并随恶露排出,若蜕膜剥离不全或剥离后长时间残留在宫腔内诱发子宫内膜炎症,影响子宫复旧,可引起晚期产后出血。

(三)子宫胎盘附着部位复旧不全

胎盘娩出后,子宫胎盘附着部位即刻缩小,可有血栓形成,随着血栓机化,可出现玻璃样变,血管上皮增厚,管腔变窄、堵塞,胎盘附着部位边缘有内膜向内生长,内膜逐渐修复,此过程需6～8 周。如果胎盘附着面复旧不全,可使血栓脱落,血窦重新开放,导致子宫大量出血。

(四)感染

以子宫内膜炎为多见,炎症可引起胎盘附着面复旧不全及子宫收缩不佳,导致子宫大量出血。

(五)剖宫产术后

子宫切口裂开多见于子宫下段剖宫产横切口两侧端,其主要原因有感染与伤口愈合不良。

(六)其他

妊娠合并凝血功能障碍性疾病;胎盘部位滋养细胞肿瘤、子宫黏膜下肌瘤、子宫内膜息肉、宫腔内异物、宫颈糜烂、宫颈恶性肿瘤等均可能引起晚期产后出血。诊断依靠妇科检查血或尿HCG 测定、X 线或 CT 检查、B 型超声检查及宫腔刮出物病理检查等。

二、临床表现

产后出血的主要临床表现为阴道流血过多,产后 24 小时内流血量超过 500 mL,继发出血性休克及易于发生感染。随病因的不同,其临床表现亦有差异。

(一)阴道流血

胎盘胎膜残留、蜕膜残留表现为血性恶露持续时间延长,以后反复出血或突然大量流血。检查发现以下情况。①子宫复旧不全:宫口松弛,有时可触及残留组织。②子宫胎盘附着面感染或复旧不全:表现为突然大量阴道流血,检查发现子宫大而软、宫口松弛,阴道及宫口有血块堵塞。③剖宫产术后:子宫伤口裂开多发生于术后 2～3 周,出现大量阴道流血,甚至引起休克。

(二)腹痛和发热

常合并感染,伴有恶露增加,有恶臭。

(三)全身症状

继发性贫血,甚至出现失血性休克而危及生命。

三、处理原则

针对不同出血原因引起的产后出血,采取以下相应的措施。

（一）少量或中等量阴道流血

应给予足量广谱抗生素及子宫收缩剂。

（二）疑有胎盘、胎膜、蜕膜残留或胎盘附着部位复旧不全者

应行刮宫术。刮宫前做好备血，建立静脉通路及开腹手术准备，刮出物送病理检查，以明确诊断。刮宫后应继续给予抗生素及子宫收缩剂。

（三）疑有剖宫产后子宫切口裂开

仅少量阴道流血可先住院给予广谱抗生素及支持疗法，密切观察病情变化；若阴道流血多量，可做剖腹探查；若切口周围组织坏死范围小，炎症反应轻微，可做清创缝合及髂内动脉、子宫动脉结扎止血或行髂内动脉栓塞术；若组织坏死范围大，酌情做子宫次全切除术或子宫全切术。

（吴琼琼）

第十六章

妇产科疾病的中西医结合治疗

第一节　阴道炎的中西医结合治疗

正常健康妇女的阴道虽有各种细菌存在,但由于有乳酸杆菌维持阴道酸性及正常的阴道分泌物,使阴道本身具有自净作用。这种环境遭遇各种因素破坏时,则导致阴道炎。单纯阴道炎虽不是引起不孕的主要原因,但如合并宫颈炎即可使宫颈黏液的性状发生改变,影响精子活力而导致不孕。

本病与中医"带下病""阴痒"类似。

一、发病机制

引起阴道炎症的病原体有大肠埃希菌、葡萄球菌、链球菌、淋菌、霉菌、滴虫等。实验证明滴虫等感染后阴道分泌物的 pH 比正常者高,霉菌感染后阴道分泌物的 pH 比正常者低,但对精子的活动力影响并不明显。寄生于体内的大肠埃希菌有凝集精子的作用,但达到何种程度才能使精子失活,尚不能确定。阴道炎症时分泌物过多,可稀释射入精液的浓度,亦不利于精子穿透宫颈黏液上行。阴道炎常伴有宫颈炎,使宫颈黏液性状发生改变,从而影响精子活力。

中医认为阴道炎多为湿邪致病,湿有内外之别。外湿指外感湿热虫,内湿多责之于肝、脾、肾功能失调。肝藏血,主筋,肝脉绕阴器;肾藏精,主前后二阴,外阴、阴道为经络丛集之处,宗筋聚集之处,冲任与足三阴经均循此而过,若如摄生不洁,或久居湿地,或因手术损伤,湿邪虫侵入阴部,或肝经湿热下注,蕴结阴器,均可致湿热为患,若脾失健运,湿邪流注下焦,伤及任带,或肾虚下元亏损,封藏失职,阴液滑脱,或肝肾不足,精血亏损,生风化燥,阴部肌肤失养,发为虚性病证。无论虚实均因脏腑功能失调、湿热虫而致不孕。

二、临床表现

(1)阴道分泌物增多,呈脓性或浆液性或血性。

(2)外阴瘙痒,阴道灼热坠胀,性交痛。

(3)分泌物刺激尿道口出现尿频、尿痛,小腹部不适,或全身乏力。

三、诊断与检查

(一)体格检查

妇科检查可见阴道黏膜充血,阴道及宫颈肿胀、潮红,分泌物量多,其性状或为脓性,或为米泔水样,或乳酪状,外阴时见抓痕。

(二)阴道分泌物检查

检查可见病原菌、滴虫、霉菌等。

四、鉴别诊断

(一)白淫

《素问·痿论》云:"思想无穷,所愿不得,意淫于外,入房太甚,宗筋弛纵,发为筋痿,及为白淫"。女子骤然从阴道流出白色液体,古称白淫,与带下病之阴中绵绵而下白物,无有休止的症状不同。

(二)白浊

白浊指由尿窍流出的秽浊如米泔的一种疾病,夹有血者为赤白浊,全血者称红浊。多随溲而下,小便时或淋涩作痛。白带出于阴户,白浊出于尿窍,所以不难鉴别。

(三)漏下

漏下为月经紊乱的出血,下血淋漓不断,质不黏滑。赤带则黏滑而带血色,与月经周期、经期无关。不过,若赤带与漏下并病则较难鉴别,应详问病史及根据各病特点进行观察,结合有关检查以明确诊断。

五、治疗

(一)中医治疗

1.辨证论治

(1)湿热下注。

主证:带下量多,色黄或黄白相兼,质黏稠如脓或质稀如米泔水或如乳酪状,有臭气,外阴瘙痒。心烦易怒,胸胁胀痛,口干口苦不欲饮。舌红,苔黄腻,脉弦数。

治法:清热利湿,杀虫止痒。

方药:萆薢渗湿汤加减。

萆薢 10 g,苡仁 10 g,黄柏 10 g,赤茯苓 10 g,丹皮 6 g,泽泻 12 g,通草 6 g,滑石 15 g,苍术 10 g,苦参 10 g,白鲜皮 10 g,鹤虱 10 g。

方解:方中萆薢、黄柏清利湿热,苍术、苡仁健脾化湿,泽泻、通草、赤茯苓、滑石利湿通淋,丹皮清热凉血,鹤虱、苦参、白鲜皮杀虫止痒。

(2)脾虚湿盛。

主证:带下色白或淡黄,质黏稠,绵绵不断状(滴虫性)或呈糊状(霉菌性)无秽气。面色㿠白或萎黄,四肢不温,精神疲倦,纳少便溏。舌淡红,苔薄腻,脉缓弱。

治法:健脾益气,升阳除湿。

方药:完带汤加减。

白术 20 g,党参 10 g,山药 20 g,苍术 10 g,白芍 10 g,陈皮 10 g,柴胡 10 g,黑芥穗 10 g,车前

子(包)10 g,芡实 10 g。

方解:方中重用白术、山药以健脾束带;党参、甘草补气扶中;苍术燥湿健脾;柴胡、白芍、陈皮疏肝解郁,理气升阳;车前子利水除湿;黑芥穗入血分祛风胜湿;芡实健脾止带;柴胡与芥穗还有升阳之效,又与白芍为伍而调肝柔肝,防其侮脾。全方有治有防,脾、胃、肝三经同调。

(3)肾阳虚弱。

主证:白带清冷量多,质稀薄,终日淋漓不断。腰酸如折,小腹冷感,小便清长,大便溏薄。舌淡苔薄白,脉沉迟。

治法:温肾培元,固涩止带。

方药:内补丸加减。

菟丝子 15 g,补骨脂 10 g,桑螵蛸 15 g,潼蒺藜 10 g,黄芪 15 g,鹿茸 10 g,熟附子 6 g,肉豆蔻 10 g,白术 10 g,仙灵脾 12 g,山药 10 g,炙甘草 6 g。

方解:鹿茸、补骨脂温肾阳,生精髓,益血脉;菟丝子补肝肾,固任脉;黄芪、山药、白术、炙甘草健脾益气;熟附子、仙灵脾温补命火;潼蒺藜温肾止腰痛;桑螵蛸、肉豆蔻收涩固精。

(4)肾阴不足。

主证:带下量少色黄或赤白,质稍黏无臭,阴部干涩,灼热瘙痒。头昏目眩或面部烘热,五心烦热,失眠多梦,便艰尿黄。舌红少苔,脉细略数。

治法:益肾滋阴,清热止带。

方药:知柏地黄汤加味。

知母 6 g,黄柏 6 g,生地黄 10 g,山药 10 g,山萸肉 10 g,丹皮 10 g,茯苓 10 g,泽泻 10 g,芡实 10 g,金樱子 10 g,当归 10 g,白鲜皮 10 g,制首乌 10 g。

方解:知柏地黄汤为滋肾清利的代表方,加芡实、金樱子补肾固涩止带,当归、制首乌养血祛风,白鲜皮止痒。

2.中成药

(1)当归龙荟丸:每次 6～9 g,2 次/天。适用于肝经实火型阴道炎。

(2)妇科止带片:每次 5 片,3 次/天。适用于湿热蕴结型阴道炎。

(3)知柏地黄丸:每次 8 丸,3 次/天。适用于肝肾阴虚型阴道炎,或老年性阴道炎。

(4)苦芩栓:每晚 1 粒,纳入阴道。适用于湿热蕴结型阴道炎。

(5)子宫丸:每晚 1 锭,纳入阴道深处,每周 2 次,4 次为 1 个疗程,未愈可继续第 2～3 疗程。适用于瘀血夹湿热型滴虫性阴道炎。

(6)白带丸:每次 1 丸,每天 2 次。适用于脾虚湿毒型阴道炎。

(7)妇宁栓:每晚临睡前洗净阴道,将 1 枚栓纳入阴道深部,并用无菌棉球放入阴道口,以防药液外流。适用于湿热蕴结型阴道炎。

3.外治疗法

(1)苦参、百部、蛇床子、地肤子、白鲜皮各 20 g,石榴皮、黄柏、紫槿皮、明矾各 15 g。水煎,滤去渣,熏洗阴道。每天 1 剂,每天 2 次,每次 20 分钟,7 天为 1 个疗程。

(2)苦参、蛇床子各 30 g,百部、木槿皮、黄柏、花椒、地肤子各 15 g,龙胆草 20 g。加水浓煎,滤去渣,熏洗阴道。每天 1 剂,每天 2 次,每次 20 分钟,7 天为 1 个疗程。适用于湿热下注型阴道炎。

(3)蛇床子、苦参、百部、木槿皮各 15 g,黄柏 10 g,地肤子 15 g,明矾 10 g。加水浓煎,熏洗阴道。每天 1 剂,每天 1～2 次,每次 30 分钟,6 天为 1 个疗程。适用于滴虫或霉菌性阴道炎。

(4)蛇床子、五倍子、黄柏、川椒、苦参、白鲜皮、木槿皮、百部、地肤子、胡麻各 15 g,雄黄 20 g,土茯苓 12 g,白矾 10 g,冰片 10 g。加水浓煎,滤去渣,冲洗阴道。每天 1 剂,每天 1 次,7 天为 1 个疗程。适用于湿热下注型阴道炎。

(5)黄柏、土茯苓、苦参、蛇床子、乌梅、苦楝根皮、百部、地肤子、土槿皮、儿茶各等份。共为粗末,每次取粗末 40 g 置盆内,开水冲,纱布滤渣,趁热坐盆上熏洗。每天 1 次,连用 10 天为 1 个疗程。适用于霉菌性阴道炎。

(6)鸦胆子仁 40 粒,打碎加水浓煎取液 40 mL,灌洗阴道,每天1次。适用于阿米巴原虫性阴道炎。

(7)蛤粉 20 g,冰片、雄黄各 5 g,研细末,用菜油调匀,涂阴道壁,每天 1 次。适用于霉菌性阴道炎。

(8)墓头回 60 g,白芷 9 g,藁本 5 g。研细末过筛,高压消毒。过氧化氢冲洗阴道壁及穹隆部,然后扑撒药粉,每次上药 0.8 g,每天1次,10 次为 1 个疗程。适用于滴虫性阴道炎。

(9)黄柏、青黛、蒲黄、甘草、雄黄、龙胆草、薄荷各 3 g,石膏 30 g,冰片 12 g。共研细末,清洁阴道后喷撒药粉少许于阴道及外阴。隔天 1 次,3 次为 1 个疗程。适用于单纯性阴道炎和外阴炎。

(10)蛇床子 60 g,苦芩、桃仁、雄黄各 30 g,枯矾 15 g。桃仁捣如泥,余药研末,共和做成橄榄形栓剂。每晚洗净后纳入阴道,连用7 天为 1 个疗程。适用于滴虫性阴道炎。

(11)苦参蛇床洗方。

组成:苦参 30 g,川椒、白鲜皮各 10 g,黄柏 15 g,百部、蛇床子各 20 g。

加减:滴虫性阴道炎加苦楝皮、仙鹤草各 15 g,石榴皮、五倍子各 10 g,猪胆汁 10 mL 或食醋 20 mL(另兑);霉菌性阴道炎加白头翁、鹤虱各 15 g,皂角 30 g,土槿皮 20 g,艾叶 5 g;淋菌性阴道炎加大枫子10～20 g,鸦胆子、土茯苓各 20 g,金钱草 15 g,轻粉 2 g(冲用),大蒜汁 5～10 mL另兑;细菌性阴道炎加天葵子 20 g,蒲公英、野菊花、夏枯草各 10 g,青黛 30 g(另冲);外阴溃疡熏洗后用冰硼散或六神丸研末撒于溃疡面。

用法:上药加水适量,煎 30 分钟,取药液 500 mL,趁热先熏后洗,已婚者用带尾棉球或纱布浸汁塞入阴道,未婚者可用特制棉签浸药液入阴道,抬高臀部,30 分钟后取出。若外阴有溃疡者,熏洗后用冰硼散或六神丸研末撒于溃疡面。病重者每天早晚各 1 次,轻者睡前 1 次。全身症状明显者加辨证治疗:心脾两虚用完带汤加减,湿热下注用止带丸加减,肝郁脾虚用逍遥散加减,肝肾阴虚用麦味地黄丸加减,湿毒蕴结用龙胆泻肝汤加减。全身症状不明显,单一用局部治疗。7～10 天为 1 个疗程,一般用 1～3 个疗程。

适应证:适用于各种阴道炎。

(12)三黄药膜。

组成:黄芩、黄连、黄柏各等量。

用法:上药研细末,取 3 g,羧甲基纤维素钠 4.5 g,甘油 5 mL,蒸馏水 250 mL,制成面积为 30cm×35cm 的药膜 2 块。每次取 1 块,塞入阴道深处,1 次/天。月经期停用。

适应证:适用于阴道炎。

(13)麦饭石。

组成:麦饭石。

用法:将颗粒状麦饭石洗净,按 1:10 比例,加清水煮沸5~7分钟,冷至 30℃ 左右,擦洗阴道,1 次/天或 2 次。症状严重者,擦洗后阴道放置该药液浸泡带尾棉球,6 小时取出。

适应证:适用于阴道炎。

(14)中药煎剂冲洗。

组成:生半夏 30 g,白矾 10 g,生南星、苏叶、菖蒲、苦参、花椒各 20 g。

用法:上药加水 1 500 mL,煎取药液 1 000 mL,每次 500 mL 用灌肠器作阴道冲洗,冲洗时间 30 分钟,2 次/天,1 周为 1 个疗程。

适应证:适用于念珠菌性阴道炎。

(15)微波加中西药:将制霉菌素片研磨成粉末状,用避孕套将微波治疗仪的阴道探头套上,将咪康唑软膏分别与制霉菌素粉混合涂在探头上,患者取截石位,以 4% 碳酸氢钠冲洗阴道后,将探头放入阴道,控制微波治疗仪功率在 10~20 W,治疗 20 分钟,取出探头。微波治疗完毕,以中药外洗方(苦参、百部各 30 g,黄柏、白鲜皮、蒲公英各 20 g)熏洗坐浴,1 次/天,每次 10~15 分钟。7 天为 1 个疗程。适用于霉菌性阴道炎。

4.针灸推拿

(1)毫针Ⅰ。

取穴:气海、曲骨、归来、风市、太冲。

操作:前 3 穴向下斜刺或直刺 1.0 寸捻转法,使针感向外阴传导。后 2 穴均直刺 0.5~1 寸,平补平泻。适用于湿热型阴道炎。

(2)毫针Ⅱ。

取穴:气海、归来、复溜、太溪、阴陵泉。

操作:气海、归来直刺 1~1.5 寸,捻转泻法,使针感向外阴放射。适用于湿热下注型阴道炎。

(3)耳针Ⅰ。

取穴:外生殖器、肝、肾、肾上腺、三焦、耳背静脉。

操作:急性期用毫针中等刺激,耳背静脉放血,1 次/天。慢性期用埋豆法,每周 2~3 次。

(4)耳针Ⅱ。

取穴:子宫、内分泌、三焦、肾、膀胱。

操作:毫针直刺,中等刺激,留针约 15 分钟,留针期捻针 2 次。1 次/天,10 次为 1 个疗程。

(5)耳针Ⅲ。

取穴:神门、内分泌、肝胆、皮质下、外生殖器、三焦。

操作:毫针中等刺激,每次选 4~5 穴,1 次/天。耳穴埋针法,每次选 3~4 穴,隔天 1 次。适用于湿热型阴道炎。

(6)电针。

取穴:曲骨、太冲、归来、阴陵泉、气海、阳陵泉。

操作:每次选用 1 组密波,中等度刺激,通电 20 分钟。1 次/天。适用于阴道炎。

(7)皮肤针。

取穴:下腹部、腹股沟、期门、三阴交、隐白。

操作:中度刺激,反复叩刺 5 遍。1 次/天,7 天为 1 个疗程。适用于慢性阴道炎。

(8)穴位注射。

取穴:曲骨、中极、关元、足三里、三阴交。

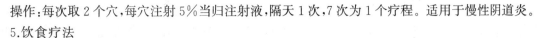

操作:每次取 2 个穴,每穴注射 5%当归注射液,隔天 1 次,7 次为 1 个疗程。适用于慢性阴道炎。

5.饮食疗法

(1)椿根白皮汤。

组成:椿根白皮 30 g。

制作方法:煎取药汁,加入红糖适量,烊化饮服。

服法:2 次/天,1 剂/天,5 天为 1 个疗程。

适应证:适用于湿热下注型阴道炎。

(2)木棉花粥。

组成:木棉花 30 g,粳米 50 g。

制作方法:先将木棉花加水浓煎取汁,再入粳米煮成粥。

服法:当餐服食,1 剂/天,7 天为 1 个疗程。

适应证:适用于湿热下注型阴道炎。

(3)乌皮汤。

组成:乌梅 30 g,秦皮 10 g,百部 15 g。

制作方法:水煎,去渣取汁,加白糖适量烊化。

服法:1 剂/天,分次饮服,5 天为 1 个疗程。

适应证:适用于湿热下注型滴虫性阴道炎。

(4)苦贯汤。

组成:苦参 30 g,贯仲、百部各 15 g。

制作方法:加水浓煎,去渣取汁。

服法:加白糖适量烊化。1 剂/天,分次饮服,5 天为 1 个疗程。适应证:适用于阴道炎。

(5)白果薏苡仁猪肚汤。

组成:白果(去壳)10 个,生薏仁 30 g,猪肚 3 个。

制作方法:同煮汤至猪肚熟烂为度。

服法:每天服食 2～3 次,每次 1 小碗,3 天食完。

适应证:适用于脾虚型阴道炎。

(6)莲子仙茅炖乌鸡。

组成:莲子肉 50 g,仙茅 10 g,乌鸡肉 100 g。

制作方法:隔水炖 3 小时。

服法:1～2 次/天,食肉喝汤,3 天食完。

适应证:适用于脾肾两虚型阴道炎。

(7)龟苓汤。

组成:乌龟 1 只,瘦猪肉 100 g,鲜土茯苓 500 g。

制作方法:加水文火煎 3 小时。

服法:每天服食 1～2 次,3 天食完。

适应证:适用于阴虚夹湿型阴道炎。

(二)西医治疗

1.药物治疗

(1)细菌性阴道病:首选甲硝唑(灭滴灵),每次 200 mg,口服,3 次/天;局部用药,每次

400 mg,置入阴道,7 天为 1 个疗程;妊娠 3 个月内慎用。克林霉素 300 mg,口服,2 次/天,局部用 2％克林霉素膏剂,每晚 1 次,连用 7 天。此外,可用过氧化氢或 1％乳酸液、0.5％醋酸液阴道冲洗,改善阴道内环境,可提高疗效。

(2)滴虫性阴道炎:灭滴灵,每次 400 mg,口服,3 次/天,局部用药,灭滴灵 200 mg,每晚 1 片,纳入阴道深处,10 天为 1 个疗程。

(3)霉菌性阴道炎:以碱性溶液(多用 2％～4％苏打液)冲洗后,选用克霉唑栓(片)、达克宁栓剂、制霉菌素栓(片)剂、米可定阴道泡腾片中的一种,每晚 1 片(粒)塞入阴道,连用 7～10 天。亦可用 1％龙胆紫水溶液涂擦阴道,每周 3～4 次,连续 2 周。

2.其他治疗

微波治疗:采用 HF-900B 微波妇科治疗仪,患者取膀胱截石位,常规用 1％新洁尔灭液冲洗外阴、阴道后,将阴道炎治疗探头插入阴道内,胶布固定。微波功率 25～30 W,每次治疗 15 分钟,7 天为 1 个疗程。

(杨　岚)

第二节　慢性宫颈炎的中西医结合治疗

慢性宫颈炎是女性生殖器官炎症中最常见的一种疾病。由于炎症改变了宫颈黏液的性状,宫颈黏液中的白细胞和细菌,减弱精子活力,降低生育能力,而且和宫颈癌发生有一定关系。

中医无慢性宫颈炎的记载,大致与"带下病"有关。

一、发病机制

慢性宫颈炎多由急性宫颈炎转变而来,常因急性宫颈炎治疗不彻底,病原体隐藏于宫颈黏膜内形成慢性炎症,多见于分娩、流产或手术损伤宫颈后,病原体侵入而引起感染,也有无急性过程者。病原体主要为葡萄球菌、链球菌、大肠埃希菌及厌氧菌,目前沙眼衣原体、人乳头瘤样病毒及淋病奈氏菌感染引起的慢性宫颈炎日益增多,已引起注意。病原体侵入宫颈黏膜,加之宫颈黏膜皱襞多,病原体潜藏此处,感染不易彻底清除,往往形成慢性宫颈炎。宫颈鳞状上皮因炎症剥脱,由颈管柱状上皮替代,病程较长,病变程度不一,肉眼下呈多样表现。常见有宫颈糜烂、宫颈肥大、宫颈息肉、宫颈腺囊肿、宫颈管炎。

中医认为本病是由湿热蕴滞所致,日久则可累及脾肾而虚实兼夹。湿热壅滞,阻碍精卵结合,脾肾两虚更不能摄精成孕。

二、临床表现

(一)白带增多

白带增多为慢性宫颈炎的主要症状。通常为黏稠的黏液或脓性黏液,有时可带有血丝或少量血液,也可有接触性出血。白带刺激可引起外阴部不适。

(二)疼痛

当炎症沿子宫骶韧带扩散到盆壁,可有下腹部或腰骶部经常疼痛,每于月经期、排便或性生

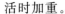

活时加重。

(三)膀胱及肠道症状

当炎症通过淋巴道播散或直接蔓延波及膀胱三角区,可出现尿频或排尿困难。有时大便时感到疼痛。

慢性宫颈炎亦可无临床症状,仅妇科检查时发现宫颈的炎症表现。

三、诊断与检查

慢性宫颈炎的症状常被其他妇科病所掩蔽,故不孕症须作常规妇科检查。

(一)体格检查

妇科检查通过阴道窥器可见宫颈有不同程度的糜烂、肥大,有时质较硬,有时可见息肉、裂伤、外翻及宫颈腺囊肿。颈管分泌脓性黏液样白带。有时需作阴道清洁度检查,本病常合并阴道炎症。

根据宫颈炎症的程度,可表现为单纯型、颗粒型和乳突型 3 种类型。根据糜烂面积占宫颈面积的比例,分为轻(1/3)、中(1/3～2/3)、重(2/3 以上)度。

(二)理化检查

1.宫颈黏液细菌培养

通过培养可了解致病的病原菌,可靠易行,但有时需作反复多次培养方可确诊。

2.宫颈刮片

宫颈糜烂与宫颈上皮内瘤样病变或早期宫颈癌从外观上难以鉴别,须常规作宫颈刮片检查及阴道镜指示下活检以明确诊断。

四、鉴别诊断

(一)急性阴道炎

急性阴道炎扩展到宫颈发生炎症者,虽阴道炎症明显,但颈管黏液仍清澈透明;而宫颈炎患者的子宫颈管外口可见脓性黏液栓。

(二)宫颈癌前病变

早期宫颈癌一般质地较硬、脆,极易出血;而宫颈糜烂较软、润滑,虽有出血倾向,仅在检查触及后在指套上染有血迹。但大多数宫颈炎的宫颈糜烂性病变与早期宫颈癌在形态上难以鉴别,应作宫颈刮片、阴道镜检查、碘试验、宫颈活检等以区别。

五、治疗

(一)中医治疗

1.辨证论治

(1)湿热下注。

主证:带下量多,色黄或黄白相兼,质稠。心烦易怒,胸胁胀痛,口苦口腻,口干不欲饮,小便黄。舌红,苔黄腻,脉弦数。检查见宫颈轻、中度糜烂。

治法:疏肝清热,利湿止带。

方药:龙胆泻肝汤加减。

龙胆草 12 g,山栀、黄芩、车前子、木通、泽泻、生地黄、当归各 10 g,柴胡 6 g,土茯苓 10 g,椿根皮 15 g,甘草 6 g。

方解:方中以龙胆草泻肝胆实火,除下焦湿热为主药;黄芩、栀子苦寒泻火,协助龙胆草以清肝胆湿热;车前子、木通、泽泻清热利湿引火下行;生地养血益阴,以补肝热伤阴;当归活血;柴胡疏畅肝胆;土茯苓、椿根皮清热利湿止带;甘草调和诸药。药理研究表明,龙胆泻肝汤具有明显而缓慢的抗炎作用,且能增强和调整机体的免疫功能。

(2)湿毒内侵。

主证:带下量多,色黄或黄绿,或赤白相兼或五色杂下,质黏腻,或如脓样,伴腥臭气。小腹胀痛,腰骶酸痛,小便短赤。舌红,苔黄糙,脉滑数。检查见宫颈重度糜烂或伴息肉。

治法:清热解毒,化湿止带。

方药:五味消毒饮加味。

银花、野菊花、蒲公英各 20 g,紫花地丁、天葵子、茯苓、泽泻各 10 g,白花蛇舌草 20 g,栀子、紫草、椿根皮各 10 g,败酱 15 g,白术 10 g。

方解:方中用银花、野菊花、蒲公英、紫花地丁、天葵子均为清热解毒之品;白花蛇舌草、败酱草既能清热解毒,又可利湿;白术、茯苓、泽泻健脾利湿;栀子泻火;紫草凉血止血;椿根皮清热利湿中兼有止血止带作用。

加减:若脾胃虚弱,正气不足者,可加黄芪以扶正托毒。

(3)脾肾两虚。

主证:带下量多,色白或淡黄,质稀,或月经不调,不孕。精神倦怠,纳少便溏,小便清长,腰膝酸软。苔白滑,脉沉弱而缓。妇科检查有宫颈糜烂,或呈乳突型。

治法:健脾温肾,除湿止带。

方药:完带汤加减。

党参 10 g,白术 20 g,山药 15 g,炙甘草 6 g,苍术 15 g,柴胡 10 g,车前子 9 g(包),黑芥穗、巴戟天各 10 g,菟丝子 20 g,补骨脂 10 g,茯苓 15 g。

方解:方中重用白术、山药以健脾束带;人参、甘草补气扶中;苍术燥湿健脾;柴胡、白芍、陈皮疏肝解郁,理气升阳;车前子利水除湿;黑芥穗入血分祛风胜湿。全方脾、胃、肝三经同治。

2.中成药

(1)龙胆泻肝丸:每次 6 g,3 次/天。适用于肝经湿热证。

(2)抗宫炎片:每次 4 片,3 次/天。适用于湿热下注证。

(3)妇科止带片:每次 5 片,3 次/天。适用于湿热证。

(5)温经白带丸:每次 9 g,2 次/天。适用于脾虚证。

(6)愈带丸:每次 5 粒(浓缩丸),3 次/天。适用于湿浊下注,日久化热之证。

(7)治带丸:每次 6 g,3 次/天。适用于脾肾不固证。

(8)宫糜膏:洗净阴道,拭净宫颈,敷药膏于患处。每周 3 次,7 次为 1 个疗程。适用于宫颈糜烂。

(9)妇宁栓:睡前洗净阴道后将栓剂送入阴道深部。每次 1 枚,隔天 1 次,7 次为 1 个疗程。适用于宫颈糜烂。

(10)冰硼散:先清洁局部,再喷药物于患处。隔天 1 次,7 次为 1 个疗程。适用于单纯型宫颈糜烂。

(11)双料喉风散:散剂,先清洁局部,再喷涂药物于患处。每周 2 次,7 次为 1 个疗程。适用于单纯型宫颈糜烂。

(12)白降丹:散剂,按病灶大小使用,用量宜小,须隔开正常健康组织,因本品有较强的腐蚀性。每周上药1次。适用于宫颈糜烂,宫颈息肉。

3.外治疗法

(1)黄柏64 g,轻粉13 g,蜈蚣7 g,冰片3 g,麝香0.7 g,雄黄12.3 g。上述药物研粉末和匀,清洁阴道并拭去宫颈分泌物,取药1 g撒于带线棉球上,塞于阴道深部,于第2天取出棉球。每周1~3次。适用宫颈糜烂有核异质细胞。一般宫颈糜烂者去麝香。轻粉过敏者去轻粉。

(2)治糜灵:儿茶、苦参、黄柏各25 g,枯矾20 g,冰片5 g。烘干共研成细末,过200目筛。用时取适量香油调成糊状,用带线棉球蘸药糊敷贴在清洁后的宫颈糜烂面,24小时后取出。隔2天上药1次,10次为1个疗程。适用于慢性宫颈炎。

(3)带必康:蛇床子、苦参、雄黄、枯矾、冰片、硼砂、血竭、滑石、乳香、没药、黄连、金银花、连翘、炒蒲黄、五倍子等。先将冰片、雄黄、枯矾、硼砂研为细末,余药粉碎后过100目筛,与前药混合拌匀。用虎杖液棉球(虎杖500 g,加水1500 mL浓煎,取汁1 000 mL)蘸药贴于宫颈糜烂部位。每天上药1次,7天为1个疗程。用药前先用1%新洁尔灭或0.9%盐水棉球洗净阴道和宫颈处分泌物,糜烂面用2.5%碘酒及75%酒精消毒,干棉球擦干。

(4)苦楝根、百部、射干各50 g,煎汤,趁热熏洗患处。适用于轻度慢性宫颈炎。

(5)野菊花、紫花地丁、半枝莲、丝瓜叶、蒲公英各30 g。水煎汤,熏洗坐浴,1次/天,7次为1个疗程。适用于湿热型慢性宫颈炎。

(6)虎杖、千里光、忍冬藤、野菊花、蒲公英各250 g,艾叶60 g。上药加水煎汤,每次取1/4,加温水1倍灌洗阴道,2次/天,10次为1个疗程。适用于轻度宫颈糜烂。

(7)刘寄奴60 g,败酱草、山慈菇各30 g,白花蛇舌草100 g,黄柏、苦参、金银花各30 g,蒲公英80 g。加水煎取药液1 000 mL,温度降至25℃左右时冲洗宫颈。1次/天,7次为1个疗程。适用于湿热型宫颈炎。

(8)宫颈粉。①宫颈Ⅰ号粉:黄柏、大黄、黄芩、土茯苓、苦参、煅龙骨各60 g,紫草100 g,冰片60 g,黄连50 g,研末过200目筛备用。②宫颈Ⅱ号粉:Ⅰ号粉加炉甘石100 g,乌贼骨50 g。③外阴冲洗粉:苦参200 g,蛇床子150 g,黄柏、明矾、地肤子、五倍子、艾叶、土茯苓各120 g,黄连、花椒各40 g,研末过100目筛。先用外阴冲洗粉煎汁洗阴道,暴露宫颈,用煎汁再行冲洗宫颈,用消毒棉球拭干后将药粉扑撒于宫颈糜烂面。1次/天,10次为1个疗程。宫颈Ⅰ号粉有清热燥湿,消炎解毒,活血生肌,杀虫止痒功能,适用于湿热型轻中度宫颈糜烂。宫颈Ⅱ号粉,有收涩敛疮作用,适用于湿热壅盛型重度宫颈糜烂。

(9)青黛20 g~30 g,滑石粉10 g~15 g,黄柏粉、蛇床子粉、元明粉、马鞭草粉各10 g~15 g,冰片、樟脑各1 g~2 g,磺胺粉、四环素粉各5 g~10 g。药粉合匀,月经干净后3天上药。清洁阴道及宫颈,将药粉撒于宫颈上,每次1 g,1次/天,5次为1个疗程。适用于不同程度的宫颈糜烂。

(10)蛤粉30 g,樟丹、雄黄各15 g,乳香、没药各3 g,薄荷0.6 g,钟乳石30 g。研末,香油调匀后敷患处,每次1 g,每周2~3次。适用于颗粒状宫颈糜烂。

(11)蛤粉30 g,樟丹、雄黄各15 g,乳香、没药各10 g,儿茶10 g,硼砂15 g,硇砂、薄荷各0.6 g。研成细末,香油调匀后敷患处,每次1 g,每周2~3次。适用于乳头状宫颈糜烂。

4.针灸推拿

(1)毫针Ⅰ。

取穴:关元、带脉、肾俞、照海。

加减:带下量多加大赫、气穴;腰骶酸痛加腰眼、小肠俞。

操作:采用补法,留针30分钟,1次/天,10天为1个疗程。适用于脾肾不足证。

(2)毫针Ⅱ。

取穴:①主穴:改良次髎穴(在腰骶部腰眼向内旁开一横指,用5寸长针速进针,进针后将针卧倒斜向骶尾次髎穴)。②配穴:湿毒型加带脉、行间,用泻法。

加减:湿热型加带脉、阴陵泉,平补平泻;脾虚型加足三里、三阴交,灸气海,用补法;肾虚型加肾俞、太溪,灸关元,补法。

操作:针刺改良次髎穴时,使患者感觉极度酸麻,由腰骶向前扩散,从肛门直达会阴部,方可收效。配穴常规操作,留针1小时,中间行针3～5次。隔天1次,10次为1个疗程。适用于宫颈糜烂患者。

(3)耳针。

取穴:肝、脾、盆腔、子宫、内分泌、内生殖器、三焦等耳穴。

操作:每次取3～4穴,毫针针刺,或采用埋针,耳穴贴压均可。适用于湿热下注证。

(4)电针。

取穴:关元、子宫、归来、中极、三阴交等穴。

加减:脾虚加足三里;肾虚加肾俞。

操作:每次选用2～4个穴位,上下相配接G6805电针机,疏密波,每次15分钟,隔天1次,10次为1个疗程。适用于宫颈糜烂。

(5)水针。

取穴:关元、血海、三阴交等穴。

操作:每穴注射3％～5％当归注射液0.5 mL,1次/天,10天为1个疗程。适用于脾肾不足证。

(6)穴位照射。

取穴:关元、中极、三阴交、子宫等穴。

操作:用25mW的氦氖光针。每穴照射5分钟,2次/天,10天为1个疗程。

5.饮食疗法

(1)椿根皮汤。

组成:椿根皮、红糖各30 g。

制作方法:椿根皮加水煎成浓汤,去渣,加红糖。

服法:温热饮服,1剂/天,10天为1个疗程。

适应证:适用于湿热下注证。

(2)鲫鱼汤。

组成:鲫鱼1尾,胡椒20粒。

制作方法:鲫鱼宰杀洗净,纳入胡椒煮浓汤。

服法:食鱼饮汤。

适应证:适用于脾肾不足证。

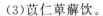

（3）苡仁萆薢饮。

组成：苡仁 30 g，萆薢 6～10 g，粳米 100 g。

制作方法：萆薢单煎取汁，与苡仁、粳米同煮为粥。

服法：温热服食，1 剂/天，10 天为 1 个疗程。

适应证：适用于湿热下注证。

（4）二仙饮。

组成：鲜藕 120 g，鲜白茅根 120 g。

制作方法：将鲜藕洗净切片，鲜白茅根洗净切碎，同煮取汁。

服法：代茶频饮，1 天数次。

适应证：适用于宫颈糜烂见赤白带下者。

（二）西医治疗

1.药物治疗

药物治疗适用于糜烂面积较小，炎症浸润较浅的病例。常用的药物为腐蚀剂。

（1）灌洗法：用 1∶5 000 高锰酸钾溶液，或 1∶1 000 新洁尔灭溶液，或 1% 醋酸溶液，或 0.5%～1% 乳酸溶液灌洗，1 次/天，经期停用。

（2）局部上药。

干扰素制剂：采用喷洒、贴敷、宫颈注射等方法。经净后开始用药。

10%～20% 重铬酸钾。操作方法：充分暴露宫颈后，于后穹隆部放一棉球，以保护阴道避免受药液腐蚀。先用棉球蘸 0.1% 新洁尔灭拭净宫颈上黏液，再以棉签蘸药液涂于糜烂面上，至出现灰白色痂膜为止，再用 75% 酒精棉球拭去多余的药液。于每次月经后治疗 1 次，共 2～3 次。

30% 硝酸银或硝酸银棒：操作步骤同前，出现白色痂膜后用生理盐水棉球拭或冲洗表面，使多余的硝酸银变成无腐蚀的氯化银。每周治疗 1 次，共 3～4 次。

Albothyl：亦是一种局部用药，是间甲酚磺酸和甲醛的缩合体制剂。对发炎和病坏组织有选择作用，使其凝结脱落，并有杀菌及收敛作用。方法：先用稀释药液拭去黏液，再用棉球蘸浓缩药液置患处 3 分钟，然后清除。隔天 1 次，共 3～5 次。继之用该药栓剂，每晚置阴道内，隔天 1 次，共 6～12 次。

2.物理疗法

物理疗法是治疗宫颈糜烂效果较好的方法。适用于糜烂面积较大，炎症浸润较深的病例。一般只需治疗 1 次，治疗前应排除子宫颈癌，生殖器急性炎症。于月经干净后 3～7 天进行治疗，并作常规消毒处理。

（1）激光治疗：采用 CO_2 激光器。治疗时管头距宫颈 3～5cm，平行光束照射，自内向外，光界超出病灶 2 mm，烧灼深度为 0.1～0.2cm，病变深者可反复多次烧灼。激光可使糜烂面组织碳化结痂，术后 3 周痂皮脱落，鳞状上皮新生而愈。

（2）冷冻疗法：用快速降温装置，使病变组织因冷冻而坏死，脱落。消毒外阴、阴道，暴露宫颈，拭去分泌物，选择合适探头置糜烂面上，按压固定后，冷冻 1～3 分钟，复温后探头自动脱离宫颈，宫颈恢复原状后，再冷冻 1 次。术后第 2 天开始，隔天冲洗阴道 1 次，共 3 次，术后 6 周坏死组织脱落，8 周痊愈。适用于未产或尚未有子女的患者。

（3）微波疗法：采用微波治疗仪。将治疗仪预热后，调节输出功率在 50～55 W，从宫颈下唇开始，将微波辐射电极与宫颈糜烂面直接接触，启动开关，2～4 秒，即可见局部组织凝固，最后电极深入宫颈管内 2~3 mm,辐射约 20 秒即可。

3.手术治疗

以上方法治疗无效,或宫颈肥大、糜烂面深广且颈管已受累者可考虑手术治疗。一般采用宫颈锥形切除。此外,宫颈息肉可采取摘除或切除法,宫颈腺囊肿可行局部穿刺。

(杨　岚)

第三节　闭经的中西医结合治疗

闭经是许多妇科疾病所共有的一种症状,由全身或局部多种原因所引起。正常月经周期的建立依赖下丘脑-垂体-卵巢轴功能完善以及子宫内膜对性激素周期性反应,它们中的任何一个环节发生功能或器质性病变均可引起闭经。

通常将闭经分为原发性闭经和继发性闭经。原发性闭经系指年龄超过 16 周岁,第二性征已发育,或年龄超过 14 周岁,第二性征尚未发育,且无月经来潮者。继发性闭经系指以前曾建立正常月经,但此后因某种病理性原因而月经停止 6 个月,或按自身原来月经周期计算停经 3 个周期以上者。

本病中医学亦称之为"闭经"。《素问·阴阳别论》称其为"女子不月""月事不来""血枯"。《金匮要略》称本病"经水断绝"。《诸病源候论》云"月水不通"。《景岳全书·妇人规》以"血枯""血隔"分虚实而论。

一、发病机制

引起闭经的原因是多方面的,包括遗传因素、内分泌因素、免疫因素、精神因素、肿瘤、创伤与药物影响,以及感染、营养不良、中毒、环境变化等。其中下丘脑-垂体-卵巢轴功能失调是最常见的主要病因。原发性闭经多由先天性疾病和生殖道畸形,或功能失调及继发性疾病发生于青春期前所致;继发性闭经多由于继发的器官功能障碍或肿瘤引起。

(一)下丘脑性闭经

1.功能性下丘脑性闭经

功能性下丘脑性闭经为中枢神经系统-下丘脑功能失调引起闭经,如精神性闭经、神经性厌食症、假孕、运动性闭经和药物性闭经等。

2.下丘脑器质性疾病闭经

下丘脑器质性疾病闭经为下丘脑器质性病变引起的闭经,如无嗅觉综合征(Anosmia Kall-mann's Syndrome)、颅咽管瘤等。

(二)垂体性闭经

(1)原发性垂体促性腺激素缺乏症。

(2)继发性垂体损害:如垂体肿瘤引起的高催乳素血症(闭经溢乳综合征)、空蝶鞍综合征、希恩综合征。

(三)卵巢性闭经

(1)性腺先天性发育不全:如特纳综合征、XX 性腺发育不全、XY 性腺发育不全等。

（2）卵巢早衰与卵巢不敏感综合征。

（3）卵巢炎与损伤（手术、放疗与化疗等）。

（4）卵巢性功能性肿瘤：如产生雄激素的睾丸母细胞瘤、卵巢母细胞瘤，分泌雌激素的颗粒-卵泡膜细胞瘤等。

（四）子宫性闭经

（1）先天性无子宫或子宫发育不全。

（2）宫腔病变如宫颈-宫腔粘连综合征（Asherman's Syndrome）、子宫内膜结核、子宫内膜炎等。

（3）子宫切除后或子宫腔内放射治疗或刮宫过度而造成子宫内膜损伤。

（五）下生殖道闭经

下生殖道闭经如处女膜闭锁、阴道闭锁、先天性无阴道，虽有月经产生，但因为生殖道阻塞经血不能流出，故又称为隐经或假性闭经。

（六）其他内分泌疾病引起的闭经

甲状腺、肾上腺、胰腺等功能紊乱也可影响性腺内分泌功能而引起闭经，常见的引起闭经的其他内分泌疾病有甲亢、甲减、艾迪生病、库欣病、先天性肾上腺皮质增生、糖尿病等。

中医认为月经的正常来潮有赖于肾（心）-天癸-冲任-胞宫生殖轴的生理功能的协调，以肾气盛、天癸至、任通冲盛为根本，以脏腑气血为基础。故任何导致肾或心肝脾、冲任及胞宫功能低下，或破坏他们之间功能协调的因素均可产生闭经。

根据联合国卫生组织（WHO）1976 年关于闭经的临床分类标准共分为七种类型。

Ⅰ型：下丘脑、垂体功能衰竭。特点是促性腺激素、雌激素明显降低，催乳素正常。

Ⅱ型：下丘脑、垂体功能失调。特点是促性腺激素、催乳素正常或节律失调；雌激素降低、月经失调（黄体不健、无排卵、闭经）。

Ⅲ型：卵巢功能衰竭。特点是促性腺激素增高。

Ⅳ型：先天性（或获得性）生殖道疾病。如先天性畸形、子宫性闭经。

Ⅴ型：高催乳素血症伴垂体肿瘤，特点是高催乳素血症（泌乳或不泌乳）、促性腺激素、雌激素明显低下，有垂体肿瘤，月经失调（黄体不健、无排卵或闭经）。

Ⅵ型：高催乳素血症不伴垂体肿瘤。特点是高催乳素血症（泌乳或不泌乳），无垂体肿瘤，促性腺激素、雌激素明显降低，月经失调（黄体不健、无排卵或闭经）。

Ⅶ型：闭经伴垂体肿瘤。特点是有垂体肿瘤，促性腺激素和雌激素明显降低，闭经，伴或不伴有其他垂体激素异常。

二、临床表现

月经停闭，或伴有与原发病有关的兼证。

三、诊断与检查

（一）病史

首先分清原发性闭经还是继发性闭经。对原发性闭经应详细询问其母孕期有否接受激素或其他致畸药物、放射线等治疗，有无产伤史，在生长发育过程中，是否在幼年患过严重疾病，如脑炎，有无性发育异常家族史。继发性闭经应了解过去的月经情况，如初潮年龄，既往月经周期、经量、闭经期限;有无周期性腹痛;有无精神刺激或生活环境改变等诱因;有否接受过激素治疗,药物种类、剂量、疗程、效果,末次用药时间;有否接受过抗精神病药物;有无手术切除子宫或卵巢史;有无全身慢性疾病,如结核、营养不良,以及甲状腺、肾上腺功能亢进或减退;是否服过避孕药,有无流产、刮宫、产后流血史。

(二)体格检查

1.全身检查

注意一般发育及营养状况、精神神经类型、智力发育、有无躯体畸形,必要时测量身高、体重及指距、第二性征发育,有无肥胖、多毛、溢乳。

2.妇科检查

注意外阴、阴道发育,阴道、处女膜有无梗阻、畸形、萎缩,有无阴蒂肥大,阴毛多少及分布,子宫有无及大小,以及卵巢是否肿大。

(三)诊断步骤

了解病变所在部位,可采用下列诊断步骤。

第一步:孕酮"撤药性出血"试验。本实验是估计内源性雌激素水平的一种简单、快速方法。常用黄体酮 20 mg/d,肌内注射,共 3 天;或安宫黄体酮,10 mg/d,共 5 天。停药后 2～7 天,如有"撤药性出血"为阳性,可诊断为无排卵性闭经,表示子宫内膜功能正常,且已受足够的雌激素影响。如"撤药性无出血"为阴性,须进一步作雌激素试验。

第二步:雌激素"撤药性出血"试验。每天口服结合雌激素0.625 mg或戊酸雌二醇 2 mg,连续 22 天。服药的第 12 天加安宫黄体酮 4 mg,2 次/天,共 10 天。如有"撤药性出血"为阳性,表示子宫内膜正常,闭经是由卵巢功能减退,分泌雌激素太低所致。如无"撤药性出血"为阴性,表示子宫内膜无反应,此时可诊断为子宫性闭经。

第三步:垂体功能测定。对雌激素试验阳性者,寻找雌激素缺乏的原因。目前多应用放射免疫法测定血清促卵泡生成激素(FSH)和黄体生成激素(LH)。其正常范围 FSH5～40 IU/L,LH5～25 IU/L。闭经患者 FSH 增高大于 40 IU/L,提示卵巢功能衰竭。如 FSH 和 LH 均小于5 IU/L,提示垂体功能减退,病变在垂体或垂体以上部位,应作垂体兴奋试验。

垂体兴奋试验可鉴别垂体本身病变,还是由于下丘脑所分泌促性腺激素释放激素不足。方法是将促黄体生成激素释放激素(LHRH)100 μg 溶于 5 mL 生理盐水中作静脉注射,并于注射前、注射后 15 分钟、30 分钟、60 分钟、120 分钟,各取血 2 mL,用放射免疫法测定 LH 含量。如果注射后 15～45 分钟内 LH 值较注射前增高 3 倍以上,说明垂体功能正常。需重复多次方可诊断。而其病变在下丘脑。如注射后,LH 值仍无升高或增高不多,则说明病变部位在垂体。目前认为此法不能全面了解垂体合成与释放的功能,由静脉注射改为静脉滴注。LHRH100 μg 静脉滴注 4 小时,正常情况下,在滴注后 30～45 分钟时 LH 上升,60～90 分钟时下降,2～4 小时内第二次上升。如果下丘脑受损而垂体有惰性,则单次 LH-RH 试验可能阴性,而静脉滴注可在2 小时左右出现延迟反应;如垂体功能有缺陷,仍可能出现第一次 LH 上升,但不能维持,且继续静脉滴注,不再出现第二次 LH 上升现象。

(四)理化检查

1.雌激素、孕激素、睾酮测定

用放射免疫法测定血清中雌二醇、孕酮值,有助于了解卵巢功能,如睾酮值增高则有助于多囊卵巢综合征、卵巢男性化肿瘤、睾丸女性化等疾病的诊断。

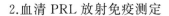

2.血清 PRL 放射免疫测定

正常值为 0～30 ng/mL,如 PRL＞100 ng/mL 则垂体肿瘤的可能性很大,应作蝶鞍多向断层摄片。

3.蝶鞍影像学检查

根据其体积大小及有无破坏,确定有无垂体肿瘤。

4.阴道雌激素测定

了解体内雌激素水平。连续测定可以了解有无周期性变化。

5.诊断性刮宫

诊断性刮宫可以了解子宫腔大小,宫颈或宫腔有无粘连及子宫内膜情况。刮出物送病理检查,有助于子宫内膜结核的诊断,了解性激素水平。

6.输卵管碘油造影

输卵管碘油造影有助于诊断生殖道的发育情况,有无结核及宫腔粘连。

7.染色体核型分析

对原发性闭经,特别是伴有身材矮小,发育迟缓,乳房不发育,生殖器有畸形者,均应作外周血染色体核型检测。

8.宫腔镜检查

对疑有宫腔粘连者,可在宫腔镜直视下明确有无粘连,粘连部位与范围,还可分离粘连,进行治疗。并可检出其他宫内病变。

9.腹腔镜检查

经腹腔镜直视下观察子宫和卵巢形态,并可作卵巢活检,有助于了解多囊卵巢综合征、卵巢早衰等卵巢、输卵管和子宫病变。

10.B 超检查

观察卵泡发育及排卵情况。当卵泡直径超过 18 mm 时,预告即将排卵,排卵日最大直径为 13～30 mm,平均为 21 mm。于月经周期的第 6～8 天检测一次,记录卵泡的直径,从第 10 天起,每天上午 9～11 时检测一次,直至排卵,排卵后第 5、7、9 天再各进行一次检测。卵巢内出现透声囊区为卵泡,当最大的卵泡缩小(囊腔壁皱缩)或消失,认为已发生排卵,排卵后出现回声不匀与实变声像图。

11.甲状腺、肾上腺皮质功能测定

对疑有甲状腺、肾上腺疾病的患者,可进行 T3、T4、皮质醇测定或进行 24 小时尿的 17-羟、17-酮测定。

四、鉴别诊断

(一)生理性停经与自然绝经

1.早孕

除停经外,还有妊娠反应,妇检子宫增大、软,与停经月份相符,乳房增大,乳晕黯黑着色。此外,尿妊娠试验阳性,B 超亦可诊断。

2.哺乳期月经停闭

因垂体分泌过多的 PRL,抑制促性腺激素分泌,停止哺乳,卵巢功能恢复,月经自然来潮。

3.自然绝经

围绝经期月经正常或先紊乱,继而减少,最终月经停闭,常伴有烘热汗出、失眠心烦、眩晕耳鸣等围绝经期综合征,性激素水平亦有改变,FSH、LH 上升明显,E_2 低下。

(二)暗经

暗经比较罕见。虽无月经来潮,但卵巢功能正常,有周期排卵,子宫内膜有变化,但周期末内膜自然消退。因此仍能怀孕。

(三)避年

月经一年一行,可正常生育。

五、治疗

(一)中医治疗

1.辨证论治

(1)肾气不足。

主证:年逾 18 岁尚未行经,或月经初潮较迟,以后月经周期后延,经量渐少,经色淡或黯,质稀,继而出现闭经。亦可见体质纤弱或矮小,乳房平坦,腰酸神疲,带下清稀,性欲淡漠,月经量少,渐至闭经。舌淡苔白,脉沉细或沉迟。

治法:补益肾气,调养冲任。

方药:苁蓉菟丝子丸加减。

肉苁蓉、菟丝子、仙灵脾各 10 g,桑寄生、枸杞、熟地黄各 12 g,覆盆子 10 g,当归 15 g,焦艾叶、紫河车、芜蔚子各 10 g。

方解:方中肉苁蓉、菟丝子、仙灵脾、紫河车温肾助阳、养血填精;枸杞、熟地滋肾养肝;当归、艾叶温经养血;桑寄生补肾通络;覆盆子补肾益精;芜蔚子活血调经。全方补益肝肾而益冲任,温滋并用,气精血同补,使阳旺阴充,冲任通盛而闭经得愈。

加减:若肢冷、畏寒,加肉桂、淡附片各 4 g;若腰腹发冷,带下清冷,加紫石英、巴戟天各 10 g。

(2)肾精亏虚。

主证:月经由后期量少而逐渐停闭,伴有腰膝酸痛,头晕耳鸣,阴部干涩,白带极少,甚则枯燥全无。舌淡苔薄,脉沉弱。

治法:滋肾益精,养血调经。

方药:归肾丸加减。

熟地、怀山药、山萸肉、枸杞子、杜仲、菟丝子、何首乌、肉苁蓉各 12 g,茯苓、紫河车各 10 g,阿胶(烊化)12 g,当归 6 g。

方解:方中熟地黄、山萸肉、何首乌、枸杞子滋肾养肝,菟丝子、杜仲补益肾气,山药、茯苓健脾和中,当归养血调经,加紫河车、阿胶以增强滋阴补血之效。全方补肾气益精血调肝脾,肾气得充,肝血和调,化源充足,冲任得养,血海渐盈,则月经可复。

加减:如小腹冷痛,夜尿多以肾阳虚证候为主者,选加温肾阳药,如仙灵脾、巴戟天、仙茅、补骨脂、益智仁等。以手足心热,咽干口燥,舌红,苔少,脉细数等血虚阴亏、肾阴不足为主者,则加生地黄、玄参、女贞子等滋养肾阴药。如阴虚火盛者去杜仲、菟丝子,加牡丹皮、知母。

(3)气血虚弱。

主证:月经由后期、量少色淡质稀渐至停闭,面色苍白或萎黄,神倦短气,头晕心悸,失眠多

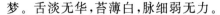

梦。舌淡无华,苔薄白,脉细弱无力。

治法:补益气血,和血调经。

方药:人参养荣汤加减。

党参、黄芪各 15 g,白术、茯苓各 12 g,远志、陈皮、当归各 10 g,白芍、熟地黄各 15 g,桂心 3 g,炙甘草 10 g。

方解:方中熟地黄、当归、白芍养营补血;党参、黄芪、白术、甘草补气益肺;再加肉桂心温通阳气,鼓舞气血生长,更用远志、茯苓以宁心安神;配陈皮理气,寓补而不滞之意。综观全方,补气在于生血,养血所以益气。

加减:若因产后大出血所致的闭经,除见气血虚弱征象外,更见神情淡漠,阴道干涩,阴、腋毛脱落,性欲减退,生殖器官萎缩等证,此乃精血亏败,肾气虚怠,冲任虚衰之证,可于上方加鹿茸、鹿角霜、紫河车等血肉有情之品,长期服用;若因虫积而致血虚闭经,当先治虫,继以扶脾胃,补气血而治经闭。

(4)气滞血瘀。

主证:月经数月不行,胸胁胀满,精神抑郁,少腹胀痛,纳谷不香,或腹胀便溏。舌边紫黯,或有瘀点,脉沉弦或沉涩。

治法:活血化瘀,理气调经。

方药:血府逐瘀汤加减。

桃仁 10 g,红花 6 g,当归、生地黄各 12 g,川芎 6 g,赤芍、牛膝各 12 g,柴胡 6 g,枳壳、鳖甲各 12 g,甘草、丹参各 10 g。

方解:方中桃红四物汤活血祛瘀,牛膝引血通经,柴胡、枳壳疏肝理气,鳖甲滋阴,丹参养血调经,甘草和中。本方能行血分瘀滞,解气分郁结,瘀去气行,则诸症可除。

加减:偏于气滞,证见胸胁及少腹胀甚者,加莪术、青皮、木香;偏于血瘀,证见少腹疼痛拒按者,加姜黄、三棱;若因实热滞涩而瘀者,证见小腹疼痛灼热,带下色黄、脉数、苔黄,可加黄柏、败酱草、牡丹皮。

(5)寒凝血瘀。

主证:以往月经正常,突然停经,数月不行,小腹疼痛拒按,得热痛减,或四肢不温,带下量多色白。舌质紫黯,或边尖有瘀点,脉沉涩。

治法:温经散寒,活血化瘀。

方药:温经汤加减。

吴茱萸、当归、芍药、川芎各 10 g,党参 15 g,桂枝 6 g,阿胶 10 g(烊冲),生姜 5 g,甘草、半夏各 10 g,丹参 15 g。

方解:方中吴茱萸、桂枝温经散寒,兼通血脉以止痛;当归、川芎养血活血调经;阿胶、丹参养血益阴;芍药、甘草缓急止痛;党参益气;生姜、半夏和中。

加减:若腹痛甚者,加乳香、没药各 10 g;若小腹冷痛明显者,加小茴香 10 g,艾叶 12 g;若因内有癥积,瘀血阻滞所致闭经,如正气尚实者,用大黄䗪虫丸加减;若久攻无效,则改养血调经之法,以免伤正,药用大黄、生地黄、桃仁、杏仁各 10 g,白芍 15 g,甘草、黄芩、䗪虫、水蛭、虻虫各 10 g。

(6)痰湿阻滞。

主证:经水渐少,体型渐肥,月经由后期渐至停闭,呕吐痰多,脘痞食欲缺乏,性欲淡漠,或面浮足肿,倦怠乏力,带下量多,色白质黏稠如涕。舌淡苔白腻,脉滑。

治法:祛痰除湿,活血通经。

方药:苍附导痰丸合佛手散加减。

茯苓15 g,半夏、陈皮、甘草、苍术、香附、南星各10 g,枳壳15 g,生姜5 g,神曲12 g,当归、川芎各10 g。

方解:方中二陈汤化痰燥湿,和胃健脾;苍术燥湿健脾;香附、枳壳理气行滞;南星燥湿化痰;生姜温中和胃;当归、川芎养血活血通经,使痰湿消除而经水得通。

加减:若呕恶、脘闷可加厚朴、竹茹各10 g;若因经期或人流术后感染湿热之邪,胞脉阻滞而经闭,可用四妙散加味:苍术、黄柏各10 g,薏苡仁20 g,牛膝10 g,鸡血藤30 g。经祛痰除湿治疗一段时间后,宜佐以温肾药,可选用菟丝子20 g,巴戟天、仙灵脾各10 g。

(7)肝肾阴虚。

主证:月经由后期量少而逐渐停闭,头晕耳鸣,腰膝酸痛,足跟作痛,阴部干涩,白带极少,甚则全无,身形瘦削,或潮热颧红,或骨蒸盗汗,口干咽燥,或健忘失眠。舌红苔薄,脉沉细弱而数。

治法:滋补肝肾,养阴清热。

方药:当归地黄饮加减。

当归、熟地黄、牛膝各12 g,杜仲、山茱萸、龟甲(先煎)、麦冬、牡丹皮、地骨皮各10 g,生甘草5 g,怀山药15 g。

方解:方中熟地黄、山茱萸滋补肾阴,共为君药;当归养血活血调经;杜仲补肾阳;麦冬滋补阴液;龟甲、牡丹皮、地骨皮滋阴降火;怀山药益脾固精,以培万物之母;甘草和中。诸药合用使阴阳得补,水火互济,经水得复。

加减:咽干,手足心热,加知母10 g;若喜叹息,纳谷不香,加制香附、党参各10 g。

(8)胃阴虚损。

主证:月经停闭不潮,口渴烦饮,心胸烦热,尿黄便结,或消谷善饥。舌红少津,脉细滑数。

治法:清胃养阴,活血通经。

方药:瓜石汤加减。

瓜蒌15 g,石斛12 g,生地黄15 g,瞿麦12 g,益母草15 g,牛膝12 g,玄参、麦冬、车前子(包煎)、马尾连各9 g。

方解:本方以瓜蒌、石斛为主药。瓜蒌甘寒润燥,宽胸利气;石斛甘淡微寒,益胃生津,滋阴除热。合用共奏宽胸润肠,利气和胃之效。另加玄参、麦冬滋阴增液;生地滋阴生血;瞿麦、车前子活血通经;益母草偏寒,通经活血之中又能生津液;马尾连清胃热,热去则津液能自生;牛膝引血下行,以期经行血至之目的。全方以滋阴清热,宽胸和胃之力而达到活血通经之功。

加减:若大便燥结,可加大黄10 g。里热燥实解除后,酌加当归10 g,赤芍、丹参各15 g,泽兰10 g。

(9)心火亢盛。

主证:月经后期量少,渐至闭经,形体瘦削,两颧潮红,五心烦热,盗汗,夜寐多梦,或咳嗽唾血,口干咽燥,或骨蒸劳热。舌红少苔,脉细数。

治法:养阴清心,清热调经。

方药:加减一阴煎加味。

生地、白芍各15 g,麦冬、熟地黄各10 g,知母15 g,地骨皮12 g,黄连3 g,肉桂1 g,北沙参

15 g,当归 10 g。

方解:方中生地黄、麦冬、沙参、知母滋阴清热;熟地黄、白芍养血益精;地骨皮凉血退蒸,除虚热;当归养血调经;黄连清心以泻上亢之火,肉桂温肾以引火归元,导心火下交于肾,使心肾相交。

加减:虚烦潮热,加青蒿 20 g,鳖甲 15 g(先煎);失眠心悸者,加柏子仁、酸枣仁、五味子各 10 g,夜交藤 30 g。

2.中成药

(1)艾附暖宫丸:每次 1 丸,2 次/天。适用于寒凝血瘀型闭经。

(2)血府逐瘀丸:每次 1 丸,2 次/天。适用于肝郁气滞,血行不畅闭经。

(3)二陈丸:每次 6~9 g,3 次/天。适用于痰湿阻滞型闭经。

(4)乌鸡白凤丸:每次 1 丸,2 次/天。适用于阴血亏虚型闭经。

(5)当归浸膏片:每次 4~6 片,3 次/天。适用于阴虚血燥型闭经。

(6)女金丹:每次 1 丸,2 次/天,姜汤或黄酒送下。适用于气血两虚或寒凝胞宫型闭经。

(7)坤灵丹:每次 15 粒,2 次/天。适用于肝肾不足型闭经。

(8)女宝:每次 4 粒,3 次/天。适用于肝肾不足型闭经。

(9)妇科金丸:每次 1 丸,2 次/天。适用于肝肾不足型闭经。

(10)八珍益母丸:每次 1 丸,3 次/天。适用于气血两亏型闭经。

(11)八宝坤顺丹:每次 1 丸,2 次/天。适用于气血虚弱型闭经。

(12)少腹逐瘀丸:每次 1 丸,2 次/天。适用于寒凝血瘀型闭经。

(13)通经甘露丹:每次 6 g,2 次/天。适用于气滞血瘀型闭经。

(14)妇科回生丹:每次 1 丸,2 次/天。适用于气血亏虚,瘀血凝滞型闭经。

(15)调经化瘀丸:每次 10 粒,2 次/天。适用于气滞寒凝,瘀血阻滞型闭经。

(16)舒肝保坤丸:每次 1 丸,2 次/天。适用于肝郁气滞,寒凝血瘀型闭经。

(17)活血止痛散:每次 2 g,2 次/天。适用于瘀血内阻型闭经。

3.秘方验方

(1)养血通经方。

组成:黄芪、紫石英各 30 g,当归、怀牛膝各 20 g,紫河车 10 g。

加减:瘀血阻滞者,加红花、桃仁、川芎;七情郁结,加乌药、香附、延胡索;积痰闭塞,加陈皮、半夏、石菖蒲;气血虚弱,加人参、白术、枸杞子;肝肾虚损,加熟地黄、山茱萸、鸡血藤;阴虚血燥,加生地黄、石斛、地骨皮、

用法:1 剂/天,水煎,每次服 180 mL,2 次/天,连服 3 个月后停药。

适应证:适用于继发性闭经。

(2)活血汤。

组成:当归尾、桃仁、泽兰、红花各 9 g,益母草 12 g,丹参 30 g,白芍 9 g,柴胡 6 g,香附、陈皮、牛膝各 9 g,甘草 3 g。

用法:水煎服,1 剂/天。

适应证:适用于闭经气滞血瘀证。

(3)养血补肾汤。

组成:炙黄芪、当归、丹参、菟丝子、覆盆子、茺蔚子、紫河车各 15 g,鸡血藤 12 g,川芎,甘草,熟地黄各 10 g,木香 6 g。

用法:水煎服,1剂/天。或制成注射液用,每次2 mL,肌内注射,1次/天。

适应证:适用于血虚肾亏型闭经。

(4)陈氏闭经方。

组成:柴胡6 g,郁金、香附、丹参各9 g,当归6 g,赤芍、牛膝各9 g,川芎6 g,益母草12 g。

加减:若寒凝血瘀闭经,加桂枝、吴茱萸;血虚闭经,加鸡血藤、白芍、何首乌、熟地等。

用法:水煎服,1剂/天。

适应证:适用于气滞血瘀型闭经。

(5)三紫调心汤。

组成:紫石英(先煎)15 g,紫丹参12 g,紫参15 g,琥珀末(吞服)5 g,淮小麦30 g,合欢花10 g,柏子仁、广郁金、生卷柏各12 g。

用法:水煎服,1剂/天。

适应证:适用于肝郁气滞,郁而化火型闭经。

(6)3号调经合剂。

组成:全当归、丹参、赤芍、细生地、䗪虫、炒蒲黄、炒川楝、艾叶、鸡内金各9 g,桑寄生、菟丝子各15 g,川芎6 g,三七粉3 g(冲服)。

用法:水煎服,1剂/天。

适应证:适用于原发性闭经属气滞血瘀、肾气不足者。

(7)扶甲健固汤。

组成:党参30 g,巴戟6 g,白术12 g,茯苓30 g,黄芪15 g,淫羊藿6 g,制首乌30 g,大枣6枚,陈皮5 g,蕲艾15 g,菟丝子20 g。

加减:促排卵,选加郁金15 g,路路通20 g,香附9 g(或陈皮);腰痛,加杜仲12 g;便溏,作呕,加春砂仁5 g(后下);催经加当归9 g。

用法:水煎温服,1剂/天。

适应证:适用于原发性甲状腺功能低下闭经属脾肾两虚证。

(8)化湿调冲汤。

组成:生山楂,生薏苡仁,姜半夏,茯苓,陈皮,平地木,泽兰,泽泻,苍术,大腹皮,生姜皮。

加减:痰多加天竺黄、陈胆星、桑白皮;肌肤胀满加官桂、椒目、生麻黄;白带多加白鸡冠花、川草薢等。

用法:水煎服,1剂/天。

适应证:适用于痰湿型继发性闭经。

(9)参芪四物汤。

组成:生地黄(酒炒)10 g,酸枣仁、当归身各10 g,茯神7 g,炙黄芪10 g,杭白芍(酒炒)7 g,西党参7 g,地骨皮、牡丹皮、於潜术各5 g,红柴胡、炙远志、炙甘草各3 g,川芎5 g,肉苁蓉10 g。

用法:水煎服,1剂/天。

适应证:适用于干血痨。证属肝气郁结,阴血衰少,虚热内燔。

4.外治疗法

(1)归萸牛膝外敷方。

组成:山萸肉15 g,当归、怀牛膝、菟丝子各12 g,熟地黄、枸杞子各10 g,川芎、白芍、益母草各20 g。

用法:上药焙干研末,取药适量,黄酒调成糊状,敷贴于脐上,外以纱布覆盖,胶布固定,2 天换药 1 次,连续敷至病愈为止。

适应证:适用于肝肾不足型闭经。

(2)五灵通经外敷方。

组成:当归、川芎、牛膝、肉桂各 15 g,五灵脂、蒲黄、乳香、没药各 10 g,赤芍 5 g,益母草 10 g。

用法:共研细末,用时取药末 30 g,与血竭末 0.5 g 拌匀,加入热酒调和成稠膏,将药膏贴在患者脐部,外以纱布覆盖,胶布固定,每天换药 1 次。

适应证:适用于瘀血阻滞型闭经。

(3)参术外敷方。

组成:党参、白术、当归、熟地黄、白芍、川芎各等量。

用法:烘干共研为末,黄酒适量调成膏状,贴脐部,外覆盖纱布,胶布固定,2 天换药 1 次,连续敷至病愈为止。

适应证:适用于气血虚弱型闭经。

(4)柴胡活血外敷方。

组成:柴胡、当归各 12 g,白术、白芍、茯苓各 10 g,薄荷 3 g,三棱 6 g,牛膝 20 g。

用法:共研细末,调拌凡士林,外敷贴关元。虚证,加香附、牛膝各 12 g,陈皮 10 g,敷贴关元、命门、中脘、膝眼;实证者,加半夏、桃仁各 12 g,红花 6 g,加敷神阙、八髎、涌泉。

适应证:适用于一般闭经。

(5)海蛤坐药方。

组成:海蛤粉 25 g,苦葶苈 12.5 g,牙皂 12.5 g,巴豆(榨去油)1 个,天花粉 25 g,苦丁香7.5 g,红娘子 7.5 g,麝香少许。

用法:共研细末,用时取药末 5 g,与葱汁同捣为丸,装入胶囊,纳入阴道中。

适应证:适用于实证闭经。

(6)棱莪大黄薄贴方。

组成:大黄 128 g,芒硝 64 g,柴胡、花粉、桃仁、当归、生地黄、红花、穿山甲、莪术、三棱、川芎各 32 g,乳香、没药、肉桂各 22 g,川乌 10 g。

用法:油煎熬,黄丹收膏,花蕊石 32 g,血竭 15 g,另研搅拌,敷于生殖腺等足部穴位对应区。

适应证:适用于气滞血瘀型闭经。

(7)延胡外熨方。

组成:延胡索、大黄、五味子各 12 g,木香 8 g,桂枝 20 g,山楂 10 g。

用法:共研细末,加食盐炒热,外熨腰部、小腹部,然后温灸中极、关元、气海。

适应证:适用于气滞血瘀型闭经。

(8)益母草 120 g,月季花 60 g。加水煎浓汁,去药渣,小火烧。患者仰卧,用厚毛巾 2 条泡药汁中,轮流取出拧去药汁,热敷脐下及小腹部,以小腹部温热舒适为佳。适用于月经不通。

(9)蚕砂茺蔚热熨方。

茺蔚子、晚蚕砂各 300 g,大曲酒 100 mL。先将前二药各 150 g 置锅内炒热,加大曲酒50 mL洒入拌炒片刻,将炒热的药末装入布袋,扎紧袋口,熨脐腹,至袋中药冷再取另一半药炒热再敷。适用于寒湿凝滞型闭经。

(10)熏脐方。

组成:麝香、龙骨、虎骨、蛇骨、木香、雄黄、朱砂、乳香、没药、丁香、胡椒、青盐、夜明砂、五灵脂、小茴香、两头尖各等份。

用法:麝香另研备用,余药共研细末瓷罐贮藏,切勿泄气。用时先将麝香放于脐心再用面粉作1圆圈套在脐周,然后装满适量药粉,外盖槐树皮或生姜片,用艾灸之,按年龄每岁1壮,隔天1次,3次为1个疗程。

适应证:适用于下焦虚寒型闭经。

5.针灸推拿

(1)毫针Ⅰ。

取穴:关元、肾俞、肝俞、三阴交、太溪、太冲。

操作:直刺0.5～1.5寸,捻转补法。适用于肝肾不足型闭经。

(2)毫针Ⅱ。

取穴:足三里、三阴交、气海、归来、脾俞、肝俞、肾俞、膈俞。

操作:直刺0.5～1寸,捻转补法。适用于气血虚弱型闭经。

(3)毫针Ⅲ。

取穴:关元、天枢、归来、腰阳关、关元俞、三阴交。

操作:直刺0.5～1.5寸,捻转补法,或烧山火手法。适用于寒凝胞宫型闭经。

(4)毫针Ⅳ。

取穴:脾俞、三焦俞、中极、中脘、丰隆、三阴交。

操作:直刺或斜刺0.5～1.5寸,捻转平补平泻,或提插平补平泻。适用于痰湿阻滞型闭经。

(5)毫针Ⅴ。

取穴:合谷、三阴交、太冲、地机、血海、中极、气冲、次髎。

操作:直刺或斜刺1～1.5寸,捻转或提插平补平泻。适用于气滞血瘀。

(6)毫针Ⅵ。

取穴:关元、肾俞、三阴交、血海。

配穴:痰湿阻滞,加丰隆;寒湿凝滞,加中极、地机;肝肾阴虚,加肝俞;脾肾阳虚,加足三里、天枢。

操作:直刺0.5～1.5寸,平补平泻,留针20～30分钟,1次/天。

(7)毫针Ⅶ。

实证闭经取穴:次髎、中极、三阴交、行间、合谷。

操作:直刺0.5～1.5寸,捻转泻法,不用灸。

虚证闭经取穴:脾俞、肾俞、血海、气海、足三里。

操作:直刺1～1.5寸,捻转补法,并可采用灸法。

(8)电针Ⅰ。

取穴:归来、三阴交;中极、地机;天枢、血海。

操作:每次选用1～2组,或各对穴位交替使用。疏密波,通电20～30分钟。每天或隔天1次。

(9)电针Ⅱ。

取穴:关元配三阴交,足三里配归来,中极配血海。

操作:每次选1～2对穴,疏密波或断续波中度刺激,每次通电20分钟,1次/天,10次为1个疗程。

(10)激光针。

取穴:肝俞、脾俞、肾俞、中极、石门、行间、三阴交。

操作:用2～3 mW氦—氖光针,每穴照射5分钟,1次/天,10次为1个疗程。

(11)皮肉针。

取穴:血海、足三里。

操作:消毒穴位局部及针具,将皮肉针刺入穴位,沿皮刺入0.5～1.0寸深,然后将针柄贴在皮肤上,用胶布固定,埋针时间2～3天,7次为1个疗程。

(12)皮肤针。

取穴:腰骶部,脊柱两侧。

操作:重点叩打带脉区、腹部、期门、三阴交、关元及有阳性反应处。

(13)耳针。

取穴:内分泌、卵巢、子宫、脑点、肝、肾、脾。

操作:每次取4～5个穴位,用毫针中等刺激,留针20～30分钟,留针期间可捻针2～3次,1次/天,两耳交替施治,10次为1个疗程。月经来潮后,应继续治疗1～2疗程。也可采用耳穴埋针或豆压法治疗。

(14)耳压Ⅰ。

取穴:子宫、肾、卵巢、肝。

操作:每次取单侧,用绿豆或王不留行籽压耳穴,每3天交换1次,连用至愈。

(15)耳压Ⅱ。

取穴:用王不留行籽贴压子宫、内分泌、卵巢、肝、肾、脾、胃、三焦等耳穴。

操作:1次/天,两耳轮换贴穴,中等刺激,并辅以艾炷隔姜灸气海。适用于血滞经闭。

(16)灯火灸Ⅰ。

取穴:中极、血海、气海、归来、三阴交。

配穴:寒凝者,加中极、关元、外关;气滞血瘀,加内关、太冲、肝俞;痰湿阻滞,加丰隆、脾俞、阴陵泉。

操作:用明灯火爆灸法,每穴灸1壮,隔天施灸1次,10次为1个疗程。

(17)灯火灸Ⅱ。

取穴:中极、血海、气海、归来、三阴交。

配穴:气血不足,加膈俞、足三里;脾胃虚弱者,加足三里、脾俞、胃俞;肝肾不足,加肝俞、肾俞、太溪。

操作:采用明灯灼灸法,每天施灸1次,每次1～2壮,15天为1个疗程。

(18)隔药灸Ⅰ。

取穴:关元。

操作:关元穴上放置胡椒饼加丁香粉、肉桂粉,然后以艾灸之,共6壮,1次/天,7次为1个疗程。

(19)隔药灸Ⅱ。

取穴:神阙。

操作:丁香、胡椒、肉桂、乳香、没药、小茴香、两头尖各等分,研末,置脐眼,外盖生姜片,用艾灸,1壮/d,3次为1个疗程。

(20)隔姜灸。

取穴:中脘、关元、气海、归来、命门、肾俞、三阴交。

操作:每次选用3~4个穴,用0.2cm厚鲜姜片针刺数小孔,放在施灸穴位上,然后置艾炷灸,使施灸处皮肤红晕,湿润为宜,可反复灸4~5壮,1次/天,10天为1个疗程。

(21)烟草灸。

取穴:腰、带脉区、骶部、关元、曲骨、足三里、血海。

操作:用香烟代替艾卷施灸,烟卷点燃后熏灼(距皮肤约3cm),以患者温热舒适为度,每穴施灸7~10分钟,隔天1次,10次为1个疗程。适用于实证闭经。

(22)常规按摩。

取穴:关元、气海、血海、三阴交、足三里。

操作:患者仰卧,逆时针方向摩揉其小腹,手法要求深沉缓慢,同时按揉关元、气海约10分钟,再按揉血海、三阴交、足三里,每穴约2分钟,继证患者俯卧,推腰部脊柱两旁,按揉肝俞、脾俞、肾俞,每穴1~2分钟。①肝肾不足,气血虚弱者:横擦前胸中府、云门及左侧背部脾胃区、腰部肾俞、命门,以透热为度。②肝郁气结者:按揉章门、期门各半分钟,按掐太冲、行间,以患者感觉酸胀为度,斜擦两胁,以微热为度。③寒凝血瘀者:直擦背部督脉,横擦骶部,以小腹透热为度,按揉八髎以局部温热为度。④痰湿阻滞者:按揉八髎穴,以酸胀为度,横擦左侧背部及腰骶部,以透热为度。适用于各种闭经。

(23)耳穴按摩。

取穴:肝、肾、心、脾、内分泌、内生殖器、皮质下、神门等穴。

操作:以直压对压法强刺激3~5分钟。

(24)穴位注射法。

取穴:肾俞、气海、关元、三阴交、足三里、中都。

操作:用5%当归注射液或用10%红花注射液5 mL,选用肾俞、气海加下肢穴任何1个,每穴注射1 mL,1次/天,5次为1个疗程。

6.其他治疗

(1)肌内注射法:复方当归注射液,1次/天,每次2~4 mL。适用于闭经。

(2)静脉注射法:红花注射液1次/天,每次4~20 mL,加入5%~10%葡萄糖液500 mL中静脉滴注。有降低血压作用,低血压者慎用。

7.饮食疗法

(1)加减归肾膏。

组成:乌鸡1只,枸杞子、熟地黄、山药、百合各200 g,杜仲、菟丝子、当归、茯苓、仙灵脾各150 g,山萸肉、仙茅、阿胶、龟甲胶、鹿胶、大枣各100 g。

制作方法:将乌鸡宰杀,除去内脏及头足,除阿胶、龟胶、鹿胶外,其他药均洗净与乌鸡同炖至鸡肉熟烂,去骨及药渣,取汁约5 000 mL,入胶,小火煎熬成膏,入防腐剂贮藏备用。服法:3次/天,每次服1汤匙(约30 g)。

适应证:适用于肾虚型闭经。

(2)枸杞兔肉汤。

组成:枸杞子30 g,兔肉250 g。

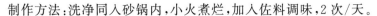

制作方法:洗净同入砂锅内,小火煮烂,加入佐料调味,2 次/天。

服法:食肉饮汤。

适应证:适用于肝肾不足型闭经。

(3)鸡血藤炖瘦肉。

组成:鸡血藤 15 g,猪瘦肉 150 g。

制作方法:洗净 2 味同置锅内炖至肉烂熟。

服法:食肉饮汤,1 次/天,5 天为 1 个疗程。

适应证:适用于虚实错杂型闭经。

(4)黄芪枸杞炖乳鸽。

组成:黄芪、枸杞各 30 g,乳鸽 1 只。

制作方法:将乳鸽宰杀去毛及内脏洗净,放入炖盅内,再将黄芪、枸杞洗净放入炖盅,隔水炖至熟烂。

服法:食肉饮汤,2 次/天。宜常服。

适应证:适用于气血虚弱型闭经。

(5)猪肝煮木瓜。

组成:猪肝 100 g,红枣 20 枚,木瓜 1 个。

制作方法:将木瓜切开洗净,和猪肝、红枣同放入砂锅内加水煮熟。

服法:饮汤食肝及大枣,2～3 次/天。宜常服。

适应证:适用于气血虚弱型闭经。

(6)老母鸡炖木耳。

组成:老母鸡 1 只,木耳 30 g,红枣 15 枚,麦冬 30 g。

制作方法:老母鸡宰杀去毛及内脏,与木耳、红枣、麦冬同时放入砂锅内,炖至鸡肉熟烂,加佐料调味。

服法:2～3 次/天,2 料为 1 个疗程。

适应证:适用于阴虚血燥型闭经。

(7)苏木木耳方。

组成:苏木、木耳各 30 g。

制作方法:上二味加水酒 300 mL,煮成 300 mL。

服法:分 2 次服,1 剂/天。7 天为 1 个疗程。

适应证:适用于气滞血瘀型闭经。

(8)鳖甲炖乳鸽。

组成:鳖甲 50 g,乳鸽 1 只。

制作方法:将乳鸽宰杀去毛及内脏,鳖甲打碎后和乳鸽同置砂锅内,小火炖至熟,加佐料调味。

服法:食肉饮汤,隔天 1 只,每月连服 6～7 只。

适应证:适用于肝肾不足,精血亏虚型闭经。

(9)留行猪蹄汤。

组成:王不留行 20 g,茜草、牛膝各 15 g,猪蹄 250 g。

制作方法:洗净同入砂锅炖至熟烂,加佐料调味。

服法:食肉饮汤,2 次/天,连服 5 料。

适应证:适用于气滞血瘀型闭经。

(10)二陈桃仁粥。

组成:陈皮 10 g,法半夏(布包)15 g,桃仁 10 g,大米 30 g。

制作方法:共煮成粥,去药渣。

服法:加糖调味服食,1 剂/天。

适应证:适用于痰湿阻滞型闭经。

(二)西医治疗

1.药物治疗

(1)性激素替代性治疗:适用于先天性卵巢发育不良,或卵巢功能障碍者。每晚口服倍美力 0.625 mg,共 20 天,或 17-β 雌二醇 1~2 mg/d,共 20 天,连服 20 天为一周期,撤退出血第 5 天继续服用,共 3~6 个周期。自服药第 16 天起,每天加用黄体酮 10 mg 肌内注射,共 5 天,3 个周期为 1 个疗程。亦可自服药第 12 天始加安宫黄体酮 4 mg,2 次/天,共 10 天。

(2)诱发排卵。

绝经期用促性腺激素(HMG)与绒毛膜促性腺激素 HCG:适用于下丘脑及垂体性闭经。HMG 含有等量 FSH 和 LH,能促进卵泡发育和成熟,卵泡成熟后再给予外源性 HCG,模拟正常排卵周期的 LH 高峰,从而使卵泡破裂、排卵,并维持正常的黄体功能。用法:常用量为 HMG 75~150 IU/d,肌内注射。用药 3~5 天后根据雌激素反应调整用量,若雌激素水平未上升,可增加用量,150~225 IU/d,若雌激素水平已上升,可维持原剂量,待卵泡生长到 18 mm 以上时,给予 HCG 5 000~10 000 IU,肌内注射。HMG/HGG 促排卵常见的并发症为多胎及卵巢过度刺激综合征。后者卵巢增大,多个卵泡同时发育。严重者卵巢极度增大,出现胸腹水、电解质紊乱、少尿、休克等,甚至危及生命。因此该药应用时剂量必须恰当,并且必须在具备 B 超及激素监测条件下使用。

氯米芬(克罗米芬):适用于体内有一定雌激素水平,经黄体酮试验能产生撤药性阴道流血。下丘脑-垂体-卵巢轴完整,对雌二醇能产生正反馈作用,血清催乳素值正常。于经期第 5 天起,50 mg/d,连续 5 天,若该月经周期 BBT 为双相,提示促排卵有效,可连用 3~6 个月,75%患者在用药后 3~4 个月内妊娠。如无排卵,可改为 100 mg/d,连用 5 天,最大剂量每天不超过 200 mg。应特别提出的是,耐心摸索有效剂量,进行个别化治疗十分重要,停药后 5~10 天内为易孕期。

氯米芬+HCG 联合治疗:适用于单纯氯米芬治疗卵泡发育良好,但不能自发排卵者。用法为自停氯米芬后第 4 天起,通过宫颈黏液评分和 B 超观察,待卵泡成熟时即用 HCG10 000 IU,肌内注射。假如上午肌内注射 HCG,宜嘱患者自当夜起连续 3~4 天同房。

氯米芬+HMG-HCG 联合治疗:鉴于 HMG-HCG 诱发排卵可能会引起卵巢过度刺激综合征、多胎妊娠、卵巢增大等不良反应,可采用氯米芬+HMG-HCG 联合应用。具体方法:氯米芬 50~100 mg/d,然后根据卵泡大小每天肌内注射 HMG1~2 支(每支含 FSH 及 LH 各 75 IU),待卵泡成熟后再用 HCG 诱发排卵。排卵率可达 98%。

氯米芬+雌激素:适用于单用氯米芬后宫颈黏液少而稠者,可于周期第 5 天起,每天服氯米芬 50~100 mg,共 5 天,每天结合雌激素 0.625 mg 或每天戊酸雌二醇 1~2 mg,共 6~7 天。以改善宫颈黏液,增加受孕机会。

2.一般治疗

合理安排工作及生活,避免精神紧张,防止过度疲劳,加强营养,对一时性闭经,如避孕药后闭经可短期观察。

(杨　岚)

第十七章

妇产科手术

第一节　宫内节育器

宫内节育器(intrauterine device,IUD)是一种安全、有效、经济、可逆的避孕工具,为我国育龄妇女的主要避孕措施。

一、种类

一般分为两大类。

(一)惰性 IUD(第一代 IUD)

由惰性材料如金属、硅胶、塑料等制成。由于金属单环脱落率及带器妊娠率高,1993 年已停止生产使用。

(二)活性 IUD(第二代 IUD)

其内含有活性物质如铜离子(Cu^{2+})、激素及药物等,这些物质能提高避孕效果,减少不良反应。分为含铜 IUD 和含药 IUD 两大类。

1.含铜 IUD

目前是我国应用最广泛的 IUD。在宫内持续释放具有生物活性、有较强抗生育能力的铜离子。从形态上分为 T 形、V 形、宫形等多种形态。不同形态的 IUD 根据含铜的表面积分为不同类型,避孕效果与含铜表面积成正比,不良反应主要表现为点滴出血。避孕有效率均在 90% 以上。①带铜 T 形 IUD(TCu-IUD):是目前临床常用的 IUD。TCu-IUD 按宫腔形态设计制成,呈 T 字形,根据铜表面积分为 TCu-200、TCu-220C、TCu380A 等,以聚乙烯为支架,在纵臂或横臂上绕有铜丝或铜套。铜丝易断裂,放置年限较短,一般放置 5～7 年;铜套 IUD 放置时间可达 10～15 年。TCu-IUD 带有尾丝,便于检查及取出。②带铜 V 型 IUD(VCu-IUD):是我国常用的 IUD 之一。呈 V 形状,横臂及斜臂绕有铜丝或铜套,由不锈钢做 V 支架,两横臂中间相套为中心扣,外套硅橡胶管,有尾丝。放置年限 5～7 年。带器妊娠率低、脱落率低,但因病取出率较高。③母体乐(MLCu375):1995 年引入我国,以聚乙烯为支架,呈伞状,两弧形臂上各有 5 个小齿,具有可塑性,铜表面积 375 mm^2,可放置 5～8 年。④宫铜 IUD:在四川省应用广泛,形态更接近宫腔形状,不锈钢丝呈螺旋状内置铜丝,铜表面积 300 mm²,分大、中、小号,无尾丝,可放置 20 年左右。⑤含铜无支架 IUD:又称吉妮 IUD。已引入我国,为 6 个铜套串在一根尼龙线上,顶端有一个结固定于子宫肌层,使 IUD 不易脱落,悬挂在宫腔中。铜表面积 330 mm²,有尾丝,可放置 10 年。

2.含药 IUD

将药物储存在节育器内,通过每天微量释放提高避孕效果,降低不良反应。目前我国临床主要应用含孕激素 IUD 和含吲哚美辛 IUD。①左炔诺孕酮 IUD:又称曼月乐(mirena),以聚乙烯作为 T 形支架,人工合成孕激素——左炔诺孕酮储存在纵管内,纵管外包有含聚二甲基硅氧烷的膜控制药物释放,每天释放左炔诺孕酮 20 μg,有效率达 99% 以上。主要不良反应为点滴出血甚至闭经。取器后恢复正常。放置时间为 5 年,含有尾丝。②含吲哚美辛 IUD:常用的产品有含铜 IUD、活性 γ-IUD。通过每天释放吲哚美辛,减少放置 IUD 后引起的月经过多等不良反应。

二、作用机制

IUD 的避孕机制至今尚未完全明了。大量研究表明,IUD 的抗生育作用主要是局部组织对异物的组织反应而影响受精卵着床。活性 IUD 的避孕机制还与活性物质有关。

(一)精子和胚胎的毒性作用

1.IUD 由于压迫局部产生炎症反应,分泌的炎性细胞有毒害胚胎的作用。同时产生大量巨噬细胞覆盖于子宫内膜,影响受精卵着床,并能吞噬精子及影响胚胎发育。

2.铜离子具有使精子头尾分离的毒性作用,使精子不能获能。

(二)干扰着床

1.长期异物刺激导致子宫内膜损伤及慢性炎症反应,产生前列腺素,改变输卵管蠕动,使受精卵运行速度与子宫内膜发育不同步,受精卵着床受阻。

2.子宫内膜受压缺血及吞噬细胞的作用,激活纤溶酶原,局部纤溶酶活性增强,致使囊胚溶解吸收。

3.铜离子进入细胞,影响锌酶系统如碱性磷酸酶和碳酸酐酶,阻碍受精卵着床及胚胎发育。并影响糖原代谢、雌激素摄入及 DNA 合成,使内膜细胞代谢受到干扰,使受精卵着床及囊胚发育受到影响。

(三)左炔诺孕酮 IUD

主要是孕激素对子宫内膜的局部作用。

1.腺体萎缩,间质蜕膜化,间质炎性细胞浸润,不利于受精卵着床。

2.改变宫颈黏液性状,使宫颈黏液稠厚,不利于精子穿透。

3.在少部分妇女可抑制排卵。

(四)含吲哚美辛 IUD

吲哚美辛抑制前列腺素合成,减少前列腺素对子宫的收缩作用,减少放置 IUD 后的出血。

三、IUD 放置术

(一)适应证

凡育龄妇女无禁忌证,要求放置 IUD 者。

(二)禁忌证

1.妊娠或妊娠可疑。

2.生殖道急性炎症。

3.人工流产出血多,怀疑有妊娠组织物残留或有感染;中期妊娠引产、分娩或剖宫产胎盘娩出后子宫收缩不良,有出血或潜在感染可能。

4.生殖器官肿瘤。

5.宫颈内口过松、重度陈旧性宫颈裂伤或子宫脱垂。

6.严重的全身性疾病。

7.宫腔<5.5 cm 或>9.0 cm(除外足月分娩后、大月份引产后或放置含铜无支架 IUD)。

8.近 3 个月内有月经失调、阴道不规则流血。

(三)放置时间

1.月经干净 3～7 天无性交。

2.人工流产后立即放置。

3.产后 42 天恶露已净,会阴伤口已愈合,子宫恢复正常。

4.剖宫产后半年放置。

5.含孕激素 IUD 在月经第 3 天放置。

6.自然流产于转经后放置,药物流产 2 次正常月经后。

7.哺乳期放置应先排除早孕。

8.性交后 5 天内放置为紧急避孕方法之一。

(四)放置方法

双合诊检查子宫大小、位置及附件情况。外阴阴道常规消毒铺巾,阴道窥器暴露宫颈后消毒宫颈与宫颈口,以宫颈钳夹持宫颈前唇,用子宫探针顺子宫位置探测宫腔深度。用放置器将节育器推送入宫腔,IUD 上缘必须抵达宫底部,带有尾丝者在距宫口 2 cm 处剪断尾丝。观察无出血即可取出宫颈钳和阴道窥器。

(五)术后注意事项及随访

1.术后休息 3 天,1 周内忌重体力劳动,2 周内忌性交及盆浴,保持外阴清洁。

2.术后第 1 年 1、3、6、12 月进行随访,以后每年随访 1 次直至停用。随访了解 IUD 在宫腔内情况,发现问题及时处理,以保证 IUD 避孕的有效性。特殊情况随时就诊。

四、IUD 取出术

(一)适应证

1.生理情况

(1)计划再生育或无性生活不需避孕者。

(2)放置期限已满需更换。

(3)绝经过渡期停经1年内。

(4)拟改用其他避孕措施或绝育者。

2.病理情况

(1)有并发病及不良反应,经治疗无效。

(2)带器妊娠,包括宫内和宫外妊娠。

(二)禁忌证

1.有生殖道炎症时先给予抗感染治疗,治愈后再取出 IUD。

2.全身情况不良或在疾病的急性期,应待病情好转后再取出 IUD。

(三)取器时间

1.月经干净后 3~7 天为宜。

2.带器早期妊娠行人工流产同时取器。

3.带器异位妊娠术前行诊断性刮宫时,或在术后出院前取出 IUD。

4.子宫不规则出血者,随时可取,取 IUD 同时需行诊断性刮宫,刮出组织送病理检查,排除内膜病变。

(四)取器方法

常规消毒后,有尾丝者用血管钳夹住尾丝轻轻牵引取出。无尾丝者需在手术室进行,按进宫腔操作程序操作,用取环钩或取环钳将 IUD 取出。取器困难可在 B 型超声下进行操作,必要时在宫腔镜下取出。

(五)注意事项

1.取器前应做 B 型超声检查或 X 线检查确定节育器是否在宫腔内,同时了解 IUD 的类型。

2.使用取环钩取 IUD 时应十分小心,不能盲目钩取,更应避免向宫壁钩取,以免损伤子宫壁。

3.取出 IUD 后应落实其他避孕措施。

五、IUD 的不良反应

不规则阴道流血是放置 IUD 常见的不良反应,主要表现为经量增多、经期延长或少量点滴出血,一般不需处理,3~6 个月后逐渐恢复。少数患者放置 IUD 可出现白带增多或伴有下腹胀痛,应根据具体情况明确诊断后对病处理。

六、放置 IUD 的并发病

(一)节育器异位

原因:①子宫穿孔,操作不当将 IUD 放到宫腔外;②节育器过大、过硬或子宫壁薄而软,子宫收缩造成节育器逐渐移位达宫腔外。确诊节育器异位后,应经腹或在腹腔镜下将节育器取出。

(二)节育器嵌顿或断裂

由于节育器放置时损伤子宫壁或带器时间过长,致节育器部分嵌入子宫肌壁或发生断裂,应及时取出。若取出困难,应在 B 型超声下、X 线直视下或在宫腔镜下取出。

(三)节育器下移或脱落

原因:①操作不规范,IUD 放置未达宫底部;②IUD 与宫腔大小、形态不符;③月经过多;④宫颈内口过松及子宫过度敏感,常见于放置 IUD 后 1 年之内。

(四)带器妊娠

多见于 IUD 下移、脱落或移位。一经确诊,行人工流产同时取出 IUD。

(班积芳)

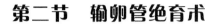

第二节　输卵管绝育术

输卵管绝育术是一种安全、永久性节育措施,通过手术将输卵管结扎或用器械使输卵管腔粘连堵塞,阻断精子与卵子相遇而达到绝育。术后如果希望妊娠,需要通过输卵管复通手术。近年来由于辅助生殖技术的发展,输卵管绝育术后如希望妊娠,可选择 IVF 治疗。绝育方式有经腹、经腹腔镜或经阴道操作。

一、经腹输卵管结扎术

经腹输卵管结扎术是国内应用最广的绝育方法,具有切口小、组织损伤小、操作简易、安全、方便等优点。

(一)适应证

已有孩子不准备再生育,要求行绝育术的妇女;患严重全身疾病不宜生育者。

(二)禁忌证

(1)24 小时内两次体温达 37.5 ℃或以上。

(2)全身状况不佳,如心力衰竭、血液病等,不能胜任手术。

(3)患严重的神经官能病。

(4)各种疾病急性期。

(5)腹部皮肤有感染灶或患有急、慢性盆腔炎。

(三)术前准备

(1)手术时间选择:非孕妇女在月经干净后 3~4 天。人工流产或分娩后 48 小时内。哺乳期或闭经妇女应排除早孕后再行绝育术。

(2)解除受术者思想顾虑,做好解释和咨询。

(3)详细询问病史,并做全身检查与妇科检查,实验室检测阴道分泌物常规、血尿常规、凝血功能、肝功能等检查。

(4)按妇科腹部手术前常规准备。

(四)手术步骤

采用硬膜外麻醉或全身麻醉。

(1)排空膀胱,取仰卧位,留置导尿管。

(2)手术野按常规消毒铺巾。

(3)切口:取下腹正中耻骨联合上两横指(3~4 cm)做 2 cm 长纵切口,产后在宫底下 2~3 cm 做纵切口。

(4)寻找提取输卵管:为手术的主要环节。术者用左手食指经切口伸入腹腔,沿宫底后方滑向一侧宫角处,摸到输卵管后,右手持卵圆钳将输卵管夹住,轻提至切口外。此为卵圆钳取管法。亦可用指板法或吊钩法提取输卵管。见到输卵管伞端后证实为输卵管,术中须同时检查卵巢有无异常。

(5)结扎输卵管:输卵管结扎方法有抽心包埋法、输卵管银夹法和输卵管折叠结扎切除法。抽心包埋法具有血管损伤少、并发病少、绝育效果好等优点,目前广泛应用。手术方法:用两把鼠齿钳夹持输卵管,于输卵管峡部浆膜下注入 0.5% 利多卡因 1 mL 使浆膜膨胀,用尖刀切开膨胀的浆膜层,再用弯蚊钳游离该段输卵管,剪除输卵管约 1 cm 长,用 4 号丝线结扎输卵管两侧断端,用 1 号丝线连续缝合浆膜层,将近端包埋于输卵管系膜内,远端留于系膜外。同法处理对侧输卵管。

(五)术后并发病

1.出血或血肿

过度牵拉损伤输卵管或输卵管系膜血管,引起腹腔内出血或血肿。

2.感染

包括局部感染和全身感染,可能由于体内原有感染尚未控制或消毒不严造成。

3.损伤

解剖关系辨认不清或操作粗暴可致膀胱、肠管损伤。

4.输卵管再通

绝育术后有 1%～2% 再通率。术者操作时认真仔细,可防止误扎、漏扎输卵管,减少再通。

(六)术后处理

注意观察生命体征。术后 2 周内禁止性交。若为流产或产后绝育,应按流产后或产后注意事项处理。

二、经腹腔镜输卵管绝育术

(一)适应证

同经腹输卵管结扎术。

(二)禁忌证

主要为腹腔粘连、心肺功能不全、膈疝等,余同经腹输卵管结扎术。

(三)术前准备

同经腹输卵管结扎术,受术者应取头低臀高仰卧位。

(四)手术步骤

硬膜外麻醉或全身麻醉。脐孔下缘做 1 cm 小切口,先用气腹针插入腹腔,充 CO_2 2～3 L,然后插入套管针放置腹腔镜。在腹腔镜直视下将弹簧夹或硅胶环置于输卵管峡部,以阻断输卵管通道。也可采用电凝法烧灼输卵管峡部 1～2 cm。经统计各绝育术的再通率,以电凝术最低为 1.9‰,硅胶环为 3.3‰,弹簧夹高达 27.1‰。机械性绝育术与电凝术相比,毁损组织少,可能为以后输卵管复通提供更高成功率。

(五)术后处理

观察生命体征,静卧 4～6 小时后可下床活动。

经腹腔镜输卵管绝育术优点多,手术时间短,恢复快,但需要设备,费用较高。

三、经阴道输卵管绝育术

微小插入装置(图 17-1),美国 FDA2002 年批准临床使用。该装置在宫腔镜直视下放置于双侧输卵管近端,通过刺激周围组织增生使输卵管堵塞。手术操作方便,不需麻醉,术后恢复快,安全有效。但要注意的是,微小插入装置放入后并不立即发挥绝育作用,组织增生至输卵管完全堵塞需要 3 个月时间,所以在术后 3 个月造影确定输卵管完全堵塞前需加其他避孕措施。

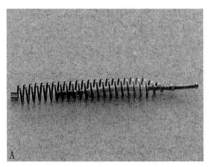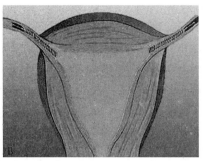

图 17-1　经阴道输卵管绝育

A.微小插入装置；B.微小插入装置放置于双侧输卵管近端

四、小结

（1）输卵管绝育术是不可逆的永久性节育措施。

（2）手术方式有常规经腹、经腹腔镜和经宫腔镜三种，我国以经腹输卵管抽心包埋法应用最广。

（班积芳）

第三节　输精管绝育术

输精管绝育术是安全、有效、简便、经济的能发挥永久性避孕效果的一种男性节育方法。根据是否阻断输精管腔，可将其分为阻塞性输精管节育术与非阻塞性输精管节育术两大类。前者包括各种术式的输精管结扎（切除术）、管腔内注射化学药物或生物材料的阻断术、使用各种材料的输精管腔夹闭术、激光或微波照射输精管腔凝堵术；后者包含管腔内注射化合物、管腔内植入不同材质与类型的节育装置等。

一、输精管结扎术

（一）适应证
已婚男子自愿要求输精管结扎术且无禁忌证者。

（二）禁忌证
（1）出血性疾病、精神病、明显神经症、各种疾病急性期和其他严重慢性病。

（2）泌尿生殖系统急慢性炎症，如急性泌尿系统感染、阴囊炎症、湿疹、淋巴水肿或其他有碍于手术的皮肤疾病尚未治愈者。

（3）腹股沟斜疝、鞘膜积液、严重的精索静脉曲张等阴囊内疾病。

（4）性功能障碍。

（三）手术时间
无特殊要求。

（四）术前准备

（1）做好术前咨询，解除思想上的各种疑虑，夫妻双方知情，签署同意书。

（2）询问病史。

（3）体格检查：包括测量体温、脉搏、血压，心肺听诊，外生殖器检查。

（4）进行血、尿常规和血型，出凝血时间，HIV 病毒、梅毒、乙型及丙型肝炎症毒等相关检查。

（5）采用普鲁卡因麻醉者，术前应做皮试。

（6）阴部备皮后，用温水、肥皂清洗阴囊、阴茎、下腹及会阴。

（五）手术步骤

（1）手术应在手术室进行。

（2）术者穿手术用衣裤，戴帽子、口罩。常规刷手后，戴无菌手套。

（3）受术者平卧位，橡皮筋悬吊固定阴茎后，用碘伏或其他刺激性小的消毒液消毒手术野。

（4）在阴囊下垫消毒手术巾，使阴囊和肛门区隔开。铺无菌孔巾，仅露阴囊于孔巾外。

（5）采用直视钳穿法或传统方法施行输精管结扎。

（6）直视钳穿法输精管结扎术。

局部麻醉：用手指固定一侧输精管，选择阴囊表面血管稀少区，用 1%～2% 利多卡因或普鲁卡因行阴囊手术入口处皮肤浸润麻醉及精索阻滞麻醉，每侧约 2.5 mL，然后用拇、示指挤压麻药皮丘以减轻皮肤肿胀。

固定输精管：①术者右手将睾丸轻轻往下牵引（注意推开精索血管），左手拇、示、中指在阴囊外触摸一侧输精管并将其牢靠固定于阴囊皮下；②用输精管皮外固定钳（以下简称固定钳）于局麻处将输精管连同绷紧的皮肤套入钳圈内，抬高钳尖并下压钳尖前方的皮肤，使钳圈前方的皮肤绷紧、变薄，致该处输精管呈现高度突起。

分离阴囊壁：用输精管分离钳（以下简称分离钳）的一侧钳尖在钳圈内输精管最突出处刺入皮肤直至输精管前壁及管腔。退出分离钳，闭合钳尖再由该创口处插入，以均匀力量徐徐张开钳尖，使阴囊皮肤至输精管间各层组织一并分开，创口长度约为输精管直径的 2 倍（此时可见光裸的输精管）。

提出输精管：将分离钳钳尖朝下，用一侧钳尖向远睾端（精囊端）方向刺入光裸的输精管前壁，以顺时针方向旋转 180°使钳尖朝上，闭合钳尖夹住输精管前壁，松开皮外固定钳提出光裸的输精管，去除分离钳换用固定钳钳夹提出的输精管。

分离输精管：用分离钳在紧靠输精管纡曲部穿过，与提出的输精管呈平行方向缓缓张开钳尖，游离约 1.5 cm 输精管，注意避免损伤与输精管伴行的血管。

精囊灌注：用眼科剪或尖刀剪开或切开输精管壁至管腔，插入 6 号钝针，缓慢精囊灌注 1% 普鲁卡因 5 mL（判断输精管的三个标志：切开输精管管腔后应看到管腔黏膜；平针头插入时应很顺畅；精囊灌注时受术者应有尿急感）。

结扎输精管：用分离钳在两侧输精管拟结扎处轻轻压搓，在压搓处分别用 1 号丝线结扎，于两结扎处间切除约 1 cm 长输精管，切除的组织应仔细检查并确认输精管，注意避免误扎其他组织，剪除近睾端（附睾端）侧结扎线，暂时保留远睾端（精囊端）侧结扎线。

分层隔离输精管残端：拇、示指捏住精索向下肢方向牵拉，将残端还纳于精索内。然后提出远睾端（精囊端）侧结扎保留线，当残端再次暴露在阴囊创口外时，即用分离钳将所带出的精索筋膜与远睾端（精囊端）输精管后壁一并钳夹，1 号丝线结扎，使两残端分层隔离（附睾端在筋膜内、远睾端在筋膜外）。

检查无出血及血肿形成，剪去保留线，将输精管残端复位，皮肤创口无须缝合。

同法行对侧输精管结扎术。

皮肤创口用创可贴或无菌纱布覆盖，以胶布固定。

（7）传统法输精管结扎术。

除直视钳穿法输精管结扎术外，国内不同地区传统常用的输精管结扎术由于所选择的入口部位、入口方式、输精管固定、输精管残端处理的不同，已经形成了钳穿法、针头固定法、穿线法、针挑法等输精管结扎术。上述手术方法各具特色，术者应根据手术习惯和受术者的具体情况选用。本章节只对钳穿法输精管结扎术予以阐述。

固定输精管：术者右手将睾丸轻轻往下牵引（注意推开精索血管），左手拇、示、中三指在阴囊外触摸一侧输精管，并将其捏于拇指和中指之间（中指上顶、拇指和示指下压），将输精管牢靠固定于阴囊皮下。三指固定动作应保持到将输精管及其周围组织夹持在固定钳钳圈内为止，以免在麻醉和钳夹过程中输精管滑脱。

局部麻醉：在固定输精管的基础上，选择阴囊表面血管稀少区，用1%～2%利多卡因或普鲁卡因行阴囊手术入口处皮肤浸润麻醉及精索阻滞麻醉，每侧约2.5 mL。

提出输精管：①用输精管分离钳闭合钳尖于麻醉浸润处刺入阴囊壁，并将创口撑开0.3～0.5 cm；②用输精管固定钳伸入创口，张开钳嘴配合左手中指顶抬动作，将输精管及其周围组织夹持在钳圈内，抬高钳圈使夹持在钳圈内输精管及其周围组织暴露在创口外（此时可见高度突起的输精管）；③避开血管用刀片纵行切开输精管被膜直达管壁或管腔，提出光裸的输精管于创口外。

分离结扎输精管：①用分离钳紧靠输精管壁平行方向缓缓张开钳尖，游离约1.5 cm输精管，注意避免损伤与输精管伴行的血管；②精囊灌注同直视钳穿法输精管结扎术；③用分离钳在输精管拟结扎处轻轻压搓，在压搓处用1号丝线结扎输精管两端，于两结扎处间切除约1 cm长输精管，切除的组织应仔细检查并确认输精管，注意避免误扎其他组织。暂时保留两端结扎线，以便检查输精管残端有无出血。

检查无出血和血肿形成，剪去保留线，将输精管残端复位，皮肤创口无须缝合。

同法行对侧输精管结扎术。

皮肤创口用创可贴或无菌纱布覆盖，以胶布固定。

（六）注意事项

（1）严格无菌操作。

（2）手术时应轻巧细致，仔细止血，减少损伤。

（3）游离输精管时，尽量不损伤输精管动脉，避免结扎过多组织。

（4）结扎部位不宜距附睾和皮下环太近。

（七）术后处置

（1）填写输精管结扎手术记录，并将此表纳入病历文书管理，长期保存，以便查验。

（2）观察2小时，检查局部无出血等异常情况，方可离去。

（3）告知受术者注意事项：①术后休息7天；②1周内避免体力劳动和剧烈运动，2周内不宜性交；③有伤口出血、阴囊肿大或疼痛、发热时，必须及时就诊；④术后5天拆线，对未缝合切口，5天后去除敷料；⑤若术中未行精囊灌注，术后应坚持避孕3个月，经精液检查证实无精子后再停用其他避孕措施;⑥嘱受术者定期随访,发现问题及时处理。

二、输精管结扎术并发症

输精管绝育术后,大约有50%的受术者经历有手术局部疼痛、肿胀、阴囊皮肤瘀斑等。症状大多轻微,不需要特殊治疗,多在1～2周内自然缓解。

输精管绝育术后并发症发生率较少,总体发生率大约为2%,需要住院治疗的严重并发症罕见。输精管绝育术后并发症只要及时处理、妥善治疗,大多数是可以治愈的。输精管绝育术后并发症发生率与是否严格执行手术常规、医师操作经验等有关。

输精管结扎术的常见并发症包括血肿、感染、痛性结节及附睾淤积症。其他类型的输精管绝育术后并发症在发病机制及处理原则上与输精管结扎术大致相同。

(一)出血

1.概述

出血是输精管结扎术后最常见的早期并发症,多因手术适应证掌握不严、手术操作粗糙与止血不彻底或术后护理不当所致。出血一般发生在术后24小时内。根据出血部位不同,分为阴囊皮下淤血、精索血肿及阴囊血肿,单侧血肿多见。

2.临床表现

(1)阴囊皮下淤血:主要表现为阴囊入口或切口渗血、皮下淤血,或手术入口处有少量活动性出血。查体发现手术局部阴囊皮肤早期呈红紫色,晚期可呈青紫色,阴囊不肿大。

(2)精索血肿:多系输精管残端与周围组织细小血管损伤所致。出血积于精索鞘膜内,形成梭形肿块。触诊时可发现其表面光滑,边界清楚,张力较高,有囊性感,可随精索活动,压痛不明显。数天后,部分病例可见阴囊皮肤呈现青紫色。

(3)阴囊血肿:由较大血管损伤引起,最常见的是输精管动脉破裂。多发生于术后2小时内,出血快且量多。由于阴囊组织疏松,血管损伤后可持续出血。出血过多时,可见阴囊肿大。如早期未得到及时处理,阴囊可进行性肿大,肉眼阴囊皮肤红紫或青紫,可扪及边界不清的肿块。出血可沿筋膜间隙向会阴部及腹股沟区扩散,出现阴茎、会阴及腹股沟区弥漫性青紫肿胀,重者甚至出现失血性全身症状或者休克。

3.治疗原则

(1)阴囊皮下淤血:若有活动性出血,可局部压迫止血,无效时作全层缝合。若出血停止,或者仅有皮下淤血时,一般不须特殊处理;对浸润范围大、淤血重的病例,术后48小时后予以局部热敷。

(2)精索血肿:术后早期可用阴囊托或四头带加压包扎,局部冷敷(12小时内)以达到收缩血管、减少局部出血,严密观察其变化。若局部进行性肿胀,则应切开止血并清除积血,并用抗生素预防感染。若出血停止,术后72小时可穿刺抽出积血,并向血肿内注入透明质酸酶1 500 U,促进积血吸收。局部热敷,应用抗生素预防感染。

(3)阴囊血肿:出血量较小和稳定的血肿通过加压包扎、冷敷、卧床休息可自行吸收。凡发展快的阴囊内出血,都应及时切开止血并清除积血。对出血已停止的较大血肿,原则上以手术清除积血为宜,以免导致继发感染或局部形成纤维性硬节。对出血已停止的较小阴囊血肿,可在48小时后热敷,72小时后穿刺抽出积血,并注入透明质酸酶1 500 U。可同时每天肌内注射糜蛋白酶5 mg,共10次,以利于积血吸收。除此之外,应同时予以有效、足量抗生素积极预防感染。

阴囊血肿切开止血要点:①确定出血源于何侧。②无菌操作下切开阴囊,迅速清除积血,顺输精管残端寻找损伤的动脉并止血。即使输精管残端及其周围已无活动性出血也应再次结扎,以防清除血肿后再次出血。若未见动脉受损,应仔细检查可能造成损伤的其他部位,但不要涉及手术未波及的组织。③清除积血时,切忌盲目钳夹、过多挤压或分离组织。④阴囊底部做较大切口并放置橡皮引流条。

4.预防

(1)严格掌握手术适应证,尤其注意受术者是否有出血倾向;在患有精索静脉曲张或精索内有纤维瘢痕等情况时,手术要特别小心。

(2)手术操作应避开阴囊壁上的血管,如已伤及较大的血管,可用细丝线结扎或作全层缝合。

(3)阴囊壁至输精管外的各层组织裂口不应小于输精管直径的 2 倍,以免因其嵌顿而掩饰损伤性出血。

(4)固定输精管要牢靠,以免滑脱。避免反复钳夹和外提输精管,造成精索血管损伤。

(5)游离输精管时,应与提出的输精管平行纵向分离,以免撕裂输精管动脉。若有输精管动脉断裂,应单独结扎止血。手术结束前要确认没有活动性出血。

(6)结扎输精管残端时,不应用力过大而勒断输精管;也要避免结扎过松而滑脱。结扎时,若一端结扎线头滑脱、残段缩回阴囊且无明显出血,不宜再勉强盲目钳夹提出结扎而引起出血,但术后应严密观察。

(7)术后避免过早参加体力劳动,尤其是骑车等,以免局部因摩擦、牵拉而导致出血。

(二)感染

1.概述

输精管结扎术后感染常发生于术后 3~4 天。多因皮肤消毒不严、手术污染,少部分因生殖道潜在感染被激发所致。根据感染部位与程度不同,临床上常见有阴囊入口感染、输精管炎/精索炎、前列腺炎/精囊炎。在无菌操作情况下发生的术后感染多继发于出血或术后血肿。

2.临床表现

(1)阴囊入口感染:最为常见,感染局限于阴囊皮肤或皮下组织,局部可出现红肿、疼痛甚至化脓。

(2)输精管炎:患侧阴囊坠胀疼痛,向同侧大腿根部及会阴部放射。查体可触及输精管近睾丸端或两端增粗、变硬或有粘连,有明显触痛。

(3)精索炎:起病急,精索增粗,局部疼痛明显。可沿精索放射至腹股沟部,甚至耻骨上或下腹部。体检可见皮肤表面红肿,精索呈纺锤形或条索形增粗,输精管扪不清楚。若炎症形成脓肿可有波动感。如果迁延至附睾可伴发附睾炎,出现更为严重的阴囊坠痛,常伴寒战、高热等全身症状;局部检查可见阴囊红肿,附睾肿大,触痛明显。炎症未及时控制,会继发阴囊脓肿。治疗不彻底,可转为慢性炎症,继发附睾淤积症,加重症状。

(4)前列腺炎/精囊炎:若炎症波及精囊端输精管可继发前列腺炎、精囊炎,这两个部位的炎症往往同时发生。患者感觉腹股沟、耻骨上、腰骶、会阴及肛门等部位疼痛不适,可伴寒战、发热等全身症状,并出现膀胱刺激症状,例如:尿频、尿急和尿不尽感,重者出现尿痛、血尿及排尿困难。局部检查:耻骨上压痛。肛门指诊检查:前列腺肿胀、压痛、局部温度升高、不规则;脓肿形成可有波动感,易向直肠或会阴处溃破。尿常规检查可发现大量脓细胞,尿道分泌物镜检有大量成堆白细胞,可通过中段尿培养来明确细菌来源。此外,精液中还可出现血精。由于患者的不适感和存在菌血症的危险,禁忌在炎症急性期作前列腺按摩。若急性炎症治疗不及时或未彻底控制,可迁延为慢性炎症,出现临床症状反复发作。

3.治疗原则

(1)阴囊入口感染。清洁伤口,口服抗生素 7~10 天。

(2)急性炎症期的处理。

一般处理:卧床休息,抬高阴囊;早期冷敷,减轻症状,避免炎症扩散;晚期热敷或热水坐浴、理疗,改善局部血液循环,促使炎症消退;口服非甾体止痛剂。胀痛明显者,可做精索封闭;急性期忌性生活和运动。

抗生素药物:早期及时使用有效足量的抗生素。症状较轻的患者应口服抗生素 2~4 周,迅速控制感染,预防转为慢性。常用药物有青霉素类、头孢菌素类或喹诺酮类。伴有全身症状者应静脉给药,最好根据细菌培养药物敏感试验结果选择用药。待患者全身症状改善后可改用口服抗生素,疗程至少 4 周。

脓肿处理:一旦有脓肿形成,应及时切开引流。阴囊脓肿切开引流的位置要低,切口要够大,以防术后阴囊收缩而引流不畅。前列腺脓肿可采取经直肠超声引导下细针穿刺抽吸、经尿道或经会阴对前列腺脓肿切开引流。

(3)慢性炎症期的处理。

慢性精索炎:局部用药较全身用药效果好。可用庆大霉素 40 000 U、醋酸泼尼松龙12.5 mg、糜蛋白酶 5 mg、1%盐酸普鲁卡因 3 mL,混合后作精索周围注射,每周 1 次,3~5 次为一个治疗周期。操作时,切忌将药物注入精索瘢痕组织内,以防炎症扩散。可用抗生素离子透入或碘离子透入理疗,加速炎症吸收。若形成输精管瘘或阴囊窦道,可在控制感染后在无菌条件下手术切除病变组织,但勿损伤精索主要血管。

慢性前列腺炎/精囊炎:治疗效果不如急性期,停药后易复发。所选择药物应为脂溶性、离解常数高、与血清蛋白结合低的药物。常用抗生素是氟喹诺酮类,疗程 4~6 周,同时强调配合其他治疗方法,如前列腺按摩、抗生素离子透入或碘离子透入理疗、热水坐浴等。对顽固性前列腺/精囊炎可采用直接输精管穿刺注射药物,使药物直接进入病变部位。

4.预防

(1)严格掌握手术适应证,有泌尿生殖系感染者不宜手术。

(2)严格消毒手术器械、布单、敷料、结扎线等。

(3)术前认真清洗手术区,应用有效、无刺激性的皮肤消毒剂充分擦拭手术区域。

(4)严格无菌操作。

(5)切忌操作粗糙,避免损伤过多组织。

(6)及时更换敷料,防止伤口污染。

(7)充分告知,使受术者理解正确的术后伤口护理,以及判别需要立即复诊的感染征象。

(三)痛性结节

1.概述

输精管结扎术后,其断端可出现不适感或微痛。如疼痛迁延至 3 个月或更长时间或伴有增生性结节,触痛明显,应视为异常,临床上通常称之为"痛性结节"。但从病理学角度看,痛性结节实际为各种病理改变所致的症状性输精管残端周围炎。其病理学基础主要为精子肉芽肿性炎

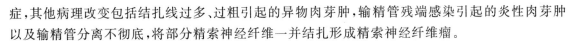

症,其他病理改变包括结扎线过多、过粗引起的异物肉芽肿,输精管残端感染引起的炎性肉芽肿以及输精管分离不彻底,将部分精索神经纤维一并结扎形成精索神经纤维瘤。

2.临床表现

输精管结扎术后 3 个月,结扎部位持续疼痛,疼痛多呈钝性,在劳累、性兴奋或射精时加重;疼痛可放射至腹股沟、下腹及腰骶部。病变急性发作时,结扎结节增大,疼痛加剧;炎症消退后,结扎结节缩小,症状减轻。

局部查体:在输精管结扎处可触及结节,有明显触痛或压痛,疼痛程度与结节大小无关。

输精管残端部位的痛性结节应与精索炎、结节与精索或阴囊壁粘连、输精管阴囊瘘等进行鉴别诊断。

3.治疗原则

(1)口服非甾体抗炎药。

(2)局部理疗。

(3)局部封闭是目前疗效较好的方法,常用药物配方为:庆大霉素 4 万 U 或丁胺卡那(阿米卡星),醋酸泼尼松龙 12.5 mg,1%盐酸普鲁卡因 3 mL,亦可加入糜蛋白酶 5 mg。将结节固定在阴囊皮下表浅位置,用注射针穿刺,每周行结节周围封闭注射 1 次,3～5 次为一个治疗周期。避免将药物直接注入结节。症状消失后,不需重复注射。

(4)经保守治疗无效,可在控制炎症后手术切除结节。术中分离切除结节,标本送病理;用电灼或石炭酸烧灼残端封闭管腔后再进行输精管残端结扎。术中分离应保持结节完整和避免伤及精索主要血管,最好用电灼止血以免过多异物残留。若存在输精管残端与阴囊壁粘连或输精管阴囊瘘,均应手术治疗。

4.预防

(1)严格掌握手术适应证。

(2)手术要仔细,减少不必要的组织损伤和出血。

(3)结扎前应将输精管分离干净,避免将输精管连同周围血管、神经一并结扎。

(4)选用 1 号丝线结扎,松紧适度;用力过大可勒断输精管,过松则易滑脱。术中如有出血,应使用更细的结扎线,避免残留过多线结等异物。

(5)电灼残端输精管黏膜,但不伤及肌层,可有效降低输精管残端精子肉芽肿的发生率。

(四)附睾淤积症

1.概述

附睾淤积症是一个症状表述,是附睾组织对外溢精子的无菌性炎症反应。输精管结扎术后,睾丸继续生成的精子和睾丸液进入附睾,致使近睾端生殖道内静水压明显增高,术后近期可出现睾丸与附睾不适感或轻微胀痛等充血性附睾炎症状。经过一段时间后,由于睾丸分泌与附睾吸收的动态平衡建立,绝大多数受术者的临床症状会消失。但是,如果因手术损伤附睾神经、血液供应,影响附睾吸收功能,或原有的隐性以及继发性生殖道感染降低了附睾吸收功能,新的动态平衡不能建立或遭到破坏,附睾管腔内静水压力持续升高出现淤积,导致近睾端输精管、附睾管出现不同程度的扩张、管壁变薄、管腔破裂。精子外溢至间质诱发无菌性炎症反应,出现以充血、淋巴细胞浸润为特征的间质改变。在外溢精子不能被迅速清除时,即可形成精子肉芽肿。若无新的破裂发生,间质内精子可被消化吸收;一旦新的破裂发生,炎症反应又开始活跃。因此,间质的炎性反应呈现周期性发作,在临床上表现为症状时轻时重。

2.临床表现

(1)输精管结扎术后 6 个月或更长时间,患者自觉附睾肿胀、疼痛,可放射到腹股沟、下腹部及腰骶部。

(2)疼痛多为钝性,呈间隙性或持续性,症状多在劳累、长时间站立或行走及性生活后加重。

(3)查体:附睾均匀肿胀,有明显压痛,重者可触及结节,形状不规则,质地较硬。附睾端输精管扩张,与精索无粘连。阴囊超声可显示附睾肿大、增厚或结节。

无症状性的附睾肿大仅是一种附睾淤积现象。有症状性附睾肿大是诊断要点;附睾肿大的程度,尤其是其张力则往往反映病变的轻重。

3.治疗原则

(1)一般处理:应用阴囊托或穿紧身内裤,抬高阴囊;局部理疗或热水坐浴可抑制精子发生,改善局部血液循环,减轻自觉症状。

(2)非甾体抗炎药。

(3)若出现继发感染,应用抗生素控制感染。

(4)保守治疗无效者可行手术治疗。附睾淤积发生时间较短且附睾未触及结节者,可行输精管复通术。附睾淤积发生时间较长且附睾有明显硬结者,则行附睾-近睾端输精管-结扎结节切除术。

4.预防

(1)严格掌握输精管结扎手术适应证、仔细筛查受术者。附睾有任何异常者均不宜接受输精管结扎术。

(2)严格无菌操作,避免术后发生感染。

(3)输精管结扎部位不宜距附睾太近,要使附睾有较多的缓冲空间。

(4)术中避免损伤精索与较大血管,及过多分离结扎输精管周围组织,以免影响血液供应和神经支配。

(五)其他

1.手术失败

输精管结扎术是男性最有效的节育方法之一。节育效果的判断应以手术后精液两次离心沉淀中查无精子为标准,该标准不仅科学、合理,而且便于不同术式之间有效性的比较和评价。2012 年欧洲泌尿学会(EAU)发布的输精管结扎术指南中手术失败的定义为输精管结扎术 3 个月后精液中含有活动精子或者精子浓度大于 $1 \times 10^5/mL$。如果输精管结扎术 6 个月后精液中仍存在活动精子需重做手术。与手术失败相关的妊娠率为 0~2%。手术后残余精子妊娠是术后避孕失败的常见原因。

输精管结扎手术失败的主要原因为输精管自然再通、误扎了输精管外的其他组织、存在重复输精管未能发现以及在同侧输精管做了两次结扎等。

2.输精管阴囊瘘

输精管结扎术中由于误将输精管残端与阴囊皮下组织一并结扎,或输精管残端复位不良,使输精管残端与阴囊壁粘连,将阴囊壁牵拉形成“脐孔样变”,在此基础上如继发感染易形成输精管阴囊瘘。临床可见手术入口邻近皮肤出现复发性、疼痛性簇状丘疹,可自然破溃并有脓性分泌物排出。查体时可扪及输精管残端与阴囊壁之间有条索状组织,牵拉时疼痛加重。应手术彻底清除病理组织,烧灼并结扎输精管残端,全层缝合阴囊切口。

(班积芳)

第四节　输卵管吻合术

一、适应证

(1)确诊为输卵管阻塞引起的不孕者。

(2)输卵管结扎术后要求恢复生育能力者。

二、禁忌证

(1)急性盆腔炎。

(2)全身严重疾病。

三、术前准备

(1)行子宫输卵管造影检查以明确输卵管阻塞的部位及宫腔有无病变,手术时间要在造影3个月后施行。

(2)术前备皮,留置导尿管,肠道准备。

(3)手术时间在月经干净后 3～7 天为宜,此时输卵管黏膜较薄,断端容易对合,故增殖早期是最好的手术时机。

(4)手术时可配合使用眼科放大镜或手术显微镜,并备齐显微外科所用器械。

(5)术前在阴道内填塞消毒纱布以便使子宫靠近腹壁。

(6)术前准备无创伤缝合线。

四、麻醉与体位

腰麻或硬膜外麻醉,取仰卧位。

五、手术步骤

(1)下腹部纵(横)切口进腹,提起子宫达切口处,子宫后方放盐水垫托起子宫,输卵管放于手术切口外。切口以刚好夹住固定子宫为宜。

(2)从输卵管伞端逆行通水,找到梗阻部位。

(3)注入生理盐水 1 mL 于阻塞的输卵管浆膜下,呈一白色水泡状。

(4)纵行切开水疱的浆膜 1 cm,分离、暴露输卵管管腔。

(5)剪去阻塞段输卵管管腔和周围的瘢痕,暴露输卵管两端断端,显微镜下使两端管腔大小相似。

(6)血管夹固定两端并使断端管腔靠拢、对正,7-0 无创缝线间断缝合两端输卵管,以 2～4 针为宜。

(7)6-0 无创缝线横行缝合输卵管浆膜面。缝好输卵管后,应从伞端逆行通水,以证实管腔已通畅。

（8）同法处理对侧输卵管。

（9）常规逐层关腹。

（六）术后处理

（1）注意外阴清洁,预防性应用抗生素。酌情应用抗组胺药物,以减轻吻合口水肿。

（2）术后保留导尿管 1 天,术后 6～7 天拆线。

（3）术后行输卵管通液 1 次,下次月经干净后 3～7 天再通液 1 次。

（4）术后 3 个月行子宫输卵管造影术,术后半年可妊娠。

（班积芳）

第五节　输精管吻合术

一、适应证

（1）输精管绝育术后因特殊原因需再生育。

（2）输精管绝育术后附睾淤积症经非手术治疗无效。

（3）输精管绝育术后因精神因素所致的性功能障碍经多方治疗无效,且无手术禁忌证。

（4）外伤或手术意外损伤输精管。

（5）输精管阻塞性无精子症。

二、禁忌证

（1）出血性疾病或全身健康状况不良,不能耐受手术。

（2）手术局部或生殖系统炎症未治愈。

三、术前准备

（1）向受术者及家属讲明吻合术的成功率,包括复通率、再孕率、再育率及可能发生的并发症。夫妇双方知情,签署同意书。

（2）详细询问病史:如输精管绝育(结扎)术者,应了解其接受何种结扎方法、结扎年限、术时情况和术后是否感染和血肿等;如外伤或其他手术意外等原因导致输精管堵塞者,应详细了解其相关情况。此外,还应了解其之前是否做过输精管吻合术以及术时和术后情况。

（3）体格检查:①包括测量体温、脉搏、血压,心肺听诊等全身体检;②重点做好泌尿生殖系统检查,包括输精管结扎结节大小、有无压痛、结节距离附睾远近,附睾大小、硬度、压痛、硬结和囊肿等,外伤或其他原因堵塞的输精管复通吻合,还应做输精管梗阻部位和长度的检查,以决定是否宜手术、手术和麻醉方式。

（4）辅助检查:精液常规、血常规、尿常规、出凝血时间,HIV、TP、乙肝两对半、丙肝、血型,必要时做其他相关检查。

（5）阴部备皮后,用温水、肥皂清洗下腹、阴茎、阴囊及会阴。

（6）对采用普鲁卡因麻醉者,术前应做皮试。

四、手术步骤

输精管(或附睾)复通吻合术,因输精管梗阻原因和部位的不同,所选择的麻醉、手术进路(切口)和吻合方式也随之不同。因此,本章节只对输精管结扎导致阻塞的复通吻合术进行阐述。

(一)输精管吻合术

(1)手术应在手术室进行。

(2)术者穿手术用衣裤,戴帽子、口罩,常规刷手后,戴无菌手套。

(3)患者平卧,以碘伏消毒手术区。

(4)铺无菌巾,并罩以无菌孔巾,暴露术野。

(5)1%～2%利多卡因或普鲁卡因做局部浸润麻醉。为加强麻醉效果,可在近皮下环处的精索内注入5～8 mL麻醉药行精索阻滞麻醉。对精神紧张、再次吻合或估计手术难度较大者,可选用椎管麻醉或硬膜外麻醉。

(6)将输精管结节固定于阴囊前外侧表浅部位,根据结节大小或局部情况做1～3 cm切口,用输精管分离钳分离直达结节处。

(7)用输精管固定钳将结节提出切口,分离结节周围组织,游离出结节两端输精管各约1 cm,在距结节0.3～0.5 cm处以蚊式钳夹住输精管并剪断,视情况切除输精管结节或将结节旷置。

(8)用钝头针插入精囊端(远睾端)输精管腔,缓慢注入生理盐水约5 mL,无阻力、局部无肿胀且受术者有尿急感表示远睾端管腔通畅;当剪断近睾端输精管,如见有灰白色液体流出可直接涂片;如未见灰白色液体流出,可在近睾端输精管端口直接涂片或按摩附睾和低压灌注等方法涂片,显微镜检查发现精子方可证实近睾端管腔通畅。

(9)证实两端管腔均通畅后进行吻合。

普通外科吻合法:将无针座的7号注射针向精囊端(远睾端)管腔插入约1 cm,穿出管壁及阴囊皮肤,用医用尼龙线等做支撑物引入注射针管腔,以同样方法将该支撑物自附睾端输精管壁及阴囊皮肤引出,拉直支撑物,使输精管自然对合,避免旋转扭曲,用5-0～7-0带针尼龙线全层间断缝合输精管4～6针。酌情置橡皮片引流,缝合阴囊切口,两端支撑物垫以软橡皮管打结固定。同法行对侧吻合。

显微外科吻合法:用无创对合器在距断面约0.5 cm处夹住两端输精管,在手术放大镜或手术显微镜下,用显微镊轻轻扩张精囊端输精管腔,使两端管腔大小尽可能接近,以8-0或9-0带针尼龙线,可用"4定点全层加外膜肌层缝合法"吻合,即全层缝合后壁、两侧壁、前壁,靠拢打两侧壁线结,然后在各全层缝线间加缝一针外膜肌层,逐一打结。卸下对合器,用小平镊将对合器夹扁的输精管复原,使其迅速恢复通畅,检查无出血、扭曲及输精管溢液后,还纳输精管于阴囊内。酌情置橡皮片引流,缝合阴囊切口。同法行对侧吻合。

(二)输精管附睾吻合术(经上述探查附睾端输精管没能查到精子时进行)

(1)附睾探查:适当延长阴囊切口(纵行),显露睾丸及附睾,从附睾尾、体、头逐渐探查阻塞部位,在阻塞部位处纵行切开附睾管一小口,见流出液体时加1～2滴生理盐水,置无菌玻片上进行显微镜检查,直至查见精子后再行输精管附睾间吻合。

(2)吻合(建议在25～40倍手术显微镜下进行):将远睾端(精囊端)输精管与附睾间进行"端侧"或"侧侧"吻合,注意确保吻合成功的基本要素:精确的黏膜和黏膜对位;防渗漏的吻合;无张力和扭曲的吻合;良好的微创技术。

(3)检查无出血、扭曲及输精管溢液后,还纳输精管、睾丸及附睾于阴囊内,酌情置橡皮片引流,缝合阴囊切口。

(4)用无菌纱布覆盖伤口。

五、注意事项

(1)尽可能用电凝止血,少用缝合线结扎。

(2)分离输精管不可损伤外膜,以保证血液供应。吻合的输精管两断端必须是健康组织。镊子或钳子不要损伤输精管断端管壁和附睾组织。

(3)精囊端(远睾端)输精管注水不畅时,可于右侧注射 0.05% 刚果红、左侧注射 0.02% 亚甲蓝,立即导尿引出该侧注入颜色,便可证实通畅。

六、术后处置

(1)填写手术记录。

(2)给予抗生素预防感染。

(3)术后 24 小时拔除橡皮引流条。

(4)术后 3 天适当服用止痛和镇静药。

(5)术后 5~7 天拆线,术后 7 天拔除输精管内支撑物。

(6)告知受术者注意事项:①术后休息 3 周;②局部有肿胀、淤血、感染等异常情况时,应随时就诊;③定期随访并行精液检查。

(班积芳)

第六节 人 工 流 产

人工流产指孕早期用人工方法终止妊娠的手术,主要应用于因避孕失败要求终止妊娠者。人工流产对妇女的生殖健康有一定影响,是避孕失败的补救措施。做好避孕工作,避免或减少意外妊娠是计划生育工作的目的。

终止早期妊娠的方法有手术流产和药物流产。

一、手术流产

手术流产是采用手术方法终止妊娠,包括负压吸引术和钳刮术。

适应证:因避孕失败要求终止妊娠者和各种疾病不宜继续妊娠者。

禁忌证:包括各种疾病的急性期或严重的全身疾病,生殖系急性炎症,妊娠剧吐酸中毒尚未纠正者以及术前两次体温在 37.5 ℃ 以上。

(一)负压吸引术

利用负压吸引原理,通过吸管将妊娠物从宫腔内吸出,称为负压吸引术。适用于妊娠 10 周以内者。

(1)术前准备:①详细询问病史,进行全身检查及妇科检查;②尿 HCG 测定,超声检查确诊宫内妊娠;③阴道分泌物常规、血常规及凝血方面检测;④术前测量体温、脉搏、血压;⑤解除患者思想顾虑;⑥排空膀胱。

(2)手术步骤:受术者取膀胱截石位。常规消毒外阴和阴道,铺消毒巾。双合诊复查子宫位置、大小及附件等情况。阴道窥器扩张阴道,消毒阴道及宫颈管,用宫颈钳夹持宫颈前唇。顺子宫位置的方向,用探针探测宫腔方向及深度,根据宫腔大小选择吸管。宫颈扩张器扩张宫颈管,由小号到大号,循序渐进。扩张到比选用吸头大半号或 1 号。将吸管连接到负压吸引器上,将吸管缓慢送入宫底部,遇到阻力略向后退。按孕周及宫腔大小调节负压,一般控制在 5.3～6.3 kPa (400～500 mmHg),按顺时针方向吸宫腔 1～2 圈。感到宫壁粗糙,提示组织吸净,此时将负压管折叠,取出吸管。用小号刮匙轻轻搔刮宫底及两侧宫角,检查宫腔是否吸净。必要时重新放入吸管,再次用低负压吸宫腔 1 圈。取下宫颈钳,用棉球拭净宫颈及阴道血迹,术毕。将吸出物过滤,测量血液及组织容量,检查有无绒毛。未见绒毛需送病理检查。

(二)钳刮术

适用于妊娠 10～14 周。通过机械或药物方法使宫颈松软,然后用卵圆钳钳夹胎儿及胎盘,手术结束前应检查胎盘组织是否与妊娠月份相符,胎儿是否完整。由于此时胎儿较大、骨骼形成,容易造成出血多、宫颈裂伤、子宫穿孔等并发病,所以应尽量避免大月份钳刮术。余注意事项与负压吸引术相同。

(三)人工流产术并发病及处理

1.出血

多为妊娠物未及时排出,影响子宫收缩所致。应给予催产素,同时尽快清空子宫。

2.子宫穿孔

为人工流产术的严重并发病。发生率与手术者操作技术以及子宫本身情况(如哺乳期妊娠子宫,剖宫产后瘢痕子宫再次妊娠等)有关。手术时突然感到无宫底感觉,或手术器械进入深度超过原来所测得深度,提示子宫穿孔,应立即停止手术。穿孔小,无脏器损伤或内出血,手术已完成,可注射子宫收缩剂保守治疗,并给予抗生素预防感染。同时密切观察血压、脉搏等生命体征。若宫内组织未吸净,应由有经验医师避开穿孔部位,也可在 B 型超声引导下或腹腔镜下完成手术。破口大、有内出血或怀疑脏器损伤,应剖腹探查,根据情况做相应处理。

3.人工流产综合反应

指手术时疼痛或局部刺激,使受术者在术中或术毕出现恶心呕吐、心动过缓、心律不齐、面色苍白、头昏、胸闷、大汗淋漓,严重者甚至出现血压下降、昏厥、抽搐等迷走神经兴奋症状。一旦出现症状应立即停止手术,给予吸氧,一般能自行恢复。严重者可加用阿托品 0.5～1 mg 静脉注射。术中动作轻柔,吸宫时掌握适当负压,减少不必要的反复吸刮,均能降低人工流产综合反应的发生率。

4.漏吸或空吸

施行人工流产术未吸出胚胎及绒毛而导致继续妊娠,称为漏吸。漏吸常因子宫畸形、位置异常或操作不熟练引起。一旦发现漏吸,应再次行负压吸引术。误诊宫内妊娠行人工流产术,称为空吸。术毕吸刮出物肉眼未见绒毛,要重复尿妊娠试验及 B 型超声检查,宫内未见妊娠囊,诊断为空吸,必须将吸刮的组织全部送病理检查,警惕宫外孕。

5.吸宫不全

指人工流产术后部分妊娠组织残留宫腔。与操作者技术不熟练或子宫位置异常有关,是人工流产术常见的并发病。当出现手术后阴道流血时间长,出血量多或出血停止后再现阴道流血,应考虑为吸宫不全,尿 hCG 检测和 B 型超声检查有助于诊断。无明显感染征象,应尽早行刮宫术,刮出物送病理检查。术后给予抗生素预防感染。若同时伴有感染,应控制感染后再行刮宫术。

6.感染

术后可发生急性子宫内膜炎、盆腔炎等,主要表现为体温升高、下腹压痛、不规则阴道流血等,应积极抗感染治疗。预防性使用抗生素可降低感染发生。

7.羊水栓塞

偶尔可见于钳刮术时。往往由于宫颈损伤、胎盘剥离使血窦开放,为羊水进入创造条件。处理应以预防为主,钳刮时应先破膜,待羊水流尽后再清宫,可避免羊水栓塞发生。即使并发羊水栓塞,其症状及严重性不如晚期妊娠发病凶猛。

8.远期并发病

有宫颈粘连、宫腔粘连、慢性盆腔炎、月经失调、继发性不孕等。

二、药物流产

药物流产是用药物而非手术终止妊娠的方法。优点:可比手术流产更早期使用;避免人工流产综合征;避免手术流产机械损伤造成的宫颈、宫腔粘连等。目前临床应用的药物为米非司酮和米索前列醇,米非司酮是一种类固醇类的抗孕激素制剂,具有抗孕激素及抗糖皮质激素作用。米索前列醇是前列腺素类似物,具有子宫兴奋和宫颈软化作用。两者配伍应用终止早孕完全流产率达 90% 以上。

(一)药物流产的适应证

(1)妊娠≤49 天,本人自愿、年龄<40 岁的健康妇女。

(2)尿 hCG 阳性,B 型超声确诊为宫内妊娠。

(3)人工流产术高危因素者,如瘢痕子宫、哺乳期、宫颈发育不良或严重骨盆畸形。

(4)多次人工流产史,对手术流产有恐惧和顾虑心理者。

(二)药物流产的禁忌证

(1)有使用米非司酮禁忌证,如肾上腺及其他内分泌疾病、妊娠期皮肤瘙痒史、血液病、血管栓塞等病史。

(2)有使用前列腺素药物禁忌证,如心血管疾病、青光眼、哮喘、癫痫、结肠炎等。

(3)其他:过敏体质、带器妊娠、宫外孕、妊娠剧吐,长期服用抗结核、抗癫痫、抗抑郁、抗前列腺素药等。

(三)用药方法

米非司酮分顿服法和分服法。顿服于用药第 1 天顿服 200 mg。分服法 150 mg 米非司酮分次口服,服药第 1 天晨服 50 mg,8～12 小时再服 25 mg;用药第 2 天早晚各服米非司酮 25 mg;第三日上午 7 时再服 25 mg。每次服药前后至少空腹 1 小时。顿服法于服药的第三日早上口服米索前列醇 0.6 mg,前后空腹 1 小时;分服法于第三日服用米非司酮后 1 小时服米索前列醇。

服药后应严密观察,除了服药过程中可出现恶心、呕吐、腹痛、腹泻等胃肠道症状外,出血时间长、出血多是药物流产的主要不良反应,用药物治疗效果较差。极少数人可大量出血而需急诊刮宫终止妊娠,药物流产必须在有正规抢救条件的医疗机构进行。

（班积芳）

第七节 人 工 引 产

一、概述

人工引产是因母病或胎儿因素采用人工方法诱发子宫收缩,以达到终止妊娠的目的,是临床常用的一种处理高危妊娠的方法。按孕周分为中期引产和晚期引产,晚期引产是指妊娠满 28 周以后。这里主要讲述的是晚期引产的处理方法,临床常用的是药物引产。

二、引产前的评估

不论引产原因是什么,引产前一定要对孕妇进行综合评估,首先要检查宫颈是否成熟,如果没有成熟,应先促宫颈成熟,然后再进行引产,以增加引产成功率和安全性。目前公认的评价宫颈成熟度的方法是 Bishop 评分,它是对宫颈管长度、宫颈口扩张程度、宫颈软硬度、宫颈位置以及胎先露位置进行评价,总共 13 分。评分越高,宫颈越成熟,引产越容易成功。如果宫颈评分总分在 6 分以下,应促宫颈成熟。

(一)促宫颈成熟的方法

目前尚无理想的促宫颈成熟方法,临床比较常用的有机械性扩张和药物性方法。然而临床处理过程中很难将促宫颈成熟和引产截然分开,故有的促宫颈成熟的药物也是引产药物。

1.机械性扩张

采用水囊或 Foley 尿管。

水囊或 Foley 尿管促宫颈成熟的方法比较久远,目前临床使用的双球囊装置促宫颈成熟效果较好,放置简单、操作方便、痛苦小、容易被孕妇接受。但这种方法的局限性是有感染、宫颈损伤、出血和胎膜早破的风险。

2.药物性方法

采用前列腺素制剂。

(1)地诺前列酮(普贝生):引产前将含有 10 mgPGE2 制剂的普贝生放在阴道后穹隆,它的优点是单次用药,不需严格无菌。

禁忌证包括:①已临产;②已破膜;③正在使用催产素;④瘢痕子宫;⑤可疑胎儿窘迫;⑥三次以上足月妊娠分娩史;⑦多胎妊娠;⑧对前列腺素过敏;⑨有青光眼或哮喘。

注意事项包括:①放置后,产妇应卧床 2 小时,以保证栓剂固定,避免脱落。②2 小时后检查,如位置正常,产妇可下地。如位置不正常可重新放置。③常规监测宫缩和胎儿情况。④放置后 12 小时、临产、破膜、宫缩异常、胎儿窘迫或其他异常情况时应取出栓剂。⑤不要与缩宫素同时使用,可在取出栓剂 30 分钟后给予缩宫素静脉滴注。⑥地诺前列酮仅用于足月妊娠促宫颈成熟,如妊娠不足月者使用,应充分告知。

(2)米索前列醇:前列腺素 E_1 衍生物,又称米索,也可用来促宫颈成熟。常用方法是阴道放置,合适的剂量为 25 μg,4～6 小时阴道后穹隆放置一次,一般用 4 次(100 μg)。国内主张 25 μg 阴道放置,6 小时无宫缩者可再放一次,每天总量不超过 50 μg,如需加用缩宫素,应在最后一次放置米索后 4 小时以上。由于药物说明书上没有此项适应证,使用前应充分告知引产者该药促宫颈成熟的利弊,由引产者知情选择。禁忌证和注意事项同地诺前列酮。

3.药物并发症的防治

(1)宫缩过强:取出药物,观察宫缩情况,如仍强可用宫缩抑制剂:如硫酸镁。

(2)胎儿窘迫:阴道检查,取出药物,如短期内不能分娩者,手术终止妊娠。

(3)子宫破裂:注意宫缩,如宫缩过强,及时处理。

(4)药物不良反应:如恶心、呕吐等,情况不严重,可继续观察,情况严重者可停药。

(5)变态反应:任何药物均有变态反应的可能性,需要临床严密观察,一旦出现可按过敏处理。

4.促宫颈成熟相关问题

(1)引产前应查宫颈条件,促成熟可增加引产的成功率。

(2)宫颈成熟后再引产可缩短产程,减少催产素的使用。

(3)地诺前列酮在促宫颈成熟中具有重要作用。

(4)最终决定时应充分评估产妇的状态和医院的条件。

(5)必须考虑药物的安全性和有效性。

(二)药物引产方法

小剂量缩宫素静脉滴注是常用的引产法。

三、药物引产适应证和禁忌证

(一)适应证

(1)妊娠期高血压疾病。

(2)各种妊娠合并症,如妊娠合并肾脏病、妊娠合并心脏病、妊娠合并糖尿病等。

(3)急性羊水过多出现压迫症状者。

(4)胎膜早破。

(5)过期妊娠。

(6)严重的胎儿畸形,如脑积水、无脑儿等。

(7)死胎。

(8)母儿血型不合,胎儿处于高危阶段又无条件宫内换血者。

(二)药物引产禁忌证

(1)明显头盆不称,不能阴道分娩者。

(2)产道阻塞如宫颈肌瘤、阴道肿瘤和宫颈异常者。

(3)胎位异常如横位、初产妇臀位估计经阴道分娩有困难者。

(4)前置胎盘、胎盘血管前置、胎盘功能严重减退者。

(5)子宫有瘢痕如古典式剖宫产或子宫肌瘤剔除术后尤其是剔除肌瘤较大数目多、透过内膜者。一次子宫下段剖宫产史者为相对禁忌证。

(6)宫颈恶性肿瘤。

(7)急性生殖道病毒感染。

(8)对引产药物过敏者。

四、引产方法

(一)人工破膜术

人工破膜术常用于催产,但它也是一种最常用的引产方法,一般破膜后1～2小时内即可出现宫缩,2小时后仍无宫缩应静脉滴注缩宫素。由于单纯人工破膜引产成功率和失败率难以估计,加上破膜时间过长可能会招致感染,目前很少单独使用,多采用人工破膜加小剂量缩宫素静脉滴注以提高成功率。

(二)缩宫素静脉滴注术

1.缩宫素的使用方法及剂量

美国妇产科学会(ACOG)提供了一个使用缩宫素的方案:低剂量时,开始剂量为0.5～2 mU/min,增加浓度1～2 mU/min,间歇时间15～40分钟。高剂量时,开始剂量为0.5～1 mU/min直至6 mU/min,增加浓度1～6 mU/min,间歇时间15～40分钟。出现宫缩过强,要调整剂量。

从安全角度出发,低剂量比较安全。国内目前推荐小剂量、低浓度、静脉滴注给药的方法。

(1)持续性给药法:采用静脉滴注方法,由低浓度(0.5%)开始,即500 mL 5%葡萄糖液或葡萄糖盐水中加缩宫素2.5个U,每分钟8滴(2.5 mU/min),密切观察子宫收缩反应,每隔10～20分钟调整滴数,至有效子宫收缩,即达到每3分钟一次宫缩,持续30～60秒。有两种调节方法:等差法即2.5 mU/min～5.0 mU/min～7.5 mU/min。等比法即2.5 mU/min～5.0 mU/min～10 mU/min。若仍无宫缩,可增加缩宫素浓度至500 mL 5%葡萄糖液或葡萄糖盐水中加缩宫素5个U,每分钟滴数不能超过40滴。

(2)脉冲式给药法:此法符合体内缩宫素释放规律,可减少缩宫素和液体的量,但需要有输液泵才能进行,基层医疗单位缺乏此项设备。故多数仍采用持续性静脉滴注给药。

2.使用缩宫素注意事项

虽然小剂量、低浓度缩宫素静脉滴注引产是一种安全有效的引产方法。但其成功率只有69%～87%,缩宫素引产是否成功与宫颈成熟度、孕周、先露高低有关。不可盲目增加剂量,因为使用不当会造成严重后果。

3.缩宫素不良反应及处理

缩宫素最常见的不良反应是宫缩异常,如宫缩过频(10分钟内宫缩≥6次)和过强甚至强直性宫缩(单次宫缩持续2分钟或以上,伴有或不伴有胎心变化);及由此导致的急产、子宫破裂、胎儿窘迫;少见的有羊水栓塞;恶心和呕吐;药物变态反应;甚至孕产妇死亡。

4.并发症的防治

(1)宫缩过强:一旦发现宫缩异常,应减慢静脉滴注速度,或停止静脉滴注,必要时给硫酸镁缓解子宫收缩。25%硫酸镁4 g加入25%葡萄糖溶液20 mL中静脉推注,20分钟推完,然后,接着用25%硫酸镁40 mL加入5%葡萄糖500 mL中,以2 g/h静脉滴注,直至宫缩消失,并取左侧卧位。小剂量给药可以克服宫缩过强、恶心、呕吐等不良反应。

(2)急产:注意宫缩和产程,如进展较快,应调整滴数或停止使用。

(3)子宫破裂:静脉滴注缩宫素应有专人管理,宫缩过频过强,应及时调整。

(4)胎儿窘迫：及时停用,左侧卧位,吸氧,如不能缓解,应手术终止妊娠。

5.手术技巧与难点

(1)缩宫素的半衰期短,呈脉冲式释放,并需要与缩宫素受体结合才能发挥作用。缩宫素一旦被吸收,3～5分钟起作用,20～30分钟血浆中药物达到稳定水平。剂量过大或调整间歇时间过短,都会出现合并症,导致宫缩过强,造成胎儿窘迫。用量过大,大部分不能与受体结合,会引起其他不良反应。故应采用小剂量、低浓度、静脉滴注给药,不能肌内注射;不能口腔或鼻腔黏膜滴入。

(2)子宫平滑肌对缩宫素的敏感程度和体内灭活速度个体差异较大。所以缩宫素使用无标准剂量、安全剂量和危险剂量,只能按生物测定原则,以子宫收缩反应来定。有的孕妇使用极小量就可引起强烈宫缩,有的孕妇使用大量也只能引起轻微宫缩。临床使用剂量应以个人子宫收缩反应决定,不可盲目加大剂量。

(3)点滴缩宫素时,应先做静脉穿刺调好输液滴数(8滴/分),然后再加入缩宫素混匀,根据宫缩情况逐渐调整;或使用输液泵。

(4)滴注时必须有专人密切观察孕妇的血压、脉搏、宫缩频率和持续时间以及胎儿情况,每15分钟记录1次,有条件的医院可使用产时胎儿监护仪。一旦发现宫缩过强、过频或呈强直性,胎心率高于160次/分,低于120次/分,应立即减慢滴速,甚至停止滴入以免胎儿发生宫内窘迫或子宫破裂。

6.缩宫素引产术注意事项

注意:①缩宫素一定要静脉滴注;②从小剂量开始;③先调好滴数再加缩宫素,配成合适的浓度;④点滴过程中应有人定期观察;⑤根据产程进展随时调整滴数。

(三)前列腺素制剂

普贝生或米索:这两种药物主要来用促宫颈成熟,也可用于引产。一般情况下,宫颈条件不成熟时,应该用前列腺素制剂,宫颈条件成熟时,应使用人工破膜加小剂量缩宫素静脉滴注引产。适应证和禁忌证同促宫颈成熟。

五、引产相关问题探讨

(1)首先要仔细核对孕周,确定胎儿娩出后有存活能力。如当地儿科条件有限,应采取宫内转运到条件较好的医院分娩。

(2)充分了解所采用的引产方法对母儿潜在的危害。

(3)掌握引产的指征和禁忌证,并与引产者充分沟通,交代清楚病情,知情选择引产方法。

(4)引产前应检查阴道、盆腔,了解宫颈条件,胎儿的大小及先露。引产前应行胎心监护。

(5)熟悉引产药物的使用方法和注意事项,了解并能处理药物所造成的不良反应。

(6)引产过程中要做好紧急情况下行急诊剖宫产的条件和医务人员。

(7)对待特殊情况下的引产要结合具体情况,酌情处理。

六、手术难点与技巧

(一)延期妊娠的处理

妊娠满41周是否引产?应结合孕妇的情况和当地的医疗条件,如宫颈条件已经成熟,可考虑引产,条件不成熟者应先促宫颈成熟后再行引产术。美国妇产科学会(ACOG,2004)建议无妊

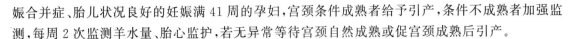

娠合并症、胎儿状况良好的妊娠满 41 周的孕妇,宫颈条件成熟者给予引产,条件不成熟者加强监测,每周 2 次监测羊水量、胎心监护,若无异常等待宫颈自然成熟或促宫颈成熟后引产。

(二)有剖宫产史的孕妇能否引产

剖宫产后阴道分娩(vaginal birth after cesarean,VBAC)已成为临床常见问题。由于胎心监护的应用、初产臀位、产妇对产钳助产的顾虑以及剖宫产技术和麻醉方法的改进等原因,使得初次剖宫产率逐渐升高,剖宫产后再次妊娠者增多。对子宫下段横切口剖宫产史,本次妊娠头先露,又无绝对剖宫产指征的孕妇再次分娩问题越来越受到关注。ACOG(2004)关于剖宫产后再次妊娠阴道分娩指南,即:一次子宫下段横切口剖宫产者都适合 VBAC,应该进行咨询;骨盆合适;没有其他的子宫瘢痕或子宫破裂史;有监测产程或急诊行剖宫产的条件;具备急诊行剖宫产的麻醉医师和有关人员;VBAC 时也可使用硬膜外麻醉镇痛。

1.引产禁忌证

(1)前次剖宫产切口的类型不详。

(2)有子宫破裂史。

(3)绝对的头盆不称。

(4)前置胎盘。

(5)严重近视伴有视网膜剥离,或有妨碍阴道分娩的内科合并症。

(6)胎位异常。

(7)两次剖宫产史且未有过阴道分娩者。

(8)没有急诊剖宫产的条件。

2.剖宫产后再次妊娠阴道分娩处理的注意点

(1)充分了解孕妇产科病史,如前次剖宫产的类型、指征、切口恢复情况以及距离此次妊娠间隔的时间。

(2)本次妊娠孕周:超过 40 周者,VBAC 成功率下降。

(3)估计胎儿体重,巨大胎儿会增加 VBAC 的危险性。

(4)孕妇是否肥胖,如果孕妇肥胖也会降低 VBAC 的成功率。

(5)有无 VBAC 的禁忌证,如有禁忌证则再次剖宫产。

3.引产方法

小剂量缩宫素静脉滴注。

与孕妇探讨 VBAC 的利弊,孕妇愿意试产,又具备阴道分娩条件,需要引产或改善宫颈条件,最好在严密观察下使用小剂量缩宫素静脉滴注,产程中加强监测。产程进展顺利者阴道分娩,出现并发症经处理改善适合阴道分娩者则阴道分娩,不顺利者则再次剖宫产。如果孕妇自然临产,又无阴道分娩禁忌证,产程中如果出现宫缩乏力可使用小剂量缩宫素催产,严密观察产程进展和子宫下段的情况。

(1)引产前一定要排除头盆不称。

(2)严格掌握适应证、方法和剂量。

(3)要密切观察产程和产妇及胎儿情况。

(班积芳)

第八节 人工中止(终止)妊娠并发症

一、手术并发症

(一)人工流产术时出血

1.概述

人工流产术时出血诊断依据孕周有所不同,妊娠10周内的出血量超过200 mL,妊娠10~14周的出血量超过300 mL可诊断为人工流产术时出血。人工流产术时出血发生的原因:施术者未能迅速而完整地将妊娠组织清出,子宫收缩不良,子宫损伤,胚胎着床异常(子宫峡部妊娠和子宫瘢痕妊娠、宫颈妊娠等),凝血机制障碍等。

2.临床表现

(1)术中负压吸引管吸出多量血液。

(2)术中自宫颈口有持续、多量活动性出血,甚至为喷射状出血。

(3)受术者可出现头晕、心悸、面色苍白、出冷汗等症状,伴有心率增加、血压下降等失血性休克表现。

(4)人工流产术中阴道出血与体征不符时,要注意并发子宫损伤的可能,检查除外腹腔内出血或阔韧带血肿。

(5)活动性大量出血,应注意排除胚囊着床部位异常的可能,如宫颈妊娠或剖宫产瘢痕妊娠。

3.治疗原则

(1)首先迅速清除宫腔内容物,出血常可即刻停止。

(2)促进子宫收缩:①双合诊按摩子宫。②缩宫素:宫颈局部注射或肌内注射,可以同时静脉滴注。③前列腺素制剂:卡前列甲酯栓阴道、直肠置入或米索前列醇舌下含服。

(3)子宫穿孔伴内出血、阔韧带血肿等则按子宫穿孔治疗原则处理,宫颈裂伤应行宫颈裂伤缝合术。

(4)宫颈妊娠、子宫峡部妊娠、剖宫产瘢痕妊娠等因胚胎着床异常导致人工流产术时急性大出血,则按剖宫产瘢痕妊娠治疗原则处理。

(5)因凝血机制障碍而发生术时大出血,除及时请内科医师配合诊治外,术前做好防治出血的预案,术中及时鉴别和处理。

(6)大出血时立即开放静脉,配、备血,动态监测血流动力学和凝血功能的改变,进入抢救程序。

(7)应用抗生素预防感染。

(二)人工流产综合征(心脑综合征)

1.概述

人工流产负压吸宫术、钳刮术时,由于子宫尤其是宫颈受到局部刺激,导致迷走神经兴奋反射性引起一系列症状,称之为人工流产综合征。

2.临床表现

(1)受术者有头晕、胸闷、恶心、呕吐、面色苍白、出冷汗等症。

(2)严重者可出现一过性意识丧失、晕厥、抽搐。

(3)心动过缓、心律不齐甚至发生心搏骤停。

(4)血压下降到 8.0/12.0 kPa(60/90 mmHg)以下或收缩压比术前下降 4.0 kPa (30 mmHg)、舒张压比术前下降 2.0 kPa(15 mmHg)。

(5)心率下降到 60 次/分以下,或比术前下降 20 次/分,并伴有以上临床症状者。

(6)心电图检查可发现心动过缓、窦性心律不齐、房室交界性逸搏、房室传导阻滞、窦性期前收缩等。

3.治疗原则

一旦发生人工流产综合征立即停止手术,同时采取处理。

(1)取平卧位。必要时开放静脉。

(2)吸氧。

(3)严密观察血压、脉搏变化,心电监护。

(4)静脉注射或皮下注射阿托品 0.5～1.0 mg。

(5)必要时静脉推注 50% 葡萄糖 60～100 mL,亦可开放静脉给予补液。

(6)病情重或经上述处理无效时应请内科医师会诊协同处理。

(7)加强术前宣教、消除受术者对手术的恐惧心理,必要时术前口服巴比妥类制剂、止痛剂有预防作用。

(8)孕周大或估计术中扩张宫颈有困难者,术前给予扩张宫颈药物。术中局部给予表面麻醉或宫颈阻滞麻醉有预防作用。

(三)人工流产不全

1.概述

人工流产不全是负压吸宫术及钳刮术较常见的并发症,可引起术后持续或多量阴道出血,有时伴有阴道组织物排出,常需再次清宫术。人工流产不全的原因常见于子宫过度倾屈、子宫肌瘤和子宫腺肌症等引起宫腔变形或子宫畸形等原因使得手术器械无法到达整个宫腔;操作者技术不够熟练或检查子宫方向不准确以致手术器械未到宫底;绒毛蜕膜有粘连;宫角妊娠等。

2.临床表现

(1)术后阴道出血持续时间长,量或多或少,有时阴道有组织物排出。

(2)可伴有下腹坠痛、腰酸、低热,用抗生素及宫缩剂无效。

(3)妇科检查发现子宫体增大、柔软,宫颈口松弛或堵有组织物。

(4)人工流产术后血液 hCG 下降缓慢。

(5)B 超检查宫腔内有异常强回声并伴有血流,提示组织物残留。

(6)再次清宫术,刮出物病理检查见绒毛组织。

3.治疗原则

(1)阴道出血不多时,先给予抗生素 2～3 天后再刮宫;也可以用米非司酮、米索前列醇和黄体酮等保守治疗。

(2)阴道出血量多时,应即刻行刮宫术,根据受术者一般情况决定是否给予输液或输血。术后常规给予抗生素及宫缩剂。

(3)人工流产不全合并感染时,应给予大量抗生素控制感染后再行刮宫术。阴道出血量多伴有感染时,在给予大量抗生素控制感染同时将大块残留组织轻轻夹出。对个别出血多而感染严重者宜考虑行子宫切除术。

(四)宫腔积血

1.概述

多见于钳刮术后可能由于子宫过度屈曲、子宫收缩乏力、凝血机制障碍、宫颈内口粘连致血液淤积宫腔内。需再次行吸宫术将宫腔内血块及残留组织清理干净,以利于子宫复旧。

2.临床表现

(1)术后数小时到数天内出现较严重的下腹痛伴腹坠。

(2)子宫增大,子宫体有明显压痛。

(3)超声检查提示宫腔有积液。

3.治疗原则

(1)扩张宫颈,必要时采用负压吸宫术。

(2)促进子宫收缩。

(3)给予抗生素,预防感染。

(4)警惕宫颈、宫腔粘连。

(五)宫颈、宫腔粘连

1.概述

宫颈、宫腔粘连临床表现为术后闭经或月经量显著减少,可伴有周期性下腹痛和子宫增大、宫腔积血。需及时诊断,及时治疗。

2.临床表现

(1)人工流产术后阴道出血量少,甚至无出血。

(2)宫颈粘连表现:继发闭经,妊娠试验阴性。临床及实验室检测提示卵巢功能正常。周期性腹痛或黄体酮停药后出现下腹疼痛,肛门坠胀,里急后重,甚至排气排便困难。持续数天后症状自行缓解。重者可有下腹部压痛、反跳痛及肌紧张。妇科检查宫颈抬举痛、后穹隆部触痛明显、子宫正常或稍大、子宫体及附件有压痛。超声检查提示宫腔积血。腹痛发作时探针探查宫颈管常由于粘连导致阻力,按宫腔方向稍稍分离可进入宫腔,随即有暗红色陈旧血液流出即可明确诊断,同时腹痛症状可明显缓解。

(3)宫腔粘连表现:继发闭经或月经量明显减少,往往不伴有周期性腹痛,应用孕激素后无撤退性出血,也无明显临床症状,测定卵巢功能正常,超声检查可见内膜影像回声不均、毛糙甚至中断等,子宫碘油造影显示宫腔狭窄、充盈缺损或不显影。宫腔镜检查可直接观察到粘连的部位及程度。

(4)宫颈、宫腔粘连导致经血逆行进入腹腔可出现急腹症、附件包块,后穹隆穿刺可抽出不凝血液,需要与异位妊娠鉴别。

3.治疗原则

宫腔粘连应根据其粘连的程度和部位不同拟定详细的切实可行的治疗方案,目的是改善症状和生殖功能。处理原则为分离粘连,防治感染预防再次粘连,促进子宫内膜修复。

(1)临床表现典型或高度可疑本症应行宫腔探查术,既可明确诊断,也可以分解粘连缓解症状。手术困难时可在超声引导下用宫腔镜分解粘连。

（2）为防止再次粘连,可于术后在宫腔内放置带尾丝的宫内节育器或者球囊,雌孕激素周期治疗3个月左右。

（3）术后给予抗生素预防感染、给予活血化瘀中药辅助治疗。

（六）人工流产漏吸（人工流产失败）

1.概述

宫内妊娠,在人工流产手术中未吸到胎囊或主要的胎盘组织,只吸到部分蜕膜组织或极少量绒毛组织,胚胎受到干扰而致胚胎停止发育或胚胎未受到干扰仍继续发育,需再次终止妊娠。

2.临床表现

（1）人工流产术后受术者仍有妊娠反应。

（2）人工流产术后无阴道出血或仅有少量阴道出血。

（3）术后妇科检查子宫较术前增大,子宫大小与术前末次月经后停经天数相符或维持在术前孕周大小,尿妊娠试验阳性。

（4）超声检查提示宫内妊娠,胎囊及胚胎大小与末次月经后停经天数相符或显示胚胎停止发育。

3.治疗原则

了解漏吸原因,针对原因制订进一步终止妊娠的方案。

（1）发现人工流产漏吸时宫内妊娠10周内,可由有经验的医师行负压吸宫术。

（2）发现人工流产漏吸时宫内妊娠10周以上,则应住院行钳夹术或中期妊娠引产术。

（3）因子宫畸形或子宫过度倾屈或宫角妊娠致人工流产漏吸时,可由有经验的医师在超声监视下手术。

（4）残角子宫妊娠应行开腹手术,防止子宫破裂、内出血等不良后果。

（5）手术前后给予抗生素预防感染。

（七）感染

1.概述

人工流产术后感染多表现为急性子宫内膜炎,其次为输卵管炎、输卵管卵巢脓肿、盆腔腹膜炎,严重者可继发败血症、感染中毒性休克、弥散性血管内凝血等。

2.临床表现

（1）人工流产术后发热、下腹疼痛或阴道分泌物有异味。

（2）腹部检查下腹部有压痛、反跳痛,甚至有肌紧张。

（3）妇科检查宫颈有举痛、宫体有压痛或宫旁组织有压痛。有的可扪及附件包块或增厚。

（4）血常规检查白细胞总数增高伴中性粒细胞比例增高。

（5）宫颈分泌物培养有致病菌。

（6）病情严重伴有败血症,甚至发展为面色灰暗、四肢厥冷、血压下降等感染中毒性休克。

3.治疗原则

（1）一般治疗:取半卧位以利于恶露排出,并使炎症局限于盆腔最下部。加强营养、纠正贫血。

（2）抗感染治疗:应用广谱抗菌素,或联合用药(针对革兰阳性球菌、革兰阴性杆菌、厌氧菌)。根据宫颈分泌物培养、血液培养及药物敏感试验结果调整用药,选择有效的敏感抗生素治疗。感染严重者需静脉给药。

(3)合并流产不全,在控制感染同时行刮宫术,清除宫腔内残留的感染组织。

(4)伴有盆腔、腹腔脓肿,可在超声波导视下穿刺引流或切开引流。

(5)配合中药治疗。

(6)感染控制不满意或继发弥散性血管内凝血时,应考虑切除感染灶(子宫)。

(八)子宫穿孔及脏器损伤

1.概述

子宫穿孔是人工流产手术严重的并发症,如合并内出血、感染、脏器损伤而诊断不及时或处理不当可危及生命。子宫穿孔分单纯性及复杂性子宫穿孔。后者指子宫损伤面积较大或多处损伤、肌壁间血肿、并发腹腔内出血、阔韧带血肿及脏器损伤等。

2.临床表现

(1)单纯性子宫穿孔常可无任何临床症状或仅有轻度下腹痛。施术者在手术操作中有落空感或无底感;手术器械进入宫腔深度超过原探测深度、手术器械探入深度与妊娠周数或妇科检查子宫大小不符,应警惕子宫穿孔。

(2)复杂性子宫穿孔可有以下临床表现:①下腹部剧烈疼痛,疼痛部位较为明确。②伴有腹腔内出血,检查腹部有压痛、反跳痛、肌紧张。③内出血量多时,腹部叩诊移动性浊音阳性。④有阔韧带血肿时,妇科检查发现子宫偏向一侧,另一侧可触及包块,局部压痛明显。⑤有肠管损伤时,除腹痛外还有进行性腹胀,腹部叩诊可发现肝浊音界消失。⑥吸出或夹出异常组织,如脂肪组织、网膜组织、肠管组织、输卵管组织、卵巢组织等。⑦术者用吸管进行负压吸引时,感到空荡而滑,但吸不出组织时,应警惕子宫穿孔。如不停止手术操作易损伤其他脏器。

(3)超声检查提示子宫浆膜层缺损,盆、腹水。

(4)开腹或腹腔镜下可直视子宫穿孔部位、损伤程度及内出血等情况。

3.治疗原则

(1)单纯性子宫穿孔可采用保守治疗,给予缩宫剂及抗生素。如宫腔内妊娠组织尚未吸出,建议术后保守治疗观察一周后由有经验医师在超声波导视下避开穿孔处再次操作;或先采用药物流产。

(2)复杂性子宫损伤应尽早进行腹腔镜或开腹探查术,术中根据子宫损伤部位、程度、有无感染等而采取不同式式。如宫腔内容物未清除干净,可在腹部术者或腹腔镜指导下先行经阴道人工流产或清宫术,然后进行子宫修补术。

(3)子宫损伤严重、多处损伤、子宫侧壁损伤伴阔韧带血肿或合并有严重感染,应行子宫切除术。

(4)开腹探查术中必须探查肠管、膀胱、附件、输尿管等有无损伤,以免漏诊而造成严重后果。

(5)发现脏器损伤及时修补。

(6)根据受术者要求及子宫损伤程度决定是否同时行绝育术。

(九)人工流产吸空

1.概述

将非妊娠疾病或非宫内妊娠误诊为宫内妊娠而行人工流产称为人工流产吸空。发生吸空应警惕异位妊娠、滋养细胞疾病等。

2.临床表现

(1)手术吸出物中肉眼未见胎囊、绒毛或胚胎。

(2)手术吸出物经病理检查未见胎囊、绒毛、胚胎。

(3)术后即刻检查妊娠试验为阴性,多系将子宫肌瘤、子宫肥大症、子宫肌腺症、哺乳闭经、月经失调、停避孕药闭经、卵巢肿瘤、附件包块等非妊娠疾病而误诊为宫内妊娠。

(4)术后检查妊娠试验为阳性,应警惕异位妊娠可能,动态观察血 hCG 及超声检查,必要时可借助腹腔镜检查。术后血 hCG 下降缓慢或不降而升,发生急性腹痛或伴有附件有包块和内出血体征,超声检查附件有包块,盆腔、腹腔有游离液,可确诊异位妊娠。

(5)术后血 hCG 持续快速升高、超声波提示子宫肌层有异常回声应注意除外滋养细胞疾病。

3.治疗原则

(1)确诊为非妊娠疾病,对症处理或观察。

(2)确诊为异位妊娠,按异位妊娠处理。

(3)可疑滋养细胞疾病应严密随访,及早确诊及处理。

二、手术并发症常见症状鉴别诊断

对计划生育手术后出现的常见症状进行鉴别,将有利于手术并发症的早期诊断和处理。人工流产术中、术后出现腹痛、出血、停经系人工流产术后常见的症状,现以此为例进行鉴别诊断。

(一)人工流产术中、术后腹痛

人工流产负压吸宫术及钳夹术中、术后腹痛为常见症状之一。应注意了解腹痛发生时间、持续时间、疼痛部位、疼痛性质、伴随症状、疼痛能否自然缓解等。必要时需了解手术经过、术中特殊情况及既往病史。腹部检查注意疼痛部位,压痛、反跳痛、肌紧张,检查腹部有无包块和移动性浊音出现及肝浊音界消失。妇科检查宫颈举痛、子宫压痛、附件包块及压痛。

1.受术者精神紧张、疼痛耐受性差

受术者精神紧张及疼痛耐受性差可在手术中感到下腹部剧烈疼痛,停止手术操作,疼痛缓解。无其他阳性体征。

2.人工流产综合征

可在术中、术后短期内出现剧烈腹痛,伴面色苍白、头晕、出汗、恶心、呕吐等症,甚至晕厥、抽搐、一过性意识丧失等。停止手术操作,疼痛渐缓解。体检可发现血压下降、心率减慢、心律不齐等。无其他阳性体征。

3.子宫损伤、脏器损伤

疼痛发生在术中并持续到术后,疼痛部位在下腹部,疼痛程度依损伤程度及内出血量而异。腹部检查有限局性压痛、反跳痛及肌紧张。内出血量多时可出现血压下降、脉率增速、继发贫血等,腹部叩诊检查有移动性浊音。超声检查可见子宫浆膜层部分缺损,盆腔、腹腔有游离液。合并肠管损伤时,腹部叩诊检查肝浊音界消失,腹部 X 线透视膈下可见游离气体。

4.宫腔积血

腹痛发生在术后数小时到数天内,为下腹正中部位阵发性疼痛,呈持续性加重,严重者可伴有肛门坠痛或便意。术后阴道出血量少或无出血。腹部检查除下腹宫体部位有压痛外,无其他阳性体征。妇科检查宫颈举痛、宫体压痛,子宫体渐进性增大甚至超过术前检查子宫大小。超声检查宫腔分离、宫腔积液。

5.感染

术后 2～3 天起下腹持续性钝痛。阴道分泌物可呈血性、混浊或呈脓性，有异味。伴畏寒、发热。合并盆腔腹膜炎时，下腹部有压痛、反跳痛及肌紧张。妇科检查宫颈举痛、宫体压痛、附件压痛明显，甚至可摸到包块。血常规检查白细胞总数增高伴粒细胞比例增多。常有生殖道感染病史及术后内期有性生活史。

6.不全流产

术后有持续性阴道出血，阴道有组织物排出时可出现阵发性下腹疼痛，组织物排出后腹痛缓解。妇科检查宫颈外口松弛或堵有组织物，子宫体增大。超声提示宫腔内有不均质强回声。尿妊娠试验呈阳性。

7.异位妊娠误诊

异位妊娠误诊为宫内妊娠在人工流产术前、术中、术后任何时间可发生腹痛。为反复性下腹部隐痛后突然出现下腹一侧撕裂样剧痛、拒按。常伴有头晕、心悸、出汗、晕厥、肛门坠痛等。腹部检查有压痛、反跳痛、肌紧张，叩诊检查可有移动性浊音。妇科检查宫颈举痛、附件可及包块及压痛。尿妊娠试验阳性。超声波提示附件包块，盆、腹腔有游离液。

8.合并卵巢囊肿蒂扭转

既往或术前检查有附件包块。人工流产术后一侧下腹痛、持续性加重。妇科检查附件可及包块、压痛明显。超声波提示附件包块。

9.合并子宫肌瘤红色变

既往或术前检查有子宫肌瘤。人工流产术后 3～4 天渐出现下腹正中持续性疼痛，可伴低热。妇科检查子宫增大、质硬、不平、局部压痛明显。超声波提示子宫增大，肌瘤变性，CDFI阳性。

10.宫颈、宫腔粘连

前者在人工流产术后出现闭经伴周期性下腹痛，发作周期与月经周期相符，持续数天后自然缓解。妇科检查宫颈举痛、子宫体压痛。超声波检查宫腔分离、宫腔积液。后者在人流术后闭经或经量异常减少。尿妊娠试验阴性。

11.合并内外科急腹症

任何内外科急腹症均可发生在人工流产术后。应注意相关病史、临床症状与体征。必要时请内、外科会诊。贻误诊治将带来不良后果。

（二）人工流产术中、术后出血

人工流产负压吸宫术、钳夹术术中、术后出血为常见症状之一。临床医师应了解出血量、出血颜色、出血发生时间、持续时间、伴随症状。术后妊娠反应是否持续、术后有无组织物排出、术后有无采取长效避孕措施等。必要时需了解手术经过、术中特殊情况及既往病史。出血量多时需观察全身一般情况，测血压、脉搏、血常规。

1.术中出血

（1）子宫收缩不良：受术者常有高危因素，如合并子宫肌瘤、多次流产史、产后、剖宫产后或哺乳期等。使用缩宫剂有效。

（2）流产不全：术中未能迅速、完全将胚囊、胚胎吸出或夹出，常可引起术中出血。术者迅速将残留组织物清除即可止血。

（3）子宫体损伤、宫颈裂伤：子宫损伤常伴有腹痛，常可表现为阴道出血量与生命体征变化不

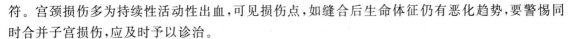

符。宫颈损伤多为持续性活动性出血,可见损伤点,如缝合后生命体征仍有恶化趋势,要警惕同时合并子宫损伤,应及时予以诊治。

(4)宫颈妊娠或剖宫产瘢痕妊娠:常在探针或宫颈扩张器经宫颈管进入宫腔即发生出血,为持续性大量活动性出血,甚至呈喷射状。妇科检查宫颈或子宫下段膨大而软,而宫体相对小而硬,子宫常呈典型的葫芦状或桶状。超声提示宫颈或子宫下段膨大,有不均匀回声,而宫腔上部未见妊娠囊。

(5)其他病理妊娠:如稽留流产、葡萄胎等病理妊娠在人工流产术中均可发生大出血。稽留流产还可并发凝血机制障碍。

2.术后出血

(1)人流不全:术后持续性阴道出血或多量出血,阴道常伴有组织物排出。妇科检查宫颈外口松弛,有血块或组织物堵住。尿妊娠试验阳性。超声检查提示宫腔内有不均质强回声。

(2)异位妊娠误诊:人工流产术中未吸出绒毛、胚囊组织或吸出破碎组织物而肉眼难以辨别。特点为术后阴道有持续性少量出血,血 hCG 下降缓慢、持续不降或上升。伴有异位妊娠典型症状与体征。超声波检查宫腔内未见妊娠囊,附件探及包块以及盆、腹腔游离液。

(3)感染:人工流产术后阴道有持续性少量出血,合并流产不全时可有多量出血。分泌物呈浑浊,有异味。伴发热及腹痛。有上节所述感染的典型症状与体征。血常规检查白细胞总数增高伴粒细胞比例增多。

(4)凝血机制障碍:既往有血液病史或继发于羊水栓塞、严重感染后或大量失血后。特点为持续性多量或少量出血,流出的血不凝。化验检查血小板计数减少、纤维蛋白原减少、凝血酶原时间延长、D-二聚体升高、纤维蛋白降解产物升高等。

(5)术后采取长效避孕措施:人工流产术后同时放置宫内节育器、皮下埋植剂或肌内注射长效避孕针均可引起术后出血。除外上述并发症后可考虑为长效避孕措施引起。

(6)滋养细胞疾病误诊:人工流产术中未吸出绒毛、胚囊组织。术后持续性阴道出血。尿妊娠试验阳性、血 hCG 值极高或增速快。超声波提示子宫肌壁有不均质回声。常有肺、脑转移(异位妊娠及滋养细胞疾病不是人工流产并发症,属误诊为宫内妊娠而作人工流产手术)。

(三)人工流产术后停经

人工流产负压吸宫术、钳夹术后继发停经也是常见症状之一。临床医师应了解术后妊娠试验是否持续阳性、停经天数、术后首次性生活时间、是否采用避孕措施、有无周期性腹痛。既往病史及月经史、手术经过。妇科检查注意宫颈举痛、子宫体压痛、附件压痛及包块。检验尿妊娠试验,必要时查血 hCG,作超声检查。

1.人工流产漏吸

人工流产术后停经、妊娠反应持续。术中未吸出绒毛、胎囊、胚胎组织或吸出组织物少而肉眼识别不清。妇科检查子宫增大与术前末次月经后停经天数大致相符。尿妊娠试验阳性。超声检查提示胚囊、胚胎大小与人工流产术前末次月经后停经天数相符。

2.人工流产后再次妊娠

人工流产术后 1 个月内有性生活。术后继发闭经并再次出现妊娠反应。妇科检查子宫增大与人工流产术后停经天数相符。尿妊娠试验阳性。超声检查提示胎囊、胚胎大小与人工流产术后闭经天数相符。

3.月经失调

人工流产术后有约 15% 妇女排卵延迟而出现停经。妇科检查子宫正常大小。尿妊娠试验阴性。黄体酮、人工周期治疗有效。

4.宫颈、宫腔粘连

前者在人工流产术后出现闭经伴周期性下腹痛,发作周期与月经周期相符,持续数天后自然缓解。妇科检查宫颈举痛、子宫体压痛。超声波检查宫腔分离、宫腔积液。探针探查宫腔,有暗红色血液流出。后者在人流术后闭经或经量异常减少。尿妊娠试验阴性。黄体酮、人工周期治疗无效。有时需与异位妊娠鉴别。超声检查子宫可提示:内膜线回声不清,断续等。宫腔镜检查可协助诊断。

5.子宫内膜过薄

可继发于人工流产术后,由于子宫内膜基底层损伤所致。内分泌检查卵巢功能正常。黄体酮治疗无效。

三、药物流产不良反应及并发症

米非司酮配伍前列腺素药物流产的不良反应主要分为 2 类。①药物对机体所产生的不良反应:例如服用米非司酮后,少数妇女会有恶心、呕吐、头晕和乏力等类早孕反应,一般均较轻微,绝大多数服药者能耐受,个别症状严重者可对症处理后继续用药。使用前列腺素后,引起子宫和胃肠道平滑肌收缩而导致下腹痛、腹泻和呕吐,其中反应剧烈者常需要予以处置,以减轻程度或缓解症状。前列腺素中米索前列醇的下消化道症状明显轻于卡前列甲酯栓,但少数病例会有短暂的发冷,寒战,手足发红、发痒或麻木的感觉,与其有扩张末梢血管有关,一般能自行恢复正常。但需警惕的是,国内曾有米非司酮或米索前列醇致过敏性休克和罕见不良反应(如严重药物性心律不齐、肢体抽搐、眼外肌麻痹等)的个案报道,其中报道较严重的变态反应已有几十余例。②药物流产过程中产生的并发症:例如药物流产失败;不全流产或流产过程中引起的出血、感染、子宫裂伤等;由于误诊而导致异位妊娠在使用药物流产的药物过程中发生流产或破裂,引发腹腔内出血等。

(一)药物变态反应

1.概述

药物流产引起变态反应是机体对流产药物米非司酮或前列腺素产生的特殊反应,药物及其代谢产物作为抗原与特异抗体结合后激活肥大细胞释放组胺、缓激肽、白三烯等物质造成组织损伤或生理功能紊乱。

2.临床表现

孕妇在使用米非司酮或前列腺素后,短时间内出现皮疹及全身水肿等变态反应。少数严重者可出现畏寒,胸闷,心悸,呼吸困难,继之面色苍白,口唇发绀,大汗淋漓,周身湿冷、血压下降,脉搏增快、微弱或触不清等过敏性休克的临床症状。变态反应也有发生在第 2 次使用流产药物时。

3.治疗原则

应强调用药前全面了解病史和详细查体,甄别禁忌证。对过敏体质或有相关药物过敏史者,应禁用流产药物。用药后 30 分钟内应仔细观察,如发现皮疹或水肿等过敏症状,可给抗组胺药,如异丙嗪 25 mg 肌内注射或静脉注射,也可使用地塞米松 5 mg 静脉推注。一旦发生休克,应积极进行抗休克和抗过敏治疗。

(1)体位:取头低臀高抗休克体位或平仰卧位。

(2)持续吸氧。

(3)1‰肾上腺素 0.5~1 mL 肌内注射或皮下注射。肌内注射吸收较皮下注射吸收快,必要时 15~20 分钟后可重复使用。

(4)开放静脉。快速输入等渗晶体液 1 000~2 000 mL,如 0.9%氯化钠溶液等。

(4)抗过敏。可给予异丙嗪 25 mg 肌内注射,或加入 10%葡萄糖酸钙溶液 10 mL 静脉注射。应早期静脉注入大剂量的糖皮质激素,氢化可的松 200~400 mg 或地塞米松 10~20 mg 加入 20%的葡萄糖 80 mL 静脉推注。

(6)升压药。血压仍不回升者,可选用升压药,由于过敏性休克时血管严重扩张,宜首选缩血管作用药物为好,多巴胺或间羟胺 20~40 mg 加入 5%葡萄糖液 200~500 mL 内静脉滴注,联合或交替使用。

(7)改善微循环纠正休克。给予以上处理休克仍未纠正,在补充血容量的基础上应用扩血管药物酚妥拉明,以改善微循环,纠正休克。

(8)终止妊娠。依据病情轻重和治疗效果,择期改负压吸引术或钳刮术终止妊娠。

(二)药物流产并发症

药物流产在国内外广泛用于临床终止早中期妊娠,为减少它的并发症进行了不懈的研究和临床观察,但至今尚不能完全避免并发症的发生。为避免或减少并发症,用药前医务人员应详细询问病史及过敏史,严格掌握药物流产的适应证和禁忌证,必须向服药者详细告知可能出现的不良反应和严重不良反应,强调按时随诊的意义和重要性。药物流产必须在具有抢救条件的医疗服务机构监护下使用,强调规范操作。通过宣传教育,禁止私自购买流产药物在家使用,以防止并发症发生。

1.药物流产失败

(1)米非司酮配伍前列腺素药物终止妊娠,具有相对痛苦小、经济、方便的优点,完全流产率达 90%以上,但至今仍有 2%~5%的继续妊娠或胚胎停止发育的失败病例。药物流产失败可能有以下几个因素。

米非司酮剂量不足:蜕膜靶细胞水平,米非司酮不能达到有效地抵消黄体酮的作用水平,服药前血清 hCG 水平越高,卵巢分泌维持妊娠的雌激素和孕激素水平也较高,使同样剂量的米非司酮不足以对抗高浓度黄体酮的作用,失败率可能会随之增加。临床研究表明,总量 150 mg 以下的米非司酮终止≤49 天的早孕完全流产率明显下降。如果血 hCG≥20 000 IU/L,或超声提示胎囊平均直径>25 mm 者,疗效明显下降,出血相对增多,失败率增加。

黄体酮受体的遗传变异:如黄体酮受体第 722 位甘氨酸发生突变,就失去与米非司酮结合的能力,也就失去米非司酮的效用。

血清 α_1-酸性糖蛋白变化:血清 α_1-酸性糖蛋白水平增加,使游离的米非司酮量减少。

个体差异:药物代谢的个体差异,如身体肥胖的孕妇失败率较高。

缺乏有效宫缩:前列腺素量相对不足或效力不高或子宫对前列腺素不敏感,不能引起有效宫缩。

其他:年龄越大,孕次越多,失败机会也相对增加。

由于妇女排卵时间有提前或延迟,受孕日期也有前后的差别,单以停经天数计算受孕时间会有偏差,难以预测效果。用于停经≤49 天妊娠的药物流产,服药前血 hCG 水平和超声胎囊直径能客观地反映滋养细胞功能与妊娠期限。综合停经时间、血 hCG 水平和超声提示,是预测停经≤49 天妊娠较为理想的方法。随着妊娠月份的增加,主要依据超声检查提示的胚囊大小、胎芽的长度、胎儿双顶径等指标明确孕周。

(2)临床表现。①孕周≤9 周的妊娠(门诊药物流产):约有 70%的服药者是在使用前列腺素药物当天胎囊排出,也有极少数患者在服用米非司酮后,即可发生胎囊排出。在使用前列腺素当天仍未见胎囊排出者,应告知受术者在离开医院后注意有无组织物排出,如有组织物排出,应返诊交给医师确认;否则应在服药后 1 周时,进行超声确诊宫内有否胎囊或残留。失败病例当出血不多时,不要误认为即为完全流产。②孕周 10~16 周妊娠(住院药物流产):约有 70%以上的服药者在使用前列腺素后 6 小时内排出妊娠产物,最后一次使用前列腺素 24 小时后仍未见妊娠产物排出者,为药物流产失败。

(3)治疗原则。①孕周≤9 周的妊娠(门诊药物流产):一旦明确诊断为药物流产失败,超声提示继续妊娠或胚胎停育者,应及时实施负压吸引术终止妊娠。一周内未见胚囊排出,如超声诊断为宫内残留,可在应用抗生素预防感染后择期实施清宫术;出血不多,亦可按不全药物流产进行处理。②孕周 10~16 周妊娠(住院药物流产):如最后一次使用前列腺素后观察 24 小时候仍未见妊娠产物排出,可改用其他方法终止妊娠。孕周较小者可以行钳刮术;较大者可改用水囊或利凡诺羊膜腔注射引产。用药后胚胎、胎儿或胎盘未排出,阴道流血量>100 mL 应立即手术。

2.不全药物流产

(1)临床资料表明,不全药物流产的发生率占 5%左右。药物流产后平均出血时间为 2 周左右(包括点滴出血),以妊娠产物排出后 3 天出血较多,少数病例淋漓出血超过 1 个月,甚至持续至月经复潮。其中有 1%~3%病例因流产过程中大出血而需急诊刮宫或输液、输血等急救措施,约有 0.7%的病例需要刮宫止血,0.1%的病例需要输血。不全药物流产的主要原因为绒毛或滋养细胞残留,表现为长时间阴道出血,出血量时多时少。有研究人员认为,米非司酮尚有微弱的孕激素活性,大剂量应用时,由于药物较长时间作用于蜕膜,使蜕膜不能在短时间内剥离干净,也可导致流产后出血时间延长。妊娠周数越大不全流产的机会越大,国内多中心临床研究比较妊娠 8~9 周和 10~16 周因为不全流产而进行急诊清宫的比例,分别为 5.7%和 21.3%,两者有明显的统计学差异。

(2)临床表现。①孕周≤9 周的妊娠(门诊药物流产):对于术后≥2 周仍出血未净的病例,应进行超声检查,如宫腔内有妊娠残留物者,结合血 hCG 测定作出诊断。如果流产后 3 周,仍阴道出血未净,并伴有尿 hCG 阳性者应考虑不全流产,结合超声提示可作出诊断。②孕 10~16 周的妊娠(住院药物流产):最后一次使用前列腺素24 小时内部分妊娠产物排出,观察期间出血量多或者出血时间长(≥3 周)而行清宫,组织送病理检查发现胎盘、绒毛残留者。

(3)治疗原则。①孕周≤9 周的妊娠(门诊药物流产):药物流产后即使已有胎囊排出,如出血时间≥2 周,尤其当出血量似月经量或多于月经量者,应及时进行清宫术。如果术后 2 周随访时阴道出血未净,可给抗生素预防感染,并根据临床情况可给予药物治疗。胚囊排出后 3 周,仍有阴道流血,应及时进行超声检查,结合血 hCG 测定,诊断不全流产者,应预防感染并择期行清宫术。刮出组织物需送病理检查。术后继续抗生素预防感染,同时给予促进宫缩治疗。②孕周10~16 周的妊娠(住院药物流产):服药期间如遇下列情况应考虑存在不全流产,必须及时给予清宫术。胎儿排出后阴道流血量>100 mL 或有活动性出血;胎儿排出后 1 小时胎盘未排出;胎盘排出后阴道流血量＞100 mL;胎盘有明显缺损。

药物流产后任何时间发生大出血甚至休克者,在进行急救、输液或输血,纠正休克后及时实施清宫术,术后给予抗生素预防感染和促宫缩药物治疗。刮出组织必须送病理检查。

3.感染

(1)药物流产后 2 周内,由于持续出血或术前患有各种生殖道炎症,未经治疗,导致致病细菌的感染而发生生殖器官炎症,多见为子宫内膜炎或附件炎。据报道不全药物流产后 3 周刮宫内容物的病理切片中近 60% 见有炎症表现。药物流产后感染病因:①药物流产前未做盆腔和阴道清洁度检查,或原有生殖器炎症而未经处理即使用流产药物。②药物流产后出血时间过长,导致致病细菌的感染。③因宫腔残留组织而刮宫者,未严格执行无菌操作,器械、敷料消毒不严。④药物流产后未注意局部清洁或过早有性生活。

(2)临床表现。流产后出现持续下腹痛,疼痛程度随病情而异;发热;白带增多呈水样、黄白色、脓性或混有血;或伴有不规则出血。妇科检查:子宫体和/或附件有压痛;白细胞总数和/或中性粒细胞比例增高。有以上两项即可诊断。

(3)治疗原则。一旦出现感染倾向者须作细菌培养加药物敏感性试验,亦可根据细菌培养及药物敏感试验的结果进行治疗,病情严重者需选用抗生素静脉滴注。

4.异位妊娠

(1)当停经≤40 天时,影像学检查可以在子宫内探查到由蜕膜管型与血液形成的假'胚囊',误诊为宫内妊娠而使用药物流产;或在未确诊为宫内妊娠的情况下即随意采用药物流产,临床上已有不少报道。

(2)临床表现。对使用前列腺素后未见绒毛排出,或流产过程中伴有剧烈腹痛或发生内出血休克者,应高度警惕异位妊娠,积极抢救,明确诊断,以免延误病情,危及生命。

(3)防治原则。常规行超声波检查,在明确为宫内妊娠后,方可采用药物流产。对用药后未见胚胎排出者及时进行超声波检查,以便明确诊断。对于药物流产术中突发持续腹痛,特别是伴有肛门坠胀或一般状况不佳者应注意除外异位妊娠的可能。一旦确诊为异位妊娠,进行手术或药物治疗。

四、中期妊娠引产并发症

(一)子宫损伤

1.概述

子宫损伤是中期妊娠引产严重并发症。子宫损伤可引起出血、感染、羊水栓塞、DIC 等,抢救不及时可危及生命。孕中期子宫肌壁水肿、充血、柔软,易于损伤。中期妊娠胎儿骨骼发育,特别是胎头脊柱、四肢增大变硬,通过未扩张或扩张不全的宫颈困难,引产过程中由于子宫收缩过强,子宫发育不良或瘢痕子宫。可发生子宫破裂或宫颈阴道段及穹隆裂伤,胎儿可自破口进入腹腔或经后穹隆排出。钳刮术中胎儿骨组织通过未充分扩张的宫颈管,也可导致宫颈损伤。

(1)子宫破裂:孕妇烦躁不安、腹痛剧烈、呼吸急促、脉搏增快。引产中子宫收缩过强、过频和时间过长,呈痉挛性腹痛,宫体有压痛,常为子宫先兆破裂征象。剧烈腹痛之后,阵发性宫缩消失,继而血压下降伴有四肢湿冷,出现全腹压痛、反跳痛等内出血腹膜刺激体征,常伴失血性休克。腹部或妇科检查子宫缩小,而子宫外可清楚扪及胎体,或触及不明来源的包块。无尿或导尿时有血尿。休克程度与阴道出血量不相符。有时并发羊水栓塞和弥散性血管内凝血。

治疗原则:可疑先兆子宫破裂,应立即抑制宫缩,超声检查有助于确诊。确诊子宫破裂,立即开放静脉、配血备血,开腹探查,根据子宫损伤程度决定行子宫破口修补或子宫切除术。宫颈穹隆损伤及时经阴道或开腹修补。补充血容量,必要时输血治疗。给予抗生素预防感染。并发羊水栓塞或 DIC 应积极抢救。

(2)宫颈、阴道穹隆裂伤:引产过程中宫颈扩张困难、缓慢,而子宫收缩强烈,迫使胎儿自相对薄弱的宫颈或阴道穹隆裂伤。钳夹术由于宫颈口扩张不充分而裂伤。表现:宫缩过强、宫颈扩张缓慢,两者不同步;胎儿由阴道娩出,继之宫缩消失,腹痛减轻。胎儿娩出后阴道出血量多或持续阴道出血,检查可见宫颈口闭合,宫颈穹隆部破裂。钳夹术扩宫困难,或钳夹大块胎体通过宫颈口遇到有阻力后,突然感宫颈口松弛,阻力消失,可见活动性出血。检查宫颈时发现宫颈裂伤、阴道穹隆有裂口。

治疗原则:发现宫颈及阴道穹隆部裂伤,应立即缝合。疑有盆腔血肿,应开腹探查。给予抗生素预防感染。

(二)胎盘滞留、胎盘残留、胎膜残留

1.概述

胎盘滞留与胎盘残留是中期妊娠引产常见的并发症,可引起阴道大量出血、感染。中期妊娠胎盘面积相对较大、薄,胎盘小叶形成不够完善,流产时不易完整剥离,易造成胎盘滞留与残留。曾有宫腔感染或手术瘢痕,使子宫内膜受损易发生胎盘粘连或植入,导致胎盘残留。

2.临床表现

(1)胎盘滞留:胎儿娩出后 30 分钟胎盘仍未排出,无论是否伴有活动性阴道出血。

(2)胎盘残留:检查胎盘有小叶部分缺如。

(3)胎膜残留:检查胎膜 1/3 以上残留。

(4)引产流产后持续性阴道出血,或晚期阴道大量出血。

(5)超声波提示宫腔内有不均质强回声。

3.治疗原则

(1)胎儿娩出后 30 分钟后胎盘未排出,或胎盘排出后检查胎盘或胎膜不完整,或胎儿娩出后胎盘未排出,但伴有较多出血时,应立即行清宫术。出血>100 mL 时,开放静脉,必要时配血。

(2)给予抗生素预防感染。

(3)应用子宫收缩剂。

(三)严重感染

1.概述

严重感染是中期妊娠引产严重并发症之一,也是孕妇死亡的主要原因之一。中期妊娠胎盘结构类似一个大的动、静脉瘘,一旦感染,细菌可不经过毛细血管过滤而直接进入体循环,向全身播散,形成严重的败血症和中毒性休克。各种引产方法均可导致或继发感染。中期引产继发感染以子宫内膜炎最为多见。急性盆腔结缔组织炎、急性盆腔腹腔炎及弥漫性腹膜炎、血栓性静脉炎等也可发生,严重者可发生败血症及脓毒血症。

2.临床表现

(1)胎儿排出前后突然寒战、高热、面色苍白、四肢厥冷、表情淡漠,甚至抽搐、昏迷。有时伴有不可控制的腹泻。

(2)血压下降、脉搏细数。

（3）下腹或宫体有压痛，甚至下腹有反跳痛与肌紧张。

（4）阴道分泌物混浊异常，有臭味。

（5）白细胞总数增高、中性粒细胞比例增多。

（6）血液、宫颈分泌物、宫腔细菌培养有致病菌。

（7）继发 DIC，可有脏器出血和心、肺、肝、肾衰竭。

3.治疗原则

（1）一旦怀疑感染，应进行相应检查以及宫腔内分泌物培养及药物敏感试验，必要时进行血液培养＋药物敏感试验。

（2）积极控制感染，联合应用大剂量的广谱抗生素，剂量要足，疗程要够，宜静脉给药。根据细菌培养及药物敏感试验结果调整用药。

（3）静脉点滴糖皮质激素，提高机体应激能力以预防和控制休克。

（4）补充有效血容量，纠正贫血。

（5）纠正代谢性酸中毒。

（6）血管活性物质的选择应用。

（7）在抗生素应用的基础上尽快清除宫腔内残留组织及感染病灶。

（8）预防心肺功能不全和肝、肾衰竭。

（9）间断吸氧。

（四）羊水栓塞

1.概述

羊水栓塞是中期妊娠引产严重并发症之一，发病急。羊水栓塞的发病原因尚不清楚，但常与以下三种因素有关：胎膜早破、过强宫缩、宫壁或宫颈有血管破裂。中期妊娠引产并发羊水栓塞的发病率高于晚期妊娠，但由于中期妊娠引产并发羊水栓塞时进入血液循环的羊水量少且有形成分也少，所以病情常不如足月妊娠凶险，有时仅表现为一过性临床表现，诊治及时转归良好，可挽救生命。须要警惕的是，由于中期妊娠引产并发羊水栓塞的临床表现常不典型，易于误诊，处置不及时也可危及生命。

2.临床表现

（1）在引产及胎儿娩出过程中孕妇突然出现寒战、胸闷气憋、呼吸困难、面色青紫、呛咳、咳粉色泡沫痰等肺动脉高压征。

（2）不明原因的血压下降、休克。

（3）继发 DIC。

（4）继发心、肺、肝、肾等多脏器功能衰竭。

3.治疗原则

（1）纠正缺氧：正压面罩给氧。必要时气管插管或行气管切开，保证供氧，减轻肺水肿，改善脑缺氧。

（2）抗过敏治疗：静脉推注地塞米松 10～20 mg，以后根据病情决定是否静脉滴注维持；也可用氢化可的松 200 mg，静脉推注后静脉滴注维持。

（3）解除肺动脉高压：给予解痉药物罂粟碱 30 mg 加于 25％葡萄糖 20 mL 静脉推注，极量为每天 300 mg；阿托品可在心率慢时应用，1 mg 静脉注射；可每 10～20 分钟 1 次，直到患者面色潮红、微循环改善。氨茶碱 250 mg 加于葡萄糖液 10 mL 中缓慢静脉注射，对抗组胺引起的支气管痉挛。

(4)抗休克:补充血容量。可用低分子右旋糖酐 500 mL 静脉滴注(每天不超过 1 000 mL),并补充新鲜血液和血浆。补足血容量后血压仍不回升可用升压药物:多巴胺 10～20 mg 加于 10%葡萄糖液 250 mL 中静脉滴注,根据休克时血压情况调整滴数。

(5)纠正酸中毒:及时应用能较快纠正休克和代谢失调。常用 5%碳酸氢钠 250 mL 静脉滴注。

(6)保护心肌防治心力衰竭:毛花苷丙 0.2～0.4 mg 加 10%葡萄糖 20 mL 静脉注射,毒毛花苷 K 0.25 mg 静脉注射。

(7)预防肾衰竭:呋塞米 20 mg 静脉推注,也有利于消除肺水肿。

(8)伴发弥散性血管内凝血:羊水栓塞早期,DIC 高凝阶段应用肝素治疗;按每次每千克体重 1 mg 计算,首次剂量 50 mg 左右,加生理盐水 100 mL,60 分钟内滴完,4～6 小时可重复用药一次,50 mg 加入 250 mL 葡萄糖中缓慢滴注。在 DIC 纤溶亢进期可给予补充凝血因子、输新鲜血或血浆、纤维蛋白原。抗纤溶药物如 6-氨基己酸 4～6 g、氨甲苯酸 0.1～0.3 g、氨甲环酸 0.5～1.0 g 加入液体中静脉滴注。防止大量出血。

(9)给予抗生素:应选用对肾脏毒性较小的广谱抗生素。

(10)妊娠处理:在呼吸、循环和凝血功能基本纠正后,及时清除宫腔内容物。

五、引产并发症常见症状鉴别诊断

(一)中期妊娠引产出血

出血为中期妊娠引产常见症状之一,各种引产方法流产时出血量≥300 mL,诊断为引产出血,临床医师应了解出血发生时间、持续时间、出血量、出血颜色、血液中有无凝血块、引产手术方式、引流产经过、胎儿娩出及胎盘娩出情况、胎盘胎膜是否完整等。注意伴随症状及出血性休克症状、体征。测血压、脉搏,进行腹部检查、妇科检查(包括软产道检查)。查血常规、血凝功能等相关检查。超声检查。

1.胎盘低置、胎盘前置

出血发生在置水囊或宫腔插管术中,出血量不等。取出水囊和导尿管出血减少;出血也可发生在流产产程中、胎盘娩出前后。胎盘低置在流产后应用缩宫剂则有效。胎盘前置(特别是中央性胎盘前置)可在引产、流产中、流产后发生持续多量出血甚至出现失血性休克。超声检查可提示胎盘种植的部位、与肌壁的关系以及局部血流状态。

2.宫颈裂伤

出血发生在钳刮术中强行扩张宫颈后、钳夹出大块胎体后或流产后。出血量与裂伤程度及范围有关。出血为持续性中等量出血,色鲜红。应用宫缩剂无效。阴道检查见宫颈有裂伤可明确诊断。当可见裂伤缝合后生命体征仍旧不稳定,需警惕裂伤上缘延伸至腹腔部位(阴道缝合未及),应及时确诊处置。

3.子宫破裂

流产产程中子宫收缩过强而产程进展不顺利或停滞。继而宫缩消失并出现持续性腹痛。有内出血及腹膜刺激征,可伴休克。休克程度与阴道外出血量不相符。腹部、妇科检查发现子宫体缩小、偏向一侧而腹腔内可清楚扪及胎体即明确诊断。超声波检查可协助诊断。

4.宫颈阴道段裂伤伴阴道穹隆裂伤

引产流产产程中宫缩过强而宫颈口开大缓慢,两者不同步。胎儿自阴道娩出后有持续性阴道多量出血,色鲜红。应用宫缩剂无效。腹部检查无异常。阴道检查发现阴道穹隆裂伤、宫颈阴道段裂伤可以明确诊断。

5.胎盘剥离后滞留

为胎盘娩出前阴道多量出血。常因子宫收缩乏力致胎盘娩出困难。协助娩出胎盘并给予宫缩剂有效。

6.子宫收缩乏力

为胎盘娩出后阴道多量出血。常因受术者精神过度紧张。引产产程长,合并子宫畸形、肌瘤、贫血等而引起子宫收缩乏力。妇科检查正常,应用宫缩剂、按摩子宫有效。

7.胎盘剥离不全

出血发生在胎盘娩出时,常因胎盘未全剥离而接生者过早干预引起或因胎盘部分粘连而致。协助娩出胎盘或行刮宫术并给予宫缩剂有效。

8.胎盘残留、蜕膜残留

出血可发生在胎盘娩出后到流产后1个月内。个别发生在流产后1个月后。为持续性阴道出血,或突发阴道大出血。妇科检查子宫复旧差、宫颈口处可有血块或组织物。超声检查可协助诊断。行清宫手术有效。

9.继发于羊水栓塞的DIC

引流产过程中有典型或不典型羊水栓塞症状与体征。继而出现流产后阴道持续性出血、血不凝,甚至发生难以控制的全身广泛性出血。化验检查可协助诊断。

10.凝血功能障碍

孕前、妊娠期已有易出血倾向。出血发生在流产后。血化验检查血红蛋白低、血小板计数减少,出凝血时间延长。凝血酶原、纤维蛋白原降低可做出诊断。

11.子宫特殊部位妊娠

宫颈妊娠较为罕见。近年由于剖宫产率上升,剖宫产瘢痕妊娠日趋增多,因此对有剖宫产史要求引产者需要高度警惕。出血可发生孕期或引产手术时、流产产程中及流产后。为短时间内阴道大量出血,甚至为喷射状出血。短时间内出现失血性休克症状与体征。妇科检查宫颈或子宫下段部膨大而软,子宫体部相对小而硬为宫颈妊娠,超声波可明确诊断,应及时明确诊断,立即介入治疗等保守治疗或子宫切除手术治疗。

(二)中期妊娠引产腹痛

腹痛为中期妊娠引产常见症状之一。临床医师应了解腹痛发生时间、持续时间、疼痛部位、疼痛性质、伴随症状等。需了解引产方式、引流产经过及既往史。腹部检查注意疼痛部位、压痛、反跳痛及肌紧张,腹部有无包块。妇科检查注意宫颈举痛、子宫压痛、附件包块及压痛。

1.子宫破裂

引产产程中子宫收缩过强而产程进展不顺利或停滞。宫体及子宫下段可及压痛。继而宫缩消失并出现持续性腹痛。腹部检查有压痛、反跳痛和肌紧张。腹部触诊可清楚扪及胎体,叩诊有移动性浊音,常伴有失血性休克体征。

2.感染

流产后2~3天起下腹持续性钝痛伴发热,也有在引产产程中出现腹痛。阴道分泌物可呈血性、混浊或呈脓性,有异味。伴畏寒、发热。合并盆腔腹膜炎时下腹部可有压痛、反跳痛及肌紧张。妇科检查宫颈举痛、宫体压痛、附件压痛明显,甚至可摸到包块。严重感染可合并感染中毒性休克。血常规检查血细胞数增高伴中性粒细胞比例增高。血液、宫颈、宫腔分泌物培养有致病菌。

3.胎盘残留、蜕膜残留

流产后持续性阴道出血、阴道有组织物排出时,可出现阵发性下腹疼痛。组织物排出后腹痛缓解。妇科检查宫颈口松弛或堵有组织物,子宫体复旧差。超声波检查可协助诊断。

4.依沙吖啶药物误注

依沙吖啶羊膜腔内注射引产时,未按常规操作,未确认已穿入羊膜腔内即注药。药物误注入腹直肌鞘内、腹腔内、膀胱内、肠管内有不同的临床表现。药物误注入腹直肌鞘内,局部疼痛明显,检查局部有明显压痛,常可扪及硬结,数天后渐消失。药物误注入膀胱内可引起膀胱部位疼痛,首次排尿尿液黄染明显。药物误注入肠管内可引起痉挛性小腹疼痛,并伴有严重的腹泻。

5.合并子宫肌瘤红色样变

既往或术前检查有子宫肌瘤。流产后 3～4 天起下腹正中持续性下腹疼痛,可伴低热。妇科检查子宫增大、质软、不平,局部有压痛。超声检查可明确诊断。

6.合并卵巢囊肿蒂扭转或破裂

既往或术前检查有卵巢囊肿,引产后由于子宫缩小或体位改变,突然发生一侧下腹剧痛,常伴有恶心、呕吐。双合诊检查可触及压痛的肿块,以蒂部最明显。囊肿破裂可导致腹腔内出血,出现腹痛、腹部压痛、腹肌紧张。妇科检查卵巢肿物缩小或消失。超声检查有助于诊断。

7.子宫内膜异位症

经腹剖宫取胎术后,腹壁伤口疼痛及渐进性增加的痛经。疼痛发作始于月经期,经后自然缓解。检查腹壁伤口可及硬结。月经期硬结增大,经后自然缩小。妇科检查子宫增大、子宫体切口部位有压痛。超声检查可协助诊断。

8.合并内外科急腹症

任何内外科急腹症均可发生在中期妊娠引产流产后。应注意相关病史、临床症状与体征。必要时请内、外科会诊。

(班积芳)

妇产科保健

第一节　儿童期女性的保健

一、儿童期女性的生殖保健

(一)适时适度的性教育

性科学知识教育要从儿童期开始,当孩子提出性问题或抚弄生殖器官时,家长和老师不应逃避回答或羞辱、责难孩子,而应根据其理解程度和好奇心、求知欲,由浅入深、恰如其分地予以解答。教女孩认识自己的身体和性别,爱护自己身体的各个器官,尤其是生殖器官,不能被人触摸。认识两性的差别。一般说来,幼儿从1岁半到3岁,基本上就认识了自己的性别,在日常生活中,通过排尿方式的不同,会知道男女性器官的不同。

(二)保护外生殖器,避免损伤

注意女童的活动、游戏内容和场所的安全,避免跨越栏杆、沿楼梯滑行等易损伤阴部的危险活动;女童的内裤要宽松,不要吊裆,以免刺激阴蒂。正确对待女童的手淫和"夹腿综合征",抵制"外阴环切"等陋习。

(三)养成良好的卫生习惯

从5~6个月开始就给女童穿满裆裤。勤洗澡,勤换衣。内裤要宽松,不穿紧身裤。女童坐着玩儿时要垫小垫。每天定时排便,用清洁的手和纸由前向后擦净外阴。每天用温清水清洗外阴,使用专用盆和毛巾。女童的内裤应单独清洗。家长要洁身自爱。如发现异常应及时去看医师。

(四)增强女童抵御性侵犯的能力

在性侵犯、性犯罪方面,女童总是受害者,女童往往在威胁利诱下受欺负,事后又不敢声张;被迫卖淫的女孩所受到的摧残更大,除了全社会都要关注和反对这些不良行为外,还要教育女童遇事讲实话、主动描述事实真相,增强女童抵御性侵犯的能力。

女童的生殖保健,需要家长、老师、医务保健工作者的共同关心。要通过各种形式的健康教育和咨询活动提高家长和老师的生殖保健知识水平,正确地教育和保护女童。呼吁全社会共同关注女童的生殖保健,为女性一生的身心健康打下良好的基础。

二、营养与膳食

(一)培养良好的饮食习惯

儿童期随着生长发育速度的平稳上升,对食物的需求量也趋于稳定;同时,尽早让儿童学习自己用勺进食,促进眼、手协调动作,既有益于手指肌肉发育,同时也使儿童的独立性、自主性得到发展;儿童有极强的自我进食欲望,成人要鼓励和允许儿童参与就餐活动,培养儿童不挑食、不偏食、定时进食、不吃零食的良好饮食习惯。

(二)合理膳食搭配,保证营养供给

膳食中各种营养素和能量的摄入需满足不同年龄阶段儿童的生理需要,每天摄入蛋白质约40 g,其中优质蛋白(动物性蛋白质和豆类蛋白质)应占总蛋白的1/3～1/2。蛋白质、脂肪和碳水化合物产能之比为10％～15％、25％～30％、50％～60％。食物要多样化,荤素搭配合理,每天三餐二点为宜。频繁进食、夜间进食、过多饮水均会影响小儿的食欲。

三、培养良好的生活习惯

(一)睡眠习惯

足够的睡眠有利于生长激素的释放,促进儿童体格生长和神经系统的正常发育。一般年龄越小所需的睡眠时间越长,平均睡眠时间3岁时为12小时,7岁以上需9～10小时。培养儿童定时、定位、独立、规律的睡眠习惯,儿童居室的光线应柔和,睡前避免过度兴奋,保证睡眠环境的相对恒定。保证充足睡眠对各年龄阶段儿童来说都十分重要。

(二)排便习惯

随食物性质的改变和消化功能的成熟,儿童大便次数逐渐减少到每天1～2次,此时,便可开始训练坐便盆、定时排大便。当儿童会走路,有一定的语言理解和表达能力时,就可训练控制大小便。一般1岁左右的儿童已可表示便意,2～3岁后夜间可不排尿。用尿布不会影响控制大小便能力的培养。

(三)卫生习惯

从婴儿期起就应培养良好的卫生习惯,定时洗澡、勤剪指甲、勤换衣裤,不随地大小便。婴儿在哺乳或进食后可喂给少量温开水清洁口腔,不可用纱布等擦抹以免擦伤口腔黏膜和牙龈。2～3岁以后培养儿童自己早晚刷牙、饭后漱口、食前便后洗手的习惯。儿童应养成不饮生水、不吃未洗净的瓜果和掉在地上的食物、不随地吐痰、不乱扔瓜果纸屑的良好卫生习惯。

5岁以后的女童,能独立行、走、坐,应避免穿开裆裤,以减少外阴、阴道的污染机会,每晚清洗外阴,盆和毛巾要专用。

(付 芳)

第二节 更年期女性的保健

随着社会的老龄化,更年期女性的人数亦相应增长,更年期保健的服务对象面广量大。妇幼保健机构及各级医院除开设更年期保健门诊以适应更年期女性的保健需求外,还应重视深入社

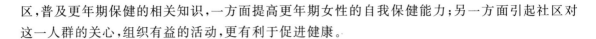

区,普及更年期保健的相关知识,一方面提高更年期女性的自我保健能力;另一方面引起社区对这一人群的关心,组织有益的活动,更有利于促进健康。

一、更年期保健的目标

(1)促进更年期女性身体健康:血压维持在 18.7/12.0 kPa(140/90 mmHg)以下,体重指数保持在 18.5~24.9,腰臀比＜0.85。

(2)能平稳而顺利地度过这一"多事"的过渡时期,不被更年期常见的健康问题或常见病所困扰。

(3)有较好的社会适应能力和人际关系,保持愉快的心情。

(4)为老年健康打下良好的基础。

二、更年期保健工作内容

(一)发现健康问题

由于更年期女性健康问题的隐私性,使她们因受健康问题困扰而去就诊时,常不能清晰地叙述自己的感受和要求。妇产科医师和妇女保健工作者要善于通过耐心细致的交谈和询问来发现问题。如有的妇女因遇到性生活方面的问题去门诊求医,但往往难以启齿。因此,医务人员在接触更年期的患者,对主诉含糊,或无边无际地把许多问题都混杂在一起时,要以同情理解的态度,耐心倾听,适当地加以引导到问题的中心,才会明白她们的难言之苦,对于治疗和问题的解决很有帮助。

(二)筛查危险因素

更年期女性所表现出的一系列症状和体征,会影响更年期女性的健康,其中与卵巢功能衰退有关的症状和体征将受到对卵巢功能不利因素的影响。因此,认识和识别这些危险因素对更年期女性保健工作具有重要的现实意义。

1.躯体危险因素

(1)卵巢发生肿瘤行切除手术或经放射治疗,卵巢组织可遭到破坏而影响其功能。

(2)盆腔手术包括子宫切除术可损伤营养卵巢的血管而影响其功能。

(3)盆腔感染特别是卵巢感染可破坏卵巢组织,影响性激素合成和分泌。

(4)某些自身免疫性疾病,如类风湿关节炎、甲状腺炎、系统性红斑狼疮肾小球肾炎等可导致自身免疫功能亢进发生抗原抗体反应,从而破坏卵巢组织和功能。

(5)严重营养不良、慢性消耗性疾病、长期服用影响内分泌功能的药物等也可使卵巢功能减退。

(6)患有高血压、心脏病、骨关节病、睡眠障碍的妇女进入更年期后,更年期综合征的症状常常较重。

2.心理危险因素

(1)具有敏感、自卑、多疑、急躁、情绪不稳定的个性特征者。

(2)近期生活中发生了情感危机或婚变、丧偶或亲人病故、失业或下岗、经济危机等负性生活事件。

(3)曾经对子女付出了较大的心血或者全部生活以子女为中心,而近期子女因工作、学业或结婚离开了家庭,生活方式发生了较大的变化,即成为"空巢家庭",一时难以应对。

(4)性生活不和谐者。

(5)对工作、领导同事、经济收入、丈夫、子女、居住环境等不满意者。

(三)正确、科学地使用激素替补疗法

激素替补疗法(HRT)已被公认为是预防和治疗与绝经有关症状和疾病的有效措施。HRT的正确使用,不仅有利于缓解更年期各种症状,还能预防低雌激素相关疾病,可提高更年期、老年期妇女的生活质量,亦是更年期保健的一个重要措施。

(四)更年期保健指导

1.建立健康的生活方式

生活中会有各种有害的精神或物质因素危害人们的身心健康,而建立健康的生活方式,排除这些有害的因素就能维护健康。妇女到了更年期,更易受各种不良因素的影响,因此建立健康的生活方式更加重要,特别要注意以下7个方面。

(1)合理调整营养和培养良好的饮食习惯:妇女到了更年期,新陈代谢需求降低,雌激素水平下降对体内脂代谢、糖代谢等产生一定影响,饮食安排要注意低热能、低脂肪、低盐、低糖;并注意增加钙的摄入量和补充抗氧化剂。每人每天烹调用油量不宜超过 30 g,盐的摄入量以 3～5 g 为宜。饮食习惯上要改变早餐马虎、晚餐丰盛的习惯,一日三餐要定时,不吃零食。妇女要防止专心照顾丈夫和孩子,自己"吃在最后""吃剩汤残羹",疏忽自己的做法。

(2)适当运动:妇女到了更年期,好静不好动,是导致肥胖、心脑血管病、糖尿病和骨质疏松症的危险因素。所以要坚持经常体育锻炼,每天至少运动 30 分钟。

(3)充分睡眠:每晚睡眠 7～8 小时,睡眠除了有消除疲劳,使人体产生新的活力外,还与提高免疫力、增强抵御疾病的能力有关。晚上 10:00 至凌晨 2:00 是人体细胞坏死与新生最活跃的时期,此时不睡足细胞的新陈代谢会受到影响,人体就会加速衰老。因此,更年期女性更应避免经常睡得过晚,为了赶任务而开夜车。

(4)维持心理平衡:不要把弦绷得太紧,注意心理平衡,维护心理健康,能使人精力充沛,提高生活质量。更年期女性容易焦虑、紧张,要注意劳逸结合,做到有张有弛;要学会正确对待各种矛盾冲突;要以乐观的态度对待身体上出现的暂时性的不适;自感烦躁、抑郁时要进行自我调节、自我疏导,必要时进行心理咨询,及早排除障碍。

保持心理平衡有效的方法有以下几种:①要顺应变化的形势,适应环境,适应生活。②要维持心理的适度紧张,对自己愿意做而又力所能及的事,争取多做,在生活中寻找乐趣。③要做情绪的主人,学会摆脱消极情绪的纠缠,善于"转念冰解"。④要学会积极暗示,遇事多往好处想,不自寻烦恼。⑤要心胸宽阔,不要钻牛角尖,不可过分自重;尽量糊涂点,可减少很多不必要的忧虑。⑥要保持与社会多接触,多参加同志亲朋聚会,不要把自己禁锢在家中。⑦要使生活充满情趣,有节律、有兴趣。⑧要克服以自我为中心,有话就讲出来,对别人多理解。⑨要创造和睦家庭气氛,无论是儿女之间,还是儿媳、女婿之间都要公平,以礼相待,夫妻相亲相爱。⑩要学会放松,以解身心疲劳。

(5)维持正常体重,保持正常体态:更年期女性要注意避免热量摄入过多和重视适当运动。人到中年体重增加、腰围增粗是符合一般规律的,但在到达标准体重后,应及时注意控制饮食,增加运动量,劳动并不能代替运动。

(6)注意个人卫生:特别是保持外阴清洁,勤换内裤。

(7)和谐性生活:国内外许多学者性医学研究都证实,美满和谐的性生活,是更年期女性愉快渡过这片"沼泽地"的最有效的办法,是对心灵最好的"按摩"和调节。不仅对夫妻双方身心健康极有帮助,而且是健康长寿不可缺少的一剂良方。国外,如美、日、法等国的一些报道,60岁的妇女仍有50%过性生活,甚至10%～20%坚持到80岁。我国妇女由于受封建社会性禁锢的影响,对自身的性问题缺乏正确的认识。据上海市妇女保健所对更年期女性的调查显示,认为夫妻过性生活见不得人的占10.5%,性知识一知半解的占56.5%,不了解的占26.5%。绝经以后生殖能力的丧失,更加重了妇女的性冷淡。北京大学医学院的调查表明,我国妇女40岁后开始有性兴趣下降情况,并随年龄增加,绝经后无性生活的达80%。男性在体力、性兴趣及性功能的消退一般比女性晚10余年。更年期女性过早地终止性生活,不仅对本人的身心健康有影响,而且会影响夫妻感情和关系,影响家庭的幸福与和谐。因此,更年期女性的性保健很重要,要通过各种健康教育形式向更年期女性普及性知识,使她们了解这一时期的性生理、性心理、性功能变化,接受性技巧指导,扫除性心理障碍;及时对性功能障碍予以治疗。

2.自我监测

妇女进入更年期后,一方面生活环境中的各种不良因素长期对机体的影响会逐渐反映出来,可能影响健康甚至造成疾病;另一方面体内的生理、心理变化亦比较多。掌握健康的标准和常见病的早期症状,提高自我监测和自我查病能力,定期进行监测和记录,能及时发现自己身心健康的偏异和及早发现疾病,及早进行矫治,维护健康,这是自我保健的另一个重要内容。更年期女性自我监测的内容包括以下5个方面。

(1)健康的自我评定:近年,WHO具体提出了身体健康和心理健康的衡量标准,即"五快"和"三良好"。

"五快"即食得快(指胃口好、吃得迅速、不挑食);便得快(指大小便轻松自如,感觉良好);睡得快(指入睡迅速,睡眠较深,醒后头脑清、精神爽);说得快(指说话流利,表达正确,合乎逻辑);走得快(指步伐轻快,转体敏捷,行动自如)。"五快"反映了身体的消化、泌尿、神经及运动系统等处于健康状态。

"三良好"即良好的个性(指性格温和、意志坚强、感情丰富、胸怀坦荡、心境达观);良好的处世能力(指沉浮自如、观察问题客观、有自控能力、能应付复杂环境、对事物的变迁保持良好的情绪及有知足感);良好的人际关系(指待人宽厚、珍惜友情、不吹毛求疵、不过分计较、能助人为乐及与人为善)。"三良好"是心理健康的反映。

(2)定期测量体重和腰围:维持标准体重对预防肥胖症、糖尿病、心血管疾病具有积极作用。出现体重超过标准体重或腰围增大,就应调整饮食,增加运动。不明原因的消瘦和体重减轻亦必须引起重视。

(3)记录月经卡:到了更年期,无排卵的月经增多,经期和周期以及月经量都可能发生变化,按时做好记录,即可及时发现异常,又可作为医师诊治及用药时的参考。

(4)更年期常见妇科病早期症状的识别:除了更年期综合征的症状外,白带异常、绝经后出血都是妇科病的症状,应及时诊治。妇女进入更年期后应主动地、定期地参加妇科普查,或定期(2年左右)去妇科门诊做一次常规检查,包括宫颈刮片细胞学检查,有利于早发现妇科疾病。

(5)乳房自我检查:乳房自查方法为选择光线充足的房间,面对镜子,脱去上衣,双臂自然垂于体侧。注意观察双侧乳房的形状及大小是否对称,皮肤有无皱褶或凹陷,乳头有无回缩,并抬起双臂按同样方法进行观察。然后进行乳房触摸检查,用右手检查左乳,从乳头开始触摸至乳房外上缘,按逆时针方向检查触摸;同法左手检查右乳。

(付 芳)

参考文献

[1] 李红.妇产科诊疗思维与实践[M].上海:同济大学出版社,2019.

[2] 柳兰英.现代妇产科技术与实践[M].昆明:云南科技出版社,2019.

[3] 袁朝晖,尚娜,廖桂莲.妇产科学[M].天津:天津科学技术出版社,2020.

[4] 徐学娟.实用妇产科疾病临床诊治[M].长春:吉林科学技术出版社,2020.

[5] 郭美芳.实用妇产科疾病诊断与治疗[M].天津:天津科学技术出版社,2020.

[6] 曹江珊.现代妇产科疾病诊疗进展[M].长春:吉林科学技术出版社,2020.

[7] 崔成娜.现代医院妇产诊疗与保健[M].长春:吉林科学技术出版社,2019.

[8] 梁金丽.临床妇产科疾病新进展[M].天津:天津科学技术出版社,2020.

[9] 曾赛田.临床妇产科学[M].天津:天津科学技术出版社,2019.

[10] 闫丽娅,李伟.临床妇产学新进展[M].长春:吉林科学技术出版社,2019.

[11] 孙国强,肖梅,陈湘漪.产科诊疗常规[M].武汉:华中科技出版社,2021.

[12] 李光凤.临床妇产实践技术[M].长春:吉林科学技术出版社,2020.

[13] 陈艳.现代妇产科诊疗[M].北京:中国纺织出版社,2019.

[14] 和小兵.现代实用临床妇产科学[M].长春:吉林科学技术出版社,2019.

[15] 张海红.妇产科临床诊疗手册[M].西安:西北大学出版社,2021.

[16] 郑洋洋.妇产科疾病临床诊治[M].长春:吉林科学技术出版社,2020.

[17] 赵文芳,田艳春,王照英,等.妇科常见病与产科并发症[M].青岛:中国海洋大学出版社,2021.

[18] 李明梅.临床妇产科疾病诊治与妇女保健[M].汕头:汕头大学出版社,2020.

[19] 马丽.现代妇产科疾病诊治[M].沈阳:沈阳出版社,2020.

[20] 王冬.实用临床妇产科学[M].郑州:郑州大学出版社,2020.

[21] 郝翠云,申妍,王金平,等.精编妇产科常见疾病诊治[M].青岛:中国海洋大学出版社,2021.

[22] 胡相娟.妇产科疾病诊断与治疗方案[M].昆明:云南科学技术出版社,2020.

[23] 文爱东,菅凌燕,奚苗苗.妇产专业[M].北京:人民卫生出版社,2020.

[24] 孔德强.实用妇产科学[M].天津:天津科学技术出版社,2019.

[25] 石一复,郝敏.妇产科症状鉴别诊断学[M].北京:人民卫生出版社,2021.

[26] 成立红.妇产科疾病临床诊疗进展与实践[M].昆明:云南科技出版社,2020.

［27］吕刚.妇产科疾病诊治与进展［M］.天津:天津科学技术出版社,2020.

［28］朱瑞珍.妇产科学理论与临床实践［M］.北京:科学技术文献出版社,2020.

［29］华春梅.实用妇产科学临床进展［M］.上海:上海交通大学出版社,2020.

［30］刘凤环.现代妇产科学［M］.长春:吉林大学出版社,2019.

［31］温菁,张莉.简明妇产科学［M］.北京:科学出版社,2020.

［32］詹银珠.妇产科学基础与临床［M］.天津:天津科学技术出版社,2020.

［33］谭娟.妇产科疾病诊断基础与诊疗技巧［M］.北京:中国纺织出版社,2020.

［34］李玮.实用妇产科诊疗新进展［M］.西安:陕西科学技术出版社,2021.

［35］王春芳.妇产科疾病诊断与治疗［M］.长春:吉林科学技术出版社,2020.

［36］李瑞,师少乐,张辉,等.241 例腹壁子宫内膜异位症临床分析［J］.现代妇产科进展,2021,30(7):508-513,519.

［37］连结静,程兆俊,宁雯雯,等.早孕期血清学产前筛查指标预测晚期自然流产的价值［J］.中国现代医师,2021,59(13):69-72.

［38］陈旭璇.妇科炎症感染中几种微生物检验方法的效果分析［J］.当代医学,2021,27(4):94-96.

［39］娄红梅.腹腔镜治疗卵巢肿瘤患者的临床效果及其对卵巢功能的影响［J］.中国现代药物应用,2021,15(2):78-80.

［40］赖锡妹.黄体酮软胶囊治疗闭经与无排卵性异常子宫出血的临床效果研究［J］.中国现代药物应用,2021,15(15):212-214.